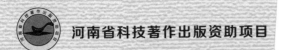河南省科技著作出版资助项目

U0337364

河南道地药材

苗明三　李振国　主编

河南科学技术出版社

·郑州·

[25] 刘艳菊，肖波，季光琼，等. 苍术炮制前后挥发油的急性毒性实验 [J]. 中国医院药学杂志，2013，33 (20)：1670-1673.

[26] 过伟峰. 周仲瑛教授临床配伍用药规律探讨 [J]. 中华中医药杂志，2009，24 (3)：337-340.

[27] 袁宪梅. 苍术的临床应用 [J]. 中国民间疗法，2008 (8)：55.

[28] 范晓薇，刘明晖，赵树华，等. 活血化瘀法治疗动脉血栓 186 例临床观察 [J]. 微循环学杂志，2012，22 (2)：95-96.

[29] 陈小清. 苍术临床用药不良反应实例分析 [J]. 内蒙古中医药，2014，33 (13)：49.

苍 耳 子

【道地沿革】 《神农本草经》有枲耳实，即今苍耳。据说此亦外来植物，故别名胡枲，陶弘景在《本草经集注》中载："一名羊负来，昔中国无此，言从外国逐羊毛中来。"《本草图经》云："此物本生蜀中，其实多刺，因羊过之，毛中粘缀，遂至中国，故名羊负来，俗呼为道人头。"《救荒本草》苍耳条云："苍耳叶青白，类黏糊菜叶。秋间结实，比桑椹短小而多刺。"从植物图例来看，即是今用之菊科，没有明显的混乱品。

苍耳没有明显的道地性，如《广群芳谱》引《东坡杂录》所说："药至贱而为世要用，未有若苍耳者。他药虽贱，或地有不产，惟此药不同，南北夷夏，山泽斥卤，泥土沙石，但有地则产。"

苍耳分布于河南、黑龙江、辽宁、吉林、内蒙古、河北等地，全国各地均有栽培。

【来源】 本品为菊科植物苍耳 *Xanthium sibiricum* Patr. 的干燥成熟带总苞的果实。

【原植物、生态环境、适宜区】 苍耳为一年生草本，高 20~90 cm。根纺锤状，分枝或不分枝。茎直立不分枝或少有分枝，下部圆柱形，上部有纵沟，被灰白色糙伏毛。叶互生；有长柄，长 3~11 cm；叶片三角状卵形或心形，长 4~9 cm，宽 5~10 cm，近全缘，或有 3~5 不明显浅裂，先端尖或钝，基出三脉，上面绿色，下面苍白色，被粗糙或短白伏毛。头状花序近于无柄，聚生，单性同株；雄花序球形，总苞片小，1 列，密生柔毛，花托柱状，托片倒披针形，小花管状，先端 5 齿裂，雄蕊 5，花药长圆状线形；雌花序卵形，总苞片 2~3 列，外列苞片小，内列苞片大，结成囊状卵形，2 室的硬体，外面有倒刺毛，顶有 2 圆锥状的尖端，小花 2 朵，无花冠，子房在总苞内，每室有 1 花，花柱线形，突出在总苞外。成熟具瘦果的总苞变坚硬，卵形或椭圆形，连同喙部长 12~15 mm，宽 4~7 mm，绿色，淡黄色或红褐色，喙长 1.5~2.5 mm；瘦果 2，倒卵形，瘦果内含 1 颗种子。花期 7~8 月，果期 9~10 月。

苍耳生于平原、丘陵、低山、荒野、路边、沟旁、田边等处。分布于全国各地。

【生物学特点】 栽培技术如下。选林地应选择阳坡、海拔较高、土层厚、排水良好、结构疏松的黄红壤或山地棕壤土、pH 4.5~6 的地方。低丘缓坡可用拖拉机全垦整地或带状整地，深翻土地 30~40 cm，坡度较大的山地，可采取等高线横坡整地，深翻地 25~30 cm。清洗后选择好的种子，阴干后即可播种。若遇秋旱需要短期储存，可采用湿沙储藏。种子发芽率，随储藏期的延长而下降。若延至第二年播种，发芽率明显下降，发芽也不整齐。因此，应在 8 月下旬至 9 月底播种。播种育苗应选择排灌条件良好的砂壤土，深翻，耙碎，平整，作高畦，畦宽 1m，畦高 20 cm，开横沟，施基肥，沟距 30~40 cm，深 5~6 cm。将沙藏的种子均匀播在沟内，每亩播种量 20~25 kg，覆土 2~3 cm，并盖草，大部分苗出土时及时揭去。幼苗出土半月，施清淡人畜粪水 1 次，先稀后浓，共追肥 2~3 次，及时灌水、浅中耕、除草、间苗。培育 1~2 年后，苗高 60~70 cm，即可出圃定植。移栽时期以早春或晚秋落叶后较好。挖苗前 1~2 d 浇透水，起苗后，应修剪断残根，带土或用泥浆浆根。可按行株距 3 m×2 m，挖大穴，直径 50 cm，深 40 cm，为确保单位面积授粉树和结果树的适当比例，在四川东部常采用每穴栽 3 棵，排列成"品"字形，以便进入开花期后，适当选择雌雄株。栽苗不宜过深，在根茎 3~4 cm 处，覆土踏实，浇足定根水。

【采收加工】 9~10 月果实成熟，由青转黄，叶已大部分枯萎脱落时，选晴天，割下全株，脱粒，扬净，晒干。

【炮制储藏】

1. 炮制 拣尽杂质，去刺，筛去灰屑，微炒至黄色，取出放凉。

2. 储藏 置干燥处。

【药材性状】 本品呈纺锤形或卵圆形，长 1~1.5 cm，直径 0.4~0.7 cm。表面黄棕色或黄绿色，全体有钩刺，顶端有 2 枚较粗的刺，分离或相连，基部有果梗痕。质硬而韧，横切面中央有纵隔膜，2 室，各有 1 枚瘦果。瘦果略呈纺锤形，一面较平坦，顶端具一突起的花柱基，果皮薄，灰黑色，具纵纹。种皮膜质，浅灰色，子叶 2，有油性。气微，味微苦。以粒大、均匀饱满、色黄绿、无杂质者为佳。

【质量检测】

1. 显微鉴别 本品粉末淡黄棕色至淡黄绿色。总苞纤维成束，常呈纵横交叉排列。果皮表皮细胞棕色，类长方形，常与下层纤维相连。果皮纤维成束或单个散在，细长梭形，纹孔和孔沟明显或不明显。种皮细胞淡黄色，外层细胞类多角形，壁稍厚；内层细胞具乳头状突起。木薄壁细胞类长方形，具纹孔。子叶细胞含糊粉粒和油滴。

2. 理化鉴别 取本品粉末 2 g，加甲醇 25 mL，超声处理 20 min，滤过，滤液浓缩至 2 mL，作为供试品溶液。另取苍耳子对照药材 2 g，同法制成对照药材溶液。照《中国药典》薄层色谱法试验，吸取上述两种溶液各 4 μL，分别点于同一硅胶 G 薄层板上，以正丁醇-冰醋酸-水（4:1:5）上层溶液为展开剂，展开，取出，晾干，置氨蒸气中熏至斑点显色清晰。供试品色谱中，在与对照药材色谱相应的位置上，显相同颜色的斑点。

3. 含量测定 苍耳子噻嗪双酮苷的含量测定：色谱柱：Diamonsil TM ODS 柱（4.6 mm×250 mm，5 μm），流动相：质量分数为 0.04% 的磷酸水溶液-乙腈（体积比为 90:10），流速：1.0 mL/min，检测波长：254 nm，柱温：40 ℃，进样量：10 μL。精密称取苍耳子噻嗪双酮苷 10 mg，置于 100 mL 量瓶中，用甲醇溶解并稀释至刻度，摇匀，配制成质量浓度为 100 mg/mL 的溶液，过 0.45 μm 微孔滤膜，取续滤液，作为对照溶液。取苍耳子药材细粉（过 450 μm 筛）约 1.0 g，精密称定，置 100 mL 烧瓶中，精密加入甲醇 10 mL，加热回流提取 3 次，每次 1.5 h，滤过，合并滤液，置 50 mL 量瓶中，甲醇稀释至刻度，摇匀，过 0.45 μm 微孔滤膜，取续滤液，作为供试溶液。取 9 批苍耳子药材，每批取样 3 次，按照上述供试品溶液制备方法制备，在上述色谱条件下测定，记录色谱峰面积，按外标一点法计算样品中苍耳子噻嗪双酮苷的含量。结果显示，9 个不同产地药材中苍耳子噻嗪双酮苷的含量稍有差异，在 0.023%～0.049% 内变动。其中陕西产苍耳子药材中苍耳子噻嗪双酮苷含量最高。

【商品规格】 均为统货，不分等级。

【性味归经】 辛、苦，温；有毒，归肺经。

【功能主治】 散风寒，通鼻窍，祛风湿。用于风寒头痛，鼻塞流涕，鼻衄，鼻渊，风疹瘙痒，湿痹拘挛。

【用法用量】 内服：煎汤，3～10 g；或入丸、散。外用：适量，捣敷或煎水洗。

【使用注意】 血虚头痛者不宜服用。过量服用易致中毒。

【化学成分】 果实含脂肪油 9.2%，其中脂肪酸有：棕榈酸 5.32%，硬脂酸 3.68%，油酸 26.8%，亚油酸 64.20%。不皂化物中含蜡醇、β-谷甾醇、γ-谷甾醇、ξ-谷甾醇。丙酮不溶脂中有卵磷脂 33.2%，脑磷脂 66.8%。还含苍耳子苷，即 β-谷甾醇-β-D-葡萄糖；葡萄糖、果糖、蔗糖；酒石酸、琥珀酸、延胡索酸、苹果酸。又含蛋白质，其中氨基酸有：甘氨酸，丝氨酸，天冬氨酸，谷氨酸，丙氨酸，缬氨酸，亮氨酸，赖氨酸，天冬酰胺，酪氨酸，苏氨酸，脯氨酸，粗氨酸，苯丙氨酸。最近又从果中得到 1，2，5-O-三咖啡酰基奎尼酸，3，5-O-二咖啡酰基奎尼酸。

种仁含脂肪油 40%，其中脂肪酸有：棕榈酸 1.5%～2.0%，硬脂酸 7.0%～7.5%，油酸 26.7%，亚油酸 64.8%，还含有氨醌、苍术苷等。

种子壳含羟基苍术苷。

【药理作用】

1. 降糖 苍耳子中的苷类物质能使正常动物的血糖下降，但不能降低四氧嘧啶所引起的大鼠高血糖。苍耳子中所含苷类性质的鼠李糖，不但不能增加动物肝糖原的形成，反而促进糖原减少。如果先注射鼠李糖，以后再注射肾上腺素，则后者的血糖升高反应减弱或消失。这可能是由于鼠李糖已使肝糖原减少所致。

苍耳子水煎剂对正常小鼠血糖的影响：取正常小鼠 75 只，随机分成 5 组，正常组正常喂养，阳性对照组按 0.05 g/kg 剂量小鼠灌胃给格列苯脲溶液，高剂量组给苍耳子溶液（12.5%）按 3.75 g/kg 灌胃给药，中剂量组给苍耳子溶液（12.5%）按 1.875 g/kg 灌胃给药，低剂量组给苍耳子溶液（12.5%）按 0.937 5 g/kg 灌胃给药。每日给药 1 次，连续给药 10 d。正常组第 1 天、第 5 天、第 10 天的体重分别为 24.31、25.72、27.93 g；苍耳子低剂量第 1 天、第 5 天、第 10 天的体重分别为 24.01、26.56、27.85 g；苍耳子中剂量第 1 天、第 5 天、第 10 天的体重分别为 24.12、25.89、27.19 g；苍耳子高剂量第 1 天、第 5 天、第 10 天的体重分别为 24.22、22.42、27.88 g。结果表明，3

个剂量的苍耳子溶液对小鼠体重没有影响。苍耳子水煎液对正常小鼠血糖的影响：给药 10 d，取小鼠血浆测得血糖值。结果显示，苍耳子溶液低、中、高剂量组，正常组的 10 d 血糖值分别为 6.78、6.42、6.33、7.47 mmol/L。与正常组相比，苍耳子有降低正常小鼠血糖作用，且随剂量增大降血糖作用增强，呈一定量效关系。

苍耳子水煎剂对正常小鼠糖耐量的影响：正常小鼠 75 只，随机分成 5 组，分组及给药剂量、给药方法同上。连续给药 10 d，末次给药先禁食不禁水 12 h，次日给药后 3 h，按 2 g/kg 剂量灌胃给予 10% 葡萄糖，给葡萄糖后分别于 0、0.5、1、2 h 眼眶静脉丛取血至取血管（加入肝素和氟化钠），血样于 3000 r/min，离心 20 min，取血浆用葡萄糖酶氧化法测血糖值。结果显示，不同剂量苍耳子水煎液组血糖值均较葡萄糖组低，表明苍耳子能改善小鼠糖耐量。

苍耳子水煎剂对高血糖模型小鼠血糖的影响：取健康成年小鼠 150 只，小鼠每日均自由进食标准饲料，适应 1 周，禁食 24 h 后小鼠按 0.18 g/kg 剂量腹腔注射四氧嘧啶水溶液（1%），小鼠恢复 72 h 后眼眶静脉丛取血，测得血糖值 ≥ 11.0 mmol/L 的小鼠为高血糖模型。取高血糖模型小鼠 90 只，随机分成 6 组，模型组正常饲养，阳性对照组按 0.1 g/kg 剂量灌胃给苯乙双胍，另一阳性对照组按 2.25 g/kg 灌胃给予糖脉康，苍耳子水溶液（12.5%）低剂量组按 0.937 5 g/kg 灌胃给药，苍耳子水溶液（12.5%）中剂量组按 1.875 g/kg 灌胃给药，苍耳子水溶液（12.5%）高剂量组按 3.75 g/kg 灌胃给药。另取 15 只正常小鼠作为正常对照组正常饲养。每日给药 1 次，连续给药 10 d。末次给药前禁食不禁水 12 h，给药 3 h 后眼眶静脉丛取血至取血管（加入肝素和氟化钠）内，血样以 3000 r/min 离心 20 min，取血浆用葡萄糖酶氧化法测血糖值。结果显示，苍耳子水煎剂中剂量 0 h 血糖值 7.32 mmol/L、0.5 h 血糖值 27.57 mmol/L、1 h 血糖值 14.50 mmol/L；高剂量 0 h 血糖值 7.42 mmol/L、0.5 h 血糖值 26.53 mmol/L、1 h 血糖值 18.07 mmol/L。苍耳子水煎剂均能降低高血糖小鼠血糖，且随剂量增大降血糖作用增强，尤以中剂量降血糖作用强。

苍耳子水煎剂对高血糖模型小鼠糖耐量的影响：取高血糖模型小鼠 84 只，随机分成 7 组，分组、给药方法、给药剂量同上。7 组小鼠连续处理 10 d，末次日给药前禁食不禁水 12 h，给药 3 h 后，按 2 g/kg 剂量灌胃给予 10% 葡萄糖，给葡萄糖后分别于 0、0.5、1、2 h 眼眶静脉丛取血至取血管（加入肝素和氟化钠）内，血样于 3000 r/min，离心 20 min，取血浆用葡萄糖酶氧化法测血糖值。结果显示，中、高剂量苍耳子组小鼠灌胃葡萄糖后血糖值较模型组明显降低。表明苍耳子能改善高血糖小鼠糖耐量，尤其以中剂量作用强。

2. 镇咳 苍耳子 100% 煎剂 0.3 mL/只灌胃，对小鼠有镇咳作用；15 mL/kg 对兔无祛痰作用。酊剂注射，对蛙有呼吸兴奋作用，大剂量则为抑制作用。用苍耳子煎剂给小鼠灌胃对二氧化硫（SO_2）及氨水所引起的咳嗽有止咳作用。

3. 降压、兴奋呼吸 苍耳子注射液静脉注射，对兔、犬均有短暂降压作用。苍耳子注射液静脉注射能使麻醉兔及狗的血压下降，并明显增加呼吸幅度和频率。对清醒状态的家兔也具有兴奋呼吸和降压作用。对离体豚鼠心脏出现短暂的抑制作用。

4. 抗炎 苍耳子所含的二萜羟酸苍术苷经大鼠角叉菜胶水肿试验表明有抗炎作用。

腹腔注射、皮下注射和口服 LD_{50} 分别为 2.9、5.3 和 350 mg/kg。采用扭体法，小鼠以苍耳子水煎剂腹腔注射，结果表明苍耳子具有一定的抗炎镇痛效果。

5. 抑菌 苍耳子煎剂对金黄色葡萄球菌、肺炎球菌、乙型链球菌有抑制作用，以对金黄色葡萄球菌的抑菌作用最强。苍耳子丙酮或乙醇提取物在体外对红色毛癣菌也有抑制作用。

6. 抗氧化 苍耳子具有明显的抗氧化作用，能有效减少脂质过氧化，降低脂质过氧化物（LPO）的含量，有提高超氧化物歧化酶（SOD）活性的趋势，增强机体对自由基的清除能力，减少自由基对抗体的损伤。

【毒理研究】 苍耳子油（曾加热到 120 ℃）及其所含蛋白质（不溶于水且在提取过程中变性者）无明显毒性，而从脱脂部分制得的水浸剂毒性很大。从水浸剂中分离出一种苷类，可能是苍耳子的主要毒性成分。水浸泡后的残渣则毒性减少或无毒性。经高热处理后，如炒焦炭化，可破坏其毒性。小鼠一次腹腔注射 LD_{50} 为 0.93 g/kg，大鼠、小鼠、豚鼠及家兔对不同途径给药的中毒表现基本相同，如活动减少，对外界刺激反应迟钝，呼吸不规则，死前呼吸极度困难，伴有阵发性惊厥。病理组织学检查，发现各种动物中毒后损害的主要脏器，除程度上的差异外，基本病变相同。肝脏退行性变或坏死；肾曲管上皮细胞水肿，管腔内有蛋白管型；肺和脑充血、水肿，心脏轻度水肿。其中肝损害最为严重，与四氯化碳损害相似，故认为种仁浸剂中毒的主要原因为肝坏死，继发的脑组织水肿所致的惊厥可能为死亡的直接原因。异丙嗪对中毒的家兔及豚鼠有预防及治疗的效果。磷脂、*DL*-甲硫氨酸、胱氨酸、维生素 C、维生素 K_3、维生素 B_{12}、苯海拉明、氨茶碱或葡萄糖亦有一定的效果。士的宁对家兔亦有一定疗效。阿托品、尼可刹米、氯丙嗪、巴比妥及去甲肾上腺素等则无效。也有人认为，动物中毒后发生的强烈阵发性惊厥，与苍耳子中所含的苷类物质使血糖显著降低有关，注射大量葡萄糖，可缓解惊厥并延长寿命。苍耳子制成的酊剂能增强蛙的呼吸运动，大剂量则抑制呼吸。

【临床应用】

1. 临床配伍

（1）疔疮恶毒：苍耳子五钱。微炒为末，黄酒冲服；并用鸡子清涂患处，疔根拔出。（《经验广集》苍耳酒）

（2）除风湿痹，四肢拘挛：苍耳子三两。捣末，以水一升半，煎取七合，去滓服用。（《食医心镜》）

（3）久疟不差：苍耳子根、茎皆可用。上锉碎为末，酒煮面糊为丸，无时服。（《朱氏集验方》）

（4）疥癞，消风散毒：苍耳子炒蚬肉食。（《生草药性备要》）

（5）妇人风瘙瘾疹，身痒不止：苍耳花、叶、子等分，捣细罗为末。每服以豆淋酒调下二钱。（《太平圣惠方》）

（6）鼻流浊涕不止：辛夷半两，苍耳子二钱半，香白芷一两，薄荷叶半钱。上并晒干，为细末。每服二钱，用葱、茶清食后调服。（《济生方》苍耳散）

（7）目暗、耳鸣：苍耳子半分。捣烂，以水二升，绞滤取汁，和粳米半两煮粥食

之，或作散煎服。（《太平圣惠方》苍耳子粥）

（8）牙疼：苍耳子五升，以水一斗，煮取五升，热含之，疼则吐，吐复含。（《千金要方》）

2. 现代临床

（1）腰腿痛：将苍耳子制成30%针剂，每次用2~4 mL于痛点注射，隔日1次，10次为1个疗程。用于腰部扭伤、腰肌劳损，以及坐骨神经痛、肥大性腰椎炎、腰椎隐裂等引起的腰腿痛，计163例，总有效率达89%。奏效快者1次注射后即减轻，一般3~5次奏效。对急性腰部扭伤或腰肌劳损疗效较好；对由于骶椎隐裂及肥大性腰椎炎所致的腰痛，疗效不稳定。

（2）变态反应性鼻炎：用药后多数患者症状消失或改善，或发作减少。鼻腔黏膜除少数由苍白变为轻度充血外，多数未发现明显变化。用法：苍耳子焙成深棕色后研粉，每次3~5 g，日服3次，连服2周。或将粉末与蜂蜜混合制成丸剂（每丸含药粉3 g），每次1~2丸，日服3次，连服2周，必要时服3周至2个月。亦可将药粉用乙醇浸提制成片剂（每片相当于原生药1.5 g左右），每服2片，每日3次，连服2周左右。少数患者服药后有轻度腹泻、腹胀痛，以及轻微头痛、全身无力等。

（3）慢性鼻炎：取苍耳子30~40个，轻轻捶破，放入清洁小铝杯中，加麻油50 g，文火煮开，去苍耳，待冷后，倾入小瓶中备用。用时以棉签饱蘸药油涂鼻腔，每日2~3次，2周为1个疗程。治疗207例，除3例无效、12例未坚持用药外，余均治愈，临床症状完全消失。随访时间最长的已达3年，未见复发。

（4）疟疾：鲜苍耳子150 g，洗净捣烂，加水煎15 min，去渣，打入鸡蛋2~3个于药液内煮熟。于疟疾发作前将蛋与药液一次服下。如1次未愈，可按上法再服。

（5）腮腺炎：苍耳子加水煎服，每日4次，连服3 d。新生儿每天3 g，1~2岁4.5 g，以后每大2岁增加4.5 g，14岁以上50~75 g。一般轻症服2~3 d即可，重症可配合苍耳草叶捣敷患处。有并发症者宜配合其他疗法处理。

（6）下肢溃疡：苍耳子炒黄研末100~200 g，生猪板油200~300 g，共捣如糊状。用时先用石灰水（石灰500 g，加开水4 L冲泡，静置1 h吸取上清液）洗净创面，揩干后涂上药膏，外用绷带包扎。冬季5~7 d、夏季3 d更换敷料。

【不良反应】 过量服用苍耳子治疗鼻炎会引起中毒，一般有头晕、头痛、不适、乏力、食欲减退、恶心、呕吐、腹痛、腹胀、腹泻、颜面潮红、结膜充血等，停药后有时可不经治疗，数日后能自行恢复，严重者可见精神萎靡、烦躁不安或嗜睡、肝区痛、肝大、黄疸、发热、高血压，鼻、胃肠道广泛出血，少尿，眼睑浮肿，急性重型肝炎，可见抽搐、休克、尿闭、血压下降、颈部强硬、痉挛、口吐白沫、黄疸迅速加重、肝急剧缩小、深度昏迷，并有肝臭味，大多死亡。

【综合利用】 苍耳子可以制成颗粒剂、丸剂、片剂、口服液、滴鼻液等多种剂型，如芩芷鼻炎糖浆、利鼻片、辛夷鼻炎丸、健脑安神片等。也可做茶饮、食用，达到未病先治的目的。

■参考文献

[1] 樊景坡. 苍耳子、细辛、枸杞子、白术对小鼠组织自由基代谢的影响 [J]. 中医

药信息，1994，11（2）：48.

[2] 杨仓良. 毒药本草 [M]. 北京：中国中医药出版社，1993.

[3] 李美英，殷明兰，倪明. 中药皮下植入剂在临床的应用 [J]. 湖北医科大学学报，1998，19（2）：191-192.

[4] 张跃传. 明矾合苍耳子水煎洗治疗荨麻疹 [J]. 中医外治杂志，1995（3）：40.

[5] 邱玉玲，代英辉，王东，等. HPLC 法测定苍耳子中苍耳子噻嗪双酮苷的含量 [J]. 沈阳药科大学学报，2010，27（4）：306-310.

[6] 张梅，吴越，慕春海，等. 苍耳子对小鼠血糖影响的研究 [J]. 时珍国医国药，2009，20（3）：669-671.

芦 根

【道地沿革】 芦根原植物芦苇，又名苇、葭、芦、芦竹、蒲苇、苇子草、禾杂竹、水芦竹。主产于安徽安庆、蚌埠，江苏启东，浙江杭州、宁波，湖北黄冈、孝感、荆州等地。此外，河南、河北、辽宁、山东、四川、贵州、福建等省都有出产，以华东地区产量最大。

【来源】 本品为禾本科植物芦苇 phragmites communis Trin. 的新鲜或干燥根茎。全年均可采挖，除去芽、须根及膜状叶，鲜用或晒干。

【原植物、生态环境、适宜区】 多年生高大草本，具有匍匐状地下茎，粗壮，横走，节间中空，每节上具芽。茎高 2~5 m，节下通常具白粉。叶 2 列式排列，具叶鞘；叶鞘抱茎，无毛或具细毛；叶灰绿色或蓝绿色，较宽，线状披针形，长 30~60 cm，宽 2~5 cm，粗糙，先端渐尖；叶舌长 1~2 mm，呈一轮毛状。圆锥花序大形，顶生，直立，有时稍弯曲，长 15~25 cm，有时或更长；小穗长 9~12 mm，暗紫色或褐紫色，稀淡黄色；颖披针形，内颖比外颖长约 1 倍；第一花通常为雄性，其外稃长 8~15 mm，内稃长 3~4 mm，脊上粗糙；第二外稃长 9~16 mm，先端长渐尖，基盘具长 6~12 mm 之柔毛；两性花具雄蕊 3，雌蕊 1，花柱 2，柱头羽状。颖果，椭圆形至长圆形，与内外稃分离。花期 9~10 月。

芦苇生长于池沼地、河溪边、湖边及河流两岸沙地及湿地等处。全国大部分地区都有分布。

【生物学特点】

1. 栽培技术 本品喜温暖湿润气候，耐寒，以选土层深厚、腐殖质丰富的河流、池沼岸边浅水中栽培为宜。良种有"凤凰苇"，凤凰苇一般株高 3~5 m，高者达 6 m 多，茎粗 0.5~1 cm，没有分枝，茎秆坚硬结实。用根茎繁殖。春、夏、秋季均可栽种。挖起地下根茎，每 2~3 节具芽的切成一段，在浅水处按行株距 80 cm×60 cm 开穴栽种，上覆一层泥土。芦苇常用的移植方法有三种：一是分根移栽法，在每年 3 月下旬至 4 月上旬，用铁锹在靠近苇苗处挖出长、宽各 15 cm，高 20 cm 左右的土坨，每个土坨上有 2~4 株苇苗，按株行距均为 1 m 移栽。二是压青苇子法，在雨季（连雨天最好）把健壮的植株用镰刀，自地面割下，削去 33~40 cm 左右的嫩尖，平放在预先浇好的泥土上，在每隔 2~3 个节处压上 6~8 cm 厚的泥土，一般 15 d 左右发芽。三是带根青苇移栽法，当芦苇生长到 0.5~0.6 m 时，选取带有 2~3 个分蘖的植株，用铁锹挖 20 cm 左右深，连根掘起，按株、行距均为 1 m 栽种。芦苇须根生长年限长了以后，其根层可达 30 cm 以上，形成很厚的根毯，用小拖拉机挂打垡工具，打断蓣层，横打、竖打各 1~2 次。结合打蓣层，亩施农家肥 2000~3000 kg、过磷酸钙 25 kg。也可用铁锹破坏蓣层，或深耕将苇根耕出，再挑选健壮根埋入土内。

2. 田间管理 栽后注意保持浅水，同时注意及时清除杂草，可在早春发芽前灌水，将杂草淹死。

3. 病虫害防治 虫害主要有蝗虫、钻心虫等，可用敌百虫进行防治。

【采收加工】 栽后 2 年即可采挖。一般在夏、秋季挖起地下茎，除掉泥土，剪去须根，切段，晒干或鲜用。本品以条粗、色黄白、有光泽者为佳。

鲜芦根饮片：取鲜芦根原药材，洗净，除去残茎、须根及膜状叶。用时切成段。本品呈长圆柱形，有的略扁，长短不一。表面黄白色，有光泽，外皮疏松可剥离，节呈环状，有残根及芽痕。体轻质韧，不易折断。切面黄白色，中空，壁厚约 1.5 mm，有小孔排列成环。气微，味甘。鲜芦根多生于北京郊区的芦苇塘及沼泽地，采集后需立即除净须根，洗净泥土，捆成小把，按把出售。

【炮制储藏】

1. 炮制

（1）鲜芦根：除去杂质及须根，洗净，切段。

（2）干芦根：除去杂质，洗净，切段，干燥。

2. 储藏 干芦根置干燥处，鲜芦根埋于湿沙中。

【药材性状】 鲜芦根呈长圆柱形，有的略扁，长短不一，直径 1~2 cm。表面黄白色，有光泽，外皮疏松可剥离。节呈环状，有残根及芽痕。体轻，质韧，不易折断。折断面黄白色，中空，壁厚 1~2 mm，有小孔排列成环。无臭，味甘。干根茎呈压扁的长圆柱形。表面有光泽，黄白色。节处较硬，红黄色，节间有纵皱纹。质轻而柔韧。无臭，味微甘。两者均以条粗均匀、色黄白、有光泽、无须根者为佳。

【质量检测】

1. 显微鉴别

（1）根茎横切面：表皮内为 3~4 层下皮纤维，微木化。皮层宽广，有类方形气腔，排列呈环状；内皮层不明显。中柱维管束 3~4 环列，最外列维管束较小，排列于气腔间，外环的维管束间和内环的维管束间均有纤维连成环带，维管束外韧型，周围有纤维束。原生木质部导管较小，后生木质部各有 2 个大型导管，韧皮部细胞较小，中央髓部大，中空。

（2）粉末：本品粉末浅灰棕色。表皮细胞表面观有长细胞与两个短细胞（栓质细胞、硅质细胞）相间排列；长细胞长条形，壁厚并波状弯曲，纹孔细小；栓质细胞新月形，硅质细胞较栓质细胞小，扁圆形。纤维成束或单根散在，直径 6~33 μm，壁厚不均，有的一边厚一边薄，孔沟较密。石细胞多单个散在，形状不规则，有的作纤维状，有的具短分支，大小悬殊，直径 5~40 μm，壁厚薄不等。厚壁细胞类长方形或长圆形，壁较厚，孔沟和纹孔较密。

2. 理化鉴别 薄层色谱：取本品粉末（鲜品干燥后粉碎）1 g，加三氯甲烷 10 mL，超声处理 20 min，滤过，取滤液作为供试品溶液。另取芦根对照药材 1 g，同法制成对照药材溶液。照《中国药典》薄层色谱法试验，吸取上述两种溶液各 10 μL，分别点于同一硅胶 G 薄层板上，以石油醚（30~60 ℃）-甲酸乙酯-甲酸（15：5：1）的上层溶液为展开剂，展开，取出，晾干，喷以磷钼酸试液，在 110 ℃加热至斑点显色清晰。供试品色谱中，在与对照药材色谱相应的位置上，显相同颜色的荧光斑点。

【商品规格】

1. 鲜芦根 活水芦根。呈长圆柱形或扁圆柱形，长短不一，直径约 1.5 cm。表面黄白色，有光泽，先端尖形似竹笋，绿色或黄绿色。全体有节，节间长 10~17 cm，节上有残留的须根及芽痕。质轻而韧，不易折断。横切面黄白色，中空，周壁厚约 1.5 mm，可见排列成环的细孔，外皮疏松，可以剥离。气无，味甘。

2. 干芦根 呈压扁的长圆柱形。表面有光泽，黄白色，节部较硬，显红黄色，节间有纵皱纹。质轻而柔韧，不易折断，气无，味微甘。两者均以条粗壮、黄白色、有光泽、无须根、质嫩者为佳。

【性味归经】 甘，寒。入肺、胃经。

【功能主治】 清热泻火，生津止渴，除烦，止呕，利尿。用于热病烦渴，肺热咳嗽，肺痈吐脓，胃热呕哕，热淋涩痛。

【用法用量】 内服：煎汤，15~30 g，鲜品用量加倍；或捣汁。

【使用注意】 脾胃虚寒者慎用。

【化学成分】

1. 多糖类 多糖类芦根糖类成分的含量较高，约含 51%的多糖，目前关于芦根多糖的提取研究较多。芦根多糖传统提取方法为醇沉淀法，步骤较为烦琐，即芦根→水煎→浓缩→60%醇沉→过滤→粗多糖→水溶解→10%Ca(OH)$_2$过滤→酸化→抽滤→醇沉→沉淀物→醇洗→醚洗→多糖。对芦根多糖的提取工艺进行了新的研究，采用了用壳聚糖提取芦根多糖的方法，实验证明该方法比传统的醇沉淀提取法要优越，既经济、简单，又能获得高收率，对芦根多糖的研究有良好的推动作用。对微波法提取芦根多糖进行了研究，通过正交实验优化了提取工艺，结果发现，芦根微波提取的最佳工艺为料水比 1：3，微波火力大火，提取 8 min。实验证实，微波对芦根中多糖的提取有辅助作用。传统的凝胶色谱法分离纯化多糖，不仅材料价高，而且操作烦琐、稳定性较差。蛋壳粉柱分离的新方法被应用到芦根多糖的纯化中，结果发现样品中芦根多糖平均含量可达 756.9 mg/g。该方法简便易行，准确，重现性良好，便于实际应用。

2. 甾体类 通过柱分离得到了 β-谷甾醇及胡萝卜苷两种化合物。在芦根提取液中还分离得到了叉蕊皂苷Ⅲ。利用 GC-TOFMS 技术鉴定了芦根中 4 种甾体的结构，其中有 24-甲基胆固醇、24-乙基胆固醇、豆甾-1, 23-二烯-3-醇、固甾-1-烯-3-酮。

3. 黄酮类 从芦根中分离得到了黄酮类化合物小麦黄素。

4. 蒽醌类 蒽醌类化合物为大黄素甲醚。

5. 挥发性成分 采用 GC-MS 联用法对芦根挥发性成分进行了分析，共检测出 45 种成分，其中有糠醛（2.85%）、棕榈酸（15.7%）、亚油酸甲酯（4.99%）、邻苯二甲酸二辛酯（16.5%）等。采用气相色谱-飞行时间质谱法测定了芦根中脂肪酸和脂肪酯的含量和结构，结果发现，总粒子流图测得芦根提取物中 8 种脂肪酸和脂肪酯的相对含量为 25.7%，通过谱库检索确定这 8 种化合物分别为棕榈酸、9，12-十八二烯酸、9，12，15-十八三烯酸、13-甲基-十五酸甲酯、棕榈酸乙酯、11-甲基-十九酸甲酯、13-（3-环戊烯基）-十三酸甲酯、9，12，15-十八三烯酸甲酯等。

6. 其他碱 在芦根的提取物中存在生物碱类成分核黄素。芦根中的化学成分还含有西米杜鹃醇 $3\alpha-O-\beta-D-$ 吡喃葡萄糖基南烛木树脂酚、薏苡素、维生素 B_1 等。芦根含小分子类化合物，主要有对羟基苯甲醛、5-羟甲基糠醛、香草醛、阿魏酸、咖啡酸、龙胆酸等。

【药理作用】

1. 抗氧化 通过正交实验探讨芦根多糖提取的最佳工艺，从清除抑制羟自由基的产生、还原力和对脂质体抗氧化活性的测定 3 个方面研究了芦根多糖的体外抗氧化效果，并同抗坏血酸进行比较。结果发现，芦根多糖含量为 0.798%。微波法提取芦根多糖的最佳工艺参数为料水比 1∶3，微波强度为大火，提取时间 8 min。多糖还原能力仅稍次于抗坏血酸；多糖对羟自由基的清除能力较抗坏血酸来说较弱；对脂质过氧化的抑制作用在吸光度 ≤0.88 时与多糖的浓度成正相关。研究表明，微波法对芦根中的多糖的提取有辅助作用，芦根多糖具有一定的抗氧化活性。

分别采用 DPPH 自由基法、羟自由基法和对亚硝化反应的抑制作用，研究了芦根多糖的抗氧化性。结果表明，芦根多糖对 DPPH 自由基和羟自由基具有良好的清除能力，能有效地阻断亚硝胺的合成，同时对亚硝酸钠也有一定的清除能力。

以超声法辅助提取芦根多糖，用比色法对芦根多糖体外抗氧化作用进行测定。结果发现，25~250 μg/mL 的芦根多糖清除 DPPH 自由基的能力为 23.11%~65.75%，存在量效关系；多糖浓度在 10.67~128 μg/mL 之间对羟自由基的清除能力为 10.91%~71.63%，亦存在量效关系；对亚硝酸钠有一定的清除能力，清除率达 65.90%。表明芦根多糖具有一定的抗氧化活性。

2. 保护肝 通过研究芦根多糖对四氯化碳小鼠肝损伤的保护作用发现，芦根多糖可增强肝细胞抗损伤能力，降低损伤组肝内毒物的含量，提高血清和肝谷胱甘肽过氧化物酶（GSH-Px）的活力，进一步将过氧化物氧化成水和无毒醇。研究结果显示，芦根多糖具有抗氧化损伤能力。

通过建立镉中毒小鼠模型，分别以芦根多糖高剂量组 [480 mg/（kg·d）]、多糖中剂量组 [240 mg/（kg·d）]、多糖低剂量组 [120 mg/（kg·d）]，共连续灌胃20 d。正常组和模型组小鼠正常饲喂，正常饮水。观察表征变化、称重；制作石蜡切片进行病理形态学观察；检测肝肾组织的丙二醛（MDA）含量、谷胱甘肽（GSH）含量、GSH-Px 活性。结果发现，不同浓度的芦根多糖对镉引起的小鼠肝和肾损伤均具有保护作用，芦根多糖高剂量组其对小鼠的组织损伤保护作用最有效。

用不同剂量的芦根多糖对肝纤维化模型大鼠进行灌胃，肝称重，制作石蜡切片，用全自动生化分析仪对腹主动脉血清丙氨酸转氨酶（ALT）、天冬氨酸转氨酶（AST）含量、白蛋白（A）、总蛋白含量（STP）进行测定；用试剂盒的方法检测腹主动脉唾液酸（SA）、MDA、羟脯氨酸（Hyp）的含量以及超氧化物歧化酶（SOD）和GSH-Px的活性，并对肝脏进行电镜观察。发现芦根多糖能改善肝纤维化大鼠肝重量的增加和ALT、AST、Hyp、SA、MDA的升高，还可改善A/G值、GSH-Px、SOD水平的降低，显著改善模型的肝纤维化和肝脏损伤。结果表明，芦根多糖能改善肝纤维化大鼠的肝功能，一定程度上能抑制肝纤维化，有保肝作用。

以CCl_4、花生油（1:9）皮下注射13周复制大鼠肝纤维化模型，以芦根多糖大剂量（420 mg/kg）、芦根多糖小剂量（210 mg/kg）连续灌胃9周，检测SA、MDA、Hyp含量及SOD和GSH-Px的活性。摘取肝，电镜下观察病理形态学变化。结果发现，芦根多糖大剂量可降低模型大鼠肝组织Hyp含量和组织中MDA含量；芦根多糖小剂量可降低模型大鼠血清SA和MDA含量，升高模型大鼠血清GSH-Px及血清和组织中SOD活性。电镜下芦根多糖大、小剂量组对肝细胞都有保护作用。研究表明，芦根多糖大、小剂量均可保护肝细胞并有抗氧化作用，大剂量还可降低胶原含量。

采用猪血清腹腔注射复制大鼠肝纤维化模型，以芦根多糖大剂量（420 mg/kg）、中剂量（210 mg/kg）、小剂量（105 mg/kg）连续灌胃9周。放射性免疫学方法检测血清透明质酸（HA）、层黏蛋白（LN）、Ⅳ型胶原（CIV）的水平；取部分肝用HE染色观察肝病理形态学变化；ELISA法测定肝组织中转化生长因子-β1（TGF-β1）表达；免疫组织化学方法检测Smad3和Smad7蛋白的表达。结果发现，芦根多糖各剂量可降低模型大鼠血清HA、LN、CIV水平；减低模型大鼠肝组织TGF-β1和Smad3蛋白的表达，并增强Smad7蛋白的表达。研究表明，芦根多糖可抑制肝纤维化的形成，其作用机制可能与影响TGF-β/Smads信号通路有关。

芦根多糖大、小剂量均可不同程度地保护肝细胞，改善肝功能，降低肝脂肪化程度，抑制肝纤维化。后经进一步研究发现，芦根多糖大、小剂量均可保护肝细胞并有抗氧化作用，大剂量还可降低胶原含量。提示芦根多糖可通过抗氧化、保护肝细胞、抑制胶原沉积等途径来抑制肝纤维化，并通过实验发现，作用机制可能与影响TGF-β/Smads信号通路有关。

将Wistar大鼠随机分为正常组、模型组、阳性药组及芦根多糖高、中、低剂量组。除正常组外，腹腔注射猪血清诱导大鼠免疫性肝纤维化模型，造模7周后各给药组开始灌胃给予相应药物，正常组及模型组给予等量生理盐水。检测血清AST、ALT、SOD、GSH-Px活性，MDA含量及肝组织SOD、GSH-Px活力和MDA含量。结果发现，芦根多糖可降低模型大鼠血清AST、ALT活性，降低血清和肝组织MDA含量，升高血清和肝组织SOD、GSH-Px活力。由此可见，芦根多糖可改善肝纤维化模型大鼠肝功能，减轻纤维化。

用芦根多糖对铬中毒小鼠灌胃，对肝肾进行病理形态学观察，试剂盒对MDA、GSH和GSH-Px进行含量测定。发现芦根提取物能改善糖尿病小鼠肝肾颜色质地的变化，降低肝系数和肾系数，减少肝肾损伤；还能够改善肝肾组织中MDA含量的升高和

GSH、GSH-Px 含量的降低。结果表明，芦根多糖能对镉中毒小鼠的肝肾损伤有一定的保护作用，且呈浓度依赖性。

3. 保护肾 将高脂大鼠分成 3 组，每组各 10 只，分别为芦根多糖高（300 mg/kg）、低剂量组（150 mg/kg）和对照组，其中高剂量组每日灌胃给予芦根多糖 300 mg/kg，低剂量组每日灌胃给予芦根多糖 150 mg/kg，对照组每日给予等量纯净水，连续灌胃 13 周，测定 24 h 尿蛋白定量、血清肌酐（Cr）、尿素氮（BUN）、总胆固醇（TC）、甘油三酯（TG）、肾组织丙二醛（MDA）、超氧化物歧化酶（SOD）、低密度脂蛋白胆固醇（LDL-C）、氧化低密度脂蛋白（Ox-LDL）及肾小球内径。结果发现，空白组血肌酐为 40.82 μmol/L，尿素氮 5.26 mmol/L；对照组血肌酐为 53.67 μmol/L，尿素氮 6.36 mmol/L；高剂量组血肌酐为 46.89 μmol/L，尿素氮 5.84 mmol/L；低剂量组血肌酐为 50.55 μmol/L，尿素氮 6.29 mmol/L。与对照组比较，芦根多糖高剂量组 2 h 尿蛋白定量、血清 BUN、血清 Cr、TC、TG、肾组织 MDA、LDL-C、Ox-LDL 等明显降低，肾组织 SOD 明显升高，显微结构肾小球内径明显减小；而低剂量组有一定的改善。研究表明，芦根多糖具有降脂、抗氧化作用，能减少脂质过氧化产物，减轻对肾的损伤，同时具有减轻尿蛋白排泄及减小肾小球内径的作用，因此其对高脂造成大鼠肾损害具有一定的保护作用。

4. 解热、抗炎作用 芦根所含的薏苡素对骨骼肌有抑制作用，还有比较弱的中枢抑制作用，表现为对大鼠及小鼠均有镇静作用，并能够与咖啡因相拮抗。在大鼠尾部电击刺激实验中有镇痛作用，强度与氨基比林相似。有解热作用，对 TTG（菌体的精制复合多糖类）发热作用比较好，对二硝基酚引起的发热无作用。

采用耳肿法致炎，观察高、低剂量芦根水煎剂灌胃给药的抗炎作用。结果发现，与生理盐水对照组比较，芦根水煎剂高、低剂量组给药后均能明显减轻二甲苯所致小鼠耳郭肿胀。研究表明，芦根水煎剂具有一定的抗炎作用。

5. 抗肿瘤 采用经典的水貂呕吐模型观察组合物的止吐作用，在小鼠肿瘤模型上探索了姜与芦根组合物的抑制肿瘤作用。结果证明，该组合物对于顺铂所致水貂的呕吐反应有对抗作用，并证明该组合物对于小鼠体内 S180 肉瘤、肝癌 H22、艾氏腹水癌 EAC 也有抑制作用。研究表明，姜芦组合物有抑癌作用并可以减少抗癌药顺铂引起的呕吐作用。

采用热水浸提法从芦根中提取芦根多糖，经 Sevag 法脱蛋白，冷冻干燥后，葡聚糖凝胶柱层析分离纯化，得到纯化的芦根多糖，苯酚-硫酸法测定多糖样品中总糖含量，凝胶层析测定多糖分子量，细胞毒性实验研究其体外抗肿瘤作用。结果测得芦根多糖样品中总糖含量为 0.872%，分离纯化得到三种芦根多糖组分 R-Poly Ⅰ、R-Poly Ⅱ、R-Poly Ⅲ，三者的相对分子质量分别为 79 781、29 073、10 605 U，细胞毒性实验表明，三种芦根多糖组分对海拉细胞和 B16 细胞均具有良好的抑制作用。

6. 调节脂代谢 用不同剂量芦根多糖对糖尿病小鼠进行灌胃，并测定体重，通过检测血糖值计算葡萄糖耐受量，用试剂盒的方法测定肝糖原、糖化血清蛋白（GSP）、TC、TG、LDL-C 和高密度脂蛋白胆固醇（HDL-C）含量。结果发现，芦根多糖能降低模型小鼠体重下降的趋势，改善葡萄糖耐受力，降低血糖，还可以改善 GSP、TC、

TG 及 LDL-C 含量的升高和肝糖原、HDL-C 含量的降低。表明芦根多糖一定程度上对脂代谢紊乱有改善作用。

将高脂大鼠分成 3 组，每组各 10 只，分别为芦根多糖高（300 mg/kg）、低剂量组（150 mg/kg）和对照组，连续灌胃 13 周，测定 TC、TG。结果发现，空白组 TC 为 0.99 mmol/L，TG 为 1.06 mmol/L；对照组 TC 为 1.86 mmol/L，TG 为 2.00 mmol/L；高剂量组 TC 为 1.27 mmol/L，TG 为 1.38 mmol/L；低剂量组 TC 为 1.75 mmol/L，TG 为 1.86 mmol/L。

7. 调节糖代谢 将小鼠 40 只，分为正常对照组小鼠 10 只，糖尿病小鼠随机分为模型对照组、高剂量组和低剂量组，每组 10 只。应用组织化学糖原（PAS）染色法检测各组小鼠肝糖原含量，应用 RT-PCR 和 Western 印迹法检测各组实验小鼠肝脏 GS mRNA 和蛋白的表达。结果发现，PAS 染色后模型对照组肝糖原含量明显减少，低剂量组、高剂量组较模型对照组明显增多，其中高剂量组最为明显；模型对照组 GS mRNA 和 GS 蛋白均低于其他 3 组，低剂量组低于高剂量组。研究表明，芦根乙醇提取物对糖尿病小鼠肝糖原含量具有正向促进作用。

芦根乙醇提取物高、中剂量组及药物对照组实验后血糖显著低于实验前。芦根乙醇提取物高、中剂量组及药物对照组 GSP 含量均显著低于模型组；芦根乙醇提取物高、中、低剂量组及药物对照组 TC、LDL-C 含量均显著低于模型组；芦根乙醇提取物高剂量组及药物对照组 TG、HDL-C 含量均显著低于模型组；芦根乙醇提取物高、中、低剂量组及药物对照组 GSH-Px 含量均明显高于模型组；芦根乙醇提取物高剂量组及药物对照组 SOD 含量均显著高于模型组，而 MDA 含量均明显低于模型组；芦根乙醇提取物高、中、低剂量组及药物对照组 T-AOC、GSH、过氧化氢酶（CAT）、胰岛素（INS）、胰岛素受体（IR-B）含量均明显高于模型组；芦根乙醇提取物高剂量组 IR-B 含量显著高于药物对照组。研究表明，芦根乙醇提取物显著降低四氧嘧啶诱导的糖尿病小鼠血糖及 GSP 含量；具有良好的调节脂代谢及抗氧化作用；显著增加四氧嘧啶诱导的糖尿病小鼠 INS、IR-B 含量；对受损胰岛 B 细胞具有修复作用，可以更好地促进胰岛发挥其正常功效，降低血糖，增强肝脏对葡萄糖的利用，从而降低血糖，同时对受损肾脏具有明显的修复作用。

8. 抗菌 在单因素试验的基础上，采用 Box-Behnken 试验优化超声辅助提取芦根多糖的最佳工艺条件，然后研究芦根多糖抗菌活性。枯草芽孢杆菌和金黄色葡萄球菌使用 LB 培养基，黑曲霉使用马铃薯葡萄糖琼脂培养基，酵母菌使用 YPD 培养基。枯草芽孢杆菌、金黄色葡萄球菌和酵母菌菌悬液的制备：将各菌种在固体培养基中活化，用接种环挑取 2~3 环培养 18 h 左右的菌种，接入液体培养基中，在恒温摇床中培养 18 h 得到菌悬液，把菌悬液浓度调为 $10^6 \sim 10^7$/mL，备用。黑曲霉菌悬液的制备：用灭菌的蒸馏水倒入培养 72 h 左右的斜面接种试管中振荡，再把液体倒入三角瓶中作为孢子悬液，把菌悬液浓度调为 $10^6 \sim 10^7$/mL，备用。抑菌活性的测定：以超声辅助提取的芦根多糖为抗菌液（多糖质量浓度 15 mg/mL），待培养皿中的含菌培养基凝固后，用无菌镊子在每个培养基的表面均匀垂直地放上牛津杯，然后在其中加入等量抗菌液。细菌在 37 ℃ 培养 24 h，真菌在 28 ℃ 培养 48 h，霉菌在 28 ℃ 培养 5 d，测定抑菌圈直径。

抑菌圈试验判定标准：抑菌圈直径大于 20 mm，极敏感；15~20 mm，高敏感；10~15 mm，中敏感；7~9 mm，低敏感；小于 7 mm，不敏感。结果表明，超声辅助提取芦根多糖的最佳工艺条件为液料比 9.9：1（mL/g）、超声温度 60 ℃、超声时间 52 min，此时芦根多糖得率 9.06%。结果发现，超声辅助提取的芦根多糖对 4 种供试菌均有抑制作用，其中对酵母菌属于极敏感，对金黄色葡萄球菌属于高敏感，对枯草芽孢杆菌和黑曲霉菌属于中敏感。

9. 兴奋免疫 芦根多糖是芦根重要的有效药用组分，芦根所含碳水化合物中有多种具有免疫活性的多聚糖类化合物，而这些化合物仅能促进淋巴细胞的转化，起到免疫促进作用。

从芦根中提取得到的三种芦根多糖组分 R-Poly Ⅰ、R-Poly Ⅱ、R-Poly Ⅲ，对体外培养的海拉细胞和 B16 细胞均具有明显的抑制作用，且随着芦根多糖质量浓度的增加呈现出抑制作用随之增强的趋势，具有量效依赖性；芦根多糖和一些复合物具有铜绿假单胞菌的抗菌活性，芦根多糖对 DPPH 自由基和羟自由基具有良好的清除能力，且随着多糖浓度的增大清除能力增强，两者之间存在着量效关系；芦根多糖能有效地阻断亚硝胺的合成，且对亚硝胺合成的阻断率，随芦根多糖浓度的增加而增强；芦根多糖对亚硝基钠也有一定的清除能力。

芦根粗多糖对正常小鼠免疫器官脏器指数的影响：解剖、分离小鼠脾、胸腺，称重，计算每只小鼠免疫器官脏器指数。空白对照组脾指数为 3.76 mg/g，胸腺指数为 2.47 mg/g；香菇多糖对照组脾指数为 4.93 mg/g，胸腺指数为 2.61 mg/g；芦根粗多糖低剂量组脾指数为 3.82 mg/g，胸腺指数为 2.51 mg/g；芦根粗多糖中剂量组脾指数为 4.76 mg/g，胸腺指数为 2.56 mg/g；芦根粗多糖高剂量组脾指数为 5.01 mg/g，胸腺指数为 2.64 mg/g。芦根粗多糖低、中、高剂量 [8.4、16.7、33.4 mg/(kg·d)] 均具有提高正常小鼠的免疫器官指数的作用，且剂量越高，差异越显著，相对于空白对照组中、高剂量时对提高脾指数、高剂量时对提高胸腺指数有显著差异；高剂量组具有与香菇多糖相同的结果，低剂量组未呈现出显著差异性。

芦根粗多糖对正常小鼠单核-巨噬细胞功能的影响：空白组、阳性组、芦根多糖低、中、高剂量组的廓清指数和吞噬指数分别为 0.048 2、0.064 3、0.045 1、0.052 6、0.061 0 和 4.87、5.52、4.21、4.35、5.13。芦根粗多糖低、中剂量 [8.4、16.7 mg/(kg·d)] 组的吞噬指数、廓清指数与对照组比较不升反降，仅有高剂量组 [33.4 mg/(kg·d)] 与对照组相比较差异显著；但与阳性对照组相比廓清指数接近，吞噬指数低，但无显著性差异，说明了芦根粗多糖能够提高小鼠的吞噬功能。

10. 其他 用不同剂量的芦根提取液灌胃，测定尿草酸、Ca^{2+} 浓度、血肌酐、尿素氮、P、Ca^{2+} 含量，检测肾组织骨桥蛋白及超氧化物歧化酶（SOD）活力和丙二醛（MDA）含量，并进行病理形态学观察。结果发现，芦根提取物能够改善糖尿病大鼠尿草酸浓度、尿钙浓度、尿素氮、血肌酐及 MDA 含量的升高和 SOD 活性的下降，还能够改善糖尿病小鼠肾小管的扩张和肾组织骨桥蛋白的增多。表明芦根提取液能抑制草酸钙结石的形成。

采用链脲佐菌素诱导制备糖尿病小鼠模型，将实验小鼠分为正常对照组、模型对照组、阳性对照组以及芦根醇提物按 5、2.5、1.25 g/kg 剂量给药，每组 10 只。给予芦根醇提物灌胃 1 次/d，5 周后检测小鼠肝及骨髓组织中 Cu、Se、Ca、Fe、Zn、Mg 元素含量。结果发现，芦根醇提物可降低糖尿病小鼠肝组织中 Cu 的含量，Se、Zn、Mg 含量各组之间差异无统计学意义；同时也可降低股骨骨髓组织中 Ca 含量，但是对 Fe 含量变化无影响。由此可见，糖尿病小鼠微量元素代谢紊乱，芦根醇提物对其具有一定的改善作用。

采用链脲佐菌素腹腔注射方法制作糖尿病小鼠模型，将实验小鼠分为正常对照组、模型对照组，以及芦根醇提取物大、中、小剂量组。芦根醇提取物大、中、小剂量组小鼠分别灌胃给予 5.00、2.50、1.25 g/kg 芦根醇提取物，每日 1 次，5 周后检测各组小鼠肝线粒体 MDA、SOD 水平及钠钾 ATP 酶、钙 ATP 酶活性。结果发现，模型对照组 MDA 水平明显高于正常对照组，而模型对照组 SOD 水平及钠钾 ATP 酶、钙 ATP 酶活性则显著低于正常对照组；芦根醇提取物大、中剂量组 MDA 水平较模型对照组明显下降，SOD 水平及钠钾 ATP 酶、钙 ATP 酶活性明显升高。由此可见，糖尿病小鼠肝脏出现线粒体氧化应激变化，芦根醇提取物对此变化具有一定的改善作用。

【临床应用】

1. 临床配伍

（1）五噎，心膈气滞，烦闷吐逆，不下食：芦根五两，锉，以水三大盏，煎取两盏，去滓，温服。不计时。（《金匮玉函方》）

（2）目暴肿：芦根五两，甘草（炙）一两，粟米三合，甜竹茹（鸡子大）。上锉如麻豆大。每用五钱匕，水二盏，煎取一盏，去滓，食后温服，日三次。（《圣济总录》芦根汤）

（3）牙龈出血：芦根水煎，代茶饮。（《湖南药物志》）

（4）胃气痛，吐酸水：芦根 15 g，香樟根 9 g。煨水服，一日 2 次。（《贵州草药》）

（5）妊娠呕吐不食，兼吐痰水：生芦根十分，橘皮四分，生姜六分，槟榔二分。以水适量煎煮，空腹热服。（《经效产宝》）

（6）咽喉肿痛：鲜芦苇根，捣绞汁，调蜜服。（《泉州本草》）

（7）口疮：芦根四两，黄柏、升麻各三两，生地黄五两。上四味切，以水四升，煮取二升，去滓含，取瘥。口含至变凉后吐出，更含之。（《外台秘要》引《集验方》）

（8）肺痈咳嗽吐脓：芦根 30 g，薏苡仁、冬瓜子各 15 g，桃仁、桔梗各 9 g。水煎服。（《宁夏中草药手册》）

（9）消渴：芦根 15 g，麦门冬、地骨皮、茯苓各 9 g，陈皮 4.5 g。煎服。（《安徽中草药》）

（10）骨蒸肺痿，烦躁不能食：芦根（切）、麦门冬（去心）、地骨皮各十两，生姜（合皮切）十两，橘皮、茯苓各五两。分两次服用。上六味切，以水二斗，煮取八升，绞去滓，分温五服。（《外台秘要》芦根饮）

（11）小儿呕吐，心烦热：生芦根十钱。净洗，以水一升，煎取七合，去滓，加入

红米一合，煮粥食之。(《食医心鉴》生芦根粥)

(12) 产后吐利，霍乱，心腹痛：芦根、人参、枇杷叶各一两。上捣筛，每服五钱，水一盏半，煎取八分，去滓，温服，不拘时。(《普济方》芦根饮)

(13) 猩红热：鲜芦根、鲜白茅根各 30 g，白糖适量。水煎，当茶喝。(《河南中草药手册》)

2. 现代临床

(1) 感冒：对芦根冲剂 (芦根、黄柏、夏枯草、鱼腥草各 60 g，白茅根 30 g) 的预防与治疗感冒的作用进行临床研究，结果发现，芦根冲剂治疗效果好，奏效快，解热作用强，无副作用。采用鲜芦根 (50 g) 与鲜薄荷叶 (10 g) 代茶饮，可治疗伤风咽痛。采用此法治疗伤风咽痛 58 例，效果明显，且无明显不良反应。将外感发热患儿随机分为两组，治疗组用芦根银翘汤加减口服，对照组予头孢噻肟、利巴韦林入液静脉滴注治疗，3 d 后评效。结果发现，治疗组 45 例，治愈 13 例，显效 25 例，有效 4 例，无效 3 例，总有效率为 42%；对照组 45 例，治愈 8 例，显效 14 例，有效 12 例，无效 11 例，总有效率为 34%。治疗组体温开始下降时间及恢复正常时间均少于对照组，总有效率明显高于对照组。由此可见，芦根银翘汤加减治疗小儿外感发热疗效显著。

(2) 急慢性支气管炎：采用芦根莶茶饮治疗慢性支气管炎 35 例，总显效率达 85.7%，证明芦根莶茶饮对慢性支气管炎有较好的疗效。

(3) 急性扁桃腺炎：采用大黄与芦根配伍，治疗急性扁桃腺炎 53 例，全部治愈。其中 38 例在服药后 12 h 体温转正常，15 例服药后 1~2 d 即愈。多数患者服药后有一过性大便溏薄，少数患者伴有肠鸣腹痛，但便后即缓解，其他未发现不良反应。

(4) 口臭：采用芦根冰糖煎剂治疗口臭患者 54 例，获得较好的疗效。

(5) 肺脓肿：单味干芦根治疗肺脓肿，效果令人满意。其用法为：成人每日用干芦根 300 g，文火煎 2 次，取汁约 600 mL，分 3 次服完，疗程 1~3 个月。

(6) 急慢性肝炎及胆囊炎：芦根能清热利湿、退黄、护肝、降低转氨酶，还能清热利胆、消炎、促进胆汁分泌，用于治疗急慢性肝炎及胆囊炎效果良好。

(7) 肾结石：无论结石大小和部位不同，均采用含芦根复方 (芦根、花粉、苍术、车前子、猪苓、炙甘草、厚朴) 治疗肾结石。用水 1200 mL 浸泡 1 h 后，煮沸 30 min，取药 600 mL，复煎加水 600 mL，煎取 300 mL。共煎药 900 mL，分 3~4 次一天内服完。连续服药 7 d 后，停药 3 d 再服。30 d 为 1 个疗程，每个疗程间可停药 10 d。结果：治愈 136 例，显效 29 例，有效 5 例，无效 10 例；治愈率为 75.6%，总有效率为 94%。

(8) 浅表性胃炎：收集 43 例经胃镜确诊并中医分型为肝胃火盛型的浅表性胃炎，观察传统名方合方——化肝煎合生芦根饮加味 (栀子、白芍、青皮、陈皮、泽泻、贝母、生芦根、竹茹、粳米、生姜、大黄、黄连、神曲等)，治疗肝胃火盛型的浅表性胃炎的疗效。结果发现，此方总有效率为 93.02%。研究表明，本方法对浅表性胃炎属肝胃火盛型具有清热定痛、和胃顺气的功效。

【使用禁忌】 脾胃虚寒，溲多不渴者忌服。

【综合应用】 芦根具有较高的营养价值，为药食同源的中药，民间常用其夏天防暑、秋天防燥。特别是芦根茶，具有润燥清喉、疏散表邪的医疗保健作用，对感冒、气管发炎者有较好的作用。芦根含薏苡素，以及蛋白质 5%、脂肪 1%、碳水化合物 51%、天冬酰胺 0.1%。芦苇含纤维素 48%~54%、木质素约 18.2%、木聚糖约 12.4%、灰分 2.8%。多糖水解产生 D-木糖、L-阿拉伯糖、D-葡萄糖、D-半乳糖和两种糖醛酸。另含多量维生素 B_1、维生素 B_2、维生素 C，以及苜蓿素。芦根可用于口腔炎症及维生素 B 缺乏症状。除此之外，芦根也用于制作清凉保健的饮料。对芦根、白茅根和蒲公英根为原料的三根汤凉茶进行现代化工艺研究，采用二次通用旋转组合设计的回归实验，以固形物的含量为指标考察了提取温度、时间、料液比的影响，得到三种原料的提取工艺，并根据感官评分得到三种提取液的最佳配比。以芦根和葡萄籽为主要原料，采用单因素实验和正交实验的方法对芦根葡萄籽复合饮料的生产工艺进行了研究，研制出一种既能保持芦根和葡萄籽原有价值和保健作用，又具有独特风味和口感的新型复合饮料。对芦根中挥发性成分进行了分析，并进行香烟的加香实验，发现芦根萃取液可降低香烟对人体的刺激，并具有改善香味等作用，可用于香烟的添加剂。

■ 参考文献

[1] 陈仁寿. 国家药典中药实用手册 [M]. 2 版. 南京：江苏科学技术出版社，2007.

[2] 管华诗，王曙光. 中华海洋本草（第 2 卷）[M]. 上海：上海科学技术出版社，2009.

[3] 曾志，张艳萍，李核，等. 芦根液相色谱指纹图谱研究 [J]. 中成药，2005，27（4）：373-377.

[4] 骆昉，李娜，曹桂东，等. 芦根中脂溶性成分的分离与鉴定 [J]. 沈阳药科大学学报，2009，26（6）：441-443.

[5] 王华. 芦根的挥发性成分分析及在卷烟中的应用 [J]. 云南化工，2008，35（6）：62-65.

[6] 李洪，张静，王麟，等. 白洋淀芦根药材中阿魏酸 UPLC 含量测定 [J]. 中国实验方剂学杂志，2013，19（1）：102-105.

[7] 潘春燕，陈静，杭太俊，等. HPLC 法同时测定芦根中对香豆酸和阿魏酸含量 [J]. 中国药科大学学报，2015，46（2）：219-223.

[8] 张国升，李前荣，尹浩，等. 气相色谱-飞行时间质谱法快速测定和鉴定芦根中阿魏酸的含量与结构 [J]. 中草药，2005，36（3）：333-335.

[9] 李前荣，张国升，尹浩，等. 气相色谱-飞行时间质谱法测定芦根中脂肪酸和酯的含量和结构 [J]. 中国科学技术大学学报，2004，34（4）：504-510.

[10] 凌庆枝，袁怀波. 大孔树脂分离纯化芦根中总酚酸的研究 [J]. 食品科学，2008，29（8）：310-313.

[11] 李粉玲，蔡汉权，严赞开，等. 酶法提取芦根多糖的研究 [J]. 食品工业科技，2009，30（4）：156-159.

[12] 房健，邢晓平，陈洪兴，等. 响应面法优化芦根多糖水提醇沉工艺 [J]. 安徽农业科学，2010，38（28）：15552-15554.

[13] 沈蔚，任晓婷，张建，等. 芦根多糖的提取及其抗氧化活性的研究 [J]. 时珍国医国药，2010，21（5）：1078-1080.

［14］汤韦奇，张国升．正交试验法优选芦根中低聚糖及单糖的提取工艺［J］．安徽中医学院学报，2008，27（3）：43-45.

［15］李洪，王麟，陈瑾，等．中药芦根化学成分、药理作用及临床应用研究［J］．科技信息，2014（5）：31-32.

［16］李立华，张国升．芦根多糖保肝作用及抗肝纤维化的研究［J］．安徽中医学院学报，2007，26（5）：32-34.

［17］王珍，尤其嘉，杨靖亚，等．芦根多糖对镉中毒小鼠肝肾组织损伤的保护作用［J］．食品工业科技，2013，34（2）：349-352.

［18］徐行仙．芦根多糖对高脂诱导大鼠肾损伤的保护作用［J］．中国医药导报，2014，11（19）：24-27.

［19］宋佰慧，程云龙，辛禧瑞，等．芦根乙醇提取物对糖尿病小鼠肝糖原含量及糖原合成酶的影响［J］．天津医药，2014，42（1）：65-67.

［20］崔珏，李超，钱川军，等．芦根多糖对糖尿病小鼠糖脂代谢调节作用的研究［J］．农业机械，2012（24）：142-144.

［21］李芳芳．芦根乙醇提取物对糖尿病小鼠降血糖作用的实验研究［D］．延吉：延边大学，2012.

［22］刘足桂，梁生林．芦根水煎剂对小鼠的抗炎作用初探［J］．中国医药指南，2014，12（34）：61-62.

［23］晁若瑜，杨靖亚，蔡晓晔，等．芦根多糖的分离纯化和体外抗肿瘤研究［J］．食品工业科技，2011，32（12）：284-286.

［24］赵健，张力，刘宏生．芦根大青叶保健饮料的研制［J］．饮料工业，2014，17（9）：34-39.

［25］许仲松，姜京植，张默函．芦根醇提物对糖尿病小鼠微量元素干预效果的研究［J］．吉林医学，2012，33（1）：8-9.

［26］姚以才，耿中华，王乃馨，等．芦根多糖的超声辅助提取及其抗菌活性［J］．食品科学，2011，32（14）：147-151.

［27］陈黎军，张丽卿．化肝煎合生芦根饮加味治疗胃热炽盛型浅表性胃炎 43 例［J］．陕西中医，2010，31（9）：1149-1150.

［28］蒋忠君，黎驰雨，刘伟松，等．麦冬芦根保健茶饮料工艺研究［J］．绵阳师范学院学报，2010，29（8）：56-60.

［29］林家萍，谢建寰，吴建欣．自拟芦根汤和西药结合治疗肝硬化腹水 90 例［J］．赣南医学院学报，2010，30（4）：646.

［30］袁洪水．芦根多糖的提取技术和免疫调节作用研究［D］．保定：河北大学，2013.

［31］姚以才，李超，耿中华．芦根多糖的抗氧化活性研究［J］．农业机械，2011（26）：129-132.

［32］贾希栋，张春阳，刘迎光，等．芦根提取液预防雄性大鼠草酸钙肾结石的研究［J］．中国实验方剂学杂志，2013，19（11）：224-227.

[33] 邵荣, 郭海滨, 许伟, 等. 芦苇中活性物质研究进展 [J]. 中国生化药物杂志, 2011, 32 (2): 167-169.

[34] 郭国华. 临床中药词典 [M]. 2版. 长沙: 湖南科学技术出版社, 2008.

[35] 邱火新. 芦根排石汤治疗肾结石 180 例小结 [J]. 新中医, 1994, 26 (7): 28-29.

[36] 张福生, 陈学玉. 芦根冲剂防治感冒效果观察 [J]. 长治医学院学报, 1994, 5 (1): 86-87.

[37] 盛芳, 宋修爱, 张丽香. 鲜薄荷叶及芦根治疗伤风咽痛 58 例 [J]. 中国民间疗法, 2005, 13 (1): 43-44.

[38] 毛伟松. 芦根贝母汤治疗小儿急性支气管炎 [J]. 现代中西医结合杂志, 2004, 13 (11): 1442.

[39] 陈松云, 张光霞. 芦根葶茶饮治疗慢性支气管炎痰热证 35 例 [J]. 湖南中医药导报, 2002, 8 (3): 111.

[40] 杨秀春. 大黄加芦根治疗急性扁桃腺炎 53 例 [J]. 中国航天医药杂志, 2002, 4 (2): 32.

[41] 王臻, 孙云富, 常鲁华. 芦根冰糖煎剂治口臭 [J]. 中国民间疗法, 2011, 19 (2): 24.

[42] 曾立昆. 大剂干芦根治疗肺脓疡 [J]. 浙江中医杂志, 1995 (2): 87.

[43] 潘晓华. 芦根之新用 [J]. 中国民间疗法, 2001, 9 (7): 39.

[44] 何家扬, 张燕宾, 马凤宁. 尿石症住院患者 1100 例分析 [J]. 现代泌尿外科杂志, 2005, 10 (3): 158-160.

[45] 齐琳, 齐范. 泌尿外科学住院医师手册 [M]. 北京: 科学技术文献出版社, 2008.

[46] 孙则禹. 泌尿外科疾病诊疗知识 [M]. 南京: 东南大学出版社, 2007.

[47] 欧阳健明. 草酸钙结石研究中的化学基础 [J]. 化学通报, 2002, 65 (5): 326-332.

[48] 常向明. 五金汤合推动结石的运动排泌尿结石 [J]. 浙江中医药大学学报, 2007, 31 (1): 88-89.

[49] 李超. 芦根葡萄籽复合饮料的研制 [J]. 农业机械, 2012 (27): 96-98.

[50] 邱火新. 芦根排石汤治疗肾结石 180 例小结 [J]. 新中医, 1994 (7): 28-29.

杜 仲

【道地沿革】 杜仲别名思仙、思仲、丝连皮、丝棉皮等, 载于《神农本草经》, 列为上品。《广雅》云:"杜仲, 曼榆也。"《吴普本草》有思仲、木棉之名。《名医别录》明确记载杜仲以皮入药:"二月、五月、六月、九月采皮, 阴干。"陶弘景对其鉴别之法描述较详："今用出建平、宜都者，状如厚朴，折之多白丝者为佳。用之，薄削去上皮、横理，切令丝断也。"《本草图经》载："今出商州、成州、峡州，近处大山中亦有之。木高数丈，叶如辛夷，亦类柘，其皮类厚朴，折之内有白丝相连。"这些都符合今用杜仲科植物的特征，故可认为本草记载的杜仲与现代使用的品种来源相同。

《药物出产辨》记载："杜仲产四川、贵州为最；其次湖北宜昌府各属；陕西省兴安汉中又其次；广西亦有出，但不佳。"1940 年，陕西西京市（今西安市）国药商业同业公会《药材行规》杜仲产地条则说："豫、燕、川、陕、晋。"赵燏黄《本草药品实地之观察》记载："药市中以四川产者为上品，称川杜仲而出售之。"

杜仲主产于河南、四川、湖北、陕西、贵州、云南等省。

【来源】 本品为杜仲科植物杜仲 *Eucommia ulmoides* Oliv. 的干燥树皮。

【原植物、生态环境、适宜区】 杜仲是落叶乔木，一般树冠可高达 10~12 m，枝、叶、树皮、果肉中均含有杜仲胶，折断后有很多白色细丝。3~5 月开花，单性花异株，翅果长 3~4 cm、宽 1~2 cm，果 9~11 月成熟，呈褐色。树皮呈灰色，芽近卵形，有鳞片，叶互生，椭圆形，长 6~13 cm，宽 3~7 cm。先端长渐尖，基部圆形或宽楔形，边缘锯齿形。

杜仲适应性很强，对土壤要求不严，但最好栽在肥沃湿润、土层肥厚、排水良好、pH 值为 5~7.5 的土壤中。杜仲喜光，对土壤、气温要求不高，在气温-20 ℃时可安全越冬。但在湿润、温度较高的地区生长发育较快，而南方冬季气温过高，缺乏冬眠所需的低温条件，则对生长发育不利。杜仲是喜阳怕阴树种，耐阴性差，一般生长在阳坡、半阳坡等阳光充足的地方。因此，它不仅在平原生长良好，而且还可以绿化荒山，保持水土，改善生态环境。

杜仲主要分布于长江中游及南部各省，河南、陕西、甘肃等地有较多栽培。

【生物学特点】

1. 栽培技术 选土层深厚、疏松肥沃、土壤酸性至微碱性、排水良好的向阳缓坡地，深翻土壤，耙平，按株行距（2~2.5）m×3 m 挖穴，深 30 cm，80 cm 见方，穴内施入土杂肥 2.5 kg、饼肥 0.2 kg，骨粉或过磷酸钙 0.2 kg 及火土灰等。苗床则整细耙平后做成 1.2 m 的宽畦。用种子、扦插、压条、分蘖、嫁接繁殖，以种子繁殖为主。

（1）种子繁殖：选 20~40 年生的生长发育健壮、树皮光滑、无病虫害和未剥过树皮的植株，9~10 月果实成熟后采摘，晾干，扬净，切忌暴晒。尤以有光泽、饱满、新鲜、色呈淡褐色者为优。种子寿命短，不宜用陈种。千粒重 57~130 g。播种期为冬播（11~12 月）或春播（2~3 月），以冬播为宜。春播因种子外皮含胶质，干燥后会影响发芽，播前将种子在 20~25 ℃温水中浸泡 2~3 d，每日换水 1 次，待种子膨胀后再湿沙拌匀，每隔 2~3 d，每日换水 1 次，待种子膨胀后再用湿沙拌匀，每隔 2~3 d 翻动 1 次，约经 15 d 左右种子即可萌动。每 1 hm² 用种量 75~150 kg。播种方法用条播法，按行距 20~30 cm 开条沟，沟深 4 cm，将种子均匀播入沟内，覆土 1~1.5 cm，稍加镇压，浇水，覆盖草，以防霜冻。出苗后，幼苗 5~7 cm 时，选阴天时行第一次间苗，苗高 15~20 cm 时进行第二次间苗或定苗。苗期适量灌水，保持土壤湿润，7~8 月生长旺盛时，加强施肥，全年施肥 6~8 次，有机肥和无机肥交替施用。培育 1~2 年移植。穴栽，行、株距 2.5 m×3 m。

（2）扦插繁殖：剪取一年生嫩枝，剪成 5~6 cm 长的插穗，5 月初按行株距 20 cm×10 cm 开穴扦插，插入土中 2/3，留 1/3 于地面，扦插后搭棚遮阴，保持土壤湿润，待生根后第二年移栽。亦可用 $50×10^{-6}$ 萘乙酸处理 24 h，可提高插条成活率。

（3）压条繁殖：用普通压条或高空压条。普通压条，在早春（1~2 月）植株未萌动前，将母株近根部的健壮枝条，压入土中 20 cm 左右，使枝梢露出地面，1 年后即可生根成苗，与母体分离后栽种。高空压条，3~4 月或 6~7 月，选 2~3 年生，直径 1 cm 粗的枝条，割伤后用塑料薄膜或对半开竹筒盛装肥土，包裹于枝条割伤部位，经常检查湿度，生根后与母株分离栽种。

（4）分蘖繁殖：用砍树后的枝桩培土，促进萌生新芽，初冬劈开分株栽种。

（5）嫁接繁殖：取二年生苗作砧木，选优良品种的一年生枝条作接穗，用切接法于早春进行嫁接。

2. 田间管理　从杜仲树皮的形态特征可分为粗皮杜仲（青冈皮）与光皮杜仲（白杨皮）两种类型，栽培以光皮杜仲为优。种子出苗后，注意中耕除草，浇水施肥。幼苗忌烈日，要适当遮阴，旱季要及时喷灌防旱，雨季要注意防涝。结合中耕除草追肥 4~5 次，每次每亩施尿素 1~1.5 kg，或腐熟稀粪肥 3000~4000 kg。实生苗若树干弯曲，可于早春沿地表将地上部全部除去，促发新枝，从中选留 1 个壮旺挺直的新枝作新干，其余全部除去。定植 1~2 年生苗高达 1 m 以上时即可于落叶后至翌春萌芽前定植。据上述株行距，每穴 1 株。幼树生长缓慢，宜加强抚育，每年春夏应进行中耕除草，并结合施肥。秋天或翌春要及时除去基生枝条，剪去交叉过密枝。对成年树也应酌情追肥。北方地区 8 月停止施肥，避免晚期生长过旺而降低抗寒性。

3. 病虫害防治

（1）立枯病：4 月下旬至 6 月中旬病苗近茎基部腐烂变褐，收缩腐烂，倒伏干枯。防治方法：实行轮作和注意田间排除积水，发病时拔除病株，并用 50% 多菌灵 1000 倍液浇灌。

（2）叶斑病：为害叶片，出现褐色病斑或破裂穿孔，发病期间，可喷 50% 多菌灵 1000 倍液。另有根腐病为害。

（3）虫害：有六星黑点蠹蛾、褐蓑蛾、黄刺蛾、扁刺蛾。在杜仲剥皮后再生新皮时遭受杜仲夜蛾、樱桃双斜卷蛾、黑色甲虫为害。可用 50% 西维因可湿性粉剂 1：400 倍液或 50% 西维因 1：50 倍液，加入一定量牛胶（约 0.5%）涂刷在新皮上、下两端的树干上，形成两个"保护圈"，可防虫害袭击。其他还有蚜虫等为害。

【采收加工】　栽培 10~20 年，用半环剥法剥取树皮。6~7 月高温湿润季节，此时杜仲树形成层细胞分裂比较旺盛，在离地面 10 cm 以上树干，切树干的 1/2 或 1/3，注意割至韧皮部时不伤形成层，然后剥取树皮。经 2~3 年后树皮重新长成。环剥法，用芽接刀在树干分枝处的下方，绕树干环切一刀，再在离地面 10 cm 处再环切一刀，再垂直向下纵切一刀，只切断韧皮部，不伤木质部，然后剥取树皮。剥皮宜选多云或阴天，不宜在雨天及炎热的晴天进行。加工：剥下树皮用开水烫泡，将皮展平，把树皮内面相对叠平，压紧，四周上、下用稻草包住，使其发汗，经 1 周后，内皮略成紫褐色，取出，晒干，刮去粗皮，修切整齐，储藏。

【炮制储藏】

1. 炮制

（1）杜仲：刮去残留粗皮，洗净，切块或丝，干燥。

（2）盐杜仲：取杜仲块或丝，照《中国药典》盐水炙法炒至断丝、表面焦黑色（每100 kg加盐3 kg用开水化开）。本品为块或丝。表面呈焦黑色，折断时橡胶丝弹性较差。味微咸。

2. 储藏 置通风干燥处。

【药材性状】 本品呈板片状或两端稍内卷，大小不一，厚3~7 mm。外表淡棕色或灰褐色，有明显的皱纹或纵裂槽纹，有的树皮较薄，未去粗皮，可见明显的皮孔。内表面暗紫色，光滑。质脆，易折断，断面有细密、银白色、富弹性的橡胶丝相连。气微，味稍苦。以皮厚、完整、去净粗皮、内表面暗紫色、断面丝多者为佳。

【质量检测】

1. 显微鉴别

（1）树皮横切面：老树皮有较厚的落皮层，韧皮部极厚，有5~7条断续的石细胞环带，每一环带为3~55列石细胞，并偶伴有少数纤维，近石细胞环带处尚可见橡胶质团块。

（2）粉末：棕色。橡胶丝成条或扭曲成团，表面显颗粒性。石细胞甚多，大多成群，类长方形、类圆形、长条形或形状不规则，长约至180 μm，直径20~80 μm，壁厚，有的胞腔内含橡胶团块。木栓细胞表面观多角形，直径15~40 μm，壁不均匀增厚，木化，有细小纹孔；侧面观长方形，壁三面增厚，一面薄，孔沟明显。

2. 理化鉴别

（1）化学定性：取本品粉末1 g，加氯仿10 mL，浸渍2 h，滤过，滤液挥干，加乙醇1 mL，产生具弹性的胶膜。本品在紫外光灯下，外表面显暗紫褐色荧光，内表面显黄棕色荧光，断面显紫色荧光。

（2）取杜仲粉末2 g，加蒸馏水20 mL，在50~60 ℃水浴上加热1 h，滤过。滤液滴在滤纸上，喷以三氯化铁-铁氰化钾试液，显蓝色斑点（酚酸反应）。

3. 含量测定 松脂醇二葡萄糖苷的含量测定。以十八烷基硅烷键合硅胶为填充剂，以甲醇-水（25：75）为流动相；检测波长为277 nm。理论板数按松脂醇二葡萄糖苷峰计算应不低于1000。取松脂醇二葡萄糖苷对照品适量，精密称定，加甲醇制成每1 mL含0.5 mg的溶液，即得对照品溶液。取本品约3 g，剪成碎片，揉成絮状，取约2 g，精密称定，置索氏提取器中，加入氯仿适量，加热回流6 h，弃去氯仿液，药渣挥去氯仿，再置索氏提取器中，加入甲醇适量，加热回流6 h，提取液回收甲醇至适量，转移至10 mL量瓶中，加甲醇至刻度，摇匀，滤过，取续滤液，即得供试品溶液。分别精密吸取对照品溶液与供试品液各10 μL，注入液相色谱仪，测定，本品含松脂醇二葡萄糖苷（$C_{32}H_{42}O_{15}$）不得少于0.10%。

【商品规格】

1. 杜仲等级 杜仲有川仲和汉仲两类，分为特等、一等、二等、三等四个等级。

（1）特等：干货。呈平板状，两端切齐，去净粗皮，表面呈灰褐色，里面黑褐色，质脆，断处有胶丝相连，味微苦。整张长 70~80 cm，宽 50 cm 以上，厚 0.7 cm 以上，碎块不超过 10%。无卷形、杂质、霉变。

（2）一等：整张长 40 cm，宽 40 cm 以上，厚 0.5 cm 以上，碎片不超过 10%，其余同特等。

（3）二等：呈平板状或卷曲状，内面青褐色，整张长 40 cm，宽 30 cm 以上，厚 0.3 cm 以上，碎片不超过 10%，其余同特等。

（4）三等：凡不符合特等、一等、二等标准，厚度不小于 0.2 cm，包括树皮、根皮、碎块，均属此等。

2. 出口商品等级　近年，杜仲除供应国内外，还有出口，出口商品按厚薄分为一、二、三等厚杜仲和一、二等薄杜仲，每张均须"修口"。

（1）一等厚杜仲：内皮厚，刮去粗皮呈黄褐色，无霉点及碎筒，最小块 15 m² 以上，两端切口成斜口，厚 1 cm 以上。

（2）二等厚杜仲：除厚 0.5 cm 以外，其余同一等厚杜仲。

（3）三等厚杜仲：除厚 0.3 cm 以外，其余同一等厚杜仲。

（4）一等薄杜仲：除厚 0.2~0.3 cm 以外，其余同一等厚杜仲。

（5）二等薄杜仲：除厚 0.2 cm 左右以外，其余同一等厚杜仲。

【性味归经】　甘，温。归肝、肾经。

【功能主治】　补肝肾，强筋骨，安胎。用于肝肾不足，腰膝酸痛，筋骨无力，头晕目眩，妊娠漏血，胎动不安。

【用法用量】　内服：煎汤，6~10 g；或浸酒，或入丸、散。

【使用注意】　阴虚火旺者慎服。

【化学成分】　经研究发现杜仲的皮、叶、枝条、果实和花中含有的成分大致可分为以下几类。

（1）木脂素类（lignans）杜仲膏：包括松脂醇二葡萄糖苷、丁香脂醇二葡萄糖苷、橄榄脂素、吉尼波西狄克酸甲酯、儿茶素- (7, 8-*b*, *c*) -4*α*- (3, 4-二羟苯基) -*α*- (3*H*) 吡喃糖、儿茶素- (7, 8-*b*, *c*) -4*β*- (3, 4-二羟苯基) -*α*- (3*H*) 吡喃糖等。

（2）苯丙素类化合物：包括香豆酸、咖啡酸乙酯、绿原酸、松柏苷。

（3）环烯醚萜类：杜仲醇、杜仲醇苷、京尼平、京尼平苷酸、京尼平苷、桃叶珊瑚苷、筋骨草苷、哈帕苷丁酸酯、雷扑妥苷、车叶草酸、去乙酰车叶草酸、10-乙酰鸡屎藤苷、表杜仲醇。

（4）黄酮类：黄酮类化合物也是杜仲的主要有效成分之一，其含量的高低是判断杜仲生药及其产品质量的重要指标，杜仲中所含黄酮类化合物主要为山奈酚、槲皮素、紫云英苷、陆地锦苷、芸香苷。

（5）杜仲胶：树皮含杜仲胶 6%~10%，根皮含杜仲胶 10%~12%，为易溶于乙醇、难溶于水的硬性树胶。

【药理作用】

1. 降压 杜仲水提物对犬有明显的降压作用，而且疗效平稳，无毒、无副作用。用杜仲水提物进行了急性降压试验，发现杜仲的降压作用与其中含有的生物碱、桃叶珊瑚苷、绿原酸和糖类、木脂素类、苯丙素类等物质有关。人体试验研究：30 例高血压患者连续服用复方杜仲合剂 4 周，血压（收缩压/舒张压）平均下降（15.33±14.85）mmHg/（10.90±10.66）mmHg，其中显效 9 例，有效 14 例，有效率 76.67%。复方杜仲叶合剂对高血压患者头晕、心悸、烦躁、膝腰酸软等症状有明显改善作用；能使血清总胆固醇（TC）明显下降，有调节血脂的作用。通过杜仲煎剂蛙后肢血管灌流实验的研究认为，杜仲降压的机制是杜仲药剂作用于血管平滑肌，使外周血管扩张所致。高血压患者红细胞中 Zn/Cu 值为 15.04±2.50，明显高于正常人，而杜仲叶、皮的 Zn/Cu 值仅为 3.82 和 3.46，杜仲的降压作用与降低高血压患者红细胞的 Zn/Cu 值有关。杜仲对血压具有化学降压药无法比拟的"双向调节"功能，即高血压患者服后可降压，低血压患者服后可升压。对大鼠体重和心率均无影响，显著降低收缩压、舒张压，扩张血管，其机制与内皮依赖性有关，同时腺苷三磷酸（ATP）敏感性 K^+ 通道也参与了杜仲木脂素的舒血管作用。

将 48 例自发性高血压大鼠（SHR）根据血压值水平随机分为 3 个剂量组（1.5、3.0、6.0 g/kg）和 1 个对照组。剂量组给予相应剂量的杜仲口服液灌胃，对照组给予等体积的蒸馏水灌胃，4 周为 1 个疗程。观察 4 周后大鼠的血压变化并检测生化指标及血常规的变化。结果与对照组相比，1 周后高剂量组开始有降压效果。3~4 周后各剂量组均有显著降压作用。各实验组与对照组 SHR 大鼠的体重、血常规、各生化指标均在正常范围。表明杜仲口服液对 SHR 大鼠有明显的降压作用，且对机体健康无不良影响。

用健康 SD 雄性大鼠随机分为空白组，模型对照组，杜仲糖苷大、中、小剂量组和硝苯地平组。造模采用经典"两肾一夹"法。分别测量各组造模前、后和治疗后的平均血压值变化，造模后血浆中内皮肽（ET）、一氧化氮（NO）含量的变化。结果与模型组比较，治疗后杜仲糖苷大、中、小剂量组血压较治疗前均明显降低。杜仲糖苷大、中、小剂量组血浆 ET 显著下降，而 NO 水平显著升高。实验表明肾性高血压形成与血浆 ET 升高、NO 下降有关；杜仲糖苷能有效降低血压，其降压机制可能与调节血浆 ET、NO 有关。

用肾动脉结扎法制备高血压大鼠模型，灌胃给予中药水提液，结果槲寄生杜仲混合水提液、钩藤杜仲混合水提液、槲寄生钩藤杜仲混合水提液均能降低高血压大鼠的血压，槲寄生杜仲混合水提液和槲寄生钩藤杜仲混合水提液的效果更为明显，能将大鼠血压降到正常水平，并维持稳定。

2. 抗肿瘤 杜仲所含的京尼平苷酸甲酯具有抗肿瘤的作用。杜仲所含的丁香脂素双糖苷在淋巴细胞白血病 P388（Ps）系统中有较好的活性，浓度 12.5 mg/kg 可控制治疗组与对照组的比较（T/C 值）≥126。

3. 增强免疫 杜仲水煎液可使实验动物血中嗜酸性粒细胞及淋巴细胞显著降低，血糖和血浆皮质醇含量升高，促进肝糖原堆积，导致胸腺萎缩。实验表明，杜仲具有兴奋垂体-肾上腺皮质系统、增强肾上腺皮质功能的作用。杜仲增强免疫的作用大小，也可以反映其补肾作用的强弱。杜仲水煎液对细胞免疫具有双向调节作用，既能激活单核巨噬细胞系统和腹腔巨噬细胞系统的吞噬活性，增强机体的非特异免疫功能，又能对Ⅳ型超敏反应起抑制作用。比较杜仲及其不同炮制品水提液增强免疫的作用，发现炮制后杜仲的作用强于生杜仲。经研究发现，杜仲叶乙醇提取物同样能够增强细胞免疫及非特异性免疫功能。给小白鼠腹腔注射杜仲叶的20%和50%的乙醇提取物，可明显增强小白鼠脾淋巴细胞转化功能及腹腔巨噬细胞的吞噬功能，而对正常小鼠脾抗体形成细胞无明显影响。杜仲叶和皮的水煎液的免疫药理作用一样，杜仲叶乙醇提取物能够增强细胞免疫功能及非特异免疫功能，而对体液免疫无明显影响，推测杜仲叶乙醇提取物对治疗细胞免疫功能降低引起的疾病可能有一定的疗效。

4. 抗氧化、抗衰老 动物实验表明，杜仲含有一种可促进人体的皮肤、骨骼、肌肉中的蛋白质胶原的合成与分解的特殊成分，具有促进代谢、防止衰退的功能，可用来预防宇航员因太空失重而引起的骨骼和肌肉衰退。衰老的自由基学说认为，机体在生理情况下不断产生自由基的同时，也被体内超氧化物歧化酶（SOD）、谷胱甘肽过氧化物酶（GSH-Px）、过氧化氢酶（CAT）等抗氧化系统所清除，随着机体的衰老，清除自由基的能力减弱使自由基的产生与清除失去平衡。杜仲通过提高机体抗氧化物质，包括提高 SOD 对超氧自由基的清除作用，加强 GSH-Px 催化谷胱甘肽（GSH）对 H_2O_2 的还原反应，抑制自由基对生物膜的氧化性损伤，使丙二醛（MDA）生成明显减少，从而保护细胞膜结构和功能的完整性。通过杜仲水煎剂对小鼠自由基影响实验，发现杜仲无论在体内还是体外，均有明显抗自由基作用。

5. 抗菌、抗病毒 杜仲茎皮、根皮、绿叶和落叶中均含有绿原酸，落叶中含量高达 5% 左右。绿原酸有很强的抗菌作用，并有类肾上腺素作用，桃叶珊瑚苷元及其多聚体有明显的抑菌作用，桃叶珊瑚苷元对革兰氏阴性菌、阳性菌都有抑制作用，桃叶珊瑚苷有抑菌、利尿作用，并能促进伤口愈合。桃叶珊瑚苷与葡糖苷酶一起预培养后还会产生明显的抗病毒作用，但其本身并不具有抗病毒功能。从杜仲茶提取的碱性物质有抵抗破坏人体免疫系统病毒的功能，这种物质有可能用于预防和治疗艾滋病。

6. 抑制 α-葡糖苷酶 杜仲茶用甲醇抽提后分离得到 5 种 α-葡糖苷酶抑制成分，可以阻碍或延迟葡萄糖的生成以及肠道的吸收，从而维持体内适当的血糖值。此外，α-葡糖苷酶在细胞表面的糖链传递表达的后转录过程中也起着重要作用。杜仲的甲醇提取物对 α-葡糖苷酶的抑制率达到 92%，并对大鼠肠道的蔗糖酶也有抑制作用，可见杜仲茶有可能成为一种理想的糖尿病及肥胖患者的食疗用品。

7. 预防农药急性中毒 杜仲有抵抗农药在人体内积累性中毒的特殊功效。通过对有机磷系农药急性中毒的预防研究发现，杜仲人参提物对有毒死蝉（有机磷农药）急性中毒，有减轻毒性的作用。杜仲人参茶的有效成分可以分解有毒死蝉，从而降低乙酰胆碱的积累，减轻中毒症状。

8. 保胎作用 杜仲有对抗垂体后叶所致的子宫收缩作用。大鼠离体子宫平滑肌实验法发现，杜仲叶浸膏对子宫平滑肌的正常收缩有一定的促进，而对垂体后叶所致的子宫平滑肌强烈收缩有显著的对抗作用，且随剂量增加而增强，与单用垂体后叶比较，收缩频率显著减少，活力显著降低。杜仲叶冲剂和黄体酮一样，对垂体后叶引起的小鼠流产有明显对抗作用，能使流产动物数明显减少，产仔数量相对增多。

9. 利胆 京尼平有促进胆汁分泌作用，京尼平苷则有泻下作用，杜仲中含有的绿原酸也有利胆作用，它能增进胆汁和胃液分泌。

10. 其他 服用杜仲可起到降血脂的效果，这一作用可能与减少胆固醇的吸收有关。此外，还有应用杜仲治疗小儿麻痹后遗症和防治妇女绝经后的骨质疏松症的报道。

【毒理研究】 采用小鼠灌胃给药法进行杜仲急性毒性实验。结果发现，杜仲叶冲剂毒性低，服用安全；杜仲雄花茶属无毒级，无致突变作用，对雄性动物生殖细胞无遗传毒性，对体重、食物利用率、血液学、血液生化学、脏体比及高剂量组织病理学检查无影响。

【临床应用】

1. 临床配伍

（1）腰痛：

1）川木香一钱，八角茴香三钱，杜仲（炒去丝）三钱。水一盏，酒半盏，煎服。（《活人心统》思仙散）

2）卒腰痛不可忍：杜仲（去粗皮，炙微黄，锉）二两，丹参二两，川芎一两半，桂心一两，细辛三分。上药捣粗罗为散，每服四钱，以水一中盏，煎至五分，去滓，次入酒二分，更煎三两沸，每于食前温服。（《太平圣惠方》杜仲散）

（2）高血压：

1）杜仲、夏枯草各五钱，红牛膝三钱，水芹菜三两，鱼鳅串一两。煨水服，一日三次。（《贵州草药》）

2）杜仲、黄芩、夏枯草各五钱，水煎服。（《陕西中草药》）

（3）频惯堕胎：杜仲（糯米煎汤，浸透，炒去丝）八两，续断（酒浸，焙干；为末）二两，以山药五两为末，做糊丸，梧子大。每服五十丸，空心米饮下。（《简便单方》）

（4）中风筋脉挛急，腰膝无力：杜仲（去粗皮，炙，锉）一两半，川芎一两，附子（炮裂，去皮。脐）半两。上三味，锉如麻豆，每服五钱匕，水二盏，入生姜、大枣（拍碎），煎至一盏，去滓，空心温服。（《圣济总录》杜仲饮）

（5）小便余沥，阴下湿痒：杜仲四两，小茴香二两（俱盐、酒浸炒），车前子一两五钱，山茱萸肉（俱炒）三两。共为末，炼蜜丸，梧桐子大。每早服五钱，白汤下。（《本草汇言》）

（6）妇人胞胎不安：杜仲适量，去粗皮细锉，瓦上焙干，捣罗为末，煮枣肉糊丸，如弹子大，每服一丸，嚼烂，糯米汤下。（《圣济总录》杜仲丸）

（7）肾炎：杜仲、盐肤木根二层皮各30 g，加猪肉酌量炖服。（《福建药物志》）

2. 现代临床

（1）高血压病：以10%杜仲酊每次30滴，日服3次。共治119例，经1~23个月的观察，疗效满意者51例（42.8%），平均治疗9.1个月；稍进步者15例（12.6%）；无效者53例（44.6%）。未发现不良反应。另有以5%杜仲酊每次5 mL，日服3次，治疗124例，对早期高血压的疗效较好，在治疗一个半月内有4例血压降至正常；对重症高血压则不能遏制其发展。有人认为杜仲对自觉症状的改善较其他药物显著，曾用杜仲、利舍平、利舍平合并肼屈嗪三组进行疗效对照。结果降压效果以杜仲最差，有效率为 50%，其他两组分别为 90%、95%；但自觉症状的减轻则以杜仲为最佳，占 82.5%，其他两组分别为 65.1%、61.3%。实验观察证明，炒杜仲的降压作用比生杜仲的降压作用大，醇浸液比水煎液的降压作用小。

（2）小儿麻痹后遗症：用杜仲 75 g，猪脚 1 只，加水适量，文火熬 4 h，取药汁每日 2 次分服，次日将药渣另加猪脚 1 只再行煎服，隔日 1 剂，共服 10 剂。治疗 1 例病史 2 年的患儿，用过中、西医及新医疗法均无效，经用上方，同时进行肌肉按摩及功能训练，1 周后肌力开始有进步，可独立行走 30 m；2 周后能独立行走 200 m，步态较稳，肌力显著进步；第 3 周已能独立行走 600 m，步态稳健有力。

【不良反应】 若服用较大剂量的杜仲或者杜仲复方后，会出现头晕、疲倦乏力、心悸、嗜睡等现象。如果严重的患者，会出现呼吸减弱、抽搐、昏迷等症状。

【综合利用】 杜仲除药用外，它的叶、果实均含有杜仲胶，可作硬橡胶，加热软化加工成各种形状冷却后不变形，有优良的绝缘、绝热、抗酸碱性能，是制作海底电缆和各种耐酸碱容器及输油管的重要材料。胶液黏着力强，是制作特殊油灰、水胶和胶黏剂的上等原料。杜仲木材质坚韧，纹理细致，具光泽，不翘裂，是高级家具用材。

■参考文献

[1] 宋妍，许激扬. 杜仲木脂素化合物降压药效学研究与机制初探［J］. 中医药学刊，2006，24（10）：1934-1936.

[2] 许激扬，宋妍，季晖. 杜仲木脂素化合物舒张血管作用机制［J］. 中国中药杂志，2006，16（7）：1976-1978.

[3] 康存战，高社干，康高战，等. 杜仲口服液对自发性高血压大鼠降血压功效的实验研究［J］. 中医研究，2005，18（5）：25-26.

[4] 唐志晗，彭娟，姜金兰. 杜仲叶提取物对清醒大鼠血压的影响［J］. 中国医院药学杂志，2007，27（7）：901-903.

[5] 潘龙，支娟娟，许春国，等. 杜仲糖苷对肾性高血压大鼠血压及血浆 ET、NO 的影响［J］. 现代中医药，2010，30（2）：54-56.

[6] 黄志新，岳京丽，赵凤生，等. 槲寄生、钩藤、杜仲降压作用及急性毒性的实验研究［J］. 中西医结合心脑血管病杂志，2002，2（8）：462-464.

[7] 宁康健，郑淑红，吕锦芳，等. 杜仲叶水提醇沉液降压作用的实验研究［J］. 中国中医药科技，2009，16（4）：283，285.

杜 仲 叶

【道地沿革】 宋代《本草图经》对杜仲叶、花、果实、木材的药用功能作了首次重要的记载："初生叶嫩时采食，主风毒，脚气，及久积，风冷，肠痔下血。亦宜干末作汤，谓之櫹芽。花实苦涩，亦堪入药。木作屐，亦主益脚。"明代李时珍《本草纲目》载"杜仲嫩叶可食""久服，轻身耐老"。清朝《广群芳谱》中再次阐述"杜仲嫩叶可食"。

【来源】 本品为杜仲科植物杜仲 *Eucommia ulmoides* Oliv. 的干燥叶。

【原植物、生态环境、适宜区】 具体内容同"杜仲"部分。

【生物学特点】 具体内容同"杜仲"部分。

【采收加工】 夏、秋两季枝叶茂盛时采收，晒干或低温烘干。

【炮制储藏】

1. 杜仲叶 除去杂志，切丝，筛去灰屑。

2. 盐炒杜仲叶 取净杜仲叶，用盐水喷匀，稍闷，炒至有焦斑。每 100 kg 杜仲叶用食盐 2 kg。

储干燥容器内，置阴凉干燥处。

【药材性状】 本品多破碎，完整叶片展平后呈椭圆形或卵形，长 7~15 cm，宽 3.5~7 cm，表面黄绿色或黄褐色，微有光泽，先端渐尖，基部圆形或广楔形，边缘有锯齿，具短叶柄。质脆，搓之易碎，折断面有少量银白色橡胶丝相连。气微，味微苦。

【质量检测】

1. 显微鉴别 本品粉末棕褐色。橡胶丝较多，散在或贯穿于叶肉组织及叶脉组织碎片中，灰绿色，细长条状，多扭结成束，表面显颗粒性。上、下表皮细胞表面观呈类方形或多角形，垂周壁近平直或微弯曲，呈连珠状增厚，表面有角质条状纹理；下表皮可见气孔，不定式，较密，保卫细胞有环状纹理。非腺毛单细胞，直径 10~31 μm，有细小疣状突起，可见螺状纹理，胞腔内含黄棕色物。

2. 理化鉴别 薄层色谱：取本品粉末（过三号筛）约 1 g，精密称定，置具塞锥形瓶中，精密加入 50% 甲醇 25 mL，称定重量，加热回流 30 min，放冷，再称定重量，用 50% 甲醇补足减失的重量，摇匀，滤过，取续滤液，即得供试品溶液。另取杜仲叶对照药材 1 g，加甲醇 25 mL 加热回流 1 h，放冷，滤过，滤液作为对照药材溶液。再取绿原酸对照品，加甲醇制成每 1 mL 含 1 mg 的溶液，作为对照品溶液。照《中国药典》薄层色谱法试验，吸取上述三种溶液各 5~10 μL，分别点于同一硅胶 H 薄层板上，以乙酸丁酯-甲酸-水（7：2.5：2.5）的上层溶液为展开剂，展开，取出，晾干，置紫外光灯（365 mm）下检视。供试品色谱中，在与对照药材色谱和对照品色谱相应的位置上，显相同颜色的荧光斑点。

3. 含量测定 采用 HPLC 测定绿原酸的含量。以十八烷基硅烷键合硅胶为填充剂，以乙腈-0.4% 磷酸溶液（13：87）为流动相，检测波长为 327 nm。理论板数按绿原酸峰计算应不低于 2000。

取绿原酸对照品适量，精密称定，置棕色量瓶中，加 50% 甲醇制成每 1 mL 含 50 μg 的溶液，即得对照品溶液。供试品溶液的制备同"理化鉴别"中的。分别精密吸取对照品溶液与供试品溶液各 1 μL，注入液相色谱仪，测定。本品按干燥品计算，含绿原酸（$C_{16}H_{18}O_9$）不得少于 0.080%。

【商品规格】 统货。

【性味归经】 微辛，温。归肝、肾经。

【功能主治】 补肝肾，强筋骨。用于肝肾不足，头晕目眩，腰膝酸痛，筋骨痿软。

【用法用量】 内服：煎汤，10~15 g。

【使用注意】 大量服用，易导致身体滋补过度，不利于健康。

【化学成分】

1. 木脂素及其苷类 木脂素及其苷类包括松脂素双糖苷、丁香脂素双糖苷、橄榄脂素双糖苷等 27 种，其中松脂醇二葡萄糖苷为主要降压成分。

2. 环烯醚萜类 环烯醚萜类包括桃叶珊瑚苷、京尼平苷、哈帕苷丁酸酯、筋骨草苷、雷扑妥苷、杜仲苷、杜仲醇等 10 种。

3. 杜仲胶 杜仲胶是一种天然高分子，属反式聚戊二烯，是普通天然橡胶的同分异构体。

4. 甾萜类 甾萜类包括 β-谷甾醇、胡萝卜苷和三萜类化合物（直链三萜醇、白桦脂醇、白桦脂酸、熊果酸）。

5. 酚类 酚类包括氯原酸、邻苯二酚、对香豆酸、咖啡酸、氯原酸甲酯、紫丁香苷、松柏苷、3-羟基苯丙酸和 3，4-二羟基苯丙酸。

6. 脂肪酸 脂肪酸包括肉豆蔻酸、棕榈酸、硬脂酸、亚油酸、亚麻酸、花生酸、木蜡酸、二十三烯酸、十六碳三烯酸。

7. 维生素、氨基酸及微量元素 杜仲叶含丰富的维生素 B_1、维生素 E、β-胡萝卜素，氨基酸包括丝氨酸、谷氨酸、甘氨酸、丙氨酸、精氨酸等 17 种游离氨基酸，微量元素包括锗、硒等 15 种。

8. 黄酮类 黄酮类包括槲皮素、莰菲醇、山柰酚、紫云英苷、陆地锦苷以及 3-O-[β-D-吡喃葡糖-（1-2）-β-D-吡喃木糖]-槲皮素黄酮苷。

9. 其他 杜仲叶中还含有地芰普内酯。

【药理作用】

1. 降低血压作用 杜仲被认为是现在世界上最高质量的无副作用的天然降压药物，其降低血压的有效成分是松脂醇二葡萄糖苷。研究杜仲叶浸膏对猫的降压作用，取猫用戊巴比妥钠（35 mg/kg）腹腔注射麻醉，用颈动脉插入管法测量平均动脉。结果表明，杜仲叶浸膏对麻醉猫具有非常明显的降压作用，降压强度随剂量增加而增加，降压维持时间也随之延长。

用杜仲叶醇提取物连续 18 d 灌胃给予自发性高血压大鼠，剂量为 4.2 g/kg 或 6.3 g/kg，以间接测压法测量清醒大鼠尾动脉血压，观察到其慢性降压作用。同样剂量灌胃一次给予肾性高血压大鼠，测定大鼠 1、2、4、6、8 h 的血压，观察到其急性降压作用。

2. 抗炎抗病毒作用 采用二甲苯诱导小鼠耳壳肿胀法，发现杜仲叶提取物对耳肿胀具有抑制作用，即具有一定的抗炎作用，且与剂量呈正相关。

3. 对免疫功能的影响 研究三种杜仲叶醇提成分对小鼠免疫功能的影响。结果发现，杜仲叶醇提物能明显增强脾细胞对刀蛋白 A（ConA）的增殖反应，明显增强腹腔巨噬细胞的吞噬功能，而对脾抗体形成细胞未见明显影响。

4. 补肾、强筋健骨作用　用四氯化碳（CCl₄）建立大鼠长期肝毒性模型，给予杜仲叶水提物后测定丙氨酸转氨酶（ALT）、天冬氨酸转氨酶（AST）、乳酸脱氢酶（LDH）、碱性磷酸酶（ALP）水平，并观察病理组织切片。结果发现，杜仲叶水提物确实能够起到保肝护肝作用，实验进一步确定其有效成分为原儿茶酸。杜仲叶醇提物能够改善高脂性大鼠肝脂肪变性，此作用可能与其降血脂、抗氧化损伤有关。

5. 抗衰老作用　建立亚急性衰老小鼠模型，观察杜仲叶浸膏粉对老化相关酶、老化代谢产物、红细胞免疫的影响，证明了杜仲叶的延缓衰老作用，并推测其通过改善中枢神经递质、抗氧化、提高红细胞免疫力而发挥延缓衰老作用。

6. 安胎作用　杜仲叶冲剂和黄体酮一样，对垂体后叶所引起的小鼠流产有明显的对抗作用，能使流产动物数明显减少，产仔数相对增加。

7. 调节血脂的作用　将55%的杜仲叶、25%的山楂、20%的葛根制成复方杜仲叶提取液，以不同的剂量灌胃给予大鼠28 d，10.0 mL/kg剂量的血清总胆固醇（TC）、甘油三酯（TG）均有明显的降低，各剂量组的血清高密度脂蛋白胆固醇（HDL-C）有一定程度的升高，证明复方杜仲叶提取液具有一定的调节血脂的作用。

将40只雌性ICR小鼠随机被分成4组，即对照组、1%杜仲组、2%杜仲组、4%杜仲组，投喂12周后，摘取小鼠的脏器及腹腔内脂肪，称重。分析血清及肝生化指标，小鼠肝脂肪代谢酶活性。结果显示，用2%和4%杜仲叶投喂，小鼠体重增加与对照组相比分别在第12周和第8周后明显减少。2%以上杜仲叶组，小鼠腹腔内脂肪质量明显低于对照组。2%和4%杜仲叶组小鼠血中TG、游离脂肪酸和瘦素浓度显著降低，而胰岛素浓度明显上升，其中4%杜仲叶血糖和肝甘油酯含量明显降低。2%和4%杜仲叶组小鼠肝脂肪酸合成酶活性显著降低，而卡尼汀转移酶和酰基辅酶A氧化酶的活性提高。得出结论，2%以上杜仲叶组通过抑制小鼠肝脂肪酸合成，促进脂肪氧化，降低血中和肝中脂肪含量，减少脂肪沉积，体重增加。

8. 抗氧化功能　用D-半乳糖建立小鼠代谢紊乱实验性衰老模型，给予不同剂量的杜仲叶水提取物，观察其对小鼠肺和细胞中超氧化物歧化酶（SOD）、谷胱甘肽过氧化物酶（GSH-Px）及肺血浆中丙二醛（MDA）含量的影响。结果显示，提取物组各项指标明显优于对照组和模型组，所以杜仲叶水提取物对D-半乳糖导致的衰老小鼠氧化性损伤具有保护作用。

将ICR小鼠按体重随机分为正常对照组和高脂饲料组，正常对照组动物从试验开始至结束用普通饲料喂养，高脂饲料组动物均喂高脂饲料，制造成营养性高脂血症模型供试小鼠。再将高脂饲料组动物按体重随机分为模型对照组，阳性药对照组，黄酮大、中、小剂量组，动物继续给予高脂饲料，模型对照组每天给予相应体积的溶媒，黄酮大、中、小3个剂量组，分别以45、15和5 mg/（kg·d）剂量的黄酮灌胃给药，阳性药组给予5 mg/（kg·d）的洛伐他汀（相当于人用剂量按照标准体表面积折算后小鼠用剂量的2倍），正常对照组给以等体积溶媒。17 d后，各组小鼠均禁食12 h，眼眶取血，肝素抗凝，各取0.2 mL血液溶血后用于CAT测定，其余抗凝血液离心分离血浆用于血脂及POD、MDA的测定。结果显示，与高脂血症模型组相比较，杜仲叶黄酮给药组动物的血浆TC、TG、低密度脂蛋白胆固醇（LDL-C）、动脉粥样硬化指数（AI）

均有不同程度的降低，高密度脂蛋白胆固醇（HDL-C）有所上升，血中过氧化氢酶（CAT）、过氧化物酶（POD）活性增强，血浆中丙二醛（MDA）的含量下降。提示杜仲叶黄酮具有降低营养性高脂血症小鼠血脂和抗氧化的作用。

9. 对中枢神经系统的作用 杜仲叶煎剂 20 g/kg 给小鼠灌胃后 1、2、3 h，小鼠的自发活动次数明显减少，并以 2 h 最明显，说明其对小鼠有中枢抑制作用。热板法实验证实，小鼠腹腔注射杜仲叶水煎醇沉液 12 g/kg 能提高小鼠致痛阈，有明显镇痛作用。

【毒理研究】 毒性实验表明，杜仲提取物没有明显的毒性，大鼠灌胃给药最大耐受剂量为 1200 mg/kg，较安全。有学者对杜仲叶制成的杜仲茶进行了毒性试验，包括急性毒性试验、蓄积毒性试验、埃姆斯试验、小鼠骨髓细胞微核试验及小鼠精子畸形试验，结果表明杜仲茶基本属于无毒。从目前已上市药品说明书来看，也没有发现明确的不良反应。

【临床应用】

1. 临床配伍

肾阳不足、瘀血阻络所致的腰痛及腰肌劳损：杜仲叶（盐炒）100 g，盐补骨脂 75 g，狗脊（制）75 g，断续 75 g，当归 100 g，赤芍 40 g，炒白术 75 g，牛膝 75 g，泽泻 50 g，肉桂 25 g，乳香（制）25 g，土鳖虫（酒炒）40 g。上十二味粉碎成细粉，过筛，混匀。每 100 g 粉末用炼蜜 15 g，与适量的水制成水蜜丸，干燥，即得。一次 9 g，每日 2 次。（《中国药典》腰痛丸）

2. 现代临床

（1）高血压：采用自身对照和组间对照法研究复方杜仲叶合剂降低人体血压作用。60 例高血压受试者原服用的降压药物种类和剂量不变，并随机分为 2 组，试服组加服复方杜仲叶合剂，另一组为对照组。结果表明，试服组血脂 TC 下降，对照组血脂各项指标无一定的变化，服用前后其尿常规及生化指标无异常。复方杜仲叶合剂对人体有明显的降压及调节血脂的作用，且对机体健康无不良影响。

高血压病 Zn/Cu 比值为 15.04，明显高于正常人，而服用杜仲叶、皮的人红细胞中 Zn/Cu 值仅为 3.82、3.46，提示杜仲叶对降低高血压病人红细胞中的 Zn/Cu 有一定的作用。这可能是杜仲叶能够降低血压的原因之一。目前市场上有杜仲颗粒出售，功能主治为：补肝肾，强筋骨，安胎，降血压。用于肾虚腰痛，腰膝无力，胎动不安，先兆流产，高血压症。

102 例高血压患者的临床观察，其中 47 例高血压病患者服用杜仲叶片，每次 2 片（每片含生药 2.0 g），每日 3 次口服；55 名患者服用杜仲皮片，每次 1 片（每片含生药 4.9 g），每日 3 次口服，服用 100 d。杜仲叶降血压有效率为 78.7%，杜仲皮有效率为 76.4%。在治疗过程中无不良反应。现市场上售有杜仲平压片、杜仲叶冲剂、复方杜仲叶片等。

（2）糖尿病：重型糖尿病患者，一组服用降糖西药，另一组患者加服杜仲叶水提物胶囊，1 个月后结果显示，同时服用杜仲叶胶囊的患者降血糖效果较好。杜仲叶提取物能有效改善高血糖及降血糖西药对肾脏的危害。

（3）安胎：盐炒杜仲叶 15~30 g，内服，煎汤，每日 1 剂，早、晚各服 1 次，能够明显抑制先兆流产，从而达到安胎的作用。

【综合利用】 我国的杜仲叶资源丰富，但近年来杜仲叶大部分出口到日本等国，我国的杜仲产品加工生产尚处于初级阶段。我国应该借鉴日本近年来发展杜仲产业的经验，杜仲产业的发展必须走规模化、产业化及科、工贸一体化的道路。杜仲叶在医药、保健食品方面发展前景广阔，同时应加强杜仲叶的临床疗效、制备工艺、质量标准方面的研究，更好地进行杜仲叶的深度开发。

■**参考文献**

[1] 顾观光重辑. 神农本草经 [M]. 北京：人民卫生出版社，1956.

[2] 唐志晗，彭娟，姜金兰. 杜仲叶提取物对清醒大鼠血压的影响 [J]. 中国医院药学杂志，2007，27 (7)：901-903.

[3] 黄武光，曾庆卓，潘正兴，等. 杜仲叶冲剂主要药效学及急性毒性研究 [J]. 贵州医药，2000，24 (6)：325-326.

[4] 胡佳玲. 杜仲研究进展 [J]. 中草药，1999，30 (5)：394-396.

[5] 曲范仙，韩德俊. 杜仲叶醇提物对小鼠免疫功能的影响 [J]. 长治医学院学报，1996，10 (1)：8-9.

[6] 胡金家，王曼莹. 杜仲叶提取物对体外培养的成骨细胞代谢功能调节研究 [J]. 中国中医基础学杂志，2001，7 (4)：288-289.

[7] 张瑛朝. 复方杜仲叶提取液对大鼠血脂的调节作用实验研究 [J]. 中成药，2000，22 (4)：291-292.

[8] 吕锦芳，李东风，司武松，等. 不同炮制法杜仲叶与杜仲皮对小鼠耳廓肿胀抑制作用的实验研究 [J]. 中国中医药科技，2006，13 (6)：399-400.

[9] 蒋远明，刘颖菊，王梦华，等. 杜仲叶提取物对大鼠高脂性脂肪肝的实验观察 [J]. 华西医学，2009，24 (5)：1180-1182.

[10] 杨俊山，张聿梅，姜声虎. 杜仲研究的现状与展望 [J]. 自然资源学报，1997，12 (1)：60-67.

[11] 宁康健，曾艳，吕锦芳，等. 不同采摘时期杜仲叶中枢镇静作用的比较 [J]. 中国中医药科技，2009，16 (6)：459-460.

[12] 杨虎，肖太菊，陈惠达，等. 芳香杜仲茶毒性评价 [J]. 卫生毒理学杂志，1995，9 (2)：140.

杏 仁

【道地沿革】 杏仁别名杏核仁、杏子、木落子、苦杏仁、苦梅仁等。杏仁作为经济植物广泛种植，《齐民要术》载有种植之法。《本草图经》说："今处处有之，其实亦数种，黄而圆者名金杏，相传云种出济南郡之分流山，彼人谓之汉帝杏，今近多种之，熟最早。其扁而青黄者名木杏，味酢，不及金杏。杏子人药，从东来人家种者为胜，仍用家园种者，山杏不堪入药。"古代药用杏仁均来源于蔷薇科属多种植物的种仁，并以家种杏仁为主，与现今药用品种基本一致。杏仁有甜、苦两类，甜者食用，苦者入药。《药物出产辨》分为北杏与南杏两类，北杏即苦杏仁，产自河北、山东、河南、山西、陕西、湖北。

【来源】 本品为蔷薇科植物杏 *Prunus armeniaca* L. 、山杏（苦杏）*Prunus armeniaca* L. var. *ansu* Maxim. 、西伯利亚杏（山杏）*Prunus sibirica* L. 或东北杏 *Prunus mandshurica*（Maxim.）Koehne 的干燥成熟种子。

【原植物、生态环境、适宜区】 落叶乔木，高达 6 m。叶互生，广卵形或卵圆形，长 5~10 cm，宽 3.5~6 cm，先端短尖或渐尖，基部圆形，边缘具细锯齿或不明显的重锯齿；叶柄多带红色，有 2 腺体。花单生，先叶开放，几无花梗；萼片 5，花扣反折；花瓣 5，白色或粉红色；雄蕊多数；心皮 1，有短柔毛。核果近圆形，直径约 3 cm，橙黄色；核坚硬，扁心形，沿腹缝有沟。花期 3~4 月，果期 5~6 月。

杏多栽培于低山地或丘陵山地，主产于内蒙古、吉林、辽宁、河北、山西、陕西。

【生物学特点】

1. 栽培技术 用种子或嫁接繁殖。种子繁殖：采摘成熟果实，搓去果肉，大粒每 50 kg 出种子 5~10 kg，小粒每 50 kg 出种子 7.5~15 kg，种子纯度为 98%，发芽率为 86%，以 1∶3 湿沙混合进行冬季沙藏。春播于 3 月下旬，秋播于 11 月下旬（放于通风处阴干后即可播种）。常采用大垅播种，每垅播种 1 行，点播株距为 10~15 cm，每穴 1 颗种子，播后覆土厚 5~6 cm（约为种子直径的 3 倍），镇压。嫁接繁殖：砧木用杏播种的实生苗或山杏苗，枝接于 3 月下旬，芽接于 7 月上旬至 8 月下旬进行。

2. 田间管理 幼苗出现 3~4 片叶时进行疏苗，2~3 周后进行第二次间苗，并及时灌水，防止风吹伤根，遇天气干旱酌情灌水，7~8 月雨季注意排涝。苗高达 45 cm，可在芽接前 1 个月摘去嫩尖。冬季 11 月至翌年 3 月进行修剪，分 3 种树形：自然圆头形、疏散分层形、自然开心形。4~6 月追灌肥水，在幼芽萌发前与幼果生长期间各追速效肥 1 次，每株成年树可施 0.25 kg，然后灌水。

3. 病虫害防治 病害有杏疔叶斑，发芽前喷 5°Bé 石硫合剂，展叶时喷 0.3°Bé 石硫合剂。虫害有杏象鼻虫，另有袋蛾、天牛等。

【采收加工】 夏季采收成熟果实，除去果肉和核壳，取出种子，晒干。

【炮制储藏】

1. 炮制

(1) 苦杏仁：除去杂质，用时捣碎。

(2) 燀苦杏仁：取净苦杏仁，照《中国药典》燀法去皮，用时捣碎。

(3) 炒苦杏仁：取燀苦杏仁，照《中国药典》清炒法炒至黄色，用时捣碎。

2. 储藏 置阴凉干燥处，防蛀。

【药材性状】 本品呈扁心形，长 1~1.9 cm，宽 0.8~1.5 cm，厚 0.5~0.8 cm。表面黄棕色至深棕色，一端尖，另一端钝圆，肥厚，左右不对称。尖端一侧有短线形种脐，圆端合点处向上具多数深棕色的脉纹。种皮薄，子叶 2，乳白色，富油性。气微，味苦。

【质量检测】

1. 显微鉴别 种皮表面观：种皮石细胞单个、散在或数个相连，黄棕色至棕色，表面观类多角形、类长圆形或贝壳形，直径 25~150 μm。种皮外表皮细胞浅橙黄色至棕黄色，常与种皮石细胞相连，类圆形，壁常皱缩。

2. 理化鉴别

（1）化学定性：取该品 0.5 g，置带塞试管中，加 5%硫酸溶液 3 mL 充分摇匀，在试管口放一用三硝基苯酚钠溶液湿润的滤纸条，塞紧塞子，试管置 40~50 ℃ 水浴中加热 10 min，滤纸条由黄色变砖红色。

（2）薄层色谱：取本品粉末 2 g，置索氏提取器中，加二氯甲烷适量，加热回流 2 h，弃去二氯甲烷液，药渣挥干，加甲醇 30 mL，加热回流 30 min，放冷，滤过，滤液作为供试品溶液。另取苦杏仁苷对照品，加甲醇制成每 1 mL 含 2 mg 的溶液，作为对照品溶液。照《中国药典》薄层色谱法试验，吸取上述两种溶液各 3 μL，分别点于同一硅胶 G 薄层板上，以氯仿–乙酸乙酯–甲醇–水（15∶40∶22∶10）5~10 ℃ 放置 12 h 的下层溶液为展开剂，展开，取出，立即用 0.8%磷钼酸的 15%硫酸乙醇溶液浸板，在 105 ℃ 加热至斑点显色清晰。供试品色谱中，在与对照品色谱相应的位置上，显相同颜色的斑点。

3. 含量测定 苦杏仁苷含量测定：取苦杏仁的各炮制品粗粉约 15 g，精密称定，置凯氏烧瓶中，加水 150 mL，立即密塞，静置 37 ℃ 水浴中，保温 2 h，连接冷凝管，通水蒸气蒸馏，馏出液导入吸收液（10 mL 蒸馏水，2 mL 氨试液）中，接收瓶置冰浴中冷却，至馏出液达 60 mL 时停止蒸馏，馏出液中加碘化钾试液 2 mL，用硝酸银液（0.1 mol/L）缓缓滴定，至溶液显出黄白色浑浊不消失，每 1 mL 硝酸银滴定液（0.1 mol/L）相当于 91.48 mg 的苦杏仁苷。

不同样品生苦杏仁、炒苦杏仁、燀苦杏仁、燀炒苦杏仁的苦杏仁苷含量（%）分别为 3.81、3.32、3.55、2.18，对应的 RSD（%）分别为 2.25、3.06、2.05、1.36。

【商品规格】 不分等级，均为统货。

【性味归经】 苦，微温；有小毒。归肺、大肠经。

【功能主治】 降气止咳平喘，润肠通便。用于咳嗽气喘，胸满痰多，肠燥便秘。外用解毒、止痒。

【用法用量】 内服：煎汤，5~10 g，生品入煎剂宜后下；或入丸、散。外用：适量，捣敷。

【使用注意】 杏仁苦温宣肺，润肠通便，仅适宜于风邪、肠燥等实证之患。凡阴亏、郁火者，则不宜单味药长期内服。如肺结核、支气管炎、慢性肠炎、干咳无痰等症禁忌单味药久服。

【化学成分】 杏仁含苦杏仁苷、脂肪油、苦杏仁酶、苦杏仁苷酶、樱叶酶、雌酮、α–雌二醇、链甾醇等。

【药理作用】

1. 镇咳、平喘 苦杏仁中含有苦杏仁苷，苦杏仁苷在体内能被肠道微生物酶或苦杏仁本身所含的苦杏仁酶水解，产生微量的氢氰酸与苯甲醛，对呼吸中枢有抑制作用，起到镇咳、平喘作用。

2. 润肠、通便 杏仁味苦下气，且富含脂肪油。脂肪油能提高肠内容物对黏膜的润滑作用，故杏仁有润肠通便的功能。

3. 镇痛 苦杏仁苷分解产生的苯甲醛静安息香缩合酶作用生成安息香。安息香具有镇痛作用，因此国内有人用苦杏仁治疗晚期肝癌，可解除患者的痛苦，有的甚至不需服用止痛药。

4. 抗肿瘤 抗癌胚肮原（CEA）单抗-β-葡萄糖苷酶偶联物/苦杏仁苷前药系统对裸鼠结直肠癌移植瘤的疗效观察的实验结果显示，苦杏仁苷被 250 nmol/L β-葡萄糖苷酶或相同浓度的抗-CEA 单抗-β-葡萄糖苷酶偶联物作用后，其对细胞的毒性作用明显提高将近 40 倍，并且细胞毒作用与同样浓度的氰化钾相当。在研究苦杏仁苷诱导前列腺癌细胞 DU145、LNCaP 凋亡时，通过检测细胞存活率发现：与只含 RPMI1640 培养基的空白对照组比较，不同质量浓度（0.01、0.1、1、10 mg/mL）的苦杏仁苷作用 24 h后，对前列腺癌细胞 DU145、LNCaP 的存活率均有抑制作用，尤其在质量浓度为 0.1、1、10 mg/mL 时抑制作用比较显著，且呈一定剂量相关性。

5. 降血糖 苦杏仁苷具有防治因抗肿瘤药阿脲引起的糖尿病的作用。采用阿脲诱发小鼠高血糖法证明，预先腹腔注射 3 g/kg 苦杏仁苷 48 h 后测血糖，结果表明，苦杏仁苷可特异性地抑制阿脲所致的血糖升高，作用强度与血液中苦杏仁苷的浓度有关。

6. 降血脂 杏仁可以明显降低高血脂患者的血脂水平，杏仁中的单不饱和脂肪酸有助于降低患者轻度升高的血脂，且无须严格限制饮食。

7. 美容 根据肺合皮毛理论，在临床上对某些皮肤疾病可从宣肺法论治，配伍食用杏仁。现代研究证明，苦杏仁中所含的脂肪油可使皮肤角质层软化，润燥护肤，有保护神经末梢血管和组织器官的作用，并可抑杀细菌。此外，被酶水解所生成的氢氰酸能够抑制体内的活性酪氨酸酶，消除色素沉着、雀斑、黑斑等，从而达到美容的效果。

8. 抗炎

（1）大鼠慢性免疫性萎缩胃炎实验：取体重 120~160 g 的 SD 大鼠 60 只，随机分为正常对照组、模型对照组、受试药（苦杏仁苷高、中、低剂量）组、阳性对照（三九胃泰）组，每组 10 只，雌雄各半。取同品系正常大鼠胃组织，沿胃大弯剪开后在冰生理盐水中漂洗以去除胃内容物，用刮刀刮取胃黏膜制成 1:9 生理盐水组织匀浆。除正常对照组外，每只大鼠皮下注射完全佐剂抗原［用上述同品系大鼠胃黏膜的生理盐水组织匀浆与弗氏完全佐剂（Freund's complete adjuvant）用注射器来回抽注混匀，配制成 1:1 的乳剂］0.3 mL，3 周后重复注射 1 次，单日禁食，双日自由进食，自由饮水。各组在第一次皮下注射免疫佐剂的同时开始灌胃给药。正常及模型对照组给予等量蒸馏水，受试药组分别给予苦杏仁苷 20、10、5 mg/kg，阳性对照组给予三九胃泰 0.4 g/kg。每日给药 1 次，共给药 6 周，给药容积为 5 mL/kg。实验结束后，大鼠禁食 24 h，乙醚麻醉，剖腹，结扎幽门、贲门。4 h 后取出全胃，沿胃大弯剖开胃腔，收集胃液。若有少量胃内容物，可离心取上清液。胃液标本用滴定法测定胃液游离酸度及胃液总酸度，用麦特法测定胃蛋白酶活性。沿胃小弯自前胃至幽门取全层胃壁一块，用 10% 福尔马林固定，常规石蜡包埋切片，HE 染色，做光镜观察。结果显示，模型组胃液游离酸度为 4.6 mmol/L，胃液总酸度 8.1 mmol/L，胃蛋白酶活性 120 μ/mL；苦杏仁苷高、中、低剂量组的胃液游离酸度分别为 6.3、4.2、5.9 mmol/L，胃液总酸度8.6、8.2、8.3 mmol/L，胃蛋白酶活性 71、78、97 U/mL。与模型对照组比较苦杏仁苷10 mg/kg 剂量组可降低胃蛋白酶活性，20 mg/kg 剂量组降低更为显著；与模型对照组比较，各剂量组的苦杏仁苷对胃液酸度无明显影响。与正常对照组比较，各剂量组苦杏仁苷胃液酸度升高、胃液总酸度降低、胃蛋白酶活性升高。

（2）大鼠佐剂性关节炎原发病变实验：取 160~180 g 雄性 SD 大鼠 50 只，随机分为模型对照组，苦杏仁苷高、中、低剂量组和阳性对照（阿司匹林）组，每组 10 只。5 组分别给予等量蒸馏水，苦杏仁苷 20、10、5 mg/kg 和阿司匹林 0.1 g/kg，每日灌胃给药 1 次，连续 7 d。于末次给药后 1 h 给大鼠右后足跖皮内注射弗氏完全佐剂 0.1 mL，在注射后 4、5、6、24 h 测量足跖周长，左足未给致炎剂作为对照，两足跖周长之差为肿胀度。计算致炎后 4、5、6、24 h 足跖肿胀度。模型对照组 4、5、6、24 h 足跖肿胀度为 3.0、3.2、3.3、3.9 mm；苦杏仁苷高剂量 4、5、6、24 h 足跖肿胀度为 1.4、1.7、1.6、1.6 mm；苦杏仁苷中剂量 4、5、6、24 h 足跖肿胀度为 2.2、2.4、2.8、2.9 mm；苦杏仁苷低剂量 4、5、6、24 h 足跖肿胀度为 2.8、2.6、3.0、3.3 mm。20、10 mg/kg 剂量组能显著抑制致炎后的足跖肿胀度，5 mg/kg 剂量组对肿胀度有一定的抑制作用，但与模型组比较无显著性差异。

（3）大鼠佐剂性关节炎继发病变实验：取 160~180 g SD 大鼠 50 只，雄性，随机分为模型对照组，苦杏仁苷高、中、低剂量组和阳性对照（阿司匹林）组，每组 10只。实验前先测量左足跖周长（未致炎侧），而后给大鼠右后足跖皮内注射弗氏完全佐剂 0.1 mL。于致炎第 7 天开始给药，5 组分别给予等量蒸馏水，苦杏仁苷 20、10、5 mg/kg 和阿司匹林 0.1 g/kg，每日灌胃给药 1 次，连续 7 d，测量致炎后第 10~14 天左足跖周长。根据给药后和实验前左足跖周长之差计算肿胀率和炎症抑制率，并记录全身症状和耳尾部炎性小结等。继发病变于致炎后 10 d 左右出现，主要表现为致炎对侧（左后肢）足跖肿胀和耳尾部出现炎性小结，变应性角膜翳及体重下降等。20、10 mg/kg 剂量组的肿胀率明显低于模型对照组，5 mg/kg 剂量组肿胀率亦低于模型对照组。模型对照组有 80% 的大鼠耳或尾部出现炎性小结，苦杏仁苷 20、10、5 mg/kg 剂量组炎性小结出现率分别为 20%、30% 和 45%。

（4）小鼠碳粒廓清速度实验：取昆明种小鼠 50 只，雄性，体重 18~22 g，随机分为 5 组，模型对照组，阳性对照（云芝多糖）组和苦杏仁苷高、中、低剂量组，每组10 只，分别灌胃等体积蒸馏水、云芝多糖（0.8 g/kg）、苦杏仁苷（40、20、10 mg/kg），灌胃容积为 20 mL/kg。每日给药 1 次，连续 7 d。末次给药后 30 min，尾静脉注射印度墨汁（用前需用生理盐水稀释 3 倍，经超声溶解、离心以去除沉淀物）5 mL/kg，于注射后 1 min 和 5 min 分别从眼眶静脉丛取血 20 μL，加到 2 mL 0.1% 碳酸钠溶液中摇匀，用 721 分光光度计在 680 nm 下测吸光度，并解剖取肝和脾，称重，计算廓清指数 K 及吞噬指数 α。结果显示，模型组廓清指数 1.1×10^{-2}，吞噬指数 4.1；苦杏仁苷高剂量廓清指数 2.7×10^{-2}，吞噬指数 5.0；苦杏仁苷中剂量廓清指数 1.8×10^{-2}，吞噬指数 4.7；苦杏仁苷低剂量廓清指数 1.4×10^{-2}，吞噬指数 4.1。与模型组比较，苦杏仁苷40 mg/kg剂量组可以显著提高小鼠的廓清指数和吞噬指数；与模型组比较，20 mg/kg 剂量组也具有一定的提高小鼠廓清指数的作用。

9. 其他 苦杏仁苷具有抗突变作用，能减少由安乃近、甲硝唑、丝裂霉素 C 等引起的微核多染性红细胞的数量。

苦杏仁油还有驱虫、杀菌作用，体外试验对人蛔虫、蚯蚓有杀死作用，并对伤寒、副伤寒杆菌有抗菌作用。杏仁还具有抗蛲虫和滴虫感染，治疗再生障碍性贫血作用。

【毒理研究】 过量服用苦杏仁，可发生中毒，表现为眩晕、突然晕倒、心悸、头疼、恶心呕吐、惊厥、昏迷、发绀、瞳孔散大、对光反应消失、脉搏弱慢、呼吸急促或缓慢而不规则。若不及时抢救，可因呼吸衰竭而死亡。中毒者内服杏树皮或杏树根煎剂可以解救。苦杏仁苷的半数致死剂量（LD_{50}）：大鼠、小鼠静脉注射为 25 g/kg，大鼠腹腔注射为 8 g/kg，大鼠灌胃量为 0.6 g/kg。最大耐受量（MTD）：小鼠、兔、犬静脉注射和肌内注射均为 3 g/kg；口服均为 0.075 g/kg；人静脉注射为 5 g（约 0.07 g/kg）。人口服苦杏仁 55 枚（约60 g），含苦杏仁苷约 1.8 g（约 0.024 g/kg），可致死。苦杏仁大量口服易产生中毒。首先作用于延脑的呕吐、呼吸、迷走及血管运动等中枢，均引起兴奋，随后进入昏迷、惊厥，继而整个中枢神经系统麻痹，呼吸中枢麻痹而死亡。其中毒机制主要是由于杏仁所含的氢氰酸（CN^-）很易与线粒体中的细胞色素氧化酶的三价铁（Fe^{3+}）起反应，形成细胞色素氧化酶-氰复合物，从而使细胞的呼吸受抑制，形成组织窒息，导致死亡。由于肠道菌丛含有 β-葡糖苷酶，给正常鼠口服600 mg/kg苦杏仁苷，2~5 h 内导致死亡，检查血中 CN^- 达到 2.6~4.5 μg/mL。而给无菌鼠服用相同剂量的苦杏仁苷，小鼠无死亡，血中 CN^- 不到 0.4 μg/mL。说明肠道菌丛是造成苦杏仁苷口服中毒的根源，其毒性比静脉注射大 40 倍左右。用埃姆斯试验 TA100 株检测，苦杏仁苷有致死作用。

【临床应用】

1. 临床配伍

（1）外感风寒：麻黄（去节）三两，桂枝（去皮）二两，甘草（炙）一两，杏仁（去皮尖）七十个。上四味，以水九升，先煮麻黄，减二升，去上沫，纳诸药，煮取二升半，去滓，温服八合。覆取微似汗，不须啜粥。（《伤寒论》麻黄汤）

（2）感受风邪，鼻塞身重，语音不出，或伤风伤冷，头痛目眩，四肢拘倦，咳嗽痰多，胸满气短：甘草（不炙），麻黄（不去根、节），杏仁（不去皮尖）。上等分，㕮咀，为粗散。每服五钱，加水一盏半，姜五片，煎至一盏，去滓，通口服，以衣被盖覆睡，取微出汗为度。（《太平惠民和剂局方》三拗汤）

（3）风热袭肺，或风寒郁而化火，壅遏于肺的喘咳证：麻黄（去节）六两，桂枝（去皮）二两，甘草（炙）二两，杏仁（去皮尖）四十个，生姜（切）三两，大枣（擘）十枚，石膏如鸡子大（碎）。上七味，以水九升，先煮麻黄，减二升，去上沫，纳诸药，煮取三升，去滓，温服一升。（《金匮要略》大青龙汤）

（4）风湿在表的风寒表湿证：麻黄（去节）半两，杏仁（去皮尖，炒）十个，甘草（炙）一两，薏苡仁半两。上锉麻豆大，每服四钱匕，水半盏，煮八分，去滓温服。

（《伤寒论》麻黄杏仁薏苡甘草汤）

（5）肺寒卒咳嗽：细辛（捣为末）半两，杏仁（汤浸，去皮、尖、双仁，麸炒微黄，研如膏）半两。上药，于铛中熔蜡半两，次下酥一分，入细辛、杏仁，丸如羊枣大。不计时候，以绵裹一丸，含化咽津。（《太平圣惠方》）

（6）小儿久患咳嗽：杏仁（去皮，焙）一两半，茯苓一两，紫菀茸、皂角（去皮核，蜜炙黄）各半两。上为末，每半钱生蜜调入薄荷汤泡开服。（《仁斋小儿方论》杏仁膏）

（7）咯血：杏仁四十粒研细，用黄蜡炒黄色，入青黛一钱，捏作饼子，用时以柿子一枚破开，以饼置其中合定，湿纸包煨，研，水服。（《医学入门》圣饼子）

（8）大人、小儿暴下水泻及积痢：杏仁（汤浸，去皮、尖）二十粒，巴豆（去心核，油令尽）二十粒。上为细末，蒸枣肉为丸，如芥子大，朱砂为衣。每服一丸，食前倒流水送下。（《杨氏家藏方》朱砂丸）

（9）鼻中生疮：捣杏仁乳敷之；亦烧核，压取油敷之。（《千金要方》）

2. 现代临床

（1）呼吸系统疾病：用于咳嗽气喘，杏仁油苦泄降气、止咳、平喘之功，可随配伍不同而用于多种咳喘症。治风热咳嗽，与桑叶、菊花等配伍，如桑菊饮。治疗燥热咳嗽，与桑叶、贝母、沙参等同用，如桑杏汤。治肺热咳嗽，与麻黄、生石膏等合用，如麻杏石甘汤。

（2）消化系统疾病：因杏仁中含脂肪油，而具有润肠缓泻作用，用于老年人或产后大便秘结，常与火麻仁、当归、枳实等同用，如润肠丸。

【不良反应】 杏仁不可与小米同食；不可与黄芪、黄芩、葛根等药同用；不可与栗子同食，会引起胃痛；杏仁、菱与猪肺同食，不利于蛋白质的吸收。

【综合利用】 正确食用杏仁，能够达到生津止渴、润肺定喘、滑肠通便、减少肠道癌的功效。杏仁烹调的方法很多，可以用来做粥、饼、面包等多种类型的食品，还能搭配其他佐料制成美味菜肴。

虽然杏仁有许多的药用、食用价值，但不可以大量食用。杏仁含有毒物质氢氰酸（100 g 苦杏仁分解释放氢氰酸 100~250 mg，氢氰酸致死剂量为 60 mg，甜杏仁的氢氰酸含量约为苦杏仁的 1/3），过量服用可致中毒。所以，食用前必须先在水中浸泡，并加热煮沸，减少或消除其中的有毒物质。产妇、幼儿、实热体质的人和糖尿病患者，不宜吃杏仁及其制品。

■参考文献

[1] 连彦军，许天文，郑勇，等. 抗 CEA 单抗-β-葡萄糖苷酶偶联物/苦杏仁甙前药系统对裸鼠结直肠癌移植瘤的疗效观察 [J]. 华中医学杂志，2005，9（1）：49-50，73.

[2] CHANG H K, SHIN M S, YANG H Y, et al. Amygdalin induces apoptosis through regulation of Bax and Bcl-2 B expressions in human DU145 and LNCaP prostate cancer cells [J]. Biol Pharm Bull, 2006, 29 (8): 1597-1602.

[3] 方伟蓉，李运曼，钟林霖. 苦杏仁苷对佐剂性炎症影响的实验研究 [J]. 中国临床药理学与治疗学，2004，9（3）：289-293.

连　翘

【道地沿革】　连翘又称黄花条、连壳、青翘、黄奇丹、连翘壳等,《尔雅》云:"连,异翘。"郭璞注:"一名连苕,一名连草。本草云。"《伤寒论》麻黄连轺赤小豆汤用"连轺",论者以为即《神农本草经》之翘根,但也无定论。而据《新修本草》云:"此物有两种,大翘、小翘。大翘生下湿地,叶狭长如水苏,花黄可爱,着子似椿实之未开者,作房,翘出众草。其小翘生冈原之上,叶、花、实皆似大翘而小细。山南人并用之。今京下惟用大翘子。"《证类本草》绘有五幅连翘药图,其中"鼎州连翘"基本能确定为金丝桃科植物。一般认为,这便是早期药用"连轺轮"或"连翘"的主流品种。

《本草图经》除了附和《新修本草》的议论以外,还提及:"今南中医家说云:连翘盖有两种,一种认椿实之未开者,壳小坚而外完,无跗萼,剖之则中解,气甚芬馥,其实才干,振之皆落,不着茎也。"《本草衍义》也说:"连翘亦不至翘出众草,下湿地亦无,太山山谷间甚多。今止用其子,折之,其间片片相比如翘,应以此得名尔。"从《证类本草》所绘"泽州连翘"的图例来看,似乎就是今用木犀科植物。这一品种从宋代开始,逐渐取代金丝桃科,而成为药用主流,晚近连翘以栽种为主,品种单一。据《药物出产辨》记载:"连翘产河南怀庆府,湖北紫荆关、郧阳府,山东、山西等处均有出产。"现代连翘主产于河南辉县、嵩县、卢氏,山西阳城、沁县,陕西宜川、黄龙等地。以河南、山西产量大,黄翘销全国并出口,青翘主销四川、浙江、上海、北京、天津等地。

【来源】　本品为木犀科植物连翘 *Forsythia suspensa*（Thunb.）Vahl 的干燥果实。

【原植物、生态环境、适宜区】　落叶灌木,高 2~4 m。枝开展或伸长,稍带蔓性,常着地生根,小枝稍呈四棱形,节间中空,仅在节部具有实髓。单叶对生,或成为 3 小叶;叶柄长 8~20 mm;叶片卵形、长卵形、广卵形以至圆形,长 3~7 cm,宽 2~4 cm,先端渐尖、急尖或钝。基部阔楔形或圆形,边缘有不整齐的锯齿;半革质。花先叶开放,腋生,长约 2.5 cm;花萼 4 深裂,椭圆形;花冠基部管状,上部 4 裂,裂片卵圆形。金黄色,通常具橘红色条纹;雄蕊 2,着生于花冠基部;雌蕊 1,子房卵圆形,花柱细长,柱头 2 裂。蒴果狭卵形略扁,长约 15 cm,先端有短喙,成熟时 2 瓣裂。种子多数,棕色,狭椭圆形,扁平,一侧有薄翅。花期 3~5 月,果期 7~8 月。

连翘多丛生于山野荒坡间,各地亦有栽培。分布于河南、辽宁、河北、山东、江苏、湖北、江西、云南、山西、陕西、甘肃等地,主产于河南、山西、陕西、山东。

【生物学特点】

1. 栽培技术

（1）种子繁殖:北方于 3 月底至 4 月上旬,南方于 3 月上、中旬播种。播前将种子在 50 ℃ 的温水中浸泡 10~12 h 取出，晾干后播种。或在 9~10 月种子用湿沙进行层积处理，经春取出播种，可以提高发芽率。行距 30 cm 左右，覆土 1~2 cm，再盖草保持土壤湿润。苗高 15~20 cm 时间苗，按株距 10 cm 定苗，并追施人畜粪水，当年秋季或第二年早春移栽。

(2) 压条繁殖：在雨季到来之前，将母株上较长的当年生枝条向下压弯，埋入母株附近的土中 3~4 cm，然后灌水，经常保持湿润，第二年早春移栽。

(3) 扦插繁殖：在秋季落叶后或早春发芽前选用 1~2 年生健壮枝条，剪取长 20 cm 左右，只留上部 2~3 片叶，其余的叶摘掉。按行株距 5 cm×15 cm，插入苗床中，使插条露出土面 1~2 个节，插后立即灌水，经常保持湿润，扦插成活后 20~30 d 开始施肥，3~4 次，当年即可移栽。移栽时按穴距 2 m×1.5 m 开穴，施少量腐殖熟堆肥或厩肥，栽时使根自然舒展，埋上压实。连翘的结果率很低，在移栽时必须使长花柱植株和短花柱植株相间栽培，才能提高结果率。

2. 田间管理 生长期必须进行合理修剪，去弱留强，才能多结果实。冬季修剪时，以疏剪为主，短截为辅。除每墩保持 3~7 条旺盛的主干外，其余瘦弱的、枯老的枝条可视情况剪除。修剪后应施用追肥或厩肥、堆肥加过磷酸钙等，在株旁开沟施入后覆土。6 月间应清除从基部新发的多余徒长枝，并按具体情况进行中耕除草、摘心等工作。

3. 病虫害防治 病害有立枯病；虫害有地老虎等。

【采收加工】 连翘定植 3~4 年后开花结实。药用分青翘、老翘两种。青翘在 9 月上旬，果皮呈青色尚未成熟时采下，置沸水中稍煮片刻或放蒸笼内蒸约 0.5 h，取出晒干。老翘在 10 月上旬果实熟透变黄，果壳裂开时采收，晒干，筛去种子及杂质。

【炮制储藏】

1. 炮制 拣净杂质，搓开，除去枝梗。

2. 储藏 置干燥处。

【药材性状】 本品呈长卵形至卵形，稍扁，长 1.5~2.5 cm，直径 0.5~1.3 cm。表面有不规则的纵皱纹及多数凸起的小斑点，两面各有 1 条明显的纵沟。顶端锐尖，基部有小果梗或已脱落。青翘多不开裂，表面绿褐色，凸起的灰白色小斑点较少，质硬；种子多数，黄绿色，细长，一侧有翅。老翘自顶端开裂或裂成两瓣，表面黄棕色或红棕色，内表面多为浅黄棕色，平滑，具一纵隔；质脆；种子棕色，多已脱落。气微香，味苦。

【质量检测】

1. 显微鉴别

(1) 果皮横切面：外果皮为 1 列切向延长的表皮细胞，外被角质层，瘤点处可见薄壁组织隆起。中果皮由 10~30 列薄壁细胞组成，壁厚薄不一，具纹孔，罕含方晶；外韧型维管束，大小不一，老翘木质部内侧常见石细胞群和纤维束，青翘中有时可见。内果皮为 5~14 列厚壁组织，纵横交错排列，大多为木化的纤维束并夹有石细胞群，壁厚薄不均。最内层为 1 列较小的切向延长的内表皮细胞。

(2) 粉末特征：淡黄棕色。内果皮纤维较多，多成束，有时上下层纵横交错；短梭形或不规则形，边缘不平整或有凹凸，有的中部狭细，长 80～224 μm，直径 24～32 μm，壁厚 8～18 μm，木化，纹孔较少，孔沟细。石细胞极多，单个散在或成群；类多角形、类长方形、类圆形或类方形，直径 36～48 μm，壁厚 8～22 μm，有的壁一边较薄，纹孔疏密不一，孔沟隐约可见。果皮表皮细胞无色或微带黄色；断面观呈类方形，表面观呈类方形或类多角形，垂周壁增厚，稍弯曲，外平周壁表面微现不规则或网状角质纹理。中果皮细胞棕黄色，壁厚，部分连珠状，纹孔偶见。另有螺纹导管及管胞，直径约 14 μm。

2. 理化鉴别

(1) 化学定性：取本品粉末 1 g，加 70% 乙醇 10 mL 热浸，浸出液蒸干。残渣以 1 mL 冰醋酸溶解后，倾入小试管，沿管壁加入硫酸 1 mL，两液层间出现紫红色环。（检查三萜皂苷）取本品粉末 0.5 g，加乙醚 5 mL，振摇 5 min，滤过，滤液置小试管中，加 7% 盐酸羟胺甲醇溶液 3 滴，20% 氢氧化钾甲醇溶液 3 滴，于水浴中微热 2 min，放冷，加 1% 盐酸，使呈微酸性，再加 1% 三氯化铁乙醇溶液 2 滴，呈紫红色。（检查香豆精）

(2) 薄层色谱：取本品粉末 1 g，加石油醚（30～60 ℃）20 mL，密塞，超声处理 15 min，滤过，弃去石油醚液，残渣挥干石油醚，加甲醇 20 mL，密塞，超声处理 20 min，滤过，滤液蒸干，残渣加甲醇 5 mL 使溶解，作为供试品溶液。另取连翘对照药材 1 g，同法制成对照药材溶液。再取连翘苷对照品，加甲醇制成每 1 mL 含 0.25 mg 的溶液，作为对照品溶液。照《中国药典》薄层色谱法试验，吸取上述三种溶液各 3 μL，分别点于同一硅胶 G 薄层板上，以氯仿-甲醇（8∶1）为展开剂，展开，取出，晾干，喷以 10% 硫酸乙醇溶液，在 105 ℃ 加热至斑点显色清晰。供试品色谱中，在与对照药材色谱和对照品色谱相应的位置上，显相同颜色的斑点。

3. 含量测定　连翘苷的含量测定：用十八烷基硅烷键合硅胶为填充剂，以乙腈-水（25∶75）为流动相，检测波长为 277 nm。理论板数按连翘苷峰计算应不低于 3000。精密称取连翘苷对照品适量，加甲醇制成每 1 mL 含 0.2 mg 的溶液，即得对照品溶液。取本品粉末约 1 g，精密称定，置具塞锥形瓶中，精密加甲醇 15 mL，密塞，称定重量，浸渍过夜，超声处理 25 min，放冷，密塞，再称定重量，用甲醇补足减失的重量，摇匀，滤过，精密量取续滤液 5 mL，蒸至近干，加中性氧化铝 0.5 g 拌匀，加于中性氧化铝柱（100～120 目，1 g，内径 1～1.5 cm）上，用 70% 乙醇 80 mL 洗脱，收集洗脱液，浓缩至干，残渣用 50% 甲醇溶解后转移至 5 mL 量瓶中，并稀释至刻度，摇匀，用微孔滤膜（0.45 μm）滤过，即得供试品溶液。分别精密吸取对照品溶液与供试品溶液各 10 μL，注入液相色谱仪，测定本品按干燥品计算，含连翘苷（$C_{27}H_{34}O_{11}$）不得少于 0.15%。

【商品规格】　商品分青翘与老翘两类。

1. 青翘　统货，干货。呈狭卵形或卵形。两端狭长，多不开裂。表面青绿色、绿褐色，有两条纵沟和凸起的小斑点，内有纵隔。质坚硬。气芳香，味苦。间有残留果柄。无枝叶、杂质及霉变。

2. 老翘　统货，干货。又名黄翘。呈长卵形或卵形。两端狭尖，多分裂为两瓣。

表面棕黄色，具一条明显纵沟和不规则的纵皱纹及突起的小斑点，间有残留果柄。内表面浅黄棕色，平滑，内有纵隔。质坚脆。种子多已脱落。

【性味归经】 苦，微寒。归肺、心、小肠经。

【功能主治】 清热解毒，消肿散结，疏散风热。用于痈疽，瘰疬，乳痈，丹毒，风热感冒，温病初起，温热入营，高热烦渴，神昏发斑，热淋涩痛。

【用法用量】 内服：煎汤，6~15 g；或入丸、散。

【使用注意】 脾胃虚弱，气虚发热，痈疽已溃，脓稀色淡者忌服。

【化学成分】 果实含木脂体类化合物：连翘苷、连翘苷元、右旋松脂酚、右旋松脂醇葡萄糖苷；黄酮类化合物：芸香苷；苯乙烯类衍生物：连翘脂苷 A、C、D、E，连翘楝木苷，毛柳苷；乙基环己醇类衍生物：棘木苷、连翘环己醇、异连翘环己醇等；尚含三萜类化合物：桦木酸、熊果酸、齐墩果酸等。

【药理作用】

1. 抑菌 连翘浓缩煎剂在体外有抗菌作用，可抑制伤寒杆菌、副伤寒杆菌、大肠杆菌、痢疾杆菌、白喉杆菌及霍乱弧菌、葡萄球菌、链球菌等。连翘在体外的抑菌作用与金银花大体相似，为银翘散中抗菌的主要成分。金银花对沙门氏菌属，特别是伤寒杆菌及溶血性链球菌的抑制作用似超过连翘，而对痢疾杆菌、金黄色葡萄球菌的抑制作用则以连翘较好。二者联合使用，在试管中并无协同作用，与黄连、黄芩组成的复方，体外抑菌作用比单用连翘时更强。连翘中抗菌的有效成分研究不多，连翘酚在试管中对金黄色葡萄球菌的抑菌浓度为 1:5120，对痢疾杆菌为 1:1280，对白喉杆菌及副伤寒杆菌（甲型）为 1:640，可能为抗菌有效成分。花对小鼠实验性结核病有一定疗效，对豚鼠则无效。此外，还报告过它在试管中及临床上的抗结核杆菌的作用。连翘醇提取物在体外有抗钩端螺旋体作用，其强度不及黄连、荔枝草或金银花、黄芩，而与黄柏、蚤休相似。鸡胚体外试验证明，连翘对亚洲甲型流感病毒、鼻病毒–17 型有抑制作用。连翘挥发油在体外对金黄色葡萄球菌也有明显的抗菌作用，还有明显抑制金黄色葡萄球菌血浆凝固酶对血浆的凝固作用，可使家兔血液中感染的金黄色葡萄球菌明显减少。连翘水浸剂（1:5）在试管内对星形诺卡菌有某些抑制作用。朝鲜连翘果实的乙醇、丙酮提取物有抗真菌作用。

连翘对多种革兰氏阳性菌（G^+）、革兰氏阴性菌（G^-）等有抑制作用，总体上表现出对金黄色葡萄球菌等 G^+ 菌抗菌作用强，对伤寒杆菌、变异变形杆菌等 G^- 菌抗菌作用弱。连翘挥发油对肺炎双球菌、白色念珠菌有明显的抑制作用。

2. 镇吐 连翘能抑制洋地黄对鸽静脉注射的催吐作用，减少呕吐次数，但不改变呕吐的潜伏期，其镇吐效果与注射氯丙嗪 2 h 后的作用相仿。对于皮下注射阿扑吗啡引起的犬呕吐模型，连翘（5 g/kg）也可减少呕吐次数，延长潜伏期。

3. 抗炎 50%的连翘醇提取物水溶液 20 mL/kg 腹腔注射，对大鼠巴豆油性肉芽囊有非常明显的抗渗出作用及降低炎灶微血管壁脆性作用。连翘能促进炎性屏障的形成。300%的连翘注射液 30~40 g/kg 腹腔注射，对大鼠蛋清性脚肿有明显抑制作用；亦能促进对小鼠炎细胞的吞噬作用。连翘挥发油对二甲苯小鼠耳肿胀、小鼠腹腔毛细血管通透性亢进、角叉菜胶致大鼠足肿胀、角叉菜胶致大鼠胸膜炎、油酸致大鼠急性肺损伤的五种早中期急性炎症模型和大鼠棉球肉芽肿的晚期炎症模型均有明显的抗炎作用。

4. 解热　连翘煎剂或复方连翘注射液对人工发热动物及正常动物的体温有降温作用。连翘酯苷（0.25、0.5、1.0 g/kg）腹腔注射酵母致发热模型的大鼠和脂多糖（LPS）致发热的家兔，实验表明，连翘酯苷具有解热作用，能显著抑制发热模型动物的体温升高。

5. 降压、利尿　连翘有降压作用。一般血压可下降到原水平的 40%~60%，其降压特点为迅速、显著。持续时间较短，多次注射无快速耐受性。血压降低时呼吸无明显变化。对因伤寒菌苗所致内毒素休克低血压成年猫，静脉注射 300% 的连翘注射液可先有短暂降压，继而出现明显升压作用。用 100% 连翘注射液（0.25 g/kg）静脉注射犬，有显著的利尿作用，血压显著下降。

6. 强心、抗内毒素　连翘的抗内毒素休克作用可能与其扩张血管、增加心输出量及改善微循环有关。连翘所含的芸香苷能增强毛细血管的致密度，故对毛细血管破裂出血、皮下瘀血有止血作用。

7. 保肝　1:1 的连翘水煎液可明显减轻四氯化碳所致大鼠的肝变性和坏死，并使肝细胞内蓄积的糖原、核糖核酸大部分恢复和接近正常，血清丙氨酸转氨酶（ALT）从 337 U±63.5 U 降至 146.5 U±11.1 U。齐墩果酸和熊果酸是连翘抗肝损伤的有效成分，两者均能降低实验性肝损伤动物的血清 ALT。连翘对四氯化碳造成的肝损伤的大鼠有明显减轻肝变性及坏死的作用，使大多数动物的糖原及核糖核酸含量恢复或接近正常，血清 ALT 活性显著降低，这表明连翘有抗肝损伤作用。临床观察连翘对急性肝炎有较好的效果。腹腔注射四氯化碳所致的小鼠肝损伤模型，连翘叶茶提取物（0.3、1.0、3.0 g/kg）连续灌胃 7 d 可提高抗氧化能力，保护肝损伤，促使肝细胞合成代谢恢复正常。

8. 其他　连翘木脂素有好的降糖作用。连翘注射液给麻醉犬静脉注射有显著而肯定的利尿作用。连翘水煎剂对磷酸二酯酶有明显的抑制作用。

【毒理研究】　以不同剂量的连翘苷腹腔注射给药小鼠后，研究其遗传毒性。结果显示，连翘苷对小鼠的 LD_{50} 为 1086 mg/kg，高剂量（≥500 mg/kg）连翘苷能使小鼠嗜多染红细胞微核率和雄性小鼠精子畸形率上升，有一定的遗传毒性，而连翘苷对小鼠肝细胞无损伤作用。

【临床应用】

1. 临床配伍

（1）太阴风温、温热、温疫、冬温，初起但热不恶寒而渴者：连翘一两，金银花一两，苦桔梗六钱，薄荷六钱，竹叶四钱，生甘草五钱，芥穗四钱，淡豆豉五钱，牛蒡子六钱。上杵为散，每服六钱，鲜芦根汤煎，香气大出，即取服，勿过煎。（《温病条辨》银翘散）

（2）小儿一切热：连翘、防风、甘草（炙）、山栀子各等分。上捣罗为末，每服二钱，水一中盏，煎七分，去滓温服。（《类证活人书》连翘饮）

（3）脾胃不和，气滞积聚，心腹胀满，干呕醋心，饮食不下，胸膈噎塞，胁肋疼痛，酒积面黄，四肢虚肿，行步不能：连翘（洗）、陈皮各二百四十两，青皮（洗）、蓬莪术（炮）、肉桂（去粗皮，不见火）、好墨（煅）各一百六十两，槟榔八十两，牵牛子（碾，取末）二百四十两，三棱（炮）二百四十九两，肉豆蔻二十五两。上为末，面糊为丸，如梧桐子大。每服三十圆，生姜汤下。（《太平惠民和剂局方》连翘圆）

（4）乳痈，乳核：连翘、雄鼠屎、蒲公英、川贝母各二钱。水煎服。（《玉樵医令》）

（5）瘰疬结核不消：连翘、卫矛、瞿麦、甘草（炙）各等分。上为细末，每服二钱，临卧米泔水调下。（《杨氏家藏方》连翘散）

（6）舌破生疮：连翘五钱，黄柏三钱，甘草二钱。水煎含漱。（《玉樵医令》）

2. 现代临床

（1）急性肾炎：取连翘18 g，加水用文火煎至150 mL，分3次食前服，小儿酌减。视病情需要连服5~10 d，忌辣物及盐。8例患者治疗前均有浮肿，血压在140~200 mmHg/96~110 mmHg之间，尿检有蛋白、颗粒管型及红、白细胞等。治疗后6例浮肿全部消退，2例显著好转；血压显著下降；尿检6例转阴，2例好转。

（2）紫癜病：取连翘18 g，加水用文火煎成150 mL，分3次食前服，忌辣物。治疗血小板减少性出血性紫癜1例，过敏性紫癜2例。经2~7 d治疗，皮肤紫癜全部消退。

（3）肺脓肿：将连翘制成注射液，每毫升含连翘1 g。采用气管滴入法合并肌内注射。气管滴入一般用6~10 mL，每日1次；症状好转后隔日1次；趋向萎缩或闭合后则每周2次。治疗25例，治愈14例，好转10例，死亡1例；据18例统计，平均治疗12 d退热，气管滴注平均26.8次，最多者50次。

（4）视网膜出血：取连翘18 g，文火水煎，分3次食前服，2例视网膜黄斑区出血，服药20~27 d后，均显著吸收，视力有所增强。

【不良反应】　常见消化道反应，表现为恶心、呕吐、腹痛或腹泻等。肝肾损害，尤其易发生于有严重基础疾病（如艾滋病和癌症），发生严重的剥脱性皮炎（常伴随肝功能损害）、渗出性多形红斑等过敏反应。

【综合利用】　医疗上将连翘制成多种制剂，治疗外感风热，温病初起，热病高热、斑疹、疮疡肿毒，瘰疬，丹毒、乳痈等病症。还可作药膳或茶饮，例如，降火除痘茶、菊花连翘汤、墨旱莲连翘饮等。

■参考文献

[1] 郭际，沈映君，解宇环．连翘挥发油抗炎作用的实验研究［J］．四川生理科学杂志，2005，27（3）：136-137.

[2] 冯淑怡，李先荣，孙建宁．连翘酯苷抗感染、解热作用研究［J］．现代生物医学进展，2006，6（10）：73-75.

[3] 李晓燕．中药连翘抗菌活性的考察［J］．山东医药工业，1997，16（2）：46-47.

[4] 刘明．中药连翘药理作用的研究近况［J］．现代医药卫生，2007，23（16）：2438-2439.

[5] 张海燕．连翘化学成分及药理活性的研究进展［J］．中药材，2000，23（10）：657-660.

[6] 周济桂，傅定一，何洁虹，等．中药镇吐作用的初步探讨 [J]．天津医药杂志，1960，2 (2)：131-134.

[7] 杨建雄，刘静．连翘叶茶保肝作用的实验研究 [J]．陕西师范大学学报（自然科学版），2005，33 (3)：82-85.

牡 丹 皮

【道地沿革】 牡丹皮又称丹根、丹皮，以根皮作为药用，始载于《神农本草经》，列为中品。据《名医别录》云："牡丹生于巴郡山谷及汉中，二月八月采根阴干。"《本草经集注》云："今东间亦有，色赤者为好。"《本草图经》曰："今丹、延、青、越、滁、和州山中皆有。"《本草衍义》谓："牡丹用其根上皮。花亦有绯者……又有深碧色者。惟山中单叶花红者为佳。"《本草纲目》载："牡丹以色丹者为上，虽结子而根上生苗，故谓之牡丹。"《日华子》曰："巴、蜀、渝、合州者上，海盐者次之。"《本草纲目》又载："《花谱》载丹州、延州以西及褒斜道中最多……其根入药尤妙。"《本草品汇精要》称："道地巴蜀、剑南、合州、和州、宣州并良。"从上述植物形态、地区分布，以及《证类本草》所载的滁州牡丹附图看，历史上所载的牡丹主要是 *Paeonia suffruticosa*，牡丹因系重要的观赏植物，各地栽培变种极多，入药旧以单瓣红花者的根皮为贵。

牡丹皮主产于河南、安徽、山东等地。产于安徽铜陵凤凰山的，习称"凤万皮"。据《铜陵县志》记载，铜陵引种栽培牡丹已有近千年的历史。河南洛阳、山东菏泽均有大量牡丹种植。

【来源】 本品为毛茛科植物牡丹 *Paeonia suffruticosa* Andr. 的干燥根皮。

【原植物、生态环境、适宜区】 多年生落叶小灌木，高 1~1.5 m。根茎肥厚。枝短而粗壮。叶互生，通常为 2 回 3 出复叶；柄长 6~10 cm；小叶卵形或广卵形，顶生小叶片通常为 3 裂，侧生小叶亦有呈掌状 3 裂者，上面深绿色，无毛。下面略带白色，中脉上疏生白色长毛。花单生于枝端，大形；萼片 5，覆瓦状排列，绿色；花瓣 5 片或多数，一般栽培品种，多为重瓣花，变异很大，通常为倒卵形，顶端有缺刻，玫瑰色、红、紫、白色均有；雄蕊多数，花丝红色，花药黄色；雌蕊 2~5 枚，绿色，密生短毛，花柱短，柱头叶状；花盘杯状。果实为 2~5 个蓇葖的聚生果，卵圆形，绿色，被褐色短毛。花期 5~7 月，果期 7~8 月。

牡丹生于向阳及土壤肥沃的地方，常栽培于庭园。主要分布在河北、河南、山东、四川、陕西、甘肃等地，全国各地均有栽培。

【生物学特点】

1. 栽培技术 用种子繁殖、分株繁殖或嫁接繁殖。

（1）种子繁殖：牡丹种子具有上胚轴休眠特性，以秋播为好。播期北京地区 9 月中下旬，安徽 8 月上旬至 10 月下旬，山东 8 月上旬至 9 月上旬。种子播前以 50 ℃温水浸 24~30 h，促使发芽。春播种子需进行湿沙储藏后播种。选地施足基肥，每 1 hm² 下种量 60 000~75 000 kg，撒均匀，深翻 15~30 cm，耙平，做长方形高畦，按行距 6~9 cm 开浅沟将种子均匀播于沟中，每 1 hm² 下种量 375~525 kg，覆土盖平稍镇压，越冬覆保墒土 6 cm，或牛马粪 1.5~3 cm，再盖草以保温。翌年早春去掉覆盖物，随地温回升，再扒去保墒土。在幼苗出土前浇 1 次催芽水，幼苗出齐后追肥 1~2 次。秋季，选健壮幼苗按行株距 30 cm×50 cm 移栽，栽后培土 6~9 cm，保护过冬。

（2）分株繁殖：整地做成高垄，在收获牡丹皮时选择健壮、无病虫害小根，按根丛形状分劈，每根留芽子 2~3 个，以 1% 硫酸铜抹伤口，防止感染。按行株距 40 cm×60 cm 栽于整好地内，每 1 hm² 栽植 12 000 株，栽后浇水、保墒，封冻前培土。

（3）嫁接繁殖：此方法多用于观赏品种，大面积栽培时不用。

2. 田间管理　每个月中耕除草 1~2 次，幼龄期中耕宜浅，全年松土 7~10 次，春、秋各追施土杂肥 2500~3000 kg，或饼肥 150~250 kg，于行间沟施。北方寒冷地区，需防寒越冬，于 10 月下旬在植株四周培土或斜面盖草。

3. 病虫害防治

（1）灰霉病：喷波尔多液 1:1:100 倍液，每 10 d 一次。

（2）斑点病：喷 600 倍代森锰锌。

（3）锈病：初期喷 0.3~0.4°Bé 石硫合剂 7~10 d 1 次。

【采收加工】　分株繁殖生长 3~4 年，种子播种生长 4~6 年。采收多在每年枝叶黄萎时进行，河北一般在 10 月中下旬的秋后，此时采挖的牡丹皮，肉分厚，肉色粉白，质硬，可久存，产量和质量都较好。采挖时要选择晴天，先深挖四周，将泥土刨开，再将根部全部挖起，抖去泥土，结合分根繁殖，将大中根条自基部剪下加工供药用，较细的根连同其上的兜芽留作繁殖材料。将剪下的牡丹鲜根堆放 1~2 d，待稍失水分变软，剪下须根，晒干为"丹须"。用手紧握鲜根，用力捻转顶端，使一侧破裂，再把木心须破裂口往下拉，边分离边剥除木心，晒干。

【炮制储藏】

1. 炮制　牡丹皮洗净，润后切薄片，晒干。

2. 储藏　置阴凉干燥处。

【药材性状】

1. 连丹皮　呈筒状或半筒状，有纵剖开的裂缝，略向内卷曲或张开，长 5~20 cm，直径 0.5~1.2 cm，厚 0.1~0.4 cm。外表面灰褐色或黄褐色，有多数横长皮孔样突起和细根痕，栓皮脱落处粉红色；内表面淡灰黄色或浅棕色，有明显的细纵纹，常见发亮的结晶。质硬而脆，易折断，断面较平坦，淡粉红色，粉性。气芳香，味微苦而涩。

2. 刮丹皮　外表面有刮刀削痕，外表面红棕色或淡灰黄色，有时可见灰褐色斑点状残存外皮。

以上两种均以条粗长，无木心，皮厚，断面粉白色，粉性足，亮星多，香气浓者为佳。

3. 凤丹皮　呈圆筒状，条粗细均匀，微弯曲，长 4~20 cm，直径 5~12 mm，厚 3~4 mm，有纵剖开的裂缝，缝口紧闭，两端剪平，皮细肉厚。表面灰褐色（俗称香灰色），有多数横长皮孔及细根痕，栓皮脱落处粉白色，内表面淡灰黄色或淡棕色，具明显的细纵纹，并有发亮的丹皮酚结晶，习称"亮银星"。质硬而脆，易折断，断面粉白色，粉质足。气芳香浓郁，味微苦而涩。

【质量检测】

1. 显微鉴别

（1）根皮横切面：木柱层为4~8列木柱细胞，浅棕红色，类长方形或类方形，切向24~60 μm，径向8~24 μm。皮层十数列薄壁细胞，多切向延长，靠近木柱层3~5列细胞壁稍厚。韧皮部宽广，约占横切面径向的4/5，筛管群明显；韧皮射线宽1~3列细胞。本品薄壁细胞含淀粉粒；有的含草酸钙簇晶，直径12~50 μm。

（2）粉末：淡红棕色。淀粉粒甚多，单粒类圆形或多角形，直径3~16 μm，脐点点状、裂缝状或飞鸟状；复粒由2~6分粒组成。草酸钙簇晶直径9~45 μm，有时含晶细胞连接，簇晶排列成行，或一个细胞含数个簇晶。连丹皮可见木栓细胞长方形，壁稍厚，浅红色。

2. 理化鉴别

（1）化学定性：取本品粉末做微量升华，升华物在显微镜下观察，为长柱形结晶或针状、羽状簇晶，滴加三氯化铁醇溶液，则结晶溶解而显暗紫色（检查丹皮酚）。取本品粉末2 g，加乙醚20 mL，振摇2 min，滤过，取溶液5 mL，置水浴上蒸干，放冷，残渣加硝酸数滴，先显棕黄色，后变鲜绿色（丹皮酚的反应，芍药根皮粉末显黄色）。取本品粉末2 g，置50 mL烧瓶中，加蒸馏水15 mL，瓶口插有一玻璃导管的橡皮塞，加热煮沸，产生的蒸汽导入盛有氯亚胺基-2，6-二氯苯醌试剂（取氯亚胺基-2，6-二氯苯醌0.1 g，加硼砂3.2 g，研磨均匀即得）0.1 g与蒸馏水1 mL中，2 min内溶液显蓝色（牡丹皮显蓝色，芍药根皮不显色）。取本品粉末0.15 g，加无水乙醇25 mL，振摇数分钟，滤过。取滤液1 mL，用无水乙醇稀释至25 mL，在274 nm的波长处有最大吸收。

（2）薄层鉴别：薄层色谱：取本品粉末1 g，加乙醚10 mL，密塞，振摇10 min，滤过，滤液挥干，残渣加丙酮2 mL使溶解，作为供试品溶液。另取丹皮酚作对照品，加丙酮配制成每1 mL含5 mg的溶液，作为对照品溶液。按《中国药典》薄层色谱法试验，吸取上述两种溶液各10 μL，分别点于同一硅胶G薄层板上，以环己烷-乙酸乙酯（3：1）为展开剂，展开，取出，晾干，喷以盐酸酸性5%三氯化铁乙醇溶液，热风吹至斑点显色清晰。供试品色谱中，在与对照品色谱相应的位置上，显相同的蓝褐色斑点。

3. 含量测定

（1）牡丹皮多糖的含量测定：取经破碎的牡丹皮药材100 g，以95%乙醇回流提取2次。残渣挥干溶剂后，再以6倍水回流提取3次，每次2 h，合并水提液并浓缩。向牡丹皮水提液中加入95%乙醇，直至溶液中乙醇的体积分数为70%，置于4 ℃冰箱中过夜，次日离心并将沉淀以70%乙醇洗涤至上清液无色，即得到牡丹皮粗多糖，平均得率为8.46%（$n=3$）。将所得沉淀除醇后再次加入95%乙醇，调整至溶液中乙醇的体积分数为70%，4 ℃冰箱中过夜后离心、除醇，与等体积的Sevag试剂（氯仿：正丁醇＝4：1）混合，充分振摇后静置，除去蛋白层，此过程反复多次，直至多糖溶液在280 nm 处无紫外吸收，冷冻干燥得白色固体。此固体用无水乙醇、丙酮反复洗涤 8 次后 60 ℃真空干燥 4 h，即得牡丹皮精制多糖。精密称定 105 ℃ 干燥至恒重的无水葡萄糖 50 mg，定容于 50 mL 容量瓶中，摇匀，配制成浓度为 1 g/L 的储备液。从储备液中分别精密移取 2.0、2.5、3.0、3.5、4.0、5.0 mL 置于 6 个 50 mL 容量瓶中，定容，配制成 40、50、60、70、80 和 100 mg/L 的葡萄糖标准系列溶液。称取苯酚 80 g，加入蒸馏水 20 g，即为 80% 的苯酚溶液，冰箱中密封避光长期保存。取密封避光保存的 80% 苯酚溶液，放置于室温，精密移取 3.125 mL 置于 100 mL 容量瓶中，定容，即为 5% 的苯酚溶液，临用前现配。精密移取葡萄糖标准系列溶液各 1.0 mL，空白取 1.0 mL 水，分别置于 25 mL 容量瓶中，各加 5% 的苯酚 1.0 mL 后充分振摇，再迅速加入浓硫酸 5.0 mL，振摇，室温放置 30 min 后于 490 nm 处测定吸光度。以葡萄糖浓度（Y）对吸光度（X）进行线性回归，得回归方程 $Y= 131.25X - 1.942$，$R = 0.999\,0$。葡萄糖对照品在 40~100 mg/L 范围内的线性关系良好。粗多糖的含量测定：精密称定牡丹皮粗多糖 11.8 mg，定容于 50 mL 容量瓶中，配制成浓度为 200 mg/L 的储备液。从中取出 5 mL 置于 25 mL 的容量瓶中，定容，配制成 40 mg/L 的待测溶液。精密移取粗多糖的待测溶液 1.0 mL，按照测定标准曲线的方法测定其吸光度，根据标准曲线计算其中的多糖浓度。测得牡丹皮多糖部位中多糖的质量分数为 89.09%，相对标准偏差（RSD）为 0.42%（$n=6$）。再乘以得率 8.46%，得生药中平均多糖含量为 7.54%（$n = 3$）。

（2）牡丹皮中丹皮酚的含量测定：取对照品溶液，以无水乙醇作为空白对照，在 200~500 nm 范围内进行紫外可见光扫描。丹皮酚在 274 nm 处有最大吸收峰。选择在 274 nm 下对样品溶液中丹皮酚含量进行测定。分别吸取对照品溶液 0.5、1.0、1.5、2.0、2.5、3.0、3.5、4.0 mL 置于 25 mL 容量瓶中，用无水乙醇稀释至刻度，摇匀。以无水乙醇为空白对照，在 274 nm 波长处测定吸光度。以吸光度为纵坐标，样品浓度为横坐标绘制标准曲线。得到回归方程为 $Y= 0.085\,8X - 0.022\,3$，$R^2 = 0.999\,9$。准确称取牡丹皮粉末 1.000\,0 g，置于 50 mL 锥形瓶中，加入 25 mL 无水乙醇，60 ℃恒温水浴加热 2 h，趁热过滤，冷却，置于 25 mL 容量瓶中用无水乙醇定容，摇匀，作为供试品溶液。量取 5 份 0.1 mL 牡丹皮供试品溶液，分别置于 25 mL 容量瓶中，用无水乙醇定容至刻度，摇匀，以无水乙醇为空白对照，于 274 nm 波长处测定吸光度值 3 次，取平均值。根据标准曲线计算 3 批样品溶液中丹皮酚含量，平均检出量为 6.142 μg/mL，丹皮酚含量为 38.39 mg/g。

【商品规格】 牡丹皮分凤丹皮、连丹皮、刮丹皮三个品别，每个品别又分为四个等级。

1. 凤丹皮

（1）一等：干货。呈圆筒状，条均匀微弯，两端剪平，纵形隙口紧闭，皮细肉厚，表面褐色，质硬而脆，断面粉白色，粉质足，有亮星，香气浓，味微苦涩，长 6 cm 以上，中部围粗 2.5 cm 以上。无木心、无青丹、无杂质、无霉变。

（2）二等：干货。长 5 cm 以上，中部围粗 1.8 cm 以上，其余同一等。

（3）三等：干货。长 4 cm 以上，中部围粗 1 cm 以上，其余同一等。

（4）四等：干货。凡不符合一、二、三等的细条及断枝碎片，均属此等，但最小围粗不低于 0.6 cm。

2. 连丹皮

（1）一等：干货。呈圆筒状，条均匀，稍弯曲，表面灰褐色或棕褐色，栓皮脱落处呈粉棕色，质硬而脆，断面粉白色或淡褐色，有粉性，有香气，味微苦涩，长 6 cm以上，中部围粗 2.5 cm 以上，碎片不超过 5%。无青丹、无木心、无杂质、无霉变。

（2）二等：干货。长 5 cm 以上，中部围粗 1.8 cm 以上，碎片不超过 5%，其余同一等。

（3）三等：干货。长 4 cm 以上，中部围粗 1 cm 以上，碎片不超过 5%，其余同一等。

（4）四等：干货。凡不符合一、二、三等的细条及断枝碎片，均属此等，但最小围粗不低于 0.6 cm。

3. 刮丹皮

（1）一等：呈圆筒状，条均匀，刮净外皮，表面粉红色，在节疤、皮孔根痕处偶有未去净的栓皮，形成棕褐色的花斑，质坚硬，有粉性，有香气，味微苦涩，长 6 cm以上，中部围粗 2.5 cm 以上，皮刮净，色粉红，碎节不超过 5%。无青丹、无木心、无杂质、无霉变。

（2）二等：干货。长 5 cm 以上，中部围粗 1.7 cm 以上，碎节不超过 5%，其余同一等。

（3）三等：干货。长 4 cm 以上，中部围粗 0.9 cm 以上，碎节不超过 5%，其余同一等。

（4）四等：干货。凡不符合一、二、三等的细条及断枝碎片，均属此等。

【**性味归经**】　苦、辛，微寒。归心、肝、肾经。

【**功能主治**】　清热凉血，活血化瘀。用于热入营血，温毒发斑，吐血衄血，夜热早凉，无汗骨蒸，经闭痛经，跌扑伤痛，痈肿疮毒。

【**用法用量**】　内服：煎汤，6~12 g。

【**使用注意**】　虚有寒，孕妇及月经过多者慎服。

【**化学成分**】　牡丹根皮含有氧化芍药苷、苯甲酰芍药苷、丹皮酚、丹皮酚原苷、丹皮酚新苷、苯甲酰基氧化芍药苷、2，3-二羟基-4-甲氧基苯乙酮、3-羟基-4-甲氧基苯乙酮、1，2，3，4，6-五没食子酰基葡萄糖等。

【**药理作用**】

1. 中枢抑制　丹皮酚是牡丹皮中对中枢有抑制作用的有效成分之一，有镇静、降温、解热、镇痛、解痉等中枢抑制作用。小鼠腹腔注射或口服丹皮酚，均显示镇静作用，表现为自发运动减少；对咖啡因所致的兴奋活动有抑制作用；若用大剂量则有催眠作用，在延长环己巴比妥所致睡眠时间方面也优于苯乙酮。丹皮酚能使正常小鼠体温降低，口服给药比腹腔注射给药的降温作用显著且持久。对注射伤寒和副伤寒杆菌所引起的人工发热小鼠，口服丹皮酚也有退热作用。丹皮酚能抑制小鼠腹腔注射醋酸所致的扭体反应，对鼠尾压痛也有止痛作用，还有抗电休克和拮抗戊四氮、尼古丁引起的惊厥的作用。丹皮酚可减少小鼠最大电惊厥（MES）发作次数，增强苯巴比妥的抗惊厥作用，在一定程度上呈剂量依赖性。

2. 改善心血管功能 牡丹皮能显著降低心输出量，不同程度地降低左心室做功。安徽铜山产牡丹皮乙醇提取液，在增加实验性缺血犬冠脉流量的同时，能轻度降低心肌耗氧量，且持续时间较长；牡丹皮水煎液给药即刻作用明显，但持续时间较短。宝鸡产牡丹皮乙醇提取液对心肌缺血有轻度保护作用，而水煎剂则无效。牡丹皮乙醇提取物对蛙心有洋地黄样作用。静脉注射牡丹皮水煎剂（相当于生药 0.75 g/kg），对麻醉犬、猫和大鼠皆有明显的降压作用。丹皮酚和除去丹皮酚的水煎液静脉注射，对麻醉犬和大鼠均有降压作用；给实验性高血压（原发型和肾型）犬和大鼠口服，亦出现一定的降压效果。牡丹皮除去丹皮酚后仍有降压效果，提示牡丹皮的降压作用可能与丹皮酚及其糖苷类等成分有关。

丹皮酚水提取物及芍药酚能抑制环氧化酶反应，使血栓素 A_2 的合成减少，从而具有抗血小板凝聚作用。牡丹皮提取物对纤溶酶原和溶解酶均有一定的抑制作用。丹皮酚、苯甲酰芍药苷、苯甲酰氧化芍药苷的抑制大鼠和人的血小板凝聚作用比阿司匹林强；调理素使纤维蛋白凝固；丹皮酚、芍药苷、氧化芍药苷则有抗生素作用。氧化芍药苷、苯甲酰氧化芍药苷、苯甲酰芍药苷对红细胞膜有较强的稳定作用。

丹皮酚对乳鼠心肌细胞的 Ca^{2+} 摄取有显著抑制作用，且能明显减慢心肌细胞的搏动频率，其作用类似于慢通道阻滞剂，对氧化作用亦有拮抗作用。丹皮酚能显著降低心肌缺血组织丙二醛（MDA）的含量及血中肌酸激酶（CPK）浓度，并能保护心肌组织超氧化物歧化酶（SOD）的活性和心肌细胞超微结构。

3. 抗炎 丹皮酚及糖苷成分均有抗炎作用，且后者的抗炎作用比丹皮酚还强得多。丹皮酚对由角叉菜胶、蛋清、甲醛、组胺、5-羟色胺和缓激肽所引起的大鼠足跖肿胀，对二甲苯引起的小鼠耳壳肿胀和内毒素引起的腹腔毛细血管通透性增高均有明显的抑制作用，摘除大鼠双侧肾上腺素后其抗炎作用依然存在，提示牡丹皮的抗炎作用与垂体-肾上腺系统无明显关系。

牡丹皮的甲醇提取物，对用弗氏佐剂引起的大鼠关节炎有抑制作用。给予 500 mg/kg 剂量，其抗炎作用大于 50 mg/kg 剂量的保泰松。牡丹皮 70% 的甲醇提取物对此种炎症的预防和治疗均有效果。

由牡丹皮的甲醇提取物中分离出的苯甲酰芍药苷对腺苷二磷酸引起的血小板凝聚有抑制作用，可防止微血栓的形成；苯甲酰氧化芍药苷对纤溶酶原和纤溶酶活性有抑制作用。提示牡丹皮的抗炎作用与其对血小板的凝聚、纤溶酶原和纤溶酶的活性抑制作用有关。

4. 抑制病原微生物 牡丹皮对痢疾杆菌、伤寒杆菌等作用显著（试管内两倍稀释法），在 pH 7.0~7.6 杀菌力最强。琼脂平板挖沟法等也证明牡丹皮对伤寒杆菌、痢疾杆菌、副伤寒杆菌、大肠杆菌、变形杆菌、铜绿假单胞菌、葡萄球菌、溶血性链球菌、肺炎球菌、霍乱弧菌等多种细菌都有不同程度的抑制作用。牡丹皮煎剂对金黄色葡萄球菌、溶血性链球菌、大肠杆菌、痢疾杆菌、伤寒杆菌、副伤寒杆菌、变形杆菌、肺炎双球菌、霍乱弧菌等均具有较强的抑制作用。牡丹皮浸液在试管内对铁锈色小芽孢菌等10种皮肤真菌也有一定抑制作用。鸡胚实验证明牡丹皮有一定的抗流感病毒的作用，但给小鼠灌胃、再感染流感病毒，则结果不一，故其抗病毒作用尚有待进一步证实。体外实验证明丹皮酚对引起阑尾炎的细菌有抑菌作用。

5. 兴奋免疫 KM种小鼠，体重18~22 g，雌雄均等，随机分为对照组、模型组、牡丹皮多糖（PSM）组（250、500 mg/kg，灌胃给药）。对照组、模型组给予同容量的生理盐水，1次/d，连续10 d。于给药第4天腹腔注射60 mg/kg环磷酰胺（CTX），建立免疫低下小鼠模型。无菌条件下抽取接种7 d小鼠的腹水，用灭菌生理盐水1:3稀释，分别接种小鼠右腋皮下，0.2 mL/只，于接种后第2天开始给药，10 d后处死小鼠，建立荷瘤小鼠模型。

小鼠荷瘤10 d后机体免疫功能受到明显抑制，表现为腹腔巨噬细胞吞噬功能下降，抗体形成细胞的反应能力降低，脾淋巴细胞的转化功能受到抑制。牡丹皮多糖（PSM）的荷瘤小鼠上述免疫指标的降低均有不同程度的恢复。PSM在体外能明显诱生小鼠腹腔巨噬细胞合成一氧化氮（NO），提示PSM在小鼠体内可能激活巨噬细胞合成和释放NO、白细胞介素-1（IL-1）、肿瘤坏死因子（TNF）等细胞因子，活化T、B淋巴细胞，增强自然杀伤（NK）细胞的细胞毒作用，从而激活对肿瘤细胞的免疫应答。

6. 其他 丹皮酚有利尿作用，它在肾脏中的作用部位可能与双氢克尿噻不同。口服丹皮酚62.5~250 mg/kg时，能使水、钠和氯的排泄量随剂量的增加而增加，而钾的排泄量在低剂量时无变化，最高剂量时钾的排泄量减少。丹皮酚亦能使渗透性提高。丹皮酚利尿的最低有效剂量是62.5 mg/kg。最高剂量时增加水的排泄量与氢氯噻嗪10 mg/kg时相同，而氢氯噻嗪所引起的电解质排泄比服用丹皮酚后有明显的增加。

丹皮酚对小鼠和豚鼠离体回肠有较弱的抗乙酰胆碱和抗组胺作用，能防止应激所引起的小鼠溃疡病，抑制大鼠的胃液分泌和在位子宫的自发运动。对小鼠有抗早孕作用。

【毒理研究】 牡丹皮和丹皮酚的毒性小。丹皮酚对小鼠的LD_{50}（观察48 h），静脉注射为96 mg/kg，腹腔注射为781 mg/kg，灌胃为3430 mg/kg。丹皮酚溶于50%花生油中，小鼠1次灌胃，观察3 d，其LD_{50}为4.9 g/kg±0.47 g/kg；用于治疗实验性高血压犬，未见肝功能、血象、血液非蛋白氮、心电图等异常，仅有眼分泌物稍增加、眼黏膜有充血现象。喜马拉雅山产的喜马牡丹热浸液对各种动物子宫均有兴奋作用，但对蛙心则抑制，对兔、豚鼠肠管有解痉作用。药用牡丹的乙醇提取物，蒸去乙醇，对蛙心有洋地黄样作用，能兴奋子宫，抑制大鼠及兔肠管，轻度降低大白鼠血压，但无镇痛及抗惊厥作用。

【临床应用】

1. 临床配伍

（1）瘟病后期，邪伏阴分证：青蒿二钱，鳖甲五钱，细生地四钱，知母二钱，牡丹皮三钱。上药加水五杯，煎取二杯，日再服。（《温病条辨》青蒿鳖甲汤）

（2）伤寒及温病应发汗而不汗之内蓄血：犀角（水牛角代）一两，生地黄八两，芍药三两，牡丹皮二两。上药四味，㕮咀，以水九升，煎取三升，分三服。（《千金要方》犀角地黄汤）

（3）血虚劳倦、五心烦热、肢体疼痛、头目昏重、心忡颊赤、口燥咽干、发热盗汗、减食嗜卧，以及血热相搏、月水不利、脐腹胀痛寒热如疟、室女血弱阴虚、荣卫不和、痰嗽潮热、肌体羸瘦、渐成骨蒸：干漆（炒）、苏木、鬼箭、蓬莪术（炮）各一分，甘草（半盐汤炙、半生）、当归、桂心、牡丹皮、芍药、陈皮（去白）、红花、延胡索（炒）、没药（别研令细）、乌药各一两。上为末，水一盏，煎至七分，每服二钱，不拘时候。（《太平惠民和剂局方》牡丹散）

（4）产后血晕、血崩，经水不调及远年干血气：牡丹皮、干荷叶、当归、红花、蒲黄（炒）各等分。上药为细末。每服五钱，酒煎和滓温服。（《素问病机气宜保命集》红花散）

（5）金创内漏，血不出：牡丹皮为散，水服三指撮，立尿出血。（《千金要方》）

（6）肠痈，小腹肿痞，按之即痛，小便如淋，时时发热，自汗，恶寒，其脉迟紧者，脓未成，可下之，当有血，脉洪数者，脓已成，不可下：大黄四两，牡丹一两，桃仁五十个，瓜子半升，芒硝三合。上五味，以水六升，煮取一升，去滓，纳芒硝，再煎沸，顿服之。有脓当下，如无脓当下血。（《金匮要略》大黄牡丹汤）

2. 现代临床

（1）原发性血小板减少性紫癜：用重用牡丹皮组成的复方，治疗原发性血小板减少性紫癜32例，效果尚佳。

（2）高血压：单用牡丹皮水煎服，治疗高血压7例，近期疗效较好。

（3）过敏性鼻炎：用牡丹皮清水浸泡后的蒸馏液滴鼻，治疗过敏性鼻炎，有效率为87.1%。

（4）急性湿疹：用3.5%丹皮酚霜外涂皮损处，治疗急性湿疹27例，治愈8例，显效5例，好转6例。

【不良反应】　牡丹皮临床观察无毒。在常规剂量内水煎服没有不适反应，长期服用或大剂量（30 g以下）服用也没有明显副作用。

【综合利用】　牡丹皮广泛应用于相关疾病的治疗，例如皮肤病、脑缺血、抗早孕等，其提取物可用来生产面膜等化妆品。

■参考文献

［1］唐景荣，石琳．丹皮酚对钙反常培养心肌细胞的保护作用［J］.中国中药杂志，1991，16（9）：557-560，576.

［2］唐景荣，石琳．丹皮酚对体外培养乳鼠心肌细胞^{45}Ca摄取的影响［J］.中国药理学与毒理学杂志，1991，5（2）：108-110.

［3］张卫国，张志善．丹皮酚抗大鼠心肌缺血再灌注损伤与抗膜脂质过氧化作用［J］.药学学报，1994，29（2）：145-148.

［4］王瑜，明亮，岑德意，等．丹皮总甙抗实验性癫痫的研究［J］.中国药理学通报，1997，13（3）：268-270.

［5］高锦红．牡丹皮中丹皮酚含量的测定［J］.湖北农业科学，2013，52（3）：669-671.

［6］于孟琦，孙磊，乔善义．牡丹皮多糖的含量测定［J］.国际药学研究杂志，2010，

37（2）：130-132.

[7] 万京华，李坤珍，陈鹏英．牡丹皮多糖对免疫抑制小鼠的免疫调节作用［J］．中国中医药信息杂志，2006，13（7）：25-26.

何　首　乌

【道地沿革】　何首乌又称赤首乌、赤何首乌、首乌等，其药用历史可以追溯到唐代。李翱作有《何首乌传》，五代《日华子本草》正式作为药物收录，有云："此药有雌雄，雌者苗色黄白，雄者黄赤。"《开宝本草》云："本出顺州南河县，今岭外江南诸州皆有。蔓紫，花黄白。叶如薯蓣而不光，生必相对，根大如拳。有赤白二种，赤者雄，白者雌。"《本草图经》谓："今处处有之，以西洛、嵩山及南京柘城县者为胜。春生苗，叶叶相对，如山芋而不光泽；其茎蔓延竹木墙壁间……结子有棱，似荞麦而细小。秋冬取根，大者如拳，各有五棱瓣，似小甜瓜。有赤白二种：赤者雄，白者雌。"由上可见，古代何首乌的原植物有混淆的情况，苏颂所言"结子有棱，似荞麦而细小"者与今用蓼科植物何首乌 Polygonum multiflora 的特征基本相符，而白首乌指的似为萝摩科牛皮消属的多种植物。

何首乌植物分布较广，最初资源发现地在"顺州南河县"，即今广西陆川县，今则产于河南嵩县、卢氏，湖北恩施、建始、巴东、秭归，广西南丹、靖西，广东德庆，贵州铜仁、黔南，四川乐山、宜宾，江苏江宁、南京浦口等地。一般以广东德庆产量大，以为道地。

【来源】　本品为蓼科植物何首乌 Polygonum multiflora Thunb. 的干燥块根。

【原植物、生态环境、适宜区】　多年生缠绕草本。根细长，末端成肥大的块根，外表红褐色至暗褐色。茎基部略呈木质，中空。叶互生，具长柄，叶片狭卵形或心形，长 4~8 cm，宽 2.5~5 cm，先端渐尖，基部心形或箭形，全缘或微带波状，上面深绿色，下面浅绿色，两面均光滑无毛。托叶膜质，鞘状，褐色，抱茎，长 5~7 mm。花小，直径约 2 mm，多数，密聚成大形圆锥花序，小花梗具节，基部具膜质苞片；花被绿白色，花瓣状，5 裂，裂片倒卵形，大小不等，外面 3 片的背部有翅；雄蕊 8，比花被短；雌蕊 1，子房三角形，花柱短，柱头 3 裂，头状。瘦果椭圆形，有 3 棱，长 2~3.5 mm，黑色光亮，外包宿存花被，花被成明显的 3 翅，成熟时褐色。花期 10 月，果期 11 月。

何首乌生长于草坡、路边、山坡石隙及灌木丛中。分布于河南、山东、安徽、江苏、浙江、福建、广东、广西、江西、湖南、湖北、四川、贵州、云南等地，主产于河南、湖北、贵州、四川、江苏、广西等地。

【生物学特点】

1. 栽培技术

（1）种子繁殖：直播为主，也可育苗移栽。3 月上旬至 4 月上旬播种，条播行距

30~35 cm，施人畜粪水后将种子均匀播入沟中，覆土 3 cm。苗高 5 cm 时间苗，株距 30 cm 左右。

（2）扦插繁殖：3月上旬至4月上旬选生长旺盛、健壮无病虫植株的茎藤，剪成长 25 cm 左右的插条，每根应具节约 3 个。行距 30~35 cm，株距 30 cm 左右，穴深 20 cm 左右，每穴放 2~3 条，切忌倒插。覆土压紧，施人畜粪肥。

2. 田间管理　播种和扦插均应保持田间湿润。生长期应注意除草，5 月追施人畜粪水 1 次。苗高 30 cm 左右，应插竹竿或树枝，供茎藤缠绕生长。12 月倒苗时，结合清除枯藤，施腐熟堆肥或土杂肥 1 次，并在根际培土。

3. 病虫害防治　通常情况下，何首乌第一茬种植整个生长期病虫害的发生并不常见，随着种植茬口数的增加，病虫害的发生逐渐加剧。病虫害发生期如果不及时防治可导致减产或绝收。何首乌的病害主要是叶斑病和根腐病。

（1）叶斑病：在高温高湿多雨季节易发此病。防治方法：除去病叶、疏枝叶，利于通风从而减少病害发生，用 50% 多菌灵 800 倍液，每 7~10 d 喷 1 次，连续 2~3 次即可。

（2）根腐病：该病主要为害幼苗，成株后也有发生。发病后先是须根腐烂，随后发展到主根，随着病情的加剧，肥水的吸收能力减弱，夏日地上部蒸腾能力较强，容易出现死苗。发病后可用 40% 根腐宁 1000 倍液喷雾或浇灌病株，也可用 8% 的 402 乳油 1500 倍液灌根。

（3）锈病：除去病叶病株和地上残枝叶，用 75% 的百菌清 1000 倍液或 75% 的甲基托布津 800~1000 倍液喷施，每 7~10 d 喷 1 次，连续 2~3 次。蚜虫：用 50% 辛硫磷乳油 2000 倍液或 50% 蚜松乳油 1000~1500 倍液喷施。

【采收加工】　培育 3~4 年即可收获，但以 4 年收产量较高，在秋季落叶后或早春萌发前采挖。除去茎藤，将根挖出，洗净泥土，大的切成 2 cm 左右的厚片，小的不切。晒干或烘干即成。

【炮制储藏】

1. 炮制　除去杂质，洗净，稍浸，润透，切厚片或块，干燥。

2. 储藏　置干燥处，防蛀。

【药材性状】　本品呈团块状或不规则纺锤状，长 6~15 cm，直径 4~12 cm。表面红棕色或红褐色，皱缩不平，有浅沟，并有横长皮孔样突起及细根痕。体重，质坚实，不易折断，断面浅黄棕色或浅红棕色，显粉性，皮部有 4~11 个类圆形异型维管束环列，形成云锦状花纹，中央木部较大，有的呈木心。气微，味微苦而甘涩。以身干、个大、质坚实而重、木心小、外皮红棕色、断面显云锦纹、粉性足者为佳。

【质量检测】

1. 显微鉴别

（1）块根横切面：木栓层为数列细胞，充满红棕色物质，皮孔可见。韧皮部较宽，散有异型维管束即复合维管束，另一种为单个的维管束，均为外韧型。形成层呈环状，木质部导管较少，周围有管胞及少数木纤维。块根的中心为初生木质部。薄壁细胞含有淀粉粒及草酸钙簇晶。

（2）粉末：黄棕色。淀粉粒单粒类圆形，直径 4~50 μm，脐点人字形、星状或三叉状，大粒者隐约可见层纹；复粒由 2~9 分粒组成。草酸钙簇晶直径 10~80（160）μm，偶见簇晶与较大的方形结晶合生。棕色细胞类圆形或椭圆形，壁稍厚，胞腔内充满淡黄棕色、棕色或红棕色物质，并含淀粉粒。具缘纹孔导管直径 17~178 μm。棕色块散在，形状、大小及颜色深浅不一。

2. 理化鉴别 取本品粉末 0.25 g，加乙醇 50 mL，加热回流 1 h，滤过，滤液浓缩至 3 mL，作为供试品溶液。另取何首乌对照药材 0.25 g，同法制成对照药材溶液。照《中国药典》薄层色谱法试验，吸取上述两种溶液各 2 μL，分别点于同一以羧甲基纤维素钠为黏合剂的硅胶 H 薄层板上使成条状，以三氯甲烷-甲醇（7:3）为展开剂，展至约 3.5 cm，取出，晾干，再以三氯甲烷-甲醇（20:1）为展开剂，展至约 7 cm，取出，晾干，置紫外光灯（365 nm）下检视。供试品色谱中，在与对照药材色谱相应的位置上，显相同颜色的荧光斑点。

3. 含量测定 二苯乙烯苷的含量测定：以十八烷基硅烷键合硅胶为填充剂，以乙腈-水（25:75）为流动相，检测波长为 320 nm。理论板数按 2, 3, 5, 4′-四羟基二苯乙烯-2-O-β-葡萄糖苷峰计算应不低于 2000。取 2, 3, 5, 4′-四羟基二苯乙烯-2-O-β-葡萄糖苷对照品适量，精密称定，加稀乙醇制成每 1 mL 含 0.2 mg 的溶液，即得对照品溶液。取本品粉末（过四号筛）约 0.2 g，精密称定，置具塞锥形瓶中，精密加入稀乙醇 25 mL，称定重量，加热回流 30 min，放冷，再称定重量，用稀乙醇补足减失的重量，摇匀，静置，上清液滤过，取续滤液，即得供试品溶液。测定法分别精密吸取对照品溶液与供试品溶液各 10 μL，注入液相色谱仪，测定。本品按干燥品计算，含 2, 3, 5, 4′-四羟基二苯乙烯-2-O-β-葡萄糖苷（$C_{20}H_{22}O_9$）不得少于 1.0%。

【商品规格】 商品按加工方法的不同分为生首乌和制首乌。规格按个头重量分为首乌王（每个重 200 g 以上）、提手乌（每个重 100 g 以上）和统首乌（不分大小）。出口商品按个头重量分为四等：一等，每个 200 g；二等，每个 100 g；三等，每个 50 g；四等，每个 50 g 以下。

首乌片、块，统货，不分等级。

【性味归经】 苦、甘、涩，微温。归肝、心、肾经。

【功能主治】 解毒，消痈，截疟，润肠通便。用于疮痈，瘰疬，风疹瘙痒，久疟体虚，肠燥便秘。

【用法用量】 内服：煎汤，3~6 g。外用：煎水洗，研末撒或调涂。

【使用注意】 大便溏泄及有湿痰者不宜。

【化学成分】

1. 醌类化合物 何首乌中含有的醌类化合物主要为大黄素、大黄素甲醚、拟石黄衣醇、大黄素-8-甲醚、桔红青霉素、ω-羟基大黄素、大黄素-6, 8-二甲醚、大黄素-8-O-β-D-吡喃葡萄糖苷、大黄素-8-O-（6-O-乙酰基）-β-D-吡喃葡萄糖苷和大黄素甲醚-8-O-β-D-吡喃葡萄糖苷等。

2. 二苯乙烯苷类 目前已报道的二苯乙烯苷单体成分有 2, 3, 5, 4-四羟基二苯乙烯-2-O-β-D-葡萄糖苷（二苯乙烯苷）、2, 3, 5, 4-四羟基二苯乙烯-2-O-（6′-

$O-\alpha-D-$吡喃葡萄糖）$-\beta-D-$吡喃葡萄糖苷、何首乌丙素（2，3，5，4-四羟基二苯乙烯-2，3-二-$O-\beta-D-$葡萄糖苷）；2，3，5，4-四羟基二苯乙烯-2-$O-$（$6'-O-$乙酰基）$-\beta-D-$葡萄糖苷等、2，3，5，4'-二苯乙烯-2-$O-$（$6''-O-\alpha-D-$吡喃葡糖基）$-\beta-D-$吡喃葡萄糖苷、（E）$-2，3，5，4'-$四羟基二苯乙烯-2-$O-\beta-D-$（$3''-$没食子酰）$-$葡萄糖苷等。

3. 磷脂类　何首乌中的磷脂类成分主要有磷脂酰胆碱（PC）、溶血磷脂酰胆碱（LPC）、磷脂酰乙醇胺（PE）、磷脂酰甘油（PG）、磷脂酰丝氨酸（PS）和磷脂酰肌醇（PI）等。

4. 酚类成分　酚类成分主要有大黄素-3-甲醚-8-$\beta-D-$葡萄糖苷、大黄素、表儿茶素、决明酮8-$O-\beta-D-$吡喃葡萄糖苷、对羟基苯甲醛和5-羧甲基-7-羟基-2-甲基色原酮等。

5. 黄酮类　黄酮类化学成分主要有首蓿素、1，3-二羟基-6，7-二甲基呫吨酮-1-$O-\beta-D-$吡喃葡萄糖苷（何首乌乙素）、（S）$-2-$（$2'-$羟丙基）$-5-$甲基-7-羟基色原酮-7-$O-\alpha-L-$岩藻糖基（1→2）$-\beta-D-$吡喃葡萄糖苷等。

6. 其他　何首乌中鞣质、灰分、粗脂肪、膳食纤维和碳水化合物含量较高，还含有五味子素、胡萝卜苷、没食子酸、儿茶素、$\beta-$谷甾醇、游离的必需氨基酸类化合物及丰富的微量元素等。

【药理作用】

1. 抑菌　何首乌不同炮制品水煎液对金黄色葡萄球菌、白色葡萄球菌、福氏痢疾杆菌、宋内氏痢疾杆菌、伤寒杆菌901、副伤寒杆菌、白喉杆菌、乙型溶血性链球菌、奈氏卡他菌均有不同程度抑制作用，其中生首乌水煎液抗金黄色葡萄球菌作用均比其他炮制品强，而制首乌水煎液对白色葡萄球菌，酒蒸首乌水煎液和地黄汁蒸首乌水煎液对白喉杆菌的抑制能力均优于生品及其他炮制品。

2. 促进造血功能　小鼠皮下注射何首乌液0.2 g，每日2次，连续给药3 d，可使粒系祖细胞的产率明显高于生理盐水对照组。小鼠腹腔注射何首乌提取液50 mg/kg，连续给药3 d，可使骨髓造血干细胞明显增加，还可显著提高小鼠粒-单系祖细胞产生率，并使骨髓红系祖细胞值明显升高。

3. 增强免疫　何首乌对泼尼松龙和环磷酰胺引起的老年小鼠脾、胸腺抑制性改变有明显对抗作用，使脾巨噬细胞的吞噬率和吞噬指数明显提高。饲喂首乌乙醇浸膏能明显提高老年大鼠外周淋巴细胞DNA的损伤修复能力。小鼠灌服制首乌6 g/kg，连续给药7 d，能明显提高腹腔巨噬细胞的吞噬能力，对泼尼松龙引起的吞噬指数下降有明显的对抗作用。

何首乌能延迟随衰老出现的胸腺退化，可能是其延缓衰老、提高机体免疫力的重要机制。此外，何首乌还能增加胸腺核酸和蛋白质含量，延缓老年大鼠胸腺年龄性退化作用，并能促进老龄小鼠胸腺超微结构明显逆转变化，使小鼠腹腔巨噬细胞吞噬指数明显上升，从而提高机体的非特异性免疫功能。

4. 降血脂、抗动脉粥样硬化　高脂血症大鼠每日灌胃何首乌4 g/kg，连续10 d，能较显著地降低大鼠血清总胆固醇（TC）及血清甘油三酯（TG）的含量。对于高脂血症鹌鹑，连续灌胃何首乌 4 周，可明显降低血清 TC 含量和提高高密度脂蛋白胆固醇/总胆固醇（HDL-C/TC）比值。高脂血症及动脉粥样硬化模型家兔，何首乌灌胃 7 d，不仅能降低 TC 含量，还能减轻动脉粥样硬化斑块形成。何首乌水提液 32 g/kg 喂养小鼠 1 个月，能明显提高高密度脂蛋白胆固醇（HDL-C）水平。何首乌掺入饲料中喂养大鼠，90 d 后，也可明显升高 HDL-C，而 TG 和 TC 无明显变化，对 β 脂蛋白有明显抑制作用。何首乌降血脂与抗胆固醇作用的有效成分包括蒽醌类、二苯烯化合物及卵磷脂等。

ICR 健康清洁级雄性小鼠，4 周龄，体重 18~22 g，共 60 只。用普通饲料预饲养 1 周后，称量小鼠体重，按体重随机分为 6 组：空白对照组，高脂模型组，水提何首乌多糖（W-PMP）低、高剂量组，碱提何首乌多糖（A-PMP）低、高剂量组。每组 10 只。试验期间，对照组饲喂基础饲料，自由饮水，其余 5 组均饲喂高脂饲料，剂量组同时灌胃何首乌多糖溶液。每天记录进食量，每周称重 1 次，连续 28 d 后禁食 16 h 断尾取血，离心（3000 r/min，10 min）分离血清，测定血清 TC、TG、HDL-C，计算动脉硬化指数（AI）。宰杀后取出肝，测定肝中脂蛋白脂酶（LPL）、肝脂酶（HL）、总脂酶（LA）的含量。计算心指数、肝指数及肾指数。

随着试验时间的延长，各组小鼠正常生长，体重均有所增加，空白对照组体重增加了 15.9 g，高脂模型组体重增加了 24.2 g，水提多糖组低体重增加了 19.1 g，水提多糖组高体重增加了 16.4 g，碱提多糖组低体重增加了 21.4 g，碱提多糖组高体重增加了 18.3 g。高脂模型组的小鼠体重较空白对照组，平均增长了 52.2%，对照高脂模型组，各何首乌多糖剂量组体重均有所下降，W-PMP 低剂量组和 W-PMP 高剂量组量效关系存在显著性差异，其中 W-PMP 高剂量组小鼠的体重基本达到正常水平，量效关系变化不显著；A-PMP 低剂量组和 A-PMP 高剂量组量效关系存在显著性差异，其中 A-PMP 高剂量组与 A-PMP 剂量组相比无显著差异性。

高脂模型组的 TC、TG 与空白对照组相比，均有显著性升高，HDL-C 显著降低，说明经过连续 4 周的高脂饲料的饲喂可使小鼠的血脂水平明显升高，高脂饮食小鼠模型建立成功。与高脂模型组相比，各何首乌多糖剂量组的 TC、TG、AI 含量均有不同程度的下降，HDL-C 有一定程度的升高。与空白对照组相比，高脂模型组的 LPL、HL、LA 含量均有显著性升高。对照高脂模型组，各何首乌多糖给药组的 LPL 含量均有不同程度的升高，W-PMP 低剂量组与高剂量组之间差别不显著，A-PMP 低剂量组与高剂量组之间差别显著。各何首乌多糖给药组的 HL、LA 含量较高脂模型组也均有不同程度的升高。其中 W-PMP 低、高剂量组之间差别显著，量效关系存在显著性差异；A-PMP 低剂量组与高剂量组之间差别变化不显著，表明量效关系差异不明显；W-PMP 高剂量组与 A-PMP 低、高剂量组之间差异显著。

与空白对照组相比，高脂模型组的心指数、肝指数和肾指数均有所增加，而肝指数增大，表明有肝损伤。对照高脂模型组，各何首乌多糖给药组的肝指数均有所下降。其中 A-PMP 高剂量组与 W-PMP 高剂量组差异变化不显著；W-PMP 低、高剂量组的心指数和肾指数变化差异显著，且存在量效关系；W-PMP 高剂量组与 A-PMP 低、高剂量组相比变化差异不显著。

何首乌醇提取液给快速动脉粥样硬化鹌鹑灌胃，连续 6 周，血浆 HDL-C/TC 比值显著升高，大剂量组作用更为显著。各给药组均有延缓动脉粥样硬化的作用。含何首乌的复方中药能明显抑制牛的主动脉平滑肌增殖的作用，其单味药的作用不如组方的效果明显。研究发现，制首乌中一个新的四羟基二苯乙烯苷成分可抑制血小板源生长因子诱导的小牛血管平滑肌细胞增殖，在 10^{-4}mol/L 时，抑制率可达 50.6%，这为何首乌的抗动脉粥样硬化作用提供了实验依据。

5. 保护心肌 何首乌提取液对犬心肌缺血再灌注损伤具有预防作用。其作用环节可能是何首乌中二苯乙烯苷、白藜芦醇苷有增加超氧化物歧化酶（SOD）和过氧化氢酶活性的功能。加之何首乌中某些成分如蒽醌类、磷脂等有直接的抗氧化作用，减少体内氧自由基。

6. 保肝 何首乌所含的二苯烯化合物对过氧化玉米油所致大鼠脂肪肝和肝功能损害，肝过氧化脂质升高，血清丙氨酸转氨酶（ALT）及天冬氨酸转氨酶（AST）升高等均有明显对抗作用，并使血清游离脂肪酸及肝脏过氧化脂质含量下降。在体外能抑制由腺苷二磷酸（ADP）、还原型辅酶Ⅱ（NADPH）引起的大鼠肝微粒体脂质过氧化。何首乌还有增加肝糖原作用。生首乌、黑豆汁制首乌和清蒸首乌水煎液对醋酸泼尼松所致肝脂肪蓄积有对抗作用，可降低四氯化碳（CCl$_4$）引起的肝大，使肝重系数降低。

7. 抗衰老 何首乌水煎液喂服老年小鼠或青年小鼠，能使脑和肝中蛋白质含量明显增加，提高老年机体 DNA 修复能力。何首乌的醇提物及水提物能不同程度地增加老年大鼠胸腺细胞膜蛋白和核酸含量。何首乌可明显降低老年小鼠脑和肝组织内丙二醛含量，增加脑内单胺类递质含量，增强超氧化物歧化酶（SOD）活性，还能明显抑制老年小鼠脑和肝组织内单胺氧化酶-B 的活性，从而消除自由基对机体的损伤，延缓衰老和疾病的发生。

何首乌提取物对小鼠皮肤脂质过氧化物的生成具有非常明显的抑制作用，说明何首乌具有延缓皮肤衰老的作用，可以作为良好的皮肤抗衰老化妆品添加剂。此外，何首乌还能明显提高老年大鼠的外周淋巴细胞 DNA 损伤修复能力，通过抑制脑内单胺氧化酶-B 活性，影响生物体中枢神经递质的含量，从而调节中枢神经活动，延缓大脑的衰老。

何首乌延缓衰老作用与抗氧化作用有关。老年小鼠灌服何首乌水煎浓缩液，能明显增强血中 SOD 活性。炮制对何首乌抗氧化作用有一定影响，新法炮制品及老法炮制品均有明显提高小鼠全血及脑组织 SOD 活性作用，并能降低小鼠心、肝、脑组织中及血中脂质过氧化物（LPO）含量，生品对 SOD 和 LPO 无明显影响。何首乌醇提液或水提液均能不同程度地提高老年大鼠心、肝、脑的组织 SOD 含量和降低 LPO 含量。

8. 神经保护 何首乌中的主要有效成分二苯乙烯苷，对 β 淀粉样蛋白和过氧化氢致神经细胞存活率下降及乳酸脱氢酶漏出增多有明显拮抗作用，并随剂量增加，其神经保护作用增强。提示二苯乙烯苷对老年性痴呆等神经系统退行性疾病的防治有一定的作用。制首乌提取物可依赖性地抑制白细胞介素及一氧化氮的产生，从而发挥神经元保护作用。

9. 调节内分泌 何首乌水煎浓缩液长期给小鼠灌胃，可使小鼠肾上腺重量明显增加。何首乌还有类似肾上腺皮质功能的作用，对摘除双侧肾上腺的小鼠，可使其应激能力明显提高，减少冷冻引起的小鼠死亡。制首乌对去甲肾上腺素饥饿小鼠肝糖原积累，有促进作用，使肝糖原明显增加。何首乌对血糖的影响有一定的时效关系，给家兔口服首乌煎剂后30、60 min内血糖升高达峰值，之后逐渐下降，6 h后血糖比正常低。大鼠肝胰岛素受体具有高亲和力低容量及低亲和力高容量两种受体，老年小鼠结合容量显著降低，但亲和力无变化。何首乌对容量和亲和力两个参数均无明显影响。

10. 润肠通便 何首乌生用，润肠通便作用强，其有效成分大黄酚可促进动物肠管运动。部分高脂血症患者服用后，出现大便次数增加和腹泻现象。

11. 其他 何首乌具有肾上腺皮质激素样作用，制首乌能使去肾上腺饥饿小鼠的肝糖原含量明显增加，能使小鼠的肾上腺显著增重并能对抗柴胡、氢化可的松所致的胸腺、肾上腺萎缩。此外，何首乌中所含的蒽醌衍生物能促进肠蠕动而有轻度泻下作用。此外，何首乌还有减慢心率、扩张冠状动脉、抗心肌缺血等作用。

【毒理研究】

1. 急性毒理 分别以每日每千克体重100、156、188、192、200、230、273、312、375 g等9个剂量组给药。每日灌胃1次，连续给药3 d，观察小鼠行为、动作、皮毛、进食、粪便、分泌物等3~5 d，除个别有稀便、活动下降但不久即恢复，其余均未见异常。无中毒症状和中毒死亡现象。

2. 亚急性毒理 亚急性按慢性的2倍、8倍、20倍折算。正常成人何首乌用量为9~15 g/d，因此得大鼠三个剂量组：59 g/(kg·d)，329 g/(kg·d)，809 g/(kg·d)。另设生理盐水对照组。给药时间连续1个月。每日灌胃1次。普通饲料（玉米等）喂养。另一批试验用小鼠，剂量按89 g/(kg·d)、159 g/(kg·d)折算并设对照组，每天药物与饲料混合喂养，连续1个月，生长发育、行为动作良好。皮毛、分泌物、粪便、眼睛、进食、饮水等均未见异常。因天气炎热、气温过高有死亡：对照组4只、小剂量组3只、大剂量组2只。无药物引起的毒性。

【临床应用】

1. 临床配伍

（1）疥癣满身：何首乌、艾各等分，锉为末。水煎令浓，盆内盛洗，甚解痛生肌。（《博济方》）

（2）大肠风毒，泻血不止：何首乌二两，捣细罗为散，饭前用温粥饮调下一钱。（《太平圣惠方》）

（3）破伤血出：用何首乌末敷上即止。（《卫生杂兴》）

（4）自汗不止：何首乌末，水调。封脐中。（《濒湖集简方》）

（5）遍身疮肿痒痛：防风、苦参、何首乌、薄荷各等分。上为粗末，每用药半两，水、酒各一半，共用一斗六升，煎十沸，热洗。（《外科精要》何首乌散）

（6）气血俱虚，久疟不止：何首乌（自三钱以至一两，随轻重用之），当归二三钱，人参三五钱，陈皮二三钱（大虚不必用），煨生姜三片（多寒者用三五钱）。水两盏，煎八分，于病发前二三小时温服。（《景岳全书》何人饮）

（7）瘰疬延蔓，寒热羸瘦，乃肝（经）郁火，久不治成劳：何首乌如拳大者一斤，

去皮如法制，配夏枯草四两，土贝母、当归、香附各三两，川芎一两。共为末，炼蜜丸。每早、晚各服三钱。(《本草汇言》)

2. 现代临床

(1) 疟疾：取何首乌18~24 g，甘草1.5~3 g (小儿酌减)，每日1剂，浓煎2 h，分3次食前服用，连用2 d。治疗17例，15例于服药后症状消除，停止发作；2例在服药4剂后控制发作。4个月后有2例复发，仍以何首乌治愈。疟原虫转阴时间大体在症状控制后2~21 d。治疗过程中一般无副作用，仅个别有轻微腹泻及腹隐痛现象。

(2) 百日咳：取何首乌6~12 g，甘草1.5~3 g，水煎，每日1剂，分4~6次口服。治疗35例，痊愈 (症状完全消失) 19例，基本痊愈 (阵发性痉挛性咳嗽完全消失，仅遗下不时二三声咳嗽) 8例，好转 (阵发性痉挛性咳嗽次数显著减少，咳时短暂) 4例，无效4例。经观察，对无并发症特别是用各种抗生素疗效不显或晚期病例，有明显疗效。如属初起，可再加车前草、百部、白前、连翘、银花煎服；对鼻出血、咯血、咯痰困难、喘咳有哮鸣音者，酌情对症治疗，以提高疗效。一般无副作用，有些服后有轻度腹泻现象，可加少许诃子或罂粟壳。

(3) 高血脂：将何首乌制成片剂 (内含70%浸膏及30%制首乌粉剂)，每次5片，日服3次，连用半个月至3个月；或用何首乌50 g煎服，每日1次，连服1~2个月。用片剂治疗88例，有78例下降，2例不变，8例上升。用煎剂 (个别用片剂) 后观察20例，16例下降，4例上升。服后少数病例有胸闷、升火感，个别大便次数增多。如连渣内服，其作用似更明显，腹泻现象亦较显著；片剂较煎剂作用明显，大便次数亦增多，但仍能耐受。

用何首乌6 g，桑寄生18 g，黄精9 g，为每日量，制成片剂 (何首乌研粉过120目筛，桑寄生、黄精水浸1 h后煎2次，各20 min，过滤浓缩成膏，烘干研粉，二者混匀压片)，分2~3次服。观察86例，治疗前血清胆固醇均在250 mg%以上，平均值为 (295.4±41.6) mg%，最高者在400 mg%以上。经服药2个月后，血清胆固醇下降者51例，下降最多者为190 mg%；无明显变化 (波动范围在±20 mg%以内) 者29例；上升者6例，上升最多者为83 mg%；平均值为 (257.2±51.1) mg%，平均下降 (38.2±47.1) mg%。测定β-脂蛋白者76例，治疗前平均值为 (755.7±355.0) mg%，治疗后平均值为 (672.1±256.0) mg%，平均下降 (84.6±257.0) mg%。治疗后停药1个月复查，其降脂效果尚较稳定。用药过程中未发现明显副作用，对伴存疾病 (如冠心病、高血压) 亦无不良影响。

(4) 疖肿：取新鲜何首乌1000 g，切片，放锅内 (勿用铁锅) 加水浓煎成250 mL。外搽患处，每日1~3次。治疗7例，均在3 d内痊愈。

【不良反应】 7例报告均与肝损害有关，其中1例为肝功能异常，7例均见黄疸，2例为肝炎，1例黄疸并肝功能损害。患者包括5名女性，2名男性，年龄为36~70岁。用药原因为治疗脱发 (3人服用一种含有何首乌的制剂，3人服用首乌丸)。所有患者在停药后均康复。文献中也有服用何首乌引起肝炎的病例报告。

何首乌制剂相关的不良反应表现具有很多肝病的体征和症状，包括黄疸 (皮肤、巩膜黄染)、尿色变深、恶心、呕吐、乏力、虚弱、胃痛、腹痛、食欲减退等。若出现以上症状应及时就医。如确诊为肝损害，建议停止服用何首乌。建议有肝病史或者其他严重疾病的患者，需在医生指导下服用该类药物。用药前（包括使用中草药制剂）应咨询医生或药师，以确保得到合理的治疗。

【综合利用】 何首乌可以制成颗粒剂、散剂、口服液、丸剂及片剂等多种剂型，例如乙肝宁颗粒、七宝美髯颗粒、人参再造丸等。可以作为食物食用，比如和豆腐、猪血、鸡蛋、鸡肉、猪肝等搭配，做成各类粥、汤等，但不适合炒菜，而且在分量上只能以辅料出现，不能作为主菜食用，以免引起不适。可生吃，用上好的何首乌，洗净，用温水泡至七成透，然后切成片，在太阳下晒干；也可磨成细粉，冲水后服用。

■参考文献

[1] 杨朝晖. 何首乌抗衰老作用研究近况 [J]. 时珍国医国药，1999，10（5）：390-391.

[2] 莫志江，潘毓宁，潘洪平. 何首乌及其制剂延缓衰老的药效学研究 [J]. 时珍国药研究，1995，6（4）：49-51.

[3] 王南，朱宇，蔡海江. 首乌组方对动脉平滑肌细胞增殖的抑制作用 [J]. 南京医科大学学报，1996，16（1）：21-23.

[4] 陈万生，刘文庸，杨根金，等. 制首乌中1个新的四羟基二苯乙烯苷的结构鉴定及其心血管活性研究 [J]. 药学学报，2000，35（12）：906-908.

[5] 戴友平，唐国华，郭衍坤. 何首乌提取液对犬心肌缺血再灌注损伤的预防作用实验研究 [J]. 中国生化药物杂志，1998，19（2）：79-81.

[6] 苏玮，郭群. 何首乌的现代药理研究概况 [J]. 中草药，1997，28（2）：119-121.

[7] 张兰，李林，李雅莉，等. 二苯乙烯甙拮抗β-淀粉样蛋白及过氧化氢致神经细胞损伤 [J]. 中国药理学会通讯，2002，19（1）：32.

[8] 周斌，张勤，陈万生，等. 制首乌提取物对大鼠小胶质细胞分泌IL-1和NO的影响 [J]. 中国药理学会通讯，2000，17（2）：24.

[9] 苏焕群，陈再智. 何首乌药理研究进展 [J]. 中药材，1993，16（2）：34-37.

[10] 翟蓉，吕丽爽，金邦荃. 何首乌多糖降血脂作用的研究 [J]. 食品与机械，2010，26（5）：87-90，101.

[11] 梅雪，余刘勤，陈小云，等. 何首乌化学成分和药理作用的研究进展 [J]. 药物评价研究，2016，39（1）：122-131.

[12] 袁炜，高增平，杨建波，等. 何首乌化学成分的研究 [J]. 中草药，2017，48（4）：631-634.

[13] 吴世芳. 何首乌中磷脂类化合物的提取、分离及分析方法研究 [J]. 南昌：南昌大学，2007.

[14] 李绫娥，刘金珠，廖森泰，等. 何首乌的酚类成分研究 [J]. 热带亚热带植物学，2009，17（6）：617-620.

辛 夷

【道地沿革】 辛夷别名辛矧、侯桃、房木、辛雉、迎春、木笔花、毛辛夷、姜朴花等，始载于《神农本草经》，列为木部上品。《本草拾遗》云："辛夷花未发时，苞如小桃子，有毛，故名侯桃。初发如笔头，北人呼为木笔。其花最早，南人呼为迎春。"《本草纲目》曰："夷者，荑也。其苞初生如荑而味辛也。扬雄《甘泉赋》云：列辛雉于林薄。服虔注云：即辛夷。雉、夷声相近也。"

《名医别录》云："辛夷生汉中川谷，九月采实。"《本草经集注》曰："今出丹阳近道，形如桃子，小时气味辛香。"韩保升《蜀本草》进一步描述辛夷的植物形态："高数仞，叶似柿叶而狭长，正月、二月花，似有毛小桃，色白而带紫，花落而无子。夏杪复着花，如小笔。又有一种，花叶皆同，但三月花开，四月花落，子赤似相思子。二种所在山谷皆有。"《本草衍义》记载："辛夷有红、紫二本，一本如桃花色者，一本紫者。今入药当用紫色者仍须未开时收取。"李时珍云："辛夷花，初出枝头，苞长半寸，而尖锐俨如笔头，重重有青黄茸毛顺铺，长半分许。及开则似莲花而小如盏，紫苞红焰，作莲及兰花香。亦有白色者，人呼为玉兰。又有千叶者。诸家言苞似小桃者，比类欠当。"综上所述，古代所用辛夷来源不止一种，但根据描述来看，均应为木兰科木兰属植物。其中生汉中，叶似柿叶而狭长，正月、二月开花，花色白带紫的应为望春花 *Magnolia biondii* Pamp.。《蜀本草》所描述的另外一种三月开花的品种，应为开花稍迟的武当玉兰 *Magnolia sprengeri* Pamp.。陶弘景所说出丹阳一带的，应该是分布于江南的玉兰 *Magnolia denudata* Desr.。马王堆一号汉墓出土的"辛夷"经鉴定亦为 *Magnolia denudata* Desr.。

《名医别录》《本草经集注》分别记载陕西汉中、江苏丹阳产辛夷。《浙江通志》卷110云："万历灵隐寺志唐时灵隐寺有此花，鲜红可爱。"《四川通志》卷38之6、《湖广通志》卷19、《甘肃通志》卷20记载成都府（今四川成都）、永顺府（今湖南永顺县）、秦州（今甘肃天水）亦产辛夷。另外，《河南通志》《陕西通志》《云南通志》也有记载物产辛夷。从古代本草的记载来看，辛夷自古以来产自河南、陕西、江苏、浙江、湖南、四川、甘肃、云南等地。

辛夷品种古今变化不大，现今药用主要有三种基原，为木兰科木兰属植物望春花 *Magnolia biondii* Pamp.、玉兰 *Magnolia denudata* Desr. 或武当玉兰 *Magnolia sprengeri* Pamp. 的干燥花蕾。其中，望春花主产于河南、四川、陕西、湖北等地，玉兰主产于浙江、安徽、江西等地，武当玉兰主产于四川、湖北、陕西等地。

【来源】 本品为木兰科植物望春花 *Magnolia biondii* Pamp.、玉兰 *Magnolia denudata* Desr. 或武当玉兰 *Magnolia sprengeri* Pamp. 的干燥花蕾。

【原植物、生态环境、适宜区】 落叶灌木，高 3~4 m。干皮灰白色；小枝紫褐色，平滑无毛，具纵阔椭圆形皮孔，浅白棕色；顶生冬芽卵形，长 1~1.5 cm，被淡灰绿色绢毛，腋芽小，长 2~3 mm。叶互生，具短柄，柄长 1.5~2 cm，无毛，有时稍具短毛；

叶片椭圆形或倒卵状椭圆形，长 10~16 cm，宽 5~8.5 cm，先端渐尖，基部圆形，或呈圆楔形，全缘，两面均光滑无毛，有时于叶缘处具极稀短毛，表面绿色，背面浅绿色，主脉凸出。花于叶前开放，或近同时开放，单一，生于小枝顶端；花萼 3 片，绿色，卵状披针形，长约为花瓣的 1/4~1/3，通常早脱；花冠 6 片，外面紫红色，内面白色，倒卵形，长 8 cm 左右，雄蕊多数，螺旋排列，花药线形，花丝短；心皮多数分离，亦螺旋排列，花柱短小尖细。果实长椭圆形，有时稍弯曲。花期 2~5 月。

辛夷生长于较温暖地区。原分布在湖北、安徽、浙江、福建一带，现在野生较少，在山东、四川、江西、湖北、云南、陕西南部、河南等地广泛栽培。

【生物学特点】

1. 栽培技术 用种子、嫁接、扦插繁殖，亦可用压条繁殖。

(1) 种子繁殖：应选 15 年生以上健壮母株采种，用层积法储藏种子，3 月中、下旬，在苗床上按行距 33 cm 开深 3~4 cm 的沟，将种子按株距 3 cm 播入沟内，覆土与沟面平，轻轻压实。幼苗期要遮阴，经常喷水，及时中耕除草，结合浇水适施稀薄人畜粪水或尿素等。培育 2 年，即可定植。

(2) 嫁接繁殖：芽接、枝接（切接、劈接）均可，但因辛夷砧木髓心大，所以芽接比枝接成活率高。在初春幼芽萌发前和秋季新梢成熟后进行芽接为宜。砧木以 2~3 年生、茎粗 1~1.5 cm 木兰实生苗为优，接穗应选一年生粗壮枝条上的饱满芽体，采用削芽腹接法。

(3) 扦插繁殖：在 5 月初至 6 月中旬，选择幼年树的当年生健壮枝条长 10~12 cm，留叶 2 片，下端切口留芽带踵，在 10^{-3} 吲哚丁酸溶液中快速蘸一下，随即扦插。苗床用干净湿沙做成，按行株距 15 cm×4 cm 插入，使叶片倒向一边，切勿重叠或贴地。插后浇透水，用塑料薄膜覆盖，其上再盖草帘遮阴。插条成活后，要勤除草、追肥。培育 1 年即可定植。一般在秋季落叶和早春萌芽前定植。

2. 田间管理 定植后至成林前，每年在夏、秋两季各中耕除草 1 次，并将杂草覆盖根际。定植时应施足基肥，在冬季适施堆肥，或在春季施人畜粪水，促进苗木迅速成林。始花后，每年应在冬季增施过磷酸钙，使蕾壮花多。为了控制树形高大，矮化树干，主干长至 1 m 高时打去顶芽，促使分枝。在植株基部选留 3 个主枝，向四方发展，各级侧生短、中枝条一般不剪，长枝保留 20~25 cm。每年修剪的原则是，以轻剪长枝为主、重剪为辅，以截枝为主、疏枝为辅，在 8 月中旬还要注意摘心，控制顶端优势，促其翌年多抽新生果枝。

3. 病虫害防治 辛夷花病害较少，害虫主要有袋蛾、刺蛾、木囊虫、大蓑蛾。但有天牛蛀枝干及根茎部，有时可将树致死，如发现有锯末屑虫粪，就应寻找虫孔，用棉球蘸敌敌畏原液塞进虫孔，再用泥封口，即可熏杀。

(1) 根腐病：可用 50% 甲基托布津 1000~1500 倍液浇注根部。同时将病土铲除，并用生石灰对土壤消毒。

(2) 炸蝉：①及时搜寻和杀死刚出土的老熟若虫。②如发生较多，可于夏季炎热天气夜间在树干附近点火，摇动树枝，使蝉投火烧死，并将落于火堆外的蝉杀死。③用熬黏的桐油或用蛛网揉捏的黏团涂于竿端粘捕成虫。④4~8 月间及时巡视并剪除产卵枝。

(3) 红蜡蚧: ①冬季和早春, 结合剪枝去除部分多虫枝。②如被害花卉植株较少较矮, 可在冬、春人工刮除。③在若虫孵化盛期, 喷 25% 亚胺硫磷乳油 1000 倍液, 或 40% 氧化乐果乳油 1500 倍液, 每隔 4~6 d 喷 1 次, 喷 3 次即可见效。④引种花苗时, 应认真检查, 防止将虫带入。

【采收加工】 冬末春初花未开放时采收, 除去枝梗, 阴干。

【炮制储藏】

1. 炮制 拣净枝梗杂质, 捣碎用。

2. 储藏 置阴凉干燥处。

【药材性状】

(1) 望春花: 本品呈长卵形, 似毛笔头, 长 1.2~2.5 cm, 直径 0.8~1.5 cm。基部常具短梗, 长约 5 mm, 梗上有类白色点状皮孔。苞片 2~3 层, 每层 2 片, 两层苞片间有小鳞芽, 苞片外表面密被灰白色或灰绿色茸毛, 内表面类棕色, 无毛。花被片 9, 类棕色, 外轮花被片 3, 条形, 约为内两轮长的 1/4, 呈萼片状, 内两轮花被片 6, 每轮 3, 轮状排列。雄蕊和雌蕊多数, 螺旋状排列。体轻, 质脆。气芳香, 味辛凉而稍苦。

(2) 玉兰: 长 1.5~3 cm, 直径 1~1.5 cm。基部枝梗较粗壮, 皮孔浅棕色。苞片外表面密被灰白色或灰绿色茸毛。花被片 9, 内外轮同型。

(3) 武当玉兰: 长 2~4 cm, 直径 1~2 cm。基部枝梗粗壮, 皮孔红棕色。苞片外表面密被淡黄色或淡黄绿色茸毛, 有的最外层苞片茸毛已脱落而呈黑褐色。花被片 10~12 (15), 内外轮无显著差异。

以花完整, 内瓣紧密, 色灰绿鲜艳光亮, 香气浓未开放者为佳。

【质量检测】

1. 显微鉴别

(1) 花梗 (苞片下) 横切面: ①望春玉兰: 表皮细胞 1 列, 呈石细胞状; 非腺毛 1~3 细胞。皮层有少数油细胞及石细胞群, 石细胞类圆形、梭形或不规则形, 长 30~80 μm, 直径 30~40 μm, 多数可见层纹。维管束环列。髓部有少数油细胞和石细胞群。②玉兰: 表皮细胞长方形, 内含红棕色色素, 无非腺毛。皮层石细胞较多。中柱鞘部位石细胞群环列。髓部无油细胞。③武当玉兰: 表皮细胞略呈石细胞状, 无非腺毛。皮层有少数外韧型或周韧型维管束。髓部石细胞较少, 油细胞较多。

(2) 粉末: 本品粉末灰绿色或淡黄绿色。非腺毛甚多, 散在, 多碎断; 完整者 2~4 细胞, 亦有单细胞, 壁厚 4~13 μm, 基部细胞短粗膨大, 细胞壁极度增厚似石细胞。石细胞多成群, 呈椭圆形、不规则形或分枝状, 壁厚 4~20 μm, 孔沟不甚明显, 胞腔中可见棕黄色分泌物。油细胞较多, 类圆形, 有的可见微小油滴。苞片表皮细胞扁方形, 垂周壁连珠状。

2. 理化鉴别 取本品粗粉 1 g, 加氯仿 10 mL, 密塞, 超声处理 30 min, 滤过, 滤液蒸干, 残渣加氯仿 2 mL 使溶解, 作为供试品溶液。另取木兰脂素对照品, 加甲醇制成每 1 mL 含 1 mg 的溶液, 作为对照品溶液。照《中国药典》薄层色谱法试验, 吸取上述两种溶液各 2~10 μL, 分别点于同一以羧甲基纤维素钠为黏合剂的硅胶 H 薄层板上，以氯仿-乙醚（5∶1）为展开剂，展开，取出，晾干，喷以10%硫酸乙醇溶液，在90℃加热至斑点显色清晰。供试品色谱中，在与对照品色谱相应的位置上，显相同的紫红色斑点。

3. 含量测定　木兰脂素的含量测定：以辛基键合硅胶为填充剂，以乙腈-四氢呋喃-水（35∶1∶64）为流动相，检测波长为278 nm。理论板数按木兰脂素峰计算应不低于9000。取木兰脂素对照品适量，精密称定，加甲醇制成每1 mL含木兰脂素0.1 mg的溶液，即得对照品溶液。取本品粗粉约1 g，精密称定，置具塞锥形瓶中，精密加入乙酸乙酯20 mL，称定重量，浸泡30 min，超声处理（功率250 W，频率33 kHz）30 min，放冷，再称定重量，用甲醇补足减失的重量，摇匀，滤过，精密量取续滤液3 mL，加在中性氧化铝柱（100~200目，2 g，内径为9 mm，湿法装柱，用乙酸乙酯5 mL预洗）上，用甲醇15 mL洗脱，收集洗脱液，置25 mL量瓶中，加甲醇至刻度，摇匀，滤过，取续滤液，即得供试品溶液。分别精密吸取对照品溶液与供试品溶液各4~10 μL，注入液相色谱仪，测定。本品按干燥品计算，含木兰脂素（$C_{23}H_{28}O_7$）不得少于0.40%。

【商品规格】　商品按产地分有会春花（产于河南）、安春花（产于安徽）、杜春花（产于浙江），不分等级，均为统货，要求干货，花蕾无枝梗、散瓣。

【性味归经】　辛，温。归肺、胃经。

【功能主治】　散风寒，通鼻窍。用于风寒头痛，鼻塞流涕，鼻衄，鼻渊。

【用法用量】　内服：煎汤，3~10 g，包煎。外用：适量，研末塞鼻或水浸蒸馏滴鼻。

【使用注意】　用量应严格掌握，不要过量。偶见出现头晕、心慌、胸闷、恶心、全身皮肤瘙痒等过敏反应。辛夷花能兴奋子宫，孕妇忌用。阴虚火旺者忌服。

【化学成分】

1. 望春花　花蕾含挥发油3.4%，其中主成分为β-蒎烯、1，8-桉叶素及樟脑，还含α-蒎烯、α-及β-水芹烯、香桧烯、α-及γ-松油烯、叔丁基苯、水化香桧烯、沉香醇、α-及β-松油醇、4-松油醇、β-榄香烯、顺式及反式丁香烯、β-芹子烯、香榧醇、β-、γ-及δ-荜澄茄烯。花蕾的干品含挥发油2%~2.5%，其中主成分为α-及β-蒎烯、1，8-桉叶素、香桧烯、α-松油烯、月桂烯、α-柠檬烯，4-松油醇，还含樟烯、莰烯、α-及γ-松油醇、水化香桧烯、聚伞花素、α-松油烯、甲基庚烯酮、樟脑、乙酸龙脑酯、丁香烯、双环榄香烯、柠檬醛a、柠檬醛b、香茅醇、牻牛儿醇、甲基丁香油酚、榄香醇、香榧醇、橙花叔醇、荜澄茄油烯、金合欢醇、反，反-金合欢醛、芳樟醇、反式水化香桧烯、δ-荜澄茄烯、邻苯二甲酸二乙酯等。花蕾还含木质体成分，如松脂酚二甲醚、望春花素、鹅掌楸树脂醇B二甲醚、发氏玉兰素、刚果荜澄茄脂素、去甲氧基刚果荜澄茄脂素、望春玉兰脂素A、玉兰脂素B和发氏玉兰脂酮A、B、C等。

2. 玉兰　花蕾和花分别含挥发油0.29%~0.67%和0.08%~0.09%，其中主成分是1，8-桉叶素，还含α-、β-蒎烯、樟烯、香桧烯、β-月桂烯、柠檬烯，对聚伞花素，顺式3-己烯-1-醇，顺式及反式芳樟醇氧化物，正十五烷，α-（王古）（王巴）烯、β-旁波烯、右旋4-松油醇、左旋乙酸龙脑酯、β-丁香烯、α-松油醇、α-及γ-衣兰油烯，大牻牛儿烯 D，α-乙酸香茅醇酯，β-芹子烯，乙酸牻牛儿醇酯，α-、γ-及 δ-荜澄茄烯，牻牛儿醇，对聚伞花素-8-醇，菖蒲烯，正十九烷，丁香烯氧化物，右旋反式橙花叔醇，榄香醇，β-桉叶醇等。花还含黄酮类成分芸香苷、槲皮素-7-葡萄糖苷。叶含挥发油 0.04%~0.15%，其中主成分是 β-丁香烯和橙花叔醇，其余成分与花中所含类似，但少含了正十五烷、正十九烷、对聚伞花素-8-醇，并多含了 α-松油醇、γ-松油烯、β-榄香烯。叶中还含新木脂体成分：玉兰脂素 A 及 B、玉兰脂酮、布尔乞灵、细叶青萎藤烯酮、蔚瑞昆森。树皮含挥发油，其中主成分是 1，8-桉叶素、右旋 4-松油醇和左旋 α-松油醇，还含生物碱柳叶木兰碱、木兰箭毒碱。

3. 武当玉兰　花蕾含挥发油，其中主成分是乙酸龙脑酯、反式丁香烯、丁香烯氧化物、β-桉叶醇，还含 α-及 β-蒎烯、樟烯、月桂烯、柠檬烯、桉叶素、γ-松油烯、对聚伞花素、樟脑、芳樟醇、葎草烯、香橙烯、佛术烯、顺式及反式-β-金合欢烯、芳-姜黄烯、γ-荜澄茄烯、α-及 γ-衣兰油烯、香茅醇、菖蒲烯、甲基丁香油酚、榄香醇、γ-桉叶素、香榧醇等。花含挥发油 1.0%，其中主成分是月桂烯、对聚伞花素、α-及β-蒎烯，还含侧柏烯、樟烯、γ-松油烯、4-侧柏醇、香桧烯、1，4-桉叶素、δ-荜澄茄醇、芳樟醇、樟脑、3-癸烯-2-酮、4-松油醇、α-松油醇、香桧醇、对异丙基苯甲醛、牻牛儿醇、异龙脑、1，4-卡达二烯、α-荜澄茄油烯、百里香酚、α-（王古）（王巴）烯，以及 α-、β-、γ-及 δ-荜澄茄烯，α-金合欢烯，葎草烯，β-丁香烯、姜黄烯，α-衣兰油烯，二氢-α-（王古）（王巴）-8-醇等。树皮含挥发油、其主要成分为 β-桉叶醇，还含有生物碱如柳叶木兰碱、木兰箭毒碱、武当木兰碱等。

【药理作用】

1. 降压　以辛夷花苞干燥粉末的水、醇提取物对麻醉动物静脉、腹腔、肌内注射均有降压作用。肌内注射对未麻醉犬也出现降压作用，1 g/kg 时降低血压约 40%以上，对实验性肾性高血压大鼠，亦出现降压作用，对肾性高血压犬则效果不明显，但对老年性原发性高血压犬则有明显的降压效果。降压成分在去油水溶液中转溶于乙醚的部分，在降压原理方面，与中枢神经系统似无甚关系，而是直接抑制心脏。口服时降压作用不明显，可能因有效成分不易被吸收的缘故。根含木兰花碱，故有降压作用。

2. 调节横纹肌　望春花花蕾中的生物碱结晶在蛙腹直肌标本上，有箭毒样作用；而水煎剂则相反，有乙酰胆碱样作用。用不同提取方法在上述标本上做比较试验，证实望春花花蕾与日本产的花蕾性质相同，而前者作用较强。

3. 兴奋子宫　在大鼠及家兔离体子宫，犬及家兔在位子宫及子宫瘘管的实验中，证实辛夷煎剂、流浸膏对子宫有兴奋作用，且在未明显影响血压、呼吸的剂量下即能呈现此种作用。辛夷内所含的兴奋子宫成分为溶于水及乙醇的非挥发性物质。

4. 抗炎　辛夷二氯甲烷提取物对角叉菜胶所致小鼠后足肿胀程度有明显减轻作用。辛夷挥发油体外可抑制大鼠胸腔白细胞花生四烯酸代谢酶脂氧酶（5-LO）的活性，降低白细胞的 5-LO 代谢产物白三烯 B4（LTB4）和 5-羟基二十碳四烯酸（5-HETE）合成水平。

5. 抗变态反应　辛夷中含有多种有效成分具有明显的抗过敏作用，临床用来治疗变应性鼻炎、哮喘、过敏性紫癜等疾病。辛夷挥发油可延长豚鼠哮喘发作的潜伏期，减轻哮喘的严重程度，抑制微血管通透性增加，血浆蛋白渗出减少能从整体水平上对模型动物起保护作用。

6. 舒张平滑肌　采用大鼠离体血管功能实验装置，描记血管张力变化，研究辛夷二氯甲烷提取物（CEF）的舒张血管作用及其作用机制。结果显示，辛夷 CEF 对离体大鼠胸主动脉环有浓度依赖性舒张作用。

7. 抑制病原微生物　给家兔上颌窦前壁裂隙处向窦腔内注入金黄色葡萄球菌，制成慢性上颌窦炎动物模型，以庆大霉素为对照，考察辛夷注射液抗病原微生物的作用效果。结果辛夷注射液对于家兔慢性上颌窦炎动物模型的治疗效果明显高于对照组，说明辛夷注射液有较好的抑菌作用，尤其对于抗生素耐药者可能会有较好的应用前景。

8. 其他　15%~30%辛夷煎剂对多种致病性真菌有抑制作用。浸剂或者煎剂对动物有局部麻醉作用。日本辛夷 *M. kobus* 对淋巴球性脉络丛脑膜炎病毒在体外、体内均有明显的抗病毒作用。

【毒理研究】

1. 急性毒性　辛夷毒性较小，犬静脉注射煎剂 1 g/kg，兔静脉注射 4.75 g/kg 均未死亡。辛夷酊剂（去醇）大鼠灌胃的 LD_{50} 为 22.5 g/kg（生药）；腹腔注射最初 5~10 min，动物走动不安，渐转安静，呼吸深且慢，出现耳壳及脚掌血管扩张、发绀，最后惊厥而死；1~2 d 内不死者可恢复。

2. 慢性毒性　辛夷醇浸膏以 18 g（生药）/kg，水浸膏以 30 g（生药）/kg 及 115 g（生药）/kg，给大鼠灌胃，1 个月后与各对照组比较，各项生化检查及病理切片未见异常变化。

【临床应用】

1. 临床配伍

（1）鼻渊：辛夷半两，苍耳子二钱半，香白芷一两，薄荷叶半钱。上并晒干，为细末。每服二钱，用葱、茶清食后调服。（《济生方》苍耳散）

（2）鼻炎、鼻窦炎：①辛夷三钱，鸡蛋 3 个。同煮，吃蛋饮汤（《单方验方调查资料选编》）。②辛夷 4 份，鹅不食草 1 份。用水浸泡 4~8 h 后蒸馏，取芳香水，滴鼻（广东《中草药处方选编》）。

（3）鼻漏，鼻孔中长出一块：辛夷（去毛）、桑白皮（蜜炙）各四两，栀子一两，枳实、桔梗、白芷各二两。共为细末。每服二钱，淡萝卜汤调服。（《疡医大全》）

（4）鼻塞不知香味：皂角、辛夷、石菖蒲等分。为末。绵裹塞鼻中。（《梅氏验方新编》）

（5）头眩昏冒欲呕（寒痰）：辛夷一两，制半夏、胆星、天麻、干姜、川芎各八钱。为末，水泛为丸。每晚服三钱，白汤下。（《本草汇言》）

（6）头面肿痒如虫行（风痰）：辛夷一两，白附子、半夏、天花粉、白芷、僵蚕、玄参、赤芍各五钱，薄荷八钱。分作十剂服。（《古今医准》）

（7）齿牙作痛，或肿或牙龈腐烂：辛夷一两，蛇床子二两，青盐五钱。共为末掺之。（《本草汇言》）

2. 现代临床

（1）肥厚性鼻炎、急性鼻炎：取辛夷 50 g 碾碎后，用醇浸泡 3 d 过滤，滤液加热蒸发浓缩成黏稠状浸膏，以 20 g 羊毛脂混合调匀，再加凡士林 100 g 调匀即成软膏。用时做成 12 cm×3 cm 的油纱条，填入鼻腔，如下鼻甲甚肥大，纱条不易填入时，可先滴 1%麻黄素后再填入。纱条之一端应露于鼻孔之外，并加黏膏固定，以免滑入咽内。2~3 h 后取出。每日或隔日填塞 1 次，10 次为 1 个疗程。一般皆在 4~5 次后鼻通气情况开始好转，但亦有 10 次后始见效果的。鼻腔通气好转后仍需继续填塞 5~10 次，以期巩固。

治疗肥大性鼻炎 100 例，多数经 2 年观察，痊愈者（鼻腔通气良好，头痛消失，分泌物减少，鼻甲已不肥大）44%；进步者（鼻通气情况及鼻甲肥大情况均较前大有改善，但仍未完全正常）44%；无效者（经 1 个疗程以上自觉或他觉症状皆无改善）12%。此外，亦可将辛夷制成煎剂、油剂、乳剂、麻油合剂等，用棉条浸透后塞鼻。

据 228 人次的观察，辛夷对肥厚性鼻炎和急性鼻炎的收敛作用很明显，一般以乳剂与浓油效果最佳，油剂次之，煎剂又次之，麻油合剂较差。

（2）过敏性鼻炎：采用辛夷挥发油纳米脂质体滴鼻剂治疗儿童变应性鼻炎，并以仙特明片为对照。结果治疗组患者喷嚏、鼻塞等主要症状和血液嗜酸性粒细胞计数治疗改善等综合有效率均高于对照组。

（3）萎缩性鼻炎：采用辛夷挖小孔后填塞前鼻，结合稀释的蜂蜜滴鼻，治疗萎缩性鼻炎，并用温热生理盐水定期冲洗鼻腔，冲洗后用复方薄荷油及链霉素溶液交替滴鼻作为对照。结果使用辛夷治疗获得了满意的作用效果。

（4）鼻窦炎：单纯采用中药辛夷苍耳散（由辛夷、苍耳子等组成）治疗鼻窦炎，具有疗程短、治疗总有效率高的优点。说明辛夷复方制剂或含辛夷的中药汤剂治疗鼻窦炎均有较好的作用效果。

（5）支气管哮喘：用辛夷气雾剂雾化吸入治疗轻中度支气管哮喘，并以喘康速（硫酸特布他林）气雾剂为对照。结果两组总有效率相等，但辛夷气雾剂组显效率明显高于对照组。在采用西药常规治疗的基础上加用复方辛夷口服液治疗中、重度支气管哮喘具有作用平稳、缓和、持续时间长的优点，特别是痰液的稀释和排除效果明显，能有效改善肺功能，从而减少气道阻力，而且未见明显的副作用。

【不良反应】 偶见出现头晕、心慌、胸闷、恶心、全身皮肤瘙痒等过敏反应。辛夷花能兴奋子宫，孕妇忌用。

【综合利用】 辛夷花色泽鲜艳，花蕾紧凑，鳞毛整齐，芳香浓郁，既是一种名贵的香料和化工原料，也是一种观赏绿化植物。辛夷的医药价值被医学界广泛关注，可制作多种剂型用来治疗急慢性、过敏性鼻炎等，均以其为主药。将木兰用在香烟产业中，可以降低烟碱、总粒相物、焦油等的含量，减少对人的危害。

■参考文献

[1] 张永忠，李小莉，牟光敏. 辛夷二氯甲烷提取物抗炎、抗过敏作用研究 [J]. 中草药，2002，32（9）：811-813.

[2] 刘琨琨，曾南，汤奇，等. 辛夷挥发油体外干预大鼠胸腔炎性白细胞 5-LO 活性的研究 [J]. 中药药理与临床，2011，27（1）：52-53.

[3] 蒋玉清. 辛夷单药对支气管哮喘患者 Th1/Th2 免疫平衡的影响研究 [J]. 临床和

实验医学杂志，2010，9（1）：16-17.

[4] 李寅超，赵宜红，薛敬礼，等．辛夷挥发油对哮喘豚鼠嗜酸性粒细胞影响的实验研究 [J]．现代预防医学，2006，33（8）：1338-1341.

[5] 梁振，杨恩英．辛夷注射液窦腔灌注治疗家兔慢性上颌窦炎 [J]．中国中西医结合耳鼻咽喉科杂志，2005，13（1）：6-10.

[6] 丁丽凤，吴敏．辛夷挥发油纳米脂质体滴鼻剂治疗儿童变应性鼻炎的临床观察 [J]．上海中医药大学学报，2008，22（4）：58-60.

[7] 王钧镖．中草药辛夷前鼻孔填塞治疗萎缩性鼻炎 [J]．中国中西医结合耳鼻咽喉科杂志，2002，10（4）：188.

[8] 李宏伟．辛夷苍耳散加减治疗急慢性鼻窦炎 208 例观察 [J]．中国社区医师（医学专业），2010，12（13）：123.

[9] 姜静，尚宁，范欣生．中药辛夷雾化吸入治疗支气管哮喘 [J]．临床肺科杂志，2011，6（2）：17.

沙 苑 子

【道地沿革】　沙苑子又名潼蒺藜、蔓黄芪、夏黄草、沙苑蒺藜，始载于《临证指南医案》，入药首见于宋代的《本草图经》，列于蒺藜子项下，原名"白蒺藜"。宋代的《本草衍义》有："出同州沙苑牧马处。黄紫花，作荚，结子如羊内肾。补肾药，今人多用。"同州即今陕西大荔县。生于山野、路旁，多栽培。主产于华北、西北。

【来源】　本品为豆科植物扁茎黄芪 *Astragalus complanatus* R. Brown. 的干燥成熟种子。

【原植物、生态环境、适宜区】　扁茎黄芪又名：蔓黄芪，多年生高大草本，高可达 1 m 以上，全体被短硬毛。主根粗长，茎略扁，偃卧。单数羽状复叶，互生，具短柄；托叶小，披针形；叶柄短，叶片椭圆形，长 6~14 mm，宽 3~7 mm，先端钝或微缺，有细尖，基部钝形至钝圆形，全缘，上面绿色，无毛，下面灰绿色。总状花序腋生；总花梗细长；小花 3~9 朵，小花梗基部有一线状披针形的小苞片；花萼钟形，绿色，先端 5 裂，外侧被黑色短硬毛，萼筒基部有 2 枚卵形的小苞片，外侧密被短硬毛；花冠蝶形，黄色，旗瓣近圆形，先端微凹，基部有爪，长约 10 mm，宽约 8 mm，翼瓣稍短，龙骨瓣与旗瓣等长；雄蕊 10，9 枚合生，1 枚分离；雌蕊超出雄蕊之外，子房上位，密被白色柔毛，有子房柄，花柱无毛，柱头有画笔状白色髯毛。荚果纺锤形，长 3~4 cm，先端有较长的尖喙，腹背稍扁，被黑色短硬毛，内含种子 20~30 粒。种子圆肾形。花期 8~9 月，果期 9~10 月。

扁茎黄芪生于山野，分布于河南、辽宁、吉林、河北、陕西、甘肃、山西、内蒙古等地。

【生物学特点】

1. 栽培技术 选择地势高燥、排水良好的地边、田埂、坡头，沙质壤土、壤土、黏壤土均可。用种子繁殖，播种分春、秋二季，春播 3 月下旬至 4 月下旬，秋播 8~9 月。在整好的地里进行条播，行距 33 cm，顺畦划小沟约 1.65 cm，把种子均匀撒入沟内，覆土 0.6~1 cm，播后浇水。也有采取灌水播种，无灌地，水落后，把种子按行距播下，上面覆浅土，或在雨前、雨后播种均可。每公顷播种量 15~22.5 kg，温度在 15 ℃左右，2 周即能发芽。沙苑子还可和小麦、玉米、棉花套种，小麦播种时每隔 165 cm 留出 23 cm 空地，第二年 3~4 月套种沙苑子，小麦收后再种玉米。玉米收后把秆处理掉有利于沙苑子生长。

2. 田间管理 出苗前适当浇水，以利出苗。出苗后不宜多浇水，免去徒长。当苗高 8 cm 左右时，按株距 10~13 cm 定苗，留壮苗 2~3 株，立刻扶苗培土。雨季注意排水。生长期和孕蕾期，结合松土除草追施人粪尿或硫酸铵 2 次，以后每年返青时每公顷施厩肥 45 000~60 000 kg，粪和土混合，盖于地面上，促进植株返青生长。过于寒冷的地方，上冻前浇冻水，每年收获后都要中耕除草，追肥过冬。

3. 病虫害防治

（1）白粉病：由真菌感染，为害叶子，反正面有白色粉状物，末期变小黑点。防治方法：清理田园，烧毁病株，发病初期用 50%甲基托布津 800~1000 倍液或 65%代森锌 400 倍液喷雾，每 7 d 喷 1 次，连续 2~3 次。

（2）金针虫：6~8 月发生，为害根部，撒施磷酸铅防治。

【采收加工】 秋末冬初果实成熟尚未开裂时采割植株，晒干，打下种子，除去杂质，晒干。

【炮制储藏】

1. 炮制

（1）沙苑子：除去杂质，洗净，干燥。

（2）盐沙苑子：取净沙苑子，用盐水拌匀，放锅内炒干，晾凉（每 100 kg 加盐 2 kg 用开水化开）。

2. 储藏 置通风干燥处。

【药材性状】 本品略呈肾形而稍扁，长 2~2.5 mm，宽 1.5~2 mm，厚约 1 mm。表面光滑，褐绿色或灰褐色，边缘一侧微凹处具圆形种脐。质坚硬，不易破碎。子叶 2，淡黄色，胚根弯曲，长约 1 mm。无臭，味淡，嚼之有豆腥味。

【质量检测】

1. 显微鉴别 本品粉末灰白色。种皮栅栏细胞断面观 1 列，外被角质层；近侧 1/8~1/5 处有一条光辉带；表面观呈多角形，壁极厚，胞腔小，孔沟细密。种皮支持细胞侧面观呈短哑铃形；表面观呈类圆形或椭圆形的同心环。子叶细胞含脂肪油。

2. 理化鉴别 薄层色谱：取本品粉末 0.2 g，加甲醇 10 mL，超声处理 30 min，放冷，滤过，滤液蒸干，残渣加甲醇 2 mL 使溶解，作为供试品溶液。另取沙苑子对照药材 0.2 g，同法制成对照药材溶液。再取沙苑子苷对照品，加 60%乙醇制成每 1 mL 含 0.05 mg 的溶液，作为对照品溶液。照《中国药典》薄层色谱法试验，吸取上述三种溶液各 2 μL，分别点于同一聚酰胺薄膜上，以乙醇-丁酮-乙酰丙酮-水（3：3：1：13）为展开剂，展开，取出，晾干，喷以三氯化铝试液，热风吹干，置紫外光灯（365 nm）下检视。供试品色谱中，在与对照药材色谱和对照品色谱相应的位置上，显相同颜色的荧光斑点。

3. 含量测定 测定沙苑子苷的含量。以十八烷基硅烷键合硅胶为填充剂，以乙腈-0.1%磷酸溶液（21：79）为流动相，检测波长为 266 nm。理论板数按沙苑子苷峰计算应不低于 4000。取沙苑子苷对照品适量，精密称定，加 60%乙醇制成每 1 mL 含 15 μg 的溶液，即得对照品溶液。取本品粉末（过三号筛）约 0.5 g，精密称定，置具塞锥形瓶中，精密加入 60%乙醇 25 mL，称定重量，加热回流 1 h，放冷，再称定重量，用 60%乙醇补足减失的重量，摇匀，滤过，取续滤液，即得供试品溶液。分别精密吸取对照品溶液与供试品溶液各 10 μL，注入液相色谱仪，测定。本品按干燥品计算，含沙苑子苷（$C_{28}H_{32}O_{16}$）不得少于 0.060%。

【商品规格】 统货。

【性味归经】 甘，温。归肝、肾经。

【功能主治】 补肾助阳，固精缩尿，养肝明目。用于肾虚腰痛，遗精早泄，遗尿尿频，白浊带下，眩晕，目暗昏花。

【用法用量】 内服：煎汤，9~15 g。

【使用注意】 相火炽盛，阳强易举者忌服。

【化学成分】

1. 苷类 沙苑子中含有沙苑子苷、沙苑子新苷、沙苑子杨梅苷、紫云英苷，山奈素、杨梅树皮素，β-谷甾醇。

2. 脂肪酸 沙苑子中含有庚烯酸、肉豆蔻酸、十五酸、棕榈酸、硬脂酸、油酸、亚油酸、亚油烯酸、花生酸、山萮酸等。

3. 多糖 主要由葡萄糖、鼠李糖、阿拉伯糖、核糖、甘露糖和半乳糖等单糖组成。

4. 微量元素 沙苑子中含有丰富的铁、钙、镁、铝、锰、铜、锌、砷、硒、铬、锡、硒、氟和镍等元素。

5. 其他 沙苑子中含有多肽、蛋白质、鞣质、三萜类成分、生物碱、黄酮类成分，含磷脂酰肌醇、磷脂酰乙醇胺、沙苑子胍酸、卵磷脂、谷氨酸、精氨酸、天门冬氨酸、丙氨酸等 16 种氨基酸。

【药理作用】

1. 抗肝损伤 沙苑子黄酮（FAC）0.03、0.12 g/kg 灌服，降低了四氯化碳（CCl_4）、D-半乳糖胺致急性肝损伤模型小鼠血清的丙氨酸转氨酶（ALT）、天冬氨酸转氨酶（AST）活性，减轻了肝组织损伤程度，提高了肝细胞活性，促进了肝细胞增殖。FAC 0.03、0.06、0.12 g/kg 灌服，降低了二甲基亚硝胺（DMA）致肝纤维化模型大鼠血清 ALT、AST、白蛋白（ALB）、透明质酸（HA）、层粘连蛋白（LN）、Ⅲ型前胶原氨基端肽（PⅢNP）水平，提高了血清干扰素-γ（IFN-γ），降低了丙二醛（MDA）含量，减轻了胶原纤维沉积，改善了假小叶结构。

2. 降血脂 沙苑子水提液、油提液、50%乙醇提取液和 95%乙醇提取液，分别以大、中、小剂量 90、45、20 g/kg 灌服，降低了高脂血症大鼠血中甘油三酯（TG）、总胆固醇（TC）、高脂血症大鼠肝脏中脂肪（粗）含量。

3. 降血压 FAC 0.1、0.2 g/kg 灌服，降低了二肾一夹法肾血管性高血压模型大鼠（RHR）血压；降低自发性高血压大鼠（SHR）收缩压、舒张压，其中舒张压的下降更为明显。

4. 抑制血小板聚集 FAC 1 g/kg 灌服，含药血清抑制腺苷二磷酸（ADP）和胶原诱导的 SD 大鼠血小板聚集；FAC 1.25、5.0 mg/mL 灌服，体外抑制了 ADP 或胶原诱导的大鼠血小板聚集。

5. 改善血流动力学 FAC 30 g 生药/kg 灌服，降低了高脂饲料所致高脂血症大鼠全血比黏度、全血还原黏度，升高了血细胞比容，减慢了血沉，缩短了红细胞电泳时间。

6. 兴奋免疫 沙苑子甲醇或乙醇提取物 5、10 g/kg 灌服，增加了胸腺、脾重量，促进了肝细胞和脾细胞吞噬功能，增加溶血素含量。

7. 抗肿瘤 不同浓度的 FAC（0.063、0.125、0.25 mg/mL）具有抑制人急性早幼粒白血病细胞株 HL-60 增殖作用，在一定范围内呈剂量-效应关系以及时间-效应关系。

8. 镇痛 沙苑子水煎醇沉液 20、40 g/kg 灌服，延迟了小鼠舔足趾反应，延长了小鼠痛反应潜伏期，镇痛作用维持 150 min 以上；以 10 g/kg、20 g/kg 灌服，降低了 0.05% 酒石酸锑钾所致小鼠的扭体反应次数，增加了小鼠自发活动。

9. 抗氧化、抗衰老 沙苑子水煎液（0.2 g 生药/mL）灌服，降低了 *D*-半乳糖致衰老模型雌性小鼠体内 MDA 含量，提高了超氧化物歧化酶（SOD）、谷胱甘肽过氧化酶（GSH-Px）活性。

10. 其他 沙苑子可以抑制甲醛性、角叉菜胶、组胺引起的关节肿和炎性肉芽肿的形成，降低伤寒-副伤寒甲型、乙型混合疫苗致发热家兔及小鼠体温；延长小鼠游泳时间和低温存活时间；沙苑子 5、10 g/kg 对小鼠灌胃，可减少小鼠尿量 10%，作用持续 4 h 以上。

【毒理研究】 腹腔给予小鼠以沙苑子 100% 水煎醇沉剂，用寇氏法测得 LD_{50} 为（37.75±1.08）g/kg。灌胃给予 Wistar 大鼠以沙苑子 2.5、5.0、1.0 g/kg 剂量，每日 1 次，连续 60 d 进行长期毒性试验，结果各剂量组大鼠的血象、肝功能、肾功能化验值与对照组比较，均在正常范围内，心、肝、脾、肺、肾未见明显的病理变化。

【临床应用】

1. 临床配伍

（1）精滑不禁：沙苑子（去皮，炒）、芡实（蒸）、莲须各二两，龙骨（酥炙）、牡蛎（盐水煮一日一夜，煅粉）各一两。共为末，莲子粉糊为丸，盐汤下。（《医方集解》金锁固精丸）

（2）肾虚腰痛：沙苑子一两。水煎，日服二次。（《吉林中草药》）

（3）脾胃虚，饮食不消，湿热成鼓胀者：沙苑子二两（酒拌炒），苍术八两（米泔水浸一日，晒干，炒）。共研为末。每服三钱，米汤调服。（《本草汇言》）

（4）目昏不明：沙苑子三钱，茺蔚子二钱，青葙子三钱。共研细末。每次一钱，日服二次。（《吉林中草药》）

（5）翳障（早期老年性白内障）：沙苑子、石菖蒲、女贞子、生地黄、菟丝子、夜明砂各 30 g。共研细末。每服 12 g，水煎服。（《中药临床应用》补肾明目散）

2. 现代临床

（1）肾阳虚：由沙苑子等制成的强阳保肾丸，口服，每次 6 g，每日 2 次，可用于治疗肾阳不足引起的精神疲倦、阳痿遗精、腰酸腿软、腰腹冷痛。临床上也可用于治疗小儿遗尿。

（2）结石：研究结石患者尿液体系中加入中药沙苑子提取液对草酸钙晶体生长的影响，利用 SEM、FTIR 和 XRD 等测试手段对所得晶体进行表征。结果发现，在结石患者尿液体系中形成的草酸钙晶体为一水草酸钙（COM）晶体，而在这 4 种体系中加入沙苑子提取液后，只形成二水草酸钙（COD）晶体。表明沙苑子提取液能抑制 COM 晶体生长，并且随着沙苑子提取液浓度增大，抑制作用增强。

【不良反应】 沙苑子水煎醇沉液给小鼠腹腔注射的半数致死剂量 LD_{50} 为 （37.75±1.05） g/kg。

【综合利用】 沙苑子可用来煎汤、浸酒、煎膏滋、入菜肴、煮粥等。其较强的清除自由基、抗氧化能力，有助于延缓运动疲劳的发生，促进运动疲劳的恢复，在运动补剂的开发和利用上具有广阔的前途与应用前景。

■参考文献

［1］刘春宇，顾振纶，韩蓉，等. 沙苑子黄酮对 CCl_4 及 D-氨基半乳糖致急性肝损伤的保护作用 ［J］. 中草药，2005，36（12）：1838-1841.

［2］刘春宇，顾振纶，张克平，等. 沙苑子黄酮对 DMN 诱导的大鼠肝纤维化形成的影响 ［J］. 中国药理学通报，2004，20（1）：110-114.

［3］张秋菊，张建军，贾德贤，等. 沙苑子提取物降脂作用实验研究 ［J］. 北京中医药大学学报，2007，30（5）：323-325.

［4］李景新，薛冰，陈连壁. 沙苑子总黄酮对高血压大鼠的降压作用及血管紧张素含量的影响 ［J］. 中国药理学与毒理学杂志，2002，16（5）：336-338.

［5］薛冰，李景新，陈连壁. 沙苑子总黄酮对 SHR 的降压及血流动力学影响 ［J］. 中国中药杂志，2002，27（11）：855-858.

［6］韦翠萍，凌婧，刘竞天，等. 沙苑子总黄酮对白血病细胞 HL-60 的增殖抑制作用及对 p53 表达的影响 ［J］. 中药药理与临床，2009，25（5）：55-58.

［7］肖爱珍，王忠，谷顺才，等. 沙苑子的抗衰老作用 ［J］. 航空军医，2004，32（4）：155-156.

［8］王萍，沈玉华，谢安建. 沙苑子提取液对不同体系中草酸钙晶体生长影响的研究 ［J］. 无机化学学报，2010，26（6）：1089-1094.

补 骨 脂

【道地沿革】　补骨脂本为外来药，传入时间约在唐代中后期。据《全唐诗》卷880有《和剂方补骨脂丸方诗》，前有小序云："宣宗朝太尉张寿知广州，得补骨脂丸方于南番人，服之验，为诗纪之。补骨脂《神农本草》不载，生广南诸州及海外诸国，衰年阳气衰绝，力能补之。"此言唐宣宗时期，847—859年之间。诗云："三年时节向边隅，人信方知药力殊。夺得春光来在手，青娥休笑白髭须。"另据《本草图经》记载，补骨脂方在唐元和七年（812年）由诃陵国舶主李摩诃传来。

补骨脂别名破故纸、婆固脂，皆为译音，又名胡韭子。《开宝本草》云"生广南诸州及波斯国"，认为"其舶上来者最佳"。《本草图经》也说："补骨脂生广南诸州及波斯国，今岭外山间多有之，不及番舶者佳。"补骨脂广泛栽种始于明代，李时珍引《本草图经》，在"今岭外山间多有之，不及番舶者佳"两句之间，误增"四川合州亦有"，所描述的或许是明代的情况。清代修《四川通志》则明确记载"补骨脂，合州出"。合州即今重庆合川。晚近则全以川产为正宗，《药物出产辨》云："故纸产四川为最，河南安徽次之。"

【来源】　本品为豆科植物补骨脂 *Psoralea corylifolia* L. 的干燥成熟果实。

【原植物、生态环境、适宜区】　一年生直立草本，高60~150 cm，全株具白色毛及黑褐色腺点。单叶互生，枝端的叶有时具1枚侧生小叶；叶片宽卵形至三角状卵形，长4.5~9 cm，宽3~6 cm，先端钝或锐尖，基部圆形或心形，边缘具粗而不规则的锯齿，两面有明显黑色腺点，被疏毛或近无毛；叶柄长2~4.5 cm，有腺点；托叶镰形，长7~8 mm。花10~30朵组成密集的总状或小头状花序，腋生，总花梗长3~7 cm，被白色柔毛和腺点；苞片膜质，披针形，被绒毛和腺点；花梗长约1 mm；花萼长4~6 mm，被白色柔毛和腺点，萼齿披针形，下方一个较长；花冠蝶形，黄色或蓝色，旗瓣倒卵形，长5.5 mm；雄蕊10，上部分离。荚果卵形，具小尖头，黑色，表面具不规则的网纹，不开裂，果皮与种子不易分离。花期7~8月，果期9~10月。

补骨脂喜温暖湿润气候，喜肥。一般栽培在海拔300~1400 m的平坝及丘陵地区，年平均温度在17.2 ℃，年降水量在1000 mm左右。对土壤要求不高，以土层深厚、排水良好、富含有机质的壤土或沙质壤土为好。喜好阳光，在荫蔽条件下栽培则茎叶徒长，产量低。

补骨脂主要分布于河南、四川、安徽、山西、广东、陕西、江西、云南、贵州等地的平原、丘陵以及山地河谷区。河南商丘、博爱、新乡、信阳，重庆合川，四川仁寿、简阳，安徽阜阳，陕西兴平等地是其适宜区。

【生物学特点】

1. 栽培技术　选择健壮、无病虫害植株，当果实变黑或接近黑色时采摘晒干脱粒，筛选饱满的种子作种用，一般采用直播。四川多采用种子育苗移栽，直播在选好的土地上第一年冬季施入腐熟的厩肥、磷肥、堆肥等，撒匀翻耕。播种期，南方3月中旬至4月上旬，北方4月中旬至5月上旬。播种宜早不宜晚，晚播则种子难以成熟。种子育苗移栽，以春分前后播种为好。一般采用撒播，盖细土或火灰，再盖一层薄草保湿，苗期注意防旱、防虫害，勤除草。苗高17~20 cm时移栽。补骨脂种子发芽的最适温度为15~30 ℃，室温储藏条件下18个月后发芽率仍达67%。

2. 田间管理　直播出苗后需及时间苗，在苗高10~15 cm时，条播者按株距30 cm定苗，穴播者，每穴留壮苗3~4株。进行2~3次中耕除草。第一次在定苗后进行，浅锄表土；第二次在苗高约30 cm时，深锄6~10 cm；最后一次在封行前并结合培土。移栽的中耕除草2次，分别在苗高30 cm及封行前。实施追肥2次。第一次在间苗、定苗后，以速效氮肥为主；第二次在开花前，结合培土。移栽的植株结合中耕除草追肥。

补骨脂为总状花序，果实由下而上逐渐成熟，9月上、中旬，把花序上端刚开花不久的花序剪去，以利下部果实充实饱满，提前成熟，称之为打顶。

3. 病虫害防治　5~6月易发生根腐病，表现为根部变黑腐烂，叶黄，严重时死亡。防治方法：注意排水；前作宜选禾本科作物，不可用种过蔬菜、烟草、白术的地种植；如发现病株立即拔除烧毁，并用石灰水浇穴消毒。

虫害多为地老虎或蚜虫、卷叶虫等。地老虎咬食幼苗。可采用人工捕杀或用晶体美曲膦酯1000~1500倍液浇穴防治。蚜虫、卷叶虫、蝗虫等可用40%乐果乳油800~1500倍液喷杀防治。卷叶虫、蝗虫亦可用80%敌敌畏乳油2000倍液防治。

【采收加工】　补骨脂果实7~10月陆续成熟，需分批采收。当小穗上的果实有80%变成黑色时即可采收。补骨脂花期较长，故均随成熟随采，一般每隔7~10 d采收1次，最后连茎秆割回。遇有大风雨天气，应提前收获，否则果实易被风吹落，难以收集。

采下的果实，经晒干、脱粒、除去杂质后，即可药用。也可将果实采下来后，放布袋等容器中闷一夜，使之发热，再晒干，这样气味浓。还可将采下的种子加5%盐水拌炒至干并发出香气时，即可。

【炮制储藏】

1. 炮制

（1）补骨脂：除去杂质。

（2）炒补骨脂：取净补骨脂用文火炒至微焦，有香气。

（3）盐补骨脂：取净补骨脂，加盐水拌匀，炒至微鼓起，有香气逸出时，取出放凉。每100 kg补骨脂，用食盐2 kg。

2. 储藏　置干燥处。

【药材性状】　补骨脂呈肾形，略扁，长3~5 mm，宽2~4 mm，厚约1.5 mm。表面黑色、灰褐色或黑褐色，具细微网状皱纹。顶端圆钝，有一小突起，凹侧有果梗痕。质硬。果皮薄，与种子不易分离；种子1枚，子叶2，黄白色，有油性。气香，味辛、微苦。以身干、颗粒饱满均匀、色黑褐、纯净、无杂质者为佳。

【质量检测】

1. 显微鉴别

（1）果皮特征：波状起伏。表皮细胞1列，有时可见小型腺毛；表皮下为薄壁组织，内有众多碗形壁内腺（内生腺体）沿周边排列，内含油滴；并散有维管束。种皮表皮为1列栅状细胞，壁略呈倒V形增厚，其下为1列哑铃状支持细胞，向内为数列薄壁细胞，散有外韧型纸管束；色素细胞1列，扁平。种皮内表皮细胞3列。子叶细胞类方形、多角形，充满糊粉粒与油滴。

（2）粉末特征：灰黄色。种皮栅状细胞侧面观有纵沟纹，光辉带1条，位于上侧近边缘处，顶面观多角形，胞腔极小，孔沟细，底面观呈圆多角形，胞腔含红棕色物。支持细胞侧面观哑铃形，表面观类圆形。壁内腺（内生腺体）多破碎，完整者类圆形，由十数个至数十个纵向延长呈放射状排列的细胞构成。草酸钙柱晶细小，成片存在于中果皮细胞中。

2. 理化鉴别

（1）化学定性：取本品粉末0.5g，加乙醇5mL，水浴温浸30min，滤过。取滤液1mL，加新配制的70%盐酸羟胺甲醇溶液2~3滴，20%氢氧化钾甲醇溶液2滴，水浴加热1~2min，加10%盐酸至酸性，再加入10%三氯化铁乙醇溶液1~2滴，溶液呈红色。（检查香豆精）

（2）薄层鉴别：取本品粉末0.5g，加乙酸乙酯20mL，超声处理15min，滤过，滤液蒸干，残渣加乙酸乙酯1mL使溶解，作为供试品溶液。另取补骨脂素对照品、异补骨脂素对照品，加乙酸乙酯制成每1mL各含2mg的混合溶液，作为对照品溶液。照《中国药典》薄层色谱法试验，吸取上述两种溶液各2~4μL，分别点于同一硅胶G薄层板上，以正己烷-乙酸乙酯（4:1）为展开剂，展开，取出，晾干，喷以10%氢氧化钾甲醇溶液，置紫外光灯（365nm）下检视。供试品色谱中，在与对照品色谱相应的位置上，显相同的两个蓝白色荧光斑点。

3. 含量测定 用HPLC测定补骨脂素和异补骨脂素的含量。以十八烷基硅烷键合硅胶为填充剂，以甲醇-水（55:45）为流动相，检测波长为246nm。理论板数按补骨脂素峰计算应不低于3000。取补骨脂素对照品和异补骨脂素对照品适量，精密称定，分别加甲醇制成每1mL含20μg的溶液，即得对照品溶液。取本品粉末（过三号筛）约0.5g，精密称定，置索氏提取器中，加甲醇适量，加热回流提取2h，放冷，转移至100mL量瓶中，加甲醇至刻度，摇匀，滤过，取续滤液，即得供试品溶液。分别精密吸取对照品溶液与供试品溶液各5~10μL，注入液相色谱仪，测定，即得。本品按干燥品计算，含补骨脂素（$C_{11}H_6O_3$）和异补骨脂素（$C_{11}H_6O_3$）的总量不得少于0.7%。

【商品规格】 历史规格按产地分为怀故子和川故子。怀故子主产于河南、安徽。扁圆形，外面黑色，内仁老黄，味特殊、辛。川故子主产于四川，形味同怀故子，但粒较小。

现行规格均为统货，不分等级。

【性味归经】 辛、苦，温。归肾、脾经。

【功能主治】 温肾助阳，纳气平喘，温脾止泻；外用消风祛斑。用于肾阳不足，阳痿、遗精，遗尿、尿频，腰膝冷痛，肾虚作喘，五更泄泻；外用治白癜风，斑秃。

【用法用量】 内服：煎汤，6~10 g。外用：20%~30%酊剂涂患处。

【注意事项】 在使用补骨脂治疗白癜风时，在注射后 1 h 左右，患部配合照射人工紫外线 1~10 min 或日晒 5~20 min；如果局部出现红肿、水疱，应暂停用药；用药后，偶尔会有头晕、血压升高的现象，所以高血压者慎用而孕妇忌用。配合日光或 UVA 照射治疗时，应注意眼睛防护，免受紫外线损伤，于傍晚服药，服药后 24 h 内带防紫外线护目镜。有一定的毒副作用，因此在使用时应遵循医生指导，谨慎使用白癜风偏方。由于补骨脂素的毒副作用表现为食欲减退、贫血、白细胞减少及中毒性肝损害，所以，像糖尿病、肝病和对光敏感的疾病患者要禁用补骨脂素治疗白癜风。补骨脂素一般适用于静止期和消退期的白癜风患者。补骨脂素刺激性较大，进行期的白癜风患者忌用，防止引发同形反应而使白癜风扩大。补骨脂注射液偶尔引起过敏性休克。补骨脂是一种补益药，阴虚火旺者忌服。

【化学成分】

1. 香豆素类 香豆素，又称 1，2-苯并吡喃酮、邻羟基肉桂酸内酯、邻氧萘酮等，为补骨脂中含量较高的一类化学成分，主要为呋喃香豆素类和拟雌内酯类。呋喃香豆素类：自从补骨脂中分离得到第一个呋喃香豆素类补骨脂素始，已从补骨脂中分离得到呋喃香豆素及苯并呋喃苷类化合物，包括补骨脂素、异补骨脂素、8-甲氧基补骨脂素、补骨脂苯并呋喃酚、异补骨脂苯并呋喃酚、补骨脂苷、异补骨脂苷，后两者被认为是补骨脂素和异补骨脂素的葡萄糖苷化合物。拟雌内酯类：已从补骨脂中分离得到拟雌内酯类化合物，包括补骨脂定（补骨脂次素）、异补骨脂定、双羟异补骨脂定、补骨脂定 2′，3′-环氧化物等。

2. 黄酮类 黄酮醇类：从补骨脂中分离得到黄芪苷、黄酮醇苷化合物 3，5，3′，4′-四羟基-7-甲氧基黄酮-3′-O-α-L-吡喃木糖（1→3）-O-α-L-吡喃阿拉伯糖（1→4）-O-β-D-吡喃半乳糖苷。

二氢黄酮类：从补骨脂中分离得到 5 个二氢黄酮化合物，即补骨脂甲素（补骨脂二氢黄酮）、补骨脂二氢黄酮甲醚、异补骨脂二氢黄酮（异补骨脂甲素）等。

异黄酮类：从补骨脂中分离得到 20 个异黄酮化合物，包括补骨脂异黄酮（补骨脂宁）、新补骨脂异黄酮、补骨脂异黄酮醛、补骨脂醇、补骨脂异黄酮苷、大豆苷、5，7，4′-三羟基异黄酮、补骨脂色烯黄酮、补骨脂新异黄酮等。

查耳酮类：包括补骨脂查耳酮、异补骨脂查耳酮（补骨脂乙素）、补骨脂色烯查耳酮、新补骨脂查耳酮、补骨脂色酚酮、异新补骨脂查耳酮、补骨脂呋喃查耳酮等 16 个查耳酮类化合物。

3. 单萜酚类 单萜酚类包括补骨脂酚、Δ3，2-羟基补骨脂酚、Δ1，3-羟基补骨脂酚、2，3-环氧补骨脂酚等。

4. 苯并呋喃类 苯并呋喃类化合物有 corylifonol 和 isocorylifonol。

5. 脂肪类 脂肪类成分有甘油三酯、游离脂肪酸、甘油二酯、甘油单酯、蜡酯和极性类脂。

6. 其他 其他成分有豆甾醇、谷甾醇葡萄糖苷、三十烷、葡萄糖、胡萝卜苷、棉子糖、对羟基苯甲酸、鸟嘧啶、松醇等。

【药理作用】

1. 抗肿瘤 补骨脂具有较强的抗肿瘤活性，可激发小鼠体内自然杀伤细胞活性，抑制艾氏腹水癌（EAC）的生长，对 Hep-2、A 549 细胞株有细胞毒性，能抑制肿瘤生长，减轻骨破坏而显著减轻乳腺癌骨痛大鼠的痛行为。补骨脂素和异补骨脂素对人胃癌细胞 BGG-823 有抑制作用，补骨脂素对乳腺癌细胞株 MCF-7 有显著的抑制作用，其作用机制与其诱导肿瘤细胞线粒体变性，降低凋亡抑制基因 Bcl-2 的表达，促进细胞凋亡有关。异补骨脂查耳酮可通过线粒体途径诱导神经母细胞瘤中细胞凋亡。

培养人肾上腺皮质细胞（H295R），将 H295R 细胞株培养于全培基中，含 97.5% 的基础培养液，2.5% 无血清培养物 Nu-serum IV 及 0.1% 的 ITS 细胞培养补充物。置于 37 ℃、5% CO_2 培养箱中传代培养，每 4~5 d 按 1∶4 传代 1 次。每周换液 2~3 次。取对数生长期、生长良好的细胞加入不同浓度的补骨脂酚（终浓度为 1×10^{-7}、3×10^{-7}、1×10^{-6}、3×10^{-6}、1×10^{-5} mol/L）孵育 24 h。选择对细胞活性无显著变化的补骨脂酚浓度（终浓度为 1×10^{-7}、3×10^{-7}、1×10^{-6} mol/L），取细胞上清按 ELISA 试剂盒说明检测睾酮和雌二醇含量；另提取细胞总 RNA，按逆转录试剂盒及扩增试剂盒操作进行 Real-time PCR 实验，检测 CYP17A1 和 CYP19A1 mRNA 含量。扩增反应条件为：95 ℃ 10 min，95 ℃ 15 s，60 ℃ 1 min，40 个循环。与空白对照组比较，补骨脂酚（1×10^{-7}、3×10^{-7}、1×10^{-6} mol/L）显著抑制 H295R 细胞中睾酮分泌。与空白对照组相比，补骨脂酚（3×10^{-7}、1×10^{-6} mol/L）显著促进 H295R 细胞中雌二醇分泌。与空白对照组相比，补骨脂酚（1×10^{-7}、3×10^{-7}、1×10^{-6} mol/L）对 H295R 细胞中 CYP17A1 mRNA 表达无显著影响。与空白对照组相比，补骨脂酚（3×10^{-7}、1×10^{-6} mol/L）显著上调 H295R 细胞中 CYP19A1 mRNA 表达。

培养人慢性粒细胞白血病伊马替尼敏感细胞株 K562s、伊马替尼耐药细胞株 K562r。K562s 细胞接种于含 10% 胎牛血清（FBS）（Gibco BRL）、100 μg/mL 青霉素、100 μg/mL 链霉素和 2 mmol/L 谷氨酰胺的 RPMI-1640 培养液（Sigma）中常规培养（37 ℃、5% CO_2、95% O_2），每日换液以保证细胞浓度维持在 2×10^5~4×10^5 mL 的最佳生长状态。K562r 细胞培养于含 1 μmol/L 伊马替尼的 RPMI2640 培养基中，以维持其耐药性，其余培养条件同 K562s 细胞。锥虫蓝拒染法检测补骨脂乙素（IBC）对 K562s 和 K562r 细胞活性的影响，Amiexin V/PI、Rhl23/W 双染后流式细胞术检测细胞凋亡及线粒体跨膜电位的变化，Western 印迹法检测凋亡相关蛋白的表达。锥虫蓝拒染法检测结果显示，IBC 对 K562s 和 K562r 均有增殖抑制作用，且呈时间-剂量依赖性。流式细胞术检测结果表明，经 IBC 处理的 K562s 和 K562r 出现明显时间-剂量依赖性的凋亡及线粒体膜电位的降低。Western 印迹法检测结果显示，经 IBC 处理的 K562s 和 K562r 细胞发生 Caspase-3 活化和 PARP-1 的剪切。IBC 能够诱导 K562s 和 K562r 细胞凋亡，线粒体跨膜电位下降可能参与了这一过程。

采用 Excel "随机数发生器" 将 84 只裸小鼠模型随机分为实验 A、B 组，每组裸鼠 42 只。每组继续采用 Excel "随机数发生器" 分为模型组，唑来膦酸组，蛇床子-补骨脂 4：0、0：4、1：3、2：2、3：1 组（分别取蛇床子、补骨脂适量，按总量 400 g，分别按 4：0、0：4、1：3、2：2、3：1 比例配制几种药物，分别煎煮浓缩至 62.5 mL，以下简称为中药 4：0、0：4、1：3、2：2、3：1 组），每组 6 只。实验 B 组另配正常组裸小鼠 6 只。采用左心室注射 MDA-MB-231BO 细胞法对裸鼠进行造模实验。A 组各组裸鼠于造模成功后第 4 天开始给予相应中药煎液灌胃干预，分别灌胃煎液 0.4 mL/只，每周 3 次，持续 6 周。以上给药量为大鼠等效剂量的 5 倍。模型组在造模后第 4 天开始灌胃生理盐水 0.4 mL/只；唑来膦酸组在造模后第 4 天开始皮下注射唑来膦酸 0.2 mg/kg，正常组给予生理盐水灌胃，0.4 mL/只。每周 3 次，持续 6 周。实验 B 组依以上方法给药，直至裸鼠自然死亡。实验 A 组观察不同配比药对干预后各组模型的生存时间；实验 B 组不同配比药对干预 6 周后取材，TRACP 染色观察各组破骨细胞的形态和数量，检测骨转移灶 M-CSF、PTHrP 的基因与蛋白的表达。结果显示，各干预组均能显著延长裸鼠模型的生存时间，中药组以 2：2 配伍最好，疗效接近唑来膦酸组；各干预组均可在一定程度上抑制乳腺癌骨转移裸鼠骨转移组织中破骨细胞的活性，中药组以 2：2 配伍最好，疗效接近唑来膦酸组；各干预组均可不同程度地下调 M-CSF、PTHrP 的基因与蛋白的表达，中药组以 2：2 配伍最好。由此可见，基于温肾法的蛇床子-补骨脂药对可以抑制乳腺癌骨转移，该药对最佳疗效配伍比例可能是 2：2。

将 LNCaP 或 AD293 细胞培养于含 10% 胎牛血清的 RPMI1640 培养液中。用雄激素受体（AR）竞争性结合试剂盒检测补骨脂酚结合 AR 的能力；用荧光素酶报告质粒法检测补骨脂酚对睾酮诱导的 AR 转录活性的影响；用实时定量 PCR 法检测补骨脂酚对 LNCaP 细胞中雄激素应答的靶基因——前列腺特异抗原（PSA）表达的影响；用 MTT 法检测补骨脂酚对睾酮诱导的 LNCaP 细胞增殖的影响。结果显示，补骨脂酚体外结合 AR 的能力与 AR 拮抗剂氟他胺相当；睾酮诱导的 AR 转录活性可以被补骨脂酚阻断；补骨脂酚可以抑制睾酮对 LNCaP 细胞 PSA 表达和增殖的上调作用。由此可见，补骨脂酚经由 AR 抑制雄激素依赖的 LNCaP 细胞的增殖和基因表达。

小鼠常规饲养，另取传代保种 10 d、生长旺盛的 H22 荷瘤小鼠，处死后，在超净工作台中从腹腔抽出瘤液，用生理盐水按 1：3 比例制成肿瘤细胞悬液，计数并调节细胞数为 1×10^{11}/L，接种到 80 只 ICR 小鼠身上，每只小鼠接种 0.2 mL。补骨脂复方对 H22 实体瘤小鼠的肿瘤抑制作用：将 50 只大鼠随机分为阴性对照组（NS 组）、阳性对照组（5-FU 组）、补骨脂复方组、补骨脂组、蔻仁组，每组 10 只。补骨脂复方对 H22 实体瘤小鼠的生存期的影响：将 30 只大鼠随机分为阴性对照组（NS 组）、阳性对照组（5-FU 组）、补骨脂复方组，每组 10 只。接种后次日给药，中药各组每日灌服给药 0.2 mL/10 g，每日 1 次，连续 10 d。5-FU 组隔日灌胃给药 0.1 mL/10 g，连续 10 d。阴性对照组每日灌服生理盐水 0.2 mL/10 g。末次给药后次日称重、处死动物后剖瘤称重。按下列公式计算肿瘤抑制率：肿瘤抑制率=（对照组平均瘤重−药物组平均瘤重）/对照组平均瘤重×100%。补骨脂复方对 H22 实体瘤小鼠的生存期的影响组，造模第 2 天开始用药，直至对照组出现第一只动物死亡为止。结果显示，补骨脂复方组、补骨脂组、蔻仁组肿瘤抑制率分别为 43.73%、35.82%、3.54%。阳性对照组（5-FU 组）、补骨脂复方组生命延长时间分别为 15%、16%。由此可见，补骨脂组有一定的抑制实体瘤生长的作用，蔻仁组对抑制肿瘤生长无明显作用。补骨脂与蔻仁有协同抑瘤作用，补骨脂复方组可显著抑制小鼠肿瘤的生长，并延长小鼠生存期。

2. 雌激素样作用　补骨脂有雌激素样作用，能增加阴道角化。补骨脂素、异补骨脂素对雌激素受体阳性人乳腺癌细胞（MCF）增殖具有明显的促进作用。补骨脂素具有的植物雌激素样作用是通过雌激素受体（ER）途径合导的，在雌激素耗竭的情况下，补骨脂素具有与雌激素类似的促雌激素受体阳性细胞增殖的作用。

3. 促进骨形成和抑制骨吸收　补骨脂对骨质的作用包括促进骨形成和抑制骨吸收两方面。补骨脂可促进大鼠颅骨成骨细胞碱性磷酸酶活性，促进细胞增殖，能抑制分离的破骨细胞在骨片上形成的吸收陷窝的增加与扩张，表明补骨脂对破骨细胞有抑制作用。补骨脂异黄酮和补骨脂二氢黄酮可以促进成骨细胞的增殖，抑制骨吸收。补骨脂提取物和补骨脂酚对雌激素缺乏导致的骨质疏松有防治作用，调整去卵巢大鼠的碱性磷酸酶、钙浓度、血清雌二醇和骨密度而改善骨质疏松。取未性成熟 ICR 雌性小鼠50 只，按体重随机分为 8 组，分别为正常对照组、补佳乐（戊酸雌二醇片）组（0.5 mg/kg）、补骨脂高剂量组（18 g/kg）、中剂量组（9 g/kg）及低剂量组（4.5 g/kg），每组 10 只，连续灌胃给药 7 d，正常对照组每日灌胃给予等体积无菌水。雌激素对照组补佳乐研磨配制成混悬液给药，给药剂量为 0.5 mg/kg，连续给药 14 d。最后一次给药禁食 12 h 后，称重，眼球取血。打开腹腔，取子宫后称重，计算子宫系数（子宫湿重/体重×100%）。ELISA 法检测血清雌/雄激素水平。结果显示，补骨脂明显升高动物子宫系数，明显升高小鼠的血清雌激素水平，同时，雄激素水平也有升高的趋势，但与正常组相比无明显差异。由此可见，补骨脂具有雌激素样作用，同时也影响了体内雄激素的水平。

购买 60 只大鼠，随机分为假手术组 12 只，其他 48 只大鼠造模，术后 1 周将模型大鼠随机分为模型组和壮骨止痛胶囊组和补骨脂酊低、高剂量组，每组 12 只，共 5 组。采用公认的成年雌性大鼠去卵巢 3 个月绝经后骨质疏松症病理模型。造模方法如下：2%戊巴比妥钠（2 mL/kg 体重）麻醉，无菌操作从距离大鼠胸腰椎外侧 1 cm 处纵向切开皮肤及两侧肌肉，摘除双侧卵巢，假手术组仅在卵巢周围切除相应体积的脂肪，分 2 层缝合伤口并用生理盐水擦洗干净血迹，术后连续 3 d 大腿肌内注射青霉素钠，每只大鼠 4 万 U/d，术后 5 d 拆线，饲养于室温 23~25 ℃、相对湿度 40%~60% 的清洁级动物饲养房，自由摄食和饮水。各组均从拆线后第 3 天开始给药，每天灌胃 1 次，连续 13 周。假手术组和模型组每天灌胃相应体积的植物油。用植物油将补骨脂酊分别配成 0.4、1.6 g/L 溶液，按每日 10 mL/kg 灌药。壮骨止痛胶囊制备成水相和油相，水相含水溶性浸膏 0.654 g/mL，油相含油溶性浸膏 0.354 g/mL，灌胃时按水相每日 2.5 mL/kg，油相 7.5 mL/kg 给药，连续灌胃 13 周，每 10 d 称一次体重，13 周后每组随机选择 10 只大鼠腹腔注射 2%戊巴比妥钠（2 mL/kg）麻醉，腹部切口分离腹主动脉，用负压采血管采血 5 mL，静置 2 h，3000 r/min 离心 15 min 后分离血清，放射免疫法检测雌激素（E_2）、血清降钙素（CT）。剖取左右后肢完整的股骨、胫骨及第 2~4 腰椎骨，去除上面附着的肌肉组织，保留骨膜并检测骨密度、骨生物力学及观察病理形态学。结果显示，补骨脂酊能明显增加去势大鼠腰椎和股骨骨密度和骨小梁面积率，增强股骨最大抗弯强度，显著升高血清 E_2 和 CT 水平。

将 24 只大鼠随机分为 A、B、C 3 组，每组 8 只，背部消毒后，单点皮下注射无菌空气 3 mL，以后每日补注 1 mL，连续 5 d。第 6 天取同种系大鼠处死后，无菌条件下取出颅骨，去除软组织，剪成 4 mm×4 mm 大小，磷酸盐缓冲生理盐水（PBS）浸泡备用。3 组实验大鼠腹腔注射 2% 戊巴比妥钠（1.2 mL/kg），麻醉后，背部常规备皮、消毒，于空气囊上做一 5 mm 大小切口，植入预先制备好的颅骨，逐层缝合，术后囊内注入 0.5 mL 钛颗粒溶液（10 g/L）。颅骨植入术后第 1 天起，A 组每只动物每日腹腔注射 10 mL/kg 补骨脂水溶液；B 组每只动物每日腹腔注射 10 mL/kg 重组人骨保护素（rhOPG）水溶液（200 μg/L），作为阳性对照；C 组每只动物每日注射生理盐水 10 mL/kg，作为阴性对照，各组连续注射 4 周。4 周后，每组各取 4 只大鼠，乙醚麻醉处死后将囊整体取出，通过免疫组化及 RT-PCR 检测各组动物体内 RANKL/RANK 的表达水平。结果显示，免疫组化 RANKL 平均光密度（AOD）值 A 组（0.168±0.017）、B 组（0.147±0.009）明显低于 C 组（0.314±0.011）；A 组、B 组之间比较无明显差异。RANK AOD 值测定 A 组（0.172±0.015）、B 组（0.193±0.045）明显低于 C 组（0.342±0.007）。RT-PCR 检测 RANKL 相对量 A 组（0.575±0.143）、B 组（0.543±0.174）明显低于 C 组（0.951±0.362），A 组、B 组之间比较无明显差异。RANK 相对量 A 组（0.433±0.025）、B 组（0.611±0.209）明显低于 C 组（0.871±0.211），A 组、B 组之间比较无明显差异。由此可见，中药补骨脂对人工关节置换术后假体周围骨溶解、假体无菌性松动具有抑制作用。

将 1 月龄 SD 大鼠腹腔注射 0.4 mL 盐酸氯氨酮致死，无菌条件下分离脊柱，清除脊柱上附着的韧带、肌肉，切除后椎板，用咬骨钳掰开椎体，显露椎间盘，用眼科手术剪和镊子分离椎间盘，仔细去除纤维环髓核，得到软骨板，PBS 溶液冲洗 3 次，将其剪成小碎块（小于 0.3 mm³），均匀放入 10 cm×10 cm 培养皿中，轻轻倒扣置于 37℃、含 5%CO₂ 的培养箱内，2 h 后加入含 10% 胎牛血清（FBS）和 1% 青霉素-链霉素的 DMEM 培养，等待细胞生长至汇合后，用 0.25% 胰酶消化细胞，传代至 10 cm 的培养皿中，观察细胞形态。通过 HE 染色、甲苯胺蓝染色和免疫荧光进行细胞辨别、鉴定。通过细胞增殖实验和 RT-PCR 法进行补骨脂素最佳浓度筛选。取第 3 代生长状况良好的椎间盘软骨细胞，以每孔 1×10⁵ 的浓度将细胞置于 6 孔板内，分为空白对照组、白细胞介素-1β（IL-1β）诱导组（10 ng/mL）、补骨脂素组（IL-1β 10 ng/mL+补骨脂素最佳浓度），每组 3 孔，检测各组 II 型胶原基因（Col2a1）、聚集蛋白聚糖（AGC）、血小板反应蛋白解整合素金属肽酶 5（ADAMTS-5）、IL-1β 和环氧化酶-2（COX-2）mRNA 的表达。结果显示，补骨脂素浓度在 100、150、200、400 μmol/L 时，细胞活性较浓度为 0 时明显减弱。补骨脂素在 12.5、25 μmol/L 时较浓度为 0 时能上调 Col2a1 mRNA 表达。补骨脂素组 AGC mRNA 高于空白对照组；与 IL-1β 诱导组比较，补骨脂素组 Col2a1 mRNA 升高，ADAMTS-5 mRNA 降低。由此可见，补骨脂素可以一定程度缓解 IL-1β 诱导的椎间盘软骨细胞的退变进程，并对 IL-1β 炎性信号通路的相关因子产生影响。

4. 抗白癜风 补骨脂有补白斑增色的作用，可用于治疗白癜风等皮肤顽疾，其活性成分补骨脂素主要通过光敏反应发挥生物效应。补骨脂醇提取物对酪氨酸酶有激活作用，可提高酪氨酸酶的活性使黑色素的生成速度和数量增加，具有扩张血管、改善局部皮肤和组织的营养及使皮肤色素增加的作用。

取黑色或黑花色豚鼠 72 只，用电动剃毛刀剃取背部毛面积 4 cm×4 cm，随机分成 6 组，每组 12 只，即正常对照组、模型对照组、新适确得组和补骨脂酊低、中、高剂量组。正常对照组在脱毛区涂等量纯化水，每日 2 次，作空白对照。其余各组在脱毛区涂 5% 的氢醌 0.5 mL，每日 2 次，连续 50 d，制备实验性白癜风动物模型。每只造模豚鼠皮损面积约 16 cm^2，涂药面积约 20 cm^2，正常对照组和模型对照组不进行任何治疗，新适确得组外涂新适确得 2 g，补骨脂酊低、中、高剂量组分别外涂补骨脂酊 1.0、1.5、2.0 mL，每日 1 次，涂药后 1 h，日光灯照射 15 min（功率 40 W×10，照射距离 30 cm），连续 60 d，治疗期间各组豚鼠每 3 d 在受试区脱毛 1 次。肉眼观察补骨脂酊治疗实验性白癜风动物模型的疗效，并考察该药对动物皮肤黑素形成的影响，对血清酪氨酸酶（TYR）、胆碱酯酶（ChE）、单胺氧化酶（MAO）、丙二醛（MDA）含量的影响，对免疫器官脾、胸腺重量的影响。结果显示，补骨脂酊治疗白癜风动物模型，能使白癜风模型动物皮肤黑色素增加，TYR 含量增多，ChE、MAO 活力及 MDA 含量降低，免疫器官脾、胸腺重量增加，并均呈现良好的量效依赖关系。以上各项指标中，补骨脂酊起效剂量为 0.12 g 生药/kg，最高用药剂量为 0.24 g 生药/kg。由此可见，补骨脂酊对实验性白癜风动物模型具有良好的治疗作用。

5. 抗氧化 将 24 只 SD 大鼠随机分为假手术组、手术组和补骨脂组 3 组，8 只/组。术前禁食 12 h，次日清晨用剂量为 100 mg/kg 体重的氯胺酮进行腹腔麻醉，然后将手术组和补骨脂组的大鼠行双侧卵巢切除，而假手术组切除卵巢周围同卵巢大小相似的脂肪组织。术后手术组和假手术组自由饮水，而补骨脂组给予 1% 的补骨脂水煎剂，在不影响其日饮水量的基础上，逐渐增加浓度到 12%，该浓度一直维持到 55 d。55 d 后，从股动脉取血并分离血清，测定雌激素、血清总胆固醇（TC）、甘油三酯（TG）、低密度脂蛋白（LDL）、总抗氧化能力（T-AOC）和丙二醛（MDA）水平。结果显示，手术组体重高于假手术组和补骨脂组。手术组 TC（2.44）、TG（0.96）和 LDL（1.03）都高于假手术组 TC（1.65）、TG（0.63）和 LDL（0.72），补骨脂组的 TG（0.45）低于手术组 TG（0.96）。手术组（7.86）和补骨脂组（7.58）雌激素都低于假手术组。手术组 MDA 含量（0.91）高于假手术组（0.78）和补骨脂组（0.77），补骨脂水煎剂可改善去卵巢肥胖大鼠的脂代谢紊乱，清除过多的自由基，提高脂质抗氧化能力。

将经过游泳筛选的雄性小鼠按体重随机分为正常对照组、游泳对照组、醇提补骨脂组、水煎补骨脂组。正常对照组 10 只小鼠，其他 3 组各 20 只小鼠，其中 10 只用于负重游泳实验，剩余 10 只用于 90 min 不负重游泳实验。正常对照组和游泳对照组分别灌胃给予等体积 20 mL/（kg·d）蒸馏水，醇提补骨脂组灌胃给予补骨脂醇提样品液，水煎补骨脂组灌胃给予补骨脂水煎样品液，给药剂量均为 1.6 g/（kg·d），连续给药 14 d。末次给药 30 min 后，游泳对照组及各给药组各取 10 只小鼠进行负重游泳实验，将尾根部负荷 5% 体重铅皮的小鼠置于游泳箱中游泳，水深不少于 25 cm，水温 25 ℃±

1 ℃，一个游泳箱内同时放入 10 只小鼠，通过木棒驱赶方式使小鼠一直保持游泳状态，记录小鼠开始游泳至沉入水面下 10 s 仍不能返回水面的时间，即小鼠负重游泳时间。末次给药 30 min 后，正常对照组、游泳对照组及各给药组剩余 10 只小鼠进行 90 min 不负重游泳实验，将除正常对照组外的其他组小鼠放入水温 30 ℃、水深不少于 25 cm 的游泳箱中，每箱一次性放入 10 只小鼠，不负重游泳 90 min 后立即在眼眦取血，测定乳酸及尿素氮含量。将取血后的小鼠处死，立即取肝，测定结果。结果显示，与空白对照组比较，醇提补骨脂组小鼠负重游泳时间显著延长，血乳酸水平显著降低，肝糖原水平显著升高；水煎补骨脂组小鼠仅肝糖原水平较对照组显著升高。由此可见，补骨脂醇提物具有缓解疲劳的作用，且其作用强度大于水提物。

在 37 ℃，5% CO_2 条件下将 ESF-1 细胞培养于细胞培养箱中。以 0.25% 胰酶和 0.02% EDTA（乙二胺四乙酸）消化，用 10% 小牛血清的 DMEM 培养液混悬细胞，将细胞悬液以 $1×10^5$/mL 接种于 96 孔培养板，培养 12 h 后，向 96 孔板中分别加入设定浓度的补骨脂酚，每个浓度设 6 个复孔，以雌二醇作为阳性对照组，以不加药物的培养液为空白对照组。将另一部分细胞接种于 6 孔培养板中，每孔 2 mL，培养 12 h 后，向 6 孔板中分别加入设定浓度的补骨脂酚，以雌二醇作为阳性对照组，以不加药物的培养液为空白对照组，每组设 3 个平行培养孔。培养 24 h 后，分别进行 MTT 实验、RT-PCR 实验检测药物作用后细胞中 I 型胶原蛋白（Col I）、III 型胶原蛋白（Col III）、基质金属蛋白酶抑制剂 1（TIMP-1）、基质金属蛋白酶抑制剂 2（TIMP-2）、基质金属蛋白酶 1（MMP-1）mRNA 的表达水平。结果显示，雌二醇和中剂量补骨脂酚能促进 ESF-1 细胞的增殖，显著上调 Col I、Col III、TIMP-1、TIMP-2mRNA 的表达，下调 MMP-1mRNA 的表达。由此可见，补骨脂酚能促进 ESF-1 细胞的增殖，促进胶原蛋白和基质金属蛋白酶抑制剂 mRNA 的表达，并能抑制基质金属蛋白酶 mRNA 的表达，从而发挥抗皮肤衰老的作用。

6. 抑菌　补骨脂中的黄酮类成分异补骨脂查耳酮、补骨脂二氢黄酮甲醚和 erythrinin A 有较强的抗金黄色葡萄球菌及表皮葡萄球菌作用；黄酮苷 3，5，3′，4′-四羟基-7-甲氧基黄酮-3′-O-α-L-吡喃木糖（1→3）-O-α-L-吡喃阿拉伯糖（1→4）-O-β-D-吡喃半乳糖苷对革兰氏阳性菌金黄色葡萄球菌、革兰氏阴性菌铜绿假单胞菌及真菌尖孢镰刀菌和指状青霉有抑制作用；萜酚类成分 psoracorylifols A～E 具抗幽门螺旋杆菌活性。

取医院妇产科滴虫性阴道炎患者的阴道后穹隆分泌物，接种在肝浸汤培养基中，37 ℃无菌培养，每周传代 2 次，保种 4 周后进行试验。设补骨脂组、甲硝唑组各五个剂量，补骨脂煎剂浓度分别为 1∶1、1∶2、1∶4、1∶8、1∶16，另设生理盐水对照组。取传代培养 48 h 活虫率为 99% 的培养液 8 mL，低速离心（3000 r/min×10 min）弃上清液，使成 1 mL 浓缩含虫液，摇荡混匀后，用血球计数板计数 0.1 mL 含虫量，然后将 0.5 mL 含虫培养液分别加入不同浓度的上述 2 组药液及生理盐水的培养管内，使每个管虫数为 $4.5×10^5$ 个。置37 ℃恒温箱培养，分别于 1、2、4、6、8、12、24 h 吸取各管虫液滴片观察 1 次，共观察 6 次，分别计数滴虫死亡率。死亡率＝（死亡虫数+崩解虫数）/100 个虫体×100%。结果显示，不同浓度的补骨脂煎剂均有抑制和杀灭作用，其中1∶1浓度的补骨脂煎剂对体外阴道毛滴虫有明显的抑制和杀灭作用，在1 h内，使滴虫的死亡率达到100%。

在超净工作台上将灭菌后的琼脂培养基倒入培养皿中，平皿标记后，用无菌移液管移取已配好的菌液0.1 mL加入平皿中，用涂布器将菌液涂布均匀，制成带菌平板，将含药纸片等距置于含菌平板，同时用二甲基亚砜（DMSO）做空白对照。置37 ℃恒温生化箱内培养24 h，观察菌落生长情况，测定抑菌圈直径。每份样品均平行重复3次，结果取平均值。测定最低抑菌质量浓度（MIC），将样品用DMSO进行倍比稀释后，用DMSO作空白对照，培养24 h后观察结果。出现抑菌圈的最低样品质量浓度即为此样品的MIC值。测定半数抑制浓度（IC_{50}），将90 μL在肉汤培养基中培养18 h的金黄色葡萄球菌菌液（SA，MRSA，ESBLs-SA）分别加入洁净无菌的96孔培养板中，加入不同质量浓度梯度的样品母液10 μL，溶剂（DMSO）终质量浓度为1/10样品母液质量浓度。同时设阴性对照、空白对照和溶剂对照，每个处理3个重复。将96孔板于37 ℃下，培养20 h后，用酶标仪测定595 nm处的光吸收值（OD值），各样品以相同条件下的上清液吸收度值作为空白对照，减去空白对照即为含菌量的吸收度。按下面公式计算出抑制率（%）：抑制率＝［（溶剂对照孔OD值-相应上清液OD值）-（药液孔OD值-相应上清液OD值）］/（阴性对照OD值-相应上清液OD值）×100%。结果显示，补骨脂生品及炮制品对SA的抑制活性>MRSA>ESBLs-SA，酒炙补骨脂（甲醇总提取物）和酒炙补骨脂（石油醚部位）在质量浓度为50 mg/mL对3种菌的抑菌圈均为12 mm，活性较好；液体培养法中，酒炙补骨脂石油醚部位（IC_{50}＝0.10 mg/mL）活性最好。由此可见，不同炮制方法对补骨脂抑菌作用有明显的影响，尤其是酒炙补骨脂抑菌活性增强较显著。

颈椎脱臼法处死IL-4-GFP转基因报告小鼠，无菌条件下取脾脏置于10 mL的磷酸盐缓冲生理盐水（PBS）中，用无菌病理玻片磨碎脾脏，0.4 μm细胞滤网滤过。用含10%胎牛血清（FBS）的RPMI164培养基重悬，制备成$4×10^6$/mL密度的细胞悬液。96孔培养板每孔加入100 μL细胞悬液和100 μL待筛选化合物，加入Th2细胞诱导刺激因子半刀豆球蛋白（Con A，终质量浓度2.5 μg/mL）、IL-2（终质量浓度2 ng/mL）、IL-4（终质量浓度20 ng/mL），诱导T细胞向Th2细胞分化，激活IL-4信号通路，使其高表达。然后置于37 ℃、5%CO_2培养箱中培养48 h，收集细胞于流式管中。向100 μL细胞悬液中加入APC-conjugated抗小鼠CD4抗体0.5 μL进行细胞表面染色，流式细胞仪检测$CD4^+T$细胞中绿色荧光蛋白（GFP）阳性的比率。同时设DMSO（1/2000）空白对照组。MTT法检测化合物的细胞毒性；RT-PCR检测IL-4和GATA-3基因表达；流式细胞仪检测GATA-3表达和STAT6磷酸化水平。与DMSO组相比，异补骨脂查尔酮能显著抑制Th2细胞中IL-4的产生，减少转录因子GATA-3的表达，降低信号转导与转录激活因子STAT6磷酸化水平。由此可见，异补骨脂查尔酮通过抑制STAT6磷酸化而减少GATA-3的表达，从而抑制IL-4的产生。

7. 保肝 将ICR小鼠36只随机分为6组，每组6只：正常对照组，8-甲氧补骨脂素（8-MOP）对照组，模型组，8-MOP低、中、高剂量组。正常对照组和模型组给予蒸馏水10 mL/kg，8-MOP对照组给予8-MOP 40 mL/kg，8-MOP低、中、高剂量组分别给予 8-MOP 10、20、40 mL/kg，均为灌胃给药，每日 1 次，连续 4 d；最后 1 次给药 30 min 后，除正常对照组和 8-MOP 对照组外，其余各组均皮下注射可卡因（Coc）70 mL/kg 制备小鼠急性肝损伤模型。24 h 后，检测小鼠血清中丙氨酸转氨酶（ALT）；留取肝组织，病理染色，光镜观察肝组织病理变化；制备肝匀浆，测定肝组织中还原型谷胱甘肽（GSH）、氧化型谷胱甘肽（GSSG）和丙二醛（MDA）的含量。结果显示，与正常对照组比较，模型组小鼠血清中 ALT 活性明显升高，肝组织出现明显的肝细胞变性坏死；与模型组相比，8-MOP 可以明显降低小鼠血清中 ALT 的活性，降低肝组织中 MDA 的含量，升高 GSH/GSSG 比值，肝组织病理损伤也明显减轻。由此可见，8-MOP 对可卡因致小鼠急性肝损伤具有明显的保护作用。

8. 抗抑郁　补骨脂中的香豆素类成分可通过调节单胺氧化酶（MAO）活性、下丘脑-垂体-肾上腺轴功能和氧化应激发挥抗抑郁作用。补骨脂素能抑制强迫游泳小鼠的促肾上腺皮质释放因子和皮质酮的释放，使下丘脑-垂体-肾上腺的功能恢复正常。

9. 其他　以阿卡波糖为阳性对照，通过 α-葡萄糖苷酶体外抑制模型进行抑制活性研究。结果表明，补骨脂生品和炮制品各部位均有一定的 α-葡萄糖苷酶抑制活性，且均高于阳性对照药阿卡波糖。采用 ^{60}Co γ 射线 3.5 Gy 全身一次性照射，造成小鼠骨髓造血抑制、外周血象有形成分减少，致小鼠肾虚髓损。照射前大黄素、补骨脂素（60 mg/kg，灌胃）预防给药 2 d，造模后再连续给 14 d。在照射前以及照射后的 1、3、5、7、11、13、15、17、21 d 检测外周血象；并在照后 7 d 分别进行骨髓造血干/祖细胞集落培养（CFU-GM，CFU-E，BFU-E，CFU-Meg）及 CD34$^+$ 细胞检测。结果发现，与照射对照组比较，从造模后第 5 天开始，G-CSF、大黄素、补骨脂素均表现出明显的促白细胞和血红蛋白升高的作用，但对红细胞均无明显的作用；照射 7 d，G-CSF、大黄素、补骨脂素均表现出显著促进 CFU-GM、CFU-E 的增殖的作用，而对 CFU-GM、CFU-E 均表现出轻微的抑制作用；此外，三组药物对照射后 7 d 的小鼠骨髓 CD34$^+$ 细胞均有促进增殖的作用，其中 G-CSF 和大黄素的作用具有统计学意义。由此可见，大黄素、补骨脂素可一定程度地提高照射损伤小鼠外周血白细胞和血红蛋白的含量，可提高照射后小鼠骨髓造血干/祖细胞及骨髓 CD34$^+$ 细胞的增殖。研究结果提示，大黄素、补骨脂素是益髓生血颗粒的部分有效活性组分，具有提高小鼠造血功能的作用。将 24 只 SD 雌性大鼠随机分为假手术组、手术组和补骨脂组。分别行双侧卵巢切除术后，观察补骨脂水煎剂对大鼠体质量、摄食量和饮水量的影响，并测定血清瘦素及雌激素水平。结果发现，手术组体质量高于假手术组和补骨脂组，手术组的瘦素水平高于假手术组和补骨脂组。手术组和补骨脂组的雌激素水平都低于假手术组。研究表明，补骨脂水煎剂通过抑制食欲，使摄食减少，从而降低体质量。将大鼠随机分为空白对照组、附子热性对照组、大黄寒性对照组、补骨脂组与生地黄组，每周给药 6 d，停药 1 d，共给药 28 d，空白组灌服等量（10 mL/kg）生理盐水。给药 28 d 后测量大鼠趾温、肛温，大鼠处死后，取出肝，制备组织匀浆，测定 ATP 酶活性。结果发现，与空白对照组相比，补骨脂组大鼠趾温、肛温均明显升高，生地黄组大鼠趾温、肛温均明显降低。与空白对照组相比，补骨脂组肝组织中钠钾 ATP 酶、钙 ATP 酶活性均明显升高；生地黄组钠钾 ATP 酶，钙 ATP 酶活性均明显降低。研究表明，补骨脂、生地黄对正常大鼠体温及 ATP 酶活性影响明显。补骨脂有抗过敏作用。Δ1，3-羟基补骨脂酚、补骨脂黄酮均可抑制 RBL-2H3 细胞内 β-己糖胺酶的释放而抑制抗原诱导的细胞脱粒。补骨脂酚能有效抑制 γ-干扰素和脂多糖诱导 RAW264.7 巨噬细胞产生 NO。此外，补骨脂及其中的异黄酮 neocorylin 能抑制 RACE-1 的活性，可用于治疗阿尔茨海默病。补骨脂多糖对正常小鼠的机体免疫有增强作用。

【毒理研究】 1 例 44 岁的健康女性，因连续 7 周每天把补骨脂与红茶冲服饮用，导致急性瘀胆性肝炎；PUVA（补骨脂素加紫外照射法）连续治疗 3 次后引起血清 ALT 及 AST 升高，损伤类型可能与肝细胞受损有关，且发生是不可预见的。此外，少数人应用补骨脂经日光照射后，经过一定的潜伏期，于照射部位出现红斑、丘疹和水疱，非照晒部位也可以发生。动物实验显示，小鼠长期食入相当于治疗剂量的补骨脂素，可引起小鼠子宫重量减轻，卵巢功能降低，排卵减少，雌激素水平降低。补骨脂提取物可以抑制发育大鼠的雄激素水平增长，使大鼠睾丸和附睾的重量及体重明显减轻。

选用昆明种小鼠，连续灌胃 28 d 补骨脂，HE 染色观察补骨脂对小鼠肝细胞形态的影响；紫外分光光度法测定补骨脂对小鼠血清中 ALT、AST 活性的影响；酶联免疫吸附法检测补骨脂对小鼠肿瘤坏死因子-α（TNF-α）、白介素-6（IL-6）活性的影响；流式细胞仪检测补骨脂对小鼠肝细胞线粒体膜电位的影响。结果发现，补骨脂能引起小鼠肝细胞肿胀、坏死，血清 ALT、AST、TNF-α、IL-6 活性增加；肝细胞线粒体膜电位随着给药剂量的增加显著降低。由此可见，补骨脂连续服用对小鼠肝具有明显的损伤。

【临床应用】

1. 临床配伍

（1）小儿遗尿：补骨脂一两（炒）。为末，热汤调下，每服一钱。（《补要袖珍小儿方论》破故纸散）

（2）扑打伤损：补骨脂（微炒）二两。上为末，用醋煮黄米粥，摊在纸上，封裹损处。（《圣济总录》补骨脂裹方）

（3）妊娠腰痛，状不可忍：补骨脂不以多少，瓦上炒香熟，为末，嚼胡桃肉一个，空心温酒调下三钱。（《伤寒保命集》通气散）

（4）脾肾虚弱，全不进食：补骨脂四两（炒香），肉豆蔻二两（生）。上为细末，用大肥枣三个，生姜四两，切片同煮，枣烂去姜，取枣剥去皮核用肉，研为膏，入药和杵，丸如梧桐子大。每服三十丸，盐汤下。（《普济本事方》二神丸）

（5）骨虚酸痛多倦：补骨脂（炒）、附子（炮裂，去皮脐）、人参、肉苁蓉（酒浸，切，焙）、五味子（去梗）各一两。上咬咀，如麻豆大，每服三钱匕，水一盏，煎至七分，临熟入酒二分搅匀，去滓，食前温服。（《圣济总录》补骨脂汤）

（6）肾阳不足所致的泄泻：肉豆蔻（煨）200 g，补骨脂（盐炒）400 g，五味子（醋制）200 g，吴茱萸（制）100 g，大枣（去核）200 g。上五味，粉碎成细粉，过筛，混匀。另取生姜 200 g，捣碎，加水适量压榨取汁，与上述粉末泛丸，干燥，即得。一次 9 g，一日 1~2 次。（《中国药典》四神丸）

2. 现代临床

（1）子宫出血：以补骨脂、赤石脂制片内服，观察 300 余例，止血效果在 90% 以上。但对出血时间过长或过多的患者，需并用其他止血措施。对身体其他部位的出血疾病，如血友病、鼻出血、上消化道溃疡出血等，经个别试用亦见到止血效果。制剂及用法：用补骨脂浸膏（1∶4）及赤石脂等量轧制成片。在月经量有增多倾向时即开始服药，每次6片（合3g），每日3次，连服3d，必要时可适当延长。根据动物实验，此药的止血有效成分主要是补骨脂。补骨脂有较明显的缩短出血时间，减少出血量的效果；同时对子宫有明显的收缩作用，而赤石脂对子宫收缩则无明显影响。

（2）银屑病：补骨脂注射液中富含8-甲氧补骨脂素，它使皮肤对紫外线的敏感性增加，经紫外线照射后，可有效抑制表皮角质形成细胞 DNA 合成，从而抑制过度增生的银屑病角质形成细胞，达到治疗目的。有研究显示，通过补骨脂注射液联合窄谱紫外线（NB-UVB）治疗银屑病有效率达74.42%，较单用窄谱紫外线照射明显有效，而且联合治疗能缩短疗程，减少 NB-UVB 的累积照射剂量，从而减少不良反应。窄谱紫外线可能的作用机制为诱导银屑病皮损中浸润的 T 淋巴细胞的凋亡，并增加抗炎因子的分泌，抑制表皮朗格汉斯细胞等抗原递呈细胞的活性，减轻表皮的炎症反应。

用补骨脂注射液联合复方氟米松软膏治疗寻常型银屑病疗效亦较满意。其收集了94 例寻常型银屑病患者，随机分为补骨脂组和联合组，补骨脂组 46 例，肌内注射补骨脂注射液；联合组 48 例，肌内注射补骨脂注射液和外用卤米松乳膏，1 个月后判定疗效。结果显示，补骨脂组治疗前、后的 PASI 评分分别为 12.45 ± 2.63、4.08 ± 0.96，联合组为 13.17 ± 2.84、2.57 ± 0.88，两组治疗前后评分差异有显著性；补骨脂组有效率为58.70%，联合组有效率为 79.17%，两组有效率差异有显著性；两组均无严重不良反应。

（3）小儿遗尿：180 例遗尿患儿随机分为 3 组，治疗组采用六味地黄丸（北京同仁堂出品）3g，每日 3 次，并于晚上睡前用温开水冲服补骨脂粉（将干净的补骨脂炒香，研末）6g；对照组 1 采用六味地黄丸 3g，每日 3 次口服；对照组 2 采用晚上睡前用温开水冲服补骨脂粉 6g。三组患儿 7d 为 1 个疗程，均口服 3 个疗程，治疗期间停用其他药物，停药后的患儿每 7d 随访 1 次，记录睡眠觉醒水平的变化。随访 8 周后结束。结果显示，治疗组与对照组 1、对照组 2 比较可明显提高遗尿症患儿睡眠觉醒水平。

（4）指、趾甲癣：用补骨脂配合等量菟丝子制成注射液，肌内注射，每日 1 次5 mL，可连续数月。治疗 4 例，痊愈（水疱、鳞屑消失，指/趾甲恢复，检菌阴性）2例，显效（水疱、鳞屑消失，指/趾甲恢复2/3 以上）2 例。一般须经较长时间多次注射方能奏效。

（5）白癜风：白癜风患者 92 例，随机分组分为 3 组：窄谱紫外线（NB-UVB）照射组 30 例，补骨脂酊组 30 例，补骨脂酊联合 NB-UVB 组（联合治疗组）32 例。NB-UVB 照射组患者单独局部进行 NB-UVB 照射，应用窄谱中波紫外线治疗仪，辐照强度$10.3\ mW/cm^2$，初始剂量为 $0.4\ J/cm^2$，每周 3 次，每次剂量递增10%，至出现红斑剂量时维持治疗。补骨脂酊组患者单独局部外用补骨脂酊（将 300g 补骨脂粗粉置于 1000mL 75%乙醇中，浸泡 7d 后过滤去渣，装玻璃器皿中密封备用）：用干净的棉签蘸取补骨脂酊，涂抹于患处，每日 2 次。联合治疗组患者按上述方法局部外用补骨脂酊，半小时后进行 NB-UVB 照射，每周 3 次，每周其余时间仍外用补骨脂酊，每日 2 次。所有患者均治疗 3 个月。治疗结束后 3 个月按照色素恢复百分比进行疗效判断。基本痊愈：色素恢复面积≥原白斑面积 80%，基本呈正常肤色；显效：色素恢复面积占原白斑面积 60%~79%；有效：色素恢复 20%~59%；无效：白斑无明显变化或色素恢复面积少于 20%。显效率=（痊愈+显效）/总例数×100%。结果显示，与 NB-UVB 照射组或补骨脂酊组比较，补骨脂酊联合 NB-UVB 组的显效率明显升高；而且补骨脂酊联合 NB-UVB 组中出现第一个色素岛的所需 NB-UVB 照射次数和最大照射剂量均明显低于 NB-UVB 照射组。三组患者均未发生严重不良反应，联合治疗组不良反应发生率低于另两组。由此可见，补骨脂酊联合 NB-UVB 治疗白癜风起效快，不良反应小。

选择门诊就诊的白癜风患者 62 例，分为观察组（32 例）和对照组（30 例）。两组均采用复方补骨脂酊（本院自制：补骨脂 25 g、菟丝子 7 g 加入 75%乙醇 100 mL，浸泡 7 d 后，取其浸出液外用），用消毒棉签蘸上药外搽皮损处。外搽 1 h 后，在阳光下照射 10~30 min，每日 1 次，30 d 为 1 个疗程。在此基础上，观察组加用胸腺肽肠溶片 10 mg 口服，每日 3 次，30 d 为 1 个疗程。2 组均连续治疗 3 个疗程。疗效判断标准，治愈：患者的白斑全部消退，恢复正常皮色；显效：患者的白斑有部分消退或者缩小，恢复正常皮色的面积占皮损面积的 50%以上；有效：患者的白斑有部分消退或者缩小，恢复正常皮色的面积占皮损面积的 10%以上、50%以下；无效：患者的白斑未见变化或者缩小，恢复正常皮色的面积占皮损面积的 10%以下。总有效率=（治愈+显效+有效）病例数/治疗总病例数×100%。结果显示，对照组 30 例治愈 4 例，显效 3 例，有效 6 例，无效 17 例，总有效率为 43.3%；观察组 32 例治愈 15 例，显效 5 例，有效 6 例，无效 6 例，总有效率为 81.3%。观察组治愈率、总有效率均明显高于对照组。

159 例白癜风患者随机分为 3 组，其中治疗组 78 例，对照 1 组 40 例，对照 2 组 41 例。治疗组：以消毒棉签蘸补骨脂酊外涂患处，每日 2 次，涂用后日光照射 20~30 min，或者用紫外线灯照射 2~3 min，然后用清水洗净患处并外涂 0.1%他克莫司软膏，年龄<12 岁患者选用 0.03%他克莫司软膏，患者如局部发生红肿、水疱、皮炎等应暂停应用，等恢复后再用。对照 1 组：除他克莫司软膏外同治疗组。对照 2 组：外涂 0.1%他克莫司软膏，年龄<12 岁患者选用 0.03%他克莫司软膏，每日 2 次。三组患者均口服白癜风胶囊 3 粒，每日 2 次，以及复合维生素 B 片 2 片，每日 3 次，小儿酌减，以增强疗效。所有患者每 2 周复诊 1 次，连用 2 个月为 1 个疗程，共观察 2 个疗程。疗效判定标准，痊愈：白斑全部消退，恢复正常肤色；显效：白斑部分消退或缩小，恢复正常肤色的面积占皮损面积≥50%；有效：白斑部分消退或缩小占皮损面积<50%；无效：白斑无色素再生或范围扩大。总有效率=（痊愈例数+显效例数）/治疗例数×100%。结果显示，三组总有效率分别为 73.1%、52.5%和 60.9%。由此可见，他克莫司联合补骨脂酊治疗白癜风较单用补骨脂酊外涂及单用他克莫司外涂治疗白癜风效果好，安全可靠。

78 例白癜风患者随机分为 2 组，其中治疗组 39 例，对照组 39 例。治疗组以复方甘草酸苷胶囊 50 mg，每日 3 次，连续 2 个月，同时补骨脂 250 g+红花 50 g+市售 53 度白酒 60 g 浸泡 1 周后涂抹患处，每日 2 次，连续 2 个月；对照组：单独使用复方甘草酸苷胶囊 50 mg/次，每日 2 次，连续 2 个月。治疗 2 个月后评判疗效，疗效判断标准，痊愈：白斑全部消退，恢复正常肤色；显效：白斑部分消退或缩小，复色面积占皮损面积≥50%；好转：复色面积占皮损面积的 10%~49%；无效：白斑无色素再生或范围扩大。结果显示，复方甘草酸苷联合补骨脂红花酊治疗白癜风较单用复方甘草酸苷胶囊疗效好，无明显不良反应，安全可靠。

140 例白癜风患者随机分为 2 组，其中治疗组 70 例，对照组 70 例。治疗组采用 308 nm 波长照射联合补骨脂酊擦剂，用棉球蘸药涂于患处，并摩擦 5~15 min。歇息 30 min 后方可照射，10 次为 1 个疗程，显效率 95% 以上，一周 1~2 次，单次治疗 2~3 s。1 周即有明显疗效，按疗程治疗不易复发，愈后和正常肤色完全一样。

【不良反应】　主要有食欲减退、贫血、白细胞减少及中毒性肝损害。有研究实验显示，补骨脂注射液用药十几分钟后，即出现头晕、头痛、行走不便、恶心、呕吐等症状。

【综合利用】　药用价值方面，目前开发的有补骨脂酊、异补骨脂素胶囊、8-甲氧基补骨脂霜、补骨脂浸膏溶液；食疗方面，可制成补骨脂补益肝肾茶、补骨脂益精明目酒等；补骨脂除药用价值外，因其果实含香豆素，芳香悦人，提取物尚可在香料方面及头油、发乳等化妆品行业加以利用。

■参考文献

[1] 宋潇，戚爱棣，王跃飞，等．不同炮制方法对补骨脂中 4 类化学成分的影响 [J]．中国中药杂志，2011，36（15）：2071-2075.

[2] 辛丹，颜冬梅，王跃飞，等．补骨脂及其相关化学成分的药理与毒理研究进展 [J]．辽宁中医药大学学报，2009，11（7）：70-72.

[3] 刘亚男，王跃飞，韩立峰，等．高效液相色谱-电喷雾-质谱法分析补骨脂中化学成分 [J]．中国中药杂志，2009，34（22）：2898-2902.

[4] 张红莲，王雅楠，王建华．补骨脂的化学成分及药理活性研究概况 [J]．天然产物研究与开发，2010，22（5）：909-913，918.

[5] 罗娟敏，肖雪，洪流，等．HPLC/TOF-MS 和 HPLC/IT-MSn 联合用于补骨脂药材的化学成分分析 [J]．中草药，2014，45（7）：924-928.

[6] 颜冬梅，高秀梅．补骨脂化学成分研究进展 [J]．辽宁中医药大学学报，2012，14（9）：96-98.

[7] 吴疆，魏巍，袁永兵．补骨脂的化学成分和药理作用研究进展 [J]．药物评价与研究，2011，34（3）：217-219.

[8] 邱蓉丽，李璘，乐巍．补骨脂的化学成分与药理作用研究进展 [J]．中药材，2010，33（10）：1656-1659.

[9] 毛浩萍，牛子长，王兴业，等．补骨脂酚对人肾上腺皮质癌 H295R 细胞中睾酮和雌二醇分泌的影响 [J]．天津中医药大学学报，2014，33（6）：347-350.

[10] 宋利利，王伟卫，孙云，等．补骨脂乙素诱导伊马替尼敏感和耐药的慢性粒细胞白血病细胞凋亡 [J]．上海交通大学学报（医学版），2014，34（9）：1309-1314.

[11] 程旭锋, 刘琦, 刘胜, 等. 药对蛇床子-补骨脂对乳腺癌骨转移裸鼠生存时间与骨损伤的影响 [J]. 北京中医药大学学报, 2012, 35 (5): 317-322.

[12] 苗琳, 马尚伟, 樊官伟, 等. 补骨脂酚拮抗 AR 转录活性抑制雄激素诱导的前列腺癌细胞 LNCaP 的增殖 [J]. 天津中医药, 2013, 30 (5): 291-293.

[13] 邹玺, 刘沈林, 吴坚, 等. 补骨脂复方对 H_{22} 荷瘤小鼠的抑瘤作用和生存期影响的研究 [J]. 辽宁中医杂志, 2012, 39 (3): 423-425.

[14] 李璘, 邱蓉丽, 乐巍, 等. 补骨脂雌激素样作用实验研究 [J]. 辽宁中医药大学学报, 2012, 14 (4): 57-58.

[15] 李劲平, 王小静, 曾英, 等. 补骨脂定抗实验性绝经后骨质疏松的效应及作用机制研究 [J]. 中国中药杂志, 2013, 38 (11): 1816-1819.

[16] 张捍军, 张睿, 李华哲, 等. 补骨脂抑制人工关节假体周围骨溶解的研究 [J]. 现代生物医学进展, 2014, 14 (2): 247-250.

[17] 姚长风, 张晓军, 杨永晖, 等. 补骨脂素对大鼠腰椎间盘软骨细胞炎性退变的影响 [J]. 中医杂志, 2014, 55 (7): 594-598.

[18] 江珊, 童汉云, 胡英姿, 等. 补骨脂酊联合窄谱中波紫外线治疗白癜风的疗效观察 [J]. 中国药师, 2013, 16 (7): 1051-1053.

[19] 邱宇芬, 李敏, 易恒安, 等. 胸腺肽联合复方补骨脂酊治疗白癜风的疗效 [J]. 实用临床医学, 2013, 14 (10): 56-57, 66.

[20] 马骥. 他克莫司联合补骨脂酊治疗白癜风临床疗效观察 [J]. 皮肤病与性病, 2014, 36 (5): 279-280.

[21] 张金松, 谌宏运, 肖德欣, 等. 复方甘草酸苷联合补骨脂红花酊治疗 78 例白癜风疗效观察 [J]. 贵州医药, 2014, 38 (10): 939.

[22] 朱小兰, 盛国荣, 杨永美. 补骨脂酊对实验性白癜风模型的影响 [J]. 中药药理与临床, 2014, 30 (6): 115-117.

[23] 常燕琴, 岳嘉, 蔺美玲, 等. 补骨脂对去卵巢肥胖大鼠血脂和丙二醛的影响 [J]. 辽宁中医杂志, 2013, 40 (3): 572-574.

[24] 邹润, 梁刘玲, 张春凤, 等. 补骨脂醇提物和水煎物抗疲劳药效比较研究 [J]. 亚太传统医药, 2013, 10 (6): 17-19.

[25] 于茜, 邹海曼, 王帅, 等. 补骨脂酚对 ESF-1 细胞抗衰老基因调控机制研究 [J]. 中药材, 2014, 37 (4): 632-635.

[26] 郭琳, 曹珊, 白明, 等. 补骨脂具有体外抗阴道毛滴虫作用 [J]. 河南中医, 2014, 34 (5): 965-966.

[27] 李昌勤, 赵琳, 康文艺. 补骨脂生品及炮制品体外抑菌活性研究 [J]. 中成药, 2012, 34 (1): 109-112.

[28] 梁正, 杨春, 李峥, 等. 异补骨脂查尔酮抑制 IL-4 产生及其机制研究 [J]. 中草药, 2013, 44 (10): 1299-1304.

[29] 魏鹏, 刘伟霞, 贾凤兰, 等. 8-甲氧补骨脂素对可卡因致小鼠急性肝损伤的保护作用 [J]. 中华中医药杂志, 2013, 28 (3): 662-665.

[30] MAO H P, WANG H, MA S W, et al. Bidirectional regulation of bakuchiol, an es-
trogenic-like compound, on catecholamine secretion [J]. Toxicol Appl Pharmacol,
2014, 274 (1): 180-189.

[31] 张伟, 尹震花, 彭涛, 等. 补骨脂生品及炮制品对 α-葡萄糖苷酶抑制活性考察
[J]. 中国实验方剂学杂志, 2013, 19 (9): 24-28.

[32] 孙玉雯, 程艳玲, 邹阳, 等. 大黄素补骨脂素对辐射损伤小鼠造血功能的影响
[J]. 时珍国医国药, 2014, 25 (10): 2342-2344.

[33] 常燕琴, 蔺美玲, 岳嘉, 等. 补骨脂对肥胖大鼠体质量和瘦素水平的影响 [J].
时珍国医国药, 2013, 24 (2): 264-265.

[34] 宋晓玲, 李峰, 崔光志. 补骨脂、生地黄对正常大鼠体温及 ATP 酶活性的影响
[J]. 中国实验方剂学杂志, 2013, 19 (3): 160-162.

[35] 张秀娟, 曹慧琪, 邢志华, 等. 补骨脂对小鼠肝细胞形态、肝功能及线粒体膜电
位的影响 [J]. 中成药, 2014, 36 (1): 160-162.

[36] 曹金一, 刘京晶, 黄文华, 等. 补骨脂药理作用与临床应用研究进展 [J]. 中药
药理与临床, 2008, 24 (6): 89-92.

[37] 刘自力, 施静. 补骨脂临床研究进展 [J]. 中国民族民间医药, 2009, 18 (5):
101-102.

[38] 王景慧, 赵春凤, 于萍. 补骨脂的临床应用 [J]. 临床合理用药杂志, 2009, 2
(5): 21.

[39] 哈建雄. 补骨脂注射液联合窄谱中波紫外线治疗寻常型银屑病疗效观察 [J]. 青
海医药杂志, 2013, 43 (2): 26-27.

[40] 夏永华, 刘冬, 李素娟, 等. 补骨脂联合复方氟米松软膏治疗寻常型银屑病
[J]. 中国现代医学杂志, 2011, 21 (19): 2277-2279.

[41] 王红欣, 周云亮, 齐丽娜. 六味地黄丸加补骨脂对遗尿症患儿睡眠觉醒水平的影
响 [J]. 护理实践与研究, 2012, 9 (3): 14-15.

[42] 赵宏. 补骨脂注射液不良反应 2 例分析 [J]. 中国药师, 2010, 13 (3): 417-
418.

灵　芝

【道地沿革】　灵芝作为拥有数千年药用历史的中国传统珍贵药材，具备很高的药
用价值，古人以芝菌为仙草，有各种附会和传说。《神农本草经》因颜色不同将灵芝分
为赤芝、黑芝、青芝、白芝、黄芝、紫芝六种。《本草经集注》云："此六芝皆仙草之
类，世所稀见，族种甚多，形色环异，并载《芝草图》中。今世所用紫芝，此是朽树
木株上所生，状如木。"这种紫芝，似乎即今天所用多孔菌科灵芝属真菌紫芝。而《神
农本草经》所载的"赤芝"，乃是为了与青、黄、黑、白芝配合，与五行对应的"象征

之物"，未必是今天所称的赤芝。现泛称"灵芝"。

芝菌的神秘色彩浓厚，《神农本草经》记载的青、赤、黄、白、黑五芝，按五行属性分生五岳，《新修本草》已经注意其说法有些牵强，指出："《经》云：皆以五色生于五岳，诸方所献，白芝未必华山，黑芝又非常岳。"紫芝和赤芝在我国分布较广，华北、华东、华南、华北、西南等地皆有栽培。

【来源】 本品为多孔菌科真菌赤芝 *Ganoderma lucidum*（Leyss. ex Fr.）Karst. 或紫芝 *Ganoderma sinense* Zhao，Xu et Zhang 的干燥子实体。

【原植物、生态环境、适宜区】 赤芝：菌盖木栓质，半圆形或肾形，宽 12 ~ 20 cm，厚约 2 cm。皮壳坚硬，初黄色，渐变成红褐色，有光泽，具环状棱纹和辐射状皱纹，边缘薄，常稍内卷。菌盖下表面菌肉白色至浅棕色，由无数菌管构成。菌柄侧生，长达 19 cm，粗约 4 cm，红褐色，有漆样光泽。菌管内有多数孢子。主产于华东、西南及河北、山西、广西等省区。生长于栎树及其他阔叶树木桩旁，喜生于植被密度大、光照短、表土肥沃、潮湿疏松之处，现已人工栽培。药用部位为其子实体。秋季采收。

紫芝：菌盖木栓质，多呈半圆形至肾形，少数近圆形，大型个体长宽可达 20 cm，一般个体 4.7 cm×4 cm，小型个体 2 cm×1.4 cm，表面黑色，具漆样光泽，有环形同心棱纹及辐射状棱纹。菌肉锈褐色。菌管管口与菌肉同色，管口圆形，每毫米 5 个。菌柄侧生，长可达 15 cm，直径约 2 cm，黑色，有光泽。孢子广卵圆形，（10 ~ 12.5）μm×（7 ~ 8.5）μm，内壁有显著小疣。

灵芝为腐生菌，常腐生在阔叶树的枯木、倒木、树桩上。最适生长发育的温度为 25 ~ 28 ℃；栽培培养基正常的含水量 60% 左右一般都能满足菌丝生长的需要。灵芝为好气性真菌，要有足够的氧气供应其进行呼吸；灵芝菌丝生长不需要光，无光和黑暗条件下菌丝生长最快，子实体的生长则需要一定的光照。

中国灵芝类真菌自然分布的总特点是东南部多而西北部少。在青海、新疆和宁夏几乎没有发现常见的灵芝（赤芝）。赤芝主要分布在浙江龙泉、江西庐山、安徽霍山一带。紫芝分布于河北、河南、山东、江苏、浙江、贵州、台湾、湖南、江西、福建、香港、广东等地，其中以长白山区、大别山区、武夷山区和鲁西等地区最为适宜。

【生物学特点】

1. 栽培技术 灵芝不是植物，自身不能进行光合作用，只能从其他有机物或是腐树中摄取养料。因此灵芝以现成的有机化合物中的碳和氮作为养料营腐生或寄生生活。灵芝的育种方式有孢子育种和菌丝育种两种。目前生产上主要是采用灵芝的菌丝体进行繁殖。而灵芝的菌种分为母种和栽培种两类，生产上把子实体组织分离后的第一代菌丝称为母种。将母种菌丝在营养丰富且易于吸收的培养基上培养，使之逐渐加粗，分解和利用养料的能力逐渐提高，适合于栽培用时，称为栽培种。

代料栽培就是用人工配制的培养料代替木材培养灵芝子实体。灵芝代料栽培在 20 世纪 80 年代前期均用瓶栽，后则改为塑料袋栽培，即先用塑料袋代替菌种瓶培养好菌种，然后再用以培养子实体。代料栽培的灵芝，由于培养料中营养成分丰富（氮源养分增加），培养基比木材疏松，所以灵芝菌丝、子实体生长快，生长周期短，从接种到采收仅为 3 个月，灵芝产量高，生物学效率（50 kg 原料产干灵芝的量）可达 8%，但子实体质地疏松，色泽较暗。段木栽培灵芝，则是以树木段作为培养基，将灵芝菌种接种在木段上，使灵芝子实体在段木上生长。段木栽培的灵芝菌丝、子实体生长较慢，从接种到长芝结束需 2~3 年。产量相对较低，生物学效率一般为 3.5%~5%。灵芝质地坚、厚，有光泽，灵芝酸含量比代料栽培的高，售价也高。

2. 病虫害防治 灵芝谷蛾是近年来我国新发现的一种药用菌的重要害虫，其幼虫蛀食多孔菌类的子实体，严重时蛀成空壳。可在栽培灵芝上进行人工捕捉，储藏的灵芝用磷化铝熏蒸。

害长头螨不仅为害灵芝、黑木耳、银耳、香菇等的菌丝、子实体，而且还取食、传播木霉、黑孢霉、镰刀菌等，给制种和栽培带来很大损失。此类主要以防为主，菌种厂要搞好环境卫生，减少杂菌污染源，及时处理杂菌瓶和培养时间过长已出子实体的菌种瓶，以免引诱害长头螨生长繁殖；菌种室要定期检查和熏蒸消毒。

白蚁能将树桩表面的菌丝和幼小菌蕾全部吞噬干净，严重时造成灵芝无收。应清除灵芝栽培场地四周的枝权、枯叶和各种有机垃圾，并用美曲膦酯、马拉硫磷、灭蚁灵等农药喷洒，然后翻耕，将农药翻于土中；经常注意栽培场地内的白蚁情况，若发现白蚁，就要在发生区域喷施上述农药。

【采收加工】

1. 采收 灵芝从分化出菌蕾到采收，约需 25 d 左右时间。子实体成熟的标准是菌盖边缘的色泽转红，直至与中央的颜色相同，但子实体成熟后还应继续培养 7~10 d，使菌盖增厚，质坚实。然后将灵芝用剪刀齐灵芝柄基部剪下，修整，菌柄保留 2 cm 长，即可入药。采收后，应立即拣去培养基表面散落的菌膜，继续在上述条件下培养，还可产二茬灵芝，但产量低。

2. 加工 灵芝采收后应立即晒干或烘干。将采收后的灵芝一个个平放在有架的苇帘上，腹面向下，一个个摊开，自然晒干。若遇阴雨天不能晒干，则应入烘房或烘箱（量少）烘烤。烘温不超过 60 ℃。如灵芝含水量高，开始 2~4 h 内烘温不可超过 45 ℃，并要把箱门稍稍打开，使水分尽快散发。要求在 2~3 d 内全干，否则腹面菌孔变成黑褐色，或霉变，都会降低品质。

【炮制储藏】

1. 炮制 取原药材，除去杂质。

2. 储藏 置干燥处，防霉，防蛀。

【药材性状】

1. 赤芝 外形呈伞状，菌盖肾形、半圆形或近圆形，直径 10~18 cm，厚 1~2 cm。皮壳坚硬，黄褐色至红褐色，有光泽，具环状棱纹和辐射状皱纹，边缘薄而平截，常稍内卷。菌肉白色至淡棕色。菌柄圆柱形，侧生，少偏生，长 7~15 cm，直径 1~3.5 cm，红褐色至紫褐色，光亮。孢子细小，黄褐色。气微香，味苦涩。

2. 紫芝 皮壳紫黑色，有漆样光泽。菌肉锈褐色。菌柄长 17~23 cm。

3. 栽培品 子实体较粗壮、肥厚，直径 12~22 cm，厚 1.5~4 cm。皮壳外常被有大量粉尘样的黄褐色孢子。以个大、菌盖厚、完整、色紫红、有漆样光泽者为佳。

【质量检测】

1. 显微鉴别 灵芝粉末浅棕色、棕褐色至紫褐色。菌丝散在或黏结成团，无色或淡棕色，细长，稍弯曲，有分枝，直径 2.5~6.5 μm。孢子褐色，卵形，顶端平截，外壁无色，内壁有疣状突起，长 8~12 μm，宽 5~8 μm。

2. 理化鉴别 薄层色谱鉴别：取本品粉末 2 g，加乙醇 30 mL，加热回流 30 min，滤过，滤液蒸干，残渣加甲醇 2 mL 使溶解，作为供试品溶液。另取灵芝对照药材 2 g，同法制成对照药材溶液。照《中国药典》薄层色谱法试验，吸取上述两种溶液各 4 μL，分别点于同一硅胶 G 薄层板上。以石油醚（60~90 ℃）-甲酸乙酯-甲酸（15:5:1）的上层溶液为展开剂，展开，取出，晾干，置紫外光灯（365 nm）下检视。供试品色谱中，在与对照药材色谱相应的位置上，显相同颜色的荧光斑点。

3. 含量测定

（1）蒽酮-硫酸法测灵芝多糖：精密称取 105 ℃ 干燥至恒重的葡萄糖对照品适量，加水制成每 1 mL 含 0.1 mg 的溶液，即得对照品溶液。取本品粉末约 2 g，精密称定，置索氏提取器中，加水 90 mL，电加热器加热回流提取至提取液无色，提取液转移至 100 mL 量瓶中，加水稀释至刻度，摇匀，精密量取 10 mL，加入乙醇 150 mL，摇匀，4 ℃放置 12 h，取出，离心，倾去上清液，沉淀加水溶解并转移至 50 mL 量瓶中，加水稀释至刻度，摇匀即得供试品溶液。采用分光光度法测定，本品按干燥品计算，含灵芝多糖以无水葡萄糖（C_6H_{12}O_6）计，不得少于 0.50%。

（2）HPLC 测灵芝酸 B：以 E. Merck Lichrospher（4 mm×250 mm，5 μm）为色谱柱，以流动 0.5%高氯酸溶液-甲醇（50:50）为流动相，流速 0.7 mL/min；柱温：40 ℃；检测波长 254 nm。

精密称取对照品灵芝酸 B 适量，置 10 mL 量瓶中，以甲醇溶解并稀释至刻度，摇匀，即得（每 1 mL 含灵芝酸 B 0.16 mg），以 0.45 μm 微孔滤膜过滤，即得对照品溶液。均匀取样品粉末（过 40 目筛）0.5 g，精密称定，置索氏提取器中，以 80 mL 三氯甲烷提取 4 h，取出提取液，蒸干溶剂，残留物以甲醇溶解，定容 2 mL 量瓶中，摇匀，以 0.45 μm 微孔滤膜过滤，作为供试液溶液。按以上色谱条件测定样品，进样量为 8 μL，用外标法根据峰面积计算样品中灵芝酸 B 的含量。菌盖表皮层灵芝酸 B 的含量为 0.56 mg/g；木栓层灵芝酸 B 的含量为 0.56 mg/g；菌柄灵芝酸 B 的含量为 0.29 mg/g；菌盖子实体全部灵芝酸 B 的含量为 0.53 mg/g；孢子粉灵芝酸 B 的含量为 0.087 mg/g；赤芝发酵菌丝体未测出灵芝酸 B，而紫芝菌盖含量极微。

（3）毛细管电泳法测核苷类成分：色谱柱：熔融石英毛细管柱（56 cm×75 μm，50 cm）；自动压力：30 MPa；检测波长：254 nm；分离电压：27 kV；运行缓冲液：0.05 mol/L硼砂-甲醇（82:18）。分别精密称取腺苷、鸟苷、尿苷、肌苷对照品，加重蒸馏水溶解，并稀释制成浓度约为 0.1 mg/mL 的溶液，摇匀、备用，即得对照品溶液。将灵芝粉碎，精密称取粉末约 0.5 g，置 50 mL 容量瓶中，加重蒸馏水 40 mL，超声 30 min，放冷至室温，加重蒸馏水至刻度，摇匀，以 0.45 μm 滤膜过滤即得供试品溶液。以外标法计算样品中 4 种核苷类成分的含量。

（4）紫外-可见分光光度法测三萜类成分：精确称取熊果酸对照品约 50 mg，置于

50 mL 容量瓶中，用乙酸乙酯溶解并定容至刻度，摇匀，配制成 1.082 mg/mL 的熊果酸储备液。再从储备液中精密吸取 10.0 mL，置于 100 mL 容量瓶中，用乙酸乙酯定容至刻度，摇匀，配制成 0.108 2 mg/mL 的熊果酸标准品溶液。称取灵芝孢子粉胶囊内容物约 1 g，置 100 mL 容量瓶中，用乙酸乙酯溶解，超声震 30 min，用乙酸乙酯定容至刻度，摇匀，滤过，弃去初滤液，取续滤液 5 mL 定容至 50 mL 作为供试品溶液；吸取 100 mL 供试品溶液于 100 ℃ 水浴上蒸干后，加入 5% 香草醛-冰醋酸溶液 0.40 mL 和 1.00 mL 高氯酸，65 ℃ 水浴加热 45 min 后移入冰水浴中，再加入 5.00 mL 冰醋酸，摇匀后置于室温。15 min 后用紫外-可见分光光度计于 548.1 nm 波长下测定样品溶液的吸光度。以熊果酸为对照品，用 5% 香草醛-冰醋酸溶液、高氯酸显色，在 548.1 nm 波长处测定样品吸光度，建立灵芝孢子粉中总三萜的含量测定方法。结果显示，熊果酸在 0.022~0.130 mg 范围内线性关系良好，线性回归方程为 $Y = 6.62X - 0.017\,1$，$R = 0.999\,5$，回收率均值为 108.94%。

【商品规格】 不分等级，均为统货。

【性味归经】 甘，平。归心、肺、肝、肾经。

【功能主治】 补气安神，止咳平喘。主要用于心神不宁，失眠心悸，肺虚咳喘，虚劳短气，不思饮食。

【用法用量】 内服：煎汤，6~12 g；研末吞服，1.5~3 g。

【使用注意】 寒证慎服。

【化学研究】

1. 多糖及肽多糖类 灵芝含有的多糖主要有 BN3B1、BN3B3、BN3B4、BN3B5、BN3C1、BN3C3、GLA2、GLA4、GLA6、GLA8、GLB2、GLB3、GLB4、GLB6、GLB7、GLB9、GLB10、GLC2、TGLB1、TGLB8、TGLB10、GLSP1、GLSP2、GLSP3、TGLP2、TGLP3、TGLP6、TGLP7。此外，还有水溶性多糖 GL1 和 G-A 等。

2. 三萜类 目前已从灵芝子实体、菌丝体、孢子粉中分离得到 100 多种三萜类成分，多数为高度氧化的羊毛甾类衍生物，主要是灵芝酸、灵芝孢子酸、赤芝孢子内酯 A~B、灵芝醇、丹芝醇 A~B、环氧灵芝醇 A~C、灵芝萜烯二醇、灵芝萜烯三醇、灵芝醛 A~B、赤芝萜酮 A~C、灵芝甾酮、麦角甾酮、麦角甾醇及其衍生物、麦角甾类化合物、羊角甾类化合物、胆甾类化合物、β-谷甾醇、腺苷等。

3. 生物碱类、核苷类 灵芝含有腺嘌呤核苷、尿嘌呤核苷、灵芝苷、胆碱、甜菜碱、腺嘌呤、尿嘧啶、γ-氨基丁酸、灵芝碱甲、灵芝碱乙、灵芝嘌呤。

4. 氨基酸、蛋白质类 灵芝含天冬氨酸、苏氨酸、谷氨酸、甘氨酸、胱氨酸、缬氨酸、丝氨酸、异亮氨酸、亮氨酸、酪氨酸、苯丙氨酸、赖氨酸、组氨酸、精氨酸、脯氨酸、免疫蛋白 LZ-8 和多种酶。

5. 微量元素 灵芝含有铝、砷、钙、铬、镉、钴、铜、铁、锗、汞、钾、镁、锰、钠、镍、磷、铅、硫、硒、锌等。

6. 其他 灵芝还含有维生素 C、维生素 E、胡萝卜素、呋喃类、油脂类等化合物。

【药理作用】

1. 镇静、抗惊厥、镇痛 灵芝颗粒剂 22.5、45 g/kg 对小鼠灌胃给药，均能显著延长腹腔注射士的宁致小鼠惊厥的出现时间，45 g/kg 组能显著延长士的宁致小鼠死亡出现时间，22.5 g/kg 能显著延长士的宁致小鼠死亡出现时间。

灵芝热水浸出物 6、4.2、2.94、2.06 g/kg 对小鼠灌胃给药，能明显减少小鼠的自发活动次数，半数有效量（ED_{50}）为 2.65 g/kg；4.2 g/kg 对小鼠灌胃给药，可显著增强戊巴比妥钠的镇静作用，使小鼠进入睡眠状态；10、7、4.9、3.4 g/kg 对雄性小鼠灌胃给药能明显地抑制小鼠的醋酸扭体反应，10 g/kg 组的镇痛效应与氨基比林 0.3 g/kg 效果相近，7.5、5.0 g/kg 对雌性小鼠灌胃给药可明显提高小鼠对热板法的痛阈值。

2. 保护心肌　取健康新西兰兔 20 只，随机分成 4 组：正常组、毒菌处理组、灵芝治疗组Ⅰ、灵芝治疗组Ⅱ。除正常组外，其余三组灌胃给予鹅膏毒菌毒（0.1 g/kg）。治疗组Ⅰ、Ⅱ分别按灵芝煎剂 20、60 g/kg 灌胃，连续给药 5 d；毒菌处理组和正常组给予等体积生理盐水（10 mL/kg）。结果显示，灵芝治疗组鹅膏毒菌中毒兔的存活率明显提高，与毒菌处理组相比，治疗组Ⅰ、Ⅱ均可使兔的食欲、活动、小便等增加，且治疗组Ⅱ的效果优于治疗组Ⅰ，接近正常组。

灵芝注射液 5、10 g/kg 经腹腔注射每日 1 次，连用 10 d，可通过下调 Fas、FasL 蛋白表达，抑制小鼠病毒性心肌炎细胞凋亡而保护心肌。

赤芝恒温渗滤液及乙醇提取液静脉注射使家兔心电图 R-R 缩短，腹腔注射赤芝冷醇提取液 26.4 g/kg 仅使麻醉猫心电图 P-P 间期延长，而腹腔注射 35.2 g/kg 或静脉注射 8.8 g/kg 时除出现心率减慢外，还可使 P-P 间期延长，T 波倒置或双相，ST 段压低。赤芝液预先静脉注射 3 g/kg 对正常清醒家兔静脉注射垂体后叶素引起的急性心肌缺血有一定的保护作用，能使心电图（VS 导）高耸的 T 波显著降低。

灵芝浸出液 0.3 mg/mL 能显著减少离体大鼠工作心脏全心停灌再灌注产生的室性期前收缩（PVC），3 mg/mL 非常显著地推迟再灌注 PVC 发生的时间以及显著降低全心停灌前的心率。

3. 改善血流动力学　灵芝多糖 200、100 及 50 mg/kg 对小鼠灌胃给药 7 d，可显著延长小鼠凝血时间，降低高脂血症小鼠血清中甘油三酯（TG）含量；140、70 及 35 mg/kg 对大鼠灌胃给药 7 d，血浆比黏度分别为 1.63、1.68、1.69，能明显延长大鼠体内血栓形成的时间，抑制血瘀大鼠体外血栓的形成并降低血瘀大鼠的血浆比黏度。

4. 抗氧化、抗衰老　4% 灵芝含氮多糖溶液每日 0.5 mL/只连续灌胃 10 d，对小鼠红细胞内超氧化物歧化酶（SOD）的活性有明显的增强作用。灵芝多糖 25、50 mg/kg 腹腔注射给药，共 4 d，可明显增强老年小鼠脾细胞内 DNA 多聚酶 α 的活性，分别增加 44.0% 和 58.4%。灵芝多糖（12.5、25、50、100 mg/L）可减少叔丁基氢过氧化物对 ECV304 细胞的氧化损伤。灵芝多糖 200 μg/mL 体外处理可明显抑制 DOCA 高血压大鼠主动脉内皮细胞还原型辅酶Ⅱ（NADPH）氧化酶的活性。

5. 降血糖、降血脂　灵芝多糖 400 mg/kg 对小鼠灌胃给药，结果四氧嘧啶致糖尿病小鼠血糖灵芝多糖低、中、高剂量组的血糖降低率为 3.20%、4.83%、7.83%，去甲肾上腺素致小鼠高血糖灵芝多糖低、中、高剂量组的血糖降低率为 15.3%、18.4%、20.8%。灵芝能明显降低四氧嘧啶致糖尿病小鼠及去甲肾上腺素所致高血糖小鼠的血糖水平，而对正常小鼠血糖水平影响很小。

灵芝多糖 100、200、400 mg/kg 对大鼠灌胃给药，使糖尿病大鼠血糖水平显著下降，血清胰岛素水平显著升高，血清胆固醇（TC）和 TG 水平都显著降低。灵芝多糖 500 mg/kg 灌胃给药，能有效预防大鼠动脉粥样硬化形成，同时能明显降低血清 TC、TG、低密度脂蛋白（LDL）及脂蛋白 a（Lp-a）水平。

6. 保肝 赤芝提取物按 0.2、0.5、1.0 mL/kg 和灵芝三萜 180、90、45 mg/kg 对小鼠灌胃给药，对四氯化碳（CCl_4）致血清中丙氨酸转氨酶（ALT）、天冬氨酸转氨酶（AST）含量升高有显著或极显著降低作用，表明赤灵芝提取物和灵芝三萜对小鼠 CCl_4 肝损伤有缓解作用。灵芝（羧甲基纤维素混液）500 mg/kg 灌胃对大鼠给药 2 d，对氟他胺引起的血清转氨酶活性升高和肝谷胱甘肽含量降低有明显的抑制作用。灵芝煎剂 1、3 g/mL 按 20 mL/次灌胃给药，每日 1 次，共 5 d，对鹅膏毒蕈中毒兔肝细胞 RNA 多聚酶活性的降低有明显的提高作用。

灵芝多糖每小时 2 mL/kg 经颈外静脉给药，对家兔肝缺血再灌注损伤有明显的保护作用。灵芝肽按 180 mg/kg 灌胃，对 D-半乳糖诱导化学性肝损伤模型小鼠，可显著降低其血清中 ALT、AST 活性和肝组织中的 MDA 含量，提高肝组织中 SOD 的活力与谷胱甘肽（GSH）的含量。GT 和 GT2（主要含灵芝酸 A 和赤芝酸 A）对小鼠免疫性肝损伤（BCG+LPS）原代肝细胞体外培养试验中，GT（0.5、5.0、50、100 μg/mL）和 GT2（0.5、2.0、10、20 μg/mL）可不同程度地降低损伤肝细胞上清液中 ALT 活性和 NO 的含量。

7. 抗应激 灵芝粉按 0.18、0.35、1.05 g/kg，灵芝多糖按 2.502 mg/kg 对小鼠灌胃给药，能明显延长小鼠爬杆时间和游泳时间，明显升高小鼠运动后的肝糖原含量，降低尿素氮和血乳酸的含量，具有抗疲劳作用。灵芝多糖 150、300 mg/kg 对小鼠灌胃给药，每日 1 次，连续 10 d，均能加速小鼠耳郭、脑膜血流速度，增加血流量，并能增加呼吸次数及延长存活时间，具有改善微循环，增加耐缺氧的能力。灵芝多糖 1、100 μg/mL 能增加神经元在低氧条件下的存活力，大大降低丙二醛含量和活性氧中的水平，并增加超氧化物歧化酶活性，使 NF-κB 的定位作用受限。

8. 兴奋免疫 灵芝颗粒剂对小鼠灌胃给药，22.5、45 g/kg 能显著提高小鼠脾指数，极显著提高小鼠胸腺指数，11.2、22.5、45 g/kg 组均能显著提高小鼠白细胞数。赤灵芝提取物按 520、260 mg/kg 对小鼠灌胃给药 15 d，可明显增强小鼠脾淋巴细胞的转化能力及体液免疫能力，明显抑制抗羊红细胞（SRBC）引起的小鼠Ⅳ型超敏反应（DTH），增强腹腔巨噬细胞吞噬功能，对碳廓清无明显影响。灵芝煎液每日 5、10、20 g/kg 对小鼠灌胃给药，共 10 d，对正常小鼠免疫功能有一定促进作用，但无显著影响；均能显著增强 CTX 免疫抑制小鼠的免疫功能，增加环磷酰胺（CTX）免疫抑制小鼠的脾重、胸腺重、脾指数及胸腺指数，促进巨噬细胞吞噬功能，促进 T 淋巴细胞增殖率和增强 NK 细胞活性。灵芝多糖 50、100、200 μg/mL 可完全拮抗环孢素 A、丝裂霉素 C、氟尿嘧啶和阿糖胞苷对小鼠混合淋血细胞（MLR）的轻度抑制作用。部分拮抗氢化可的松对 MLR 有严重抑制作用。

9. 抑菌 灵芝多糖 100 mg/mL 对植物病原菌的抑制作用强于真菌，对胡萝卜欧氏菌和指状青霉的抑制效果较好，抑菌圈直径分别为 8、6 mm，最低抑菌浓度（MIC）分别为 25、100 mg/mL；对食品有害菌抑制作用也较好，对枯草芽孢杆菌和蜡状芽孢杆菌抑制作用很强，抑菌圈直径分别为 11.7、18.3 mm，MIC 分别为 50、25 mg/mL；对真菌的抑制效果不显著，对黑根霉和黑曲霉几乎没有抑制作用。灵芝总三萜 500 μg/mL 对结核分枝杆菌（MTB）的标准菌株和耐药菌株表现出明显的抑菌作用；CM119、fj6、Pa59、Sd164 四种三萜成分对标准菌株的 MIC 为 480 μg/mL，对多药耐药菌株 MIC 分别是 240~480、240~480、480、240~480 μg/mL。

10. 抗肿瘤 灵芝提取物 5、10、20 g（生药）/kg，对皮下接种肉瘤 S180 小鼠灌胃给药，共 10 d，可显著抑制 S180 肉瘤生长，抑制率分别为 22.77%、41.58%、60.89%。灵芝多糖 B 50、100、200 mg/kg 灌胃给药，共 10 d，也可抑制小鼠 S180 肉瘤生长，抑制率分别为 27.70%、55.83%、66.70%。灵芝多糖每日灌胃小鼠 2000 mg/kg，对足跖接种和腋皮下接种 Lewis 肺癌的抑制率分别为 53.54%~59.13% 和 36.14%~42.76%，对结肠癌的抑制率分别为 42.47%~49.14% 和 29.43%~32.09%。灵芝多糖 40 mg/kg 连续 7 d 灌胃给药，对小鼠宫颈癌（U14）平均抑制率为 51%，对艾氏腹水癌（EAC）小鼠生命没有显著延长作用。灵芝硒多糖（SeGLP-1）每日 50 和 100 mg/kg 对小鼠皮下注射给药，连续 14 d，可显著抑制小鼠移植肝腹水癌，抑制率达 40% 以上。灵芝醛 A 和双氢灵芝醛 A 体外有较强的抑瘤活性，对人肝肉瘤细胞和人口腔表皮样癌细胞（κB 细胞）半数有效量（ED_{50}）均在 1~11 μg/mL，以灵芝醛 A 作用最强。

11. 其他 灵芝多糖对小鼠灌胃给药 30 mg/kg，连续给药 15 d，具有明显的抗小鼠^{60}Co 辐射引起的白细胞降低和防止骨髓 DNA 含量降低的作用，表现为外周血液白细胞增加。灵芝热水提取液在 10^{-6} g/mL 以上时，对豚鼠离体气管平滑肌有轻度松弛作用，并且能拮抗过敏反应介质组胺和 SRS-A（变态反应的慢反应物质）对气管的收缩作用。

【毒理研究】

1. 急性毒性 灵芝口服液（单味灵芝提取而成）对小鼠进行一次性灌胃（450 g 生药/kg），小鼠无一死亡，也无其他任何不良反应。赤芝恒温渗滤液给小鼠一次性腹腔注射的 LD_{50} 为（38.3±1.04）g/kg，赤芝热醇提取液给小鼠一次性腹腔注射的 LD_{50} 为 6.75 g/kg。

2. 长期毒性 灵芝胶囊 1.87、0.94、0.47 g/kg 对大鼠连续灌胃给药 26 周，各剂量组发育正常，各项检测结果未见与用药相关的异常变化，主要脏器病理形态未出现毒性病变。灵芝流浸膏（每 1 g 相当于原药材 5.87 g）以 40、20、10 g/kg 对大鼠连续灌胃给药 3 个月，无明显毒性。

【临床应用】

1. 临床配伍

（1）虚劳短气，不思饮食，手足逆冷，唇口干燥：灵芝一两半，山芋、天雄（炮裂，去皮脐）、柏子仁（炒香，别研）、枳实（去瓤，麸炒黄）、巴戟天（去心）、白茯苓（去黑皮）各一分半，人参、生干地黄（洗，焙）、麦门冬（去心，焙）、五味子（去茎叶，炒）、半夏（汤洗去滑，炒）、牡丹皮、附子（炮裂，去皮脐）各三分，蓼实、远志（去心）各一分，泽泻、瓜子仁（炒香）各半两。上为末，炼蜜为丸，如梧桐子大。每服十五丸，渐增至三十丸，温酒送下，空心、日午、夜卧各一服。（《圣济

总录》紫芝丸)

（2）冠心病：灵芝切片 6 g，加水煎煮 2 h，早、晚各服用 1 次。（《中国药用真菌》）

（3）神经衰弱，心悸头晕，夜寐不宁：灵芝 1.5~3 g，水煎服，每日 2 次。（《中国药用真菌》）

（4）慢性肝炎、肾盂肾炎、支气管哮喘：灵芝焙干研末，开水冲服，每服 0.9~1.5 g，每日 3 次。（《中国药用真菌》）

（5）鼻炎：灵芝 500 g，切碎，小火水煎 2 次，每次 3~4 h，合并煎液，浓缩后用多层纱布过滤，滤液加蒸馏水至 500 mL，滴鼻，每次 2~6 滴，每日 2~4 次。（《全国中草药汇编》）

2. 现代临床

（1）神经衰弱：口服灵芝糖浆治疗心脾两虚神经衰弱 160 例。每次 20 mL，每日 3 次，1 个月为 1 个疗程。结果临床控制 16 例，显效 52 例，有效 75 例，总有效率 89.4%。

（2）更年期综合征：口服灵芝糖浆治疗更年期综合征 31 例。每次 20 mL，每日 3 次，15 d 为 1 个疗程。结果显效 20 例，有效 8 例，总有效率 90.3%。

（3）恶性肿瘤：用中华灵芝宝（每袋 2g）治疗中晚期恶性肿瘤 30 例。每次 2 g，每日 1~2 次，7 d 为 1 个疗程。结果完全缓解 1 例，部分缓解 2 例，稳定 22 例，进展 5 例，有效率 83.33%。

（4）慢性乙型肝炎：口服复方灵芝冲剂治疗慢性乙型肝炎 120 例。每次 5 g，每日 2 次，3 个月为 1 个疗程。结果：显效 44 例，有效 67 例，总有效率 92.5%。

（5）食物中毒：用紫芝汤 150 g 水煎 2 次浓缩成 150 mL，每次 30 mL 口服，每日 3 次，昏迷患者通过鼻饲给药，配合血液透析治疗毒蘑菇（褐鳞小伞毒蕈）中毒合并多脏器损害 37 例（经过 7~19 d 的综合治疗）。结果痊愈 34 例，无效（死亡）3 例，痊愈率 91.9%。灵芝煎剂口服，每日 4 次，每次 250 mL，7 d 为 1 个疗程，重症加大剂量和服药次数。另外，用紫芝汤治疗鹅膏毒菌中毒 103 例，全部治愈出院。

（6）毒性弥漫性甲状腺肿：口服灵芝片联用 MMT 治疗毒性弥漫性甲状腺肿 36 例。每次 3 粒，每日 3 次，连服 6 个月。结果显效 10 例，有效 23 例，总有效率 91.7%。

（7）病毒性心肌炎：用四维灵芝液治疗病毒性心肌炎 32 例。每次 40 mL，每日 3 次，1 个月为 1 个疗程。结果痊愈 7 例，显效 15 例，有效 8 例，总有效率 93.75%。

【不良反应】 临床口服灵芝无不良反应报道，但灵芝注射液有过敏反应，一般注射后 2~3 min 即出现过敏反应，轻者有荨麻疹、心慌气短、胸闷、腹痛、胃痛、呕吐、喉头水肿，重者出现过敏性休克或过敏性脑炎，有建议停用灵芝注射液，改用口服剂型。

【综合利用】 灵芝作为拥有数千年药用历史的中国传统珍贵药材，具备很高的药用价值。灵芝对于增强人体免疫力、调节血糖、控制血压、辅助肿瘤放化疗、保肝护肝、促进睡眠等方面均具有显著疗效。灵芝含有丰富的营养，如氨基酸、微量元素、糖类等，具有扶正、固本、增强机体免疫力的功能。根据其兼营养与药效于一体的特性，开发出很多保健食品、饮料、酒等，具有广阔的消费市场。灵芝营养丰富，同时具有消炎、净血的功能。灵芝作为美容剂能促进机体新陈代谢，改善血液循环，并能供给各器官细胞营养，使皮肤光滑、亮泽、有弹性。灵芝中富含多糖，经提取制成灵芝多糖胶囊、灵芝多糖口服液、灵芝营养液等，此外，还可作为麦乳精、牛奶和咖啡等营养饮品的添加剂，以增补和强化其保健作用。

灵芝不仅有很高的药用价值，也是观赏真菌中的一枝奇葩。灵芝在正常生长情况下，菌盖有半圆、肾形、圆形、扇形等各种形状，且有云状棱纹、环状及辐射状皱纹。品种不同，灵芝颜色各异，有红褐、红紫、暗紫、白色、橙黄、漆黑等，老熟后质地坚硬，有漆样光泽。以生物学技术控制灵芝的生长环境，灵芝的菌盖、菌柄可产生各种造型，且有色泽亮度上的差异，加之与传统盆景艺术的山石、花草的巧妙结合，可制作出各种栩栩如生、造型独特的灵芝盆景，可以为盆景艺术开创更广阔的天地。

■参考文献

[1] 丁平，张丹雁，徐鸿华．RP-HPLC法测定不同部位灵芝中灵芝酸B含量 [J]．中草药，2001，31（4）：310-312.

[2] 任为之，姜雯．毛细管电泳法测定灵芝中核苷类成分的含量 [J]．中外医学研究，2009，7（7）：25-27.

[3] 林麒，吕华东．分光光度法测定灵芝孢子粉中总三萜含量 [J]．海峡预防医学杂志，2008，14（3）：46-47.

[4] 何云庆，李荣芷，陈琪，等．灵芝免疫活性多糖的化学研究 [J]．中国中药杂志，1992，17（4）：226-228，256.

[5] 陈若芸，于德泉．灵芝三萜化学成分研究进展 [J]．药学学报，1990，25（12）：940-953.

[6] 孙树英，王洪存，张云，等．灵芝有效化学成分的研究 [J]．中国实用菌，1997，16（1）：8-11.

[7] 陈体强，李开本，何修金，等．灵芝浸膏粉微量元素与氨基酸测试分析简报 [J]．中国中药杂志，1994，19（2）：97-98.

[8] 文磊，郑有顺．灵芝-8——一种新的免疫调节蛋白 [J]．国外医学（中医中药分册），1998，20（1）：13-16.

[9] 杨瑛，肖桂林，杨宁，等．赤灵芝煎剂对鹅膏毒菌所致兔心肌损伤的保护作用 [J]．中南药学，2006，4（3）：171-174.

[10] 李云，陈宝芳，麦根荣，等．灵芝对小鼠病毒性心肌炎细胞凋亡的影响 [J]．实用儿科临床杂志，2004，19（11）：942-944.

[11] 刘华，唐琼．中药灵芝药理作用研究 [J]．中国医药导报，2009，6（5）：153-154.

[12] 游育红，林志彬．灵芝多糖肽对ECV304细胞氧化损伤的保护作用 [J]．中国药理学通报，2007，23（11）：1510-1513.

[13] 胡太平，蔡尤彪．灵芝多糖对DOCA高血压大鼠主动脉NADPH氧化酶活性的影响 [J]．社区医学杂志，2007，5（13）：1-3.

[14] 陈伟强，黄际薇，罗利琼，等．灵芝多糖调节糖尿病大鼠血糖、血脂的实验研究

[J]. 中国老年学杂志, 2005, 25 (8): 957-958.

[15] 李敏, 仇雯倩, 黄金华. 灵芝三萜对小鼠肝损伤的预防和保护作用研究 [J]. 现代中西医结合杂志, 2009, 18 (32): 3933-3934.

[16] 陈洁, 杨红梅, 裴瑞, 等. 灵芝多糖对肝缺血再灌注损伤保护作用的研究 [J]. 实用医学杂志, 2010, 26 (4): 700-701.

[17] 石燕玲, 何慧, 梁润生, 等. 灵芝肽对小鼠半乳糖胺致肝损伤的保护作用 [J]. 食品科学, 2008, 29 (5): 416-419.

[18] 史亚丽, 刘运祥, 张昌言. 灵芝多糖对小鼠运动能力的影响 [J]. 沈阳体育学院学报, 2005, 24 (5): 59-60.

[19] 邱玉芳, 王新成, 程玉昌, 等. 灵芝多糖口服液对小鼠微循环及耐缺氧能力的研究 [J]. 泰山医学院学报, 2003, 24 (4): 345-346.

[20] ZHAO H B, LIN S Q, LIU J H, et al. Polysaccharide extract isolated from Ganoderma lucidumprotects rat cerebral corticalneurons from hypoxia/reoxygenation injury [J]. Journal of Pharmacological Sciences, 2004, 95 (2): 294-298.

[21] 郭雯, 王英军, 姜秀莲, 等. 赤灵芝提取物对小鼠免疫功能系统的影响 [J]. 中国老年学杂志, 2009, 29 (20): 2636-2638.

[22] 白丹, 常逎滔, 李大海, 等. 灵芝多糖抑菌活性初探 [J]. 华北农学报, 2008, 23 (增刊): 282-285.

[23] 秦莲花, 王洁, 杨华, 等. 灵芝对结核分枝杆菌体外抑菌作用的研究 [J]. 同济大学学报 (医学版), 2006, 27 (4): 17-20.

[24] 高建波, 韩晶. 灵芝胶囊大鼠长期毒性实验研究 [J]. 时珍国医国药, 2008, 19 (4): 972-974.

[25] 龚彬荣, 尤卫民, 何忠平, 等. 灵芝颗粒剂对大鼠的长期毒性试验 [J]. 中药药理与临床, 2003, 19 (5): 29-31.

[26] 王振勇, 刘天舒, 左之文, 等. 灵芝糖浆治疗心脾两虚型神经衰弱 160 例 [J]. 湖南中医杂志, 2007, 23 (2): 54-55.

[27] 王伟娟. 灵芝糖浆治疗更年期综合症 31 例 [J]. 湖南中医杂志, 2000, 16 (6): 40.

[28] 牛兆林. 中华灵芝宝治疗中晚期恶性肿瘤 30 例临床观察 [J]. 陕西肿瘤医学, 2002, 10 (3): 225-226.

[29] 李安云. 复方灵芝冲剂治疗慢性乙型肝炎 120 例 [J]. 中国药业, 2004, 13 (8): 72.

[30] 乔瑞云, 国燕, 张跃华. 紫芝汤配合血液透析治疗毒蘑菇中毒 37 例 [J]. 陕西中医, 2008, 29 (8): 1028-1029.

[31] 肖桂林, 陈作红, 李湘民, 等. 灵芝煎剂治疗鹅膏毒菌中毒 103 例临床观察 [J]. 湖南中医药大学学报, 2006, 26 (5): 44-45, 59.

[32] 赵家军, 张德州, 李新民. 灵芝片联合甲巯咪唑治疗毒性弥漫性甲状腺肿疗效观察 [J]. 新中医, 2009, 41 (8): 71-73.

青 葙 子

【道地沿革】 青葙子为苋科青葙属一年生草本植物青葙的干燥成熟的种子，始载于《神农本草经》，疗唇口青，列为下品，因其能治眼疾，故别名草决明。李时珍在其所著的《本草纲目》一文中对青葙子做了描述，曰："青葙生田野间，嫩苗似苋可食，长则三四尺。苗叶花实与鸡冠花子一样无别，但鸡冠花子穗或有大而扁或团者，苏恭言其结角，误矣。此则梢间生花穗，尖长四五寸，状如兔尾，水红色，亦有黄白色者，子在穗中，与鸡冠子及苋子一样难辨。"由此可见，古人对于青葙子、鸡冠子与苋子的区别比较模糊，但对青葙苗与鸡冠花子苗的区别是很清楚的。

【来源】 本品为苋科植物青葙 *Celosia argentea* L. 的干燥成熟种子。

【原植物、生态环境、适宜区】 一年生草本，高 30~90 cm。全株无毛。茎直立，通常上部分枝，绿色或红紫色，具条纹。单叶互生；叶柄长 2~15 mm，或无柄；叶片纸质，披针形或长圆状披外形，长 5~9 cm，宽 1~3 cm，先端尖或长尖，基部渐狭且稍下延，全缘。花着生甚密，初为淡红色，后变为银白色，穗状花序单生于茎项或分枝顶，呈圆柱形或圆锥形，长 3~10 cm，苞片、小苞片和花被片子膜质，白色光亮；花被片 5，白色或粉红色，披针形；雄蕊 5，下部合生成杯状，花药紫色。胞果卵状椭圆形，盖裂，上部作帽状脱落，顶端有宿存花柱，包在宿存花被片内。种子扁圆形，黑色，光亮。花期 5~8 月，果期 6~10 月。

青葙喜温暖，耐热不耐寒。生长适温 25~30 ℃，20 ℃以下生长缓慢，遇霜凋萎；高于 30 ℃，其产品品质较差。青葙属短日植物，在秋季高温日照条件下易抽薹开花。对土壤要求不严，但吸肥力强，以有机质丰富、肥沃的疏松土壤产量高、品质好。有一定的抗寒力和耐旱力。喜生于石灰性土壤和肥沃的砂壤土，在黏性土壤中也能生长，但速度缓慢，在低洼积水的地方容易烂根。对二氧化硫、氟化氢及氯气的抗性都较强。具有生长缓慢、寿命长、耐修剪、干粗枝柔、叶圆根露、枝间易愈合、极易造型等特点，是制作盆景的好材料，也可做切花，瓶养花时间长。适宜园林种植。生于平原、田边、丘陵、山坡，高达海拔 1100 m。

青葙分布于河南、山东、江苏、浙江、福建、江西、湖北、湖南、广东、海南、广西、贵州、云南、四川、甘肃、陕西及安徽等地，遍布全国。朝鲜、日本、俄罗斯、印度、越南、缅甸、泰国、菲律宾、马来西亚及非洲热带等地也有分布。

【生物学特点】

1. 栽培技术 青葙一般喜生长于荒野、路旁、山沟、河滩等疏松土壤，资源分布较为分散、产量极低，破坏极为严重。青葙工栽培发展非常缓慢，多为当地农民利用野生种，在自留地零星栽培。青葙与鸡冠花是同属不同种，容易杂交，所以留种田或留种的植株应与鸡冠花隔离种植，培育纯种作种用。一般果熟期8~9月，当种子呈棕黑色时割取果穗，晒干，打下种子，除去杂质，放阴凉干燥处保存。可保存2~3年仍有80%左右的发芽率。

种子繁殖方法：种子最适宜的发芽温度是25℃，在20~30℃内发芽良好，一般采用春播。南方3~4月，北方4月下旬，条播，按30 cm左右行距开浅沟，把种子均匀撒在沟内，覆土0.5 cm，稍镇压后浇水，每亩播种量0.3~0.4 kg；点播按行窝距各约25 cm开穴深3~6 cm，做到窝浅底平，施人畜粪水后播种，每亩用种量0.25 kg，播时种子拌少量火灰，做成种子灰，匀撒窝里，再盖火灰一层，天旱应注意浇水，播后5~7 d出苗。出苗后注意松土、除草和间苗，当苗高5 cm左右按2~3 cm株距间苗。当苗高10 cm左右时按15 cm左右定苗。

整畦：种植地宜选地势平坦、排灌方便、杂草较少、疏松肥沃的壤土，结合翻耕，每亩施充分腐熟的有机肥200~300 kg，复合肥15~20 kg，做到基肥充足，土肥交融，为青葙旺盛生长打下基础；然后按畦面宽120~150 cm、畦高20~25 cm起畦，平整畦面，表土颗粒宜细小，以利种子发芽。

2. 田间管理 青葙抗病虫害强，管理比较粗放，田间管理的重点是肥水管理。若能在其采收期保证充足的肥水供应，可达到优质丰产效果。出苗前后要小水勤浇保持畦面湿润，待苗长至2~3片真叶后，根据生长情况追肥，一般追施速效氮肥1~2次，每次每亩随水冲施尿素，以后每采收一次，每亩随水冲施尿素8 kg或经腐熟的稀薄人粪尿2 t。因青葙种植密度大，需水量较大，特别是在其生长旺盛时期，正值高温，应注意经常浇水，保持土壤湿润不见白为度，雨天则应及时排水，防渍害败根。

3. 病虫害防治 主要为蚜虫，用农药防治蚜虫效果较好，但具体到不同的作物，应视情况而定。常见农药有啶虫脒、吡虫啉、吡蚜酮、抗蚜威，有机磷类如敌敌畏、辛硫磷、马拉硫磷、毒死蜱等，菊酯类农药如氯氰菊酯、氰戊菊酯、三氟氯氰菊酯等。常见防治方法：用50%抗蚜威超微可湿性粉剂2000倍液喷洒，或用20%灭多威乳油1500倍液、50%蚜松乳油1000~1500倍液、50%辛硫磷乳油2000倍液、80%敌敌畏乳油1000倍液喷洒受害部位；当田间百株蚜量达500头、益害比大于1:500时，每亩用25%蚜螨清乳油50 mL 1500~2000倍液喷雾，或20%的吡虫啉2500倍液、25%的抗蚜威3000倍液喷雾防治。

【采收加工】 青葙子为苋科植物青葙的干燥成熟种子。于7~9月种子成熟时，割取地上部分或摘取果穗晒干，收集种子并去除杂质即得。

【炮制储藏】

1. 炮制

(1) 青葙子：取原药材，除去杂质，筛去灰屑。

(2) 炒青葙子：取净青葙子，置预热炒制容器内，用文火加热，炒至有爆鸣声，内部浅黄色，并逸出香气时，取出晾凉。

2. 储藏 置干燥通风处。

【药材性状】 本品呈扁圆形，少数呈圆肾形，直径 1～1.5 mm。表面黑色或红黑色，光亮，中间微隆起，侧边微凹处有种脐。种皮薄而脆。气微，味淡。

【质量检测】

1. 显微鉴别

（1）根茎横切面：种子的一侧略凹，凹陷处近中央的突起部分为种脐，形似果柄，稍歪斜。近种脐表面的细胞排列较紧密。种子表面长方形、多边形等网格状纹饰十分清晰，细胞间无缝隙，网眼内能见不规则的瘤状凸起。

（2）粉末：本品粉末灰黑色。种皮外表皮细胞暗红棕色，表面观多角形至长多角形，有多角形网格状增厚纹理。种皮内层细胞淡黄色或无色，表面观多角形，密布细直纹理。胚乳细胞充满淀粉粒和糊粉粒，并含脂肪油滴和草酸钙方晶。

2. 理化鉴别 显色反应：分别取样品粗粉 1 g，加 95%乙醇 5 mL 水浴加热 15 min，滤过，取滤液 2 mL，蒸干，加浓硫酸醋酐试剂 1～2 滴。青葙子渐由蓝色变绿色；鸡冠花子显绿色。青葙子显紫色，渐变为蓝色，再转为绿色。

【商品规格】 青葙子商品通常不分等级，均为统货。

【性味归经】 苦，微寒。归肝经。

【功能主治】 清肝泻火，明目退翳。用于肝热目赤，目生翳膜，视物昏花，肝火眩晕。

【用法用量】 内服：煎汤，9～15 g；或入丸、散。外用：适量，研末调敷，或捣汁灌鼻。

【使用注意】 本品有扩散瞳孔作用，青光眼患者禁用。

【化学成分】

1. 不饱和脂肪酸类 青葙子油中不饱和脂肪酸含量较高，达 79.276%。种子油含有棕榈酸、棕榈油酸、硬脂酸、油酸、亚油酸、亚麻酸和花生酸等 7 种组分，其中主要成分亚油酸和油酸的含量分别达 44.522% 和 27.995%，不饱和脂肪酸含量为 79.276%。脂肪油以油酸、亚油酸为主要成分。亚油酸、亚麻酸都是维持人体机能正常运转所必需的脂肪酸，具有降低血脂、调节免疫系统等重要生理功能。

2. 矿质元素 种子含有丰富的矿质元素，其高钾低钠的特点较明显。铁、锰、铜、锌等生物必需的微量元素含量丰富。

3. 环肽类 从青葙子中通过一系列的柱层析、高效液相等手段得到了环肽 Celogenamide A，含有 3-羟基吲哚环的环肽 Celogentin K，以及 3 个双环肽 Celogentins A、B、C。

4. 氨基酸类 青葙子含有丰富的氨基酸，且种类较齐全；必需氨基酸含量较高，占总氨基酸含量的 42.85%。非必需氨基酸中谷氨酸含量最高。

5. 三萜皂苷类 从青葙子正丁醇部位分离出 4 个三萜皂苷类化合物青葙苷 A、B、C、D。

6. 其他 从青葙子乙醇提取物的石油醚萃取物中分离得到 3 个化合物，分别鉴定

为 β-谷甾醇、棕榈酸和豆甾醇；从乙酸乙酯萃取物中分离得到 2 个化合物，鉴定为胡萝卜苷和齐墩果酸。

【药理作用】

1. 保护眼睛 增强晶状体抗氧化能力，防护晶状体的氧化损伤：将由芬顿（Fenton）反应所引起新西兰白兔晶状体氧化损伤模型与青葙子水提液孵育后，晶状体的混浊程度明显减轻且效果明显优于传统抗白内障药物毗诺克辛钠（PS）滴眼液；且青葙子超氧化物歧化酶（SOD）、谷胱甘肽过氧化物酶（GSH-Px）和谷胱甘肽（GSH）含量显著高于 Fenton 模型组及 PS 组。表明青葙子能增强晶状体的抗氧化能力，防护晶状体的氧化损伤。

晶状体上皮细胞凋亡的防护：经青葙子水提液孵育过的晶状体上皮细胞（LEC）对过氧化氢（H_2O_2）导致的 LEC 凋亡有显著的抑制作用，且明显强于传统抗白内障药物毗诺克辛钠（PS）滴眼液。

2. 抗菌 青葙子的乙醇抽提物具有抗生素活性，对白色念珠菌、铜绿假单胞菌、金黄色葡萄球菌和蜡样芽孢杆菌显示出很强的抑制作用。其抗绿脓杆菌效果与传统抗生素磺胺嘧啶银（SSD）具有可比性。

3. 降糖 印度民间将青葙子的水煎液作为治疗糖尿病的传统中药。研究表明，青葙子乙醇提取物（ACAS）可以降低四氧嘧啶诱导大鼠的糖尿病的血糖，并且呈剂量依赖关系。持续给药 15 d 不仅能显著降低糖尿病大鼠的血糖水平，而且 ACAS 对正常大鼠的血糖水平的影响不明显，给药剂量达到 5 g/kg 时没有显示明显的毒性反应。同时发现 ACAS 还可以防止糖尿病大鼠体质量的减少，对四氧嘧啶诱导游离基产生和引起组织损伤有非常有效的保护作用。青葙子提取浸膏可以减少血清过氧化物水平和保护胰腺的功能。

对青葙子乙醇提取物和水提物降血糖活性的研究，初步实验表明两者均有一定降糖作用，进而将提取物又分为亚部分进行追踪。结果醇提物中正丁醇部分（A-c）和水提物中粗多糖部分（B-b）均有明显降血糖活性，B-b 能促进胰岛素分泌，两者均明显减少糖尿病小鼠的饮水量和耗食量，其作用优于格列本脲（2 mg/kg）。同时石油醚部分（A-a）、水溶醇溶部分（B-a）、B-b 及格列本脲均能使四氧嘧啶引起的小鼠肾和肝肿大恢复接近正常，B-b 刺激糖尿病小鼠脾明显增大，A-a 和 B-a 有增加糖尿病小鼠胰腺重量趋势，推测青葙子提取物对四氧嘧啶糖尿病小鼠的胰腺损伤有可能恢复作用，同时也可能作用于胰腺外与糖代谢有关的组织和器官。

4. 抗肿瘤 对青葙子的提取物（CAE）的抗癌转移作用进行了研究，在经肝门静脉注射结肠癌细胞进行肿瘤细胞接种前，连续腹膜内给药 7 d，发现 CAE 明显抑制了肿瘤的肝转移，并且呈剂量依赖性。CAE 对 BALB/c 小鼠全脾细胞有明显的促有丝分裂作用，也呈浓度依赖性。体外实验发现 CAE 还能介导巨噬细胞产生白细胞介素 12（IL-12）。CAE 抗癌转移作用的基础在于其具有免疫调控的特性，包括诱导产生 IL-12、IL-2 和干扰素-γ（IFN-γ），导致 Th1 支配的免疫状态和激活巨噬细胞达到抗肿瘤状态。CAE 明显抑制了肿瘤的肝转移，并且呈剂量依赖性。

5. 保肝 昆明种小鼠 60 只，随机分为 6 组，每组 10 只，分别为正常对照组、模型对照组、联苯双酯阳性对照组以及青葙子高、中、低剂量组。连续口服给药 3 d，第 3 天给药后 1 h 腹腔注射 0.10% 四氯化碳，18 h 后摘眼球采血，离心血清测定血中天冬氨酸转氨酶（AST）、丙氨酸转氨酶（ALT）、碱性磷酸酶（ALP）及肝组织匀浆中丙二醛（MDA）、谷胱甘肽过氧化物酶（GSH-Px）、过氧化氢酶（CAT）、超氧化物歧化酶（SOD）水平。剪取小鼠肝脏固定包埋切片观察。结果发现，四氯化碳造模后，小鼠的血清 AST、ALT 明显升高，与正常对照组有非常显著的差异。青葙总皂苷连续口服给药 3 d，对四氯化碳引起的 AST、ALT 升高有明显的预防作用；模型组小鼠肝组织 SOD、CAT、GSH 活力水平显著降低，MDA 含量显著升高，其中 CAT 和 MDA 的变化最为显著，表明四氯化碳引起了肝组织严重的脂质过氧化反应。青葙总皂苷高、中、低剂量均显著地提高了四氯化碳肝损伤引起肝组织 SOD、CAT、GSH 的活力水平和降低了脂质过氧化产物 MDA 的含量。病理切片镜下显示正常组动物的肝小叶结构清晰，肝细胞呈索状排列，未见有明显的变性、坏死及炎症等病理改变；阴性对照组动物的肝组织呈局灶性坏死，坏死灶内肝细胞结构已完全破坏，肝细胞轮廓消失，并伴有大量以淋巴细胞为主的炎症细胞浸润；低剂量组动物肝组织内细胞排列紊乱，体积增大，肝窦狭窄，部分肝细胞呈水样变性，但细胞轮廓仍保存，间质内可见少量炎症细胞浸润；中剂量组动物的部分肝组织内细胞排列紊乱，体积增大，肝窦狭窄，部分肝细胞呈水样变性，但细胞轮廓仍保存，肝内可见少量炎症细胞浸润，程度较低剂量组有所减轻；高剂量组动物的肝小叶结构清晰，肝细胞排列紊乱，肝内偶见水样变性细胞，无炎症细胞浸润；阳性对照组动物肝组织内细胞体积增大，但小叶结构仍清晰，可见部分肝细胞变性坏死，有少量炎症细胞浸润。青葙子活性部位口服对四氯化碳所引起的生化改变有明显的预防作用。

应用逆行胰胆管术注射牛磺胆酸钠（TAC）复制了急性出血坏死性胰腺炎（AHNP）试验动物模型，将其分为假手术组（A 组）、AHNP 生理盐水对照组（B 组）、AHNP 青葙子苷 A 高、低剂量治疗组（C、D 组）和 AHNP 奥曲肽治疗组（阳性药物对照，E 组）。各组试验动物手术后 6 h 处死，测定腹水量，运用比色法检测其血清淀粉酶含量，ELISA 法测定肝组织中 TNF-α 含量，HE 染色观察其肝组织病理变化，透射电镜观察肝脏卵圆细胞形态变化，Western 印迹法检测肝组织中细胞核转录因子（NF-κB）蛋白的表达情况。结果表明，与 A 组比较，AHNP 生理盐水对照组（B 组）大鼠肝组织中腹水量、血清淀粉酶含量、TNF-α 含量明显升高，NF-κB 蛋白表达明显增强；青葙子苷 A 治疗组（C、D 组）和奥曲肽治疗组（E 组）肝组织中腹水量、血清淀粉酶含量、TNF-α 含量及 NF-κB 蛋白表达均较 B 组显著降低。说明青葙子苷 A 对 AHNP 诱导的肝损伤有显著的保护作用。

采用四氯化碳诱导小鼠急性肝损伤模型，将 108 只小鼠随机分成 9 组，即空白组、模型组、联苯双酯阳性对照组，以及青葙子提取物与反枝苋子提取物高、中、低剂量组；以小鼠血清中 ALT、AST、SOD 的含量及肝指数为指标，观察两种提取物对小鼠四氯化碳肝损伤的保护作用。结果发现，青葙子提取物各剂量组可不同程度地抑制肝指数的升高，降低肝损伤小鼠血清中 ALT 和 AST 含量，提高血清 SOD 活性，尤其以高、中剂量组较为明显，有一定的量效关系。而反枝苋子仅高剂量组与模型组比较差异有统计学意义。研究表明，青葙子提取物对急性肝损伤小鼠的保护作用明显强于反枝苋子，在临床上用反枝苋子替代青葙子作为清肝明目药可能会影响其疗效，两种药材的混用需谨慎。

对青葙子水提取物进行了分离，得到一种酸性杂多糖活性成分青葙素，对治疗肝炎等肝脏疾病有效，可显著降低血清中 AST、ALT 和乳酸脱氢酶（LDH）水平，有效抑制四氯化碳引起的大鼠肝损伤，保肝作用强。用化学性和免疫性肝损伤动物模型研究青葙素的肝保护作用，认为青葙素很可能是起保肝作用的有效成分。同时青葙素可以抑制血浆转氨酶（ALT，AST）和 LDH 的升高，能够降低四氯化碳引起的大鼠肝化学性损伤后的血浆胆红素水平。本研究采用牛磺胆酸钠逆行胰胆管注射复制 AHNP 大鼠模型，病理组织切片结果表明，发生时可诱导肝细胞气泡样变性，肝细胞边界不清，胞质呈颗粒状，部分大鼠肝组织汇管区内可见炎性细胞浸润，小叶周边的肝细胞发生嗜酸性变性，并可见浓缩的凋亡小体。透射电镜观察肝损伤，可见卵圆细胞沿汇管区胆管上皮依次排列有序生长，随着损伤加重，卵圆细胞增生由汇管区伸入肝小叶，与肝细胞混杂生长。经过青葙子苷 A 治疗后，卵圆细胞生长较 AHNP 模型组明显排列有序且生长速度明显增快，并且比色法测定试验各组的血清淀粉酶含量，检测结果也表明青葙子苷 A 能明显减轻诱导的肝组织损伤。大量研究表明，AHNP 时多器官功能不全和全身炎性反应综合征与白细胞过度活化和炎性细胞因子大量释放密切相关。但对于其上游途径即 AHNP 时如何导致炎性细胞因子释放与白细胞活化则仍不清楚。

青葙总皂苷（CAS）的保肝作用研究：通过建立不同的肝损伤动物模型进行青葙总皂苷的保肝作用研究。小鼠急性肝损伤模型：给予小鼠腹腔注射 0.10%四氯化碳橄榄油溶液建立小鼠急性肝损伤动物模型，设置 CAS 三个给药剂量组：0.6、2.5、10.0 mg/kg。结果发现，预防性给药 7 d，与模型组相比，CAS 在 2.5~10.0 mg/kg 剂量范围内，可显著性降低血清 ALT、AST 活性。对小鼠肝脏脂质过氧化指标测定发现，与模型组相比，CAS 在 0.6~10.0 mg/kg 剂量范围内，可显著性降低肝组织 MDA 含量，同时升高 SOD 和 CAT 的活性，肝组织病理学切片观察，CAS 各预防给药组肝细胞受损伤程度减轻。大鼠慢性肝损伤模型：每周两次给予大鼠腹腔注射 40%四氯化碳橄榄油溶液，持续 7 周，可造成大鼠慢性肝损伤模型，实验设置 CAS 三个给药剂量组：0.5、2.0、8.0 mg/kg，造模的同时，每天灌胃给药一次。结果发现，给药 7 周，与模型组相比，CAS 在 2.0~8.0 mg/kg 剂量范围内，可显著性降低血清 ALT、AST 活性，且 CAS 8.0 mg/kg 剂量给药可显著性降低血清碱性磷酸酶的活性和升高白蛋白/球蛋白（白球比，A/G），肝病理切片同样显示出 CAS 良好的保肝作用。刀豆蛋白 A 诱导免疫性肝损伤模型：给予小鼠尾静脉注射刀豆蛋白 A（ConA）20 mg/kg，建立小鼠免疫性肝损伤模型，设置 CAS 三个给药剂量组：12.5、25.0、50.0 mg/kg。结果发现，预防性给药 11 d，与模型组相比，CAS 在 25~50.0 mg/kg 剂量范围内，可显著性降低 ALT、AST 活性。

6. 降脂 通过建立不同的高血脂动物模型来进行青葙总皂苷的降血脂作用研究。给予大鼠腹腔注射 Triton WR 1339 生理盐水溶液，建立大鼠急性高血脂模型，实验设置 CAS 三个给药剂量组：10.0、20.0、40.0 mg/kg。结果发现，预防性给药 30 d，与模型组相比，CAS 在 20.0~40.0 mg/kg 剂量范围内，可显著性降低血清总胆固醇（TC），提示 CAS 有降血脂作用。给予大鼠高脂饲料建立大鼠高脂血症模型，实验设置 CAS 三个给药剂量组：10.0、20.0、40.0 mg/kg。结果发现给药 4 周后，与模型组相比，CAS 在 10.0~40.0 mg/kg 剂量范围内，可显著性降低大鼠血清 TC 含量，同时 AST 活性亦显著性降低，CAS 40 mg/kg 剂量还可以显著性降低大鼠冠心病危险指数（CRI），对大鼠肝组织匀浆指标测定发现，CAS 在 10~40 mg/kg 剂量范围内，可显著性降低大鼠肝组织 TC 和甘油三酯（TG）的含量，同时亦显著性降低 MDA 含量。给予兔高脂饲料 10 d 建立兔高脂血症模型，实验设置 CAS 两个给药剂量组：6.0、24.0 mg/kg，给药 10、20、30 d 分别取血，观察 CAS 对家兔血清总胆固醇水平的动态影响。结果发现，CAS 可有效降低血清总胆固醇含量，且随着给药时间的延长，其降血脂的作用并未减弱，且有一定的量效关系，CAS 24.0 mg/kg 剂量给药 10、20、30 d 时均可显著性降低兔血清 TC 含量，CAS 6 mg/kg 剂量给药 20、30 d 时可显著性降低兔血清 TC 含量，其降血脂作用呈一定量效关系；给药 30 d 后，CAS 24.0 mg/kg 剂量可显著性降低兔动脉粥样硬化指数（AI）以及 CRI。

青葙总皂苷可有效防治四氯化碳导致的肝损伤，可显著降低造模组大鼠及家兔的血清 TC 含量。

7. 杀螺旋粉虱　青葙根的水提物具有很强的化感活性及抑菌活性。在 250~4000 μg/mL 浓度范围内，对千金子幼苗的根和鲜重产生显著抑制作用。在 25~400 μg/mL 的浓度范围内，对油菜菌核病、小麦赤霉病和杨树溃疡病病菌的生长产生显著抑制作用。当浓度达到 50 μg/mL 时，提取物也显著抑制烟草灰霉病病菌的生长，400 μg/mL 时，对 4 种植物病原真菌的抑制率分别为 45.90%、46.49%、45.64%、41.66%。该植物在生物源农药方面具有开发潜力。

8. 抑菌　以水稻等 6 种植物和油菜菌核病等 4 种植物病原病菌为受试材料，通过生物测定的方法研究了青葙根乙酸乙酯相提取物化感活性及抑菌活性。与对照组相比，在 25~400 μg/mL 的浓度范围内，青葙根乙酸乙酯相提取物对油菜菌核病病菌的生长不产生显著抑制作用；当浓度大于 100 μg/mL 时，提取物能显著抑制烟草灰霉病、小麦赤霉病和杨树溃疡病病菌的生长，在 400 μg/mL 时，对 4 种病原真菌的抑菌率分别为 16.56%、35.64%、33.24% 和 24.19%。可以看出，提取物对 4 种病原真菌具有一定的抑菌效果，但抑菌强度不高，均小于 40%。

【毒理研究】　在常规剂量内服用没有不适反应。长期服用也没有明显的副作用。含有较多的油脂，对原有脾虚泄泻的患者，大剂量服用会滑肠，而使大便更稀，次数增多。由于青葙子有扩瞳作用，因此肝肾虚、青光眼患者及瞳孔散大者不宜使用本品。青葙总皂苷初步急性毒性实验：急性毒性实验结果表明，一次性灌胃给药，青葙总皂苷的无毒剂量为 672 mg/kg，LD_{50} 值为 713.4 mg/kg。

【临床应用】

1. 临床配伍

（1）风热泪眼：青葙子五钱，鸡肝炖服。（《泉州本草》）

（2）夜盲，目翳：青葙子五钱，乌枣一两。开水冲炖，饭前服。（《闽东本草》）

（3）鼻衄，出血不止：青葙子汁灌鼻中。（《广利方》）

（4）头风痛：青葙子五钱至一两。煎水服。（《福建中草药》）

（5）妇人血崩：青葙子、夏蚕蛹灰、棕皮灰。上为末，用霹雳酒调下二钱，空心服。（《普济方》）

（6）痔湿䘌，蚀口齿及下部：青葙子、苦参、甘草（生，锉）各一两。上三味，捣罗为散，每服一钱匕，食前暖生地黄汁调下。（《圣济总录》青葙子散）

（7）小儿眼有翳膜遮睛：青葙子、蚺蛇胆、熊胆、马牙硝各半两，龙脑半分。上件药，捣罗为末，炼蜜和丸，如绿豆大。每服以温水研化五丸服之，日三四服。（《太平圣惠方》青葙子丸）

2. 现代临床

（1）高血压病：取青葙子 50 g，水煎 2 次，滤液混合，每日 3 次分服，临床试治 5 例，血压均在 160～230 mmHg/100～135 mmHg 之间，经用药 1 周后，血压降至 125～145 mmHg/78～90 mmHg。

（2）白内障：将白内障患者共 40 例，男 21 例，女 19 例，平均年龄 63.53 岁，随机分为离子导入组和点眼液组，每组 20 人。离子导入组：左眼用 20% 青葙子水提液行离子导入，3 次/周，1 周为 1 个疗程，观察 4 个疗程；右眼点卡林优，每日 4 次，为对照眼，观察 4 个疗程。记录视力、晶体混浊改善情况、眼压等。点眼液组：用 20% 青葙子水提液制成的眼液点左眼，每日 4 次，7 d 为 1 个疗程，观察 4 个疗程；右眼点卡林优，每日 4 次，为对照眼。记录视力、晶体混浊改善情况、眼压等情况。结果发现，离子导入和点眼药疗效比较差别无统计学意义。所有药物治疗眼均未出现角膜损伤、虹膜炎性反应及青光眼者。临床观察结果亦显示，青葙子对老年性白内障治疗效果与对照组卡林优组相比，无明显差别；点眼液组与离子导入组疗效无明显差别。

正常组 50 例 91 只眼，病眼组 66 例 67 只眼，分别以 10%、20% 青葙子水提液制成的眼液临床治疗。点眼 15 min 后瞳孔有改变的占 13.92%，30 min 后改变的占 24.05%，45 min 后有改变的 25.31%，60 min 后有改变的占 4.43%。其中正常组有改变的占 68.13%，病眼组有改变的占 67.16%。瞳孔显著改变的占 38.3%，中等度改变的占 42.05%，轻度改变的占 19.64%。以 10% 青葙子效果最佳，占总眼数的 73.83%；而 20% 青葙子有改变的仅占 5.6%，并有对抗作用，瞳孔轻度散大的占 9.35%。

【不良反应】 本品清泄肝火之力较强，且能扩散瞳孔，故肝肾阴虚之目疾及青光眼患者忌用。

【综合利用】 青葙子资源处于野生状态，品种选育工作力度不够，人工栽培面积尚少，导致产量低、经济效益低，后续资源贫乏。青葙子作为中药，已被人们充分认识并加以利用，但对其根、茎、叶、皮等部位很少利用，罕见以青葙子为原料的产品。随着人们生活水平的不断提高和食品营养知识的普及，崇尚高营养型和全营养型、食用安全的天然食品，将成为一种时尚和趋势。在这样的背景条件下，运用现代食品加工技术，研制青葙子系列食品或制剂，加深对青葙子的开发和利用，具有十分重要的现实意义。

■参考文献

[1] 王莹，郭美丽，王笑康，等. 青葙子药材的 HPLC 指纹图谱分析 [J]. 中国中药

杂志，2008，33（1）：51-53.

[2] 叶家宏，申卫红，黄红兵，等．青葙子高效液相色谱特征图谱 [J]．广州中医药大学学报，2013，30（6）：897-900，904，944.

[3] 王莹．青葙子药材的品质评价 [D]．沈阳：沈阳药科大学，2007.

[4] 李洪宇，周艳菊，王明科，等．青葙子与其混淆品的超微指纹特征 [J]．时珍国医国药，2011，22（7）：1700-1701.

[5] 万春辉，陈占峰．青葙子的研究 [J]．长春中医药大学学报，2011，27（6）：1053-1055.

[6] 郑继明，朱婕妤．青葙子及其混淆品的鉴别 [J]．中国药业，2011，20（8）：68-69.

[7] 邓君丽，梁洪华．青葙子及其伪品苦地丁种子的鉴别 [J]．中国医院药学杂志，2007，27（8）：1180-1181.

[8] 崔国静，贺蔷，刘芳．青葙子与鸡冠花子的异同 [J]．首都医药，2014，21（23）：41.

[9] 乔叶．如玉青葙子 [J]．美文（下半月），2014（4）：35.

[10] 张丽丽，孙广振，刘丹，等．青葙子及其混淆品的鉴别 [J]．中国民族民间医药，2010，19（14）：37.

[11] 苏桂云，刘国通．青葙子的真伪鉴别 [J]．首都医药，2010，17（7）：52.

[12] 周志峰，刘志红，董刚．青葙子与易混品鸡冠花子鉴别 [J]．时珍国医国药，2000，11（4）：318.

[13] 陈振江，张香梅．中药青葙子、土鳖虫的等电聚焦电泳研究 [J]．中草药，1996，27（10）：593-596.

[14] 青葙子 [J]．家庭中医药，2006（1）：81.

[15] 武清斌．青葙子化学成分及生物活性研究 [D]．上海：第二军医大学，2011.

[16] 梁琳．青葙总皂苷的保肝、降血脂以及抗动脉粥样硬化药效学研究 [D]．上海：第二军医大学，2011.

[17] 孙振亮．青葙子化学成分及保肝活性的研究 [D]．上海：第二军医大学，2009.

[18] 王玉梅，喻悦，李会军．HPLC-ELSD 法测定青葙子中青葙苷 I [J]．中成药，2013，35（9）：1957-1961.

[19] 李洪亮，程齐来，孙立波，等．青葙子苷 A 对 AHNP 诱导肝损伤的保护作用研究 [J]．湖北农业科学，2014，53（15）：3588-3591.

[20] 林文群，陈忠，刘剑秋．青葙子化学成分初步研究 [J]．亚热带植物科学，2003，32（1）：20-22.

[21] 薛芊，郭美丽，张戈．青葙子化学成分研究 [J]．药学服务与研究，2006，6（5）：345-347.

[22] 武清斌，王燕，郭美丽．分离青葙子中皂苷的一种新方法 [J]．药物分析杂志，2011，31（7）：1232-1236.

[23] 廖丽，俞欢慧，王志勇．青葙种子内源抑制物质的初步研究 [J]．热带作物学

报，2011，32（12）：2246-2249.

[24] 周兵，闫小红，蒋平，等.青葙根氯仿提取物对多种植物的生物活性及抑菌作用
[J].华中农业大学学报，2010，29（2）：143-147.

[25] 郭小龙，周小波，塞丹，等.青葙子对"2K1C"肾血管性高血压大鼠血压及血
浆 Ang Ⅱ的影响 [J].卫生职业教育，2012，30（20）：88-90.

[26] 邹达，陈艳芬，杨超燕，等.青葙子与反枝苋子提取物对小鼠急性肝损伤保护作
用的比较 [J].广东药学院学报，2012，28（6）：632-635.

[27] 单俊杰，任晋玮，杨静，等.青葙子提取物降血糖活性的研究 [J].中国药学杂
志，2005，40（16）：1230-1233.

[28] 吴文丹.青葙总皂苷调血脂作用机制及其药材品质评价 [D].上海：第二军医大
学，2014.

[29] 韩晓磊.青葙愈伤组织培养及其药理活性研究 [D].吉林：吉林农业大学，
2013.

[30] 李洪亮，程齐来，孙立波，等.青葙子苷 A 对 AHNP 诱导肝损伤的保护作用研究
[J].湖北农业科学，2014，53（15）：3588-3591.

[31] 刘安，曹明芳，徐朝阳，等.20%青葙子水提液治疗老年性白内障的临床研究
[C] //中华中医药学会.全国第九次中医、中西医结合眼科学术年会论文汇编，
2010.

[32] 程齐来，李洪亮，黄志勤.青葙苷 A 诱导肝癌 HepG2 细胞凋亡及相关机制研究
[J].中国实验方剂学杂志，2013，19（23）：200-204.

[33] 廖丽，俞欢慧，王志勇.青葙种子内源抑制物质的初步研究 [J].热带作物学
报，2011，32（12）：2246-2249.

[34] 钟宝珠，吕朝军，孙晓东，等.青葙提取物对螺旋粉虱的杀虫活性研究 [J].热
带作物学报，2010，31（11）：2025-2029.

[35] 吕朝军，钟宝珠，钱军，等.青葙提取物对红脉穗螟产卵忌避及杀卵作用研究
[J].江西农业大学学报，2013，35（3）：543-548.

苦 参

【道地沿革】 苦参又称地槐、野槐、苦骨等。早在汉代，苦参已为临床所常用。
《金匮要略》载用苦参汤熏洗，治疗狐惑病之"蚀于下部而咽干"者。同书当归贝母苦
参丸，治疗妇女"妊娠小便难，饮食如故"者。晋代《肘后方》治谷疸食劳，"苦参
三两，龙胆一合，为末，牛胆丸如梧子大。生大麦汁服"，药简力专，有清热化湿之
功。唐代《千金方》中收录了多种应用苦参的方剂。如《千金方》用白头翁、苦参治
疗痢疾；用大戟、苦参治疗中风发热；治饮食中毒，"以苦参三两，酒二升半，煮取一
升服，取吐愈"。该书苦参散（苦参、大黄、黄连等）治凡人无故忽然振寒，便黄肤

黄，已服诸汤，余热不去者；苦参汤（苦参、地榆、王不留行、艾叶、竹叶、独活）治"小儿身上下百疮不瘥"。《千金翼方》载苦参汤（由苦参、黄柏、蛇床子、大黄、黄连等组成），外洗治小儿头面热疮等。《外台秘要》载苦参汤（苦参、龙胆草、升麻、栀子），取苦参"治心腹结气"之功，治疗心痛。宋代，苦参的应用更加广泛。《日华子本草》载苦参："杀疳虫。炒带烟出为末，饭饮下，治肠风泻血并热痢。"《太平圣惠方》所载含有苦参的医方甚多，其中尤以治疗皮肤疾病为多，如卷65的苦参丸（苦参、石菖蒲、乌蛇为细末，蜜丸）治一切癣，皮肤瘙痒。卷24两首用苦参之丸均治疗皮肤疾病。同卷苦参散［苦参（锉）、苍耳苗、晚蚕沙等］以紫笋茶调下，主治遍身风瘙痒不可止。该书载蜂房苦参酒，用治大麻风（白癜）。也有治疗内科疾病的方剂，如治疗衄血的苦参散两首，治疗食毕即头眩，心中怫郁不安而发黄之谷疸的谷疸丸等。《太平惠民和剂局方》载苦参丸，以苦参、荆芥为细末，水丸如梧桐子大，食后用好茶或荆芥汤送下。主治风湿热毒攻于皮肤，时生疥癞，以及大风手足烂坏。此外，《圣济总录》用苦参治疗眼科疾病，《卫生宝鉴》用香油调苦参末搽治烫伤，也有医书记载用苦参等药为散水煎浴儿治小儿身热，扩大了苦参的治疗范围。明代苦参应用更广泛。《普济方》以苦参、枯矾研细末揩齿治疗齿缝出血。《证治准绳》载有多首苦参丸，多用于皮肤病。《寿世保元》的苦参丸，单用苦参为末，蜜丸如梧桐子大，薄荷汤送服，治疗狂证。《奇效良方》的苦参丸（苦参、丹参、五加皮、防风等煎膏炼蜜和丸），用荆芥、薄荷酒下，治荣虚卫实，肌肉不仁，病名肉苛。《医学入门》五参散治疗五脏虚风瘫痪，恶疮。《外科正宗》所载方剂中更是大量应用到苦参，如苦参汤（苦参、菖蒲水煎数滚，临洗和公猪胆汁，淋洗患处）主治痤痱疮，痒疼难眠。塌痒汤，用苦参、威灵仙、蛇床子、当归尾等煎汤和猪胆汁外洗，主治妇人湿热下注，阴中作痒，以及内外生疮。此外如消风散、蛇床子汤、一扫光、顽癣浮萍丸等均是应用苦参治疗皮肤疾病的良方。

【来源】　本品为豆科植物苦参 Sophora flavescens Ait. 的干燥根。

【原植物、生态环境、适宜区】　苦参为豆科苦参属的植物，为落叶半灌木，高1.5~3 m。根圆柱状，外皮黄白色。茎直立，多分枝，具纵沟；幼枝被疏毛，后变无毛。奇数羽状复叶，长20~25 cm，互生；小叶15~29 cm，叶片披针形至线状披针形，长3~4 cm，宽1.2~2 cm，先端渐尖，基部圆，有短柄，全缘，背面密生平贴柔毛；托叶线形。总状花序顶生，长15~20 cm，被短毛，苞片线形；萼钟状，扁平，长6~7 mm，5浅裂；花冠蝶形，淡黄白色；旗瓣匙形，翼瓣无耳，与龙骨瓣等长；雄蕊10，花丝分离；子房柄被细毛，柱头圆形。荚果线形，先端具长喙，成熟时不开裂，长5~8 cm。种子间微缢缩，呈不明显的串珠状，疏生短柔毛。种子3~7颗，近球形，黑色。花期5~7月，果期7~9月。

苦参在我国各地皆有分布，全国各地均产，以河南、山西、湖北、河北产量较大。生长于海拔1500 m的地区，生于山坡草地、平原、路旁、沙质地和红壤地的向阳处。

【生物学特点】

1. 栽培技术　选地整地与施肥：人工栽培苦参，应选择土层深厚、排水良好、疏松肥沃、阳光充足的沙质壤土或腐殖质壤土做床。亩施农家肥2000 kg。采用大垄高床技术，床宽 130~140 cm，长度视需要而定，床高 10~12 cm，床间距 30 cm。种子繁殖 7~9 月，当苦参荚果变为深褐色时，采回晒干、脱粒、簸净杂质，置干燥处备用。播种前要进行种子处理。方法：用 40~50 ℃温水浸种 10~12 h，取出后稍沥干即可播种；也可用湿沙层积（种子与湿沙按 1∶3 混合）20~30 d 再播种。另外，用 95%~98% 的浓硫酸处理 60 min，也能提高种子发芽率。3 月下旬至 4 月中旬为播种适期，在整好的高畦上，按行距 50~60 cm、株距 30~40 cm 开深 2~3 cm 的穴，每穴播种 4~5 粒处理好的种子，用细土拌草木灰覆盖，保持土壤湿润，15~20 d 出苗。苗高 5~10 cm 时间苗，每穴留壮苗 2 株。也可育苗移栽。春、秋两季均可播种。秋季植株枯萎后或春季发芽前将母株挖出，选择 15~20 cm 苦参根，用刀分切成数株，每根必须具有根和壮芽 2~3 个，以地下 5 cm 地温稳定到 15 ℃以上时为宜。按行株距（50~60）×（30~40）cm，沟深 10 cm，平放覆土压实，浇透水。

2. 田间管理　间苗：苗高 5~10 cm 时按株距 5 cm 间苗，苗高 10~15 cm 时按株距 15~20 cm 定苗。穴播者每穴留苗 2 株。中耕除草：幼苗期要进行中耕除草和培土，保持田间无杂草和土壤疏松、湿润，以利苦参生长。追肥：在施足基肥的基础上，每年追肥 2 次，第一次在 5 月中下旬，苗高 15 cm 时进行；第二次在 8 月上、中旬苗高 50~70 cm 进行，追肥视植株生长情况适时适量进行追施。注意保持土壤湿润，干旱及时浇水，雨季要开沟排水，以免积水烂根。

除留种地外，要及时剪去花薹，以免消耗养分。

【采收加工】　根可在栽种 2~3 年后的 9~10 月茎叶枯萎后或 3~4 月出苗前采挖。刨出全株，按根的自然生长情况，分割成单根，去掉芦头、须根，洗净泥沙，晒干或烘干即成。

【炮制储藏】

1. 炮制　除去残留根头，大小分开，洗净，浸泡至约六成透时，润透，切厚片，干燥。

2. 储藏　置于干燥处。

【药材性状】　根长圆柱形，下部常分枝，长 10~30 cm，直径 1~2.5 cm。表面棕黄色至灰棕色，具纵皱纹及横生皮孔。栓皮薄，常破裂反卷，易剥落，露出黄色内皮。质硬，不易折断，折断面纤维性。切片厚 3~6 mm，切面黄白色，具放射状纹理。气微，味苦。以条匀、断面黄白、味极苦者为佳。

【质量检测】

1. 显微鉴别

（1）根横切面：木栓层为 8~12 列细胞，有时栓皮剥落。韧皮部有多数纤维常数个至数十个成束。束间形成层有的不明显。木质部自中央向外分叉为 2~4 束，木质部束导管 1~2 列，直径至 72 μm，木纤维常沿切向排列。射线宽 5~15 列细胞，中央有少数细小导管及纤维束散在。薄壁细胞中含众多淀粉粒及草酸钙方晶。

（2）粉末特征：本品粉末淡黄色。木栓细胞淡棕色，横断面观呈扁长方形，壁微弯曲；表面观呈类多角形，平周壁表面有不规则细裂纹，垂周壁有纹孔呈断续状。纤维和晶纤维，多成束；纤维细长，直径 11~27 μm，壁厚，非木化；纤维束周围的细胞含草酸钙方晶，形成晶纤维，含晶细胞的壁不均匀增厚。草酸钙方晶，呈类双锥形、菱形或多面形，直径约至 237 μm。淀粉粒，单粒类圆形或长圆形，直径 2~20 μm，脐点裂缝状，大粒层纹隐约可见；复粒较多，由 2~12 分粒组成。

2. 理化鉴别 化学定性：取本品横切片，加氢氧化钠试液数滴，栓皮即呈橙红色，渐变为血红色，久置不消失。木质部不呈现颜色反应。

3. 含量测定 取本品粉末 0.5 g，加浓氨试液 0.3 mL、三氯甲烷 25 mL，放置过夜，滤过，滤液蒸干，残渣加三氯甲烷 0.5 mL 使溶解，作为供试品溶液。另取苦参碱对照品、槐定碱对照品，加乙醇制成每 1 mL 各含 0.2 mg 的混合溶液，作为对照品溶液。照《中国药典》薄层色谱法试验，吸取上述两种溶液各 4 μL，分别点于同一用 2% 氢氧化钠溶液制备的硅胶 G 薄层板上，以甲苯-丙酮-甲醇（8:3:0.5）为展开剂，展开，展距 8 cm，取出，晾干，再以甲苯-乙酸乙酯-甲醇-水（2:4:2:1）10 ℃以下放置的上层溶液为展开剂，展开，取出，晾干，依次喷以碘化铋钾试液和亚硝酸钠乙醇试液。供试品色谱中，在与对照品色谱相应的位置上，显相同的橙色斑点。

【商品规格】 统货。

【性味归经】 苦，寒，归心、肝、胆、胃、大肠、膀胱经。

【功能主治】 清热燥湿，杀虫，利尿。用于热痢，便血，黄疸尿闭，赤白带下，阴肿阴痒，湿疹，湿疮，皮肤瘙痒，疥癣麻风；外治滴虫性阴道炎。

【用法用量】 内服：煎汤，4.5~9 g。外用：适量，煎汤洗患处。

【使用注意】 不宜与藜芦同用。

【化学成分】

1. 氨基酸类、糖类 通过苦参的水提醇沉液进行强酸型阳离子交换树脂柱层析，共鉴定出天冬氨酸、苏氨酸、丝氨酸、谷氨酸、甘氨酸、丙氨酸、胱氨酸、缬氨酸、异亮氨酸、亮氨酸、苯丙氨酸、赖氨酸、组氨酸、精氨酸、脯氨酸等 15 种氨基酸，其中脯氨酸和天冬氨酸在苦参中含量较高，是其特征性氨基酸。还分离鉴定出蔗糖。

2. 脂肪酸类、挥发油类 脂肪酸类成分有乙酸甲酯、壬酸甲酯、月桂酸甲酯、壬二酸二甲醇、豆蔻酸甲酯9-十五烯酸甲酯、十五烷酸甲酯、3-（4-羟基-3-甲氧基-苯基）-2-丙烯酸甲酯、（Z）9-十六烯酸甲酯、（E）9-十六烯酸甲酯、棕榈酸甲酯、9-十七烯酸甲酯、十七烷酸甲酯、（Z，Z）-9，12-十八二烯酸甲酯、9-十八烯酸甲酯、硬脂酸甲酯、（E，E）-9，12-十八二烯酸甲酯、9，11-十八二烯酸甲酯、6，9，12-十八三烯酸甲酯、月桂酸甲酯、二十四碳酸、芥子酸十六酯、3，5-二甲氧基、4-羟基-桂皮酸十六酯。挥发油类有己醛、正壬酸、乙苯、2，4-正癸二烯醛、间-二甲苯、癸烯-2-酸、对-二甲苯、榄香烯、1-甲基-4-乙基苯、甲基丁香油酚、2，6-甲基-萘、α-蒎烯、反式-石竹烯、莰烯、香桧烯、1-辛烯-5-醇香叶基丙酮、月桂烯、1-十二醇、正己酸、对聚伞花素等 47 个成分，为苦参特殊香气提供了物质基础方面的参考。

3. 三萜皂苷类 苦参中尚含有皂苷类化合物大豆皂苷。

4. 黄酮类 多数为二氢黄酮和二氢黄酮醇类，少数为黄酮类、黄酮醇类、异黄酮类、查耳酮类和双环系黄酮类。苦参中的黄酮类化合物有苦参醇、新苦参醇、降苦参醇、降苦参酮、槐屑二氢黄酮 B、苦参酮、异苦参酮、异去氢淫羊藿素、降脱水淫羊藿素、芒柄花黄素、黄腐醇、苦参啶、苦参啶醇、三叶豆紫檀苷、三叶豆紫檀苷-6-单乙酸酯、苦参素、高丽槐素。

5. 生物碱类　苦参中含有大量的生物碱类成分，苦参生物碱是最早从苦参中分离而得且研究较多的化学成分，多数为喹诺西啶类生物碱，仅少数为双哌啶类生物碱。喹诺西啶类生物碱多数为苦参碱型，另外有金雀花碱型、羽扇豆碱型。苦参碱型生物碱包括苦参碱、槐定、异苦参碱、7，11-脱氢苦参碱、苦参烯碱（又称槐果碱或脱氢苦参碱）、异槐果碱、槐胺碱、槐醇（又名5-羟基苦参碱）、7-脱氢槐胺碱、9a-羟基槐果碱、5a，9a-二羟基苦参碱、氧化苦参碱、氧化槐果碱、氧化槐醇碱。金雀花碱型：金雀花碱及N-甲基金花雀碱等。无叶豆碱型：白金雀花碱、臭豆碱和赝靛叶碱（又名巴普叶碱）。羽扇豆碱型：羽扇豆碱型生物碱、苦参胺碱和异苦参胺碱。苦参汤中分离得出了苦豆碱和鹰爪豆碱。

6. 其他　苦参含香豆素类、醌类、伞形花内酯、苯醌类化合物、苦参醌、2，4-二羟基苯甲酸、β-谷甾醇等。

【药理作用】

1. 抗肝损伤、抗肝纤维化　给肝损伤小鼠以苦参碱灌胃治疗，比较给药组与对照组的 ALT、AST、结合胆红素、总胆红素等指标，并取肝做病理检查。结果：苦参碱100、150 mg/kg 灌胃3 d 能明显降低小鼠黄疸发生率；丙氨酸转氨酶（ALT）、天冬氨酸转氨酶（AST）、胆红素均明显下降。病理检查结果，治疗组的肝损伤程度轻于对照组。

用四氯化碳诱导大鼠实验性肝纤维化，并以苦参碱防治，观察了3、6、12 周对照组、模型组、治疗组的 ALT、透明质酸（HA）、肝组织羟脯氨酸（HyP）含量及肝病理变化。结果50 mg/kg 和100 mg/kg 均能显著减轻肝细胞变性、坏死及纤维化组织的形成。同时能降低不同实验阶段血清 ALT、HA 及 HyP 含量。由此可见，苦参碱有防治四氯化碳诱发肝纤维化的作用。

氯化苦参碱能抑制细胞分泌乙型肝炎病毒 e 抗原（HBeAg）及乙型肝炎病毒核心抗原（HBcAg）的分泌抑制率逐渐增强，且能减轻肝脏炎症活动度，抑制肝内胶原合成及抗肝纤维化作用，可阻断肝细胞异常凋亡。苦参碱能抑制柯萨奇病毒壳蛋白的表达，表现出直接抗病毒作用。苦参素的抗乙肝病毒作用与干扰素相近。苦参碱对 HBV 均有清除或抑制作用。苦参碱能显著减轻实验大鼠肝细胞坏死，保护肝细胞，降低不同实验阶段血清 ALT 及 HA 的含量，有防治肝纤维化作用。苦参素可通过抑制肝纤维化时细胞外基质的皮纤维细胞的增殖、生长及转化生长因子-β1（TGF-β1）的表达起到抗纤维化作用，并呈剂量依赖性。以四氯化碳诱导大鼠实验性肝纤维化，以苦参碱防治，结果表明，苦参碱能显著减少实验大鼠肝细胞变性、坏死及纤维组织的形成。

观察氧化苦参碱（OMT）对卡介苗（BCG）+脂多糖（LPS）诱导的 BALB/c 小鼠免疫性肝损伤后肝组织匀浆中一氧化氮（NO）、诱生型一氧化氮合酶（iNOS）、肿瘤坏死因子（TNF）、白介素1（IL-1）活性的影响。将60 只 BALB/c 小鼠随机均分为正常对照组、模型组、氧化苦参碱（30、60、120 mg/kg）给药组、阳性对照组（联苯双酯150 mg/kg），除正常对照组外，给予其余小鼠 BCG+LPS 诱导建立免疫性肝损伤小鼠模型，氧化苦参碱高、中、低剂量灌胃给药10 d后，取肝组织匀浆，测定各组小鼠肝匀浆中的 NO、iNOS 及 TNF、IL-1。结果氧化苦参碱组低、中、高剂量组和模型组的 NO 的含量（单位：U/mL）分别为 2.27、1.73、1.33 和 5.89；氧化苦参碱组低、中、高剂量组和模型组的 iNOS 含量（单位：U/mL）分别为 6.76、6.67、3.89 和 8.37；氧化苦参碱组低、中、高剂量组和模型组的 IL-1 含量（单位：U/mL）分别为 0.069、0.063、0.054 和 0.086；氧化苦参碱组低、中、高剂量组和模型组的 TNF 含量（单位：U/mL）分别为 0.756、0.743、0.741 和 0.743。OMT 可明显降低肝匀浆中的 NO、iNOS、TNF、IL-1 含量。由此可见 OMT 对 BALB/c 小鼠免疫性肝损伤有明显的保护作用，保肝机制可能与其增强抗氧化活性有关。

2. 抗肿瘤 苦参碱明显减弱海拉细胞的电泳迁移速度。海拉细胞其敏感性高于正常细胞，细胞核是药物作用敏感靶位，苦参碱提高小鼠 TH/TS 比值，加强了淋巴因子激活的杀伤细胞（LAK）的免疫效应，提高了肿瘤细胞对 LAK 细胞的敏感性，与苦参碱连用，可促进 LAK 细胞的体内治疗效果。苦参碱抑制细胞膜上钠钾 ATP 酶并激活腺苷酸环化酶，具有抑制肿瘤细胞生长作用。采用血清药理学方法进行离体实验，苦参煎剂及血清均有明显的抗肿瘤活性。苦参对 K562 红白血病细胞系有诱导分化作用，使细胞增殖能力明显下降，使其逆向转向正常细胞分化，是非常有希望的治疗肿瘤的非杀伤性方法之一。

以不同浓度（0.5、1.0、1.5、2.0 g/L）的苦参碱分别处理宫颈癌海拉细胞 24、48、72 h 后，应用 MTT 法检测细胞增殖抑制率，Western 印迹法检测培养 48 h 细胞中真核细胞翻译起始因子 4E（eIF4E）、4E 结合蛋白 1（4E-BP1）蛋白表达情况；1.0 g/L 的苦参碱作用海拉细胞 1、3、6、12 h 后，Western 印迹法测其 eIF4E、4E-BP1 蛋白磷酸化水平。结果显示，苦参碱明显抑制海拉细胞增殖，且呈时间-剂量依赖性：在相同时间内，随着苦参碱浓度的增加，海拉细胞的增殖抑制率明显升高（$F = 235.035$）；在同一浓度时，随着苦参碱作用时间的延长，海拉细胞的增殖抑制率也明显升高（$F = 320.207$）；2.0 g/L 苦参碱作用 72 h 对海拉细胞增殖抑制率最大，为（65.30±2.17）%。不同浓度苦参碱处理海拉细胞 48 h 后，eIF4E、4E-BP1 蛋白的表达均无明显变化（$F = 0.171\,1$）。1.0 g/L 苦参碱作用于海拉细胞不同时间后，细胞中 eIF4E、4E-BP1 蛋白磷酸化水平均降低，且呈时间依赖性。

氧化苦参碱在一定浓度下能诱导卵巢癌 SKOV3 细胞凋亡。苦参总碱和氧化苦参碱对肉瘤-180 有明显抑制作用。研究证明，苦参的抗肿瘤作用主要通过抑制癌细胞增殖、抑制端粒酶活性、诱导肿瘤细胞凋亡、阻止细胞周期进化、提高抗肿瘤免疫力、抑制癌转移和化疗的协同作用来实现的。

采用二乙基亚硝胺诱发大鼠肝癌，腹腔注射 25 mg/kg 苦参碱（MT）和 105 mg/kg 氧化苦参碱（OMT）。30 d 后，观察大鼠肝表面癌节数、肝/体重比和血清中丙氨酸氨基转移酶（ALT）、γ-谷氨酰转肽酶（γ-GT）、碱性磷酸酶（ALP）的变化。结果 OMT 组大鼠肝表面癌节数、肝/体重比和血清 ALT、γ-GT 明显低于模型组；MT 组大鼠肝表面癌节数和血清 γ-GT 明显低于模型组。得出结论：MT 和 OMT，尤其是 OMT，不仅能保护肝细胞免受损伤，而且能抑制肿瘤细胞增长。用 MTT 法检测不同浓度苦参碱对肝癌 SMMC-7721 细胞增殖的抑制作用，双荧光染色观察细胞凋亡率，RT-PCR 半定量检测两种重要络氨酸蛋白激酶 stat3、stat5 基因的表达。结果发现，苦参碱有抑制细胞增殖、促进凋亡的作用，并呈时间-剂量依赖性；不同浓度苦参碱作用于 SMMC-7721 细胞后 stat3、stat5 的 mRNA 水平明显下调，其中高浓度苦参碱的作用更强。苦参碱能显著抑制 SMMC-7721 细胞增殖、促进其凋亡，苦参碱在体外能明显抑制 SMMC-7721 细胞的生长和增殖，并可诱导细胞凋亡，有明显的剂量和时间相关性。实验表明苦参碱能够抑制肝癌 SMMC-7721 细胞的体外增殖，诱导细胞凋亡，同时增加 E-Cad-herin 的表达，减少其 CD44、CD44V6 和 CD54 的表达，阻止其对邻近正常组织的浸润及远处转移，从而发挥抗癌作用。选用人肝癌细胞株 Bel-7402，分设苦参碱 0.5、0.75、1 g/L 浓度组，阴性对照组和阳性对照组，顺铂组。将生长期的细胞用苦参碱（0.5、1 g/L）处理后 48 h，再用含有 0.2 g/L 乙二胺四乙酸二钠和 1.25 g/L 胰酶消化，收集细胞，用磷酸盐缓冲液洗 2 次，乙醇固定，置于 4℃ 冰箱中过夜。次日用磷酸盐缓冲液洗 2 次，用含有终浓度为 20 mg/L RNaseA 酶的 50mg/L 碘化丙啶染液避光染色 30 min，调整细胞浓度，流式细胞仪检测，每样本至少检测 10 000 个细胞，按 FACSort 软件多正态拟合程序进行曲线拟合分析，计算 DNA 含量，得出细胞周期（G_1、S、G_2^+、M）的百分比。结果表明，苦参碱对人肝癌细胞有明显的抑制作用，并存在明显的浓度依赖关系。研究表明，不同浓度的氧化苦参碱均抑制人肝癌细胞 EGF 和 EGFR 的表达。采用人肝癌细胞株 QGY 作为研究对象，MTT 法检测不同浓度和作用时间的药物对细胞增殖的抑制作用，以及对 QGY 细胞黏附能力的影响；流式细胞仪分析细胞周期的分布凋亡；PCR-ELISA 法检测端粒酶活性的变化。实验结果表明，两种药物均有抗 QGY 细胞增殖、阻滞细胞周期、诱导凋亡及抑制端粒酶活性的作用。采用小鼠 H22 肝癌细胞实体瘤模型进行体内抑瘤实验，观察荷瘤动物的生长情况和肿瘤生长曲线，测定肿瘤生长抑制率。结果显示，苦参碱对小鼠的 H22 实体瘤生长具有明显的抑制作用，抑制率达 60% 以上。苦参碱处理小鼠的成瘤时间明显晚于生理盐水对照组，肿瘤生长也较对照组慢。

体外培养人胃癌 SGC-7901 细胞，采用 MTT 法观察不同浓度和作用时间下氧化苦参碱对 SGC-7901 细胞的抑制情况；采用免疫组织化学法检测肿瘤细胞内 VEGF 蛋白的表达；RT-PCR 法检测氧化苦参碱作用下 SGC-7901 细胞中 VEGF mRNA 的转录情况。结果显示，低质量浓度氧化苦参碱（0.5 mg/mL）对 SGC-7901 细胞增殖抑制作用不明显，但当其质量浓度达到 1 mg/mL 以上时，则能显著抑制细胞的增殖，抑制效应随着时间和浓度的增加呈逐渐增强，同时伴有癌细胞内 VEGF mRNA 转录和蛋白表达的降低。由此可见，氧化苦参碱在体外能显著抑制 SGC-7901 细胞增殖，并能抑制 VEGF 基因的转录和表达，提示氧化苦参碱有抑制肿瘤血管生成的潜在作用。

研究苦参碱和 5-氟尿嘧啶（5-FU）连用对人胃腺癌 SGC-7901 裸鼠移植瘤的抑制作用明显优于两者单独应用；联合用药对裸鼠骨髓增殖期造血细胞抑制作用有所加重，但不损伤静止期骨髓干细胞。苦参碱和 5-FU 联用对 SGC-7901 具有一定的协同增效作用。临床上约有 60% 的肿瘤患者虽然经过有效的治疗，但最终死于侵袭和转移，而肿瘤细胞的黏附性和运动性是肿瘤转移的重要因素。研究不同浓度苦参碱对胃癌细胞 SGC-7901 细胞黏附和移动能力的影响。结论显示，苦参碱能抑制胃癌细胞 SGC-7901

细胞黏附和运动。

采用中药血清药理学研究方法进行离体试验,观察含苦参、仙鹤草的血清及其煎剂对肿瘤细胞体外生长的影响。结果显示煎剂及血清均有明显的抗肿瘤活性,证明对肿瘤细胞体外生长确实有一定的细胞毒作用。用细胞培养法研究苦参碱对人肝癌细胞系 SMMC-7721 在体外的诱导分化作用,结果各处理组细胞均出现细胞增殖抑制,亚细胞结构趋于正常,AFP 分泌量明显低于对照组,球蛋白活力逐日下降,酪氨酸-α-酮戊二酸转移酶(TAT)活力始终高于对照组。K562 细胞属于人红白血病细胞株,是骨髓多能干细胞,以苦参作为诱导分化剂,可使 K562 细胞有分化现象,并向多方向分化,这为临床探索中草药非杀伤性治疗白血病打下了良好基础。

通过引入水杨酸类化合物的结构,以有效改善苦参碱的药理活性,设计并合成了水杨酸酯型和水杨酰胺型两类苦参碱衍生物,共计 26 个,并通过核磁共振氢谱、质谱与红外光谱对目标化合物的结构进行表征和确证。对合成的 26 个苦参碱衍生物通过抗炎活性测试,结果表明,所有衍生物对二甲苯致小鼠耳肿胀均有明显的抑制作用和对角叉菜胶致小鼠足肿胀均有显著的对抗作用。其中 6c、6e、6q 活性优于苦参碱,其余衍生物活性接近或者低于苦参碱。通过测定抑制肝癌细胞 Bel-7402 和结肠癌细胞 RKO 的细胞存活率来进行初步的体外抗肿瘤活性研究。以顺铂作为阳性对照药,结果表明,所有衍生物对两种癌细胞均显示了优于苦参碱的抗癌活性,但对结肠癌细胞 RKO 的抑制率低于顺铂;发现 6f、6g、6h 和 6s 四个化合物对两种癌细胞的存活率均低于苦参碱,甚至低于顺铂,其抗癌活性远高于苦参碱,且优于顺铂;其余化合物的活性略高于或与苦参碱的抗癌活性相当。

用 SRB 法检测细胞活力,流式细胞术检测苦参碱对细胞周期的影响。Annexin-V-FITC/PI 双染检测不同浓度苦参碱对细胞凋亡的诱导作用。用倒置相差显微镜观察苦参碱干预后 SGC-7901 细胞的形态学改变,并用透射电镜进一步观察细胞的超微结构变化。同时用 MDC 染色后通过荧光显微镜鉴定自噬的发生。应用 Western 印迹法检测自噬分子标记物 LC3 表达水平,从分子生物学水平检测细胞自噬水平的改变。用自噬抑制剂、自噬诱导剂、凋亡抑制剂分别联合苦参碱干预胃癌细胞,调控苦参碱诱导的自噬和凋亡,用 PI 染色检测其对苦参碱诱导的胃癌细胞死亡率的影响,最后用 Western 印迹法检测 PI3K/Akt/mTOR/p70S6K 信号通路的相关分子是否参与苦参碱诱导的自噬过程,并用实时定量 RT-PCR 检测促凋亡基因 Bax 和自噬相关基因 Beclin1 的 mRNA 表达水平。结果显示,苦参碱能显著抑制 SGC-7901 细胞增殖,呈时间-剂量依赖性,并将 SGC-7901 细胞阻滞在细胞周期的 G_0/G_1 期。Annexin-V-FITC/PI 双染结果显示,苦参碱以剂量依赖性诱导细胞凋亡,与对照组相比,当用 0.5、1.0 和 2.0 mg/mL 的苦参碱处理 SGC-7901 细胞后,凋亡率分别显著上升至 72.92%±3.41%、77.75%±2.19% 和 83.28%±2.75%。倒置相差显微镜观察到苦参碱干预后显著的细胞形态学改变,在细胞质中可见大量的大小不等的空泡,而且随着苦参碱浓度的增加胞质中的空泡逐渐增大增多。透射电镜进一步证实苦参碱干预后的 SGC-7901 细胞内有大量自噬泡形成。MDC 染色荧光显微镜检测可见苦参碱组比未处理组显示更强的荧光信号和更多的 MDC 标记颗粒。Western 印迹法结果显示,苦参碱诱导胃癌细胞 LC3-Ⅱ 表达水平以时间和剂量依赖性增加，并且为苦参碱增强细胞自噬活性而非抑制自噬体降解所导致的 LC3-Ⅱ 增高。PI 染色流式细胞仪检测显示细胞死亡率随着苦参碱浓度的增加而增高，用自噬抑制剂 3-MA 或巴弗洛霉素 A1 联合干预后，苦参碱诱导的细胞死亡率进一步增加，并且在透射电镜下可见到部分苦参碱干预细胞出现典型的凋亡形态学改变并且细胞内自噬泡减少。Annexin-V-FITC/PI 双染结果进一步证实抑制自噬能增加苦参碱诱导的凋亡，并且自噬抑制剂能明显增加苦参碱对胃癌细胞增殖的抑制作用。用 Caspase 抑制剂或自噬诱导剂联合干预降低了苦参碱诱导的细胞死亡率。Western 印迹法检测结果显示苦参碱干预后，尽管总 Akt 和总 mTOR 表达水平轻度降低，但 Akt（Ser473）磷酸化水平以时间和剂量依赖性增高，其下游效应分子 mTOR（Ser2448）和 p70S6K（Thr389）的磷酸化水平也轻度增高。实时定量 RT-PCR 显示苦参碱上调促凋亡基因 Bax 和自噬基因 Beclin1 的 mRNA 表达水平。结论：苦参碱对胃癌具有显著的抗肿瘤活性，而且苦参碱诱导胃癌细胞死亡时凋亡和自噬均被激活。自噬是胃癌细胞的适应性反应，促进了细胞存活，抑制自噬能够增强苦参碱诱导的细胞凋亡，因此联合自噬抑制剂是进一步提高苦参碱抗肿瘤作用的有效策略。

3. 抗心律失常　苦参碱对心室肌细胞延迟整流钾电流的作用，尤其是在心肌缺血、缺氧条件下仍然有药理作用。实验将健康成年雄性家兔随机分为正常对照组、心梗组、苦参碱组。以戊巴比妥钠 30 mg/kg 耳缘静脉麻醉后，仰卧位固定于兔手术台上，多导生理记录仪描记正常Ⅱ导联心电图，沿胸骨正中开胸，剪开心包，充分暴露心脏，在左心耳到心尖 1/2 处用无菌缝线结扎前室间支，以心电图Ⅱ导联 ST 段抬高作为手术成功的标志。术后肌注青霉素 3 d 苦参碱组于结扎前 1 h 灌胃给药，结扎后 2 d 继续给药，持续 1 min 正常对照组不结扎。将豚鼠或家兔麻醉后，开胸迅速取出心脏，将其连于 Langendorff 灌胃器（恒温，37 ℃）上，以正常台式液约 8 mL/min 连续灌胃 5 min，洗去心脏残血，然后用无钙台式液灌胃约 10 min 至心脏停搏，换含Ⅱ型胶原酶（10 mg/50 mL）的无钙台式液循环灌流心脏。当心脏变软变大，颜色变浅开始取出心肌组织，每隔 2 min 取 1 次。将不同时间取下的心肌组织放于装有心肌细胞营养液 KBL 成分 [（单位：mmol/L）：L-谷氨酸 50，KCl 30，KOH 80，KH_2PO_4 30，牛磺酸 20，HEPES 10，葡萄糖 10，$MgSO_4$ 3，Gata 0.5，KOH 调 pH 值为 7.4] 的试管中，用吸管轻轻吹打，使之分散成单个细胞，然后将大块组织取出，置于 4 ℃ 冰箱稳定 1 h 待用。实验用玻璃微电极经两步制法拉制而成，充灌电极液后电阻在 2~4 MΩ 之间。向 Olympus Ⅸ-70 型倒置显微镜上方的浴槽内滴入一滴细胞悬液，放置 10 min 左右，待细胞贴壁后用改进的台式液持续灌流，冲洗细胞。灌流速度为 0.8 mL/min，选择贴壁良好、杆状、横纹清晰、胞膜完整、折光率好的细胞进行封接实验。为记录 I_k（k^+电流），细胞外液中加入 200 μmol/L 4-AP 阻断 120 μmol/L 铬（239）b 阻断 I_k 的影响。实验过程由计算机软件 Pclamp9.2 控制数-模转换器完成刺激信号的产生、反馈信号的采集和数据分析。形成高阻封接后，用脉冲式抽吸破膜，形成全细胞式构型，在电压钳和电流钳的模式下进行刺激和记录。实验结果表明，在正常细胞外液（pH = 7.4）条件下，苦参碱（50 μmol/L）在电压 +10 ~ +60 mV 条件下均能降低 I_k。在刺激电压为 +60 mV 时，苦参碱使 I_k 电流密度从给药前（12.5±0.70）PA/PF 减少到（9.22±0.65）PA/PF，冲洗后电流大小有部分恢复。以上可知，苦参碱有利于减少心肌细胞复极的不均一性，克服心律失常。

苦参碱对离体豚鼠右心室乳头肌具有明显的正性肌力作用，并呈剂量依赖性。但在普萘洛尔诱发豚鼠心衰动物模型中，无正性肌力作用。在离体豚鼠工作心脏上，观察苦参碱对心功能的作用，研究表明 0.1、1.0、10 mol/L 苦参碱可浓度依赖地增强心脏的收缩功能，增加冠状动脉流量，但抑制舒张功能；并浓度依赖性地增加单个乳鼠心肌细胞 Ca^{2+} 浓度。

将大鼠随机分为正常对照组、异丙肾上腺素（ISO）组、苦参碱（50、100、200 mg/kg）给药组和单用苦参碱组（200 mg/kg）。计算心脏肥厚指数；HE 染色观察心肌病理变化；ELISA 法检测血清中胰岛素样生长因子-1（IGF-1）和 TGF-β1 的水平；Western 印迹法检测左心室组织中 p-Akt 和 Akt 蛋白的表达。结果显示，与正常组比较，ISO 组大鼠终末体质量显著降低，大鼠心脏肥厚指数显著增加；单用苦参碱组与正常组比较无显著性差异。苦参碱（50、100、200 mg/kg）可减轻大鼠心肌细胞肥大、纤维化、间质水肿和炎细胞浸润等 ISO 致心肌组织病理学结构的异常改变。与正常组比较，ISO 组血清中 IGF-1 和 TGF-β1 的含量升高，左心室 p-Akt 和 Akt 蛋白的表达降低；苦参碱能明显降低 ISO 致心肌肥厚大鼠血清中 IGF-1 和 TGF-β1 的含量，呈剂量依赖性地上调心肌肥厚大鼠心脏组织中 Akt 的表达及其磷酸化水平，单用苦参碱组与正常对照组比较无显著性差异。由此可见苦参碱具有抑制 ISO 致大鼠心肌肥厚的作用，可以恢复 ISO 导致的 p-Akt/Akt 蛋白表达降低，且呈剂量依赖性。

4. 平喘、祛痰 氧化苦参碱能抑制 IgE 和自抗原引起的肥大细胞释放组胺，但不改变肥大细胞的 cAMP 水平，说明氧化苦参碱有抗过敏作用；对大鼠、豚鼠的离体气管、回肠平滑肌在有 Ca^{2+} 和无 Ca^{2+} 的情况下，苦参碱均能明显地对抗组胺、乙酰胆碱和氯化钡兴奋气管平滑肌和肠平滑肌。可见，苦参具有平喘作用，临床上已经用来治疗支气管炎哮喘及喘息型气管炎。对苦参用酚红排泄法的实验研究证明，小鼠灌服苦参总碱、黄酮 0.8 g/kg 有明显祛痰作用。

取健康豚鼠，雌雄兼有，体重 200~800 g，禁食 6 h 后将单个动物放入钟罩内，以 0.2%~0.4% 的重盐酸组胺喷雾至喘，喷雾 20~60 s，从喷雾开始观察 5 min 内发生哮喘的情况。哮喘反应分级：一级为呼吸困难，二级为呼吸困难+咳嗽，三级为呼吸困难+咳嗽+跌倒，四级为死亡。挑选Ⅲ级和Ⅳ级的"哮喘"动物于第 2 天做药物实验，实验条件与第 1 天完全相同。动物分三组，分别给水、氨茶碱和苦参，灌胃给药，容量 1 mL/100 g 体重，用药后 1、2、3、4、6 h 做致喘实验，哮喘程度比第 1 天降低 2 级以上者算作平喘有效。苦参组共 63 只"哮喘"豚鼠，煎剂（15 g/kg）36 只，生物碱 27 只，其中总碱（100、200 mg/kg）11 只，结晶碱（75、100 mg/kg）16 只，1 h 平喘率为 95%，6 h 为 86%。水对照组 20 只动物，平喘率在 15% 左右。氨茶碱组（75、100 mg/kg）29 只动物，1 h 平喘率为 93%，但 6 h 平喘率下降，仅有 55%。从动物活动情况看，苦参组比较安静，而氨茶碱组比较兴奋。

在大鼠、豚鼠离体气管、回肠平滑肌实验中，在有 Ca^{2+} 和无 Ca^{2+} 的情况下，苦参碱均有明显对抗组胺、乙酰胆碱及氯化钡等兴奋平滑肌的作用，在无 Ca^{2+} 作用下，这种对抗作用更为明显；氧化苦参碱能显著降低细胞膜流动性，提高细胞膜稳定性，影响细胞膜表面 IgE 受体移动，从而有效地抑制抗原与特异性 IgE 受体结合诱导的肥大细胞脱颗粒释放组胺，其抑制程度与药物浓度呈正相关；并且氧化苦参碱可影响细胞内环腺苷酸（cAMP）水平，能使支气管平滑肌细胞内 cAMP 水平升高，使支气管平滑肌舒张，而发挥平喘作用。

5. 调节免疫 氧化苦参碱肌内注射，能对抗巴豆液、角叉菜胶（大鼠）、冰醋酸（小鼠）诱发的渗出性炎症。对大鼠由棉球诱发的慢性炎症无效，其抗急性炎症与垂体-肾上腺系统无关，管内实验证明是直接抑制炎症反应。氧化苦参碱有阻止肥大细胞释放组胺的作用，并且有抑制巨噬细胞吞噬功能的作用。应用实验性接触性皮炎动物模型，可观察到红斑发生率明显低于对照组，这说明氧化苦参碱对实验性接触性皮炎有显著的治疗作用。

建立慢性铜绿假单胞菌（PA）生物膜肺部感染动物模型，通过观察中药苦参碱（MT）对 PA 生物膜肺炎大鼠肺部细菌学、病理学改变及肺部细胞因子表达的情况。将 60 只清洁级大鼠随机分为 4 组，分别是：苦参碱治疗组（MT+PA，无 PA 肺部攻击后给予苦参碱腹腔注射）20 只；苦参碱对照组（MT−PA，无 PA 感染，仅给予苦参碱腹腔注射）10 只；模型组（NS+PA，予 PA 肺部攻击后给予灭菌生理盐水 NS）20 只；正常组（NS−PA，无 PA 感染，仅给予灭菌生理盐水腹腔注射）10 只。给药方法如下：在动物肺炎模型制作的第 2 天开始腹腔注射给药，苦参碱组给予苦参碱注射液 100 mg/kg，每日 1 次，共 2 周；模型组和正常组按 1 mL/kg 给予灭菌生理盐水，治疗时间、方法同苦参碱。结果发现，PA 感染 2 周后，模型组的 PA 检出率为 100%，肺部白介素-4（IL−4）明显增高，而干扰素−γ（IFN−γ）的产生显著降低；病理学检查发现肺组织破坏严重，镜下观察主要表现为急性炎症反应，病灶中有大量的多形核白细胞（PMN）积聚，这些结果显示了 PA 感染诱发了较明显的 Th2 型反应，与文献报道一致。而苦参碱治疗 2 周后 PA 肺部感染大鼠的大体观病理改变明显改善，肺脓肿发生率显著降低，镜检肺部炎症也逆转为以慢性为主，提示苦参碱有助于减轻肺组织的病理损伤；此外，细菌学检测显示苦参碱治疗还可明显促进肺部细菌的清除。苦参碱治疗组与模型组比较，肺部的 IL−4 水平明显降低，IFN−γ 水平显著提高。这些结果表明，苦参碱治疗能成功地将感染机体的 Th2 型反应扭转为 Th1 型反应。而苦参碱加快 PA 感染动物肺部细菌的清除及减轻肺部病理损伤显然与此有关。IFN−γ 是 Th1 型反应最具代表性的细胞因子，它是吞噬细胞和自然杀伤 NK 细胞重要的活化因子，能显著增强它们对病原微生物的吞噬杀菌能力。所以苦参碱组的 IFN−γ 水平的升高无疑会有助于加快肺部 PA 的清除。总之，苦参碱能够通过升高肺部 IFN−γ 水平，降低 IL−4 的水平，来调控 PA 感染机体的免疫反应，即诱导以 Th1 型为主的免疫反应，从而加快 PA 生物膜肺炎大鼠肺部细菌的清除及减轻肺部病理损伤，因而对 PA 生物膜肺炎大鼠具有良好的免疫保护作用。

采用苦参水煎剂给小鼠灌胃，观察其对全身免疫功能的影响。结果表明，苦参碱在小鼠体内对 T 细胞、B 细胞和腹腔巨噬细胞的免疫功能活性均有抑制作用。用微量细胞病变抑制法对苦参总碱在体外诱生小鼠脾细胞产生干扰素的作用进行研究，结果表明，苦参浓度在 50~200 mmol/mL 能明显诱导脾细胞产生干扰素。苦参碱还能降低巨噬细胞抑制肿瘤细胞增殖效应，对巨噬细胞有直接细胞毒性作用。

采用环磷酰胺建立免疫低下小鼠模型，小鼠腹腔注射氧化苦参碱后，观察氧化苦参碱对小鼠网状内皮系统吞噬廓清能力、对 T 淋巴细胞酯酶染色率、对二硝基氯苯所致IV型超敏反应的影响和对小鼠血清溶血素抗体的影响。结果显示，氧化苦参碱能降低 T 淋巴细胞酯酶染色率，增强网状内皮系统的吞噬能力，但对IV型超敏反应和血清溶血素抗体无明显影响。由此可见氧化苦参碱对免疫低下小鼠的细胞免疫具有明显抑制作用，并能增强其非特异性免疫。

探讨人白血病细胞表面 NK 细胞活化性受体 NKG2D 配体分子的表达水平及中药苦参碱对白血病细胞 NKG2D 配体表达的作用。流式细胞术检测白血病细胞表面 MICA/B 和 ULBP1、2、3 四种 NKG2D 配体的表达。苦参碱处理白血病细胞株 K562、OUN-1、U937 和 K562/AO2 及原代培养的人白血病细胞，流式细胞术分析药物处理后细胞表面 NKG2D 配体的表达改变。结果表明，几株常见人白血病细胞及原代人白血病细胞表面均有 NKG2D 配体分子的表达，多数有 ULBP 分子的高表达或 ULBP 表达明显高于 MICA/B，但不同细胞表面 NKG2D 配体的表达模式明显不同。苦参碱处理可上调白血病细胞表面部分 NKG2D 配体的表达水平，提示苦参碱对不同白血病细胞 NKG2D 配体分子的表达调节不同。结论：人白血病细胞及原代人白血病细胞表面均有 NKG2D 配体的表达，但不同细胞 NKG2D 配体的表达模式不同。苦参碱可上调白血病细胞表面部分 NKG2D 配体分子的表达。

6. 抗过敏 苦参的抗过敏作用的活性成分主要是氧化苦参碱，它能抑制肥大细胞脱颗粒，对大鼠被动皮肤过敏反应和反相皮肤过敏反应、Arthus（阿瑟氏）反应及绵羊红细胞诱导的IV型超敏反应均有明显的抑制作用。苦参对小鼠血清 IgE、抗体形成细胞及 Th/Ts 比值均无明显影响。

7. 其他 苦参碱和氧化苦参碱能增加小鼠脑内 γ-氨基丁酸和甘氨酸含量，说明二药与中枢的抑制作用与脑内抑制性递质含量增加有关，此作用呈较明显量效关系。苦参碱和氧化苦参碱均有抑制钠钾 ATP 酶活性，使细胞产热减少，从而产生安定作用。

苦参碱通过抑制蛋白激酶 C 活性，使脑缺血沙土鼠的血脑屏障通透性降低，对实验性脑缺血所致的脑水肿具有有效的预防作用。

苦参碱对大鼠同种异基因肾移植的急性排斥反应起到一定的免疫抑制作用：能够增加受体鼠的尿量，延长泌尿持续时间及存活天数，减轻急性排斥反应对移植肾功能的损害；改善移植肾急性排斥反应病理组织形态学变化；可能通过下调白介素-6（IL-6）、干扰素-γ（IFN-γ）的表达水平而产生免疫抑制作用。并与免疫抑制作用已肯定的环孢素 A（CsA）存在协同效应：苦参碱与 CsA 联用可减少 CsA 的用量，从而减轻或一定程度上避免了 CsA 对移植肾的毒副作用。将两组大鼠以苦味酸染色法编号，以抽签法将供体和受体随机分配到实验组和对照组。SD-to-Wistar 移植方式的受体大鼠按照同期随机的原则分为 I、II、III、IV组共 4 个同种异体肾移植实验组，按对照不同分为V组（同基因移植组）、IV组（假手术组）、VII组（正常对照组）共 3 个对照组。实验组、各对照组大鼠肾移植术后当天到发展为无尿的时间为移植肾存活时间，3 d 内死亡者为手术、器官灌注、麻醉等原因所致。3 个对照组大鼠均长期存活，超过 100 d。

生理盐水组受体鼠均在术后 8 d 内死亡，其平均存活时间为 6.83 d±0.75 d。苦参碱组受体鼠存活时间可延长至 10.16 d±1.17 d，与 CsA 联用后，可明显延长受体鼠存活时间至 17 d 以上，达 20.33 d±2.58 d。苦参碱能延长同种异体肾移植受体大鼠的存活时间，能增加同种异体肾移植受体大鼠的尿量，延长泌尿持续时间，并与 CsA 有协同作用；苦参碱能降低同种异体肾移植受体大鼠静脉血肌醇、尿素氮水平，并与 CsA 有协同作用；苦参碱能明显改善同种异体肾移植受体大鼠移植肾的病理形态学改变，减少间质浸润细胞，减轻动脉血管和肾小管炎症反应，并与 CsA 有协同作用；苦参碱能降低肾移植受体大鼠外周血 IL-6、IFN-γ 的表达水平，并与 CsA 有协同作用。

苦参碱类生物碱对中枢神经系统作用方面也有研究报道，研究较多的为氧化苦参碱、槐果碱，发现它们具有镇静镇痛、解热等中枢抑制性作用。氧化苦参碱与槐果碱均能明显抑制小鼠的自主活动，与水合氯醛等中枢抑制剂有协同作用，而对苯丙胺等中枢兴奋剂则具有拮抗作用，但是它们可增强士的宁惊厥效应。苦参碱、氧化苦参碱和槐果碱对化学性刺激和热刺激所致小鼠痛反应均有明显抑制作用。苦参碱的镇痛作用部位在中枢，其镇痛作用可能与影响 Ca^{+2} 内流和减少 NO 生成有关，氧化苦参碱与槐果碱能明显降低正常大鼠的体温。苦参碱腹腔注射或口服均能抑制酵母菌致小鼠直肠升温作用，此作用不能被阿托品和羟甲丙基麦角酰胺所拮抗，但是可被多巴胺受体拮抗剂氟哌啶醇完全拮抗。观察到苦参碱和多巴胺均具有显著降温作用。

【毒性研究】　采用腹腔注射考察了苦参碱对小鼠的毒副作用，研究得出 LD_{50} 为 157.13 mg/kg，采用灌胃法考察了苦参碱及氧化苦参碱对小鼠毒副作用的毒性研究，得出 LD_{50} 分别为 64.01 mg/kg 和 85.5 mg/kg。采用一次性静脉注射的方法考察苦参碱和氧化苦参碱对小鼠的毒性研究。在预实验前对小白鼠进行 7 d 的喂养观察，观察期内小白鼠自由采食、饮水，每日空腹称重，淘汰自然死亡小白鼠。将小白鼠随机分成 4 组，每组 8 只，雌雄各半，一次性静脉注射给药，以确定正式实验的剂量范围。化合物剂量等比级数为 1:0.5。分别为预试 1 组、预试 2 组、预试 3 组、预试 4 组。根据预实验结果，按 Bliss 法设计，设 6 个剂量组（N），取实验所需健康昆明小鼠适应性饲养 7 d 后，按体质质量、性别用随机法分为 7 组，每组 10 只，雌雄过半，受试药物剂量等比级数为 1:0.76。各组分别为给药 1 组、给药 2 组、给药 3 组、给药 4 组、给药 5 组和给药 6 组，同时设置阴性对照组。受试药物剂量，对照组给予等量生理盐水。禁食（不禁水）12 h 后，各组均按 10 mL/kg 一次性尾静脉注射，给药后记录动物的即时反应并连续观察 7 d，观察毒性反应。记录动物毒性出现时间及恢复时间、死亡情况、死亡动物及尸检（观察腹腔内液体状况和实质性器官的病理变化）。实验结果显示，苦参碱和氧化苦参碱对昆明小鼠具有一定毒性，且通过一次性尾静脉给药方式 LD_{50} 为 64 mg/kg，毒性介于灌胃和腹腔注射之间。氧化苦参碱灌胃法得到 LD_{50} 为 85.5 mg/kg，而尾静脉注射 LD_{50} 为 214.216 mg/kg，说明在有些情况下尾静脉注射给药可能比灌胃给药更安全。

【临床应用】

1. 临床配伍

(1) 热病狂邪：将苦参研末，蜜丸梧子大，每服十丸，薄荷汤下。亦可为末，每

次二钱，水煎服。（《千金要方》）

（2）伤寒结胸：天行病四五日，结胸满痛壮热。苦参一两，以醋三升，煮取一升二合，饮之好吐，即愈。天行毒病，非苦参醋药不解，以及温覆取汗良。（《外台秘要》）

（3）中恶心痛：苦参三两，苦酒一升半，煮取八合，分二服。（《肘后备急方》）

（4）血痢不止：苦参炒焦为末，水丸梧子大。每服十五丸，米饮下。（《仁存堂经验方》）

（5）谷疸，食毕头旋，心怫郁不安而发黄，由失饥大食，胃气冲熏所致：苦参三两，龙胆一合（末）。牛胆丸如梧子。以生姜汁服五丸，日三服。（《肘后备急方》）

（6）漏脓肥疮，脓窠疮，腊梨头，遍身风癞，瘾疹疥癣，瘙痒异常，麻木不仁，诸风手足酸痛，皮肤破烂，阴囊痒极，并归人阴痒、湿痒：苦参一斤（为末），鹅毛（香油炒存性）六两。黄米糊丸，朱砂为衣。茶汤送下，日进二次。或随病作散擦或洗、贴。（《王秋泉家秘》神功至宝丹）

（7）赤白带下：苦参二两，牡蛎一两五钱。为末，以雄猪肚一个，水三碗煮烂，捣泥和丸，梧子大。每服百丸，温酒下。（《积德堂经验方》）

（8）梦遗食减：苦参三两，白术五两，牡蛎粉四两。为末，用雄猪肚一具，洗净，砂罐煮烂，石臼捣和药，干则入汁，丸小豆大。每服四十丸，米汤下，日三服。（《保寿堂方》）

2. 现代临床

（1）寄生虫病：用单味苦参治疗蓝氏贾第鞭毛虫病 100 例，成人剂量为每日 30 g 生药量分次服（小儿按年龄递减），连服 7 d 为 1 个疗程，可连用 1~4 个疗程。结果痊愈 92 例，无效 8 例。苦参治疗滴虫性阴道炎也有显著疗效。

（2）细菌性疾病：用单味苦参治疗 140 例细菌性痢疾患者，结果全部治愈。方法为用苦参 30 g，加水煎为约 100 mL，1 日分 2 次服。平均治疗天数是 8.2 d。并还用以苦参为主的复方治疗 19 例急性肾盂肾炎和 32 例尿路感染患者，治疗半个月，结果是 19 例急性肾盂肾炎 16 例有效，32 例尿路感染 30 例有效。用单味苦参治疗急性扁桃体炎、结膜炎、牙周炎、乳腺炎、盆腔炎、阴道炎、疖肿等患者共 220 例，方法为 50% 苦参注射液肌内注射，每次 2 mL，每日 2 次，平均有效率 90% 以上，治愈率 70% 以上。

（3）乳糜尿：以苦参为主的中药复方治疗本病 28 例，治愈 26 例。

（4）哮喘：苦参对治疗支气管哮喘和喘息性支气管炎有显著疗效。苦参的平喘强度和氨茶碱相似，用单味苦参治疗 500 余例哮喘患者，用量为 30 g，水煎服，每日 1 次，或用苦参片，每日 3 次，每次 4 片，有效率为 86%。

（5）心律失常：用苦参治疗快速心律失常 167 例，方法为每次服苦参片剂（每片含生药 2.0 g）3~10 片（平均 5 片），结果对各种类型的期前收缩、阵发性室上性心动过速、阵发性心房纤颤、窦性心动过速等心律失常都有效，以对期前收缩的疗效较好，有效率为 62%。

（6）慢性乙型肝炎：用苦参提取物治疗慢性乙型肝炎 34 例，肝功能恢复正常者 62.5%，HBeAg 近期转阴率为 61.76%，HBsAg 近期转阴率为 14.71%。证明苦参治疗慢性乙型肝炎有一定疗效。

（7）肾小球肾炎：用苦参注射液治疗急、慢性肾小球肾炎大都能在 2.5 个月内治愈。用苦参治疗急性肾小球肾炎的机制可能与其利尿、降压和抗过敏作用有关。

（8）失眠症：用 50%苦参糖浆（每 100 mL 含苦参生药 50 g），成人服 20 mL，小儿服 5~10 mL，睡前服，代替镇静催眠药治疗 101 人次，有效率为 95%。

（9）躁狂症：用单味苦参治疗躁狂症 40 例收到显著疗效。剂量为 9~12 g/d，最大量为 98 g/d，疗程 5~145 d。40 例中痊愈 27 例，显著好转 4 例，好转 2 例，无效 7 例，治愈率为 67.5%，总有效率为 82.5%。

（10）皮肤病：由于苦参具有抗过敏、止痒和抗皮肤致病性真菌的功效，可用于治疗荨麻疹、湿疹、皮炎、皮肤瘙痒症和皮癣等多种皮肤病，止痒效果很好。可用苦参 9 g、百部 15 g、雄黄 6 g，煎水外洗，止痒效果较好；治癣可用苦参配枯矾等制成软膏或配樟脑制成配剂涂抹患处。

（11）外用避孕：苦参具有碎解精子作用，用苦参溶液可在 1.5 min 内使精子全部失去活力；15%的苦参溶液可使精子在瞬间失去活力。

（12）结肠痉、直肠痉等消化道为主的肿瘤：苦参总碱、苦参喊、脱氢苦参碱、氧化苦参碱对实体肉瘤均有不同程度抑制作用，其中以氧化苦参碱具有较显著的抗肿瘤活性，并对艾氏腹水癌也有抑制作用，与丝裂霉素的作用基本相同。

（13）老年急性非淋巴细胞白血病：苦参碱对白血病 CFU-Meg 集落产率有显著抑制作用，临床用于治疗老年急性非淋巴细胞白血病并取得了较好疗效。给予苦参碱注射液 50 mg 加入 5%葡萄糖 500 mL 静脉滴注，每日 1 次，治疗老年急性非淋巴细胞白血病 26 例。设对照组 32 例，予阿糖胞苷 10 mL，每日 2 次皮下注射，维生素 D 30 万 U 肌内注射，每日或间日 1 次。苦参组与对照组均 2 周为 1 个疗程。结果显示，两组完全缓解分别为 4 例、7 例，部分缓解分别为 8 例、10 例，未缓解分别为 14 例、15 例，总缓解率分别为 53.15%、53.13%。两组疗效比较说明苦参有治疗白血病作用，且无明显毒副反应，值得临床应用。

（14）白细胞减少症：用苦参总碱或氧化苦参碱注射液，每次 20~40 mg，每天 1~2 次，肌内注射。3~7 d 查白细胞总数 1 次。用于放疗、化疗等不同原因引起的白细胞减少 251 例，总有效率为 72.5%；对 30 例放疗引起的白细胞降低的升高率为 72.55%，有效率高达 93.33%。由此可见，对放疗引起者比化疗引起者效果好。用复方苦参注射液（每毫升含苦参总碱 50 mg，含原生药 50%）肌内注射，每次 2~5 mL，1 日 2 次，一般用药 2~4 周，每周查 1~2 次。治疗不同病种恶性肿瘤 14 例，单纯白细胞减少 3 例，共 17 例。结果 12 例肿瘤患者白细胞均显升高趋势，能维持化疗完成；单纯白细胞减少的 3 例明显上升至正常水平，有效率为 8.83%。

（15）肝炎：苦参素注射治疗慢性乙肝，结果治疗组 64 例，丙氨酸转氨酶（ALT）复常率为 81.6%，总胆红素（TBIL）复常率 69.9%，HBcAg 阴转率 44.4%，HBV-DNA 阴转率 45.3%；对照组 52 例，ALT 复常率为 73.3%，TBIL 复常率 64.0%，HBcAg 阴转率 48.0%，HBV-DNA 阴转率 51.9%。

选择 40 例乙型肝炎后肝硬化患者作为治疗组，予以口服苦参素 300 mg，每日 3 次，疗程 3 个月。检测治疗前和治疗 3 个月后患者外周血 IL-4、IFN-γ、HBV-DNA 含量和肝纤维化指标的变化。选择 30 例正常健康体检者作为对照组。结果与对照组比较，治疗组患者外周血培养上清 PBMC 中 IL-4 水平明显上升，而 IFN-γ 水平明显下降。经过苦参素治疗 3 个月后，患者外周血培养上清 PBMC 中 IL-4 和 HBV-DNA 水平明显下降，而 IFN-γ 水平明显上升，治疗组患者经过苦参素治疗 3 个月后，肝纤维化指标透明质酸（HA）140.52 ng/mL、Ⅲ型前胶原（PCⅢ）123.64 ng/mL、Ⅳ型胶原（Ⅳ-C）63.59 ng/mL、血清层黏蛋白（LN）117.34 ng/mL 均较治疗前（依次为 242.43、180.78、841.3、168.57 ng/mL）明显下降。由此可见，肝炎后肝硬化患者存在外周血 Th1/Th2 细胞因子比例失衡。苦参素能调节外周血 Th1/Th2 细胞因子比例失衡，使免疫反应由 Th2 型向 Th1 型逆转，提高细胞免疫反应，有效抑制 HBV-DNA 病毒的复制，降低患者血清中肝纤维化指标水平，进而达到清除细胞内病毒、防治肝纤维化的目的。

选择 68 例肝硬化患者随机分为两组，治疗组在抗病毒、护肝及抗肝纤维化的基础上另给予苦参素常规剂量口服。结果苦参素联合治疗组 AFP 明显低于对照组，肝细胞癌的发生率明显降低，血清 HBV-DNA 阴转率明显提高。由此说明，乙型肝炎肝硬化患者的常规治疗中加用苦参素，可以增强疗效，改善预后。

【综合利用】　从苦参中分离提取的天然氧化苦参碱，具有直接抗乙肝病毒作用，可全面保护肝细胞，且具有抗炎、免疫抑制作用，能够减轻肝脏的炎症反应，阻断肝细胞凋亡，稳定细胞膜，清除自由基，有利于肝功能恢复；有效防止肝硬化，抑制肝内纤维组织增生；另外能够促进骨髓中细胞向中性粒细胞增殖、分化和成熟。由于苦参具有即刻杀精子的效果，使用方便而又不影响生理功能，可探索使苦参成为外用避孕药的一个新药源。

目前，苦参被广泛应用于苦参软膏、洗液、注射液、栓剂、苦参汤、软胶囊等，无论外用还是内服均能起到较好的临床效果。

■参考文献

[1] 国家药典委员会. 中华人民共和国药典：2010 年版. 一部 [M]. 北京：化学工业出版社，2010.

[2]（梁）陶弘景. 名医别录（辑校本）. 北京：人民卫生出版社，1986.

[3]（明）李时珍. 本草纲目 [M]. 北京：中国中医药出版社，1998.

[4] 刘持年. 古今药方纵横，第三辑 [M]. 北京：人民卫生出版社，1997.

[5] 赵玉英，张如意. 苦参化学成分研究概况 [J]. 天然产物研究与开发，1991，3（3）：93-103.

[6] 苗抗立，张建中，董颖，等. 苦参的化学成分及药理的研究进展 [J]. 天然产物研究与开发，2001，13（2）：69-73.

[7] 张少少，安银岭，华燕，等. 苦参化学成分和药理研究现状 [J]. 中国民族民间医药，2008，17（11）：8-9.

[8] 张婉，潘振伟，冯铁明，等. 苦参碱对缺血性心室肌细胞快速延迟整流钾电流的作用 [J]. 中国药理学通报，2008，24（3）：322-326.

[9] 牛奎之. 苦参的药理和临床应用 [J]. 中国中西医结合杂志，1995，15（11）：

698-700.

[10] 靖媛, 苑述刚, 阮时宝. 苦参的历代研究与应用 [J]. 光明中医, 2007, 22 (12): 47-50.

[11] 胡烈. 苦参的临床新用 [J]. 南京中医学院学报, 1994, 10 (3): 59-60.

[12] 林丽娟. 苦参的临床新用 [J]. 中国医药指南, 2009, 7 (19): 78-79.

[13] 刘英杰. 苦参临床配伍应用一得 [J]. 浙江中医杂志, 2007, 42 (9): 548.

[14] 钱超尘, 温长路. 金陵版《本草纲目》新校正本 [M]. 上海: 上海科学技术出版社, 2008.

[15] 麻印莲, 李丽, 张村, 等. 苦参饮片产地加工方法探讨 [J]. 中国实验方剂学杂志, 2011, 17 (16): 57-59.

板 蓝 根

【道地沿革】 板蓝根又称菘蓝、菘青、草大青、大靛、菘兰、大青等。《神农本草经》仅有"蓝实"（蓝）而无"板蓝"的记载。蓝自古以来是重要的植物性染料，但古代可用于染蓝或染青的植物很多，简单的记载难以确定品种，《新修本草》指出："蓝实有三种，一种围径二寸许，厚三四分，出岭南，云疗毒肿，太常名此草为木蓝子。如陶所引乃是菘蓝，其汁抨为淀者。按经所用，乃是蓼蓝实也，其苗似蓼，而味不辛者，此草汁疗热毒，诸蓝非比，且二种蓝，今并堪染，菘蓝为淀，唯堪染青，其蓼蓝不堪为淀，唯作碧色尔。"马蓝为爵床科植物，菘蓝为十字花科植物，萝蓝为萝科植物，术蓝似为豆科木蓝属植物。《左传》中"青采出于蓝，而质青于蓝"，今国画颜料靛蓝与花青的关系正是如此，据《新修本草》说"菘蓝为淀（靛），唯堪染青，其蓼蓝不堪为淀，唯作碧色尔"，则古称之"蓝"似以菘蓝正宗。至于"板蓝"一词出自《本草纲目》，李时珍曰："蓝凡五种，各有主治……蓼蓝叶如蓼，……菘蓝叶如白菘，马蓝叶如苦荬，即郭璞所谓大叶冬兰，俗中所谓板蓝者……"认为菘蓝与马蓝乃是两种不同的植物，后世遂称前者为北板蓝，后者为南板蓝。

直到宋代"蓝"的药用部位一直遵从《神农本草经》的看法，主要使用果实，偶然使用茎叶，处方多以"蓝实"为名，尽管《本草经集注》《本草衍义》提到菘蓝实，而占主流地位的依然是蓼蓝。但从宋代起，情况有些改变，宋代医方开始以"蓝"的根入药，处方写作"蓝根"，甚至在一些宋元医方中直接称"板蓝根"，如宋代《小儿卫生总微论方》卷5、卷10，《产育宝庆集》卷下治妊娠患时疾，《三因极一病证方论》卷10解毒丸，元代《医垒元戎》《世医得效方》等，药用部位有了改变，植物来源也有所不同。

明代《救荒本草》乃以菘蓝为正品，书大蓝条云处："今处处有之，人家园圃中多种。苗高尺余，叶类白菜叶，微厚狭窄尖，淡粉青色，茎叉梢间开黄花，结小荚，其子黑色。本草谓菘蓝可以为靛染青，以其叶似菘菜，故名菘蓝，又名马蓝。"

"蓝"在古代作为经济作物各地广泛栽种，其品种来源也十分多样，实无所谓道地。今用作正品大青叶、板蓝根的菘蓝，品种与产地能明确对应者，当以《救荒本草》所载"大蓝"为准，至于《药物出产辨》说"蓝根以产广西北流为最，乃蓝之根头也。广东广利亦有出"，因品种不明，反而不能论定。

板蓝根古代来源各异，今用菘蓝根以《救荒本草》记载最为明确，故河南为其主要道地区域。

【来源】 本品为十字花科植物菘蓝 *Isatis indigotica* Fort. 的干燥根。

【原植物、生态环境、适宜区】 二年生草本，植株高 50~100 cm。光滑被粉霜。根肥厚，近圆锥形，直径 2~3 cm，长 20~30 cm，表面土黄色，具短横纹及少数须根。基生叶莲座状，叶片长圆形至宽倒披针形，长 5~15 cm，宽 1.5~4 cm，先端钝尖，边缘全缘，或稍具浅波齿，有圆形叶耳或不明显；茎顶部叶宽条形，全缘，无柄。总状花序顶生或腋生，在枝顶组成圆锥状；萼片 4，宽卵形或宽披针形，长 2~3 mm；花瓣 4，黄色，宽楔形，长 3~4 mm，先端近平截，边缘全缘，基部具不明显短爪；雄蕊 6，4 长 2 短，长雄蕊长 3~3.2 mm，短雄蕊长 2~2.2 mm；雌蕊 1，子房近圆柱形，花柱界限不明显，柱头平截。短角果近长圆形，扁平，无毛，边缘具膜质翅，尤以两端的翅较宽，果瓣具中脉。种子 1 颗，长圆形，淡褐色。花期 4~5 月，果期 5~6 月。

菘蓝生于山地林缘较潮湿的地方。野生或栽培。分布于河南、内蒙古、陕西、甘肃、河北、山东、江苏、浙江、安徽、贵州等地，多为栽培。

【生物学特点】

1. 栽培技术 一般采用宿根移栽或秋播留种。5、6 月份采收的种子，于翌年 4 月上旬播种。苗圃应选肥沃疏松的沙质壤土，畦宽 3.33 m，高 16.7 cm，长度不限，畦面要松软平坦，撒播或条播均可。每亩用农家肥 1500~2000 kg 作基肥。条播按 10~13 cm 行距开 0.33~0.67 cm 的浅沟。播种前先将种子放在 10% 的盐水中，捞去浮在上面的菌核和瘪粒，然后捞出置于 25 ℃ 的温水中浸泡 24 h，进行闷种催芽，待种子露白后播种，播后覆土压实。每亩播种 2.5 kg 左右。播后盖上一薄层稻草，防止日晒，每天早、晚各喷水一次，保持苗床湿润，6~7 d 后即可出苗。出苗后应立即除去覆盖物。苗高 1.5~2 cm 时进行间苗，去弱留强。苗高 3~5 cm 时，按 3~4 cm 见方留一株壮苗，并追施一次稀薄人粪尿，喷一次波尔多液 100 倍液防治霜霉病，同时用代森锌 500 倍液防治菌核病，发现立枯病时还需喷洒 50% 甲基托布津或多菌灵 800 倍液，并拔除病株集中烧毁，以防蔓延。一般培育 30 d 左右可出圃。采用宿根移栽以在春、秋进行为宜，因气温和湿度都适宜移栽大田种植或再植育苗。

菘蓝系直根系植物，主根长，一般可入土约 30 cm，所以最好选择土层深厚、肥沃疏松、背风向阳的旱地、坡地种植，但不宜种在低洼积水的地方和水田里。移苗定植时间，以秋、春季为宜。开春霜雪绝迹，气温回升，雨水多，定植后成活率高；秋季气温逐渐下降，气候凉爽，也易成活，但要注意防旱。春播移苗定植为生产商品，秋播作为留种。板蓝根商品田在 5 月上、中旬移苗定植，一般采用穴栽。如果成片种植，应先铲除杂草，翻松土壤，然后整地作畦，畦宽 1.5~2 m，间宽 33.3 cm，畦高 16~20 cm。每亩施农家腐熟有机肥 1500~2000 kg，耙细整平，按株距 35~40 cm、行距 60~

70 cm 挖穴，每穴种植 2 株。移植时应随起苗随种植，注意根系舒展，压实，浇足定苗水。

2. 田间管理　定植苗成活后，应查苗补缺，以达到平衡生长，并追施一次稀薄人粪尿，促苗快长。苗高 20 cm 左右时，进行浅锄除去杂草并追施长苗肥，每亩施尿素 8~10 kg、过磷酸钙 20 kg、饼肥 40 kg。6 月上、中旬，苗高 25 cm 以上，应及时收割第一次叶子。割叶后，每亩追施速效肥人粪尿 500 kg 或尿素 5~6 kg（对水浇施），促进叶片再生快长。7 月下旬和 9 月中旬可分别再割一次叶。每次割叶后都应追施速效氮肥，并结合中耕松土。如遇干旱天气，要及时灌水保墒和湿润土壤，以确保丰产。

3. 病虫害防治

（1）板蓝根灰斑病：病叶上出现小病斑，直径 2~6 mm，中间灰白色，边缘褐色，病斑薄，易穿孔。发病后期，病斑不断扩大至整个叶片枯黄死亡。潮湿时叶正面出现霉层。防治措施：收获时清除病残叶，集中处理，以减少越冬病源。注意排水和通风透光，合理密植，降低湿度。发病初期喷药，将病害控制在初期阶段，以免扩大蔓延。可用 1：1：（100~150）倍波尔多液或 65% 代森锌 500 倍液，或 25% 瑞毒霉可湿性粉剂 1000 倍液喷 1 次。喷药时注意喷施叶背。

（2）霜霉病：植株下部靠近地面的叶片先发病，逐渐向上部叶片蔓延。发病初期仅叶背出现灰白色霜霉状物，叶面无明显病斑。被害部分凹凸不平，进一步发展则成退绿小圆斑，以后为褐色枯斑，严重时褐色枯斑连成大斑，病叶边缘亦变褐干枯，直至整个叶片干枯死亡。防治措施同灰斑病。

（3）板蓝根根腐病：根部受害时，须根和主根根尖先受害，呈黑褐色，至根系维管束呈褐色病变。后期整个根部腐烂，地上部植株萎蔫，逐渐枯死。防治措施：轮作；选择排水良好的砂壤土种植；发病初期用 1000 倍 50% 多菌灵或甲基托布津浇灌。

（4）板蓝根菌核病：根、茎、叶、荚均受害，叶受害时初为水浸状青褐色病斑，后全叶腐烂，仅留叶脉。茎受害时皮层腐烂，茎秆破裂成乱麻状，布满菌丝，茎内外及叶片有黑色鼠粪状菌核，以茎基部近土表处菌核最多。后期全株枯萎变黄死亡。防治措施：水旱轮作。菌核浸水一个月腐烂，水旱轮作，可有效地减少病菌。雨季注意田间排水，降低湿度，合理密植，通风透光。发病初期喷 65% 代森锌 600 倍液。

【采收加工】　收割茎叶 2~3 次，秋季挖根，去掉茎叶，洗净晒干，存放于阴凉干燥处，以防受潮虫蛀。

【炮制储藏】

1. 炮制　除去杂质，洗净，润透，切厚片，干燥。

2. 储藏　置干燥处，防霉，防蛀。

【药材性状】　呈圆柱形，稍扭曲，长 10~20 cm，直径 0.5~1 cm。表面淡灰黄色或淡棕黄色，有纵皱纹、横长皮孔样突起及支根痕。根头略膨大，可见暗绿色或暗棕色轮状排列的叶柄残基和密集的疣状突起。体实，质略软，断面皮部黄白色，木部黄色。气微，味微甜后苦涩。以条长、粗大、体实、色黄白者为佳。

【质量检测】

1. 显微鉴别　本品横切面：木栓层为数列细胞。皮层狭。韧皮部宽广，射线明显。

形成层成环。木质部导管黄色，类圆形，直径约至 80 μm；有木纤维束。薄壁细胞含淀粉粒。

2. 理化鉴别 取本品粉末 0.5 g，加稀乙醇 20 mL，超声处理 20 min，滤过，滤液蒸干，残渣加稀乙醇 1 mL 使溶解，作为供试品溶液。另取板蓝根对照药材 0.5 g，同法制成对照药材溶液。再取精氨酸对照品，加稀乙醇制成每 1 mL 含 0.5 mg 的溶液，作为对照品溶液。照《中国药典》薄层色谱法试验，吸取上述三种溶液各 1~2 μL，分别点于同一硅胶 G 薄层板上，以正丁醇-冰醋酸-水（19：5：5）为展开剂，展开，取出，热风吹干，喷以茚三酮试液，在 105 ℃加热至斑点显色清晰。供试品色谱中，在与对照药材色谱和对照品色谱相应的位置上，显相同颜色的斑点。

【商品规格】 现行板蓝根规格等级标准为：

（1）一等：干货。根圆柱形，头部略大，中间凹陷，边有柄痕、偶有分枝。质实而脆。表面灰黄色或淡棕色，有纵皱纹。断面外部黄白色，中心黄色。气微，味微甜后苦涩。长 17 cm 以上，芦下 2 cm 处直径 1 cm 以上。无苗茎、须根、杂质、虫蛀、霉变。

（2）二等：芦下 2 cm 处直径 0.5 cm 以上，余同一等。

【性味归经】 苦，寒。归心、胃经。

【功能主治】 清热解毒，凉血利咽。用于瘟疫时毒，发热咽痛，温毒发斑，痄腮，烂喉丹痧，大头瘟疫，丹毒，痈肿。

【用法用量】 内服：煎汤，9~15 g；或入丸、散。外用：适量，煎汤熏洗。

【使用注意】 体虚而无实火热毒者忌服。

【化学成分】 板蓝含靛苷、β-谷甾醇、靛红、板蓝根结晶乙、板蓝根结晶丙、板蓝根结晶丁，还含植物性蛋白、树脂状物、糖类等。根中氨基酸有精氨酸、脯氨酸、谷氨酸、酪氨酸、γ-氨基丁酸、缬氨酸和亮氨酸。还含有抗革兰氏阳性菌和阴性细菌的抑菌物质。

【药理作用】

1. 抗菌、抗病毒 板蓝根对多种细菌有作用。水浸液对枯草杆菌、金黄色葡萄球菌、八联球菌、大肠杆菌、伤寒杆菌、甲型副伤寒杆菌、痢疾杆菌（志贺氏、福氏）、肠炎杆菌等都有抑制作用；丙酮浸出液也有类似作用，且对溶血性链球菌有效（皆用琼脂小孔平板法）。对 A 型脑膜炎球菌的抑菌作用与大蒜、金银花相似。实验证明，靛苷在体内外皆无抗菌作用，体外抗病毒作用亦不突出，在体内排泄又快，故认为它无明显生理和抗菌的活性作用。采用试管稀释法检测板蓝根提取物对各实验菌的最低抑菌浓度，证实板蓝根具有广谱抗菌作用，其中对金黄色葡萄球菌的抑菌作用最为明显。以板蓝根水提醇沉液，采用鸡胚法做抗病毒实验，测定板蓝根对甲型流感病毒的直接作用、治疗作用和预防作用，有效率分别为 100%、60%、70%。采用组织细胞培养法，以抑制病毒复制指数为评价指标反映板蓝根对柯萨奇 B4 病毒的抑制作用，结果表明板蓝根在细胞水平具有明显的抗病毒效果。

2. 抗钩端螺旋体 1:100 以上的板蓝根或大青叶，在试管内均有杀钩端螺旋体的作用。

3. 解毒 犬用板蓝根、黄连粉与藜芦同服（各 2.0 g/kg），能解藜芦毒，降低死亡率；若藜芦中毒后再用，则无效；分别单用板蓝根粉或黄连粉，效果亦不好。

4. 兴奋免疫 小鼠腹腔注射板蓝根多糖 50 mg/kg，可显著促进小鼠免疫功能，表现为：能显著增加正常小鼠脾重；对氢化可的松所致免疫功能抑制小鼠脾指数、白细胞总数和淋巴细胞数的降低有明显对抗作用；显著增强二硝基氯苯所致正常及环磷酰胺所致免疫抑制小鼠的Ⅳ型超敏反应；增强正常小鼠外周血淋巴细胞 ANAE 阳性百分率，并明显对抗氢化可的松所致的免疫抑制作用。但板蓝根多糖体外实验对刀豆素 A 诱导的小鼠脾细胞淋转反应无明显增强作用。此外，板蓝根多糖还能明显增强抗体形成细胞功能，增强小鼠静脉注射碳粒廓清速率。

板蓝根低极性流分对多形核白细胞（PMN）化学发光有双向免疫活性，在低浓度时具有激活作用，在高浓度时具有抑制作用。板蓝根多糖对特异性免疫、非特异性免疫、体液免疫和细胞免疫均有一定的促进作用，并能有效对抗氢化可的松所致免疫功能抑制。

取 ICR 小鼠 30 只，雌雄各半，随机分为 5 组：生理盐水组（NS）、环磷酰胺组（CTX），以及板蓝根多糖（IIP）高、中、低三个剂量组。生理盐水组小鼠每日灌胃及腹腔注射生理盐水 0.1 mL/10 g 体重；环磷酰胺组每日腹腔注射环磷酰胺 40 mg/kg，同时灌胃等容积生理盐水；板蓝根多糖三个剂量组每日腹腔注射环磷酰胺，观察对 T 淋巴细胞亚群、sIL-2R、脾淋巴细胞增殖及Ⅳ型超敏反应能力的影响，环磷酰胺剂量采用 40 mg/kg，观察对血清免疫球蛋白（Ig）影响时，环磷酰胺剂量采用 10 mg/kg，皆同时灌胃等容积板蓝根多糖，剂量分别为 50、100、200 mg/kg。每日给药 1 次，连续 5 d。给药第 6 天摘除眼球法采集小鼠球后静脉血，测定：小鼠外周血 T 淋巴细胞 CD 亚群的比例；血清 Ig 的含量；sIL-2R 的含量；胸腺指数；脾淋巴细胞增殖；Ⅳ型超敏反应程度。结果：NS 组 CD3（%）、CD4（%）、CD8（%）、IgA（g/L）、IgG（g/L）、IgM（g/L）、sIL-2R（pmol/L）、胸腺指数（mg/g）、耳郭肿胀程度分别为 44.8、28.1、18.5、2.2、7.8、2.3、27.1、5.6、18.9；IIP+CTX 小剂量组 CD3（%）、CD4（%）、CD8（%）、IgA（g/L）、IgG（g/L）、IgM（g/L）、sIL-2R（pmol/L）、胸腺指数（mg/g）、耳郭肿胀程度分别为 39.4、23.5、15.9、2.0、7.3、1.8、75.2、3.7、15.5；IIP+CTX 中剂量组 CD3（%）、CD4（%）、CD8（%）、IgA（g/L）、IgG（g/L）、IgM（g/L）、sIL-2R（pmol/L）、胸腺指数（mg/g）、耳郭肿胀程度分别为 39.8、24.1、16.2、2.6、7.6、2.1、62.0、3.8、17.1；IIP+CTX 大剂量组 CD3（%）、CD4（%）、CD8（%）、IgA（g/L）、IgG（g/L）、IgM（g/L）、sIL-2R（pmol/L）、胸腺指数（mg/g）、耳郭肿胀程度分别为 41.3、25.7、16.3、2.8、7.8、2.4、55.1、4.0、19.0。

动物模型制备取 60 只小鼠，随机分成 6 组，每组 10 只。分别为正常对照组（生理盐水）、阳性对照组（左旋咪唑 25 mg/kg）、溶媒对照组（1% DMSO）以及板蓝根提取物低、中、高剂量组（50、100、200 mg/kg）。连续灌胃 10 d。对小鼠免疫器官的影响：第 10 天给药后 2 h，将小鼠处死，称重，取脾脏、胸腺称重，计算脾（胸腺）指数=脾（胸腺）重量（mg）/体质量（g）。

小鼠腹腔巨噬细胞吞噬鸡红细胞实验：实验前一天给小鼠腹腔注射 2% 糖原水溶液

1.0 mL，使巨噬细胞从腹膜血管渗到腹腔。第 10 天给药后 2 h，每组小鼠均腹腔注射 2%鸡红细胞液 1 mL，轻揉腹部，30 min 后脱颈椎处死小鼠。死亡后立即剖开腹腔，用滴管吸出腹腔液滴加在载玻片上，每片约 0.2 mL。将载玻片放入 37℃温箱中孵育 30 min，生理盐水冲去附着的细胞，用瑞氏染液染色，水冲洗晾干。显微镜下观察小鼠腹腔巨噬细胞的吞噬情况，并计算吞噬百分率和吞噬指数。吞噬百分率=吞噬鸡红细胞的巨噬细胞数/巨噬细胞总数×100%；吞噬指数=巨噬细胞吞噬鸡红细胞的总数/巨噬细胞总数。

血清溶血素形成的实验：取 BALB/C 小鼠 60 只，体质量 19~21 g，雌性，每组 10 只。分别为正常对照组（生理盐水）、阳性对照组（左旋咪唑 25 mg/kg）、溶媒对照组（1% DMSO）以及板蓝根提取物低、中、高剂量组（50、100、200 mg/kg）。给药 3 d 后腹腔注射 5%鸡红细胞 0.5 mL/只致敏。免疫 7 d，摘眼球取血并分离血清。取稀释 100 倍血清 1 mL 加 5%鸡红细胞、10%补体 0.5 mL 混匀，置 37 ℃恒温水浴箱温浴 30 min，取出放在冰水冷却，离心，取上清液，测 A540，以半数溶血值（HC_{50}）表示溶血素水平。正常对照组的脾指数为 64.45，胸腺指数为 23.98，吞噬百分率为 1.35%，HC_{50} 为 268.52；FG 低、中、高剂量组的脾指数（mg/g）、胸腺指数（mg/g）、吞噬百分率（%）、HC_{50} 分别为 69.34、27.11、29.25、299.56、79.42、30.78、36.77、326.98、86.03、38.56、40.03、339.03。与正常对照组比较，阳性对照左旋咪唑与板蓝根提取物 100、200 mg/kg 组均能显著提高小鼠的胸腺指数和脾指数，均能显著提高小鼠的吞噬百分率及吞噬指数；左旋咪唑与板蓝根提取物 50、100、200 mg/kg 组均能明显促进小鼠溶血素抗体形成。

5. 抗肿瘤 对大鼠 W256 实体瘤和小鼠 Lewis 肺癌注射靛玉红 200 mg/kg，连续 6~7 d，结果对大鼠 W256 实体瘤的抑制率分别为 47%~50%和 50%~58%，皮下注射减少到每日 100 mg/kg 以下时，其抑制作用不明显。靛玉红 500 mg/kg 灌胃，对大鼠 W256 实体瘤的抑制率为 23%~33%，对小鼠肉瘤 180 的抑制率约 30%。靛玉红能延长淋巴白血病 L7212 小鼠的生存时间为 20%左右。此外，经小鼠精原细胞法实验证明，靛玉红不能特异性地抑制 B 型精原细胞和精子细胞。

脂溶性板蓝根提取物板蓝根二酮 B 对肝癌细胞 Bel-7402、卵巢癌细胞 A2780 具有较强的体外杀伤能力，其半数抑制浓度分别为 8.2 μg/mL 和 7.8 μg/mL。板蓝根中的有效成分靛玉红和板蓝根二酮 B 是抗肿瘤的主要活性物质。

6. 对白血病作用 靛玉红有破坏白血病细胞的作用。从超微结构形态来看，在靛玉红作用下，变性坏死的细胞多呈肿胀、溶解性坏死。实验中发现靛玉红能增强动物的单核吞噬系统的吞噬能力，单核吞噬系统在机体免疫反应中起一定的作用，故靛玉红的抗癌作用可能与提高机体免疫能力有关。

7. 降压、改善微循环 本品能使离体兔耳和大鼠下肢灌流量增加，改善家兔肠系膜微循环，降低麻醉家兔的血压，减少毛细血管通透性，并使小鼠心肌耗氧量下降。

8. 抑制血小板聚集 板蓝根对 ADP 诱导的家兔血小板聚集有显著抑制作用。从板蓝根中分得尿苷、次黄嘌呤、嘧啶、水杨酸等对 ATP 诱导的家兔血小板聚集也都表现一定的抑制活性，在 0.21 mg/kg 浓度时其抑制率分别为 18.2%、24.2%、10.8%和

20%。

9. 对内毒素 经家兔热原检查法、鲎试验法研究证实，板蓝根氯仿提取物有抗大肠杆菌 DⅢB4 内毒素的作用，比较发现不同产地板蓝根抗内毒素作用差异较大。有研究认为，板蓝根中抗内毒素活性物质为有机酸类。复制家兔内毒素性 DIC 模型，测定其血清中血清脂质过氧化物（LPO）含量及超氧化物歧化酶（SOD）活力，发现板蓝根可显著降低内毒素性 DIC 家兔血清 LPO 水平，提高其 SOD 的活力，从而拮抗内毒素的生物效应。

10. 其他 板蓝根在治疗带状疱疹、玫瑰糠疹、扁平瘤、尖锐湿疣、单纯疱疹、肋软骨炎均有良效。另外，还可用于银屑病、水痘、跖疣、寻常疣等的治疗。

板蓝根注射液（每支 2 mL，相当于生药 1 g）点眼治疗流行性结膜炎，单纯疱疹病毒性眼病用板蓝根注射液 2 mL 加入 6 mL 生理盐水中配成 1:3 的点眼液，疗效好，无副反应。

【毒理研究】 靛玉红的急性毒性试验：小鼠腹腔注射的 LD_{50} 为 1.1～2.0 g/kg。小鼠灌胃 5 g/kg，连续 5 d，观察 1 周，结果未见动物发生死亡和出现明显毒性反应。亚急性毒性试验：以犬分别灌胃靛玉红 20、100、200 mg/kg 连续 6 d，结果小剂量组的食欲和生长情况与对照组相似，而大、中剂量组服药后动物出现食欲减少、腹泻、便血以及 SCPT 升高和灶性肝细胞坏死等反应。但 3 个剂量组的血象、骨髓象都未见明显抑制，对肾功能、心电图也无影响。

【临床应用】

1. 临床配伍

（1）流行性感冒：板蓝根一两，羌活五钱。煎汤，一日二次分服，连服二至三日。（《江苏验方草药选编》）

（2）大头天行，初觉憎寒体重，次传头面肿盛，目不能开，上喘，咽喉不利，口渴舌燥：黄芩（酒炒）、黄连（酒炒）各五钱，陈皮（去白）、甘草（生用）、玄参、柴胡、桔梗各二钱，连翘、板蓝根、马勃、牛蒡子、薄荷各一钱，僵蚕、升麻各七分。为末，汤调，时时服之，或蜜拌为丸，嚼化。（《东垣试效方》普济消毒饮）

（3）砒霜、巴豆中毒：用板蓝根、砂糖二味相和，播水服之，更入薄荷汁尤妙。（《医学纲目》蓝饮子）

（4）肝炎：板蓝根一两。水煎服。（《辽宁常用中草药手册》）

（5）肝硬化：板蓝根一两，茵陈四钱，郁金二钱，薏苡仁三钱。水煎服。（《辽宁常用中草药手册》）

（6）痘疹出不快：板蓝根一两，甘草三分（锉，炒）。上同为细末，每服半钱或一钱，取雄鸡冠血三两点，同温酒少许，饭后食用，同调下。（《阎氏小儿方论》）

2. 现代临床

（1）流行性乙型脑炎：预防用板蓝根 9 g 煎服，每日 1 剂，连服 5 d。治疗用 50% 或 200% 板蓝根注射液每次 2 mL 肌内注射，每日 2～3 次。或用板蓝根煎服，昏迷者行鼻饲，12 岁以下每日 60 g，13 岁以上 60～120 g，1 次顿服或 2 次分服，连服 2～3 周；亦可每 2 h 服 1 次，成人每次用 6～7.5 g，15 岁以下用 3～6 g，待体温降至正常后酌减剂量及次数，2 d 后停药。治疗过程中需配合必要的针灸、西药等对症处理及支持疗法。据 190 例的观察，治愈率在 90% 以上。绝大多数病例于 3 d 内退热；临床症状除特别严重者外，通常均能在退热后即消失；少数有后遗症，均系疾病过程中持续高热、严重昏迷和抽搐的病例。

（2）流行性腮腺炎：用板蓝根 60~120 g，小儿减半，每日 1 剂煎服。同时可将板蓝根配成 30% 溶液涂患处。据 387 例的观察结果，除 5 例好转、5 例无效外，其余均治愈。对伴有并发症者效果较差。预防服药 11 295 人次，似有控制流行的作用。

（3）感冒（包括流感）：用 100% 板蓝根注射液肌内注射，视年龄及病情每次 1~6 mL，每日 2~4 次。治疗 80 例，治愈 78 例，无效 2 例（其中 1 例合并肺炎）。一般在 1~3 d 退热，2~5 d 症状消失。

（4）传染性肝炎：用板蓝根 50 g，每日 1 剂煎服；或用板蓝根 3 kg、蒲公英 1.5 kg，糖适量，制成煎剂 1000 mL，日服 2 次，每次 50 mL，15~20 d 为 1 个疗程。单味煎剂治疗 8 例均获效果，症状消失平均时间为 6 d，肝功能恢复平均时间为 15.7 d，肝脏缩小平均时间为 13 d。疗效优于茵陈蒿汤对照组。复方煎剂治疗 50 例，经 1 个疗程后有 50% 病例肝功能恢复正常，第一、二疗程累计肝功能恢复正常者达 92%。

（5）暴发性红眼：用板蓝根制成 10% 或 5% 眼药水，每日滴眼 4 次。观察 235 例，4 d 内治愈率达 94.9%。多数病例用药（10% 浓度）1 d 后球结膜水肿消失或好转，自觉症状减轻或消失。治疗早、病情轻者疗效最好。药液浓度 10% 的比 5% 的效果好。

（6）单纯性疱疹性口炎：取板蓝根 50 g，制成 60 mL 煎液，1~3 岁小儿每次 10~20 mL，日服 3 次。治疗 11 例，均于第 2、3 天热退、流涎停止、充血消失、坏死上皮脱落，第 4、5 天见黏膜再生、溃疡愈合。

（7）扁平疣：用 50% 板蓝根注射剂肌内注射，每次 2 mL，每日 1~2 次，10~20 d 为 1 个疗程。儿童可用成人剂量。观察 45 例，39 例获得治愈或进步。一般于 2~15 d 开始见效，治愈时间 7~45 d 不等。但皮损较多、范围较广泛者多无效果。

（8）其他：用板蓝根煎剂治疗非典型性肺炎、流行性脑脊髓膜炎、白喉，用板蓝根配合大青叶、羌活治疗上呼吸道感染，用板蓝根肌内注射治疗带状疱疹、单纯疱疹及流行性腹泻等，均有不同程度的疗效。

【不良反应】 少年儿童应该避免大剂量、长期服用板蓝根。板蓝根属于抗病毒清热解毒药，毒副作用很小，但是用药时间长，数量多，就会积"药"成疾，酿成后患。在临床中使用板蓝根冲剂造成小儿过敏反应、消化系统和造血系统损害的病例屡见不鲜。服用板蓝根等呼吸道疾病药物时，有过敏史者一定要注意不要轻易服用。对于小儿，千万不能用成人剂量，更不能长期大剂量服用。如果在用药中发生了过敏反应，首先应立即停药，并迅速送往医院；如是上消化道出血，除立即停药外，还应禁食，并尽快送医院处置。感冒大多由病毒感染所致，中药板蓝根虽有抗病毒的作用，但中医学将感冒分为风寒型感冒和风热型感冒两大类，又由于季节的不同，感受外邪（致病因子）的不同，又有夹湿、夹暑、夹燥的不同，如果患感冒不分寒热、虚实和夹杂，一味用板蓝根治疗，是不科学的。

大多数人都误以为板蓝根冲剂是"良性药"，多吃也不会有害。实际上，板蓝根并非没有不良反应。板蓝根虽然不良反应较小，但服法、用量也必须严格遵照包装上的药品说明，盲目滥用起不了防病保健作用。

板蓝根可致过敏反应：因滥用板蓝根冲剂和针剂，发生过敏反应和其他不良反应的也不少。绝大多数为板蓝根注射液所引起的，主要表现为头昏眼花、面唇青紫、四肢麻木、全身皮肤潮红、皮疹等，有时表现为全身出现红斑型药疹，严重时可引起过敏性休克。1例上呼吸道炎患者肌内注射板蓝根注射液2 mL后15 min，即出现头晕眼花、胸闷气短、心慌烦乱，四肢麻木、发胀、奇痒，两前臂及两小腿满布荨麻疹等过敏反应现象，经及时处理后恢复。

用量过大损伤消化道：板蓝根毒性极小，极少数人服用常规量会有轻度消化道症状。有报道1例4岁患腮腺炎患儿肌内注射板蓝根注射液的同时，口服板蓝根煎剂和含板蓝根的片剂，6 d后引起上消化道出血。自发现板蓝根治疗病毒、细菌感染有效后，使用板蓝根及制剂（如冲剂、口服液）十分普遍。板蓝根属寒凉之品，虽无中毒的报道，但长期大量服用亦会有不良反应，尤其是年老体虚者。素体阳虚又过服寒凉，可出现口淡、疲乏等表现。

【综合利用】 板蓝根是典型的清热解毒药，实验研究和临床运用均证实其具有广泛的药理活性和治疗作用，抗病毒作用已得到公认。板蓝根的制剂种类繁多，临床应用范围较广，用量较大。板蓝根治疗畜禽特别是对鸡病的治愈，效果较为明显，在科学实验和生产实践中，运用中医药独特的理论体系和应用形式，结合家禽的生理、病理等特点，在家禽防治中用于治疗和预防，不仅可以防治普通病，还可以防治传染病，甚至用于家禽烈性传染病的防治，无西药之抗药性，辨证给药，使成批病鸡治愈率大大提高，而且较经济，使鸡体内吸收营养快，促进鸡健康生长，从而使经济效益大大提高。

■参考文献

[1] 郑剑玲，王美惠，杨秀珍，等．大青叶和板蓝根提取物的抑菌作用研究 [J]．中国微生态学杂志，2003，15（1）：18-19．

[2] 刘盛，陈万生，乔传卓，等．不同种质板蓝根和大青叶的抗甲型流感病毒作用 [J]．第二军医大学学报，2000，21（3）：204-206．

[3] 张宸豪，高梅，马爱新，等．板蓝根对柯萨奇病毒抑制作用的研究 [J]．第四军医大学吉林军医学院学报，2003，25（3）：125-126．

[4] 汤杰，施春阳，方建国，等．板蓝根对内毒素性DIC家兔血清LPO、SOD水平的影响 [J]．医药导报，2004，23（1）：4-5．

[5] 秦箐，贺海平，Soren B C，等．中药板蓝根两个高极性流分的分离及其活性的研究 [J]．中国药理学通报，2001，17（6）：714-715．

[6] 胡兴昌，黄旭冬，许燕．板蓝根凝集素对小鼠胸腺发育的影响 [J]．解剖学杂志，2000，23（6）：559-562．

[7] 薛瑞，章激，曹军华，等．板蓝根多糖对小鼠免疫功能的调节作用 [J]．中医药导报，2012，18（9）：94-96．

[8] 刘云海，杜光，韩洪刚，等．板蓝根抗内毒素研究 [J]．医药导报，2001，20

（9）：54-56.

[9] 邱庆伟. 板蓝根联合肿痛安治疗复发性口疮 80 例临床观察 [J]. 长治医学院学报，2008，23（1）：52-54.

[10] 王明祥. 板蓝根相关制剂中的药理与临床 [J]. 山西中医，2009，25（1）：6.

[11] 林丽娟. 板蓝根的现代药理与临床应用研究 [J]. 中国医药指南，2010，8（18）：62-63.

[12] 刘明华，孙玉红，李茂，等. 板蓝根提取物对小鼠免疫功能的影响 [J]. 时珍国医国药，2012，23（6）：1346-1347.

金 银 花

【道地沿革】　金银花又称忍冬、银花、金花、二宝花、双花等。忍冬始载于《名医别录》，列为上品。陶弘景曰："今处处皆有，似藤生，凌冬不凋，故名忍冬。"此药古用藤茎，故《名医别录》谓十二月采，《证类本草》引《肘后方》治飞尸、尸注，用忍冬茎叶。《新修本草》记其形态云："此草藤生，绕覆草木上，苗茎赤紫色，宿者有薄白皮膜之。其嫩茎有毛，叶似胡豆，亦上下有毛，花白蕊紫。"忍冬的药用部位直到宋代仍以藤茎苗叶为主，当时方书所称金银花主要指其茎叶而非花蕾，忍冬以花入药始于宋，盛于清，金银花兴盛的原因恐与当时讲究用其花蕾入茶饮用有关。《本草纲目》云："忍冬在处有之，附树延蔓，茎微紫色，对节生叶，叶似薜荔而青，有滴毛，三四月开花，长寸许，一蒂两花，二瓣，一大一小，如半边状，长蕊，花初开者，蕊瓣俱色白，经二三日，则色变黄，新旧相参，黄白相映，故呼金银花。"又云："茎叶及花，功用皆同。"忍冬各地皆有出产，品种不一，大多为忍冬科 Lonicera 属植物。

忍冬各地皆有出产，品种不一。《增订伪药条辨》曾将不同产地的金银花分别冠以地名以资区别，曹炳章云："金银花，产河南淮庆者为淮密，色黄白，软糯而净，朵粗长，有细毛者为最佳。禹州产者曰禹密，花朵较小，无细毛，易于变色，亦佳。济南产者为济银，色深黄，朵碎者次。亳州出者朵小性梗，更次。湖北，广东出者，色深黄，梗朵屑重，气味俱浊，不堪入药。"应该肯定，这些金银花大多都为忍冬科 Lonicera 属植物，而 L. japonica 正品地位的获得，颇与此品种在河南一带的广泛分布和种植，尤其是宋代以来对银花的重视有关。《曲洧旧闻》卷 3 云："郑、许田野间二三月有一种花，蔓生，其香清远，马上闻之，颇似木樨，花色白，土人呼为鹭鸶花，取其形似也。亦谓五里香。"按其所说，即是金银花，郑、许即今河南郑州、许昌。《救荒本草》载"今辉县山野中亦有之"，并有附图，《植物名实图考》亦有"皆中州产"。

主产于河南新密、温县、博爱、沁阳、登封、巩义、荥阳、武陟、孟州等地的"怀银花"，历史最为久远，其中尤以新密产者为道地，商品特称"密银花"。此外，山东平邑、费县、兰陵、沂水、蒙阴等地产的"济银花"，四川宜宾叙州区蕨溪镇的川银花也很有名。现金银花三大产地为河南封丘、山东平邑和河北巨鹿。

【来源】　本品为忍冬科植物忍冬 *Lonicera japonica* Thunb. 的干燥花蕾或带初开的花。

【原植物、生态环境、适宜区】　忍冬，半常绿藤本；幼枝橘红褐色，密被黄褐色、开展的硬直糙毛、腺毛和短柔毛，下部常无毛。叶纸质，卵形至矩圆状卵形，有时卵状披针形，稀圆卵形或倒卵形，极少有 1 至数个钝缺刻，长 3~5（~9.5）cm，顶端尖或渐尖，少有钝、圆或微凹缺，基部圆或近心形，有糙缘毛，上面深绿色，下面淡绿色，小枝上部叶通常两面均密被短糙毛，下部叶常平滑无毛而下面多少带青灰色；叶柄长 4~8 mm，密被短柔毛。总花梗通常单生于小枝上部叶腋，与叶柄等长或稍短，下方者则长达 2~4 cm，密被短柔后，并夹杂腺毛；苞片大，叶状，卵形至椭圆形，长达 2~3 cm，两面均有短柔毛或有时近无毛；小苞片顶端圆形或截形，长约 1 mm，为萼筒的 1/2~4/5，有短糙毛和腺毛；萼筒长约 2 mm，无毛，萼齿卵状三角形或长三角形，顶端尖而有长毛，外面和边缘都有密毛；花冠白色，有时基部向阳面呈微红，后变黄色，长（2~3）~（4.5~6）cm，唇形，筒稍长于唇瓣，很少近等长，外被多少倒生的开展或半开展糙毛和长腺毛，上唇裂片顶端钝形，下唇带状而反曲；雄蕊和花柱均高出花冠。果实圆形，直径 6~7 mm，熟时蓝黑色，有光泽；种子卵圆形或椭圆形，褐色，长约 3 mm，中部有一凸起的脊，两侧有浅的横沟纹。花期 4~6 月（秋季亦常开花），果熟期 10~11 月。

忍冬生于溪边、旷野疏林下或灌木丛中。金银花产于河南、四川、广东、广西、湖南、贵州、云南等地。

【生物学特点】

1. 栽培技术　用种子繁殖和扦插繁殖为主。

（1）种子繁殖：4 月播种，将种子在 35~40 ℃温水中浸泡 24 h，取出置 2~3 倍湿沙中催芽，等裂口达 30% 左右时播种。在畦上按行距 21~22 cm 开沟播种，覆土 1 cm，每 2 d 喷水一次，10 余日即可出苗，秋后或第二年春季移栽，每 1 hm² 用种子 15 kg 左右。

（2）扦插繁殖：一般在雨季进行。在夏秋阴雨天气，先将健壮无病虫害的 1~2 年生枝条截成 30~35 cm，摘去下部叶子作插条，随剪随用。在选好的土地上，按行距 1.6 m、株距 1.5 m 挖穴，穴深 16~18 cm，每穴 5~6 根插条，分散斜立埋入土内，地上露出 7~10 cm，填土压实。也可采用扦插育苗；在 7~8 月间，按行距 23~26 cm，开沟，深 16 cm 左右，株距 2 cm，把插条斜立着放到沟里，填土压实，栽后喷一遍水，以后干旱时，每隔 2 d 要浇水 1 次，半月左右即能生根，第二年春季或秋季移栽。

2. 田间管理　每年春季 2~3 月和秋后封冻前，要进行松土、培土工作。每年施肥 1~2 次，与培土同时进行，可用土杂肥和化肥混合使用。每次采花后追肥一次，以尿素为主，以增加采花次数。合理修剪整形，是提高金银花产量的有效措施，可根据品种、墩龄、枝条类型等进行，剪枝要去顶，清脚丛，打内腔，修剪过长枝、病弱枝、枯枝、向下延伸枝，使枝条成丛直立，主干粗壮，分枝疏密均匀，花墩呈伞形，通风透光好，新枝多，花蕾多。剪枝：一是冬剪，从 12 月至翌年 2 月下旬均可进行。二是生长期剪，是在每次采花后进行，头茬花后剪夏梢，第三次是在 9 月上旬三茬花后剪秋梢。以轻剪为主。在寒冷地区种植忍冬，要保护老枝条越冬。一般在地封冻前，将老枝平卧于地上，上盖蒿草 6~7 cm，草上再盖泥土越冬，次年春萌发前去掉覆盖物。

3. 病虫害防治　病害有褐斑病，除减少病源、加强管理外，在发病初期可用 3%井冈霉素 50 mg/L 液连续喷治 2~3 次。虫害有圆尾蚜，可用化学药剂防治。咖啡虎天牛，可在 7~8 月，气温在 25 ℃以上，晴天，在田间释放天牛肿腿蜂防治，效果良好。尺蠖可在幼龄期用化学药剂防治。

【采收加工】　金银花开花时间集中，必须抓紧时间采摘，一般在 5 月中下旬采第一次花，6 月中下旬采第二次花。当花蕾上部膨大尚未开放、呈青白以时采收最适宜，金银花采后应立即晾干或烘干。

【炮制储藏】

1. 炮制

（1）金银花：筛去泥沙，拣净杂质。

（2）金银花炭：取拣净的金银花，置锅内用武火炒至焦褐色，喷淋清水，取出，晒干。

2. 储藏　置阴凉干燥处，防潮，防蛀。

【药材性状】　呈棒状，上粗下细，略弯曲，长 2~3 cm，上部直径约 3 mm，下部直径约 1.5 mm。表面黄白色或绿白色（贮久色渐深），密被短柔毛。偶见叶状苞片。花萼绿色，先端 5 裂，裂片有毛，长约 2 mm。开放者花冠筒状，先端二唇形；雄蕊 5，附于筒壁，黄色；雌蕊 1 个。子房无毛。气清香，味淡，微苦。以身干、花蕾饱满不开放，色黄白色鲜艳或淡，质柔软、气味清香者为佳。

【质量检测】

1. 显微鉴别　本品粉末浅黄棕色或黄绿色。腺毛较多，头部倒圆锥形、类圆形或略扁圆形，4~33 细胞，成 2~4 层，直径 30~64（~108）μm，柄部 1~5 细胞，长可达 700 μm。非腺毛有两种：一种为厚壁非腺毛，单细胞，长可达 900 μm，表面有微细疣状或泡状突起，有的具螺纹；另一种为薄壁非腺毛，单细胞，甚长，弯曲或皱缩，表面有微细疣状突起。草酸钙簇晶直径 6~45 μm。花粉粒类圆形或三角形，表面具细密短刺及细颗粒状雕纹，具 3 孔沟。

2. 理化鉴别　取本品粉末 0.2 g，加甲醇 5 mL，放置 12 h，滤过，取滤液作为供试品溶液。另取绿原酸对照品，加甲醇制成每 1 mL 含 1 mg 的溶液，作为对照品溶液。照《中国药典》薄层色谱法试验，吸取供试品溶液 10~20 μL、对照品溶液 10 μL，分别点于同一硅胶 H 薄层板上，以乙酸丁酯-甲酸-水（7∶2.5∶2.5）的上层溶液为展开剂，展开，取出，晾干，置紫外光灯（365 nm）下检视。供试品色谱中，在与对照品色谱相应的位置上，显相同颜色的荧光斑点。

3. 含量测定　采用 HPLC 测定绿原酸含量。以十八烷基硅烷键合硅胶为填充剂，以乙腈-0.4%磷酸溶液（13∶87）为流动相，检测波长为 327 nm。理论板数按绿原酸峰计算应不低于 1000。取绿原酸对照品适量，精密称定，置棕色量瓶中，加 50%甲醇制成每 1 mL 含 40 μg 的溶液，即得对照品溶液（10 ℃以下保存）。取本品粉末（过四号筛）约 0.5 g，精密称定，置具塞锥形瓶中，精密加入 50%甲醇 50 mL，称定重量，超声处理（功率 250 W，频率 35 kHz）30 min，放冷，再称定重量，用 50% 甲醇补足减失的重量，摇匀，滤过，精密量或续滤液 5 mL，置 25 mL 棕色量瓶中，加 50% 甲醇至刻度，摇匀，即得供试品溶液。分别精密吸取对照品溶液与供试品溶液各 5~10 μL 注入液相色谱仪，测定。本品按干燥品计算，含绿原酸（$C_{16}H_{18}O_9$）不得少于 1.5%。

【商品规格】 商品按产地区分可分为密银花和济银花。

1. 密银花

（1）一等：干货。花蕾呈棒状，上粗下细，略弯曲；表面绿白色，花冠质厚稍硬，握之有顶手感；气清香、味甘微苦；无开放花朵，破裂花蕾及黄条不超过 5%。无黑条、黑头、枝叶、杂质、虫蛀、霉变。

（2）二等：干货。开放花朵不超过 5%，黑头、破裂花蕾及黄条不超过 10%，其余同一等。

（3）三等：干货。表面绿白色或黄白色，花冠厚，质硬；开放花朵、黑头不超过 30%，其余同一等。

（4）四等：干货。花蕾或开放花朵兼有；色泽不分；枝叶不超过 3%，其余同一等。

2. 济银花

（1）一等：干货。花蕾呈棒状，肥壮，上粗下细，略弯曲；表面黄白、青色；气清香、味甘微苦；开放花朵不超过 5%，无嫩蕾、黑头、枝叶、杂质、虫蛀、霉变。

（2）二等：干货。花蕾较瘦，开放花朵不超过 15%，黑头不超过 3%，其余同一等。

（3）三等：干货。花蕾较小，开放花朵不超过 25%，黑头不超过 15%，枝叶不超过 1%，其余同一等。

（4）四等：干货。花蕾或开放花朵兼有，色泽不分，枝叶不超过 3%，其余同一等。

【性味归经】 甘，寒。归肺、心、胃经。

【功能主治】 清热解毒，疏散风热。用于痈肿疔疮，喉痹，丹毒，热毒血痢，风热感冒，温病发热。

【用法用量】 内服：煎汤，6~15 g；或入丸、散。外用：适量，捣敷。

【使用注意】 脾胃虚寒及气虚疮疡脓清者忌服。

【化学成分】 本品含绿原酸类、苷类、黄酮类、挥发油类成分。苷类成分包括皂苷、环烯醚萜苷等，如以长春藤苷元为配基的三萜皂苷、以石竹素为苷元的三萜皂苷；黄酮类化合物有 5-羟基-3′，4，7-三甲氧基黄酮、木犀草素-7-O-a-D-葡萄糖苷、木犀草素-7-O-b-D-半乳糖苷、槲皮素-3-O-b-D-葡萄糖苷、金丝桃苷等；挥发油中含 30 种以上成分，主成分为双花醇和芳樟醇。此外，从金银花叶子中分离出 8 种醇苷或酚苷，主要为多元醇苷、异木酚素苷、香豆素苷等。

【药理作用】

1. 抗病原微生物 体外实验表明，金银花煎剂及醇浸液对金黄色葡萄球菌、白色葡萄球菌、溶血性链球菌、肺炎杆菌、脑膜炎双球菌、伤寒杆菌、副伤寒杆菌、大肠杆菌、痢疾杆菌、变形杆菌、百日咳杆菌、铜绿假单胞菌、结核杆菌、霍乱弧菌等多种革兰氏阳性菌和阴性菌均有一定的抑制作用。有人认为绿原酸和异绿原酸是金银花主要的抗菌成分。金银花经加热炮制后，其绿原酸含量有所下降，但其抑菌作用未见相应下降，相反对痢疾杆菌、变形杆菌的抑制作用还有所加强，说明绿原酸并非金银花唯一抑菌成分。金银花水煎剂（1∶20）在人胚肾原代单层上皮细胞组织培养上，对流感病毒、孤儿病毒、疱疹病毒均有抑制作用，能抑制病毒的复制、延缓病毒所致细胞病变的发生。金银花在细胞外抑制柯萨奇及孤儿病毒的作用很明显，金银花煎剂对钩端螺旋体有抑制作用。

2. 抗病毒 病毒敏感性实验表明，金银花醇提取液、水提取液、水超声提取液均能显著增强体外细胞抗腺病毒感染的能力，其中醇提取物抗病毒感染能力最强。

腹腔注射金银花注射液 7.5 g/kg，能使接受 LD_{50} 的铜绿假单胞菌内毒素或铜绿假单胞菌的小鼠存活率达半数以上。静注金银花蒸馏液 6 g/kg，对铜绿假单胞菌内毒素中毒的家兔有治疗作用，能改善其所引起的白细胞减少和体温降低。从黄褐毛忍冬中分离出的黄褐毛忍冬总皂苷，给小鼠皮下注射 200 mg/kg，能显著降低四氯化碳、D-半乳糖胺、对乙酰氨基酚中毒小鼠的丙氨酸转氨酶（ALT）活性及甘油三酯含量，并明显减轻肝的病理损害。

3. 抗内毒素 用鲎试验法测定内毒素含量，300%金银花（忍冬）注射液以 1∶2～1∶64 稀释，体外试验无论用凹片法或试管法，均明显降低试液中的内毒素含量，其中1∶2～1∶8 的稀释管与阴性对照管一样呈液态，阳性对照呈凝胶状。金银花（忍冬）蒸馏液 6 g/kg 静脉注射，对铜绿假单胞菌内毒素 2.8 mg/kg 静脉注射引起的兔体温下降及白细胞数下降有对抗作用，金银花（忍冬）蒸馏液 7.5 g/kg 或注射液 2.5 g/kg 腹腔注射，对铜绿假单胞菌内毒素 65 mg/kg 腹腔注射的小鼠有保护作用，降低小鼠死亡率。

4. 抗炎、解热 腹腔注射金银花提取液 0.25 g/kg，能抑制角叉菜胶所致的大鼠足跖肿胀，对蛋清所致的足肿胀也有抑制作用。大鼠腹腔注射金银花提取液 8 g/kg，每日2 次，连续 6 d，对巴豆油肉芽囊肿的炎性渗出和肉芽组织形成有明显的抑制作用。以金银花为主要成分的抗菌消炎片显示，对蛋清引起的大鼠足跖肿胀有明显抑制作用，大剂量组在致炎后 0.5、1、2 和 4 h 作用明显，肿胀率与对照组比较差异有显著性；小剂量组在致炎后 0.5、1 和 2 h 作用较明显，肿胀率与对照组比较差异有显著性。该药对小鼠单核吞噬细胞系统吞噬功能也有明显促进作用。

5. 兴奋免疫 金银花煎剂稀释至 1∶1280 的浓度，能促进白细胞的吞噬作用。小鼠腹腔注射金银花注射液，也有明显促进炎性细胞吞噬功能的作用。

6. 兴奋中枢 经电休克、转笼等多种实验方法证明，口服绿原酸后，可引起大鼠、小鼠等动物中枢神经系统兴奋，其作用强度为咖啡因的1/6，二者合用无相加及增强作用。

7. 降血脂 大鼠灌胃金银花 2.5 g/kg，能减少肠内胆固醇吸收，降低血浆中胆固醇含量。体外实验也发现，金银花可和胆固醇相结合，但四妙勇安汤（金银花、玄参、当归、甘草）治疗家兔实验性动脉粥样硬化，未观察到有降血脂和主动脉壁胆固醇含量的作用。

8. 抗生育　将金银花经乙醇提取后，以水煎浸膏对小鼠、犬、猴进行实验，结果表明，小鼠腹腔注射及对孕期 20～22 d 的犬静脉滴注，均有较好的抗早孕作用，且随剂量增加而增强。对孕期 3 个月的猴，羊膜腔给药也有抗早孕作用。腹腔注射金银花提取物（660 mg/kg）有终止小鼠的早、中、晚期妊娠作用。

9. 抗氧化　对 5 种食用油进行抗氧化实验，结果显示，金银花乙醇提取物对 5 种食用油脂均有一定的抗氧化效果，对酥油和羊油的抗氧化效果明显。

10. 抗血小板聚集　金银花及其所含的有机酸类化合物通过抑制腺苷二磷酸（ADP）诱导的血小板的激活，具有明确的抑制血小板聚集的作用。

11. 其他　金银花的水及酒浸液对肉瘤 180 及艾氏腹水癌有明显的细胞毒作用。金银花提取物口服对大鼠实验性胃溃疡有轻度预防效果。口服大剂量绿原酸能增加胃肠蠕动，促进胃液及胆汁分泌。绿原酸及其分解产物对大鼠离体子宫有兴奋作用。此外，绿原酸还能轻微增强肾上腺素及其去甲肾上腺素对猫和大鼠的升压作用，但对猫的瞬膜反应无影响。

【毒理研究】　金银花水浸液灌胃对家兔、犬等无明显毒性反应，对呼吸、血压、尿量均无影响。小鼠皮下注射金银花浸膏的 LD_{50} 为 53 g/kg。绿原酸幼大鼠灌服的 LD_{50} 大于 1 g/kg，腹腔注射大于 0.25 g/kg。黄褐毛忍冬总皂苷（Ful）皮下注射对小鼠的 LD_{50} 为 1.08 g/kg，中毒症状为自发活动减少，呼吸抑制而死亡，0.125% 的 Ful 有轻度的溶血作用，溶血指数为 1∶400，但 1 g Ful 溶液对兔眼结膜及皮下均无刺激作用。

【临床应用】

1. 临床配伍

（1）预防乙脑、流脑：金银花、连翘、大青根、芦根、甘草各三钱，水煎代茶饮，每日一剂，连服三至五天。（《江西草药》）

（2）太阴风温、温热，冬温初起，但热不恶寒而渴者：连翘一两，金银花一两，苦桔梗六钱，薄荷六钱，竹叶四钱，生甘草五钱，荆芥穗四钱，淡豆豉五钱，牛蒡子六钱。上杵为散，每服六钱，鲜苇根汤煎服。勿煎过，病重者，日三服，夜一服；轻者，日二服，夜一服。（《温病条辨》银翘散）

（3）痢疾：金银花（入铜锅内，焙枯存性）五钱。红痢以白蜜水调服，白痢以砂糖水调服。（《惠直堂经验方》忍冬散）

（4）热淋：金银花、海金沙藤、天胡荽、金樱子根、白茅根各一两。水煎服，每日一剂，五至七天为一疗程。（《江西草药》）

（5）胆道感染，创口感染：金银花一两，连翘、大青根、黄芩、野菊花各五钱。水煎服，每日 1 剂。（《江西草药》）

（6）疮疡痛甚，色变紫黑者：金银花连枝叶（锉）二两，黄芪四两，甘草一两。上细切，用酒一升，同入壶瓶内，闭口，重汤内煮三二时辰，取出，去滓，顿服之。（《活法机要》回疮金银花散）

（7）农药（1059、1605、4049 等有机磷制剂）中毒：金银花二至三两，明矾二钱，大黄五钱，甘草二至三两。水煎冷服，每剂作一次服，一日两剂。（徐州《单方验方新医疗法选编》）

（8）初期急性乳腺炎：金银花八钱，蒲公英五钱，连翘、陈皮各三钱，青皮、生甘草各二钱。上为一剂量，水煎两次，并分两次服，每日一剂，严重者可一日服两剂。（《中级医刊》）

（9）一切肿毒，不问已溃未溃，或初起发热，并疗疮便毒，喉痹乳蛾：金银花（连茎叶）自然汁半碗，煎八分服之，以滓敷上，败毒托里，散气和血，其功独胜。（《积善堂经验方》）

（10）一切内外痈肿：金银花四钱，甘草三钱。水煎顿服，能饮者用酒煎服。（《医学心悟》忍冬汤）

（11）大肠生痈，手不可按，右足屈而不伸：金银花三两，当归二两，地榆一两，麦冬一两，玄参一两，生甘草三钱；薏苡仁五钱，黄芩二钱。水煎服。（《洞天奥旨》清肠饮）

（12）深部脓肿、痈肿疔疮：金银花、野菊花、海金沙、马兰、甘草各三钱，大青叶一两。水煎服。（《江西草药》）

（13）痈疽发背初起：金银花半斤，水十碗煎至二碗，入当归二两，同煎至一碗，一气服之。（《洞天奥旨》归花汤）

（14）乳岩积久渐大，色赤出水，内溃深洞：金银花、黄芪（生）各五钱，当归八钱，甘草一钱八分，枸橘叶（臭橘叶）五十片。水酒各半煎服。（《竹林女科》银花汤）

（15）气性坏疽，骨髓炎：金银花一两，积雪草二两，一点红一两，野菊花一两，白茅根一两，白花蛇舌草二两，地胆草一两。水煎服。另用女贞子、佛甲草（均鲜者）各适量，捣烂外敷。（《江西草药》）

（16）杨梅结毒：金银花一两，甘草二钱，黑料豆二两，土茯苓四两。水煎，每日一剂，须尽饮。（《外科十法》忍冬汤）

2. 现代临床

（1）钩端螺旋体病：以金银花配伍千里光而成的金九注射液或片剂，治疗钩体病109 例。其中流感伤寒型62 例，肺出血型38 例，黄疸出血型8 例，脑型1 例；病情较轻者21 例，中度49 例，重症25 例，危重症14 例。结果治愈101 例，占92.7%，死亡4 例。后又报道以金九注射液及合剂治疗经血培养或血清学确诊的钩体病患者55 例，经 3~12 d，平均6.1 d 全部治愈，主要症状体征一般在 4 d 内大部分消失。

（2）化疗后的口腔溃疡：对接受大剂量化疗的恶性肿瘤患者进行随机分组。实验组97 例于化疗前 3 d 开始饮用自煎甘草、金银花汤剂 500 mL，4~6 次/d，并用其漱口，连用 10 d。对照组 93 例于化疗当日给予复方硼砂漱口液漱口，4~6 次/d，至化疗结束。结果对照组共完成化疗 340 例次，发生口腔溃疡 290 例次，实验组共完成化疗 380 例次，发生口腔溃疡共 74 例次。两组口腔溃疡发生率比较，$P<0.01$，说明甘草、金银花汤剂含漱、口服对大剂量化疗后口腔溃疡的发生有明显的预防作用。

（3）新生儿红疹：挑选 100 名皮肤有红疹（痱子）的新生儿作为观察组（其中 6 例并有脓疱疹，30 例并有臀部湿疹，8 例皮肤有轻微糜烂、少许渗液）。在同期新生儿中随机挑选 100 名皮肤有红疹（痱子）的新生儿作为对照组。两组均为 7~20 d 的足月新生儿。观察组中有 6 例发展为脓疱疹，突出皮肤的小红疹上带有黄白色的小脓点，脓疱疹较大的局部用 75% 的乙醇消毒后用消毒针头刺破排出脓点。除 6 例有脓疱疹的和 8 例臀部湿疹伴有少许渗液者，每日 2 次用金银花水冲凉外，其余 86 例每日 1 次，经过及时适当的处理，2~3 d 后红疹明显好转的达 98 例，显效率达 98%，4~5 d 红疹完全消退的 77 例，6~7 d 后完全消退的 23 例，总有效率达 100%。无 1 例感染或发展成败血症。本试验显示，红疹消退时间和显效方面观察组均明显优于对照组。

（4）上呼吸道感染：银黄清口服液治疗上呼吸道感染有效率为 98.5%，对照组有效率为 88.8%，治疗组退热时间及症状体征消失或减轻明显优于对照组，住院时间明显缩短。

（5）慢性前列腺炎：金银花 50 g，菟丝子 15 g，乌药 12 g，车前子（包煎）10 g，海金沙 12 g，当归 15 g，穿山甲 10 g，生地黄 15 g，荔枝核 15 g，茴香 6 g，王不留行 10 g，水煎服，每日 1 剂，分两次服用；另外给予金银花 60 g、红花 15 g、苦参 15 g、土茯苓 30 g、败酱草 15 g，水煎 2.5 L，坐浴，每次 20 min，每日 1 次，治疗 12 周，对减轻慢性前列腺炎临床症状具有显著效果。

（6）恶露不尽：金银花炭配伍益母草、炒黄芩等组成银黄汤，水煎服，每日 1 剂。一般用药 2~10 剂，平均 5~6 剂即愈。

（7）毛囊炎：金银花 200 g 加水 1 L，煎煮 30 min 后洗头，药物停留在头部时间为 10 min，每日 1 次；同时用金银花 150 g、甘草 100 g 水煎服，每日 2 次，疗程为 1~2 d，治疗头部马拉色菌毛囊炎，总有效率为 93.4%。

【不良反应】 体弱患者不宜多用。乙肝患者长期饮用，会出现胃部不适、胃纳欠佳、肠鸣、腹泻等不良反应。

【综合利用】 金银花具有很高的医用价值，与多种药物配伍，可制成各种剂型，治疗多种疾病。同以金银花为主的常见食品如金银花露等。金银花水提物经透明质酸酶体外抑制实验检测，其对透明质酸的抑制率达到 69.54%，具有良好的抗敏性，适合用在抗敏化妆品中。金银花水提物在红细胞溶血试验中的溶血率小于 20%，说明它对人体皮肤的刺激性比较小，用于抗衰老和美白类的化妆品中，即使是作为防腐剂也可减少化学防腐剂对皮肤的刺激性。另外，由于金银花具有清热去火和消炎止痛的作用，可将其用于牙膏、去痘功效的面膜制品和其他护肤品中。金银花中的多糖具有一般植物多糖的共性，如保湿和抗氧化等作用，在保湿、抗衰老和抗敏化妆品中具有广阔的应用前景。金银花中的挥发油在食品等行业中是上等的香精香料，可以用于香水中。在市场上也会看到花露水中含有金银花，一般是与牛黄和薄荷等物质一起使用，具有去痱止痒和去除疲劳等作用。金银花挥发油还能防止皮肤干燥、粗糙与皲裂，是很好的护肤品原料。现在有一些保健食品是将金银花与多肽结合，这种金银花多肽是金银花和胶原蛋白结合的易溶于水的多肽小分子混合物，提升了这两种物质的人体吸收及其疗效价值，具有皮肤保健作用。

■参考文献

[1] 刘恩荔，李青山．大孔吸附树脂分离纯化金银花中总有机酸的研究［J］．中草药，2006，37（12）：1792-1796.

［2］马骏，陈凌，任远，等．抗菌消炎片主要药效学研究［J］．中成药，2005，27（6）：687-690.

［3］马彦芳．金银花抗氧化作用的研究［J］．安徽农业科学，2007，35（11）：3241-3242.

［4］樊宏伟，肖大伟，余黎，等．金银花及其有机酸类化合物的体外抗血小板聚集作用［J］．中国医院药学杂志，2006，26（2）：145-147.

［5］袁毅君，宋瑛．清热类中药的抗生育作用［J］．天水师范学院学报，2001，21（5）：28-30.

［6］席美凤．HPLC测定湖南不同产地金银花中绿原酸和木犀草素苷的含量［J］．湖南中医杂志，2006，22（4）：89.

［7］张雪，何丙辉，杨宪，等．HPLC法测定金银花中常春藤皂苷元、齐墩果酸、槲皮素、木犀草苷和绿原酸［J］．中草药，2008，39（10）：1576-1577.

［8］黄雄，李松林，李萍，等．HPLC法同时测定金银花中8种黄酮的含量（英文）［J］．药学学报，2005，40（3）：285-288.

［9］李丽，田义杰，毛崇武，等．RP-HPLC测定金银花3种成分的含量［J］．中成药，2008，30（1）：134-135.

［10］张小光，王智民，宋小妹，等．RP-HPLC法同时测定金银花中的2种三萜皂苷［J］．中国中药杂志，2007，32（20）：2149-2151，2210.

［11］刘永刚，卢建秋，高晓燕，等．高效液相色谱-电喷雾电离质谱法分析不同时期金银花中酸性成分及含量变化［J］．中国药房，2006，17（22）：1756-1757.

［12］李永库，欧小辉，王芬．高效液相色谱-电喷雾离子阱质谱联用法测定金银花中绿原酸和咖啡酸［J］．分析试验室，2008，27（7）：94-96.

［13］胡肆珍，宁万光，陈利军，等．河南信阳新鲜金银花挥发油化学成分GC-MS分析［J］．安徽农业科学，2007，35（28）：8776，8798.

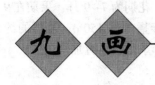

荆 芥

【道地沿革】　荆芥又称裂叶荆芥、姜芥、假苏等。《神农本草经》有载，名曰
"假苏"，言假苏（荆芥）"生汉中川泽"（汉中即今陕西汉中）。《名医别录》一名姜
芥，《吴普本草》名荆芥，后以荆芥为正名。《吴普本草》云："叶似落黎而细，蜀中
生畎之。"并介绍说蜀中人生唊之。《证类本草》所绘成州（今甘肃成县）假苏和岳州
（今湖南岳阳）荆芥图，其图形均与现用之裂叶荆芥 Schizonepeta tenuifolia 相似。据
《齐民要术》，此种姜芥（荆芥）在北魏时期即有种植。《通典》称"彭原郡贡假苏荆
芥，今宁州"，即今甘肃宁县。据《证类本草》药图提示，宋代似乎以甘肃成县和湖南
岳阳产者为正。晚近《药物出产辨》曰："荆芥产江西，红梗者更佳；其次浙江杭州
府；再次湖北广城。广东产者名土荆芥，全无辛香，不适用。"

荆芥产地早期在北方，后渐以南方出产者为优。现今主产于河南、河北、湖北等
地。

【来源】　本品为唇形科植物荆芥 Schizonepeta tenuifolia Briq. 的干燥地上部分。

【原植物、生态环境、适宜区】　荆芥为一年生草本，高 0.3~1 m，全株被灰白色
柔毛。茎四棱形，上部多分枝，下部节及小枝基部常微红色。叶对生，叶片常指状三
裂，大小不等，长 1~3.5 cm，宽 1.5~2.5 cm，先端锐尖，基部楔状逐渐狭并下延至叶
柄，裂片披针形，宽 1.5~4 mm，中间较大，两侧较小，全缘，下面具腺点；叶柄
长 2~10 mm。轮伞花序在枝端组成间断的假穗状花序，长 2~13 cm，侧枝生者较小而
疏花；苞片叶状，下部较大，与叶同形，上部渐变小，小苞片线形。花萼管状钟形，
长约 3 mm，具 15 脉，齿 5，三角状披针形或披针形，先端渐尖。花冠青紫或淡红色，
长约 4.5 mm，内面无毛，冠檐二唇形，上唇 2 浅裂，下唇 3 裂，中裂片最大。雄蕊 4，
2 强；花柱先端近相等 2 裂。小坚果长圆状三棱形。长约 1.5 mm，径约 0.7 mm，褐色。
花期为 7~9 月，果期在 9 月以后。

荆芥对气候、土壤等环境条件要求不高，全国各地均可种植。生于山坡路旁、山
谷或林缘，海拔在 540~2700 m。喜温暖湿润气候，喜阳光充足，怕干旱、忌积水。幼
苗能耐 0 ℃左右的低温，-2 ℃以下会出现冻害。以疏松肥沃，排水良好的沙质壤土、
油沙土、夹沙土栽培为宜。

荆芥在我国大部分地区均产，河南、河北、湖北等地为其适宜区。

【生物学特点】 荆芥的种子寿命较短，当年发芽率在 75% 以上。春季当土壤温度在 10 ℃ 以上时就可陆续出苗，成熟种子 15 ℃ 以上发芽更快。花期为 7~9 月，果期在 9 月以后，生育期因播种期不同而有长短，秋播的约 200 d，春播的约 150 d，夏播的约 120 d。秋播的当年幼苗生长缓慢，一般株高不超过 33 cm，春季生长发育加快。

1. 栽培技术

（1）繁殖：荆芥可以直接播种或采用育苗移栽的方法繁殖。

（2）直播：宜通风透光，不易得病害。第一次播种在 3 月，长到 150~200 cm 时收获，产量高，质量好。第二次播种在 6 月，等油菜、麦子收后即可播种，秋季能长 120 cm 左右，产量、质量均比春播者差。比较干旱的地区采取降播或播前深灌再播。播法按行距 25 cm、0.6 cm 深的浅沟。种子用温水浸泡 4~8 h 后与细沙拌匀，播种时将种子均匀撒于沟内，覆土挡平，稍加镇压。

（3）育苗移栽：春播宜早不宜迟。撒播，覆细土，以盖没种子为度，稍加镇压，并以稻草盖畦保湿。出苗后揭去覆盖物，苗期加强管理。苗高 6~7 cm 时，按株距 5 cm 间苗。5~6 月苗高 15 cm 左右时移栽大田，株行距 15 cm×20 cm。

2. 田间管理 苗期要保持土壤湿润，浇水时注意不让叶上沾土，否则小苗易死亡。苗长 1m 左右时，结合间苗进行补苗，保证全苗。株距 5~10 cm，苗期经常松土除草，封垄后停止。幼苗生长很弱时应追施尿素，每公顷 75 kg。

中耕除草要结合间苗进行，中耕要浅，以免压倒幼苗。撒播者，只需除草。移栽后，视土壤板结和杂草情况，可中耕除草 1~2 次。

荆芥需氮肥较多，但为了秆壮穗多，应适当追施磷肥、钾肥，一般苗高 1 cm 时，每亩追施腐熟饼肥 1500 kg，并可配施少量磷、钾肥。

荆芥幼苗期应经常浇水，以利生长，成株后抗旱能力增强，但忌水涝，如遇雨水过多，应及时排除积水。

3. 病虫害防治

（1）根腐病：主要为害根茎，根及根茎变黑、腐烂。7~8 月高温多雨，真菌容易发生，为多发期。发病初期用五氯硝基苯 200 倍液浇灌根际。

（2）立枯病：发病初期苗的茎部发少褐色水渍状小黑点，小黑点扩大，呈褐色，茎基部变细，倒伏枯死。多发生在 5~6 月，低温多雨、土壤很湿时。发病初期喷 50% 甲基托布津 1500 倍液。遇到低温多雨天气，要喷波尔多液 1∶1∶100 倍液，10 d 喷 1 次，连喷 2~3 次。

（3）虫害：有地老虎、银纹夜蛾等。

【采收加工】 夏、秋两季花开到顶，穗绿时，选晴天采割采收。因产地不同，采割方法略有不同。北方为距地面数厘米处割取地上部分，南方则是连根拔出。也有单独摘取花穗，再割取茎枝。采割后除去杂质。

采割后的荆芥运回摊放于晒场上，当天晒燥，否则穗色变黑，晒至半干，捆成小把，再晒至全干；或晒七八成干时，收集于通风处，茎基着地，相互搭架，继续阴干。干燥的荆芥应打包成捆，每捆 50 kg 左右。如遇雨季或于阴天采收，不能晒干，可用无烟火烘烤，温度在 40 ℃ 以下，不宜用武火，否则易使香气散失。

【炮制储藏】

1. 炮制　除去杂质，喷淋清水，洗净，润透，50 ℃烘 1 h，切段，晒干。成品为不规则小段，可见破碎的轮伞花序。

2. 储藏　置阴凉干燥处储藏。

【药材性状】　茎方柱形，上部有分枝，长 50~80 cm，直径 0.2~0.4 cm；表面淡黄绿色或淡紫红色，被短柔毛；体轻，质脆，断面类白色。叶对生，多已脱落，叶片 3~5 羽状分裂，裂片细长。穗状轮伞花序顶生，长 2~9 cm，直径约 0.7 cm。花冠多脱落，宿萼钟状，先端 5 齿裂，淡棕色或黄绿色，被短柔毛；小坚果棕黑色。气芳香，味微涩而辛凉。以色淡黄绿色、穗长而密、香气浓、味凉者为佳。

饮片多呈不规则的段。茎呈方柱形，表面淡黄绿色或淡紫红色，被短绒毛。切面类白色。叶多已脱落。穗状轮伞花序。气芳香味微涩而辛凉。

【质量检测】

1. 理化鉴别　薄层色谱鉴别：取本品粗粉 0.8 g，加石油醚（60~90 ℃）20 mL，密塞，时时振摇，放置过夜，滤过，滤液挥发至约 1 mL，作为供试品溶液。另取荆芥对照药材 0.8 g，同法制成对照药材溶液。吸取上述两种溶液各 10 μL，分别点于同一硅胶 H 薄层板上，以正己烷-乙酸乙酯（17∶3）为展开剂，展开，取出，晾干，喷以 5%香草醛的 5%硫酸乙醇溶液，在 105 ℃加热至斑点显色清晰。供试品色谱中，在与对照药材色谱相应的位置上，显相同颜色的斑点。

2. 含量测定

（1）挥发油：依据《中国药典》挥发油测定法测定。本品挥发油不得少于 0.6%（mL/g）。

（2）胡薄荷酮：采用 HPLC 测定。色谱条件：以十八烷基硅烷键合硅胶为填充剂，以甲醇-水（80∶20）为流动相，检测波长 252 nm。理论板数按胡薄荷酮峰计算应不低于 3000。对照品溶液的制备：精密称取胡薄荷酮对照品适量，加甲醇制成每 1 mL 含 10 μg 的溶液。供试品溶液的制备：取本品粉末（过二号筛）约 0.5 g，精密称定，置具塞锥形瓶中，加甲醇 10 mL，超声处理（功率 250 W，频率 50 kHz）20 min，滤过，滤渣和滤纸再加甲醇 10 mL，同法超声处理一次，滤过，加适量甲醇洗涤 2 次，合并滤液和洗液，转移至 25 mL 量瓶中，加甲醇至刻度，摇匀，即得。分别精密吸取对照品溶液与供试品溶液各 10 μL，注入液相色谱仪，测定，即得。本品按干燥品计算，含胡薄荷酮（$C_{10}H_{16}O$）不得少于 0.020%。

（3）总黄酮：采用紫外-可见分光光度法测定。对照品溶液的制备：精密称取 70 ℃干燥至恒重的芸香苷对照品 25.00 mg，加 75%乙醇适量，超声处理 20 min，使其充分溶解，放冷，置 250 mL 容量瓶中，加 75%乙醇定容至刻度，摇匀，配制成 0.1 mg/L 的对照品溶液，备用。供试品溶液的制备：精密称取干燥的荆芥药材粉末约 10 g，置于 250 mL 圆底烧瓶中，加入 200 mL 75%乙醇，于 80 ℃水浴中回流提取 2 h，提取 2 次，抽滤，滤液用旋转蒸发仪减压浓缩得浸膏。将浸膏用适量 75%乙醇溶解，置于 250 mL 容量瓶中，用 75%乙醇定容至刻度，摇匀，备用。测定以 10%三氯化铝乙醇溶液为显色剂，检测波长为 413 nm。

【商品规格】　商品有三种，即荆芥全草、荆芥梗与荆芥穗，皆为统货。

【性味归经】

1. 荆芥　辛，微温。归肺、肝经。

2. 荆芥炭　辛、涩，微温。归肺、肝经。

【功能主治】

1. 荆芥　解表散风，透疹，消疮。用于感冒、头痛、麻疹、风疹、疮疡初起。

2. 荆芥炭　收敛止血。用于便血、崩漏、产后血晕。

【用法用量】　内服：煎汤，5~10 g，不宜久煎。发表透疹消疮宜生用，止血宜炒用。

【化学成分】

1. 挥发油类　荆芥挥发油主要为萜类、萜醇类、酮类、酸类、酚类、醛类、酯类及烷烃类，有薄荷酮、异薄荷酮、胡薄荷酮、异胡薄荷酮、长叶薄荷酮、柠檬烯、β-月桂烯、柠檬烯、辣薄荷酮、石竹烯、1-庚烯-3-醇、3-甲基-6-异丙基-环己烯-2-酮、2-甲基-6-异丙基-2-环己烯-1-酮、异松油烯、马鞭烯酮、二氢茉莉酮、土曲霉酮、1-辛烯-3-酮、1-辛烯-3-醇、3-辛醇、顺-p-2，8-薄荷二烯醇、乙酸香芹酯 E、榄香烯、瓜菊醇酮等。

2. 黄酮类　黄酮类主要有木犀草素、芹菜素、橙皮素、香叶木素等。

3. 酚酸类　酚酸类主要有咖啡酸、迷迭香酸、桂皮酸等。

4. 其他　荆芥中还含有 β-谷甾醇、β-胡萝卜苷、熊果酸（乌索酸）、齐墩果酸及内酯类等。

【药理作用】

1. 解热　荆芥煎剂 4.4 g/kg 腹腔注射，对伤寒、副伤寒杆菌菌苗精制破伤风类毒素混合剂引起的体温升高家兔有解热作用；煎剂 14 g/kg 腹腔注射，对醋酸引起的小鼠腹腔毛细血管通透性增加有抑制作用；煎剂 20 g/kg 腹腔注射，对巴豆油引起的小鼠耳部炎症有抑制作用；煎剂 5 g/kg 腹腔注射，对小鼠热板法有镇痛作用；小鼠灌胃荆芥脂类提取物 7.00、9.75 mg/kg，具有显著的镇痛作用。

2. 镇痛、镇静　荆芥挥发油 0.5 mL/kg 灌胃给药，对大鼠有降温作用；25、50 mg/kg 灌胃给药，对醋酸致小鼠扭体反应有明显抑制作用；0.2、0.5 mL/kg 灌胃给药，对大鼠角叉菜胶和蛋清所致足跖肿胀有抑制作用，对二甲苯致小鼠耳郭肿胀、角叉菜胶致小鼠足跖肿胀、醋酸致小鼠腹腔毛细血管通透性增加及二甲苯致小鼠皮肤毛细血管通透性的增加，均显示出良好的对抗作用；对小鼠棉球肉芽肿慢性炎症模型，表现出抑制作用；荆芥镇痛的主要成分为 d-薄荷酮，荆芥中分离出的挥发性成分 3-甲基环己酮也有镇痛作用。

家兔腹腔注射荆芥挥发油 0.5 mL/kg，可见活动明显减少，四肢肌肉略有松弛，呈现镇静作用。0.1% 荆芥炭提取物乳化剂 200 mg/kg 灌胃给药，对正常小鼠外观行为、自主活动均无明显影响。

3. 抗炎　荆芥挥发油灌胃给药（110、55、28 μg/kg），可减轻脂多糖诱导的大鼠急性肺损伤组织的炎性病变。荆芥挥发油的抗炎作用机制之一可能是抑制 IκB-α 磷酸化的降解和 NF-κB 的活性，进而减少炎症相关细胞因子 IL-1β、肿瘤坏死因子-α（TNF-α）的合成和释放。

荆芥挥发油 0.2、0.1、0.05 mL/kg 灌胃给药，能降低模型大鼠气囊灌洗液中蛋白质渗出量及白细胞计数；降低磷脂酶 A_2（PLA_2）活性、肿瘤坏死因子（TNF）活性及前列腺素 E（PGE）、丙二醛（MDA）含量；能抑制细胞因子 IL-1 活性，调节 IL-2 活性。

0.022~0.364 g/L 荆芥挥发油体外可剂量依赖性地抑制大鼠胸腔白细胞花生四烯酸 5- 脂氧酶（5-LO）的活性，表明其良好的抗炎作用与抑制 5-LO 的活性，减少致炎物质白三烯 B_4（LTB_4）的生成有关。

荆芥挥发油以 0.2 mL/10 g 灌胃健康雄性小鼠 3 d，对急性炎症有一定的抑制作用。对大肠杆菌内毒素制作的大鼠急性肺损伤模型高度活化的核因子 JB/IJB 信号通路有显著的抑制或拮抗作用。

4. 止血 采用 Akonob 氏法和毛细血管法，比较了生品荆芥与荆芥炭（经文火炒成炭药）的止血作用。给家兔以 2 g/kg、小鼠以 5 g/kg 剂量灌胃，测定其出血、凝血时间。结果表明，生品不能明显缩短出血时间，但可使凝血时间缩短 30%，而荆芥炭则使出血时间和凝血时间分别缩短 72.6% 和 77.7%。说明荆芥经炒炭后有止血作用，荆芥炭的脂溶性提取物有明显的止血作用。对荆芥及其提取物的止血作用量效关系研究发现，一定剂量范围内，对数剂量与小鼠的凝血、出血时间均呈显著线性相关。荆芥炭提取物（StE）体内用药对实验动物的血小板聚集无明显影响；体外用药较低浓度（<0.625 mg/L）时可强烈促进血小板聚集，浓度高于 5.0 mg/mL 时则呈抑制作用，StE 的抑制作用随浓度升高而增强。实验性血栓形成的研究结果表明，StE 对血栓形成基本无影响，仅大剂量组（84 mg/kg）似有抑制倾向。结果提示，StE 对血液系统的作用具有双向性，既有很强的止血作用，又在大剂量时表现出一定活血倾向。研究表明，StE 的止血作用是通过体内促凝血和抑制纤溶活性的双重途径来实现的。StE 灌胃给药，可显著缩短实验动物的血浆凝血酶原时间（PT）、凝血酶时间（TT）、白陶土部分凝血活酶时间（KPTT）、血浆复钙时间（RT），并具有体内抗肝素作用，同时可以明显缩短优球蛋白溶解时间（ELT）并增强纤溶活性（FA）。血浆鱼精蛋白副凝试验（3P 试验）和乙醇胶试验（EGT）均为阴性，排除了大剂量使用 StE 时引起弥散性血管内凝血（DIC）的可能性。

5. 影响血液黏度 荆芥炭提取物（StE）乳化剂灌胃给药 4.2、8.4 g/kg，能明显增加大鼠的全血比黏度（高切、低切）和血细胞比容，而血浆比黏度、红细胞和电泳时间无明显改变，StE 组动物红细胞数有上升趋势，但对血小板数影响不明显。荆芥内酯类提取物也能显著降低全血比黏度和红细胞的聚集性。

6. 调节平滑肌蠕动 小剂量荆芥炭提取物（StE）$2.5 \times 10^{-5} \sim 5 \times 10^{-5}$ g/mL 浓度对家兔离体肠管平滑肌呈兴奋作用，该作用可被阿托品拮抗。大剂量 StE（$>5 \times 10^{-5}$ g/mL）则呈抑制作用，且可拮抗由 $BaCl_2$ 所致肠痉挛性收缩。

荆芥挥发油能直接松弛豚鼠气管平滑肌，最低有效浓度为 1×10^{-4} g/mL，并能对抗组胺、乙酰胆碱所引起的气管平滑肌收缩作用。以喷雾法（0.2 mL/min 的速度，喷雾

1 min，吸入 2 min）和灌胃法（0.5 mL/kg）两种途径给药，对豚鼠药物性（2%乙酰胆碱和 0.1%组胺等量混合液）哮喘均有明显的平喘作用。挥发油对致敏豚鼠气管平滑肌释放 SRS-A（变态反应的慢反应物质）具有抑制作用；以正常豚鼠回肠为标本，可以看出挥发油具有直接拮抗 SRS-A 的作用。

7. 抑制病原微生物 50%荆芥煎剂每鸡胚 0.1 mL 对甲型流感病毒 PR8 株无抑制作用。荆芥醇提物 5.0、10.0 mg/kg 剂量组对甲型流感病毒 A/PR/8/34（H1N1）感染小鼠死亡具有显著的保护作用；1.7、5.0、10.0 mg/kg 剂量组能明显降低 H1N1 病毒感染小鼠肺指数值，肺指数抑制率分别达 26%、30% 和 31%，证实荆芥醇提物具有较好的抗 H1N1 病毒作用。荆芥抑制流感病毒 A3 的能力最强。荆芥挥发油 0.110 mg/kg 灌胃预防给药 4 d，可抑制流感病毒性肺炎模型小鼠 TLR 信号转导通路的重要接头分子 M yd88 和关键分子 TRA F6 的蛋白表达。

8. 抗氧化 荆芥中分离出的黄酮及若斯马林酸等 11 种化合物均能抑制大鼠脑匀浆脂质过氧化物（LPO）的生成，对 5-脂氧合酶（5-LOX）和来自兔血小板的 12-脂氧合酶（12-LOX）的损害有抑制作用。荆芥炭提取物（StE）可明显提高大鼠血浆前列腺素 E（PGE）含量；对由 Fe^{2+}- 抗坏血酸系统诱导提高的肝脏匀浆脂质过氧化呈抑制作用，可明显降低被诱导体系中丙二醛（MDA）含量，且随着剂量增加作用更为显著。

9. 其他 荆芥有较弱的抑制癌细胞作用。荆芥内酯类提取物 2、4、8 mg/kg 对大鼠腹腔注射给药，可以明显提高汗腺腺泡上皮细胞的空泡发生率、数密度和面密度。荆芥挥发油有局部止痒作用，挥发油对大鼠被动皮肤过敏反应（PCA）有一定的抑制作用。荆芥对毛囊有明显的促生长作用。

【毒理研究】

1. 急性毒性 荆芥煎剂小鼠腹腔注射给药，观察 7 d，其 LD_{50} 为（30 046±76.5）mg/kg。荆芥炭的脂溶性提取物家兔灌胃 LD_{50} 为（2.652±0.286）g/kg，腹腔注射的 LD_{50} 为（1.945±0.072）g/kg。荆芥挥发油小鼠一次灌胃 LD_{50} 为（1.22±0.31）mL/kg。

2. 长期毒性 家兔以荆芥油每日按 0.15 mL/kg 灌胃 20 d，结果表明，荆芥对主要脏器的功能和形态均无明显毒性反应。

【临床应用】

1. 临床配伍

（1）风毒瘰疬，赤肿痛硬：鼠粘子一升（微炒），荆芥穗四两。捣粗罗为散。每服三钱，以水一中盏，煎至五分，去滓，入竹沥半合，搅匀服之，日三服。（《太平圣惠方》）

（2）一切疮疥：荆芥、金银花、土茯苓等分。为末，熟地黄熬膏为丸，梧子大。每旦、晚各服百丸，茶酒任下。（《本草汇言》）

（3）小便尿血：荆芥、缩砂等分。为末。糯米饮下三钱日三服。（《濒湖集简方》）

（4）风热头痛：荆芥穗、石膏等分。为末。每服二钱，茶调下。（《永类钤方》）

（5）头目诸疾，血劳，风气头痛，头旋目眩：荆芥穗为末，每酒服三钱。（《眼科龙木论》）

（6）风热肺壅，咽喉肿痛，语声不出，或如有物哽：荆芥穗半两，桔梗二两，甘草（炙）一两。上为粗末，每服四钱，水一盏，姜三片，煎六分，去渣，食后温服。（《太平惠民和剂局方》荆芥汤）

2. 现代临床

（1）阴痒：用荆芥苦参洗剂治疗阴痒39例。组成：荆芥100 g、苦参80 g、白鲜皮50 g、蝉衣20 g、银花30 g、蛇床子30 g、生大黄30 g、生黄柏30 g。热熏坐浴，每日1剂，3 d为1个疗程。结果：痊愈31例，好转5例。

（2）外阴白色病：用荆芥洗剂（荆芥10 g、防风10 g、苏木10 g等）蒸汽熏洗，坐浴每次约20 min，每日12次。熏洗坐浴后用干净纱布拭干外阴，局部用氟轻松软膏外涂，药液每日1剂1煎，治疗外阴白色病40例，10 d为1个疗程。结果：治疗显效率100%，治愈率80%。

（3）银屑病：用自制荆防克银汤治疗银屑病81例。组成：荆芥10 g、防风10 g、刺蒺藜6 g等。每日1剂，水煎服，10 d为1个疗程。结果：临床痊愈53例，显效12例，有效9例，无效7例；总有效率91.4%。

（4）寻常性痤疮：用荆芥连翘汤（荆芥、连翘、当归等）水煎服，每日1剂，4周为1个疗程。治疗寻常性痤疮80例，总有效率达87.5%。

【综合利用】 荆芥除作药用外，在食品、美容化妆品方面也大有开发价值和市场前景。如荆芥油可与普通食用油配制保健调和油，还可配制其他香辛料烹制食物；此外荆芥在美容中也应用广泛。

■参考文献

[1] 陈赟，江周虹，田景奎. 荆芥穗挥发性成分的GC-MS分析 [J]. 中药材，2006，29（2）：140-142.

[2] 方明月，康文艺，姬志强，等. 荆芥挥发油化学成分研究 [J]. 时珍国医国药，2007，18（7）：1551-1552.

[3] 蔡双飞，程康华，令狐荣钢. 荆芥挥发油的超临界 CO_2 萃取分离及 GC-MS 分析 [J]. 南京林业大学学报（自然科学版），2007，31（5）：25-28.

[4] 陈勇，李晓如，曾笑，等. 荆芥挥发油成分的气相色谱-质谱分析 [J]. 世界科技研究与发展，2007，29（4）：43-46.

[5] 于生，杨莉，谷巍，等. 不同提取方法比较荆芥穗中挥发性成分（Ⅰ）[J]. 南京中医药大学学报，2009，25（5）：380-381，404.

[6] 邹盛勤，陈武. 高效液相色谱-光电二极管阵列检测器联用检测不同产地荆芥中乌索酸和齐墩果酸 [J]. 光谱实验室，2007，24（5）：972-975.

[7] 宋磊，丁安伟，张丽，等. 荆芥4种饮片中鞣质的含量测定 [J]. 安徽医药，2007，11（2）：137-138.

[8] 顾英琳，张胜波. 比色法测定荆芥中总黄酮的含量 [J]. 齐鲁药事，2009，28（7）：403-405.

[9] 刘冬莲. 荆芥中微量元素的初级形态分析 [J]. 光谱实验室，2009，26（5）：1105-1108.

[10] 李国辉，李晓如，谭斌斌，等．药对荆芥-桂枝挥发油成分的气相色谱-质谱和化学计量学方法分析 [J]．时珍国医国药，2009，20（3）：688-690．

[11] 祁乃喜，卢金福，冯有龙，等．荆芥酯类提取物对小鼠的镇痛作用 [J]．南京中医药大学学报，2004，20（4）：229-230．

[12] 李军晖，曾南，沈映君．荆芥的药理作用 [J]．四川生理科学杂志，2004，26（3）：133-136．

[13] 解宇环，沈映君，金沈锐，等．荆芥挥发油对急性肺损伤大鼠肺组织病理形态及 NF-κB、IκB 含量的影响 [J]．华西药学杂志，2008，23（3）：274-276．

[14] 曾南，沈映君，任永欣，等．荆芥挥发油抗炎作用机理的实验研究 [J]．中药材，2006，29（4）：359-362．

[15] 赵璐，曾南，唐永鑫，等．荆芥挥发油对大鼠胸腔白细胞 5-脂氧酶活性的影响 [J]．中国中药杂志，2008，33（17）：2154-2157．

[16] 解宇环，沈映君．荆芥挥发油抗炎作用的实验研究 [J]．中国民族民间医药，2009，18（11）：1-2．

[17] 沈映君，徐世军，解宇环，等．桂枝、荆芥挥发油对大鼠急性肺损伤模型核因子 κB 信号通路影响的比较 [J]．华西药学杂志，2008，23（2）：132-134．

[18] 卢金福，张丽，冯有龙，等．荆芥内酯类提取物对大鼠足跖汗腺及血液流变学的影响 [J]．中国药科大学学报，2002，33（6）：502-504．

[19] 徐立，朱萱萱，冯有龙，等．荆芥醇提物抗病毒作用的实验研究 [J]．中医药研究，2000，16（5）：45-46．

[20] 解宇环，沈映君，金沈锐，等．荆芥挥发油对流感病毒性肺炎小鼠 Myd88、TRAF6 蛋白表达影响 [J]．中药药理与临床，2007，23（5）：98-100．

[21] 石增兰．荆芥洗剂熏洗治疗外阴白色病变 40 例 [J]．现代医药卫生，2008，24（3）：404．

[22] 单友琴．荆防克银汤治疗银屑病的疗效观察 [J]．河北中医，2008，30（7）：708-709．

[23] 刘立．荆芥连翘汤治疗中重度寻常性痤疮 80 例 [J]．陕西中医，2007，28（12）：1639-1640．

[24] 李先保，徐绍明．荆芥风味兔肉干的加工技术研究 [J]．食品工业科技，2008，29（5）：196-197，201．

茜　草

【道地沿革】　茜草又称小活血、红根草、锯子草、地血、血茜草、血见愁、地苏木等，为人类最早使用的红色染料之一，古文献中早有记述。作为药品始载于《神农本草经》，列为上品。《名医别录》中记载："茜根生乔山川谷，二月、三月采根曝干。"又称:"苗根生山阴谷中。蔓草木上,茎有刺,实如椒。"《蜀本草》称本品为染绛草,并描述:"叶如枣叶,头类下阔。茎叶俱涩,四五叶对生节间,蔓延草木上。根紫赤色,今所在皆有,八月采根。"对照《证类本草》中的"茜根"附图,可认为即是目前广泛应用的茜草。《名医别录》载:"生乔山。"《本草经集注》道:"此则今染绛茜草,东间诸处仍有而少,不如西多。"《药物出产辨》载:"产河南禹州、山西等处。"

茜草主产于河南嵩县,陕西渭南,安徽六安、芜湖,河北保定、邢台,山东昌邑、蓬莱。此外,湖北、江苏、浙江、江西、甘肃、辽宁、广西、四川等地均产,以河南嵩县、陕西渭南产量大,质佳。

【来源】 本品为茜草科植物茜草 *Rubia cordifolia* L. 的干燥根及根茎。春、秋二季采挖,除去泥沙,干燥。

【原植物、生态环境、适宜区】 茜草为草质攀缘藤木,长通常 1.5~3.5 m;根状茎和其节上的须根均红色;茎数至多条,从根状茎的节上发出,细长,方柱形,有 4棱,棱上生倒生皮刺,中部以上多分枝。叶通常 4 片轮生,纸质,披针形或长圆状披针形,长 0.7~3.5 cm,顶端渐尖,有时钝尖,基部心形,边缘有齿状皮刺,两面粗糙,脉上有微小皮刺;基出脉 3 条,极少外侧有 1 对很小的基出脉。叶柄长通常 1~2.5 cm,有倒生皮刺。聚伞花序腋生和顶生,多回分枝,有花十余朵至数十朵,花序和分枝均细瘦,有微小皮刺;花冠淡黄色,干时淡褐色,盛开时花冠檐部直径 3~3.5 mm,花冠裂片近卵形,微伸展,长约 1.5 mm,外面无毛。果球形,直径通常 4~5 mm,成熟时橘黄色。花期 8~9 月,果期 10~11 月。

茜草喜凉爽而湿润的环境。耐寒,怕积水。对土壤要求以疏松肥沃,土层深厚,富含有机质的沙质壤土栽培为好。喜凉爽气候和较湿润的环境,性耐寒。土壤以肥沃、深厚、湿润、含腐殖质丰富的壤土为好。地势高燥、土壤贫瘠及低洼易积水之地均不宜种植。常生于灌丛中。茜草 2 月出苗,4~7 月为地上植株营养生长期。凉爽、湿润的气候能促进主茎多分枝。夏季高温炎热时,叶面蒸发量大,生长相对缓慢,有时也会出现枯萎现象,但随着植株年龄的增长,抗旱力加强。立秋后,主茎生长逐渐减慢,从主茎的顶端及中下部基节处陆续开始抽生花枝,主茎顶端能抽 9~10 对花枝,8 月上中旬孕蕾,9 月上旬为盛花期;在开花的同时、根部生长进入旺盛期。枝条的茎节处会发根,尤其在风调雨顺、土壤疏松的条件下,生根能力更强,冬季地上部分枯萎。

茜草产于华北、东北、西北和四川(北部)及西藏(昌都)等地,常生于疏林、林缘、灌丛或草地上。朝鲜、日本和俄罗斯远东地区也有分布。

【生物学特点】

1. 栽培技术

(1) 繁殖:茜草用种子繁殖,也可扦插繁殖。播种期分春播和秋播。春播在清明前后,秋播在封冻之前。

(2) 种子繁殖:播前先在整好的畦面上开成浅沟,再将种子均匀地撒入沟内,覆土,浇水,保墒,以利出苗。行距为 30 cm。每亩播种量 3 kg。茜草出苗后,应加强田间管理,生长一年后即可移栽。移栽时,将茜草苗按行株距 50 cm×30 cm 定植在整好的畦面上，浇水保墒，以利成活。

（3）扦插繁殖：选生长健壮，发育充实，无病虫害的茎蔓，每2~3节剪成插条。按行株距10 cm×5 cm左右插入土中，上露1节。浇水、保墒、遮阴，以利成活。培育1年即可移栽。

2. 田间管理 茜草齐苗后，注意中耕除草。干旱天气及时浇水，阴雨天气注意排水。苗高30 cm时，于株旁插立支柱，供其攀缘。花蕾现后，除留种株植外应摘除花蕾，以减少养分消耗。

3. 病虫害防治

（1）根腐病：多在苗期发生。发病初期少数须根变褐腐烂，逐渐向主根扩展，使主根腐烂。植株上部叶片变黄，枯萎，逐渐枯死。防治方法：发现病株，及时拔除，集中烧毁；发病初期用1：1：300波尔多液浇根；土壤进行消毒，及时消灭地下害虫及线虫；实行轮作。

（2）白粉病：于开花结果后发生，为害叶片、嫩茎、花和果实，叶片发病后使整个叶片或嫩梢布满白色霉层，像撒一层面粉似的，后期叶片密生黑褐色小颗粒，使叶片变黄，提早脱落。防治方法：发病初期喷50%多菌灵1000倍液或50%托布津1000倍液，合理密植，改善通透性，降低田间湿度，可减轻发病。

（3）蚜虫、红蜘蛛：用50%敌敌畏或40%乐果800~1000倍液喷杀。

【采收加工】 茜草一般于移栽后2~3年的秋季，地上茎叶枯萎后采挖。先将地上茎藤割去，再刨出地下根，去净泥土，晒干即可入药出售。亩产量150 kg。

【炮制储藏】

1. 炮制

（1）茜草：除去杂质，洗净，润透，切厚片或段，干燥。

（2）茜草炭：取茜草片或段，照《中国药典》炒炭法炒至表面焦黑色。

2. 储藏 置干燥处。

【药材性状】 本品根茎呈结节状，丛生粗细不等的根。根呈圆柱形，略弯曲，长10~25 cm，直径0.2~1 cm；表面红棕色或暗棕色，具细纵皱纹及少数细根痕；皮部脱落处呈黄红色。质脆，易折断，断面平坦，皮部狭，紫红色，木部宽广，浅黄红色，导管孔多数。无臭，味微苦，久嚼刺舌。

【质量检测】

1. 显微鉴别 根横切面：木栓层为6~10列细胞，细胞扁平，切向延长，有棕色内含物。栓内层为3~6列细胞，部分细胞含草酸钙针晶束，针晶束与根的长轴平行排列。韧皮薄壁细胞亦含针晶束。木质部由导管、管胞、木纤维、木薄壁细胞组成，导管直径20~130 μm。木栓层、韧皮部和木质部三者径向宽度之比为1：1：4.5。

2. 理化鉴别

（1）取本品粉末0.2 g，加乙醚5 mL，振摇数分钟，滤过。滤液加氢氧化钠试液1 mL，振摇，静置使分层，水层显红色；醚层无色，置紫外光灯（365 nm）下观察，显天蓝色荧光。

（2）取本品粉末0.5 g，置锥形瓶中，加甲醇10 mL，超声处理30 min，滤过，滤液浓缩至约 1 mL，作为供试品溶液。另取茜草对照药材 0.5 g，同法制成对照药材溶液。再取大叶茜草素对照品，加甲醇制成每 1 mL 含 2.5 mg 的溶液，作为对照品溶液。照《中国药典》薄层色谱法试验，吸取上述三种溶液各 5 μL，分别点于同一以羧甲基纤维素钠为黏合剂的硅胶 G 薄层板上，以石油醚（60~90 ℃）-丙酮（4∶1）为展开剂，展开，取出，晾干，置紫外光灯（365 nm）下检视。供试品色谱中，在与对照药材和对照品色谱相应的位置上，显相同颜色的荧光斑点。

3. 含量测定　采用 HPLC 测定。色谱条件与系统适用性试验：用十八烷基硅烷键合硅胶为填充剂，甲醇-水-四氢呋喃（310∶90∶3）为流动相，检测波长为 250 nm。理论板数按大叶茜草素峰计算应不低于 4000。对照品溶液的制备：精密称取大叶茜草素对照适量，加甲醇制成每 1 mL 含 80 μg 的溶液。供试品溶液的制备：取本品粉末约 0.2 g，精密称定，置具塞锥形瓶中，精密加甲醇 25 mL，称定重量，浸泡过夜，超声处理 30 min，放冷，再称定重量，用甲醇补足减失的重量，摇匀，滤过，取续滤液，即得。分别精密吸取对照品溶液与供试品溶液各 5 μL，注入液相色谱仪，测定。本品按干燥计算，含大叶茜草素（$C_{17}H_{15}O_4$）不得少于 0.40%。

【商品规格】　不分等级，均为统货。

【性味归经】　苦，寒。归肝经。

【功能主治】　凉血，止血，祛瘀，通经，镇咳，祛痰。用于吐血，衄血，崩漏，外伤出血，经闭瘀阻，关节痹痛，跌扑肿痛。

【用法用量】　内服：煎汤，10~15 g；或入丸、散，或浸酒。

【注意事项】　脾胃虚寒及无瘀滞者慎服。

【化学成分】

1. 蒽醌类　蒽醌是茜草属植物的主要成分，分离出蒽醌类单体 49 个，其中游离醌 37 个。以前分离出的有茜草素、茜草色素、黑茜素、羟基茜草素、伪羟基茜草素等，后来又分离出 7 种蒽醌，有 1，2，6-三羟基-2-甲基蒽醌、1-羟基蒽醌等。

2. 萘醌类　萘醌类为蒽醌类生物合成的中间体，已分离出 8 个，有茜草酸苷 I、茜草酸苷 II 等。又分离出 4 个萘酸甲酯化合物，为茜草内酯、2-（3′-羟基）异戊基-3-甲氧羰基-1，4-萘氢醌-1-O-β-D-吡喃葡萄糖苷等。

3. 环己肽类　分离出环己肽类成分 6 个，名为 RA-I、II、III、IV、V 和 VII，为茜草属植物的抗癌活性成分。

4. 萜类　从茜草及其变种黑果茜草中分得多个五环三萜。

5. 多糖　从茜草分得三种多糖（RPS-1，RPS-2，RPS-3），其糖基为阿拉伯糖、葡萄糖、鼠李糖、木糖、半乳糖、甘露糖。RPS-2 和 RPS-3 有较明显的清除自由基的作用。

6. 微量元素　微量元素有铁、铜、锌、锰等。

7. 其他　茜草中还有大叶茜草素、β-谷甾醇、胡萝卜苷、东莨菪素、蔗糖、柠檬酸、苹果酸、酒石酸，以及饱和、不饱和脂肪酸。

【药理作用】

1. 止血　家兔口服适量茜草温浸液 2~4 h 内，或腹腔注射同种剂量的茜草液后

30~60 min，均有明显的促进血液凝固作用。表现为复钙时间、凝血酶原时间及白陶土部分凝血活酶时间缩短。茜草炭口服也能明显缩短小白鼠尾部出血的时间。茜草还能明显地纠正肝素所引起的凝血障碍。家兔口服温浸液后，在体内可部分纠正肝素所致的复钙时间及白陶土部分凝血活酶时间的延长。正常家兔血复钙时间及白陶土部分凝血活酶时间分别为 110 s、45 s；单纯注入肝素 60 min 后均大于 600 s；灌注茜草温浸液（100% 50 mL）后 90 min，再注入肝素 60 min 后分别为 180 s 和 64 s。为此，茜草可用于治疗因肝素或肝素样物质过多所致出血疾患。实验研究并证明，茜草和鱼精蛋白、甲苯胺蓝均有抗肝素作用，而后两者有纠正丹参的抗凝作用。鱼精蛋白、甲苯胺蓝及茜草对丹参抗凝拮抗的作用结果：正常对照凝血酶凝固时间为 9.5 s，12.5%丹参化血浆 50.8 s，1%鱼精蛋白缩短 34.8 s，而茜草则延长了 1.2 s。提示茜草的促凝作用有其特殊性。

2. 抗血小板聚集 在试管内，大叶茜草素对花生四烯酸（AA）和胶原诱导的家兔血小板聚集有很强的抑制作用，IC_{50} 约为 86.6 mmol/L，对血小板激活因子（PAF）诱导的聚集也有一定的抑制性。2-甲基-1，3，6-三羟基蒽醌对胶原诱导的血小板聚集有很强的抑制作用，对凝血酶、AA 和 PAF 诱导的作用虽较弱，但仍有显著性。1，3，6-三羟基-2-甲基蒽醌-3-O-（3'-O-乙酰基）-2-鼠李糖（1→2）-葡萄糖苷、异茜草素-3-O-β-D-葡萄糖苷及异茜草素为胶原诱导的血小板聚集的选择性抑制剂。

3. 升高白细胞 茜草的粗提取物具有升高白细胞的作用。其升高白细胞的有效成分之一为带芳香环的酚羧酸苷，该有效成分的衍生物茜草双酯已有人工合成。茜草双酯对正常小鼠、犬的白细胞有升高作用。小鼠一次口服 2.5 mg/只，给药 8 h 后白细胞明显升高，给药组为对照组的 151.9%。犬一次口服 200 mg/只，给药 6 h 白细胞明显增加，18~24 h 达最高峰，48~72 h 逐渐恢复到给药前水平。茜草双酯还有促进小鼠骨髓造血干细胞增殖和分化的作用，防治环磷酰胺所致犬白细胞减少症。

4. 镇咳、祛痰 氨水喷雾引咳法及酚红排泌法分别证明，小鼠口服茜草根煎剂 75 g/kg 有明显的镇咳和祛痰作用，但加乙醇沉淀后的滤液则无效。

5. 抗菌作用 体外试验表明，茜草根水提取液对金黄色葡萄球菌有一定的抑制作用，对肺炎链球菌、流感杆菌和部分皮肤真菌也有抑制作用。茜草素对金黄色葡萄球菌也有抑制作用。

6. 抗癌 茜草根所含的环己肽类化合物 RA-V 10 mg/kg、RA-Ⅶ 4 mg/kg 腹腔注射，连续 5 d，对小鼠淋巴细胞白血病 P388 均有显著疗效。RA-V 对小鼠淋巴白血病 L1210、MM2 乳腺癌，RA-Ⅶ 对小鼠 L1210、B16 黑色素瘤、结肠腺癌 Colon38、Lewis 肺癌、艾氏癌等，有明显的活性。小鼠体内肿瘤试验表明，从茜草根提取的有抗癌活性的单体 RC-18，能显著延长 P388、L1210 和 B16 的小鼠寿命，但对 Lewis 肺癌和肉瘤 S180 无明显抑制作用。RC-18 抗瘤谱的实验结果提示，RC-18 可能发展成为一种有效的抗癌剂。此外，2-甲氧基碳基-3-异戊烯基-2，3-环氧-1，4-萘醌和二萘氢醌衍生物体外试验，对仓鼠肺（V79）细胞、P388 和人鼻咽癌细胞（KB）有抗癌活性。整体试验中对小鼠腹水型 S180 有效。

7. 防治肾和膀胱结石的形成 20%茜草制剂喂饲小鼠，能防止实验性肾和膀胱结石的形成，尤其对碳酸钙结石的形成有抑制作用。茜草根提取液给大鼠灌服能明显提高尿液稳定性，降低尿石形成的危险性，且有一定的降尿钙作用。

8. 抗急性心肌缺血 持续性结扎大鼠的左冠状动脉左前降支，造成人工心肌梗死模型，静脉注射用不同方法分离的茜草提取物茜Ⅰ、茜Ⅱ 200 mg/kg，每 4 h 1 次，共 3 次，均有降低 ST 段的抬高和缩小心肌梗死范围的作用。其中以茜Ⅱ作用最为明显。茜草提取物的水溶部分给小鼠腹腔注射可明显地增加心肌和脑组织中腺苷三磷酸（ATP）的含量，对腺苷二磷酸（ADP）引起的大鼠血小板聚集有解聚作用，对麻醉大鼠的急性心肌缺血有保护作用，使心肌损伤范围减小，损伤程度减轻，能增加冠状动脉流量。

9. 其他 茜草根温浸液有扩张蛙蹼血管的作用。茜草素与芸香苷相似，能抑制大鼠皮肤结缔组织的通透性。茜草根煎剂能对抗乙酰胆碱所致的离体兔肠痉挛，有解痉作用。茜草根的水提取物对离体豚鼠子宫有兴奋作用。

【毒理研究】 小鼠灌服茜草根煎剂 150 g/kg，无死亡发生。羟基茜草素、茜草素对蚯蚓、囊尾蚴、蜗牛等有毒，但对哺乳动物相对无毒性。小鼠口服茜草双酯淀粉糊 200 mg 无任何毒性反应，腹腔注射油酸乙酯茜草双酯混悬液的 LD_{50} 为（3012.4±66.4）mL/kg。犬长期毒性结果表明，每日口服茜草双酯 5.4 g/只，连续 90 d，未见毒性反应，剂量增至 9.6 g/只，则出现明显毒性反应，个别动物死亡。茜草根提取物对沙门氏菌属伤寒杆菌 TA100 和 TA98 有致突变作用，主要由其活性物质蒽醌衍化物光泽定所致。

【临床应用】

1. 临床配伍

（1）痈疽，蚀恶肉：漆头芦茹（茜草）、矾石（熬）、硫黄、雄黄各二分。上四味筛捣，搅，令箸兑头，纳疮口中，恶肉尽止，勿使过也。（《刘涓子鬼遗方》芦茹散）

（2）气滞血瘀型原发性痛经：益母草 10 g、干姜 10 g、小茴香 10 g、茜草 10 g、肉桂 10 g、延胡索 15 g、五灵脂 15 g、赤芍 15 g、蒲黄 15 g、川芎 6 g。每日 1 剂，早晚 2 次温服。于月经前 5 天开始服用。[实用妇科内分泌电子杂志，2014，1（8）：34-35.]

（3）牙痛：鲜茜草 30~60 g，水煎服。（《河南中草药手册》）

（4）疔疮：地苏木（茜草），阴干为末。重者八钱，轻者五钱，好酒煎服。如放黄者，冲酒服。渣罨疔上。（《纲目拾遗》）

（5）脱肛：用茜根、石榴皮各一把，加酒一碗，煎至七成，温服。（《太平圣惠方》）

2. 现代临床

（1）出血：用于治疗临床支气管扩张、肺癌咯血，肾癌、泌尿系结石血尿以及齿鼻衄血、月经过多等。

（2）白细胞减少症：茜草双酯片可治疗肿瘤化疗、放疗后白细胞减少症。

（3）冠心病：茜草配瓜蒌、薤白、枳壳、红花、川牛膝、桔梗，具有通阳散结，祛瘀开痹之功，活胸痹。

【不良反应】 茜草水提醇沉液给小鼠腹腔注射的 LD_{50} 为（49±3.3）g/kg。从茜草中分离得到的环己肽类化合物 RA-Ⅶ对小鼠的 LD_{50} 为：腹腔注射 10.0 mg/kg，静脉注射 16.5 mg/kg，口服 63.0 mg/kg。服用茜草后，所含色素可使尿变为淡红色。此外，人体试验还观察到，服用茜草煎剂后有较持久的恶心和血压轻度升高的反应。

【综合利用】 茜草作为一种工业染料和药用原料已广为人知，应用于人们的日常生活中。茜草的主要活性物质包括蒽醌类、萘醌类和茜草多糖，有实验证实，茜草多糖和茜草萘醌类物质大叶茜草素具有较好的抗氧化和抗炎作用。茜草多糖主要成分为极性较大物质，对其药理活性的研究也较多，故进一步对其提取工艺进行研究是很有必要的。茜草双酯为目前主要的升白药物，对于受损后造血系统的恢复具有显著效果。人们对于茜草的研究主要集中在药理活性的筛选方面，对其机制研究尚少，其具有的抗氧化活性和抗炎免疫抑制等作用可应用于心血管疾病和抗病毒等方面，对其机制有待进一步研究。

■参考文献

［1］罗献瑞.中国茜草科资料（五）［J］.热带亚热带植物学报，1999，7（1）：15-25.

［2］宋善俊，王辨明，沈迪，等.17种止血中草药的实验研究Ⅰ.体外血液凝固实验初报［J］.新医学，1978，9（2）：55-58.

［3］宋善俊，王辨明，沈迪，等.茜草对动物凝血过程的影响及作用机理［J］.武汉医学院学报，1999（2）：86-88.

［4］孙翠华，赵金燕.茜草及茜草炭药理作用比较研究［J］.中成药，1998，20（12）：39.

［5］樊中心.茜草中的抗癌成分［J］.国外医学（中医中药分册），1997，19（4）：3-5.

茵 陈

【道地沿革】 茵陈原名因陈，又称茵陈蒿、马先、绒蒿等，始载于《神农本草经》："主风湿寒热邪气，热结黄疸。"《名医别录》载："微寒，无毒。治通身发黄，小便不利，除头热，去伏瘕。生太山及丘陵坡岸上，五月及立秋采阴干。"陶弘景谓："似蓬蒿而叶紧细。秋后茎枯，经冬不死，至春又生。"苏颂谓："春初生苗，高三五寸，似蓬蒿而叶紧细，无花实，五月七月采茎叶阴干，今谓之茵陈。"《本草拾遗》载："茵陈本功外通关节，去滞热伤寒用之，虽蒿类，苗细，经冬不死，更因旧苗而生，故名茵陈，后加'蒿'字也，今又详此，非菜中茵陈也。"综上所述，结合生态地理分布，可认为《名医别录》和《证类本草》附绛州茵陈为猪毛蒿。《本草图经》载："春初生苗，高三五寸，似蓬蒿而叶紧细，无花实，五、七月采茎叶阴干，今谓山茵陈。"《本草纲目》载："今山茵陈二月生苗，其茎如艾，其叶如淡色青蒿而背白，叶歧紧细而扁整，九月开细花，黄色，结实大如艾子……五、七月采茎叶，阴干。"其描述和附图与茵陈 *Artemisia capillaris* Thunb. 相似，可见历史茵陈来源于菊科的两个近缘品种猪毛蒿（滨蒿）*Artemisia scoparia* Waldst. et Kit. 和茵陈蒿 *Artemisia capillaris* Thunb.。民间谚语有："三月茵陈，五月蒿，过了五月当柴烧。"茵陈蒿主产于华北、华东等，滨蒿全国各地均有。

【来源】 本品为菊科植物滨蒿 *Artemisia scoparia* Waldst. et Kit. 或茵陈蒿 *Artemisia capillaris* Thunb. 的干燥地上部分。

【原植物、生态环境、适宜区】 茵陈蒿为半灌木状草本，高 40~120 cm，全株具浓烈气味。茎单生，红褐色或褐色，基部木质，上部多分枝，向上斜伸展；茎、基生叶、茎下部叶与营养枝叶两面均被灰黄色绢质柔毛。基生叶莲座状，叶片卵圆形或卵状椭圆形，二至三回羽状全裂，每侧有裂片 2~4 枚，每裂片再 3~5 全裂，小裂片狭线形或狭线状披针形，花期萎谢；中部生叶宽卵形至卵圆形，二回羽状全裂，小裂片狭线形或丝线形，细直，近无毛，顶端微尖；上部叶与苞片叶羽状 5 全裂或 3 全裂，基部裂片半抱茎。头状花序卵球形，有短梗及线形的小苞叶，常排成复总状花序，并组成大型、开展的圆锥花序总苞片 3~4 层，外层总苞片草质，卵形或椭圆形，背面淡黄色，无毛，中、内层总苞片椭圆形，近膜质或膜质，雌花 6~10 朵，花冠狭管状或狭圆锥状，檐部具 2~3 裂齿，花柱细长，伸出花冠外，先端 2 叉；两性花 3~7 朵，不育，花冠管状，花药线形，先端附属物尖，基部圆钝，花柱短，上端棒状，2 裂，不叉开，退化子房极小。瘦果长圆形或长卵形。花果期 7~10 月。滨蒿茎基部叶二至三回羽状全裂；中部叶长圆形或长卵形，一至二回羽状全裂，小裂片狭线形、细线形或毛发状头状花序小，在分枝上排成复总状或复穗状花序，并在茎上组成大型开展的圆锥花序。茵陈耐寒、抗旱、耐涝。对土壤要求不严，以土质疏松，向阳肥沃的壤土或沙质壤土最宜。

茵陈蒿主要分布于河南、辽宁、河北、山东、陕西、江苏、安徽、浙江、江西、福建、台湾、湖北、湖南、广东、广西及四川等地。滨蒿广布于全国各地，陕西三原、铜川，河南郑州，河北安国，以及天津等地均适宜其生产，尤以陕西三原、铜川最为适宜。

【生物学特点】

1. 栽培技术

(1) 选地与整地：选择阳光充足、土壤肥沃的沙质壤土及排水状况良好的土地。将选好的土地深耕耙平，除去杂草、石块，结合深耕，每亩施腐熟的厩肥 4000 kg 作基肥。按高 20 cm、宽 1 m 开沟作畦，畦东西走向，种行南北走向以利于充分吸收阳光。

(2) 繁殖：采用种子直播或育苗移栽法。茵陈直播宜采用撒播或条播。播种前用新高脂膜拌种与种衣剂混用，驱避地下病虫，隔离病毒感染，加强呼吸强度，提高种子发芽率。整地下种后，再用新高脂膜 600~800 倍液喷施土壤表面，可保墒防水分蒸发、防晒抗旱、防土层板结，窒息和隔离病虫源，提高出苗率。撒播：于春季 3 月播种，将种子拌上草木灰，均匀撒于做好的苗床，按行株距 25 cm×20 cm 开穴播种，覆上草木灰或细土，最后盖上一薄层草防旱。条播：按行株距 25 cm 开条沟，将种子均匀播入。育苗移栽法：2 月育苗、撒播，上覆细土一层，以不见种子为度。苗高 6~8 cm 时，要及时拔去杂草。移栽在春季 4~5 月进行，当苗高 10~14 cm 时，按行距 25 cm、株距 18~21 cm、深 7~10 cm 开穴，每穴植一株。选择好健壮母株后，剪去木质化茎枝后完整挖回母株根系。栽根时应随采随栽，按行距 15 cm、深 12~15 cm 开沟，沟内均匀撒施碳酸氢铵 3 kg/亩和磷酸二氢钾 7.5 kg/亩，然后栽埋母株 10 cm。埋根时注意根系自然放入，剪去过长部分，并在木质茎茬上覆土 1 cm 左右，以盖住剪口硬茬为宜。为预防野生根感染有害细菌，可用 50% 多菌灵可湿性粉剂与细土混合均匀，在覆完土的畦面上薄撒一层。也可采用分株繁殖：3~4 月挖掘老株，分株移栽。

2. 田间管理 播种后要经常检查苗床干湿度和种子萌芽情况，及时浇水保持苗床湿润，便于种子出苗。发芽后应及时揭去覆草。出苗后注意除草，并追施清淡人畜粪水 1~2 次提苗。

移栽当年苗成活后应及时中耕除草 1 次，6 月底和入冬前收种时应分别除草 1 次。另外，移栽第二年以后应在每年开春发芽采收和冬季收种时分别中耕除草。

播后 1 个月需进行首次施肥，以人粪尿和速效肥为主。用硼砂 1.5 kg/亩、磷酸二氢钾 0.4 kg/亩和尿素 1.5~2 kg/亩对水浇泼，促进芽生长。以后根据情况结合每次中耕除草追施人畜粪水。

栽后压实，浇一次透水，并连浇 2~3 d。春苗收割后浇灌一次水，以利二茬返青。

3. 病虫害防治 茵陈病害主要为霜霉病，为害叶部，在叶片背面产生白色或灰白色霉状物，无明显病斑，严重时使叶枯黄。防治方法：注意排除田间积水，通风透光发现病株应及时处理，及时清理残株，减少病菌传播；发病初期用 50% 退菌特 1000 倍液或 65% 代森锰锌可湿性粉剂 500 倍液喷雾。

【采收加工】 茵陈每年可收获 2 次。夏至前后春苗长至 40~60 cm 高时即可收割，即绵茵陈；秋苗在 8~9 月收获，即花茵陈。收割时宜选择晴天上午，收割后及时晒干即可。

【炮制储藏】

1. 炮制 除去残根和杂质，搓碎或切碎。绵茵陈筛去灰屑。

2. 储藏 置阴凉干燥处，防潮。

【药材性状】 依据《中国药典》2015 年版的收载，茵陈为菊科植物滨蒿或者茵陈蒿的干燥地上部分。春季幼苗高 6~10 cm 时采收或秋季花蕾长成至花初开时采割，除去杂质和老茎，晒干。春季采收，习称"绵茵陈"，秋季采收习称"花茵陈"。

（1）绵茵陈：多卷曲成团状，灰白色或灰绿色，全体密被白色茸毛，绵软如绒。茎细小，长 1.5~2.5 cm，直径 0.1~0.2 cm，除去表面白色茸毛后可见明显纵纹；质脆，易折断。叶具柄；展平后叶片呈一至三回羽状分裂，叶片长 1~3 cm，宽约 1 cm；小裂片卵形或稍呈倒披针形、条形，先端锐尖。气清香，味微苦。

（2）花茵陈：茎呈圆柱形，多分枝，长 30~100 cm，直径 2~8 mm；表面淡紫色或紫色，有纵条纹，被短柔毛；体轻，质脆，断面类白色。叶密集，或多脱落；下部叶二至三回羽状深裂，裂片条形或细条形，两面密被白色柔毛；茎生叶一至二回羽状全裂，基部抱茎，裂片细丝状。头状花序卵形，多数集成圆锥状，长 1.2~1.5 mm，直径 1~1.2 mm，有短梗；总苞片 3~4 层，卵形，苞片 3 裂；外层雌花 6~10 个，可多达 15 个，内层两性花 2~10 个。瘦果长圆形，黄棕色。气芳香，味微苦。

【质量检测】

1. 性状鉴别 茵陈幼苗多为蜷缩团状，全株密被白毛、灰绿色，绵软如绒；茎长7~10 cm，基部较粗，完整的叶多具柄，与细茎相连，叶片分裂成丝状。叶多裂成丝状，绵软如茸；气微香、味微苦。品质以幼嫩、绵软、色灰白，香气浓者为佳。而铃茵陈则茎略呈方形、灰黑色，长约60 cm；叶对生、羽状分裂，花萼实似铃、罐状，有毛；气微，味淡。白花茵则茎呈圆柱形、青绿色而微紫；叶卵形、全缘；有的可见穗状聚伞花序；气芳香，味辛凉。

2. 理化鉴别

（1）绵茵陈的薄层色谱鉴别：按《中国药典》方法，取本品粉末0.5 g，加50%甲醇20 mL，超声30 min，离心，取上清液作为供试品溶液。取硅胶G薄层板，以乙酸丁酯-甲酸-水（7∶2.5∶2.5）的上层溶液为展开剂，展开，取出，晾干，置紫外光灯（365 nm）下检视。供试品色谱中，在与绿原酸对照品色谱相应的位置上，显相同颜色的荧光斑点。

（2）花茵陈的薄层色谱鉴别：按《中国药典》方法，取本品粉末0.4 g，加甲醇10 mL，超声30 min，滤过，滤液蒸干，残渣加甲醇2 mL使溶解，作为供试品溶液。取硅胶G薄层板，以石油醚（60~90 ℃）-乙酸乙酯-丙酮（6∶3∶0.5）为展开剂，展开，取出，晾干，置紫外光灯（365 nm）下检视。供试品色谱中，在与滨蒿内酯对照品色谱相应的位置上，显相同颜色的荧光斑点。

3. 含量测定

（1）测定绵茵陈中的绿原酸：色谱条件与系统适用性试验，以十八烷基硅烷键合硅胶为填充剂，以乙腈-0.05%磷酸溶液（10∶90）为流动相，检测波长为327 nm。理论板数按绿原酸峰计算应不低于5000。对照品溶液的制备：取绿原酸对照品适量，精密称定，置棕色量瓶中，加50%甲醇制成每1 mL含40 μg的溶液。供试品溶液的制备：取本品粉末（过二号筛）约1 g，精密称定，置具塞锥形瓶中，精密加入50%甲醇50 mL，称定重量，超声处理（功率180 W，频率42 kHz）30 min，放冷，再称定重量，用50%甲醇补足减失的重量，摇匀，离心，精密量取上清液5 mL，置25 mL棕色量瓶中，加50%甲醇至刻度，摇匀，滤过，取续滤液。分别精密吸取对照品溶液10 μL与供试品溶液5~20 μL，注入液相色谱仪，测定。本品按干燥品计算，含绿原酸（$C_{16}H_{18}O_9$）不得少于0.50%。

（2）测定花茵陈中的滨蒿内酯：色谱条件与系统适用性试验，以十八烷基硅烷键合硅胶为填充剂，以乙腈-水（20∶80）为流动相，检测波长为345 nm。理论板数按滨蒿内酯峰计算应不低于2000。对照品溶液的制备：取滨蒿内酯对照品适量，精密称定，加甲醇制成每1 mL含20 μg的溶液，即得。供试品溶液的制备：取本品粉末（过二号筛）约0.2 g，精密称定，置具塞锥形瓶中，精密加入甲醇50 mL，称定重量，加热回流40 min，放冷，再称定重量，用甲醇补足减失的重量，摇匀，离心，取上清液，即得。分别精密吸取对照品溶液与供试品溶液各10 μL，注入液相色谱仪，测定。本品按干燥品计算，含滨蒿内酯（$C_{11}H_{10}O_4$）不得少于0.20%。

【商品规格】 茵陈商品有北茵陈、绵茵陈之分，两种均为统货，不分等级。

【性味归经】 苦、辛，微寒。归脾、胃、肝、胆经。

【功能主治】 清利湿热，利胆退黄。用于黄疸尿少，湿温暑湿，湿疮瘙痒。

【用法用量】 内服：煎汤，6~15 g。外用：适量，煎汤熏洗。

【注意事项】 脾虚血亏而致的虚黄、萎黄禁服。

【化学成分】

1. 香豆素类 茵陈中的香豆素类成分主要为简单香豆素和呋喃香豆素，有 arcapillin、eupatolitin、异鼠李素-3-葡萄糖苷、金丝桃苷、蓟黄素（cirsimaritin）、异鼠李素、槲皮素、泻鼠李素，还含二甲基七叶树内酯、茵陈炔内酯、5，7-二甲氧基香豆素、中国蓟醇（cirsilineol）、莞花素等。

2. 黄酮类 茵陈中的黄酮类化合物主要为黄酮醇的糖苷和苷元有机酸类化合物。茵陈中含有多种有机酚酸类化合物，其中绿原酸、咖啡酸等具有明显的利胆和抗菌消炎等方面的作用。另外还含有七叶内酯（马栗树皮素）的二甲基酯和东莨菪内酯。

3. 挥发油 挥发油主要有月桂烯、苧烯、桉油精、α-蒎烯、莰烯、α-姜黄烯、达瓦酮、茵陈炔酮、丁香酚、异丁香酚、萘、苯甲醛、龙脑。

4. 微量元素 全草灰分中含硅、铅、钠、钾、铁、镁、磷、钡、锶、银、钛、铬、铜、铝、锌、镍、锆、镓等元素。灰分中含氧化钾。

【药理作用】

1. 利胆 水浸剂、挥发油、醇提物、6，7-二甲氧基香豆素、绿原酸等均有促进胆汁分泌和利胆作用。本品水浸剂 0.25 g/kg，或精制浸剂（去除及未去除挥发油）1 g/kg 静脉注射于急性胆囊插管犬，或以精制浸剂 1 g/kg 给慢性胆囊造瘘犬灌胃，不论对健康或四氯化碳所致肝损害犬，均有利胆作用，胆汁分泌量增加时其干重也增加。6，7-二甲氧基香豆素 0.2 g/kg 或 0.3 g/kg 注入麻醉大鼠十二指肠，30 min 后胆汁分泌量平均增加 50% 或 180%。慢性胆囊造瘘犬灌胃 0.3 g/kg，3 h 内胆汁平均增加 73.86%。茵陈色原酮亦为主要利胆成分，能促进胆汁排泄。对羟基苯乙酮对大鼠有明显的利胆作用，能增加胆汁分泌，亦能增加胆汁中固体物、胆酸和胆红素的排出量，对四氯化碳引起的肝损伤亦有同样作用。茵陈成分的利胆作用强度依次为茵陈香豆酸 A、茵陈香豆酸 B、6，7-二甲氧基香豆素、茵陈色原酮。

收集 196 例阻塞性黄疸患者随机分为治疗组和对照组，各 98 例。2 组均进行常规治疗，对照组在常规治疗的基础上使用茵陈蒿汤口服治疗，200 mL/d；治疗组在对照组的基础上联合大承气汤保留灌肠治疗，200 mL/d。结果发现，治疗后治疗组与对照组比较丙氨酸转氨酶（ALT）、天冬氨酸转氨酶（AST）、血清总胆红素（TBIL）、血清直接胆红素（DBIL）水平均明显下降，治疗组总有效率为 93.88%，对照组为 75.51%。表明茵陈蒿汤加减联合大承气汤保留灌肠治疗阻塞性黄疸疗效显著。

将符合纳入标准的 300 例慢性肝衰竭阴黄证患者，随机分为试验组和对照组（各150 例），对照组患者给予西医综合治疗，试验组患者在西医综合治疗的基础上加服茵陈术附汤加味，疗程均为 8 周。入组前比较组间基线特征，治疗 8 周后比较两组患者疗效指标差异及短期（3 个月）的预后差异。结果发现，经治疗后，试验组患者在降低中医临床症状体征分级评分、恢复肝功能和凝血功能方面均优于对照组，且总有效率试验组为 89.33%，对照组为 62.67%。由此可见，茵陈术附汤加味治疗慢性肝衰竭阴黄证能显著保护患者肝功能，改善临床症状，降低其死亡率，优于单纯西医综合治疗方案。

收集 69 例妊娠期肝内胆汁淤积症（ICP）患者，治疗组 35 例采用"茵陈利胆方"治疗，对照组 34 例采用单纯思美泰治疗，比较两组治疗前后患者症状缓解情况，血胆汁酸（TBA）、ALT 及 AST 水平的变化并观察妊娠结局，对结果进行统计分析。结果治疗后 2 组 TBA、ALT、AST 均较治疗前下降，治疗组治疗后 TBA、ALT、AST 较对照组治疗后下降幅度更明显，治疗组胎儿窘迫、羊水污染、新生儿窒息、剖宫产率较对照组低。表明思美泰联合中药茵陈利胆方治疗 ICP 比单纯思美泰治疗效果显著。两组临床疗效比较：治疗组 35 例，显效 27 例，有效 6 例，无效 2 例，总有效率 94.3%；对照组 34 例，显效 10 例，有效 16 例，无效 8 例，总有效率 76.5%。

选用健康豚鼠 36 只，随机分为 6 组，即非用药对照组、茵陈合剂组、茵陈组、陈皮组、陈皮油组、熊去氧胆酸组（UCDA）。每组 6 只，建立豚鼠胆管引流模型。各组豚鼠于给药后 30、60、90、120 min 收集胆汁标本，分别测定各组豚鼠胆汁流量、胆汁中总胆汁酸及胆汁中胆固醇的含量。结果显示，与非用药对照组相比，茵陈合剂用药 30 min 后能显著地促进正常豚鼠胆汁流量、胆汁总胆汁酸和胆固醇的分泌。表明茵陈合剂能改善正常豚鼠的胆汁分泌。

采用家兔细菌性胆囊炎模型，实验分为 6 组，即正常组、模型组、阳性对照组，以及茵陈利胆片高、中、低 3 个剂量组，分组予相应处理 12 d。分别测定各组家兔体温、白细胞数量、ALT、碱性磷酸酶（ALP）活性，并取胆囊制备组织匀浆，测定超氧化物歧化酶（SOD）活性及丙二醛（MDA）含量。结果与模型组比较，茵陈利胆片中高剂量组家兔体温明显降低，白细胞计数明显下降；血清 ALT、ALP 活性高剂量组明显降低；高剂量组 SOD 活性明显增强，MDA 含量明显下降。表明茵陈利胆片对细菌性胆囊炎具有良好的预防、治疗作用。

将 64 只大鼠随机分成正常对照组、模型对照组及醇提和水提部位低、中、高剂量组，每组 8 只。除正常对照组外，其余各组于实验第 1、4、7、10 天给予 α-萘异硫氰酸酯（ANIT）80 mg/kg 灌胃造模。醇提和水提部位低、中、高剂量组每日分别给予茵陈蒿汤 75% 乙醇提取物和其药渣的水提取物 0.040 5、0.081、0.162 g/10 g（折合成原药材计）灌胃，正常对照组和模型对照组灌胃给予生理盐水，连续 12 d。末次给药后 1 h 胆总管插管收集胆汁，记录每只大鼠 2、4、6 h 的胆汁量；胆汁收集结束后，颈动脉取血，检测 TBIL、ALP、ALT、TBA。结果显示，与模型对照组比较，醇提及水提部位中剂量组胆汁分泌量均显著增加，血清 TBIL、ALP、ALT、TBA 均显著降低，醇提部位高剂量组 TBIL、ALT、TBA 显著下降，水提部位高剂量组 TBIL、ALT 也显著下降。由此可见，茵陈蒿汤醇提部位及水提部位均具有一定的利胆保肝退黄作用。

取豚鼠 48 只，雌雄均用。随机分为 6 组：空白对照组，模型组，利胆止痛片组 1.35 g/kg，茵陈利胆颗粒 16.6、8.3、4.15 g/kg 剂量组。除空白对照组每日饲以常规饲料外，其他各组饲料中分别加酪蛋白 1%，蔗糖 1.5%，猪油 1%，纤维素 1%，胆酸钠 0.02%，胆固醇 0.05%。连续饲养 12 周。利胆止痛片组、茵陈利胆颗粒三个剂量组在给予致石食料同时，每日给药 1 次。末次给药前，禁食 24 h。末次给药后 1 h，将豚鼠用水合氯醛 300 mg/kg 麻醉，打开腹腔，腹主动脉采血。暴露胆囊后，用止血钳夹住胆囊管，将胆囊内胆汁全部用注射器抽净并观察胆汁含量。沿胆囊长轴切开并取出胆囊，肉眼观察成石情况。将胆囊组织放入备好的甲醛瓶中固定，待做病理。检测血清中总胆固醇（TC）、ALT、ALP 含量。检测胆汁中 TC 及钙含量，计算每组动物的胆囊内成石率。结果显示，与空白对照组比较，模型组 ALT、ALP 增高非常显著。利胆止痛片组和茵陈利胆颗粒 16.6、8.3 g/kg 两个剂量组 ALT、ALP 含量明显低于模型组；与空白对照组比较，模型组 TC、TBIL 增高非常显著。利胆止痛片组和茵陈利胆颗粒 16.6、8.3 g/kg 两个剂量组血清中 TC、TBIL 含量明显低于模型组。

运用苯甲酸雌二醇和黄体酮诱导妊娠期肝内胆汁淤积症大鼠模型，将 60 只孕鼠随机分为正常组、模型组，以及茵陈蒿高、中、低剂量组和熊去氧胆酸组。检测血生化及血清雌三醇指标，模型组肝脏进行光镜和电镜观察。结果显示，模型组血生化和血清雌三醇的改变与正常对照组相比有显著性差异；茵陈蒿高、中剂量组和熊去氧胆酸组血生化和血清雌三醇的改变，与模型组相比有显著性差异；茵陈蒿低剂量组与模型组相比，血生化有显著性差异，血清雌三醇无显著性差异。茵陈蒿高剂量组、熊去氧胆酸组与正常对照组相比无统计学差异。病理观察显示，试验处理后孕鼠肝脏呈肝内胆汁淤积。研究表明，本试验已成功复制妊娠期肝内胆汁淤积症动物模型。茵陈蒿和熊去氧胆酸是治疗妊娠期肝内胆汁淤积症的有效药物，茵陈蒿的综合疗效可能更优于熊去氧胆酸。

采用免疫组织化学和荧光定量 RT-PCR 的技术，研究茵陈蒿汤对肝内胆汁淤积湿热证大鼠肝组织中钠-牛磺胆酸盐共转运多肽（NTCP）表达的影响。实验结果发现，茵陈蒿汤能通过上调 NTCP 的表达来促进胆盐转运系统功能的恢复，促进胆红素的排泄，通过提高胆红素的转运来减轻胆红素对动物的损害，从而产生利胆作用。

2. 保肝 茵陈蒿汤具有肝保护功能，可以使肝脏细胞膜保持良好的完整性和通透性，使损伤的肝细胞及时修复和再生，使肝的解毒功能进一步加强。同时，茵陈蒿汤还可以通过抑制肝细胞凋亡、抑制星状细胞活化及胶原合成等作用来抑制肝纤维化。

选择雄性清洁级 SD 大鼠 112 只，实验分为 6 组，即正常对照组、模型对照组，茵陈总黄酮低、中、高剂量组，阳性对照组（茵栀黄口服液组）。正常对照组 12 只，其余每组 20 只。测定大鼠的体重和存活率，测定大鼠血清的 ALT、AST 活性、蛋白浓度及肝组织羟脯氨酸的含量，并取肝组织做病理检查。结果发现，茵陈总黄酮高剂量组大鼠血清 ALT 为（2659.8±923.8）nmol/（s·L），与模型对照（6274.3±2018.3）nmol/（s·L）相比显著性降低，且茵陈总黄酮各组大鼠血清 ALT 活性随剂量增加而降低。大鼠血清 AST 变化趋势与 ALT 相同。与模型对照组相比，茵陈总黄酮组的总蛋白和白蛋白浓度有所增加，而茵陈总黄酮各组肝组织病理学评分均有不同程度的降低，其中高剂量组病理组织学评分为 1.92±0.79，与模型对照组评分 3.86±0.43 相比降低最明显。此外，茵陈总黄酮还能降低肝组织羟脯氨酸含量及抑制肝纤维化作用。由此可见，茵陈总黄酮对四氯化碳所致大鼠慢性肝损伤具有保护作用。

采用二锅头制备小鼠急性酒精性肝损伤模型，观察小鼠一般状态，测定血清 AST、

ALT 等含量，测定肝组织中 MDA、SOD 含量；并观察肝组织形态学变化。结果发现，加味茵陈蒿汤能显著降低酒精所致小鼠血清 AST、ALT 含量的升高，能提升 SOD 的活性、降低 MDA 含量，减轻对肝细胞的病理性损害。研究表明，加味茵陈蒿汤对急性酒精性肝损伤具有一定的保护作用，其机制可能与清除氧自由基和抗脂质过氧化有关。

将 80 例辨证属阴黄证的慢性重型肝炎患者分为 2 组，治疗组 40 例在采用西医复方甘草酸苷保肝、胸腺肽增加免疫力、血浆等营养支持治疗的同时，加用口服茵陈术附汤治疗；对照组 40 例采用西医治疗。观察 2 组患者症状改善时间及胆红素、凝血酶原活动度、人血白蛋白情况。结果发现，治疗组在治疗后 8 周胆红素下降明显高于对照组，治疗组凝血酶原活动度、人血白蛋白较对照组上升；治疗组主要症状改善时间较低于对照组改善。由此可见，茵陈术附汤加味方治疗慢性重证肝炎阴黄证患者效果较好。

采用卡介苗（BCG）+脂多糖（LPS）诱导小鼠免疫性肝损伤模型，观察加味茵陈五苓散对肝损伤小鼠血清 ALT 及 AST 活性，脾、肝脏器系数，肝病理组织学损伤程度的影响，并检测小鼠肝组织匀浆 MDA、SOD 的含量，血清一氧化氮（NO）含量及肿瘤坏死因子-α（TNF-α）的含量。结果显示，加味茵陈五苓散和阳性对照药物五酯片均能显著降低 BCG/LPS 免疫性肝损伤小鼠血清中升高的 ALT、AST 水平，且加味茵陈五苓散中剂量降酶作用优于阳性对照组，对肝脾重量的增大有显著的抑制作用。组织病理检查结果显示，本品中、高剂量可减轻肝组织坏死范围及程度，减少炎细胞浸润，有明显的保肝作用。同时发现中剂量药物可显著降低肝匀浆中升高的 MDA 水平，提高肝匀浆 SOD 水平，显著降低血清中升高的 NO 含量和 TNF-α 含量。结果显示，加味茵陈五苓散对免疫性肝损伤具有保护作用，其机制可能与其直接清除自由基、降低脂质过氧化物水平、提高 SOD 活性、减少炎性细胞因子的产生和调节机体免疫功能等有关。

采用高脂、高糖饲料喂养大鼠，饲养 8 周时，测定大鼠空腹血糖和 2 h 血糖，并依血糖将大鼠随机分为模型组、二甲双胍（0.2 g/kg）、茵陈蒿提取物高剂量组（6.9 g/kg）和低剂量组（2.3 g/kg）。连续灌胃给药 4 周后，测定大鼠空腹血糖和血清胰岛素水平，测定血浆甘油三酯（TG）、总胆固醇（TC）、低密度脂蛋白（LDL-C）、高密度脂蛋白（HDL-C）、游离脂肪酸（FFA）水平，测定氨基转移酶（ALT、AST）活性、抗氧化能力和转化生长因子 β1（TGF-β1）等变化，并评估肝组织脂肪变性。结果显示，茵陈蒿提取物高剂量组大鼠空腹血糖和血清胰岛素水平明显低于模型组，胰岛素敏感指数恢复正常；明显提高 SOD 活性和降低 MDA 含量，降低血脂（TC、TG、FFA 和 LDL-C）水平，升高 HDL-C 水平；同时明显降低 AST、ALT 活性和 TGF-β1 水平，改善肝脂肪病变。表明茵陈提取物对胰岛素抵抗合并脂肪肝具有调解血脂和保肝作用，其作用机制可能与其提高抗氧化能力，恢复胰岛素敏感性和降低 TGF-β1 水平有关。

采用内毒素加 D-半乳糖胺造成大鼠急性内毒素性肝损伤模型，并予以清下中药进行干预，检测造模后各组大鼠肝功能及凝血酶原时间、肝组织病理改变，Tunel 检测各组大鼠肝细胞凋亡指数，Western 印迹法检测各组大鼠肝组织 Bcl-2、Bax 及 Caspase-3 蛋白表达量。结果发现，与模型组比较，清下法可显著降低内毒素性肝损伤大鼠血

ALT、AST、TBIL 水平，减轻肝细胞的坏死及炎性细胞浸润。Tunel 检测显示，模型组可见较多凋亡细胞，与对照组及清下组相比均有显著差异，模型组大鼠 Bax、Caspase-3 蛋白表达量显著高于对照组及清下组，Bcl-2 蛋白表达量则较对照组及清下组显著降低。由此可见，清下法可显著改善内毒素性肝损伤大鼠肝功能及肝组织病理、降低肝细胞凋亡率，其机制可能是通过降低 Bax、Caspase-3 蛋白表达，上调 Bcl-2 蛋白表达，调节 Bcl-2/Bax 之间的平衡而起到防治内毒素所致肝细胞凋亡的作用。

采用 1%二甲基亚硝胺（DMA）按照 1 mL 给予大鼠腹腔注射制备肝纤维化模型，每周前 3 d 每日 1 次，连续造模 3 周；造模当天开始灌胃给药水飞蓟素 [阳性对照组，50 mg/（kg·d）]、茵陈蒿汤 [高、中、低剂量治疗组，20.0、8.0、3.2 g/（kg·d）]，模型组和正常对照组大鼠灌胃生理盐水，连续干预 5 周；采用 HE 染色观察肝组织病理学变化；测定血清中 ALT、AST、γ-谷氨酰转移酶（γ-GGT）、透明质酸（HA）、层粘连蛋白（LN）、Ⅳ型胶原（CⅣ）和Ⅲ型前胶原氨端肽（PⅢNP）水平；测定肝组织氨基酸代谢谱及羟脯氨酸含量。结果发现，与模型组比较，茵陈蒿汤高、中剂量能显著逆转大鼠肝组织病理学变化；茵陈蒿汤能剂量依赖性降低大鼠血清中 ALT、AST、γ-GGT、HA、LN、CⅣ及 PⅢNP 水平；茵陈蒿汤能剂量依赖性降低肝组织羟脯氨酸含量，并能改变大鼠肝组织中氨基酸代谢谱。研究表明，茵陈蒿汤具有明显逆转二甲基亚硝胺诱导所致大鼠肝纤维化的作用。

给予四氯化碳所致肝损害大鼠每天皮下注射茵陈煎剂 0.61 g，第 8 天做组织学检查，可见治疗组动物肝细胞肿胀、气球样变、脂肪变与坏死等均较对照组有不同程度的减轻。肝糖原与核糖核酸含量有所恢复或接近正常，血清 ALT 活性显著下降，表明仍有一定的保肝作用。茵陈蒿水煎剂 0.25 mL/10 g 灌胃给予小鼠，每日 2 次，连续 4 d，测定肝 P450 含量。结果表明，茵陈水煎剂能使小鼠肝 P450 含量增加，肝/体重比增大，异戊巴比妥钠诱导的睡眠时间缩短，初步表明茵陈水煎剂对小鼠肝酶有诱导作用。肝酶除参与药物代谢外，还参与胆汁酸、胆红素、类酯和某些毒物的代谢，诱导肝酶可能与茵陈利胆、退黄等功能有关。茵陈中某些黄酮和香豆素成分有抗四氯化碳或半乳糖诱发的大白鼠肝细胞毒性的作用，其强度依次为茵陈色原酮、东莨菪素、6，7-二甲氧基香豆素、茵陈黄酮、槲皮素、异鼠李黄素。茵陈蒿汤复方中的有效成分能非常显著地降低急性黄疸大白鼠的血清 ALT 和 AST 含量，对血清胆红素的作用则较轻微。此外，6，7-二甲氧基香豆素对肝细胞损害呈强抑制作用。

3. 降脂、抗动脉硬化 给大鼠灌胃脂肪乳制备高血脂模型，分别给模型大鼠灌胃高、中、低剂量的茵陈蒿汤水提组分、醇提组分连续 21 d，测定大鼠血清 TG、TC、HDL-C 和 LDL-C 的含量。结果发现，模型组大鼠与正常组大鼠比较，血清 TG、TC、LDL-C 含量极显著升高，HDL-C 含量极显著降低。与模型对照组比较，茵陈蒿汤水提组分高、中剂量组血脂各项指标明显改善，醇提组分各剂量组均有明显改善，醇提组分模型大鼠血脂各项指标的改善明显优于水提组分。由此可见，茵陈蒿汤水提组分、醇提组分均有较强的降血脂作用，但醇提组分的降脂作用优于水提组分。

将 48 只昆明种小鼠，雌雄各半，随机分为正常空白对照组、模型对照组、茵陈蒿汤加味方组、氟伐他汀组，采用蛋黄乳剂腹腔注射的方法造模，4 周后，分别给予生理盐水、茵陈蒿汤加味方和氟伐他汀灌胃治疗，连续给药4周，检测治疗前后各组小鼠TC和TG指标对肝组织进行病理学切片的观察。结果发现，正常空白对照组血清TG含量明显低于模型对照组。治疗后，茵陈蒿汤加味方组血清中TG含量明显低于模型对照组，氟伐他汀组和茵陈蒿汤加味方组TG含量明显比模型组低，但两者并无明显差异。研究表明，茵陈蒿汤加味方组对高脂血症小鼠血清TC、TG有降低的作用。

将33例维持性血液透析合并高脂血症患者，随机分为治疗组17例和对照组16例。在基础综合治疗上，治疗组口服辛伐他汀（舒降之）20 mg/d和茵陈五苓散300 mL/d；对照组只给予辛伐他汀。疗程为12周，其间安排4次访视，观测TC、TG、LDL-C、HDL-C及中医临床症候等的变化。结果发现，在改善TC、TG、LDL、HDL水平方面治疗组与对照组进行治疗前后的组内比较，两组对血脂有明显的改善作用，进一步采用LDS方法分析，治疗组治疗前后两两比较，对照组治疗前后两两比较。结果显示，茵陈五苓散与小剂量辛伐他汀合用既能有效调节血脂，又能改善维持性血液透析患者的临床症状，临床切实可行。

给实验性高胆固醇血症兔灌胃茵陈煎剂3 g/kg，用药2~3周后，治疗组血清胆固醇分别下降19.2%和30%，β-脂蛋白亦明显下降，动脉壁粥样硬化较对照组轻，兔主动脉壁胆固醇含量亦较对照组明显降低，表明茵陈有一定的抗动脉粥样硬化作用。

4. 强心、抗凝及促进纤维蛋白溶解　茵陈注射液和6，7-二甲氧基香豆素均可使离体兔心冠状动脉流量增加。经钙时间测定、抗凝血酶作用观察、蛋白电泳、纤维蛋白溶解试验、葡萄球菌聚集试验、纤维蛋白（原）裂解产物测定等证明，茵陈有抗凝及促进纤维蛋白溶解作用。6，7-二甲氧基香豆素能抑制去甲肾上腺素（NE）、5-羟色胺（5-HT）、组胺和血管紧张素Ⅱ对血管平滑肌的收缩作用，其作用方式与硝酸甘油很相似。

5. 降压　茵陈水浸液、乙醇水浸液、挥发油和6，7-二甲氧基香豆素均有降血压作用。6，7-二甲氧基香豆素0.4~10 mg/kg静脉注射或十二指肠给药，对全麻或局麻大鼠、猫与兔均有显著降血压效果。此作用不被六烃季胺和阿托品阻断，不被苄胺唑啉所加强，也不能对抗肾上腺素的升压作用。以1/50~1/10静脉注射剂量做椎动脉注射时，降血压强度和全量大致相等，提示其降血压作用可能为中枢性的。6，7-二甲氧基香豆素对在位兔心和猫心的收缩力有增强作用。滨蒿内酯有显著的降压和安宁作用。降压作用比甲基多巴强，犬静脉注射10 mg/kg可使血压下降58.6%，持续时间160 min，在同样剂量下，甲基多巴血压下降12.4%，持续时间120 min。

6. 抑制病原微生物　采用肉汤二倍稀释法测定药物的最低抑菌浓度（MIC）和最低杀菌浓度（MBC），用琼脂扩散法研究绵茵陈、穿心莲不同配伍比例水提取物的抗菌活性。结果发现，除穿心莲对白色念珠菌无抑制作用外，两药材水提物对测试菌都有不同程度的抑制作用。配伍共煎水提物对测试菌的抑制作用大于单煎水提物。研究表明，绵茵陈和穿心莲配伍后对测试菌的抑制作用明显增强。

茵陈煎剂对金黄色葡萄球菌、白喉杆菌、炭疽杆菌、伤寒杆菌、甲型副伤寒杆菌、铜绿假单胞菌、大肠杆菌、福氏痢疾杆菌、志贺氏痢疾杆菌、脑膜炎双球菌、枯草杆菌等有不同程度的抑制作用。10%煎剂能完全抑制人型结核杆菌的生长。1∶100的浓度对人型与牛型结核杆菌均有抑制作用。茵陈色原酮体外试验对氯霉素的抗菌作用有拮抗作用。茵陈二炔酮具有较高的抗菌作用，尤其对皮肤病原性丝状菌作用强大，表现为杀菌作用，经长时间 100 ℃以上高温处理，其抗菌力仍不减低。在 0.25 μg/mL 浓度下还能完全阻止猩红色毛癣菌的生长繁殖。滨蒿内酯对鼠角叉菜胶引起的浮肿有抗炎作用。醋酸扭体法和热板法均显示有镇痛作用。

采用细胞病变（CPE）抑制法观察金丝桃素单体、苦味叶下珠水溶液浸出物、茵陈水溶性提取物对人巨细胞病毒（HCMV）AD169 毒株的抑制作用，使用 MTT 比色法检测细胞的损伤程度，并利用吸光度（A）值评价这三种中药抗 HCMV 的效应。结果发现，金丝桃素单体、苦味叶下珠水溶液浸出物、茵陈水溶性提取物半数中毒浓度（TC_{50}）分别为 195.96、310.57、904.49 mg/L；半数抑制浓度（IC_{50}）分别为 19.15、51.25、195.11 mg/L；治疗指数（TI）分别为 10.23、6.06、4.64；IC_{50} 下，对 HCMV 的抑制率分别为 47.6%、41.7%、42%。细胞培养 96 h，IC_{50} 下，光学倒置相差显微镜下，金丝桃素单体抑制组中约 30% 贴壁细胞变成圆形或发生肿胀，而另外两种中药抑制组中 45%~55% 贴壁细胞变成圆形或发生肿胀。金丝桃素单体、苦味叶下珠水溶液浸出物、茵陈水溶性提取物溶液分别在 6.25、10、3.2 mg/L 浓度下具有显著的抗 HCMV 的作用，且随药物浓度的增高其作用增强。苦味叶下珠水溶液浸出物和茵陈水溶性提取物抗 HCMV 作用的差异无显著性，而金丝桃素单体与其他两种中药抗 HCMV 作用的差异有显著性。研究表明，金丝桃素单体、苦味叶下珠水溶液浸出物及茵陈水溶性提取物均是理想的抗 HCMV 中药，其中金丝桃素单体抗 HCMV 的作用尤为突出。

7. 治疗急性重症胰腺炎　将健康雄性昆明小鼠 110 只，分为止常对照组（10 只）、急性胰腺炎（AP）模型组（50 只）、茵陈蒿汤治疗组（50 只），在注射 L-精氨酸（L-Arg）后 6、12、24、48、72 h 不同时间点，进行胰腺组织病理检查和炎症病理评分分析。结果发现，注射 L-Arg 后 48 h 胰腺组织炎症病变最为严重，病理评分分值最高。应用茵陈蒿汤治疗后，不同时间点（6、12、24、48、72 h）AP 模型小鼠胰腺组织的炎症反应明显减轻（2.36±0.12，2.63±0.13，3.01±0.07，3.21±0.10，2.70±0.05），与模型组（2.83±0.10，3.33±0.12，4.33±0.09，4.38±0.11，3.80±0.06）比较，病理评分分值差异有显著性。研究表明，茵陈蒿汤能减轻 AP 模型胰腺组织的炎症病理改变，对胰腺组织结构有一定保护作用。

8. 抗肿瘤　采用 MTT 法，测定不同浓度的细胞膜固相色谱法得到的与肝细胞特异性结合的活性成分（样品 A、B、C、D、E）对人肝癌细胞 SMMC-7721 及人肺癌细胞 A549 活力的影响，观察药物对癌细胞增殖的影响。结果发现，样品 A、C、E 能显著抑制人肝癌细胞 SMMC-7721 的增殖，样品 A、B、C 对人肺癌细胞 A549 具有显著抑制作用。结果表明，样品 A、B、C、E 可能是茵陈蒿汤抗肿瘤作用的活性成分。

将茵陈的水提取物浓缩、干燥，经 Sephacryl S-200 分子筛过柱分离纯化其组分，以 MTT 法检测各成分对肿瘤细胞生长的影响。结果发现，经 S-200 分子筛过柱分析发现，茵陈具有含量和性质不同的 8 个吸收峰，其颜色分别呈黄、白、褐和黑色，pH 值在 5.8~6.2 之间。除去第 1 和第 6 吸收峰外，其他吸收峰对人肝癌细胞 Bel-7402 有不同程度抑制作用，第 2 吸收峰浓度在 1.95 μg/mL 时抑制率为 37%。表明茵陈至少含有

8种组分，其中6种对人肝癌细胞Bel-7402有生长抑制和杀伤作用。

应用光镜、MTT方法和流式细胞术，分析茵陈素对肺癌细胞形态学、生长和细胞周期的影响。结果发现，茵陈素能抑制肺癌细胞的增殖，并呈剂量依赖性，以160 μg/mL抑制作用最明显，抑制率达52.4%。细胞被阻滞于G_0/G_1期，不能进入S及G_2/M期，增殖指数明显下降。表明茵陈素在体外对肺癌细胞具有抑制作用，通过抑制DNA合成，将细胞阻滞于G_0/G_1期，从而抑制细胞增殖。

9. 预防和缓解哮喘 制备大鼠哮喘模型，模型动物随机分为四个组：模型组、西药（地塞米松）组、中药组、空白对照组，每组10只大鼠。从第17天起开始给予相应药液灌胃，西药组给予地塞米松1 g/kg，中药组给予茵陈蒿汤加减方配方颗粒溶液（浓度0.5 g/mL）5 mL/kg，每日1次。空白对照组和模型组分别以等量的生理盐水灌胃，每周按照大鼠体重调整1次。连续给药干预4周，检测血清中转化生长因子β1（TGF-β1）含量并进行比较分析。结果发现，中药组与西药组均可降低TGF-β1的含量，与模型组比较有显著性差异，中药组与西药组效果相当。研究表明，茵陈蒿汤加减方能通过有效地减低大鼠血清中TGF-β1的含量，从而阻断气道重塑的发生，达到预防和缓解哮喘的治疗目的。

10. 调节免疫 以人A型红细胞免疫BALB/c小鼠为模型，通过ELISA法检测小鼠外周血肿瘤坏死因子-α（TNF-α）水平变化，应用间接抗球蛋白试验、吸收放散试验检测小鼠血清免疫球蛋白G（IgG）型抗-A，观察A型红细胞免疫组和茵陈蒿汤治疗组中BALB/c小鼠体内TNF-α水平变化及与IgG型抗-A水平之间的相关性。结果发现，对照组、A型红细胞免疫组和茵陈蒿汤治疗组TNF-α检测结果分别为（83.50±6.32）ng/L、（135.56±44.14）ng/L和（109.44±12.50）ng/L，组间比较存在统计学差异；茵陈蒿汤治疗组有效率为61.11%，有效组和无效组之间TNF-α含量比较无统计学差异；TNF-α水平与抗-A水平之间呈显著性正相关关系。小鼠动物实验提示茵陈蒿汤可抑制TNF-α和ABO血型抗体的分泌，TNF-α水平和ABO血型抗体水平之间的变化呈正相关。

11. 解热、镇痛、消炎 用醋酸扭体法、热板法等研究了茵陈蒿成分蒿属香豆素及茵陈色原酮的镇痛作用，并以血痂渗透性抑制及角叉菜胶浮肿抑制为指标，研究了上述两成分的消炎作用。蒿属香豆素在醋酸扭体法及热板法中均有镇痛作用，而茵陈色原酮只在醋酸扭体法中显示弱的镇痛作用。关于消炎作用，蒿属豆素在角叉菜胶浮肿法中显示消炎作用，并且其作用主要在早期，但茵陈色原酮无消炎作用。因此认为蒿属香豆素是茵陈蒿中消炎镇痛的主要有效成分。

12. 减肥 高脂饮食喂养建立肥胖大鼠模型，测定体质量、Lee's指数、脂肪质量、瘦素、脂联素等指标。模型组大鼠的瘦素水平明显增高，通过茵陈蒿加味汤给药后，大鼠体质量减少的同时，血清瘦素水平下降，表明茵陈蒿加味汤可以改善瘦素抵抗，从而使瘦素发挥减低大鼠体质量的作用。

13. 其他 选择慢性复发型溃疡性结肠炎患者170例，随机将其分为观察组和对照组各85例。对照组予以口服柳氮磺吡啶，观察组予以茵陈白芷汤加减治疗。结果发现，观察组有效率为91.76%，对照组有效率为81.18%。研究表明，茵陈白芷汤治疗慢性复发型溃疡性结肠炎临床有效。

茵陈提取物可通过降低脂肪细胞中过氧化物酶酶体增殖物激活受体来减少脂肪积聚，并能抑制肥胖模型小鼠肉碱-十六酰转移酶1、脂肪酸合酶、甘油三磷酸酯脱氢酶的活性，显著增强脂代谢；茵陈可以通过促进外周组织对葡萄糖的利用，提高对胰岛的敏感性，并抑制葡萄糖的吸收，产生降低血糖作用，茵陈对戊四氮（PTZ）模型大鼠具有抗惊厥的作用。

【毒理研究】 取小白鼠60只，雌雄各半，体重18～22 g，禁食10 h，自由饮水，随机分成3组，将中药复方水煎液浓缩4倍，形成最大浓度的混悬液（以不堵塞灌胃器为限度）。水煎液生药含量为129 g/L，小鼠每次灌胃给浓度为含浸膏0.27 mg/mL的中药提取浓缩液0.4 mL/10 g，第一组每天给药1次，第二组每天给药2次，间隔8 h。第三组每天给药3次，间隔8 h。然后按常规饲养。观察小鼠外观、行为活动、呼吸、分泌物、排便、死亡及出现的症状，并每3 d称一次体重。实验结束处死小鼠，解剖，做重要脏器（心、肝、脾、肺、肾）病理检查，并计算小鼠1 d内最大给药剂量。处理数据结果半数致死剂量（LD_{50}）对应浸膏量为1.146 56 mg/mL，生药含量为547.34 g/L，20 g小鼠最大耐受量为273 630 g/(kg·d)，对应人体剂量为501.655 g/(kg·d)，为临床患者拟用量的116倍，由此可见，中药复方茵陈汤无明显毒理反应。

犬每天口服茵陈精制浸液（相当1 g剂量的生药），未见毒性反应，仅有安静、思睡现象。6，7-二甲氧基香豆素给小白鼠一次口服10 g/kg，动物多呈静卧状态、呼吸困难，一般在5 h死亡，小白鼠一次口服LD_{50}为7.246 g/kg。

毒性：6，7-二甲氧基香豆素灌胃对小鼠的半数有效量（ED_{50}）为940 mg/kg。

大鼠每日灌胃50%煎剂5 mL，连续2周，其食欲和体重与对照组无差异。6，7-二甲氧基香豆素小鼠灌胃的LD_{50}为497 mg/kg，口服的LD_{50}为7246 mg/kg。死亡大多发生在服药后4 h内，死前有阵发性惊厥。30～50 mg/kg静脉注射，可使部分猫、兔心电图出现一过性房室传导阻滞及室内传导阻滞。

茵陈二炔酮小鼠急性LD_{50}为6.98 mg/kg。对羟基苯乙酮小鼠腹腔注射的LD_{50}为0.5 g/kg，大鼠口服的LD_{50}为2.2 g/kg。小鼠腹腔注射茵陈素的生理盐水混悬剂、50%聚乙二醇400混悬剂以及口服1%西黄芪胶混悬剂的LD_{50}分别为（262.5±28.0）mg/kg、（105.0±10.5）mg/kg、（1373.0±79.0）mg/kg。茵陈素毒性为中枢抑制，表现为匍匐、思睡、流涎。

【临床应用】

1. 临床配伍

（1）阳明病，但头汗出，身无汗，剂颈而还，小便不利，渴引水浆，瘀热在里，身发黄：茵陈六两，栀子（擘）十四枚，大黄（去皮）二两。以水一斗二升，先煮茵陈，减六升，纳二味，煮取三升，去滓，分三服。（《伤寒论》茵陈蒿汤）

（2）胆囊感染：茵陈30 g，蒲公英12 g，忍冬藤30 g，川军10 g。水煎服。（《青岛中草药手册》）

（3）热病发斑：栀子仁一分，川大黄（锉碎，微炒）一两，甘草（炙微赤，锉）半两，茵陈二两，玄参一两。上药捣筛为散，每服四钱，用水一中盏，煎至六分，去

滓，不拘时候，温服。(《太平圣惠方》茵陈散)

（4）病疬风病（此病是身上出现斑块，白色成片）：茵陈两握，水一斗五升，煮取七升，先以皂荚汤洗，然后用以此汤洗，冷更作，隔日洗一次。(《崔氏纂要方》)

（5）风疾挛急（手足不能自由伸缩）：用茵陈蒿一斤、秫米一石、面三斤，和匀照常法酿酒，每日饮服。(《本草纲目》)

（6）眼热红肿：用茵陈、车前子等分，煎汤，以细茶调服数次。(《本草纲目》)

（7）大热黄疸，伤寒头痛，风热瘴疟：用茵陈切细煮羹食之。生食亦可。(《本草纲目》茵陈羹)

（8）大便自利而灰：茵陈蒿三钱，栀子、黄连各二钱。水二盏，煎至八分，去滓服。(《伤寒活人指掌图》茵陈栀子黄连汤)

（9）慢性肝炎：茵陈 200 g，当归 200 g，郁金（醋）200 g，枳实（炒）150 g，败酱草 250 g。以上五味，茵陈、败酱草按煎煮法煎食，其余三味共研细粉，制成褐色水丸，口服，每次 6 g，每日 3 次。(《吉林省药品标准》1986 年)

2. 现代临床

（1）急性黄疸型肝炎：急性黄疸型肝炎多是由于肝炎病毒所致的肝损害，发病急、病情重，严重威胁着人们的身体健康。中医认为其主要病机是湿热，茵陈蒿汤主要适用于湿热之阳黄。

（2）新生儿黄疸：新生儿黄疸是新生儿期由于胆红素代谢异常引起血中胆红素水平升高，而出现皮肤、巩膜及黏膜黄染的临床症状，既可以是生理现象，又可为多种疾病的主要表现。通过比较茵陈蒿汤不同煎煮方法治疗新生儿黄疸的疗效，发现先煎茵陈较三种药材同煎的临床治疗效果好，可能与药液中最后溶出的不同成分有关。

（3）母儿 ABO 血型不合：母儿 ABO 血型不合是因孕妇与胎儿之间血型不合而产生的同种免疫性疾病。采用茵陈蒿汤联合西药治疗母儿 ABO 血型不合 246 例，取得了较好的治疗结果，新生儿溶血率较单独使用西药组具有显著降低。通过对茵陈蒿汤治疗的 132 例母儿 ABO 血型不合患者临床疗效分析，发现茵陈蒿汤在治疗母儿血型不合方面较现代医学有着独特的疗效，而且应用方便经济，不良反应发生率低。

将母婴 ABO 血型不合 100 例随机分成治疗组及对照组，每组各 50 例。治疗组采用加味茵陈蒿汤，对照组给予维生素 C、维生素 E，每日 2 次口服，两组均治疗 10 d。治疗组 50 例中，治愈 24 例，有效 22 例，无效 4 例，总有效率为 92%；对照组 50 例中，治愈 12 例，有效 26 例，无效 12 例，总有效率为 76%。两组总有效率比较有显著性差异。研究表明，加味茵陈蒿汤治疗母婴 ABO 血型不合，疗效满意。

选 ABO 血型不合者 80 例，从血清效价≥1∶128 开始治疗，按随机数字表法分为 2组。研究组 40 例采用茵陈汤加静滴丹参冻干粉治疗，对照组 40 例采用口服茵陈汤治疗，比较两组疗效与治疗时间。结果发现，研究组有效率 95%，对照组有效率 70%。研究组治疗时间（10±4）d，对照组治疗时间（23±9）d。由此可见，茵陈汤加静滴丹参冻干粉能降低母儿 ABO 血型不合孕妇的血清抗体效价，并缩短治疗时间。

对 314 例抗体滴度≥1∶64 的 ABO 母儿血型不合孕妇（20～45 岁）进行研究，其中 246 例孕期给予中西药结合治疗（茵陈蒿汤联合 25% 葡萄糖液、维生素 C、维生素

E、苯巴比妥），68 例作为对照，观察孕妇 IgG 抗 A/B 抗体效价变化及新生儿溶血发生情况。结果发现，治疗组抗体效价降低与对照组相比，差异有统计学意义，治疗组新生儿溶血发生率与对照组相比，差异有统计学意义。孕次越大，新生儿溶血的发生率越高。由此可见，中西药结合治疗对降低孕妇 IgG 抗 A/B 效价及防治新生儿溶血疗效满意，新生儿溶血发生可能与孕次呈正相关。

按 1∶2 随机将社区孕妇保健门诊筛选出来的可能发生母儿 ABO 血型不合溶血病的高危孕妇分为对照组及服药组，再对服药组进行辨证方药加味茵陈蒿汤中药干预，最后分析比较所有观察对象孕期 IgG 抗体效价变化情况、孕期并发症出现情况和婴儿出生发生溶血症情况。结果发现，孕妇抗 A 或抗 B IgG 抗体效价下降为正常值的比率服药组（82.0%）明显高于对照组（46.9%）。孕期并发症如妊娠时限异常、胎儿宫内发育迟缓及胎儿窘迫等发生率服药组（8.0%）明显低于对照组的（34.7%）。婴儿溶血症及黄疸的发生率服药组（6.0%）明显低于对照组（18.4%），服药组自然分娩率（64.0%）亦高于对照组（51.0%）。

（4）慢性乙型重型肝炎：收集慢性乙型重型肝炎患者 300 例，其中对照组 150 例患者采用常规单纯西医治疗法，治疗组 150 例患者在西医常规治疗的基础上加用茵陈蒿汤，分别以两组患者治疗前后实验室检查结果及临床疗效作为临床观察指标。结果发现，治疗组患者治疗后实验室检查结果明显优于对照组患者，治疗组患者的临床疗效明显优于对照组患者。研究表明，茵陈蒿汤可有效改善慢性乙型重型肝炎患者的各项实验室检查结果，对于提高慢性乙型重型肝炎的临床疗效具有重要的临床意义。

【不良反应】　无毒。在常规剂量内水煎服没有不适反应。长期服用或大剂量（30 g 以下）水煎服一般也没有明显副作用。大剂量服用后少数患者会有头晕、恶心、腹胀、腹泻等一过性反应。在大剂量使用前，需注意患者原有的消化道疾病和心血管疾病。

茵栀黄注射液静脉滴注有少数患者出现过敏反应和心律失常反应。

【综合利用】　茵陈分布广泛，由于其药效明确，无毒及不良反应，在我国用药历史悠久。文献调研显示，该药材富含香豆素、黄酮、酚酸类、色原酮等成分。药理活性包括保肝利胆、抗炎镇痛、抗菌、细胞保护、抗肿瘤疾病等多个方面，其中在保肝利胆方面研究的较多，为治疗肝胆疾病及其并发症提供了参考。由于茵陈产地多，化学成分受采收季节影响大，进一步深入研究其化学成分、药理作用及两者相互关系将为该药材的临床合理用药提供理论依据。

■参考文献

[1] 付延伟，纪松岗，李明春，等．复方茵陈颗粒的质量标准研究［J］．解放军药学学报，2015，31（1）：53-56.

[2] 韦庆宁，李小凤，史柳芝，等．茵陈多糖的提取及含量测定［J］．国外医学（医学地理分册），2012，34（3）：207-208，217.

[3] 闫森，李清，陈倩倩，等．HPLC 法同时测定绵茵陈中绿原酸等 4 种有效成分的含量［J］．沈阳药科大学学报，2014，31（1）：45-50.

[4] 高宾，肖玲．茵陈的传说与炮制［J］．首都医药，2014，21（9）：49.

［5］ 翟美娟．茵陈汤临床应用研究进展［J］．中国现代药物应用，2014，8（8）：237-239.

［6］ 刘天运．三月茵陈四月蒿［J］．中国社区医师，2010（36）：27.

［7］ 程广海．三月茵陈为最贵［J］．家庭中医药，2014（4）：47.

［8］ 阳勇．常用藏药"蒂达"（藏茵陈）质量标准研究［D］．重庆：重庆医科大学，2014.

［9］ 张柏顺．绵茵陈正交提取工艺初步筛选［J］．首都医药，2013，20（2）：56.

［10］ 阳勇，钟国跃，武小赟，等．常用藏药"蒂达（藏茵陈）"各品种的薄层色谱鉴别研究［J］．中国中药杂志，2013，38（5）：757-761.

［11］ 高雅言，孙盼盼，张超，等．茵陈蒿方传统与现代浸提方法对比［J］．中国实验方剂学杂志，2013，19（6）：18-22.

［12］ 常永芳，胡瑞省，刘志强，等．超声波法提取茵陈中绿原酸［J］．食品工业，2013，34（3）：78-80.

［13］ 方文忠，葛尔宁，盛振华．茵陈蒿汤中主要有效成分绿原酸的溶出规律研究［J］．云南中医学院学报，2013，36（2）：24-26.

［14］ 王有明．HPLC测定不同批次藏茵陈胶囊中齐墩果酸的含量［J］．中国民族医药杂志，2013（7）：46-47.

［15］ 田成旺，张铁军，蒋伶活．藏茵陈HPLC指纹图谱及模式识别研究［J］．中国药学杂志，2013，48（18）：1545-1549.

［16］ 栾姝．高效毛细管电泳法测定茵陈中绿原酸的含量［J］．北方药学，2013，10（10）：12-13.

［17］ 邢湘臣．茵陈蒿的传说［J］．家庭中医药，2013（4）：49.

［18］ 王才桑洁．人工种植的藏茵陈药效分析及栽培技术［J］．青海农林科技，2007（4）：40-41.

［19］ 王玉珍．盐碱地中草药——茵陈蒿选育栽培技术［J］．农民致富之友，2013（2）：103.

［20］ 叶娉．茵陈质量标准及其提取物提取纯化工艺研究［D］．成都：成都中医药大学，2009.

［21］ 马瑛．藏茵陈的化学成分和抗肝细胞损伤实验研究［D］．北京：中央民族大学，2011.

［22］ 曹锦花．茵陈的化学成分和药理作用研究进展［J］．沈阳药科大学学报，2013，30（6）：489-494.

［23］ 董岩，王新芳，崔长军，等．茵陈蒿的化学成分和药理作用研究进展［J］．时珍国医国药，2008，19（4）：874-876.

［24］ 霍务贞，卫世杰，袁旭江，等．气相色谱-质谱联用分析茵陈与牛至挥发油的化学成分［J］．广东药学院学报，2010，26（5）：492-496.

［25］ 田成旺，张铁军，蒋伶活．HPLC法同时测定藏茵陈胶囊中7种有效成分［J］．中草药，2013，44（6）：705-708.

[26] 李莉，孙艳涛，王冰. RP-HPLC 同时测定茵陈中 3 种有效成分含量 [J]. 中国实验方剂学杂志，2013，19（5）：136-138.

[27] 田书霞，阎姝，王竹云，等. 高效液相法同时测定茵陈蒿汤中 7 种成分 [J]. 时珍国医国药，2013，24（2）：399-401.

[28] 周旭，刘峰群，张诗龙，等. HPLC 法测定复方茵陈注射液中间体盐酸小檗碱 [J]. 药物分析杂志，2012，32（6）：1033-1035，961.

[29] 杨爱华，窦志华，罗琳，等. 茵陈蒿汤 HPLC 指纹图谱初步研究 [J]. 药学与临床研究，2012，20（4）：301-303.

[30] 李娟. 酶法提取茵陈总黄酮的工艺研究 [J]. 广州化工，2012，40（19）：40-42.

[31] 范丽梅，徐立堃，张兰，等. 茵陈中多糖组分的提取及分析 [J]. 中国现代医生，2012，50（34）：98-99，101.

[32] 周强，唐小明，董世孝，等. 茵陈蒿汤加减联合大承气汤保留灌肠治疗阻塞性黄疸 98 例临床观察 [J]. 甘肃中医学院学报，2015，32（2）：35-37.

[33] 毛德文，唐农，陈月桥，等. 茵陈术附汤加味治疗慢性肝衰竭阴黄证的临床研究 [J]. 中西医结合肝病杂志，2015，25（2）：74-76.

[34] 彭皇青，顾江红. 思美泰联合中药茵陈利胆方治疗妊娠期肝内胆汁淤积症 [J]. 云南中医学院学报，2013，36（6）：71-73.

[35] 王刚，张殿文. 茵陈利胆颗粒对结石性胆囊炎的作用 [J]. 中国老年学杂志，2011，31（23）：4702-4703.

[36] 徐宏，赫慧，张殿文，等. 茵陈利胆片对家兔细菌性胆囊炎作用的实验研究 [J]. 中国中医药科技，2015，22（1）：24-25.

[37] 窦志华，陈智娴，王冬梅，等. 茵陈蒿汤醇提与水提部位利胆保肝药效研究 [J]. 中国中医药信息杂志，2012，19（9）：40-42.

[38] 周步高，喻松仁，高书亮，等. 加味茵陈蒿汤对小鼠急性酒精性肝损伤保护作用的实验研究 [J]. 时珍国医国药，2012，23（7）：1720-1722.

[39] 吴献群，赵君，滕婧，等. 单味茵陈蒿对雌孕激素诱导的肝内胆汁淤积孕鼠血生化指标、肝脏病理及血清雌三醇的影响 [J]. 中国妇幼保健，2008，23（10）：1405-1406.

[40] 赵君，吴献群，杨欣，等. 茵陈蒿对雌孕激素诱导的肝内胆汁淤积孕鼠肝脏超微结构和细胞黏附分子-1 表达的影响 [J]. 中西医结合肝病杂志，2008，18（3）：156-157.

[41] 孔俊飞. 利胆汤对大鼠利胆作用的实验研究 [D]. 北京：北京中医药大学，2014.

[42] 窦志华，罗琳，候金燕，等. 茵陈蒿汤保肝作用的血清药理学研究 [J]. 中国现代应用药学，2012，29（10）：868-871.

[43] 洪敏，吴祥瑞，华永庆，等. 绵茵陈与茵陈蒿保肝作用比较研究 [J]. 中药药理与临床，2009，25（6）：73-75.

[44] 曹洪欣，孙晖，姜新刚，等. Comparative study on the protective effects of Yinchenhao Decoction（茵陈蒿汤）against liver injury induced by α-naphthylisothiocyanate and carbon tetrachloride [J]. Chin J Integr Med, 2009, 15（3）：204-209.

[45] 吕俊兰，李瑞生，靳世英，等. Changes of pharmacokinetics of 6, 7-dimethoxy-coumarin in a rat model of alpha-naphthylisothiocyanate-induced experimental hepatic injury after Yinchenhao Decoction（茵陈蒿汤）treatment [J]. Chin J of Integr Med, 2012, 18（11）：831-836.

[46] 王凤林，杨宏志，李杨湄，等. 基于茵陈蒿汤及大承气汤的清下法防治急性内毒素性肝损伤大鼠肝细胞凋亡的机制研究 [J]. 中药材, 2014, 37（5）：848-852.

[47] 王政. 茵陈蒿汤配合西药治疗慢性乙型重型肝炎 150 例 [J]. 陕西中医, 2014, 34（7）：841.

[48] 刘天易，闫琴. 茵陈蒿汤不同组分降脂作用的比较 [J]. 山东中医杂志, 2011, 30（6）：424-425.

[49] 蔡夏琴，程慧洁. 加味茵陈蒿汤治疗 ABO 血型不合 50 例临床观察 [J]. 浙江中医杂志, 2014, 49（4）：267.

[50] 刘红，侯代荣. 茵陈汤加静滴丹参冻干粉治疗母儿 ABO 血型不合 80 例疗效分析 [J]. 中外医学研究, 2013, 11（34）：14-15.

[51] 吴梅婷，陈玲，项双卫. 茵陈蒿汤联合西药治疗母儿 ABO 血型不合疗效分析 [J]. 现代生物医学进展, 2013, 13（2）：312-315.

[52] 桑勉，张鹏，聂波，等. 茵陈蒿汤加减方对哮喘大鼠模型气道 TGF-β1 的干预作用 [J]. 现代生物医学进展, 2015, 15（11）：2001-2004.

[53] 李佳佳，罗贞恋，覃川，等. 茵陈蒿汤加味方对高脂血症小鼠血清总胆固醇和甘油三酯影响的实验研究 [J]. 贵阳中医学院学报, 2014, 36（6）：24-27.

[54] 马鸿杰，李康康. 茵陈五苓散治疗血透患者高脂血症的临床研究 [J]. 辽宁中医杂志, 2014, 41（12）：2606-2608.

[55] 严晓丹，王林，陈晔，等. 茵陈蒿加味汤对肥胖模型大鼠瘦素和脂联素的影响 [J]. 福建中医药大学学报, 2012, 22（5）：28-29.

[56] 魏国丽，郑学宝，刘强，等. 茵陈蒿汤对急性胰腺炎小鼠胰腺组织病理影响的研究 [J]. 中国实验诊断学, 2011, 15（1）：35-37.

[57] 鞠诣然，任江，付东升. 茵陈白芷汤加减治疗慢性复发型溃疡性结肠炎 85 例 [J]. 中国当代医药, 2011, 18（4）：92-93.

[58] 杨广栋，陈兰羽，张莎莎，等. 茵陈在肝病治疗中的应用 [J]. 吉林中医药, 2011, 31（5）：455-457.

[59] 周华. 口服黄疸茵陈颗粒和妈咪爱辅助治疗新生儿黄疸疗效观察 [J]. 中国医药科学, 2012, 2（23）：85-86.

[60] 卢姗，顾燕妹，易华凤. 茵陈汤治疗新生儿黄疸的疗效观察及心理护理 [J]. 中国妇幼卫生杂志, 2013, 4（2）：123.

[61] 许艳，杨爱红，程露，等. 茵陈五苓散联合蓝光治疗新生儿黄疸 23 例效果观察

[J]. 齐鲁护理杂志, 2013, 19（5）: 123-124.

[62] 赵罗忠. 中药茵陈汤联合双歧杆菌三联散剂治疗新生儿黄疸疗效观察 [J]. 吉林医学, 2013, 34（25）: 5197-5198.

[63] 李志强. 茵陈茯苓汤治疗新生儿黄疸 65 例 [J]. 河南中医, 2011, 31（6）: 641-642.

[64] 王雅丽. 茵陈小柴胡汤加减治疗新生儿黄疸 80 例 [J]. 中国民间疗法, 2014, 22（4）: 51-52.

[65] 屈弘宇. 茵陈蒿汤合猪苓散治疗新生儿黄疸 45 例临床观察 [J]. 长春中医药大学学报, 2010, 26（1）: 93.

[66] 康庆伟, 阎姝. 茵陈蒿汤的药理作用及临床应用进展 [J]. 中国中西医结合外科杂志, 2013, 19（4）: 473-475.

[67] 贾照志. 茵陈蒿的化学成分、药理作用及临床应用进展 [J]. 牡丹江医学院学报, 2010, 31（3）: 87-89.

茯 苓

【道地沿革】 茯苓又称云苓、茯神、白茯苓、赤茯苓、茯苓皮等。茯苓的历史十分悠久，《史记·龟策列传》"下有伏灵，上有兔丝"，《淮南子》有云"千年之松，下有茯苓，上有兔丝"。茯苓作为重要的服食药物，汉代文献多有记载，《淮南子·说林训》云："茯苓掘，菟丝死。"注云："松脂入地，千岁为茯苓。"正式明确茯苓与松树的寄生关系。《神农本草经》一名茯菟，列上品。陶弘景谓："今出郁州。大者如三四升器，外皮黑而细皱，内坚白。"《本草纲目》载："茯苓有大如斗者，有坚如石者，绝胜。其轻虚者不佳，盖年浅未坚故耳。"历代本草所载，均指真菌茯苓 Poria cocos 而言，《本草图经》及《本草纲目》的附图也系本种。

《新修本草》云："今太山亦有茯苓，白实而块小，不复采用。第一出华山，形极粗大。雍州南山亦有，不如华山。"《千金翼方·药出州土》载贡茯苓者有雍州、华州、虢州，证以其他资料，唐代茯苓主要产于华山及其周围地区，《通典》卷六云："华阴郡贡茯苓三十八斤，茯神三十八斤。"吴融《病中宜茯苓寄李谏议》诗中有："千年茯菟带龙鳞，太华峰头得最珍。"贾岛诗云："常言吃药全胜饭，华岳松边采茯神。"至五代《蜀本草》依然说："所在大松处皆有，唯华山最多。"

茯苓分布甚广，后世颇推崇云南野生茯苓，呼为"云苓"，据晋张华《博物志》云："松脂沦入地千年化为伏苓，伏苓千岁化为虎魄（即琥珀）。今太山有伏苓而无虎魄，益州永昌有虎魄而无伏苓。"益州永昌在今云南保山，乃知当时对云南的茯苓资源缺乏了解，年代略晚的郭义恭《广志》云："松根茯苓贯著之，生朱提汉阳县。"朱提、汉阳在今云贵之间，这或许是云南出茯苓的最早记载。

六朝唐宋皆不以云贵所产茯苓为贵，至于清《滇海虞衡志》说："茯苓，天下无不推之云南，曰云苓。"又云："李时珍、江切庵之书尚不言云苓，云苓之重，当在康熙时。"《本草蒙荃》云："近道亦有，云贵独佳。"陈嘉谟年代尚在李时珍之前，年代稍后，王肯堂《证治准绳》之河车丸、《景岳全书》之苍术丸皆专用"云苓"，则滇产茯苓之驰誉当开始于明初，直到晚近皆以云苓为优。《植物名实图考》云："茯苓，本经上品，附松根而生，今以滇产为上，岁贡仅二枚，重二十余斤，皮涧细，作水波纹，极坚实。"《药物出产辨》云："以云南产者为云苓，最正地道。"《增订伪药条辨》云："望松树赤者，下有茯苓，此皆言天然野生之茯苓，其生长在十年或数百年不等，得松之精气足，其皮黑皱，其肉坚致结合，不论何地产，皆为佳品。惟云南产，天然生者为多，亦皮薄起皱纹、肉带玉色、体糯质重者为最佳，惜乎出货不多。其他产临安、六安、於港者，种苓为多。"

关于茯苓的人工种植，陶弘景云："今出郁州，彼土人乃故研松作之，形多小，虚赤不佳。"此似指人工培植而非造作，但显然技术尚处于萌芽阶段，不够成熟，故品质不如野生者"大如三四升器，外皮黑而皱，内坚白，形如鸟兽鱼鳖"佳好。

宋代茯苓种植的记载比较完整，南宋灵隐寺僧元肇有诗云："不为栽松种茯苓，只缘山色四时青。老僧不许移松去，留与西湖作画屏。"种植之法载周密《癸辛杂识》续集上云："道士郎如山云，茯苓生于大松之根，尚矣。近世村民乃择其小者，以大松根破而系其中，而紧束之，使脂液渗入于内，然后择地之沃者，坎而瘗之，三年乃取，则成大苓矣。洞霄山最宜茯苓，往往民多盗种，密志之而去，数年后乃取焉，种者多越人云。"这种用幼苓作"肉引"的办法，相当于现代的掘根原苓引种法。

明清种苓逐渐普及，安徽尤称大宗，但值得注意的是，种植茯苓往往因为毁林破坏植被而受到广泛诟病。《植物名实图考》云："他处皆以松截断，埋于山中，经三载，木腐而茯成，皮糙黑而质松，用之无力，然山木皆以此翦薙，尤能竭地力，故种茯苓之山，多变童阜，而沙崩石陨，阻遏溪流，其害在远。闻新安人禁之。"

药用茯苓品种古今无变化，产地则由于资源枯竭，一方面开始人工培育，另一方面，产地逐渐由中原向云南等边远地区转移。栽培者以安徽产量较大，称为"安苓"；野生者以云南产质量为佳，称为"云苓"。

【来源】 本品为多孔菌科真菌茯苓 *Poria cocos*（Schw.）Wolf 的干燥菌核。

【原植物、生态环境、适宜区】 茯苓在不同的发育阶段表现出菌丝体、菌核和子实体三种不同的形态特征。菌丝体：包括单核及双核两种菌丝体。单核菌丝体是由茯苓孢子萌发而成，仅在萌发的初期存在；双核菌丝体为菌丝体的主要形式。在显微镜下观察，可见菌丝体由许多具分枝的菌丝组成，菌丝内由横隔膜分成线形细胞，在其顶端常见到锁状联合。菌核：多为不规则的块状，球形、长圆形或长椭圆形等，大小不一，小者如拳，大者直径达 20~30 cm，或更大。表皮淡灰棕色或黑褐色，呈瘤状皱缩，内部白色稍带粉红，由无数菌丝组成。子实体：伞形，常产生在菌核表面，初时白色，后逐渐转变为淡棕色，孔作多角形，担子棒状，担孢子椭圆形至圆柱形，稍屈曲，一端尖，平滑，无色。有特殊臭气。

茯苓喜温暖、干燥、向阳、雨量充沛的环境，野生在海拔 600~1000m 山区的干燥、向阳山坡上的马尾松、黄山松、赤松、云南松、黑松等树种的根际。孢子 22~

28 ℃萌发，菌丝18~35 ℃生长，于25~30 ℃生长迅速，子实体18~26 ℃分化生长并能产生孢子。段木含水量50%~60%，土壤含水量20%、pH 3~7，坡度10°~35°的山地沙性土较适宜生长。在昼夜温差大的条件下有利于茯苓的生长。

茯苓分布于河南、河北、山东、福建、广东、广西、安徽、浙江、湖南、湖北、四川、云南、贵州、山西等地。云南禄劝、丽江、武定，湖北罗田、英山、麻城，安徽金寨、霍山、岳西，河南商城，广东信宜、新丰、高州，广西苍梧、玉林，福建三明等地均适宜其人工培植。尤以河南商城，安徽金寨、岳西、霍山，云南禄劝、武定，湖北罗田等地最为适宜。

【生物学特点】

1. 栽培技术 茯苓可用段木、树蔸及松针栽培，但目前仍以段木栽培为主。选直径10~45 cm的中龄松树，砍伐后每隔3~7 cm相间纵削3 cm宽的树皮，深入木质部0.5 cm，称"剥皮留筋"，当松木断口停止排脂，敲之有声时锯料，截成长65~85 cm的节段，放通风向阳处，按"井"字形堆垛备用。选背风向阳、微酸偏沙的缓坡地，挖直径90 cm、深50~65 cm的窖，窖距上下为33 cm，左右为17 cm，四周挖好排水沟。取木段3~5根，粗细搭配，分层放置于窖中。菌种也称引子，有菌丝引、肉引、木引三种，现多用菌丝引。用PDA培养基从菌核组织中分离出纯菌种，栽培种培养基用松木屑76%、麸皮22%、石膏和蔗糖各1%，含水量65%，装入广口瓶，灭菌后接入纯菌种，在25~28 ℃条件下培养半个月，翻转瓶在22~24 ℃下再培养半个月，即为菌丝引。肉引在接种前半个月内采挖鲜菌核为引。木引是在接种前两个月选直径4~10 cm的梢部无节筒木，锯成长50 cm的木段，每5根为一堆，分两层堆叠，将新鲜菌核250 g贴在木段上靠皮处，覆土3 cm，60 d左右菌丝可长满筒木。早春3~4月接种，用菌丝引接种，宜选晴天将窖中细木段削尖，插入栽培瓶中，粗木段靠在周围，覆土厚3 cm。肉引接种时用刀剖开苓种，将苓肉面贴在筒料的上端截面或侧面，苓皮朝外。木引可锯成5~6 cm长，靠在料筒的上端截面或将引木锯成二段、三段，夹在料筒中间。

2. 田间管理 结苓期常在地面出现裂缝，应及时补土填缝。为防止菌丝脱落，影响生长，接种后，严禁人畜践踏苓场。2个月左右，菌丝应长到段木料底或开始结苓。及时除草，以利光照。为促进菌丝的生长发育，应及时疏松板结土，保持良好的通气性。

为促进菌丝迅速生长，窖顶前期覆土宜浅；结苓后，盖土加厚，约10 cm，以菌核不外露且空气通畅为宜。随着茯苓菌核的增大，常使窖面泥土龟裂，裂缝也应及时填塞好。

苓场应保持干燥，防止苓窖水淹。大雨过后，待土壤稍干后应及时检查窖顶是否有裂缝，若有裂缝及时培土填塞。干旱季节，要适当浇水。

3. 病虫害防治

（1）腐烂病：为害茯苓菌核。发病时菌核常流出黄色黏液，失去特有的香气。防治方法：段木要清洁、干净，苓场要保持通风透气及排水良好。若发现此病，为防止病害蔓延而致全窖无收，应提前收获；苓窖用石灰消毒。

（2）白蚁：为害山地木本药材和茯苓蛀食种植茯苓的松根、段木，使之不结苓而造成减产。防治方法：选苓场要避开蚁源，场向应向南或向东南，地要较干燥，挖地时注意清除腐烂树根。在苓场附近挖一些诱集坑，发现白蚁时，可用60%亚砷酸与40%滑石粉配成药粉，沿蚁路寻找蚁穴，撒粉毒杀，杀火后，再换新的诱集物继续诱杀。采取生物灭蚁法，引进白蚁天敌——蚀蚁菌。此菌对啮齿类动物及所有热血动物均无感染力，但蚁群中只要有1只蚁感染，巢内就无1只蚁可幸免，灭蚁率达100%。

【采收加工】 野生茯苓常在7月至次年3月到松林中采挖；人工栽培茯苓于接种后的第二年7~9月采挖。菌核表皮呈黄褐色，未出现白色裂缝时即可收获。选晴天，先将表面泥土挖去，掀起段木，轻轻取出菌核，放入箩筐内。有的菌核一部分长在段木上，若用手掰，菌核易破碎，可用锄头背轻轻敲打段木，将菌核完整地震下来，然后拣入箩筐内。采收后的茯苓，应及时运回加工。

挖出茯苓团后，先将鲜茯苓除去泥土及小石块等杂物，然后按大小分开，堆放于通风干燥室内离地面15 cm高的架子上，一般放2~3层，使其"发汗"，每隔2~3 d翻动一次，翻转时动作要轻，每次翻半边，不可上下对翻，以免茯苓"发汗"不匀。半个月后，当茯苓菌核表面长出白色茸毛状菌丝时，取出刷拭干净，至表皮皱缩呈褐色时，置凉爽干燥处阴干即成"个苓"。然后将"个苓"按商品规格要求进行加工，削下的外皮为"茯苓皮"；切取近表皮处呈淡棕红色的部分，加工成块状或片状，则为"赤茯苓"；内部白色部分切咸块状或片状，则为"白茯苓"；若白茯苓中心夹有松木的，则称"茯神"。

【炮制储藏】

1. 炮制

（1）茯苓：用水浸泡，洗净，捞出，闷透后，切片，晒干。

（2）朱茯苓：取茯苓块以清水喷淋，稍闷润，加朱砂细粉撒布均匀，反复翻动，使其外表粘满朱砂粉末，然后晾干。

2. 储藏 置干燥处，防潮。

【药材性状】 茯苓个苓呈球形、扁圆形或不规则的块状，大小不一，重量由数十克至5 kg以上。表面黑褐色或棕褐色，外皮薄而粗糙，有明显隆起的皱纹，常附有泥土。体重，质坚硬，不易破开；断面不平坦，呈颗粒状或粉状，外层淡棕色或淡红色，内层全部为白色，少数为淡棕色，细腻，并可见裂隙或棕色松根与白色绒状块片嵌镶在中间。气味无，嚼之黏牙。以体重坚实、外皮呈褐色而略带光泽、皱纹深、断面白色细腻、黏牙力强者为佳。

茯苓片：为去皮后切制的茯苓，呈不规则厚片，厚薄不一。白色、淡红色或淡棕色。

茯苓块：为去皮后切制的茯苓，呈立方块状或方块状厚片，大小不一。白色、淡红色或淡棕色。

【质量检测】

1. 显微鉴别 本品粉末灰白色，主要为菌丝、担子柄和担孢子交织而成的不规则形团块。以稀甘油装片，可见菌丝细长，稍弯曲，常分枝，大多无色，稀为淡棕色，直径3 μm；担孢子类圆形，大小不一，一般着生于担子柄的顶端，直径10~24 μm。另外，尚分布有棕色黏液团块。

2. 理化鉴别

（1）粉末少许加碘化钾试液1滴，显深红色，如加α-萘酚及浓硫酸，显橙红色至淡红色。（检查多糖类）

（2）取粉末0.5 g加丙酮10 mL，水浴温浸10 min，滤过。滤液蒸干，残渣加冰醋酸1 mL使溶解，再加硫酸1滴，显淡红色，后变淡褐色。（检查麦角甾醇）

（3）薄层色谱：取粉末2 g，加乙醚4 mL，冷浸24 h，滤过。滤液浓缩至1 mL，点样于中性氧化铝板上，用苯-95%乙醇（9∶1）上行展开，在紫外光灯（254 nm）下观察，有黄绿色及紫色两个荧光斑点。

3. 含量测定

（1）总多糖：采用苯酚-硫酸法制定。对照品溶液的制备：精密称取105℃干燥至恒重的无水葡萄糖60 mg，置100 mL容量瓶中，加水使溶解并稀释至刻度（每1 mL中含无水葡萄糖0.6 mg）。供试品溶液的制备：精密称取本品细粉5 g，置圆底烧瓶内，加水100 mL，回流提取2 h，趁热过滤，重复提取2次，用少量水洗涤残渣，滤过与之前滤液合并，浓缩，转移至100 mL容量瓶内，加水稀释至刻度，取稀释液2 mL置离心器中，加80%乙醇10 mL，离心，2500 r/min，30 min后取出倾去上清液，将沉淀移至50 mL容量瓶中，加水稀释至刻度，摇匀。精密量取供试品溶液1 mL，加1 mL水于具塞试管中，加4%苯酚10 mL，混匀，迅速加入浓H_2SO_4 70 mL，摇匀，于40℃水浴中保温30 min后移至冰水浴中，放置30 min后取出，在490 nm处测定吸光度。

（2）总三萜类：采用紫外-可见分光光度法测定。对照品溶液的制备：精密称取多孔菌酸C对照品22 mg，置于25 mL容量瓶中，加甲醇溶解并稀释至刻度，摇匀，备用。供试品溶液的处理：精密称取茯苓药材粉末（过40目筛）500 mg，置25 mL容量瓶中，加入甲醇15 mL，超声提取90 min，滤过，用适量甲醇洗涤药渣，定容至25 mL，摇匀。精密吸取上述对照液0.2、0.3、0.4、0.5、0.6 mL，分别置具塞试管中，水浴挥发去溶剂，冷却，准确加入0.4 mL 5%香草醛-冰醋酸溶液和18 mL高氯酸，混匀，密塞。置70℃恒温水浴中加热20 min，取出，冷却至室温，加冰醋酸5 mL，摇匀，在540 nm处测定吸光度，以试剂为空白。以吸光度为纵坐标、多孔菌酸C微克数为横坐标作标准曲线。吸取样品溶液0.3 mL，依法测定。

（3）茯苓酸：采用HPLC测定。色谱条件：以Hypersil ODS C18（4.6 mm×250 mm，5 μm）为色谱柱，以乙腈-0.5%磷酸溶液（70∶30）为流动相，流速0.8 mL/min，柱温：30℃，检测波长242 nm。对照品溶液的制备：精密称取茯苓酸对照品1.81 mg，置于10 mL容量瓶中，加甲醇至刻度，摇匀，得0.181 mg/L的茯苓酸对照品溶液。供试品溶液的制备：精密称取茯苓粗粉约2 g，置于100 mL具塞锥形瓶中，加甲醇20 mL，加塞称定。于超声仪中提取15 min，用甲醇补足减失的重量，用微孔滤膜过滤，收取滤液，密封备用。精密取对照品溶液、供试品溶液各10 μL，按上述色谱条件测定样品中茯苓酸含量。

（4）去氢乙酰茯苓酸：采用HPLC测定。色谱条件：以Phenomenex Luna C18

(4.6 mm×150 mm，5 μm）为色谱柱，以乙腈−0.05%磷酸溶液（64∶36）为流动相，流速 1.0 mL/min，柱温 25 ℃，检测波长 242 nm。用外标法定量，测定茯苓中去氢乙酰茯苓酸的含量。对照品溶液的制备：精密称取去氢乙酰茯苓酸对照品适量，用甲醇溶解配成浓度为 0.175 g/L 的溶液，0.45 μm 滤膜过滤，备用。供试品溶液的制备：称取茯苓 10 g，粉碎，加入 100 mL 80%乙醇液，回流提取 4 h，过滤，收集滤液，滤渣再按前述方法重复提取 2 次，合并滤液，减压浓缩至无醇味，于 80 ℃下蒸干，即得茯苓提取物。称取茯苓提取物 100 mg，用甲醇定容至 5 mL，0.45 μm 微孔滤膜过滤，滤液作为供试品溶液备用。

【商品规格】　现行部局标准将茯苓分为个苓、白苓片、白苓块、赤苓块、骰方、白碎苓、赤碎苓、茯神块和茯神木九个规格。

1. 个苓

（1）一等：干货。呈不规则圆球形或块状，表面黑褐色或棕褐色；体坚实，皮细，断面白色，味淡，大小圆扁不分；无杂质、霉变。

（2）二等：干货。呈不规则圆球形或块状，表面黑褐色或棕色；体轻泡，皮粗，质松，断面白色至黄赤色，味淡；间有皮沙、水锈、破伤，无杂质、霉变。

2. 白苓片

（1）一等：干货。为茯苓去净外皮，切成的薄片。白色或灰白色，质细，毛边（不修边）。厚度每厘米 7 片，片面长宽不得小于 3 cm。无杂质、霉变。

（2）二等：厚度每厘米 5 片，片面长宽不得小于 3 cm。其余同一等。

3. 白苓块　统货。干货。为茯苓去净外皮切成的扁平方块。白色或灰白色，厚 0.4~0.6 cm，长、宽各 4~5 cm，边缘可不成方形，间有长、宽各 15 cm 以上的碎块。无杂质、霉变。

4. 赤苓块　统货。干货。为茯苓去净外皮切成的扁平方块。赤黄色，厚 0.4~0.6 cm，长、宽各 4~5 cm，边缘可不成方形，间有长、宽各 15 cm 以上的碎块。无杂质、霉变。

5. 骰方　统货。干货。为茯苓去净外皮切成的立方形块。质坚实，长、宽、厚在 1 cm 以内，均匀整齐，间有不规则的碎块，但不超过 10%。无粉末、杂质、虫蛀、霉变。

6. 白碎苓　统货。干货。为加工茯苓时的白色或灰白色的大小碎块或碎屑。无粉末、杂质、虫蛀、霉变。

7. 赤碎苓　统货。干货。为加工茯苓时的赤黄色的大小碎块或碎屑。无粉末、杂质、虫蛀、霉变。

8. 茯神块　统货。干货。为茯苓去净外皮切成扁平方块形。色泽不分。每块含松木心。厚度 0.4~0.6 cm，长、宽各 4~5 cm。木心直径不超过 15 cm。边缘茯苓块可不切成方形，间有长、宽各 15 cm 以上的碎块。无杂质、霉变。

9. 茯神木　统货。干货。为茯苓中间生长的松木。多为弯曲不直的松根，似朽木状。色泽不分，质松体轻。每根周围必须带有 2/3 的茯苓肉。木杆直径不超过 2.5 cm。无杂质、霉变。

【性味归经】 甘、淡，平。归心、肺、脾、肾经。

【功能主治】 利水渗湿，健脾，宁心。用于水肿尿少，痰饮眩悸，脾虚食少，便溏泄泻，心神不安，惊悸失眠。

【用法用量】 内服：煎汤，10~15 g；或入丸、散。宁心安神时用朱砂拌。

【使用注意】 阴虚面无湿热、虚寒滑精、气虚下陷者慎服。

【化学成分】

1. 多糖类 多聚糖类主要为茯苓聚糖，含量最高可达75%，为一种具有 β（1→6）吡喃葡萄糖聚糖支链的 β（1→3）吡喃葡萄糖聚糖，切断支链成 β（1→3）葡萄糖聚糖，称茯苓次聚糖，常称为茯苓多糖。

2. 三萜类 从茯苓的菌核和菌丝中分离到三萜类物质39个，其中羊毛甾-8-烯型三萜12个，羊毛甾-7，9（11）-二烯型三萜16个，3，4-开环-羊毛甾-7，9（11）-二烯型三萜7个，3，4-开环-羊毛甾-8-烯型三萜2个，三环二萜类1个，齐墩果烷型三萜1个，还含有三萜羧酸茯苓酸、土莫酸、齿孔酸、松苓酸、松苓新酸等。又报道尚含7，9（11）-去氢茯苓酸、7，9（11）-去氢土莫酸、多孔菌酸C及3，4-裂环-羊毛甾烷型三萜类化合物等。

3. 其他 茯苓中还含有脂肪酸、甾醇、酶等。新分得的化合物有胡萝卜苷、乙基-β-D-吡喃葡萄糖苷、L-尿苷、柠檬酸三甲酯、（R）-苹果酸二甲酯等。

【药理作用】

1. 利尿 茯苓水煎液（2.5、5、10 g/kg）灌胃给药，对生理盐水负荷大鼠、小鼠有较显著的利尿作用，且作用持久。阴性对照组大鼠总尿量8.51~17.45 mL，5 g/kg茯苓水煎液大鼠总尿量15.65~22.71 mL，10 g/kg茯苓水煎液大鼠总尿量13.82~24.24 mL。茯苓水煎液5、10 g/kg能使动物尿中 K^+ 排出量较阴性对照组显著升高，阴性对照组 K^+ 排出量12.98~29.14 mg；5 g/kg茯苓水煎液 K^+ 排出量27.7~37.96 mg；10 g/kg茯苓水煎液 K^+ 排出量22.47~43.35 mg。结果显示，茯苓水煎液有显著的利尿作用。

2. 抗病毒 刺参体腔内分别注射质量浓度为0.6、1、1.4 mg/L的茯苓多糖溶液500 μL，注射后6 d内，刺参体腔液中溶菌酶（LSZ）活性、超氧化物歧化酶（SOD）活性、补体C3含量及磷性碱酸酶（ALP）活性分别在第4天和第6天达到最高。注射0.3 mg茯苓多糖的刺参ALP和LSZ活性较高，注射0.5 mg茯苓多糖的刺参SOD活性和补体C3含量较高。

调节免疫茯苓多糖（200 μg或1000 μg）与流感病毒灭活疫苗共同肌内注射免疫，能显著增加流感（A/PR用）病毒攻击小鼠血清抗体水平，并提高小鼠抗致死量流感病毒攻击的能力，其免疫增强效果与氢氧化铝相当，提示茯苓多糖可作为一种新型的流感病毒灭活疫苗的免疫佐剂。

3. 抗肿瘤 将S180、EAC腹水型瘤株接种于小鼠腋下，茯苓多糖灌胃对两种移植性肿瘤具有抑制作用，与灌胃5-FU类似。茯苓多糖（100~200 mg/kg）能明显提高EAC瘤细胞接种后荷瘤小鼠体内NK细胞活性，高剂量具有提高TNF水平的趋势，且对人乳腺癌细胞系有一定的抑制作用；茯苓多糖（10 mg/kg×10）单独使用对小鼠的移植性肿瘤均无抑制作用，但能显著增强环磷酰胺、M25、5-FU、平阳霉素、丝裂霉素、放线菌素 D 对小鼠 S180 的抑制作用和平阳霉素对食管癌 SGA-73 的抑制作用，提高环磷酰胺对白血病小鼠 LG15、L1210 和长春新碱对白血病 L615 鼠的生命延长率，即茯苓多糖与抗癌药合用有明显的增效作用；茯苓中羊毛甾烷三萜类化合物与抗癌药物合用，能促进小鼠巨噬细胞产生集落刺激因子，提高由放射线照射所致白细胞减少症小鼠的外周血白细胞水平和血小板的数量，促进粒细胞增殖和造血细胞再生，可提高放疗和化疗的疗效，降低毒副反应；茯苓三萜类成分及其衍生物对多种肿瘤具有抑制活性，尤其对肺癌、卵巢癌、皮肤癌、中枢神经癌、直肠癌等作用明显。茯苓对 K562 细胞（人慢性髓样白血病细胞）抑制作用明显，可影响小鼠 T 淋巴细胞增殖。

4. 抗菌 K-B 纸片扩散法研究发现，100%茯苓浸出液滤纸片对金黄色葡萄球菌、白色葡萄球菌、铜绿假单胞菌、炭疽杆菌、大肠杆菌、甲型链球菌、乙型链球菌等均有抑菌作用。用平板打洞法研究发现，茯苓的 100%煎剂对金黄色葡萄球菌、大肠杆菌、变形杆菌等均有抑制作用。茯苓的乙醇提取物在体外能杀死钩端螺旋体，但水煎液无效。

5. 抗炎 茯苓总三萜（50、150、450 mg/kg）灌胃给药，对二甲苯诱导的小鼠耳郭肿胀和冰醋酸引起的腹腔毛细血管渗出有明显的抑制作用，能明显减轻角叉菜胶诱导的大鼠足跖肿胀、棉球诱导的大鼠肉芽肿，具有良好的抗炎作用。

从茯苓的甲醇提取物中分离得到三萜化合物，发现该化合物可以抑制对苯二甲酸（TPA）引起的鼠耳郭肿胀。从茯苓的二氯甲烷提取物中分离出新三萜衍生物 3β-（对-羟苯甲酰基）氧-16α-羟羊毛甾-7，9（11），24（31）三烯-21-酸对 TPA 诱发的炎症也有抑制作用。

6. 抗惊厥 不同剂量茯苓总三萜（5、10、20、40、80、160 mg/kg）灌胃对小鼠最大电休克模型有对抗作用，且量效呈正相关性，但最大效能较拉莫三嗪弱。两种剂量茯苓总三萜（80、160 mg/kg）灌胃均可显著延长戊四氮诱发癫痫模型大鼠发作潜伏期，且作用较拉莫三嗪强。两种剂量茯苓总三萜（140、280 mg/kg）可显著延长青霉素诱导大鼠癫痫发作潜伏期，减轻发作的程度，延长痫性放电的潜伏期，减少痫波发放频率，减小放电最高波幅。茯苓总三萜（70、140、280 mg/kg）灌胃可降低青霉素诱发惊厥模型大鼠海马区谷氨酸含量，其中 280 mg/kg 剂量组可同时降低天冬氨酸含量。

7. 抗衰老 每日灌胃给予老龄大鼠茯苓多糖制剂（3、6、12 mg/kg），共 10 d，可不同程度地增加血清中超氧化物歧化酶（T-SOD 和 Cu-SOD）的活性，降低丙二醛（MDA）含量，但对单胺氧化酶（MAO）活性无明显影响，具有较好的延缓衰老作用。

将茯苓水提液（10~20 mg/L）与原代培养新生大鼠海马神经细胞预孵育 24 h，再将细胞与叠氮化钠孵育培养，发现茯苓能明显抵抗叠氮化钠引起的神经细胞线粒体还原噻唑蓝（MTT）的能力下降和微管结构紊乱，维持细胞线粒体的功能及微管结构，减缓衰老，有防治神经退行性疾病的作用。

8. 改善记忆 茯苓具有改善大脑记忆功能的作用。采用 Morris 水迷宫实验和染铅实验，发现茯苓提取物各剂量组（0.9、1.8、3.6 g/kg，灌胃）血铅和骨铅含量明显降低。同时，茯苓提取物各剂量组能明显缩短小鼠到达平台的逃逸时间，且茯苓提取物还可明显抑制小鼠大脑皮层和海马区 Fas 抗原的表达，能促进染铅小鼠体内铅排除，对改善大脑记忆功能有明显作用。

9. 抗排斥 茯苓具有抗排斥反应的作用。每日接受茯苓醇提取物 25、50 mg/kg 灌胃的异位（腹腔）心脏移植模型大鼠，移植心脏存活时间明显延长，病理损害程度减轻，外周血 IL-2 及 IFN-γ 的含量及 $CD3^+$、$CD4^+$、$CD8^+T$ 细胞百分比和 $CD4^+/CD8^+$ 比值降低。茯苓酸橄榄油溶液每日 10 mg/kg、1 mg/kg 灌胃能显著延长大鼠移植心脏后的存活时间，各剂量可降低血清 IL-2、IFN-γ 水平，减轻心肌病理损害。茯苓素每日 50 mg/kg 灌胃原位（腹腔）肾脏移植模型大鼠，可使移植肾和受者存活时间显著延长，病理损害程度减轻，外周血 IL-2 和 IFN-γ 的含量、外周血 $CD4^+T$ 细胞百分比、$CD8^+T$ 细胞百分比显著降低。

10. 其他 茯苓水提取物按 2.5、5、10 g/kg 灌胃，可明显降低小鼠 MNT 方法的微核实验中镉诱变组的微核率，并抑制 MMC 诱导的精子畸变作用。0.3、0.6、1.2 g/kg 剂量灌胃茯苓醇提物，可显著降低高血脂模型小鼠的肝脏指数和血清中甘油三酯（TG）、总胆固醇（TC）、低密度脂蛋白胆固醇（LDL-C）、一氧化氮（NO）水平，并显著提高血清中 SOD 的活性。

茯苓多糖（10、20、40 mg/kg）灌胃，每 12 h 给药一次，连续给药 3 次，对正常小鼠具有抗寒、抗疲劳作用。1、5、10 μg/mL 茯苓酸能下调志贺氏毒素 II 型变异体（SLT-IIe）诱导的大鼠肠黏膜微血管内皮细胞（RIMEC）NO、血栓素 A_2（TXA_2）的分泌，10 μg/mL 茯苓酸可抑制 SLT-IIe 诱导的 RIME CET-1 的分泌，使其分泌的内皮素-1（ET-1）含量接近正常水平；不同浓度茯苓酸对 SLT-IIe 诱导 RIMEC 过量分泌前列环素（PGI_2）、血小板活化因子（PAF）无影响。

另外，茯苓多糖每日 10 mg 灌胃能有效防止大鼠草酸钙结石的形成，具有消石作用；茯苓三萜及其衍生物可抑制蛙灌胃五水硫酸铜引起的呕吐。

【毒理研究】 茯苓的温水浸提液腹腔注射及灌胃对小鼠的 LD_{50} 分别大于 2000 mg/kg 和 1000 mg/kg。中毒机制：茯苓中所含的糖类、蛋白质、脂肪等大分子物质具有抗原性，可引起机体变态反应性疾病。

【临床应用】

1. 临床配伍

（1）太阳病，发汗后，大汗出，胃中干，烦躁不得眠，脉浮，小便不利，微热消渴者：猪苓十八铢（去皮），泽泻一两六铢，白术十八铢，茯苓十八铢，桂枝半两（去皮）。上五味，捣为散。以白饮和服方寸匕，日三服。（《伤寒论》五苓散）

（2）小便多、滑数不禁：茯苓（去黑皮）、干山药（去皮，白矾水内湛过，慢火焙干）。上二味，各等分，为细末，稀米饮调服之。（《儒门事亲》）

（3）水肿：

1）白术（净）二钱，茯苓三钱，郁李仁（杵）一钱五分。加生姜汁煎。（《不知医必要》茯苓汤）

2）皮水，四肢肿，水气在皮肤中，四肢聂聂动者，用防己、黄芪、桂枝各三两，

茯苓六两，甘草二两。上五味，以水六升，煮取二升，分温三服。（《金匮要略》防己茯苓汤）

（4）丈夫元阳虚惫，精气不固，余沥常流，小便白浊，梦寐频泄，及妇人血海久冷，白带、白漏、白淫，下部常湿，小便如米泔，或无子息（不育）：黄蜡四两，白茯苓（去皮）四两（做块，用猪苓一分，同于瓷器内煮二十余沸，取出晒干，不用猪苓）。上以茯苓为末，熔黄蜡，搜为丸，如弹子大。空心细嚼，满口生津，徐徐咽服。以小便清为度。忌饮米醋，切忌使性气。（《太平惠民和剂局方》威喜丸）

（5）心下有痰饮，胸胁支满，目眩：茯苓四两，桂枝、白术各三两，甘草二两。上四味，以水六升，煮取三升，分温三服，小便则利。（《金匮要略》苓桂术甘汤）

（6）卒呕吐，心下痞，膈间有水，眩悸：半夏一升，生姜半斤，茯苓三两。上药三味，以水七升，煮取一升五合，分温再服。（《金匮要略》小半夏加茯苓汤）。

（7）飧泄，洞利不止：茯苓一两，南木香半两（纸裹炮）。上二味，为细末，煎紫苏木瓜汤调下二钱匕。（《百一选方》）

（8）胃反，吐而渴，欲饮水：茯苓半斤，甘草二两，泽泻四两，桂枝二两，白术三两，生姜四两。上六味，以水一斗，煮取三升，纳泽泻，再煮取二升半，温服八合，日三服。（《金匮要略》茯苓泽泻汤）

2. 现代临床

（1）慢性胃炎：用外台茯苓饮加味治疗慢性胃炎68例。组成：党参15 g、白术10 g、茯苓10 g、陈皮10 g、生姜6 g、枳壳10 g、砂仁10 g，随症加减。每日1剂，水煎服，一般2剂即可见效，15 d为1个疗程，可连用1~2个疗程。结果：治愈14例，显效31例，有效19例，无效4例，总有效率为94.1%。

（2）小儿轮状病毒肠炎：用双苓止泻口服液（每支含茯苓2.3 g，猪苓3 g及其他成分）治疗小儿轮状病毒肠炎30例。1岁以下每次25 mL，1~3岁每次5 mL，每日3次加温口服，用药时间为3~5 d。结果：显效14例，有效11例，无效5例，总有效率为83.33%。

（3）慢性非特异性溃疡性结肠炎：用藿香茯苓散治疗慢性非特异性溃疡性结肠炎84例。组成：白术、茯苓、藿香各15 g，党参、葛根各12 g，木香（后下）、炙甘草各6 g，随症加减。每日1剂。结果：有效81例，无效3例，总有效率96.43%。

（4）慢性乙型肝炎：用珍珠茯苓汤治疗慢性乙肝60例。组成：珍珠草15 g、茯苓20 g、郁金15 g等，随症加减。每日1剂，水煎服，3个月为1个疗程，总疗程1年。结果：临床痊愈率为50%，有效率为31.6%，总有效率为81.6%。

（5）阻塞性肺病发作期：在常规西药治疗的基础上，加用茯苓杏仁甘草汤治疗阻塞性肺病40例。组成：茯苓15 g、杏仁12 g、甘草9 g，随症加减。水煎服，疗程为14 d。结果：临床痊愈16例，好转23例，未愈1例，总有效率为97.5%。

（6）稳定型劳累性心绞痛：用加味桂枝茯苓汤治疗稳定型劳累性心绞痛60例。组成：桂枝15 g、茯苓20 g、桃仁15 g、牡丹皮15 g、芍药15 g、薤白15 g、制半夏12 g。水煎，每日2次温服，在此基础上服用硝酸异山梨酯（硝苯地平）片，每次10 mg，每日3次；阿司匹林肠溶片，每次50 mg，每日1次，疗程为4周。结果显示，加服桂枝茯苓汤在缓解心绞痛发作、改善胸痹症候、改善心电图方面疗效优于单服西药治疗。

（7）乳腺增生病：口服桂枝茯苓胶囊 0.93 g，每日 3 次，疗程 3 个月，治疗乳腺囊性增生病 100 例。对月经前的乳痛总有效率达 86%，83% 的患者乳腺增生结节由硬变软，92% 的患者乳腺增生的范围有不同程度的缩小；对于月经后的乳痛总有效率达 79%，其中显效占 40 例，79% 的患者乳腺增生结节由硬变软，91% 的患者乳腺增生的范围有不同程度的缩小。

（8）异位妊娠：在用甲氨蝶呤 1 mg/kg 单次肌内注射的基础上，加服桂枝茯苓汤治疗异位妊娠 60 例。组成：桂枝 9 g、茯苓 15 g、桃仁 10 g、赤芍 15 g、牡丹皮 12 g、丹参 15 g、三棱 6 g、莪术 6 g、天花粉 30 g，随症加减。每日 1 剂，煎汁 400 mL，每日 2 次口服，疗程为 7 d。结果：治愈 36 例，显效 20 例，无效 4 例，总有效率为 93.3%。

（9）输卵管阻塞性不孕：月经后口服桂枝茯苓胶囊治疗输卵管阻塞性不孕 120 例。组成：桂枝、茯苓、牡丹皮、赤芍、桃仁。每日 3 次，每次 3 粒，连续服用至月经期停药为 1 个疗程，月经干净后 3 d 行输卵管通液术。结果显示，3 个疗程后 82 例患者输卵管通畅，痊愈率 68.3%，总有效率为 91.7%。

（10）药物流产后阴道出血：在服用米索前列醇 1 h 后口服桂枝茯苓胶囊 3 粒，每日 3 次，共 5 d，用于治疗药物流产后阴道出血 100 例。结果显示，桂枝茯苓胶囊对药物流产完全流产率无影响，但可缩短流产后阴道出血时间，减少出血量。

（11）盆腔炎性包块：用桂枝茯苓丸治疗慢性盆腔炎包块 65 例。组成：桂枝 15~20 g、茯苓 15~20 g、牡丹皮 10~15 g、桃仁 6~10 g、赤芍 15~20 g、生牡蛎 15~20 g、败酱草 10~15 g、三棱 6~9 g、莪术 6 g、甘草 10 g，随症加减。每日 1 剂，水煎服，10 d 为 1 个疗程。结果：痊愈 42 例（占 64.6%），显效 18 例（占 27.7%），无效 5 例（7.7%），总有效率为 92.3%。

（12）子宫肌瘤：在口服米非司酮的基础上，加服桂枝茯苓胶囊（每粒 0.3 g，由桂枝、茯苓、芍药、牡丹皮、桃仁组成）治疗子宫肌瘤 45 例。每次 3 粒，每日 3 次，经期停服，连服 3 个月。结果：治愈 13 例，显效 18 例，有效 12 例，无效 2 例，总有效率为 95.6%。

（13）慢性盆腔炎：在西药治疗的基础上（月经期静脉滴注抗生素 7 d，月经后静脉滴注甲硝唑 0.5 g，每日 2 次，半个月为 1 个疗程），加用桂枝茯苓胶囊治疗慢性盆腔炎 52 例。每日 3 次，每次 3 粒，饭后服用，经期停服，3 个月为 1 个疗程。结果：痊愈 36 例，显效 12 例，有效 2 例，无效 2 例，总有效率为 96.2%。

（14）卵巢囊肿：用加味桂枝茯苓汤治疗卵巢囊肿 80 例。组成：桂枝 15 g、茯苓 45 g、桃仁 10 g、赤芍 10 g、牡丹皮 10 g、牛膝 15 g、莪术 10 g、水蛭 3 g、土鳖虫 6 g、香附 5 g，随症加减。每日 1 剂，水煎分 3 次服，30 d 为 1 个疗程。结果：治愈 56 例，有效 19 例，无效 5 例，总有效率为 93.75%。

（15）原发性痛经：口服桂枝茯苓丸用于治疗原发性痛经 114 例。组成：桂枝、茯苓、牡丹皮、赤芍、桃仁。每次 15 g，每日 2 次，3 个月为 1 个疗程。结果：痊愈 62 例，占 54.4%；显效 26 例，占 22.8%；有效 16 例，占 14.0%；无效 10 例，占 8.8%；总有效率为 91.2%。

（16）前列腺增生症：用桂枝茯苓丸治疗前列腺增生症 62 例。组成：桂枝 10 g、茯苓 18~20 g、牡丹皮 10 g、桃仁 15 g、穿山甲（冲服）10 g、赤芍 15 g、海藻 15 g、荔枝核 15 g，随症加减。每日 1 剂，水煎服，连续服药 3 个月。结果：显效 42 例，占 67.7%；好转 19 例，占 30.6%；无效 1 例，占 16%；总有效率为 98.4%。

（17）男性不育症：用甘草干姜茯苓白术汤加味治疗男性不育症 498 例。组成：甘草 15 g、白术 15 g、干姜 30 g、茯苓 30 g、肉苁蓉 21 g、淫羊藿 30 g、菟丝子 30 g、鹿角胶 12 g。每日 1 剂，水煎服，3 个月为 1 个疗程。结果：30 d 治愈者有 88 例，45 d 治愈者有 98 例，60 d 治愈者有 126 例，90 d 治愈者有 86 例。治疗后精液分析检查发现精子活率均恢复到 75% 以上，除 2 例患者中断治疗外，有效率达 100%。

（18）其他：茯苓还可用于治疗糖尿病便秘、系统性红斑狼疮、血栓闭塞性脉管炎、亚急性湿疹、脂肪肝等病。

【综合利用】　药食两用的茯苓，本身除药用外，在保健食品等方面大有开发价值和市场前景。如以茯苓为主要原料制作的茯苓饼、茯苓面包、茯苓酸奶及茯苓药膳等具有健脾养颜的保健作用。古医家认为茯苓能化解黑斑瘢痕，祛斑增白，润泽皮肤，有美容的功效，故茯苓系列化妆品也具有较好的开发前景和广阔市场。

■参考文献

［1］谢国秀，王芙艳，杨忠东，等 . 茯苓多糖对流感灭活疫苗的免疫增强作用 ［J］. 生命科学研究，2009，13（3）：246-250.

［2］王淑娴，李天保，樊英，等 . 茯苓多糖对刺参体腔液中免疫因子活性的影响 ［J］. 饲料研究，2010（1）：59-61.

［3］Zhang M，Chu L C，Cheng P C，et al. Growth-inhibitory ettects of β-glucan from the mycelium of Doria cocos on human breast carcinoma MCF-7 cells：cell-cycle arrest and apoptosis induction ［J］. Oncology Reports，2006，15（3）：637-643.

［4］汪电雷，陈卫东，徐先祥 . 茯苓总三萜的抗炎作用研究 ［J］. 安徽医药，2009，13（9）：1021-1023.

［5］金惠，赵英博，江维，等 . 茯苓药理作用及临床应用研究进展 ［J］. 湖北中医杂志，2008，30（4）：59-61.

［6］张琴琴，王明正，王华坤，等 . 茯苓总三萜抗惊厥作用的实验研究 ［J］. 中西医结合心脑血管杂志，2009，7（6）：712-714.

［7］张琴琴，王明正，王华坤，等 . 茯苓总三萜对青霉素诱发惊厥模型海马氨基酸含量的影响 ［J］. 中国药理学通报，2009，25（2）：279-280.

［8］侯安继，陈腾云，彭施萍，等 . 茯苓多糖抗衰老作用研究 ［J］. 中药药理与临床，2004，20（3）：10-11.

［9］卢建中，喻萍，吕毅斌，等 . 茯苓提取物对铅致记忆损伤及相关抗原表达的影响 ［J］. 毒理学杂志，2006，20（4）：224-226.

［10］李春雨，刘宏宇，张国伟，等 . 茯苓酸抗大鼠心脏移植急性排斥反应的实验研究 ［J］. 中国胸心血管外科临床杂志，2010，17（2）：136-139.

［11］丁晨光，田普训，薛武军，等 . 茯苓素预防大鼠肾移植急性排斥反应的实验研究

[J]. 中国中西医结合杂志，2010，30（3）：308-311.

[12] 吕团伟，刘孟宇，李淑红，等. 中草药五加皮和茯苓的拮抗镉诱变作用 [J]. 吉林大学学报（医学版），2008，34（4）：598-600.

[13] 施溯筠，朴惠顺. 茯苓醇提取物对高脂血症小鼠的血脂和 NO 水平的影响 [J]. 华西药学杂志，2009，24（6）：631-632.

[14] 周宏超，高立云，范光丽，等. 茯苓酸对 SLT-Ⅱe 诱导大鼠肠黏膜微血管内皮细胞分泌细胞因子的影响 [J]. 中国兽医科学，2008，38（10）：884-888.

[15] 刘建民，王利清. 霍香茯苓散治疗慢性非特异性溃疡性结肠炎 84 例 [J]. 河北中医，2008，30（10）：1045.

[16] 张朝曦，林怀德，张用华，等. 珍珠茯苓汤治疗慢性乙肝疗效观察 [J]. 中医药信息，2009，26（6）：82-84.

[17] 刘杰. 茯苓杏仁甘草汤治疗阻塞性肺病发作期 80 例临床观察 [J]. 中国医学创新，2009，6（27）：91-92.

[18] 黄配宜. 加味桂枝茯苓汤治疗稳定型劳累性心绞痛 60 例 [J]. 中西医结合心脑血管病杂志，2008，6（10）：1207-1208.

[19] 苏东玮，盛媛，施俊义. 桂枝茯苓胶囊治疗乳腺囊性增生病疗效观察 [J]. 现代中西医结合杂志，2010，19（2）：192-193.

[20] 周贯忠，高玉霞，周利文. 桂枝茯苓汤治疗异位妊娠 60 例 [J]. 中国中医药现代远程教育，2010，8（5）：32.

[21] 罗洁，王中弥. 桂枝茯苓胶囊治疗输卵管阻塞性不孕 120 例 [J]. 现代中西医结合杂志，2009，18（17）：2045.

[22] 邓秋红. 桂枝茯苓胶囊减少药物流产后阴道出血 200 例临床观察 [J]. 数理医药学杂志，2010，23（2）：190-191.

[23] 张霞，耿金凤. 桂枝茯苓丸加减治疗盆腔炎性包块 65 例 [J]. 中国现代药物应用，2010，4（1）：99.

[24] 周鑫磊. 中西医结合治疗子宫肌瘤 90 例的临床分析 [J]. 中国医药指南，2010，8（11）：64-65.

[25] 蒋艳丽，魏东艳，蔡振吉. 桂枝茯苓胶囊治疗慢性盆腔炎临床分析 [J]. 中国现代药物应用，2010，4（1）：167.

[26] 王代金，龙春香，吴琴. 用传统医药加味桂枝茯苓汤治疗卵巢囊肿 80 例 [J]. 中国民族医药杂志，2009（7）：61.

[27] 张玲玲，薛晓馥，王宏宾. 桂枝茯苓丸治疗原发性痛经 114 例 [J]. 现代中西医结合杂志，2009，18（26）：3200-3201.

[28] 王成，范先枝. 桂枝茯苓丸治疗前列腺增生症 62 例临床报告 [J]. 齐齐哈尔医学院学报，2009，30（17）：2142.

[29] 张家亭. 甘草干姜茯苓白术汤加味治疗男性不育症 [J]. 中外医疗，2009（32）：98.

[30] 程水明，施晓燕，周国钰. 茯苓保健酸奶的研制 [J]. 中国酿造，2008，27

(9)：123-125.

[31] 万青. 养颜美容茯苓先 [J]. 东方药膳，2006（9）：18-19.

茺 蔚 子

【道地沿革】 始载于《神农本草经》。《日华子诸家本草》记载："益母草子，如鸡冠子，黑色，九月采。"别名益母草子、苦草子、小胡麻、野黄麻、六角天麻、茺玉子。由唇形科植物益母草的成熟果实风干后而成，具有活血调经、清肝明目的功能。炒后有活血调经之效。

【来源】 本品为唇形科植物益母草 *Leonurus japonicus* Houtt. 的干燥成熟果实。秋季果实成熟时采割地上部分，晒干，打下果实，除去杂质。全国各地均产，多自产自销。

【原植物、生态环境、适宜区】 一年生或二年生草本，高 60~100 cm。茎直立，四棱形，被微毛。叶对生；叶形多种；叶柄长 0.5~8 cm。一年生植物基生叶具长柄，叶片略呈圆形，直径 4~8 cm，5~9 浅裂，裂片具 2~3 钝齿，基部心形；茎中部叶有短柄，3 全裂，裂片近披针形，中央裂片常再 3 裂，两侧裂片再 1~2 裂，最终片宽度通常在 3 mm 以上，先端渐尖，边缘疏生锯齿或近全缘；最上部叶不分裂，线形，近无柄，上面绿色，被糙伏毛，下面淡绿色，被疏柔毛及腺点。轮伞花序腋生，具花 8~15 朵；小苞片针刺状，无花梗；花萼钟形，外面贴生微柔毛，先端 5 齿裂，具刺尖，下方 2 齿比上方 2 齿长，宿存；花冠唇形，淡红色或紫红色，长 9~12 mm，外面被柔毛，上唇与下唇几乎等长，上唇长圆形，全缘，边缘具纤毛，下唇 3 裂，中央裂片较大，倒心形；雄蕊 4，2 强，着生在花冠内面近中部，花丝疏被鳞状毛，花药 2 室；雌蕊 1，子房 4 裂，花柱丝状，略长于雄蕊，柱头 2 裂。小坚果褐色，三棱形，先端较宽而平截，基部楔形，长 2~2.5 mm，直径约 1.5 mm。花期 6~9 月，果期 7~10 月。

细叶益母草：一年生或二年生草本，株高达 80 cm。茎直立，四棱形，有糙伏毛，叶对生。叶柄长 0.5~5 cm；茎最下部的叶早落，中部的叶卵形，掌状 3 全裂，长约 5 cm，宽约 4 cm，裂片长圆状鞭形，再羽状分裂成 3 裂的线状小裂片，宽度通常 1~3 mm；最上部叶明显 3 裂，小裂片线形，近无柄，上面绿色，疏伞花序腋生，多花，无花梗；小苞片针刺状，比萼筒短，被糙伏毛，花萼钟形，外面被柔毛，先端 5 齿裂，具尖刺，上方 3 齿比下方 2 齿短，宿存。花冠唇形，淡红或紫红色，长 15~20 mm，外面密被长柔毛，上唇比下唇长 1/4 左右，上唇长圆形，全缘，下唇 3 裂，中央裂片卵形；雄蕊 4，2 强，着生在花冠内面近中部，花丝疏被鳞状毛，花药 2 室；雌蕊 1，子房 4 裂，花柱丝状，略长于雄蕊，柱头 2 裂。小坚果褐色，三棱形，上端较宽而平截，基部楔形，长约 2.5 mm。花期 6~9 月，果期 7~10 月。

益母草喜温暖湿润气候，喜阳光，对土壤要求不严，一般土壤和荒山坡地均可种植，以较肥沃的土壤为佳，需要充足水分条件，但不宜积水，怕涝。生长于多种环境，海拔可高达 3400 m。野荒地、路旁、田埂、山坡草地、河边，以向阳处为多。全国大部分地区均有分布，河南黄河流域是发源地及主产区。

【生物学特点】

1. 栽培技术　用种子繁殖。选健壮、无病害的植株留种，种子成熟采收后，经日晒，打下种子，簸去杂质，储藏备用。当年的新鲜种子发芽率一般在 70% 以上，隔年陈种发芽很少或不发芽。种子在 10 ℃ 以上即可发芽，发芽出苗随温度的增加而加快。

益母草分早熟益母草和冬性益母草，一般均采用种子繁殖，以直播方法种植，育苗移栽者亦有，但产量较低，仅为直播的 60%，故多不采用。早熟益母草秋播、春播、夏播均可，冬性益母草必须秋播。春播以雨水至惊蛰期间（2 月下旬至 3 月上旬）为宜；北方为利用夏季休闲地种植，采用夏播，在芒种收麦以后种植，产量不高；低温地区多采取秋播，以秋分至寒露期间（9 月下旬至 10 月上旬）土壤湿润时最好。秋播播种期的选择，直接关系到产品的产量和质量，过早，易受蚜虫侵害；过迟，则受气温低和土壤干燥等影响，当年不能发芽，翌年春分至清明才能发芽，且发芽不整、不齐，多不能抽薹开花。

播种分条播、穴播和撒播。平原地区多采用条播，坡地多采用穴播，撒播管理不方便，多不采用。选当年新鲜的、发芽率一般在 80% 以上的籽种，穴播者每亩一般备种 400~450 g，条播者每亩备种 500~600 g。播种前，将种子混入火灰或细土杂肥，再用人畜粪尿拌种，湿度以能够散开为度，一般每亩用火灰或土杂肥 250~300 kg、人畜粪尿 35~40 kg。条播者，在畦内开横沟，沟心距约 25 cm，播幅 10 cm 左右，深 4~7 cm，沟底要平，播前在沟中亩施人畜粪尿 2500~3000 kg，然后将种子灰均匀撒入，不必盖土。穴播者，按穴行距约 25 cm 开穴，穴直径 10 cm 左右，深 3~7 cm，穴底要平，先在穴内亩施 1000~1200 kg 人畜粪尿后，再均匀撒入种子灰，不必盖土。

播种前整地，每亩施堆肥或腐熟厩肥 1500~2000 kg 作底肥，施后耕翻，耙细整平。条播者整 130 cm 宽的高畦，穴播者可不整畦，但均要根据地势，因地制宜地开好大小排水沟。整地下种后，再用新高脂膜 600~800 倍液喷雾土壤表面，可保墒防水分蒸发、防晒抗旱、防土层板结、窒息和隔离病虫源，提高出苗率。也应及时间苗补苗，中耕除草，追肥浇水，雨季雨水集中时，要防止积水，应注意适时排水。并在植物表面喷施新高脂膜，增强肥效，防止病菌侵染，提高抗自然灾害能力，提高光合作用效能，保护幼苗苗壮成长。并适时喷施蔬菜壮茎灵使植物茎秆粗壮、植株茂盛。同时可提升抗灾害能力，减少农药化肥用量，降低残毒。同时要加强对病虫害的综合防治，应遵循有病治病、有虫杀虫，无者则防的原则，并喷施新高脂膜增强防治效果。

2. 田间管理

（1）间苗补苗：苗高 5 cm 左右开始间苗，以后陆续进行 2~3 次，当苗高 15~20 cm 时定苗。条播者采取错株留苗，株距在 10 cm 左右；穴播者每穴留苗 2~3 株。间苗时发现缺苗，要及时移栽补植。

（2）中耕除草：春播者，中耕除草 3 次，分别在苗高 5 cm、15 cm、30 cm 左右时进行；夏播者，按植株生长情况适时进行；秋播者，在当年以幼苗长出 3~4 片真叶时进行第一次中耕除草，翌年再中耕除草 3 次，方法与春播相同。中耕除草时，耕翻不要过深，以免伤根；幼苗期中耕，要保护好幼苗，防止被土块压迫，更不可碰伤苗茎；最后一次中耕后，要培土护根。

（3）追肥浇水：每次中耕除草后，要追肥一次，以施氮肥为佳，用尿素、硫酸铵、饼肥或人畜粪尿均可。追肥时要注意浇水，切忌肥料过浓，以免伤苗。尤其是在施饼肥时，强调打碎后，用水腐熟透加水稀释后再施用。雨季雨水集中时，要防止积水，应注意适时排水。

3. 病虫害防治　益母草喜温暖湿润气候，喜阳光，一般栽培农作物的平原及坡地均可生长，以较肥沃的土壤为佳，需要充足水分，但不宜积水，怕涝。

病害有：白粉病，在发病前后用 25% 锈粉宁 1000 倍液防治；菌核病，可喷 1：500 的瑞枯霉，或喷 1：1：300 波尔多液，或喷 40% 菌核利 500 倍液等防治；还有花叶病等为害。

虫害有：蚜虫，春、秋季发生，用化学制剂防治；小地老虎，于早晨捕杀，或堆草诱杀。

【采收加工】　8~10 月果实成熟时割取全草，晒干，脱粒，拣去枝叶，扬净。

【炮制储藏】

1. 炮制

（1）茺蔚子：除去杂质，洗净，干燥。

（2）炒茺蔚子：取净茺蔚子，照《中国药典》清炒法炒至有爆声。

2. 储藏　储干燥容器内，密闭，置通风干燥处。防蛀。

【药材性状】　干燥果实呈三棱形，一端稍宽，似平截状；另一端渐窄而钝尖，长 2~3 mm，宽约 1.5 mm。表面灰棕色，具深色斑点，无光泽，或微粗糙。横切面呈三角形。在放大镜下观察，可见外皮棕黑色；胚乳极薄，灰色，附着于种皮上；子叶灰白色，油质。气微，味苦。以粒大饱满、无杂质者为佳。

【质量检测】

1. 性状鉴别　小坚果长圆形，具三棱，长 2~3 mm，直径 1~1.5 mm，上端平截，下端渐窄，有凹入的果柄痕。表面灰褐色或褐色，有稀疏深色斑点。切面果皮褐色，胚乳、子叶白色，富油质，气微、味苦。外果皮细胞横断面观略径向延长，长度不一，形成多数隆起的脊，脊中央为黄色网纹细胞，壁非木化；表面观类多角形，有条状角质纹理，网纹细胞具条状增厚壁。内果皮厚壁细胞断面观略切向延长，界线不甚明显，内壁极厚，外壁薄，胞腔偏靠外侧，内含草酸钙方晶；表面观呈星状，方晶明显。中果皮细胞表面观类多角形，壁薄，细波状弯曲。种皮表皮细胞类方形，壁稍厚，略波状弯曲，胞腔内含淡黄棕色物，内胚乳细胞含脂肪油滴及糊粉粒。以粒大、饱满者为佳。

2. 显微鉴别　本品粉末黄棕色至深棕色。果实横切面：外果皮为 1 列浅黄色径向延长的细胞，中果皮为 2~3 列类方形薄壁细胞，近内果皮的细胞中含草酸钙方晶。内果皮坚硬，为 1 列径向延长的石细胞，木化。种皮为 1 列切向延长的棕色色素细胞。胚乳和子叶细胞含糊粉粒及脂肪油。

3. 理化鉴别　薄层色谱：取本品粗粉 5 g，加盐酸甲醇（1：100）液 50 mL 冷浸过夜，滤过，取滤液 45 mL 浓缩，再加入蒸馏水 5 mL，再次滤过，浓缩后，加正丁醇至 2 mL，作供试液。另取水苏碱作为对照品，分别点样于硅胶 G 板上，用正丁醇-乙酸乙酯-盐酸（4：0.5：1.5）展开，干后喷以稀碘化铋钾试剂显色，供试品色谱中，在与对照品色谱相应的位置处显相同的橙红色斑点。

4. 含量测定 按照《中国药典》HPLC 测定。色谱条件与系统适用性试验：强阳离子交换（SCX）色谱柱，以 15 mmol/L 磷酸二氢钾溶液（含 0.06% 三乙胺和 0.14% 磷酸）为流动相，检测波长为 192 nm。理论板数按盐酸水苏碱峰计算应不低于 3000。对照品溶液的制备：取盐酸水苏碱对照品适量，精密称定，加流动相制成每 1 mL 含 40 μg 的溶液。供试品溶液的制备：取本品粉末（过三号筛）约 1 g，精密称定，置具塞锥形瓶中，精密加入乙醇 25 mL，密塞，称定重量，加热回流 1.5 h，放冷，再称定重量，用乙醇补足减失的重量，摇匀，滤过，精密量取续滤液 5 mL，加在中性氧化铝柱（100~200 目，3 g，内径为 1 cm，湿法装柱，用乙醇预洗）上，用乙醇 100 mL 洗脱，收集洗脱液，回收溶剂至干，残渣加流动相溶解，转移至 5 mL 量瓶中，并稀释到刻度，摇匀，滤过，取续滤液。分别精密吸取对照品溶液与供试品溶液各 10 μL，注入液相色谱仪，测定。本品按干燥品计算，含盐酸水苏碱（$C_7H_{13}NO_2 \cdot HCl$）不得少于 0.050%。

【性味归经】 甘，辛，微寒，小毒，性凉，归心、肝经。

【功能主治】 活血调经，清肝明目。主治妇女月经不调，痛经，闭经，产后瘀滞腹痛；肝热头痛，头晕，目赤肿痛，目生翳障，肝肾不足所致视物昏暗。

【用法用量】 内服：煎汤，6~9 g；或入丸、散、糖浆。外用；捣绞取汁，煎汤洗。

【使用注意】 肝血不足，瞳子散大及孕妇忌服。

（1）《经效产宝》：忌铁器。

（2）李杲：瞳子散大者禁用。

（3）《本草经疏》：血崩禁用。瞳子散大禁用，唯热血欲贯瞳仁者，与凉血药同用则不忌。

（4）《本草从新》：非血滞、血热者勿与。

【化学成分】

1. 脂肪油类 茺蔚子脂肪油含大量不饱和脂肪酸，亚油酸含量达 42.62%，明显高于常见植物油，特别是不饱和脂肪酸含有 γ-亚麻酸（全顺式 6，9，12-十八碳三烯酸，GLA），亚麻酸总含量为 29.93%。γ-亚麻酸是人体重要的必需脂肪酸，是前列腺素（PG）和白三烯（LTS）等自体调节物质的前体，因而具有相当广泛的生理作用，具有治疗心血管系统疾病，降低血脂及抗血小板凝集抑制作用，抑制血栓素 A_2（TXA_2）合成作用和抗溃疡作用等。同时，γ-亚麻酸也是防治精神分裂症、肥胖症和妇女月经周期综合征有价值的药物（注：细叶益母草果实中含丙二烯类脂肪酸 7，8-二十碳二烯酸）。

2. 氨基酸类 茺蔚子中氨基酸含量比较齐全，有天冬氨酸、苏氨酸、丝氨酸、谷氨酸、丙氨酸、胱氨酸、缬氨酸、甲硫氨酸、亮氨酸和异亮氨酸，其中必需氨基酸含量较丰富，占总氨基酸的 27.50%。谷氨酸具有多种生理功能，参与多种生理活性物质的合成，对传递神经冲动、维护脑及神经功能发挥重要作用，并参与氨的去毒作用。

3. 矿质元素 茺蔚子含有丰富的矿质元素，具有较高的矿质营养价值，且有害元素汞、砷、镉的含量很低。人体必需且具有药理活性的微量元素有铁、铜、锰、锌、钼，这些微量元素对人体有直接影响作用，并参与新陈代谢过程。锰、钼两种元素是多种癌细胞的克星，具有一定的抗癌作用；铁是人体合成血红蛋白所必需的成分，而且还能激活辅酶等。

4. 生物碱类 茺蔚子所含的生物碱有益母草碱、水苏碱、益母草啶、益母草宁。

5. 黄酮类 黄酮类物质主要有 5，7，3，4，5-五甲氧基黄酮，汉黄芩素，大豆素，洋芹素及苷，槲皮素，芫花素及苷，山奈素及苷，芸香苷。

6. 苯丙醇苷类 包括益母草苷 A、B，薰衣草叶苷，毛蕊花苷等。

7. 挥发油类 包括 1-辛烯-三醇、反式石竹烯等 22 种化合物。茺蔚子挥发性油含量虽然不是很高，但香气持久独特，稳定性好。

【药理作用】

1. 降血压 正常大鼠灌胃给予茺蔚子醇提取液的乙醚、乙酸乙酯、正丁醇和水萃取物，剂量为 0.108 g/mL，连续 10 d。水层对正常大鼠有明显降压作用，正丁醇层、乙酸乙酯层、乙醚层均可使正常大鼠收缩压降低，对舒张压无明显影响。以正常大鼠在给药前后血压变化情况，观察茺蔚子的降压作用。空白对照组给予相应量的蒸馏水，阳性对照组给予硝苯地平 0.003 g/kg；实验组给予茺蔚子醇提液的乙醚、乙酸乙酯、正丁醇和水萃取物，剂量为 0.216 g/mL；灌胃给药，连续 10 d；采用颈动脉插管法，分别观察并记录最后一次给药后 10、20、30、40、50、60 min 时的血压变化。结果发现，茺蔚子水层对正常大鼠有明显降压作用，正丁醇层、乙酸乙酯层、乙醚层均可使正常大鼠收缩压降低，对舒张压无明显影响，但有一定降低趋势。研究表明，茺蔚子水溶性成分对正常大鼠降压作用明显，水层中主要含生物碱类成分，生物碱可能是茺蔚子降压作用的主要化学成分。

2. 兴奋子宫 茺蔚子总碱和水苏碱对离体子宫均具有兴奋作用。茺蔚子总碱与水苏碱作用的比较，小鼠腹腔注射雌二醇的子宫作为实验对象。茺蔚子总碱（6.5、13、26、52、104、208 μg/mL）直接加入克隆氏液内，对离体小鼠子宫均有兴奋作用，表现为张力增加，收缩力增强，频率加快，高浓度的茺蔚子总碱对离体小鼠子宫的兴奋性减弱。

3. 降血脂 测定人体运动前后血液中超氧化物歧化酶（SOD）、丙二醛（MDA）、总胆固醇（TC）、甘油三酯（TG）、高密度脂蛋白（HDL）、低密度脂蛋白（LDL）的含量。结果发现，茺蔚子提取物能够有效降低人体总胆固醇含量，提高高密度脂蛋白含量，降低低密度脂蛋白含量。研究表明，茺蔚子提取物能够有效降低血液中总胆固醇含量，提高人体运动能力。

建立高脂血症模型后，连续喂小鼠相应黄酮提取物 21 d，检测各组小鼠血脂的各项生化指标。结果发现，茺蔚子黄酮灌胃各组与高脂血症模型组比较，其 TC、TG、LDL、载脂蛋白 B（ApoB）指标均不同程度上升，HDL、载脂蛋白 A I（ApoA I）相对略有下降。研究表明，不同剂量的芫蔚子黄酮对小鼠血脂的各项生化指标具有一定的改善作用，使各项指标接近或趋于正常。

给高血脂模型小鼠灌胃不同剂量的芫蔚子黄酮（100、200、400 mg/kg）21 d，测定血清中 TC、TG、HDL、LDL、ApoA I、ApoB。试验结果：芫蔚子黄酮灌胃各组与高脂血症模型组比较，其 TC、TG、LDL、ApoB 指标均不同程度上升，HDL、ApoA I 相对略有下降。芫蔚子黄酮具有降低 LDL、TG 而升高 HDL 的作用，并具有减少 LDL 颗粒体积和防止 LDL 过度氧化作用，可减少 LDL 颗粒在冠状动脉壁上的沉积，从而降低动脉粥样硬化的发生率。

4. 抗氧化　将益母草、芫蔚子充分粉碎，室温下用 75% 乙醇超声 30 min 制备益母草、芫蔚子提取液，用 DPPH 自由基法测定二者的抗氧化活性，并与维生素 E 溶液比较，评价益母草、芫蔚子的体外抗氧化能力。结果发现，益母草、芫蔚子及维生素 E 溶液对自由基清除率的半数有效浓度（EC_{50}）分别为 2.70、1.28、5.89 g/L，表明其抗氧化活性：芫蔚子提取液 > 益母草提取液 > 维生素 E 溶液；重复性考察结果表明，实验结果重复性较好 [益母草相对标准偏差（RSD）3.34%，芫蔚子 RSD 2.25%]。研究表明，益母草和芫蔚子在体外都具有较强抗氧化活性，且芫蔚子抗氧化活性强于益母草。

采用正交实验法，对影响芫蔚子油脂提取工艺的因素进行研究，即以提取温度、提取时间、固液比和乙醇浓度为影响因素，将不同剂量的提取物放入花生油中测定过氧化值研究其抗氧化活性，选择最优剂量，并与其他抗氧化剂活性相比较。结果发现，芫蔚子油脂提取的最佳条件为乙醇浓度 70%，提取温度为 70 ℃，提取时间为 3.0 h，固液比为 1 : 20；芫蔚子油脂具有较好的抗氧化活性，当加入 60 mg 时芫蔚子抗氧化活性优于维生素 C、维生素 E、抗氧剂 264（BHT）、丁基羟基茴香醚（BHA），低于茶多酚。研究表明，正交实验法能够有效优化芫蔚子油脂的提取条件；芫蔚子油脂在体外具有很强的抗氧化活性，与其所含亚油酸、亚麻酸和油酸有关。

分别添加 15、30、45、60、75、90、105 mg 芫蔚子油脂提取物于 50 g 花生油中，搅拌，使其充分混合。置于 70 ℃ 恒温箱中，每隔 3 d 测定过氧化值（POV）。以试验中抗氧化活性最佳剂量（60 mg）与 0.02% 茶多酚、维生素 C、维生素 E、BHT、BHA 比较，每隔 3 d 测量 POV。结果表明，60 mg 芫蔚子抗氧化活性优于维生素 C、维生素 E、BHT、BHA，低于茶多酚。

5. 抗脑缺血　采用线栓法复制大脑中动脉栓塞（MCAO）模型，造模成功后给灌药，观察用药过程中大鼠神经体征、一般状况的改变；通过 Morris 水迷宫、避暗实验检测大鼠学习记忆功能的改变。检测血液中 NO、内皮素（ET）、超氧化物歧化酶（SOD）、丙二醛（MDA）、谷胱甘肽过氧化物酶（GSH-Px）的变化；苏木精-伊红染色（HE）切片观察脑组织细胞形态学的变化，并采用免疫组化技术及原位杂交技术对脑神经细胞诱导型-氧化氮合酶（iNOS）、iNOS 信使 RNA（iNOSmRNA）的表达进行了检测。结果表明，在 MCAO 大鼠急性脑缺血恢复过程中，芫蔚子能明显促进神经体征与记忆功能的恢复，降低血清中 NO、MDA 的含量，但对 ET、GSH-Px 及 SOD 的水平无明显影响。芫蔚子能够降低大鼠海马 CAI 区神经元死亡率，减弱脑缺血后海马 CAI

区神经细胞 iNOS 的表达，下调脑缺血后海马 CAI 区神经细胞 iNOSmRNA 的表达。

【毒理研究】 服食大量的茺蔚子后可发生中毒。据 25 例报告，一般服食 20~30 g 后即可于 4~10 h 发病；但亦有人在 10 d 内连续服至 500 g 而始发病的。临床中毒症状为突然全身无力，下肢不能活动呈瘫痪状态，但神志、言语清楚，苔脉多正常。经中西医综合治疗均恢复，无 1 例死亡。

【临床应用】

1. 临床配伍

（1）高血压：茺蔚子、决明子各四钱，黄芩、菊花各三钱，夏枯草五钱。水煎服。（《安徽中草药》）

（2）子宫脱垂：茺蔚子五钱，枳壳四钱。水煎服。（《湖南药物志》）

（3）头昏晕，目赤肿痛：茺蔚子 10 g，菊花 10 g，白蒺藜 10 g，川牛膝 10 g。水煎服。（《四川中药志》）

（4）乳痈恶痛：茺蔚子适量捣敷及取汁服。（《普济方》）

（5）小儿疳痢痔疾：茺蔚子适量煮食之。（《普济方》）

（6）耳聍：茺蔚子适量汁滴耳中。（《普济方》）

2. 现代临床

高血压病：复方茺蔚子洗剂（茺蔚子、桑枝、桑叶各 25 g，加水 1000 mL，煎至 600~700 mL）晚睡前浸泡、洗脚，每日 1 次；或复方茺蔚子糖浆（每 7 mL，含茺蔚子、桑枝、桑叶各 1 g）口服，每次 30~40 mL，每日 3 次，7 d 为 1 个疗程；或复方茺蔚子注射液（每支 2 mL，含茺蔚子、桑枝、桑叶各 0.3 g）肌内注射，每次 2 mL，每日 2 次，7 d 为 1 个疗程。共治 214 例，其中 Ⅰ 期 134 例，Ⅱ 期 52 例，Ⅲ 期 28 例。结果：各期显效分别为 132 例、31 例、18 例，有效分别为 2 例、17 例、4 例，无效分别为 0 例、4 例、6 例；有效率分别为 100%、92.3%、78.6%，总有效率为 95.3%。以上结果表明，该疗法对 Ⅰ 期高血压病疗效较好，对 Ⅱ 期和 Ⅲ 期次之。

【不良反应】 本品辛散滑利，瞳孔散大及孕妇禁服，血虚无瘀者慎用。

（1）《经效产宝》："忌铁器。"

（2）《本草从新》："虽曰行中有补，终是滑利之品，非血滞血热者勿与。"

（3）《本草用法研究》："血崩者禁用。患内障者、水肿不由于静脉瘀血而由于虚弱性者、腹泻者均忌用。"

（4）一次口服茺蔚子 30 g 左右，可于 4~6 h 发生中毒现象，其症状为全身乏力，下肢不能活动，周身疼痛，胸闷，重者呈虚脱状态，但神态、语言清楚，脉象、舌象多无明显改变。可服用赤豆绿豆甘草汤及输液、强心等对症治疗。

【综合利用】 茺蔚子及其原植物益母草都是比较常用的中药，二者的药理作用有相似之处，但并不完全相同，因此二者不可混用。茺蔚子作为种子类药材，含有丰富的油脂，尤其不饱和脂肪酸含量高，茺蔚子油脂提取物抗氧化作用明显，提示茺蔚子油具有很好的应用价值，且其中生物碱类成分具有较强的生物活性，可以充分开发利用。药理研究表明，茺蔚子提取物收缩子宫、降血压、调节血脂和抗氧化作用明显，另外该药材饮片在高血压、妇科、眼科及面部疾病治疗方面应用广泛。

■参考文献

[1] 韩冰. 益母草与茺蔚子 [N]. 大众卫生报, 2015-05-26 (6).

[2] 邓仙梅, 赵斌, 贾天柱, 等. 对《中国药典》2010 年版茺蔚子薄层鉴别方法的改进 [J]. 时珍国医国药, 2015, 26 (4): 893-894.

[3] 茺蔚子寻益母草 [J]. 亚太传统医药, 2006, 2 (4): 32.

[4] 张美玲, 迟铁铮, 单英俏, 等. 茺蔚子药材储藏过程中水苏碱变化的影响因素分析 [J]. 中成药, 2015, 37 (5): 1056-1059.

[5] 郭俊国, 解孝锋, 毕宏生. PITC 柱前衍生 HPLC 法测定茺蔚子中游离和水解氨基酸的含量 [J]. 中华中医药杂志, 2015, 30 (1): 91-94.

[6] 康琛, 张强, 仝会娟, 等. GC-MS 法鉴定茺蔚子挥发油的化学成分 [J]. 中国实验方剂学杂志, 2010, 16 (3): 36-38.

[7] 高文义, 李银清, 陶贵斌. 超临界萃取茺蔚子脂肪油的工艺研究 [J]. 中国实验方剂学杂志, 2010, 16 (6): 20-21, 25.

[8] 高佳, 巫庆珍. 茺蔚子挥发性化学成分分析 [J]. 海峡药学, 2009, 21 (8): 92-93.

[9] 常影. 茺蔚子化学成分及药理研究 [J]. 吉林中医药, 2008, 28 (3): 207-208.

[10] 王灿, 李寒冰, 齐向云, 等. 益母草与茺蔚子体外抗氧化活性比较 [J]. 中国实验方剂学杂志, 2013, 19 (12): 179-181.

[11] 吕佳航, 孙新, 申野, 等. 茺蔚子提取物对人体运动前后血液生化指标的影响 [J]. 北华大学学报 (自然科学版), 2012, 13 (6): 654-656.

[12] 宋宇, 孙立伟, 申野. 茺蔚子黄酮对高脂血症小鼠血脂的影响 [J]. 中国老年学杂志, 2011, 31 (23): 4616-4617.

[13] 宋宇, 孙立伟, 姜锐, 等. 茺蔚子油脂提取条件优化及其抗氧化的作用 [J]. 中国老年学杂志, 2010, 30 (24): 3741-3742.

[14] 刘玉红, 张文玉, 蒋海强. 茺蔚子中神经营养活性成分 [J]. 中国实验方剂学杂志, 2015, 21 (8): 67-69.

[15] 张莲珠, 王会弟. 茺蔚子研究进展 [J]. 长春中医药大学学报, 2012, 28 (5): 920-921.

[16] 高文义, 李银清, 蔡广知, 等. 茺蔚子降血压活性成分筛选的实验研究 [J]. 长春中医药大学学报, 2008, 24 (2): 142-143.

枳　壳

【道地沿革】　枳壳在《神农本草经》中以枳实之名首载，列为中品。陶弘景曰："枳实采，破令干，除核，微炙令香用。"从上述描写看，所述之枳实应是已成熟或近成熟的果实，因仅有成熟果实或近成熟果才有核可除。说明上古本草所述枳实实乃后世所称之枳壳。

枳壳之名，首见于唐《药性论》，《开宝本草》中第一次将枳壳单独列为一条。根据古代本草的描述，古代枳壳的原植物不止一种，对照《证类本草》之附图，成州（今甘肃成县）和汝州（今河南临州）枳壳枳实均是枸橘。而苏颂说："今医家以皮厚而小者为枳实，完大者为枳壳，皆以翻肚如盆口状，陈久者为胜。"可见除枸橘外，尚有其他种柑橘类植物也作枳实、枳壳。这也恰与现今药用习惯一致，以酸橙为正品。而今为了保持药材的皮青、肉厚、质地坚实、香气浓郁持久等优良品质，采收期由文献记载的9~10月提前为7~8月，果实成熟程度也由成熟果改为用青、幼果实。

枳壳主产地有重庆綦江区、江津区、湖南益阳、阮江、江西新干、樟树、吉安、贵溪、福建宁德、福安。此外，河南、浙江、湖北、江苏、广东等地也产。四川产者称为"川枳壳"，湖南产者称"湘枳壳"，江西产者称"江枳壳"，江苏产者称"苏枳壳"，福建产者称"建枳壳"。习惯以川枳壳、江枳壳质量最佳，湘枳壳次之，苏枳壳、建枳壳再次之。

【来源】　本品为芸香科植物酸橙 *Citrus aurantium* L. 及其栽培变种的干燥未成熟果实。

【原植物、生态环境、适宜区】　常绿小乔木或灌木，枝条有针刺，幼枝三棱形。单叶互生，长卵椭圆形，叶色浓绿，质地颇厚，翼叶倒卵形，基部狭尖，长1~3 cm，宽0.6~1.5 cm，或个别品种几无翼叶。花白色，芳香，单生或数叶腋着生，花瓣5片。总状花序有花少数，有时兼有腋生单花，有单性花倾向，即雄蕊发育、雌蕊退化；花蕾椭圆形或近圆球形；花萼5或4浅裂，有时花后增厚，无毛或个别品种被毛；花大小不等，花径2~3.5 cm；雄蕊20~25枚，通常基部合生成多束。果实球形或略扁，果皮稍厚至甚厚，难剥离，橙黄至朱红色，油胞大小不均匀，凹凸不平，果心实或半充实，瓤囊10~13瓣，果肉味酸，有时有苦味或兼有特异气味；种子多且大，常有肋状棱，子叶乳白色，单或多胚。熟时橙黄色，花期3~4月，果熟期10月。

酸橙生长快，管理要求不高，萌芽力强，耐修剪。宜生长在气候温暖，阳光充足，雨量充沛，排水良好的沙质或砾质壤土。多栽于林旁路边、房前屋后或山坡。

酸橙主要分布于我国长江流域的四川、重庆、江西、湖南等地。

【生物学特点】　种子室温袋藏1年后均未发芽，宜沙藏，发芽时有效温度为10 ℃以上，生长适温为20~25 ℃，仍可暂时忍受-9 ℃左右低温，水分充足条件下，最高可忍耐40 ℃高温不落叶。

1. 栽培技术　酸橙的繁殖多用种子繁殖或嫁接繁殖两种方法。种子繁殖树冠高大，进入丰产的年限长，单株产量高。而嫁接繁殖单位面积丰产性好，产品质量稳定，但是丰产年限短。

（1）种子繁殖：选壮年树上成熟果实采集种子，将种子阴干后与沙混合储藏在沙坑中。冬播在当年采种后，春播在翌年 3 月上中旬。播后覆肥土厚 0.5 cm，轻压使种子与土接合，盖麦秆浇水保持苗床湿润。出苗后，揭去盖草施稀粪水。秋天间苗或补苗，3~4 年后选无病虫害的壮苗定植。

（2）嫁接繁殖：一般采用芽接方法。在寒露前后选 2~3 年生无病虫害的良种壮枝，摘叶留柄，再把枝芽和一小块木质部一齐削成盾形接穗，然后在砧木（带根的苗木）树干横向割断树皮（不伤及木质部），再在其中央向下割一刀，形成"丁"字形。把接穗的木质部去掉后，立即嵌到砧木的割口里固定。接活后把接部以上的砧木割去，只让接穗生长。嫁接后第 2~3 年定植。

（3）高枝压条法：12 月前后，选壮 2~3 年生的树枝，环切一条宽约 1 cm 的缝，剥去树皮，敷好湿泥，包上稻草，每天或隔天浇一次水，半个多月即可生根，壮树每树可接 6~10 枝，2 个月以后切断，栽于地里，成活后定植。

2. 田间管理　春、秋两季均可定植，一般在无风或雨后晴天进行。移栽时穴内施足堆肥，每穴植苗 1 株。根要伸直，填土后将苗轻提，然后压实，覆松土后浇水。定植后，在每株侧插立柱，扎稳苗木，以防止倒伏，苗长稳后撤除。定植初期应视气候情况进行浇水。成林后则一般不需浇水，如天旱可在施肥时多加些水，雨季防止积水。

幼龄树一年进行 3~5 次除草，成龄树一年进行 1~2 次。春季应多锄、浅锄，防止积水霉根；夏季应深锄，有利于抗旱；秋季应深翻越冬，有利风化土壤，冻死越冬害虫。

幼树每年结合除草追肥 3 次，以腐熟粪水、饼肥、有机肥为主，辅以少量石灰和磷肥。成年树每年追肥 4 次，即春肥、壮果肥、采果肥和冬肥。

酸橙生长势强，丛生性强，整形修剪可促进生长和提高产量。每年雨水至清明及立冬前后是修剪的最佳季节，将病重复枝、密生枝、交叉枝、虫枝、枯枝、下垂枝剪除，徒长枝根据其利用价值和位置确定剪除或利用。修剪程度要根据树冠枝梢稀密、特性、品种来决定。

修剪的伤口要平滑，以利愈合，减少病虫害感染；受冻害的树，只能剪枯枝，尽量保留叶面，剪后加强施肥等管理，尽快恢复树势。修剪好的树力求做到"远看像把伞，近看稀稀散，不出大空洞"。

3. 病虫害防治

（1）溃疡病：为害叶、枝梢、果实。受害叶背出现很小的油渍状斑点，后逐渐扩大成为圆形木栓化病斑，在叶片两面隆起，随后呈放射开裂，裂口内海绵状，周围有黄色或黄绿色晕环，也可见褐色釉光边缘。严重时落叶落果，枝条干枯死亡。可用 0.5∶1∶100 波尔多液或 600~800 倍的农用链霉素每隔 7 d 喷 1 次，共 2~3 次。

（2）疮痂病：为害叶、果和新梢幼嫩部分。叶片发病时，产生油渍状小点，后逐渐扩大为木栓化圆锥状疮痂，病斑常一面突起，另一面凹陷。病果上的症状是果皮组织坏死，呈癣皮状剥落，以致病部果皮较健部果皮薄。可在春芽萌发和落花时喷洒

0.8：1：100 波尔多液 1 次，或喷洒 50% 退菌特可湿性粉剂 500 倍液。

（3）立枯病：为害幼苗。染病幼茎基部缢缩、腐烂，根部皮层腐烂，植株枯萎而死。可用敌克松进行处理。

（4）树脂病：主要为害树干。轻则树干脱皮，重则整个植株死亡。可用刀刮除病部，使树干现出白色，用 1：1：10 波尔多液喷洒。

（5）虫害：有柑橘凤蝶、潜叶蛾、红蜘蛛等。可用 90% 美曲膦酯 800 倍液或青虫菌（含孢子量 1 亿/g）500 倍液喷杀柑橘凤蝶幼虫；及时摘除迟发春梢与零星抽发的夏秋梢，可阻断潜叶蛾食物链，控制其生长繁殖。用 0.3% 的石硫合剂或灭螨灵 1000 倍液喷杀红蜘蛛，喷药时雾点要细而均匀，以提高杀虫效率。

【采收加工】 枳壳的采收一般于大暑前（7 月下旬至 8 月上旬），每天早晨采摘未成熟或近成熟、果皮尚绿的果实。若果实成熟，皮薄瓤多，气味不佳，影响质量。

趁鲜白中部横切成 2 瓣，晒干或烘干。晒干时白天晒其剖面，晚间逐个翻转露其外皮，如此日晒夜露，直至干燥。烘干时注意火候，防止焦煳。

【炮制储藏】

1. 炮制

（1）枳壳：取原药材，除去杂质，洗净，润透，切薄片，干燥后筛去碎落的瓤核。

（2）麸炒枳壳：取麸皮撒入热锅内。用中火加热，待冒烟时，加入枳壳片。迅速拌炒至深黄色。麸皮呈焦黄色时，取出，筛去焦麸皮，放凉。每 100 kg 枳壳片，用麸皮 10 kg。

2. 储藏 置阴凉干燥处，防蛀。

【药材性状】 枳壳呈半球形，直径 3~5 cm。外果皮棕褐色至褐色，有颗粒状突起，突起的顶端有凹点状油室；有明显的花柱残迹或果梗痕。切面中果皮黄白色，光滑而稍隆起，厚 0.4~1.3 cm，边缘散有 1~2 列油室，瓤囊 7~12 瓣，少数至 15 瓣，汁囊干缩呈棕色至棕褐色，内藏种子。质坚硬，不易折断。气清香，味苦、微酸。以外皮绿色、果皮肉厚有白色凸起、质坚硬、香气浓者为佳。

【质量检测】

1. 显微鉴别

（1）横切面：表皮由 1 列极小的细胞组成，外被角质层，并具气孔。中果皮发达，有卵形或椭圆形、径向延长的大型油室，不规则排列成 1~2 列。中果皮外侧细胞散布较多草酸钙斜方晶或棱晶；内侧细胞排列极疏松，维管束纵横散布。

（2）粉末：黄白色或棕黄色。果皮表皮细胞表面观多角形、类方形或长方形，气孔类圆形，副卫细胞 5~8 个；中果皮细胞类圆形或形状不规则，壁不均匀增厚。可见油室碎片，含挥发油滴。汁囊表皮细胞狭长，微波状弯曲或皱缩成线形。草酸钙结晶呈斜方形、多面体形或类双锥形，存在于果皮和汁囊细胞中。

2. 理化鉴别 薄层色谱鉴别：取本品粉末 0.2 g，加甲醇 10 mL，超声处理 30 min，滤过，滤液蒸干，残渣加甲醇 5 mL 使溶解，作为供试品溶液。另取柚皮苷对照品、新橙皮苷对照品，加甲醇制成每 1 mL 含 0.5 mg 的溶液，作为对照品溶液。吸取上述三种溶液各 20 μL，分别点于同一以含 1% 氢氧化钠的羧甲基纤维素钠溶液为黏合剂的硅胶

G 薄层板上，以三氯甲烷-甲醇-水（13：6：2）的下层溶液为展开剂，展开，取出，晾干，喷以 3% 三氯化铝乙醇溶液，在 105 ℃ 加热约 5 min，至紫外灯（365 nm）下检视。供试品色谱中，在与对照品色谱相应的位置上，显相同颜色的荧光斑点。

3. 含量测定

（1）柚皮苷、新橙皮苷：采用 HPLC 测定。色谱条件：以十八烷基硅烷键合硅胶为填充剂，以乙腈-水（20：80）为流动相（用磷酸调节 pH 至 3），检测波长 283 nm。理论板数按柚皮苷峰计算应不低于 3000。对照品溶液的制备：精密称取减压干燥至恒重的柚皮苷对照品、新橙皮苷对照品适量，精密称定，加甲醇制成每 1 mL 中含柚皮苷和新橙皮苷各 80 μg 的溶液，即得。供试品溶液的制备：取本品粗粉约 0.2 g，精密称定，置具塞锥形瓶中，精密加甲醇 50 mL，密塞，称定重量，加热回流 1.5 h，放冷，密塞，再称定重量，用甲醇补足减失的重量，摇匀，滤过，精密量取续滤液 10 mL，转移至 25 mL 量瓶中，加甲醇至刻度，摇匀，即得。分别吸取对照品溶液和样品溶液各 10 μL，注入高效液相色谱仪，测定，记录色谱图，计算含量。本品含柚皮苷（$C_{27}H_{32}O_{14}$）不得少于 4.0%、新橙皮苷（$C_{28}H_{34}O_{15}$）不得少于 3.0%。

（2）辛弗林：采用 HPLC 测定。色谱条件：以十八烷基硅烷键合硅胶柱 Kromasil C18 为色谱柱，以甲醇-水-十二烷基硫酸钠（60：40：0.1）为流动相，流速 1.0 mL/min，柱温 40 ℃，检测波长 275 nm。对照品溶液的制备：取辛弗林对照品，精密称定，加甲醇制成每 1 mL 含 0.05 mg 的溶液，作为对照品溶液。

供试品溶液的制备：取枳壳药材粉末（过三号筛）约 0.1 g，精密称定，置具塞 50 mL 锥形瓶中，加甲醇 25 mL，密塞，称定重量，超声处理 30 min，取出，放冷再称定重量，以甲醇补足减失的重量，摇匀，滤过，作为供试品溶液。精密吸取对照品溶液与供试品溶液各 20 μL，按上述色谱条件测定辛弗林的峰面积以外标法计算辛弗林的含量。

（3）葡萄内酯：采用 HPLC 测定。色谱条件：以 Promosil C18（200 mm×4.6 mm，5 μm）为色谱柱，以甲醇-水（82：18）为流动相，流速 1.0 mL/min，柱温 25 ℃，检测波长 324 nm，进样量 20 μL。理论板数按葡萄内酯峰计算应不得低于 5000。对照品溶液的制备：取减压干燥至恒重的葡萄内酯对照品 8 mg，精密称定，置 100 mL 容量瓶中，加甲醇定容至刻度，摇匀，备用。供试品溶液的制备：称取枳壳样品粉末约 3 g，精密称定，置 250 mL 圆底烧瓶中，加甲醇 50 mL，水浴回流 1 h，趁热滤过，滤液加甲醇定容至 50 mL，摇匀，过 0.45 μm 微孔滤膜，取续滤液作为供试品溶液。分别精密吸取对照品及供试品溶液各 20 μL，按上述色谱条件测定葡萄内酯的峰面积，并计算葡萄内酯的含量。

（4）柚皮苷、橙皮苷和新橙皮苷：采用 HPLC 测定。色谱条件：以 Ultimate 3000 C18（4.6 mm×250 mm，5 μm）为色谱柱，以乙腈-水（23：77）为流动相（磷酸调 pH 为 3），流速 1.0 mL/min，柱温 30 ℃，检测波长 283 nm，进样量 10 μL。对照品溶液的制备：精密称取柚皮苷对照品适量，用无水甲醇溶解，定容，摇匀，得柚皮苷对照品溶液（0.3956 mg/L），精密称取新橙皮苷对照品适量，用无水甲醇溶解，定容，摇匀，得新橙皮苷对照品溶液（0.235 mg/L）；精密称取橙皮苷对照品适量，用无水甲醇溶解，定容，摇匀，得橙皮苷对照品溶液（0.103 mg/L）。分别取上述柚皮苷对照品溶液 1 mL、新橙皮苷对照品溶液 1 mL、橙皮苷对照品溶液 0.5 mL 混匀，甲醇定容，制成 1 mL 含柚皮苷对照品 0.079 12 mg、新橙皮苷对照品 0.047 mg、含橙皮苷对照品 0.010 3 mg 的混合对照品溶液。供试品溶液的制备：取枳壳饮片粉末（40 目）约 0.5 g，置 100 mL 圆底烧瓶中，加甲醇水浴加热回流 1.5 h 后，趁热滤过，滤液置 50 mL 量瓶中，药渣再提取 2 次（每次加 10 mL 甲醇提取 10 min），滤液置同一量瓶中，待冷却后加甲醇至刻度，摇匀，精密吸取 5 mL 至 25 mL 量瓶中，用甲醇定容，0.45 μm 微孔滤膜过滤，续滤液为供试品溶液。分别精密吸取对照品及供试品各 10 μL，按上述色谱条件测定柚皮苷、橙皮苷、新橙皮苷的峰面积，并计算柚皮苷、橙皮苷及新橙皮苷的含量。

（5）柚皮苷、新橙皮苷、川陈皮素和红橘素：采用 HPLC 测定。色谱条件：以 Hypersil C18（200 mm×4.6 mm，5 μm）为色谱柱，流速 1.0 mL/min，柱温 30 ℃；进样量：10 μL。对照品溶液的制备：分别精密称取柚皮苷 10 mg、新橙皮苷 6 g、川陈皮素和红橘素各 5 mg 于 10 mL 量瓶中，超声助溶，加甲醇至刻度，摇匀，得到各对照品的标准贮备液。供试品溶液的制备：称取枳壳粉末（40 目）约 0.5 g，精密称定，加甲醇 20 mL，超声 0.5 h，趁热过滤，残渣再加甲醇重复提取 1 次。合并 2 次提取的滤液于 50 mL 量瓶中，加甲醇至刻度，摇匀，过 0.45 μm 微孔滤膜，取续滤液作为供试品溶液。分别精密吸取对照品及供试品各 10 μL，按上述色谱条件测量柚皮苷、新橙皮苷、川陈皮素和红橘素的峰面积，并计算相应含量。

（6）香叶醇：采用毛细管气相色谱法测定。色谱条件：以毛细管柱 DM-WAX（30 mm×0.25 mm，0.25 μm）为色谱柱，升温程序：140 ℃，以 5 ℃/min 升至 180 ℃，再以 4 ℃/min 升至 220 ℃，分流比 50∶1；流速：1.0 mL/min，FID 检测器温度 250 ℃，进样口温度 230 ℃，进样量 2 μL。内标溶液的制备：取丁香酚，精密称定适量，加乙酸乙酯制成每毫升含 20 mg 的内标溶液。对照品溶液的制备：取香叶醇适量，精密称定适量，加乙酸乙酯制成每毫升含 11 mg 的对照品溶液。供试品溶液的制备：将样品 100 g 敲碎后，用挥发油提取器按《中国药典》附录水蒸气蒸馏法提取挥发油，经无水硫酸钠脱水后，加入 0.1 mL 的内标溶液用乙酸乙酯配成 1 mL 供试品溶液。分别精密吸取对照品及供试品溶液 2 μL，按上述色谱条件测定，计算香叶醇的含量。

【商品规格】 商品分为川枳壳、江枳壳、苏枳壳、绿衣枳壳四种，均分为一、二等级。

（1）一等：干货。横切对开，呈扁圆形。表面绿褐色或棕褐色，有颗粒状突起。切面黄白色或淡黄色，肉厚瓤小。质坚硬。气清香，味苦微酸。直径 3.5 cm 以上，肉厚 0.5 cm 以上。无虫蛀、霉变。

（2）二等：果肉较薄，直径 2.5 cm 以上，肉厚 0.35 cm 以上，间有未切的个子，但不得超过 30%。其余同一等。

【性味归经】 苦、辛、酸，微寒。归脾、胃经。

【功能主治】 理气宽中，行滞消胀。用于胸胁气滞，胀满疼痛，食积不化，痰饮内停，脏器下垂。

【用法用量】 内服：煎汤，3～10 g；或入丸、散。外用：适量，研末调涂，或炒热熨敷。

【使用注意】 脾胃虚弱及孕妇慎服。

【化学成分】

1. 挥发油类 枳壳含有较多挥发油，挥发油中含量较高的成分有柠檬烯、3，7-二甲基1，6辛二烯-3-醇、月桂烯、蒎烯、香叶醇、顺式-石竹烯、罗勒烯等。

2. 黄酮类 黄酮类成分主要为异柚皮苷、柚皮苷、橙皮苷、新橙皮苷、川陈皮素、红橘素、柚苷配基、橙皮苷配基、川皮苷、柑橘黄酮等。

3. 生物碱类 生物碱类代表性成分是辛弗林和N-甲基酪胺。

4. 其他 枳壳中还含有葡萄内酯等化合物及多种微量元素。

【药理作用】

1. 调节胃肠蠕动 枳壳水煎液能显著增强正常小鼠和应用阿托品产生小鼠抑制模型的小肠的推进运动，对离体平滑肌则呈抑制作用。

枳壳水煎剂每日 7.5 g/kg 和辛弗林每日 1 g/kg 灌胃，连续 3 d，对正常小鼠胃排空无影响，但能促进正常小鼠小肠推进；能拮抗肾上腺素所致的小鼠胃排空、小肠推进抑制，但对阿托品所致的小鼠胃排空、小肠推进抑制没有明显影响；枳壳水煎剂还能微弱加强新斯的明所致的小鼠胃排空、小肠推进亢进，但辛弗林无此作用。

12.5%、25%、50%、75%、100%枳壳水煎剂，0.1、1、5、10、20 mg/L 辛弗林均能抑制家兔离体小肠（十二指肠）运动，且有剂量依赖关系；枳壳水煎剂对乙酰胆碱（ACh）、氯化钡（$BaCl_2$）、5-羟色胺（5-HT）引起的家兔离体小肠收缩加强均有显著拮抗作用，能使先用阿托品、肾上腺素、多巴胺而紧张性降低的离体兔肠进一步松弛，能微弱拮抗酚妥拉明的作用，对普萘洛尔的抑制效应影响不大；辛弗林能显著拮抗 $BaCl_2$、5-HT 引起的小肠（空肠和回肠）收缩加强，并拮抗肾上腺素、多巴胺引起的小肠（空肠和回肠）收缩抑制，有协同酚妥拉明的作用：枳壳的抑制效应以通过5-HT 受体介导，直接对平滑肌抑制作用为主，以 M 受体介导为辅；辛弗林主要通过介导 5-HT、肾上腺素受体和直接对平滑肌作用产生上述抑制效应。

3 μL/mL 枳壳挥发油对大鼠、豚鼠离体肠平滑肌正常运动和对氯化钡、乙酰胆碱、磷酸组胺引起的痉挛性收缩状态都有明显的抑制作用。

10%和 20%枳壳挥发油按 0.1 mL/10 g 灌胃，能抑制小鼠小肠推进，20%枳壳挥发油按 0.1 mL/10 g 灌胃，对大鼠幽门结扎性溃疡有明显对抗作用。

2. 调节血管收缩、抑制血小板聚集 0.005～0.32 g/L 枳壳醇提物能够浓度依赖性收缩大鼠离体胸主动脉，其作用机制可能与激活血管平滑肌上的电压依赖性钙通道，促使胞外 Ca^{2+} 内流有关；同时也作用于血管内皮细胞，促进氧化亚氮的释放，部分抵消其缩血管作用。

在兔体外抗血栓实验中，枳壳水提液经乙醚萃取后的水相具一定的抑制血栓形成作用。大鼠灌胃枳壳成分川陈皮素有抑制血小板聚集作用，3.2 mg/kg 川陈皮素可产生明显的抗血栓作用，优于肝素（132 U/kg）的作用。

3. 抗过敏 50%枳壳水浸液 0.5 mL 体外可显著抑制大鼠肥大细胞脱颗粒，保护肥大细胞的细胞膜，可增加膜的稳定性，阻止其脱颗粒，这可能是治疗过敏性疾病的机制之一。

4. 抗肿瘤 枳壳所含川陈皮素具有抗肿瘤作用，对肺癌、腹膜肿瘤、胃癌、结肠癌、纤维瘤有较强的抗肿瘤活性。体外研究表明，川陈皮素具有抗肿瘤细胞转移作用，并且可抑制基质金属蛋白酶表达，破坏微管蛋白动态平衡体系，抑制微管蛋白聚合。体内研究显示，川陈皮素具有抑制人胃癌细胞在严重免疫缺陷小鼠腹膜内扩散的抗侵袭能力，对小鼠肝癌移植性肿瘤 H22 有一定抑制作用。

【毒理研究】 D-柠檬烯对离体的大肠、子宫、末梢血管有收缩作用，对黏膜局部有刺激作用。

【临床应用】

1. 临床配伍

（1）大便下血：枳壳二钱，乌梅肉三钱，川黄连五分。共研细末，饭前开水冲下，分二次服。（《青海省中医验方汇编》）

（2）伤寒呃噫：枳壳半两（去穰，麸炒黄），木香一钱。上细末。每服一钱，白汤调下。未知，再与。（《普济本事方》）

（3）刺风，气血为风寒所侵，蕴滞生热，寒热相搏于皮肤之间，遍身痛如针刺：枳壳（去瓤，麸炒）、柏白皮各半斤，五叶草一斤。上三味，细锉，生绢袋盛，以酒一斗浸七日。每温饮适量，并服不妨，常令有酒力佳。（《圣济总录》枳壳酒）

（4）远年近日肠风下血不止：枳壳（烧成黑灰存性，为细末）五钱，羊胫炭（为细末）三钱。和令匀，用米饮一中盏，调下，空心腹，再服见效。（《博济方》乌金散）

（5）直肠脱垂：十岁以下小儿，每日用枳壳一两，甘草一至三钱。水煎，分三至五次服；成人每日用枳壳一至二两，升麻三钱，炙甘草二至四钱，台参、生黄芪，据身体强弱，适当增减，水煎分二次服。[《山东医刊》1962，(11)：9).]

（6）子宫脱垂：①枳壳五钱，蓖麻根五钱。水煎兑鸡汤服，每日二次。②枳壳五钱，升麻一钱。水煎服。（《草医草药简便验方汇编》）

（7）大便不通，腹胁胀满膨闷，食欲不振：枳壳（去瓤，麸炒）、甘草（炙，锉）各一分，大腹皮（锉）三钱，百合、牵牛子（炒）、赤茯苓（去黑皮）各一两，赤芍药、桑根白皮（锉）各三分，郁李仁（汤浸，去皮、尖、双仁，阴干）半两。上九味，粗捣筛。每服五钱，用水一盏半，煎至八分，去滓，空腹时温服，以通为度。（《圣济总录》枳壳汤）

（8）肠痔肿核，疼痛不可忍：枳壳（去瓤，麸炒）四两，诃子皮二两。上二味，捣碎，于铫子内炒令热，以帛裹热熨之，冷即再炒熨之。（《圣济总录》枳壳散）

2. 现代临床

（1）肝门静脉高压性胃病：中西医结合治疗肝门静脉高压性胃病30例。组成：党参20 g、炙黄芪30 g、茯苓12 g、白术15 g、醋柴胡6 g、枳壳10 g、赤芍15 g、白芍15 g。水煎服，1个月为1个疗程。结果：痊愈12例，好转16例，无效2例，总有效率93.3%。

（2）胸水、腹水：用中药四逆散为主加西医药口服治疗各种不同原因胸水腹水 33 例。组成：白术、柴胡各 10 g，白芍、土鳖虫、枳壳、大腹皮 24~30 g，赤小豆 30~50 g，车前子 15~30 g，水蛭 10~20 g。每日 1 剂，水煎，分 2 次服用，疗程最短 12 d，最长 112 d。结果：治愈 5 例，好转 27 例，无效 1 例，有效率 97.0%。

（3）胎位不正：用当归、川芎、枳壳各 3~6 g，陈皮、甘草各 9 g，治疗孕妇胎儿臀位不正 160 例。每日 1 剂，水煎，早、晚分服，3 剂为 1 个疗程。结果：有效 143 例，有效率 89.4%。初产妇有效 127 例，第 2 胎 16 例。第 1 疗程有效 134 例。

（4）过期妊娠：用催生饮治疗过期妊娠 50 例。组成：当归、川芎、大腹皮、枳壳、鳖甲（先煎）、白芷各 15 g，益母草 35 g。每日 1 剂，水煎成 200 mL 口服，复渣再服，3 d 为 1 个疗程。结果：有效 48 例，无效 2 例，总有效率 96%。

（5）卵巢囊肿：用疏肝化瘀祛痰汤治疗卵巢囊肿 53 例。组成：柴胡、枳壳、白芍、郁金、三七（先煎）、法夏、陈皮各 10 g，丹参、路路通、王不留行各 15 g。每日 1 剂，水煎服，60 d 为 1 个疗程。结果：治愈率 81.1%，总有效率 96.2%。

【综合利用】　食疗：枳壳砂仁炖猪肚保健药膳，具有补虚损、健脾胃、止胀满的功效，可用于肝硬化腹水的辅助治疗。

■参考文献

[1] 刘锋，黄艳君，袁铁流，等．反相高效液相色谱法对枳壳中辛弗林的含量测定 [J]．湖南中医药导报，2002，8（10）：577-578．

[2] 陈海芳，徐欢，王发英，等．HPLC 法测定枳壳中葡萄内酯的含量 [J]．中药材，2010，33（7）：1109-1111．

[3] 张金莲，何敏，谢一辉，等．高效液相色谱法测定枳壳饮片中柚皮苷、橙皮苷和新橙皮苷的含量 [J]．中国实验方剂学杂志，2010，16（6）：68-70．

[4] 袁金斌，魏玲，张敏，等．高效液相色谱法测定枳壳中柚皮苷、新橙皮苷、川陈皮素和红橘素的含量 [J]．中国医院药学杂志，2010，30（6）：515-517．

[5] 黎艳刚，魏玲，陈海芳，等．枳壳饮片麸炒前后香叶醇的含量测定 [J]．时珍国医国药，2010，21（9）：2172-2173．

[6] 马亚兵．枳壳的胃肠作用及炮制前后的变化 [J]．中药药理与临床，1996，12（6）：28-29．

[7] 国家医药管理局中草药情报中心站．植物药有效成分手册 [M]．北京：人民卫生出版社，1986：1011-1012．

[8] 韦公远．警惕中药的不良反应 [J]．药膳食疗，2004（4）：47．

栀 子

【道地沿革】 栀子又称黄栀子、山栀子、山栀等。栀子入药始载于《神农本草经》，列为中品。陶弘景说："处处有亦两三种小异，以七棱者为良，经霜乃取之。"《本草纲目》曰："卮，酒器也。卮子象之，故名。卮子叶如兔耳，厚而深绿，春荣秋瘁，入夏开花，大如酒杯，白瓣黄蕊，随即结实，薄皮细子有须，霜后收之。"《本草图经》云："栀子生南阳川谷，今南方西蜀州郡皆有之……生白花，花皆六出，甚芬香……夏秋结实如诃子状，生青熟黄，中入深红，九月采实暴干……入药者山栀子，方书所谓越桃也，皮薄而圆小，刻房七棱至九棱者佳，其大而长者乃作染色，又谓之伏尸栀子，不堪入药用。"

从记载可见，栀子品种不尽一致，性状亦有大小之分，用途有所区别，入药以"皮薄而圆小"者佳，与现今所用栀子药材一致。主产于江西、四川、湖北、湖南、浙江、福建等省，其中以湖南产量大，浙江品质佳。此外，河南、安徽、江苏、广西、广东、云南、贵州等省区亦产，多自产自销。

【来源】 本品为茜草科植物栀子 *Gardenia jasminoides* Ellis 的干燥成熟果实。

【原植物、生态环境、适宜区】 栀子为常绿灌木，高 0.3~3 m；嫩枝常被短毛，枝圆柱形，灰色。叶对生，革质，稀为纸质，少为 3 枚轮生，叶形多样，通常为长圆状披针形、倒卵状长圆形、倒卵形或椭圆形，长 3~25 cm，宽 1.5~8 cm，顶端渐尖、骤然长渐尖或短尖而钝，基部楔形或短尖，两面常无毛，上面亮绿，下面色较暗；侧脉 8~15 对，在下面凸起，在上面平；叶柄长 0.2~1 cm；托叶膜质。花芳香，通常单朵生于枝顶，花梗长 3~5 mm；萼管倒圆锥形或卵形，长 8~25 mm，有纵棱，萼檐管形，膨大，顶部 5~8 裂，通常 6 裂，裂片披针形或线状披针形，长 10~30 mm，宽 1~4 mm，结果时增长，宿存；花冠白色或乳黄色，高脚碟状，喉部有疏柔毛，冠管狭圆筒形，长 3~5 cm，宽 4~6 mm，顶部 5~8 裂，通常 6 裂，裂片广展，倒卵形或倒卵状长圆形，长 1.5~4 cm，宽 0.6~2.8 cm；花丝极短，花药线形，长 1.5~2.2 cm，伸出；花柱粗厚，长约 4.5 cm，柱头纺锤形，伸出，长 1~1.5 cm，宽 3~7 cm，子房直径约 3 cm，黄色，平滑。果卵形、近球形、椭圆形或长圆形，黄色或橙红色，长 1.5~7 cm，直径 1.2~2 cm，有翅状纵棱 5~9 条，顶部的宿存萼片长达 4 cm，宽达 6 mm；种子多数，扁，近圆形而稍有棱角，长约 3.5 mm，宽约 3 mm。花期 3~7 月，果期 5 月至翌年 2 月。

栀子喜温暖、湿润、阳光充足的气候。不耐寒，忌干旱，喜光，怕暴晒，喜通风良好，耐荫蔽。适宜在土层深厚、疏松、肥沃、排水良好的酸性土壤中生长，是典型酸性土植物。不耐盐碱，对地势要求不高，但要避免强光直射。适宜区域的气候条件为：年平均气温 16~18 ℃，最高气温 40 ℃，最低气温 -13 ℃，年平均降水量 1200~1700 mm，年日照时数 1600~1900 h，空气相对湿度 78%~83%。分布于湖南、江西、浙江、四川、福建、湖北、广西、广东、贵州、云南、江苏、河南和台湾等地。以江西丰城、金溪、乐安、玉山、万载、高安、上高、南城，四川泸州、苍溪、仪陇，重庆荣昌等地最为适宜。

【生物学特点】

1. 栽培技术 栀子花期为5~7月，群体从初花到终花约经55 d。花的颜色由白逐渐变至黄棕色。果期为8~11月，从开花至果熟约经120 d。果实膨大期为8月；着色始于9月初；10月底至11月初果实已完全着色，表明果实成熟。现常用种子繁殖和扦插繁殖，还可分株繁殖和压条繁殖。

（1）种子繁殖：播种期分春播和秋播，以春播为好。在2月上旬至下旬（立春至雨水）。选取饱满、色深红的果实，挖出种子，于水中搓散，捞取下沉的种子，晾去水分；随即与细土或草木灰拌匀，条播于畦沟内，盖以细土，再覆盖稻草；发芽后除去稻草，经常除草，如苗过密，应陆续匀苗，保持株距10~13 cm。幼苗培育1~2年，高约30 cm，即可定植。

（2）扦插繁殖：扦插期秋季9月下旬至10月下旬，春季2月中下旬。剪取生长2~3年的枝条，将节剪成长17~20 cm的插穗。插时稍微倾斜，上端留一节露出地面。约一年后即可移植。

（3）分株繁殖：于早春或晚秋在栀子植株周围挖取15~20 cm高萌蘖苗进行繁殖。

（4）压条繁殖：4月从3年生母株上选取健壮枝条，长25~30 cm进行压条，如有三杈枝，则可在杈口处压条，一次可得三苗。一般经20~30 d即可生根，在6月可与母株分离，至次春可分栽或单株上盆。

2. 田间管理 定植栀子幼苗成活后，中耕除草每年保持2次以上，中耕除草宜浅。冬季进行培土。未结果的幼树，追肥以氮肥为主，进入结果期后，应减少氮肥施用，增施磷钾肥。在3月底至4月初，每亩施尿素3~4 kg为开花奠定营养基础。花谢后的6月下旬，每亩深施复合肥4~6 kg，此次忌施氮肥。立秋前后，每亩施尿素6~7 kg，配合粪尿水200 kg，挖穴水施。每年冬季中耕除草后每亩施临时混合的尿素10~20 kg、磷肥30~40 kg。

在天旱或少雨季节，尤其7~9月，应及时灌水。雨季疏通排水沟，做到田间无积水。栽植后1年就应修剪，将主干30 cm左右以下的芽全部剪去，确保树形小乔木化，然后依照树的长势，修剪成内空外圆层次分明的树冠。栀子一般从定植的第二年开始开花，须将第二、第三年的花蕾及时摘除。从第四年起，加强保花保果工作，以提高产量。

3. 病虫害防治

（1）蚜虫：以成、若虫吸食茎叶汁液。防治方法：冬天清园，将枯株和落叶深埋或烧毁，发生期喷40%乐果1500~2000倍液或80%敌敌畏1500倍液，每7 d一次，连续数次。

（2）短额负蝗：以成、若虫咬食叶片。防治方法：幼龄期喷90%美曲膦酯800倍液，每7 d一次，连续数次。

（3）大蓑蛾：为害叶片。防治方法：用90%美曲膦酯1000倍液喷叶面数次。

【采收加工】 当栀子果皮由青转红呈红黄色时选晴天采收。采果用手摘，勿折枝，分批将大、小果一律采尽，不要摘大留小。除去果梗及杂质，经沸水焯后，干燥；或将果实放入蒸笼中，蒸至上气，取出，干燥。生果直接晒干，俗称"生晒栀"；用火焙干，俗称"焙栀"；果实经过闷、压、蒸、发后，晒干，习称"黑山栀"。

【炮制储藏】

1. 炮制

（1）栀子：取原药材，除去杂质，碾碎。

（2）炒栀子：取栀子碎块置锅内，用文火加热炒至深黄色，取出，放凉。

（3）焦栀子：取栀子碎块置锅内，用武火加热炒至焦黄色，取出，放凉。

（4）栀子炭：取栀子碎块置锅内，用武火加热炒至表面黑褐色，喷淋清水，灭尽火星，取出晾干。

（5）姜栀子：取栀子碎块，加姜汁拌匀。润透，置锅内，用文火加热炒干，取出放凉。每100 kg栀子，用鲜生姜10 kg或干姜3 kg。

2. 储藏　置通风干燥处。

【药材性状】　本品呈长卵圆形或椭圆形，长1.5~3.5 cm，直径1~1.5 cm。表面红黄色或棕红色，具6条翅状纵棱，棱间常有1条明显的纵脉纹，并有分枝。顶端残存萼片，基部稍尖，有残留果梗。果皮薄而脆，略有光泽；内表面色较浅，有光泽，具2~3条隆起的假隔膜。种子多数，扁卵圆形，集结成团，深红色或红黄色，表面密具细小疣状突起。气微，味微酸而苦。

【质量检测】

1. 显微鉴别　果实中部横切面，圆形，纵棱处显著凸起。外果皮为1列长方形细胞，外壁增厚并被角质层；中果皮外侧有2~4列厚角细胞，向内为薄壁细胞，含黄色色素，少数较韧型维管束稀疏分布，较大的维管束四周具木化的纤维束，并有石细胞夹杂其间；内果皮为2~3列石细胞，近方形、长方形或多角形，壁厚，孔沟清晰，有的胞腔内可见草酸钙方晶，偶有含簇晶的薄壁细胞镶嵌其中。种子横切面，扁圆形，一侧略凸，外种皮为1列石细胞，近方形，内壁及侧壁显著增厚，胞腔含棕红色或黄色色素，内种皮为颓废薄壁细胞。胚乳细胞多角形，中央为2枚扁平的子叶，细胞内均充满糊粉粒。

2. 理化鉴别

（1）化学定性：

1）取本品粉末2 g，加水5 mL，置水浴中加热3 min，滤过。取滤液5滴，置瓷蒸发皿中，烘干后，加硫酸1滴，即显蓝绿色，迅速变为黑褐色，继转为紫褐色。（检查藏红花素）

2）本品1%热水浸出液，滤过。取滤液10 mL，置有塞量筒中，加乙醚5 mL，振摇，水层呈鲜黄色，醚液无色。（检查藏红花素）

（2）薄层色谱鉴别：取本品粉末1 g，加50%甲醇10 mL，超声处理40 min，滤过，滤液作为供试品溶液。另取栀子对照药材1 g，同法制成对照药材溶液。再取栀子苷对照品，加乙醇制成每1 mL含4 mg的溶液，作为对照品溶液。吸取上述三种溶液各2 μL，分别点于同一硅胶G薄层板上。乙酸乙酯-丙酮-甲酸-水（5：5：1：1）为展开剂，展开，取出，晾干。供试品色谱中，在与对照药材色谱相应的位置上，显相同颜色的黄色斑点；再喷以10%硫酸乙醇溶液，在110℃加热至斑点显色清晰。供试品色谱中，在与对照品色谱相应的位置上，显相同颜色的斑点。

3. 含量测定 采用HPLC测栀子苷含量。色谱条件：以十八烷基硅烷键合硅胶为填充剂，以乙腈-水（15：85）为流动相，检测波长238 nm。理论板数按栀子苷峰计算应不低于1500。对照品溶液的制备：精密称取栀子苷对照品适量，加甲醇制成每1 mL含30 μg的溶液。供试品溶液的制备：取本品粉末（过四号筛）约0.1 g，精密称定，置具塞锥形瓶中，精密加入甲醇25 mL，称定重量，超声处理20 min，放冷，再称定重量，用甲醇补足减失的重量，摇匀，滤过，精密量取续滤液10 mL，置25 mL量瓶中，加甲醇至刻度，摇匀即得。分别精密吸取对照品溶液与供试品溶液各10 μL，注入液相色谱仪，测定。本品按干燥品计算，含栀子苷（$C_{17}H_{24}O_{10}$）不得少于1.8%。

【商品规格】

1. 一等 干货。呈长圆形或椭圆形，饱满。表面橙红色、红黄色、淡红色、淡黄色。具有纵棱，顶端有宿存萼片。皮薄革质，略有光泽。破开后种子聚集咸团状，短红色、紫红色或淡红色、棕黄色。气微，味微酸而苦。无黑果、杂质、虫蛀、霉变。

2. 二等 干货。较瘦小。表面橙黄色、暗紫色或带青色，间有怪形果或破碎，其余同一等。

【性味归经】 焦栀子、栀子苦，寒。归心、肺、三焦经。

【功能主治】

1. 栀子 泻火除烦，清热利尿，凉血解毒外用消肿止痛。用于热病心烦湿热黄疸，淋证涩痛，血热吐衄，目赤肿痛，火毒疮疡；外治扭挫伤痛。

2. 焦栀子 凉血止血。用于血热吐血，衄血，尿血，崩漏。

【用法用量】 内服：煎汤，栀子6～10 g，焦栀子6～9 g。外用：生品适量，研末调敷。

【使用注意】 本品苦寒，不宜久服，凡脾胃虚寒便溏者慎服。

【化学研究】

1. 环烯醚萜类 环烯醚萜类主要有栀子苷、京尼平苷、京尼平1-β-龙胆苷、异羟栀子苷、栀子酸、山栀子苷、车叶草苷、去乙酰车叶草苷酸甲酯、栀子酮苷、鸡矢藤次苷甲酯和10-乙酰京尼平栀子苷等。

2. 三萜类 三萜类有栀子花酸、栀子花酸甲、栀子花酸乙、9，19-环木菠萝烷-3，2-二酮、9，19-羊毛甾-24-烯3，23-二酮、4-去甲-9，19-环羊毛甾-24-烯-3，23-二酮等。

3. 挥发油类成分 挥发油类成分有反，反-2，4-癸二烯醛、2-乙基-2-己烯醛、3，7，11-三甲基-1，6，10-十二碳三烯-3-醇、1，2，3，4，7，8，9，10-八氢-1，6-二甲基-4-异丙基-1-羟基萘、11-亚油酸甲酸、6，10，14-三甲基-2-亚油酸等。

4. 黄酮类成分 黄酮类成分有栀子素A～E、去甲红橘素、3′，4′，5′-三甲氧基汉黄芩素、4′-二羟基汉黄芩素、6-甲氧基-3-氧-甲基山奈酚、3-氧-甲基山奈酚、4，7-二羟基黄酮等。

5. 有机酸酯类 有机酸酯类有脂环酸苦藏红花酸、绿原酸、3, 4-二咖啡酰-5-奎尼酸、3, 4-二氧-咖啡酰奎尼酸、3-氧-咖啡酰-4-氧-芥子酰奎尼酸、3, 5-二氧-咖啡酰-4-氧-戊二酰奎尼酸和3-咖啡酰-4-芥子酸。

6. 其他 栀子还含有 D-甘露醇、甾醇类、三萜皂苷类、长链烷烃、醇及色素、多糖等成分。

【药理作用】

1. 解热 分别以生栀子、炒栀子、焦栀子、栀子炭和姜栀子醇提物，给酵母发热大鼠于造模后4 h灌胃10 g/kg，测定给药后1、2、3、1.5 h的肛温变化。结果显示，栀子生品解热作用最强，炒黄、炒焦品仍有明显的解热作用，但较生品作用明显降低，炒炭、姜炙品解热作用较差。

2. 抗炎 分别以生栀子、炒栀子、焦栀子、栀子炭、姜栀子和烘（125℃ 30 min、150℃ 30 min、175℃ 30 min、200℃ 20 min）栀子水煎剂给小鼠灌胃，每日1 g/kg，连续3 d。结果显示，栀子生品水煎液对巴豆油所致小鼠耳郭炎症和对醋酸所致小鼠腹腔毛细血管通透性增高有明显抑制作用；炒品、姜炙品、烘品125℃也有较好的抑制作用，与生品比较作用明显降低，其余各组无明显抑制作用；烘品150℃水煎液对巴豆油所致小鼠耳郭炎症有明显抑制作用。

生栀子、焦栀子50%乙醇洗脱部位和95%乙醇洗脱部位给小鼠灌胃40 g/kg，连续5 d，对二甲苯所致小鼠耳郭肿胀反应和醋酸所致小鼠腹腔毛细血管通透性增高有明显的抑制作用。

栀子苷给小鼠皮下注射给药，连续4 d，栀子苷12.5 mg/kg剂量组和25 mg/kg剂量组对二甲苯致小鼠耳郭肿胀有明显的抑制作用，栀子苷大剂量（50 mg/kg）能导致腹腔毛细血管渗透液的吸光值显著降低，即对急性炎症渗出有较明显的抑制作用；栀子苷（12.5、25、50 mg/kg）对角叉菜胶致小鼠足跖肿胀没有明显抗炎作用，炎症渗出液中前列腺素 E_2（PGE_2）的含量与对照组比较无明显差异。

栀子苷灌胃0.08、0.16 g/kg，连续5 d，对二甲苯所致小鼠耳郭肿胀和角叉菜胶致大鼠足跖炎症都有明显抑制作用。栀子总苷灌胃每日80、40 mg/kg，连续3 d，对角叉菜胶致大鼠足跖肿胀和醋酸致小鼠腹腔毛细血管通透性增加均有抑制作用；连续给药7 d，对大鼠棉球致肉芽组织增生有明显抑制作用。

栀子醇浸膏给膝骨关节炎模型家兔术后第5周开始灌胃，每日600 mg/kg，连续3周，能减轻实验家兔关节软骨病理损伤，明显降低关节液中IL-1β 的含量。栀子水提浸膏给Ⅱ型胶原蛋白诱导的类风湿性关节炎模型大鼠灌胃，每日0.3、1.0、3.0 g/kg，连续28 d，可剂量依赖性抑制大鼠足跖肿胀的程度。用药后，给药组血清IL-1β 和TNF-α 水平明显低于模型组。

3. 镇痛 栀子总苷给小鼠灌胃160、80、40 mg/kg，可以明显升高小鼠的痛阈值；连续给药3 d，对醋酸诱发的小鼠扭体反应有一定抑制作用。栀子苷小鼠皮下注射给药，连续3 d，栀子苷25 mg/kg剂量能延长热刺激所致小鼠痛觉反应时间，栀子苷50 mg/kg剂量组和1.25 mg/kg剂量组对醋酸诱发小鼠扭体反应有明显的抑制作用，显示栀子苷有一定的镇痛作用。

4. 镇静　栀子醇渗漉浓缩液给小鼠腹腔注射 5.69 g/kg、灌胃 36 g/kg，可明显减少小鼠自发活动数；腹腔注射可明显协同环己烯巴比妥钠（灌胃 0.5 h 后给药）睡眠作用，灌胃可协同环己烯巴比妥钠（灌胃 2 h 后给药）睡眠作用。

5. 止血　分别以栀子炭水煎液，栀子炭混煎液 95%、70%、50% 乙醇 1 h 提取加 1 h 水煎液合并，栀子炭的乙酸乙酯部位、正丁醇部位、水部位，给小鼠灌胃每日 3 g/kg，连续 7 d，均可明显缩短小鼠凝血时间。栀子、焦栀子 50% 乙醇洗脱部位和 95% 乙醇洗脱部位给大鼠灌胃 30 g/kg，连续 5 d，结果显示，焦栀子 95% 乙醇洗脱部位有较好的促进血液凝固作用，能明显缩短正常大鼠凝血酶原时间，其他各组作用不明显。

6. 抗肿瘤　栀子油给 S180 荷瘤小鼠灌胃每日 0.5、1.2、3 mL/kg，连续 14 d，可明显升高荷瘤小鼠指数，有一定抑瘤作用。栀子多糖对人红白血病细胞 K562 的无毒剂量约为 0.4 μg/mL，低毒剂量约为 14.33 μg/mL，半致死剂量约为 62.61 μg/mL，100 μg/mL 对人红白血病 K562 细胞的抑制率为 63.2%；栀子多糖给腹水肝癌 Hca-f 实体瘤小鼠灌胃（每日 250、500 mg/kg）药效优于同等剂量注射给药的效果，连续 10 d，500 mg/kg 的栀子多糖灌胃对小鼠肝癌实体瘤的抑制率达 49%。栀子苷在浓度 10~80 μg/mL 时，对体外培养的 B16 恶性黑素瘤细胞增殖的抑制率呈量效关系，最大抑制率为 62.9%。

7. 降血糖　栀子水提物给小鼠灌胃，每日 5、10、20 g/kg，连续给药 7 d，3 个剂量对正常小鼠的血糖均有降低趋势，可明显降低葡萄糖致高血糖小鼠血糖；连续给药 3 d，均可明显降低肾上腺素致高血糖小鼠血糖和地塞米松致胰岛素抵抗小鼠血糖；连续给药 14 d，均能明显降低四氧嘧啶诱发糖尿病模型小鼠血糖。栀子苷在浓度为 10、100 mg/L 时，能显著促进前脂肪细胞对葡萄糖的吸收，且呈量效关系；栀子苷 100 mg/kg 给荷糖实验小鼠灌胃，可显著降低实验小鼠血糖浓度；栀子苷给四氧嘧啶致糖尿病小鼠灌胃 100 mg/kg，连续 7 d，可显著降低实验小鼠血糖浓度；栀子苷在浓度为 10、1 mmol/L 时，对受过氧化物酶增殖体激活的受体 γ（PPARγ 受体）有明显激活作用。

8. 抗肝损伤　分别以生栀子、炒栀子、焦栀子、栀子炭、姜栀子和烘（125 ℃ 30 min、150 ℃ 30 min、175 ℃ 30 min、200 ℃ 20 min）栀子醇提物，给 CCl$_4$ 致肝急性中毒小鼠灌胃每日 7.5 g/kg，连续 5 d。结果显示，栀子生品醇提液对 CCl$_4$ 所致肝损伤血清 ALT 升高有明显的保护作用，炒品、炒焦品、姜炙品、烘品（125 ℃ 30 min、150 ℃ 30 min、175 ℃ 30 min）也有较好的护肝作用，但以生品护肝作用最强，炒炭品及烘品（200 ℃ 20 min）则无此作用。栀子水煎剂给 CCl$_4$ 致中毒肝纤维化模型大鼠于造模前 2 d 开始灌胃，每日 5 g/kg，连续 30 d，可显著抑制模型大鼠羟脯氨酸（Hyp）增高，从而发挥护肝作用。栀子提取物给 D-半乳糖胺诱导的急性肝损伤模型小鼠灌胃，每日 50、10 mg/kg，连续 7 d，可使模型小鼠 ALT、AST 活性下降，肝细胞坏死、肝细胞变性等明显改善。栀子中京尼平苷给急性酒精性肝损伤模型小鼠灌胃 100、150 mg/kg，能降低动物的死亡率，延长动物存活时间，能降低酒精组小鼠血清中 AST 及 ALT 的含量，抑制肝内丙二醛（MDA）的生成，改善肝病理变化。

9. 利胆　栀子提取物给大鼠灌胃，每日 33.4、16.7 mg/kg，连续 7 d，结果栀子提取物能促进大鼠胆汁流量，增加血清胆红素（TBIL）和总胆固醇（TC）排泄。栀子苷给大鼠灌胃，每日 0.2、0.4、0.8、1.6 g/kg，能明显促进正常大鼠和由异硫氰酸-1-萘脂所致的肝损伤大鼠 6 h 内胆汁排泌量。

10. 保护胰腺　给急性重症胰腺炎模型大鼠于术前 1 h、术后 4 h 和第 2 天实验前 1 h 灌胃给予 50% 栀子水煎剂，结果栀子可使通过向胰管内逆向注入 1.5% 去氧胆酸钠造成的急性胰腺炎模型大鼠钠钾 ATP 酶、钙 ATP 酶、血清乳酸脱氢酶、血清淀粉酶活性趋于正常；环腺苷酸（cAMP）无明显变化，但环鸟苷酸（cGMP）明显降低，cAMP/cGMP 比值显著增加，从而保护胰腺。栀子提取液给急性重症胰腺炎模型大鼠造模后 1、6、23 h 各灌胃 5 g/kg，24 h 检测得其能够降低实验小鼠丙二醛（MDA）水平，升高谷胱甘肽水平，改善急性胰腺炎血淀粉酶、一氧化氮（NO）、内毒素、脂质过氧化物（LPO）、溶酶体酸性磷酸酶（ACP）的释放率及肿瘤坏死因子-α（TNF-α）和白介素-6（IL-6）水平的升高和炎细胞浸润，改善线粒体琥珀酸脱氢酶（SDH）活性，降低微粒体细胞色素 P450，对急性胰腺炎产生有益影响。

11. 保护胃黏膜　栀子总苷给阿司匹林致胃黏膜损伤模型大鼠灌胃，每日 70、140 mg/kg，连续给药 5 d，可使实验大鼠胃黏膜局部血流量和超氧化物歧化酶（SOD）活性较模型组明显增加，MDA 含量降低；连续 14 d，结果两剂量组的胃黏膜损伤指数显著降低，NO 含量与一氧化氮合酶（NOS）活性增加，可减少细胞间黏附分子-1（ICAM-1）在胃组织中的表达，而对阿司匹林所致胃黏膜损伤有明显的抑制作用。栀子总苷给无水乙醇型、阿司匹林型、吲哚美辛型胃黏膜损伤模型小鼠灌胃，每日 50、100、200 mg/kg，连续 5 d，可剂量依赖性地抑制小鼠实验性胃黏膜损伤；可使阿司匹林致小鼠胃黏膜损伤过程中胃组织中升高的丙二醛（MDA）含量降低，可使降低的 NO 水平回升。

12. 抗脑损伤　栀子苷给双侧颈总动脉结扎血管性痴呆模型大鼠灌胃，每日 50、75 mg/kg，连续 28 d，能明显减轻模型大鼠皮层及海马神经元的凋亡坏死，在水迷宫实验中，可使模型大鼠逃避潜伏期明显缩短，平台象限游程/总游程明显延长，而对模型大鼠的认知能力有提高作用。栀子总环烯醚萜苷给自体血注入诱发的脑出血模型大鼠给药 15、30 mg/kg，结果两剂量组模型大鼠血肿周围脑组织 TNF-α 和 IL-1β 含量明显降低，ICAM-1 和 Caspase-3 表达明显下调，而可干预脑出血后炎症反应，阻止神经元凋亡。栀子总环烯醚萜苷给自体血注入诱发脑出血模型大鼠给药 10、20 mg/kg，结果经治疗后的模型大鼠脑出血后血红素氧合酶-1（HO-1）表达水平及脑组织 MDA 含量明显低于脑出血组，SOD 活性明显高于脑出血组，可抑制脑出血后 HO-1 表达，增强抗氧化能力，从而减轻脑水肿。栀子苷给急性乙醇中毒致空间学习记忆障碍模型小鼠灌胃，每日 10、20、40 mg/kg，连续 9 d，在 Morris 水迷宫试验中，能改善模型小鼠空间学习和记忆障碍，明显缩短寻找站台潜伏期和游泳路径。

13. 其他

（1）保护血管内皮细胞：栀子苷对体外培养的人脐静脉内皮细胞，在浓度 50 mg/L 时，能明显提高 H_2O_2 损伤的内皮细胞存活率和细胞内 SOD、GSH-Px、NOS 活性，增加培养液中 NO 含量，降低细胞内活性氧水平，降低 H_2O_2 诱导的细胞凋亡率，恢复血管内皮细胞增殖，而显示较强的血管内皮细胞保护作用。

（2）抗白血病：栀子中熊果酸对体外培养的 HL-60 人早幼粒细胞白血病、REH-人急性淋巴细胞白血病和 Raji-淋巴瘤白血病细胞均有抑制活性，IC_{50} 分别为 12.2、7.5、15.4 μg/mL。

（3）抗氧化：栀子水提物在浓度为 0.67 mg/mL 时，对小鼠肝匀浆脂质过氧化物生成的抑制率达 100%，对羟自由基的清除率达 69.1%；当浓度为 8.33 mg/mL，对超氧自由基的清除率达 100%。

调节肠平滑肌功能：1 g/mL 的栀子水煎剂（pH 4.01）在浓度 2% 和 10% 时，能明显抑制家兔离体十二指肠纵行平滑肌张力，而栀子滴定后制剂（滴定 pH 7.43）能明显升高十二指肠纵行平滑肌条的张力，均有剂量依赖关系。

【毒理研究】

1. 急性毒性　栀子醇渗漉浓缩液给小鼠腹腔注射及灌胃 LD_{50} 分别为 17.1、107.4 g/kg。栀子水提物、醇提物、京尼平苷给大鼠灌胃，每日分别为 3.08、1.62、0.28 g/kg，连续 3 d，可见实验大鼠肝重量增加，指数增大，与空白组相比，肾重量轻度增加肝细胞明显肿胀变性，部分肝细胞坏死，汇管区有大量的毛细胆管增生；肾曲管不同程度肿胀，具有肝、肾毒性。

2. 长期毒性　栀子西红花苷给 Beagle 犬静脉注射，每日 50、112、250 mg/kg，每周 6 d，连续 13 周给药。结果高剂量组 250 mg/kg 给药后，犬迅速出现用四肢挠痒、剧烈摩擦身体或甩头等症状，一般在 0.5 h 内消失；皮肤上可见较大量的成片状分布的红色斑点，在给药后的 1~2 h 内逐渐消退，11 周起该症状不明显；在给药期内皮肤、黏膜、巩膜等部位呈较深的黄色；给药后排出的尿液显红色，接近药液颜色，粪便呈棕褐色；给药后期，动物的毛色变得无光泽，皮肤油性分泌物增加，常伴有行为活动减少、神情呆滞等精神症状；4 周恢复期时上述在给药后重复出现的症状不再出现，长期症状则减轻、消退。低剂量组 50 mg/kg 仅观察到给药后尿液轻度变黄，未见其他异常情况。组织学检查表明，所有受检脏器与对照组相比均未见明显的病理改变，恢复期未见任何脏器有明显的异常改变。

3. 毒作用机制　将栀子水提物拌入饲料中让大鼠自由采食，每日 2.0 g/kg，连续 30 d，可引起大鼠生长发育迟缓，肝组织中琥珀酸脱氢酶和葡萄糖-6-磷酸酶活性增加，肝细胞中双核细胞增多，肝细胞周围血管数量增多，血管明显扩张，肝线粒体肥大，粗面内质网增生。京尼平苷给实验动物灌胃，连续 3 d，280 mg/kg 的京尼平苷可导致小月龄和大月龄 SD、Wistar 大鼠肝重量增加，脏器指数增大，ALT、AST 活性增高，总胆红素含量增加；560 mg/kg 的京尼平苷对小月龄和大月龄 ICR 小鼠未表现出明显肝毒性，1860 mg/kg 京尼平苷可致其 ALT 活性增高，总胆红素含量增加。

【临床应用】

1. 临床配伍

（1）伤寒发汗、吐下后，虚烦不得眠，心中懊恼：栀子（擘）十四个，香豉（绵裹）四合。上二味，以水四升，先煮栀子得二升半，放入香豉，煮取一升半，去滓，

分为二服。温进一服，得吐者止后服。（《伤寒论》栀子豉汤）

（2）伤寒大病瘥后劳复者：枳实（炙）三枚，栀子（擘）十四个，豉（绵裹）一升。上三味，以清浆水七升，空煮取四升，纳枳实、栀子，煮取二升，下豉，煮五六沸，去滓，温分再服，覆令微似汗。若有宿食者，内大黄如博棋子五六枚。（《伤寒论》枳实栀子豉汤）

（3）伤寒身黄发热：栀子（劈）十五个，甘草（炙）一两，黄柏二两。以水四升，煮取一升半，去滓，分温再服。（《伤寒论》栀子柏皮汤）

（4）湿热黄疸：栀子四钱，鸡骨草、田基黄各一两。水煎，日分三次服。（《广西中草药》）

（5）尿淋，血淋：鲜栀子二两，冰糖一两。水煎服。（《闽东本草》）

（6）小便不通：栀子仁二七枚，盐花少许，独颗蒜一枚。上捣烂，摊纸花上贴脐，或涂阴囊上，良久即通。（《普济方》）

（7）急性胃肠炎，腹痛，上吐下泻：栀子三钱，盘柱南五味（紫金皮）根五钱，青木香二钱。上药炒黑存性，加蜂蜜五钱。水煎，分二次服。（《单方验方调查资料选编》）

（8）口疮，咽喉中塞痛，食不得：大青四两，山栀子、黄柏各一两，白蜜半斤。上切，以水三升，煎取一升，去滓，下蜜更煎一两沸，含之。（《普济方》栀子汤）

（9）目赤肿痛：取栀子七枚，钻透，入煻灰火煨熟，以水一升半，煎至八合，去滓，入大黄末三钱匕，搅匀，饭后温服。（《圣济总录》栀子汤）

（10）胃脘火痛：栀子七枚或九枚，炒焦，水一盏，煎七分，入生姜汁饮之（《丹溪纂要》）

（11）鼻中衄血：栀子烧灰吹之。（《简易方论》）

（12）肺风鼻赤酒齄：栀子为末，黄蜡等分溶和。为丸弹子大。空心茶、酒嚼下。忌酒、炙煿。（《普济本事方》）

（13）赤白痢并血痢：栀子仁四七枚。锉，以浆水一升半，煎至五合，去滓。空心食前分温二服。（《圣济总录》栀子仁汤）

（14）热水肿：山栀子五钱，木香一钱半，白术二钱半。细切，水煎服。（《丹溪心法》）

（15）妇人子肿湿多：炒栀子一合。为末，米饮吞下，或丸服。（《丹溪心法》）

（16）折伤肿痛：栀子、白面同捣，涂之。（《濒湖集简方》）

（17）火丹毒：栀子，捣和水调敷之。（《梅师集验方》）

（18）火疮未起：栀子仁灰，麻油和封，唯厚为佳。（《千金要方》）

（19）疮疡肿痛：栀子、蒲公英、银花各四钱。水煎，日分三次服。另取生金银花藤适量，捣烂，敷患处。（《广西中草药》）

2. 现代临床

（1）便秘：用栀子通便丸治疗湿热便秘 200 例。组成：栀子 116 g、厚朴 80 g、双花 40 g、知母 40 g、大黄 130 g、黄芩 180 g、黄柏 60 g、天花粉 60 g、黄连 4.8 g。上药粉碎成细粉，以水泛丸，每晚 1 次，每次 9 g，7 d 为 1 个疗程。结果：治愈 180 例，有效 10 例，无效 10 例，总有效率 95%。

（2）复发性口腔溃疡：用加味栀子大黄汤治疗复发性口腔溃疡 30 例。组成：栀子、枳实、黄芩各 9 g，大黄 6 g，青黛 3 g，合欢皮 10 g，麦冬 10 g，菖蒲 10 g，乌梅 10 g，甘草 5 g。每日 1 剂，水煎 2~3 次服，5 剂为 1 个疗程。结果：痊愈 19 例，显效 11 例，总有效率 100%。

（3）带状疱疹：用自拟银翘栀子汤治疗带状疱疹 56 例。组成：金银花、连翘、栀子、牡丹皮、苦参、黄芩、紫草、地肤子、土茯苓、柴胡；疱疹偏于上部加黄连、大青叶；偏于中部加延胡索；偏于下部加黄柏，随症加减。每日 1 剂，水煎 4 次服。结果：4~7 d 痊愈 28 例；7~12 d，痊愈 20 例，有效 5 例，无效 3 例；总有效率 94.6%。

（4）产后会阴水肿：用栀子酒治疗产后会阴水肿 38 例。将栀子 100 g 捣碎，加至 500 mL 食用白酒内，浸泡 6 h 后用纱布滤净，湿性外敷，每日 3 次，每次 1 h，3 d 为 1 个疗程。结果：痊愈 20 例，显效 12 例，有效 5 例，无效 1 例，总有效率为 97.4%。

（5）卵巢囊肿：用栀子辣蓼汤治疗卵巢囊肿 80 例。组成：栀子 10 g、辣蓼 20 g、甘草适宜。气虚者加黄芪 30 g；合并盆腔炎者加薏米 30 g，败酱草 30 g；腹痛者加香附 15 g，川楝子 15 g。水煎，每日 4 次口服，2 个月为 1 个疗程。结果：痊愈 57 例（1 个疗程痊愈者 34 例，2 个疗程痊愈者 23 例），显效 23 例，总有效率 100%。

（6）膝骨性关节炎：用栀子粉（栀子粉、半熟米饭、红糖按 2∶2∶1 的比例混匀）外敷治疗膝骨性关节炎 30 例。每日 1 次，同时口服仙灵骨葆，每次 15 g，每日 2 次。结果：显效 16 例，有效 10 例，无效 4 例，总有效率 86.7%。

（7）慢性胆囊炎：茵陈栀子汤治疗慢性胆囊炎 65 例。组成：茵陈、蒲公英各 30 g，栀子、柴胡各 10 g，郁金、茯苓各 15 g，干姜 6 g。口苦甚者加川连、龙胆草，恶心者加半夏、竹茹，胆区压痛明显者加元胡、川楝子，发热者加青蒿、白薇、黄芩，合并结石者加生大黄、金钱草、元明粉，随症加减。每日 1 剂，水煎 2~3 次口服。结果：显效 58 例，好转 7 例，总有效率 100%，其中服药剂数 8~20 剂者 60 例，20 剂以上者 5 例。

（8）反流性食管炎：用加味栀子豉汤治疗反流性食管炎 184 例。组成：栀子、淡豆豉、丹参各 10 g，蒲公英、茯苓各 15 g。每日 1 剂，水煎，小量药液频服，连服 1 个月。结果：痊愈 147 例，显效 21 例，有效 12 例，无效 4 例，总有效率 97.8%。

（9）四肢扭挫伤：用冰栀散（栀子研末，过 45 目筛，与冰片充分搅拌混合均匀后加面粉、鸡蛋清调成糊状）治疗软组织损伤 32 例。取适量药糊均匀涂抹于患处，用绷带轻轻缠绕包扎，每 12 h 换药 1 次。结果：痊愈 25 例，显效 5 例，有效 2 例，总有效率 100%。敷药最少 1 次、最多 3 次即可见效，治疗 2~8 d，功能恢复平均时间 5 d；用栀子膏（研成粗粉，温水调成糊状，加入少许乙醇，平推于纱布上）治疗四肢扭挫伤 407 例。有骨折者不宜敷用；有脱臼应先整复后再用；合并肢体麻痹，应配合理疗及针灸治疗。结果：24 h 内疼痛消失者 328 例，48 h 内消失者 66 例，72 h 消失者 13 例，平均疼痛消失时间为 30 h；2 d 内消肿者 296 例，3 d 内消肿者 74 例，4 d 内消肿者 24 例，其余 13 例因合并陈旧性脱臼及深部血肿，血肿消退迟缓，但时间最长者 12 d，平均血肿消退时间为 2~5 d；3 d 内功能恢复者 63 例，5 d 内恢复者 304 例，7 d 内恢复者 33

例，6 例因血肿大而居于深部于 15~21 d 恢复，1 例因动脉血管损伤切开止血于 30 d 恢复。总有效率 100%。

（10）婴幼儿秋季腹泻：八味芍药栀子汤治疗婴幼儿秋季腹泻 120 例。组成：白芍、栀子、枳壳各 2~3 g，薏米、黄芩、诃子、山楂各 3 g，甘草 2 g。每日 1 剂，水煎服。结果：痊愈 114 例，好转 2 例，无效 4 例，总有效率 96.7%。

（11）高血压病：用栀子双仁散治疗高血压病 32 例。栀子 6 g，桃仁、杏仁各 12 g，三药共研为粉，每次用上述散剂的 1/3，于睡前用甘油和水调和敷于双足涌泉穴，每晚 1 次，6 d 为 1 个疗程。结果：显效 12 例，有效 17 例，无效 3 例，总有效率 90.6%。

（12）更年期失眠症：用栀子豉汤合甘麦大枣汤治疗更年期失眠症 30 例。组成：栀子、淡豆豉各 10 g，浮小麦 30 g，炙甘草 10 g，大枣 5 枚。潮热者加牡丹皮 10 g，烦躁明显者加柴胡 6 g、郁金 10 g，眩晕者加菊花 10 g，乏力者加白术 15 g，随症加减。每日 1 剂，水煎午前、睡前 2 次口服，20 d 为 1 个疗程。结果：显效 16 例，有效 13 例，无效 1 例，总有效率 96.7%。

（13）神经衰弱：用栀子豉汤治疗神经衰弱 106 例，随症加减。肝阳上亢、灼伤心神加龙胆草、生地黄，心脾两虚、气血不足加人参、茯苓、白术等，心肾不交、虚火妄动加生地黄、何首乌、牡丹皮。每日 1 剂，水煎服。结果：痊愈 55 例，显效 33 例，好转 15 例，无效 3 例，总有效率 97.2%。

（14）冠心病：用桃仁栀子糊剂治疗冠心病 50 例。将栀子、桃仁各 12 g，共轧成末，加炼蜜 30 g 或蛋清，调成糊状摊敷在心前区，敷药范围为右侧至胸骨右缘第 3~5 肋间，左侧达心尖搏动处，其长约 7 cm，宽 5 cm，外用纱布敷盖，胶布固定，开始每 3 d 换药 1 次，2 次后 7 d 换药 1 次，6 次为 1 个疗程。结果：治疗 1 个疗程，症状无改善者 6 例，44 例症状均有好转，其中 22 例症状显著改善，总有效率 88%。

【综合利用】 栀子色素是天然染料和食用色素。其中栀子黄色素呈鲜艳、悦目、明亮的黄色，是一种安全性高、着色力强、色泽鲜艳、耐光、耐热、无异味、无沉淀的天然色素，并已经广泛使用。此外，栀子着色成分西红花素与鸢尾科植物西红花的成分基本相同，但西红花素分布在西红花的雌蕊中，价格昂贵，产量不多，未能普遍采用，故栀子在这方面具有很大的开发潜力。

■参考文献

[1] 南京中医药大学．中药大辞典 [M]．上海：上海科学技术出版社，2006.

[2] 王磊，陈先祥，蔡庆和，等．栀子苷预处理对家兔急性胰腺炎 TNF-α、IL-6 的影响 [J]．中国中医急症，2008，17（5）：664-665.

[3] 朱晓磊，张娜，李澎涛，等．栀子苷阻抑脑缺血损伤级联反应的作用环节探讨 [J]．中国中药杂志，2004，29（11）：1065-1068.

[4] 周峻伟．栀子苷、黄芩苷对大鼠局灶性脑缺血模型缺血脑组织单核细胞趋化蛋白（MCP-1）的影响 [J]．中医药学刊，2004，22（6）：1016-1017，1020.

[5] 杨洪军，付梅红，吴子伦，等．栀子对大鼠肝毒性的实验研究 [J]．中国中药杂志，2006，31（13）：1091-1093.

[6] 张倩怡，杜守颖，陆洋，等．栀子提取物中栀子苷油水分配系数及大鼠肠吸收动力学研究 [J]．中国中药杂志，2009，34（14）：1840-1844.

香 附

【道地沿革】　香附的别名是香附子，以莎草根之名始载于《名医别录》，列为中品。至《唐本草》始称"莎草根香附子"，因其根相附连续而生，可以制香料，故名。《新修本草》云："茎叶都似三棱，根若附子，周匝多毛，交州者最胜，大者如枣。近道者如杏人许。"《本草纲目》谓："莎叶似老韭叶而硬，光泽有剑脊棱，五六月中抽一茎，三棱中空，茎端复出数叶，开青花成穗如黍，中有细子，其根有须，须下结子一二枚，转相延生，子上有细黑毛，大者如羊枣而两头尖。采得燎去毛，暴干货之。"从历代本草记载和附图看，与现今所用香附原植物莎草一致。

清代《河南通志》《湖广通志》《福建通志》《浙江通志》等地方志都有香附的记载。现主要产于河南、山东、浙江、福建、湖南等省。

【来源】　本品为莎草科植物莎草 *Cyperus rotundus* L. 的干燥根茎。秋季采挖，燎去毛须，置沸水中略煮或蒸透后晒干，或燎后直接晒干。

【原植物、生态环境、适宜区】　莎草，多年生草本，高 15~95 cm。茎直立，三棱形；根状茎匍匐延长，部分膨大，有时数个相连。叶丛生于茎基部，叶鞘闭合包于茎上；叶片线形，长 20~60 cm，宽 2~5 mm，先端尖，全缘，具平行脉，主脉于背面隆起。花序复穗状，3~6 个在茎顶排成伞状，每个花序具 3~10 个小穗，线形，长 1~3 cm，宽约 1.5 mm；颖 2 列，紧密排列，卵形至长圆形，长约 3 mm，膜质两侧紫红色有数脉。基部有叶片状的总苞 2~4 片，与花序等长或过之；每颖着生 1 花，雄蕊 3；柱头 3，丝状。小坚果长圆状倒卵形，三棱状。花期 5~8 月，果期 7~11 月。生于山坡草地、耕地、路旁水边潮湿处。分布于华北、中南、西南等地。

【生物学特点】

1. 栽培技术

（1）种子繁殖：4 月间于苗床播种育苗，条播按行距 5~8 cm，开浅沟播入，播后盖上薄土，浇水。苗高 6~10 cm 时按行距 18~24 cm，株距 10~15 cm 移植于大田，栽后浇水。分株繁殖：清明至谷雨间，将植株挖出，按行距 18~24 cm，株距 10~15 cm 穴栽，每穴 2~4 株，栽后浇水。

（2）扦插法：选择发育良好的茎，自顶端附有茎 1~2 cm 处切下，将叶剪去一半，以叶的基部进入土中的程度插植于苗床，覆土可用河沙或黏质土壤，扦插期为 6~9 月的高温期，通常扦插后的一个月生根、发芽。

2. 田间管理　生育期间充分灌水并且施用少量化学肥料，莎草属高秆植物，茎易折断，需给以支柱支撑。

【采收加工】　春、夏、秋三季均可采，一般在秋季挖取根茎，用火燎去须根及鳞叶，入沸水中片刻，或放蒸笼中蒸透取出晒干。再放入竹笼中来回撞擦，用竹筛去净灰屑及须毛，即成光香附。亦有不经火燎，即将根茎装入麻袋撞擦后晒干者。也有用石碾碾去毛皮的，称为香附米。

【炮制储藏】

1. 炮制

（1）生香附：拣去杂质，碾成碎粒，簸去细毛及细末。

（2）制香附：将碾碎的香附放入缸内，用黄酒及米醋拌匀。再用砂糖，加水适量炒烊，然后将香附倒入锅内，与砂糖水充分混合，炒干。（每香附粒 50 kg，用黄酒、米醋各 10 kg，砂糖 3 kg）。

（3）四制香附：取净香附用米醋、童便、黄酒、炼蜜（加开水烊化），充分拌炒至干透取出。（每生香附 50 kg，用米醋、黄酒、童便各 6.25 kg，炼蜜 3 kg）。

（4）醋香附：取净香附粒，加醋拌匀，闷一宿，置锅内炒至微黄色，取出晾干。（每香附粒 50 kg，用醋 10 kg）。

（5）香附炭：取净香附，置锅内用武火炒至表面焦黑色，内部焦黄色，但应存性，喷淋清水，取出晒干。

2. 储藏 置阴凉干燥处，防蛀。

【药材性状】 本品多呈纺锤形，有的略弯曲，长 2~3.5 cm，直径 0.5~1 cm。表面棕褐色或黑褐色，有纵皱纹，并有 6~10 个略隆起的环节，节上有未除净的棕色毛须和须根断痕；去净毛须者较光滑，环节不明显。质硬，经蒸煮者断面黄棕色或红棕色，角质样；生晒者断面色白而显粉性，内皮层环纹明显，中柱色较深，点状维管束散在。气香，味微苦。

【质量检测】

1. 显微鉴别 本品粉末浅棕色。分泌细胞类圆形，直径 35~72 μm，内含淡黄棕色至红棕色分泌物，其周围 5~8 个细胞做放射状环列。表皮细胞多角形，常常有下皮纤维及厚壁细胞。下皮纤维成束，深棕色或红棕色，直径 7~22 μm，壁厚。厚壁细胞类方形、类圆形或形状不规则，壁稍厚，纹孔明显。石细胞少数，类方形、类圆形或类多角形，壁较厚。

取本品粉末 1 g，加乙醚 5 mL，放置 1 h，时时振摇，滤过，滤液挥干，残渣加醋酸乙酯 0.5 mL 使溶解，作为供试品溶液。另取 α-香附酮对照品，加醋酸乙酯制成每 1 mL 含 1 mg 的溶液，作为对照品溶液。照《中国药典》薄层色谱法试验，吸取上述两种溶液各 10 μL，分别点于同一硅胶 GF_{254} 薄层板上，以苯-醋酸乙酯-冰醋酸（92：5：5）为展开剂，展开，取出，晾干，置紫外光灯（254 nm）下检视。供试品色谱中，在与对照品色谱相应的位置上，显相同的深蓝色斑点；喷以二硝基苯肼试液，放置片刻，斑点渐变为橙红色。

2. 理化鉴别 薄层色谱：取本品乙醚提取液，挥干乙醚，加醋酸乙酯溶解，作为样品液。另取 α-香附酮加醋酸乙酯溶解为对照品溶液。取样品液及对照品溶液分别点于同一硅胶 GF_{254} 薄层板上，以苯-醋酸乙酯-冰醋酸（92：5：5）展开，喷以 2,4-二硝基苯肼乙醇溶液，样品液色谱在与对照品溶液色谱的相应位置显橙红色斑点。

3. 含量测定 挥发油按 2015 版《中国药典》测定。本品含挥发油不得少于 1.0%

（mL/g）。

α-香附酮：采用 HPLC 测定。色谱柱：Diamondsil C18（150 mm×4.6 mm，5 μm）；流动相：甲醇-水（75∶25）；流速：1.0 mL/min；柱温：30 ℃；检测波长：250 nm；进样量：10 μL。理论板数按 α-香附酮峰计算不低于 3000。药材供试品色谱中，α-香附酮峰与萘内标峰、相邻峰分离度不低于 1.5。

【性味归经】 辛、微苦、微甘，平。归肝、脾、三焦经。

【功能主治】 行气解郁，调经止痛。用于肝郁气滞，胸、胁、脘腹胀痛，消化不良，胸脘痞闷，寒疝腹痛，乳房胀痛，月经不调，经闭痛经。

【用法用量】 内服：煎汤，4.5~9 g；或入丸、散。外用：研末撒、调敷或做饼热熨。

【注意事项】 凡气虚无滞、阴虚血热者忌服。

【化学成分】 香附含葡萄糖 8.3%~9.1%、果糖 1.0%~1.7%、淀粉 40%~41.1%、挥发油 0.65%~1.4%，尚含蛋白质 4.9%、灰分 3.2%。挥发油中含 β-蒎烯、莰烯、1,8-桉叶素、柠檬烯、对-聚伞花素、香附子烯、芹子三烯、β-芹子烯、α-香附酮、β-香附酮、绿叶萜烯酮、α- 及 β-莎草醇、香附醇、异香附醇、环氧莎草薁、香附醇酮、莎草薁酮、考布松及异考布松。根部含有抑制某些真菌发育的物质。

【药理作用】

1. 镇静 对阈下剂量戊巴比妥钠的协同作用：给小鼠分别腹腔注射不同剂量香附挥发油 0.03、0.06、0.10 mL/kg（分别为 1/10、1/5、1/3 的 LD_{50}），给药后 30 min，各组的小鼠均腹腔注射阈下剂量的戊巴比妥钠 20 mg/kg，以翻正反射消失为睡眠指标，观察各组的睡眠鼠数。结果表明，不同剂量的香附挥发油均能明显协同戊巴比妥钠对小鼠的催眠作用。

对戊四氮惊厥的影响：给小鼠腹腔注射香附挥发油 0.1 mL/kg（$1/3LD_{50}$），给药后 30 min，皮下注射戊四氮 85 mg/kg，观察小鼠阵挛性惊厥数。结果表明，香附挥发油对戊四氮引起的小鼠惊厥无保护作用。香附醇提取物对小鼠戊四氮和电休克无保护作用。

2. 麻醉

（1）对正常家兔的麻醉作用：给家兔分别缓慢静脉注射不同剂量的香附挥发油 0.050、0.075、0.100 mg/kg，平均麻醉时间依次为 9.0、15.0、28.5 min。各组动物给药后翻正反射迅速消失，在 0.050 mg/kg 剂量组，家兔痛反应及角膜反射迟钝，听反应存在；其余两个剂量组家兔痛反应及角膜反射完全消失，听反应存在。各组家兔在给药后均有四肢强直现象，约 3 min 后消失。

（2）协同东莨菪碱麻醉作用：以翻正反射消失为麻醉指标，观察各组家兔的平均麻醉时间。第一组静脉注射香附挥发油 0.075 mL/kg，均出现翻正反射消失。第二组脑室注射东莨菪碱。第三组静脉注射香附挥发油 0.035 mL/kg（未出现翻正反射消失），随后脑室注射东莨菪碱 2 mg/kg。结果显示，0.035 mL/kg 的剂量无麻醉作用，能明显地延长东莨菪碱的麻醉时间，但并不影响麻醉深度。

3. 解热、镇痛 给小鼠皮下注射 20% 香附醇提取物，能明显提高小鼠的痛阈。用热板法测定痛阈，给小鼠腹腔注射香附挥发油 0.1 mL/kg，以腹腔注射盐酸吗啡

10 mg/kg做对照，分别于给药后 15、30、60、90 min 测定各鼠的痛阈。结果表明，香附挥发油无明显镇痛作用。香附醇提取物中所含的三萜类化合物 5 mg/kg 灌服的镇痛效果与30 mg/kg阿司匹林相当。香附醇提取物对注射酵母菌引起的大鼠发热有解热作用，其效价约为水杨酸钠的 6 倍，其解热有效成分也是三萜类化合物。

4. 降温　给大鼠腹腔注射香附挥发油 0.1 mL/kg，以腹腔注射氯丙嗪 5 mg/kg 做阳性对照，给药前后分别测定大鼠直肠体温。结果表明，给予香附挥发油 30 min 后可明显降低大鼠正常体温，较氯丙嗪的降温作用强，但作用不及氯丙嗪持久，随后大鼠体温逐渐恢复正常。

5. 调节心血管功能　给蛙皮下注射香附水或水－醇提取物，可使蛙心停止于收缩期。较低浓度时，对离体蛙心，以及在位蛙心、兔心和猫心有强心作用或减慢心率作用。香附总生物碱、苷类、黄酮类和酚类化合物的水溶液亦有强心和减慢心率作用，并且有明显的降压作用。香附挥发油对猫血压的影响：用氯醛糖 80 mg/kg 进行麻醉，记录猫颈动脉血压。给麻醉猫静脉注射香附挥发油 0.1 mL/kg 后 15 s，猫血压开始下降，150 s 后比正常血压降低 10.7~13.3 kPa，5 min 后血压开始回升，8 min 后血压基本恢复正常水平。故认为短暂的血压下降与其局部作用有关。用香附乙醇提取物20 mg/kg静脉注射于麻醉犬，血压缓缓下降，持续 0.5~1 h。乙醇提取物不影响肾上腺素和乙酰胆碱对血压的作用，但能部分阻断组胺的作用。

6. 雌激素样作用　去卵巢大鼠试验表明，香附挥发油有轻度雌激素样活性。挥发油 0.2 mL，间隔 6 h 皮下注射 2 次，48 h 后阴道上皮完全角质化；0.3 mL 给药 3 次时，在大量角质化细胞中出现很多白细胞。白细胞的出现可能是挥发油的刺激作用所致。从挥发油分离出的成分中，以香附烯（cyperene）Ⅰ 的作用最强，但不及挥发油本身。阴道内给药时，挥发油、香附烯Ⅰ和香附酮可致上皮角质化，而香附醇和香附烯Ⅱ则全无作用。有效成分全身给药的有效量不超过局部用药量一倍。故认为，这些成分可能属于雌激素原一类，在体内转化后活性增强。香附的这一作用是其治疗月经不调的主要依据之一。

7. 抑制平滑肌

（1）子宫：5%香附流浸膏对豚鼠、兔、猫和犬等动物的离体子宫，无论已孕或未孕，都有抑制作用，使其收缩力减弱、肌张力降低。其作用性质与当归素颇相似，但较弱。

（2）肠管：当香附挥发油浓度为 5 μg/mL 时可抑制肠管的收缩，当浓度增加至 20 μg/mL 时有明显的抑制作用，使肠管收缩幅度降低、张力下降。香附醇提取物 20 μg/mL 浓度时，对离体兔回肠平滑肌有直接抑制作用。

8. 抗炎　香附醇提取物 100 mg/kg 腹腔注射，对角叉菜胶和甲醛引起的大鼠脚肿有明显的抑制作用。此作用强于 5~10 mg/kg 氢化可的松。研究证明其抗炎成分为三萜类化合物，对角叉菜胶所致脚肿的抗炎作用比氢化可的松强 8 倍，安全范围大 3 倍。对甲醛性脚肿亦有抑制作用。灌胃和腹腔注射的效力之比为 1:3，说明可能在消化道内只部分吸收。

9. 抑菌　体外试验，香附挥发油对金黄色葡萄球菌有抑制作用，对其他细菌无效。

香附烯Ⅰ和Ⅱ的抑菌作用比挥发油强，且对宋内痢疾杆菌亦有效，氢化不影响其抗菌作用。香附酮则完全无效。香附提取物对某些真菌亦有抑制作用。

【毒理研究】 香附毒性较小，饲料中加药比例不超过25%时，大鼠可以耐受。加药量达30%~50%时，动物生长受一定抑制。香附醇提取物小鼠腹腔注射的急性LD_{50}约为1500 mg/kg，三萜类化合物鼠腹腔注射的LD_{50}为50 mg/kg，香附挥发油腹腔注射的LD_{50}为0.297 mL/kg±0.019 mL/kg。

【临床应用】

1. 临床配伍

（1）气疾心腹胀满，胸膈噎塞，噫气吞酸，胃中痰逆呕吐及宿酒不解，不思饮食：香附（炒，去毛）三十二两，缩砂仁八两，甘草四两。上为细末。每服一钱，用盐汤点下。（《太平惠民和剂局方》快气汤）

（2）心腹刺痛，调中快气：乌药（去心）十两，甘草（炒）二两，香附（去皮毛，焙干）二十两。上为细末。每服一钱，入盐少许，或不着盐，沸汤点服，不拘时。（《太平惠民和剂局方》小乌沉汤）

（3）抑郁：苍术、香附、抚芎、神曲、栀子各等分。为末，水丸如绿豆大。每服一百丸。（《丹溪心法》越鞠丸）

（4）停痰宿饮，风气上攻，胸膈不利：香附（皂荚水漫）、半夏各一两，白矾末半两。姜汁面糊丸，梧子大。每服三四十丸，姜汤随时下。（《仁存堂经验方》）

（5）偏正头痛：川芎二两，香附（炒）四两。上为末。以茶调服，得腊茶清尤好。（《澹寮方》）

（6）小便尿血：香附、新地榆等分。各煎汤。先服香附汤一小盏，后服地榆汤至尽，未效再服。（《全生指迷方》）

（7）下血不止或成五色崩漏：香附（去皮毛，略炒）为末。每服二钱，清米饮调下（《本事方》）。

（8）肛门脱出：香附、荆芥穗等分。为末。每用三匙，水一大碗，煎十数沸，淋。（《三因方》香荆散）

（9）老小疬癣往来疼痛：香附、南星等分。为末，姜汁糊丸，梧子大。每姜汤下二三十丸。（《太平圣惠方》）

（10）癫疝胀痛及小肠气：香附末二钱，海藻一钱。煎酒空心调下，并食海藻。（《濒湖集简方》）

（11）胎动不安：香附，炒，去毛，为细末，浓煎紫苏汤调下一钱。（《中藏经》铁罩散）

（12）元脏虚冷，月候不调，头眩，少食，浑身寒热，腹中急痛，赤白带下，心忪气闷，血中虚寒，胎气不固：香附半斤。醋煮，焙为末，醋和丸桐子大。每服三四十丸，米饮下。（《妇人良方》醋附丸）

（13）瘰疬流注肿块，或风寒袭于经络，结肿或痛：香附为末，酒和，量疮大小，做饼覆患处，以热熨斗熨之。未成者内消，已成者自溃。若风寒湿毒，宜用姜汁作饼。（《外科发挥》）

（14）乳痈，一切痈肿：香附（细末）一两，麝香二分。上二味研匀，以蒲公英二两，煎酒去渣，以酒调药。热敷患处。（《医学心悟》香附饼）

（15）耳卒聋闭：香附（瓦炒）研末，萝卜子煎汤，早夜各服二钱，忌铁器。（《卫生易简方》）

（16）聤耳出汁：香附末，以绵杖送入。（《经验良方》）

（17）四时瘟疫、伤寒：陈皮（不去白）二两，香附（炒香，去毛）、紫苏叶各四两，甘草（炙）一两。上为粗末。每服三钱，水一盏，煎七分，去滓热服，不拘时，日三服。若作细末，每服二钱，入盐点服。（《太平惠民和剂局方》香苏散）

2. 现代临床

（1）慢性淋巴细胞性甲状腺炎：以复方香附散为主方治疗慢性淋巴细胞性甲状腺炎 265 例。组成：香附 22.5 g，厚朴 15 g，枳实 22.5 g，柴胡 15 g，白芍 25 g，川芎 22.5 g。将上药共研细末，每日 3 次，每次 2 g 内服，连续服药 4 个月以上。结果：治愈 102 例，好转 155 例，无效 8 例。

（2）扁平疣：用复方香附酊（香附、苍耳子、大青叶各 500 g，木贼 250 g，分别研成粗末，浸泡于 70%乙醇中约 10 d，滤过）外涂患处，每日早、晚各 1 次，治疗扁平疣 60 例。结果：12 周后，总有效率为 93%。

（3）传染性软疣：用香附、木贼、板蓝根三味中药各 30 g 水煎，分 3 次口服，药渣外擦局部疣体，每日 1 次，连用 7 d 为 1 个疗程，治疗传染性软疣 30 例患者，有效率为 100%。

（4）其他：香附还可以用于治疗胸膜炎、外伤性气胸、胆囊炎、急性膀胱炎、妊娠呕吐、盆腔炎、更年期综合征、乳腺增生症、不孕症、丝虫病等疾病。

【综合利用】　香附具有理气解郁、止痛调经的功效，利用香附的行气作用，日常生活中可以用来制作香附良姜鸡肉汤等药膳，还可用于生产灵应茶饼、香附茶、双花香附解郁茶等保健产品。

■参考文献

[1] 毛小平，毛晓健，周述华，等．艾叶、香附配伍的实验研究［J］．云南中医学院学报，1998，21（增刊）：39-40.

[2] 苗明三．常用中药毒理学［M］．北京：中国中医药出版社，1997.

[3] 毛小平，毛晓健，周述华，等．益母草香附配伍的部分实验研究［J］．云南中医学院学报，1997，20（4）：1-3.

禹 余 粮

【道地沿革】　禹余粮又称魂石、响石、空青、药石、空石等，出自《神农本草经》。《吴普本草》载：太一禹余粮，生太山。上有甲，甲中有白，白中有黄，如鸡子黄色。九月采，或无时。陶弘景曰：禹余粮，今多出东阳。形如鹅鸭卵，外有壳重叠，中有黄细末，如蒲黄，无沙者为佳。《唐本草》曰：太一余粮及禹余粮，一物而以精粗为名尔。其壳如瓷，方圆不定，初在壳中未凝结者，犹是黄水，名石中黄子；久凝乃有数色，或青或白，或赤或黄，年多变赤，因赤渐紫，自赤及紫，俱名太一，其诸色通谓余粮。今太山不见采得者，会稽、王屋，泽、潞州诸山皆有之。《庚辛玉册》云：太一禹余粮阴石也，所在有之，片片层叠，深紫色，中有黄土，名曰石黄，其性最热，冬月有余粮处，其雪先消。《云林石谱》云：鼎州祈阁山出石，石中有黄土，目之为太一余粮，色紫黑，礌块大小圆扁，外多粘缀碎石，涤去黄土，即空虚，可贮水为砚。《丹房鉴源》云：五色余粮及石中黄，皆可干末出金色。《本草纲目的矿物史料》载：禹余粮是黄或紫色粉末，产生在鹅、鸭卵形的甲壳中，这一甲壳是重重甲错的。和太一余粮的差别，只是一生池泽中，一生在山谷中。就这种形状来看，乃是黄粉末状褐铁矿，这种粉末在褐铁矿的结核中常常看到，山西大同口泉镇的侏罗纪煤系中就有，大小不等，打开时层层脱落，层与层间都有黄色或紫色粉末。和上述的形状产况，完全一样，是褐铁矿的天然粉末。就《神农本草经》上的记载，也和代赭石很相近，应该算是一类矿物，都是氧化铁。

【来源】 本品为氢氧化物类矿物褐铁矿，主要含碱式氧化铁 [FeO(OH)]。采挖后，除去杂石。

【原矿物、资源分布】 禹余粮晶体结构属斜方晶系，内部为链状结构，含不定量吸附水的称水针铁矿，并可含纤铁矿、水纤铁矿、水赤铁矿及含水的二氧化硅、黏土矿物等混合物。其化学成分因产地而异，块体的不同部位亦不均一。形态为不规则隐晶质块体或分泌体、结核，肉眼见不到针铁矿晶体，或在甲壳层中有纤状微晶。纯净处黄、褐黄、黄褐至褐色（因胶凝体含水量而异）。条痕淡黄至黄褐色。含水赤铁矿处带褐红、红色；富锰土质或锰、钴等杂质处带褐黑，褐紫色；富二氧化硅或黏土部位或壳层灰白色、灰黄色。表面多凹凸不平或覆有粉末状褐铁矿，呈半金属光泽或土状光泽。不透明。无解理。断口不平坦，或见甲壳层、纹层等结构，显示出不同色调及断面形态。硬度为 2~5 或 1~4。致密平整处硬度近于小刀，疏松处低于指甲，但可磨花指甲及硬币。相对密度 3.3~4.3。无臭、无味，嚼之无沙粒感者为好。褐铁矿是分布很广的含铁矿物之一，主要形成于地表风化壳中。较纯净的是 $Fe(OH)_3$ 水胶溶体被搬运、再沉积于岩石空隙中或在沼泽中聚沉的水胶凝体，它们老化形成的褐铁矿或呈分泌体、结核，或呈致密块体产出，大量（成层）堆积的多夹杂硅质、黏土质。

资源分布：主要产区有河南、河北、江苏、浙江。

【采收加工】 采挖后，除去杂石。

【炮制储藏】

1. 炮制

（1）禹余粮：拣去杂石，洗净泥土，干燥即得。

（2）煅禹余粮：取净禹余粮，打碎，置坩埚内，在无烟的炉火中煅红透，倒入醋盆内淬酥，捞出，晒干。每 100 kg 禹余粮，用醋 30 kg。

2. 储藏 置干燥处。

【药材性状】 为不规则的斜方块状，一般长 6~10 cm，厚 1~3 cm，表面淡棕色或红棕色，多凹凸不平，或覆有黄色粉末。断面显深棕色与淡棕色相间的层次，深棕色的部分质坚硬，但可砸碎，砸碎面不整齐而光滑；浅棕色的部分质较松，用指甲可以划动，其黄色粉末极易附着他物。有土腥气，味淡，嚼之无沙粒感。以整齐不碎、赭褐色、断面显层纹无杂石者为佳。部分溶于盐酸。其溶液显铁化合物的各种特殊反应。

【质量检测】

1. 性状鉴别　本品呈卵球形的结核状，有核心或中空，但完整者少见；通常壳层与核心分离，壳层碎成不规则斜方块状或扁块状，大小厚薄不等；表面多凹凸不平；土黄色、黄褐色、褐色；内表面粗糙，附有土黄色细粉；体重质坚，但可砸碎，断面层状，色泽不一，土黄色、褐色、紫褐色、灰青色；各层厚薄不等，一般褐色层或紫褐色层最厚。多呈卵球形的结核状，表面粗糙，附有细粉；黄褐色至褐色；断面不呈层次，而有许多蜂窝状小孔；有的砸破后，无核心，具黄粉，手触之污指，略有滑感。土腥气，味淡。

2. 显微鉴别　在反射偏光镜下，矿物组分由水针铁矿、石英、长石、岩屑等碎屑组成。外壳褐铁矿较中心部少。

水针铁矿：反射光下呈胶状结构，蜂窝状构造；反射色为灰白色；略见非晶质，反射率17%（伏黄）；粒径约为0.01 mm，集合体则为0.1 mm；蜂窝空缺部分为黏土质和石英充填。碎屑粒径一般为0.05~0.1 mm，呈棱角状，半接触式的胶结。胶结物主要是黏土质、碳酸盐和铁质等。

取本品粉末0.2 g，加稀盐酸10 mL，振摇，静置，滤液显铁盐的各种反应。取本品粉末少许，置于试管中，密闭，在火焰上加热，有小水珠附于试管壁的上方。

【商品规格】　统货。

【性味归经】　甘、涩，微寒。归胃、大肠经。

【功能主治】　涩肠止泻，收敛止血。用于久泻久痢，大便出血，崩漏带下。

【用法用量】　内服：煎汤，9~15 g；或入丸、散。外用：研末撒或调敷。

【注意事项】　实证忌服，孕妇慎服。《本草汇言》有：髓虚血燥之病勿用。

【化学成分】　主要成分为碱式氧化铁及碱式含水氧化铁，并夹有泥土及有机质等。又常含多量的磷酸盐及铝、镁、钾、钠等。

【药理作用】

1. 抑制肠蠕动　用100%禹余粮的生品、煅品、醋淬品水煎液0.25 mL分别给小鼠灌胃，观察小鼠胃肠道推进运动，发现三者均能抑制肠蠕动，其移行率分别为61.3%、50.6%、5.6%，而对照组为80.9%。生品禹粮石对两者均有明显缩短作用，而禹粮石经煅制后，则出现延长作用。

茰黄连赤石脂禹余粮汤对由蓖麻油引起的小鼠实验性腹泻有一定的防治作用，且其抗腹泻作用与抑制胃肠推进运动有关。

2. 其他　禹余粮能收敛胃肠管壁黏膜、保护创面和促进红细胞再生。它在体内外均能明显抑瘤，并可促进非特异性抗肿瘤功能（提高巨噬细胞和NK细胞活性）。

【毒理研究】　小鼠静脉注射禹余粮煎剂的LD_{50}为8.25 g/kg，中毒症状有拒食、肺充血和肝大。

【临床应用】

1. 临床配伍

（1）妇人少腹痛，面青或黄或赤或黑，不能喘息：禹余粮，为末。每服二钱匕，米饮调下，日二三服。（《卫生易简方》）

（2）五劳七伤，气胀饱满，黄病，四肢无力，女子赤白带，干血劳症，久疟痞块：余粮石二斤半，好醋八斤，同煮醋干为度。（《秘传大麻疯方》）

（3）下利不止，心下痞硬，服泻心汤已，复以他药下之，利不止：赤石脂（碎）一斤，禹余粮（碎）一斤。上二味，以水六升，煮取二升，去滓，日三服。（《伤寒论》赤石脂禹余粮汤）

（4）冷劳，大肠转泄不止：禹余粮（火烧令赤，于米醋内淬，如此七遍后，捣研如面）四两，乌头（冷水浸一宿，去皮、脐，焙干，捣罗为末）一两。上药相和，用醋煮面和为丸如绿豆大。每服食前，以温水下五丸。（《太平圣惠方》神效太乙丹）

（5）女人漏下，或瘥或剧，常漏不止，身体羸瘦，饮食减少，或赤或白或黄，使人无子者：牡蛎、伏龙肝、赤石脂、白龙骨、桂心、乌贼骨、禹余粮各等分。上七味，治下筛。空心酒服方寸匕，一日两次。白多者加牡蛎、龙骨、乌贼骨，赤多者加赤石脂、禹余粮，黄多者加伏龙肝、桂心，随病加之。（《千金要方》）

（6）肠气痛，妇人少腹痛：禹余粮为末，每米饮服二钱，日二服。（《卫生易简方》）

（7）大风疠疾，眉发秃落，遍身结肿，皮肉顽痹：禹余粮二斤，白矾一斤，青盐一斤。为末，罐子固济，炭火一秤煅之，从辰至戌，候冷，研粉，埋土中，三日取出，每一两入九蒸九曝炒熟胡麻末三两。每服二钱，荆芥茶下，一日二次。（《太平圣惠方》青盐散）

（8）瘢痕：禹余粮、半夏等分。末之，以鸡子黄和。先以新布拭瘢令赤，以涂之勿见风，一日二次。（《千金要方》）

（9）老人多滑泄气虚者，久不止：禹余粮四两（盐泥数层封固，炭火煅半日），白术八两，甘草一两，补骨脂三两，俱用酒拌炒，研为末，和入禹余粮末内。每服三钱，早晨参汤或米汤调下。（《方脉正宗》）

2. 现代临床 赤石脂禹余粮汤可治疗由饮食不当激发的原发性胃溃疡造成的胃源性腹泻、滑精、崩漏、自汗、尿崩症。加味赤石脂禹余粮汤，水煎内服，配合针刺疗法，对子宫脱垂起到良好保守治疗效果，对Ⅰ、Ⅱ度脱垂患者，部分确达临床痊愈。

【综合利用】 禹余粮丸可治脾肾阳虚型无排卵性月经不孕症。禹余粮丸方可扶阳以固涩津液，治疗发汗太过，阳随汗脱，使津不外泄而固于内。补中益气汤加味（含禹余粮）可治疗行经期长，出血量时多时少，血色鲜红或暗红等症。赤石脂禹余粮汤可治愈溃疡性结肠炎、原发性胃溃疡造成的胃源性腹泻久泻不止、腹胀、尿黄短、尿崩症、脉浮大洪数、下肢浮肿、口干不欲饮、舌光绛干枯、舌淡、苔白厚腻、脉沉细、自汗、滑精和崩漏等症，可温涩固脱治疗下焦滑脱之下利。禹余粮在临床上有独特的临床价值，但药理研究还远远不够深入，需要对其深入地研究和开发，以发挥更好的药用价值，造福更多的患者。

■参考文献

[1] 苗明三. 法定中药药理与临床 [M]. 西安：世界图书出版公司，1998.

[2] 闫彦芳，张壮，赵可星，等. 萸黄连赤石脂禹余粮汤对小鼠蓖麻油性腹泻及胃肠推进运动的影响 [J]. 中国实验方剂学杂志，2007，13（2）：58-60.

[3] 江南. 禹余粮的传奇及药用 [J]. 东方药膳，2006（9）：43-44.

[4] 侯琦，陈维宁，张薇，等. 禹余粮抗肿瘤作用的实验研究 [J]. 肿瘤，1997，17（5）：285-286.

[5] 敬娇娇，黄素结. 从扶阳法试论禹余粮丸方药组成 [J]. 光明中医，2010，25（4）：710-711.

[6] 李莉. 补中益气汤加味治疗崩漏 96 例 [J]. 辽宁中医学院学报，2005，7（6）：590.

[7] 王鹏. 顽固性腹泻治验 [J]. 新中医，2006，38（7）：86-87.

[8] 马凤彬. 泄泻危重症治验 1 则 [J]. 新中医，2004，36（12）：53.

[9] 鲁法庭，王瑞珍. 赤石脂禹余粮汤证之我见 [J]. 中医研究，2003，16（4）：9-11.

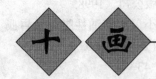

桔　梗

【道地沿革】 桔梗别名和尚帽子、包袱花、明叶菜等，始见于《战国策》。《说文解字》记载："桔，桔梗，药名。"本品入药始载于《神农本草经》，列为下品。《植物名实图考》云："桔梗处处有之，三四叶攒生一处，花未开时如僧帽，开时有尖瓣，不钝，似牵牛花。"参考其附图，可以确定古代所用正品苦桔梗为桔梗科植物桔梗 *Platycodon grandiflorum*。桔梗为广布种，在我国大部分省区均有分布。东北、华北野生产量较大，河南、安徽、河北、湖北、四川、浙江、江苏、山东栽培产量较大。商品药材以东北和华北产量大，称"北桔梗"；以华东地区品质好，称"南桔梗"。《药物出产辨》云："桔梗产安徽滁州府，广西各属亦有出产。"这也是指南桔梗。

【来源】 本品为桔梗科植物桔梗 *Platycodon grandiflorum*（Jacq.）A. DC. 的干燥根。

【原植物、生态环境、适宜区】 桔梗为多年生宿根草本，具有白色乳汁。主根肥厚粗大，呈现长纺锤形。茎高 20～120 cm，通常无毛，偶密被短毛，不分枝，极少上部分枝。叶全部轮生，部分轮生至全部互生，无柄或有极短的柄，叶片卵形，卵状椭圆形至披针形，长 2～7 cm，宽 0.5～3.5 cm，基部宽楔形至圆钝，急尖，上面无毛而绿色，下面常无毛而有白粉，有时脉上有短毛或瘤突状毛，边顶端缘具细锯齿。花单朵顶生，或数朵集成假总状花序，或有花序分枝而集成圆锥花序；花萼钟状五裂片，被白粉，裂片三角形，或狭三角形，有时齿状；花冠大，长 1.5～4.0 cm，蓝色、紫色或白色。蒴果球状，或球状倒圆锥形，或倒卵状，长 1～2.5 cm，直径约 1 cm。花期 7～9 月。

桔梗喜凉爽气候，耐寒、喜阳光。宜栽培在海拔 1100 m 以下的丘陵地带，半阴半阳的沙质壤土中，以富含磷钾肥的中性夹沙土生长较好。怕积水，忌大风，土壤水分过多或者积水容易引起根部腐烂。

桔梗在全国大部分地区均产，其中东北、华北地区的产量较大，华东地区的药材质量较好。大兴安岭山脉以及位于华东、西南、华北和华中交汇处的桐柏山和大别山地区均为其适宜区。河南桐柏，安徽巢湖、桐城和四川梓潼为药材生产的最适宜区。

【生物学特点】

1. 栽培技术 桔梗可春播也可夏播。春播宜用温烫浸种，可提早出苗，即将种子置于温水中，随即搅拌至水凉后，再浸泡 8 h，种子用湿布包的地方，用湿麻袋片盖好，每天早、晚用温水各冲洗一次，约 5 d，待种子萌动时即可播种。将种子均匀播于沟内，因种子细小，播时可用细沙和种子拌匀后播种，播后盖土或火灰，干旱地区播后要浇水保湿。每亩用种量 500~750 g。出苗期间要注意松土除草，当苗高约 2 cm 时进行间苗，按株距留壮苗，苗稀处应于阴天补苗。后施稀人畜粪水，施后盖上，再追施一次并培土，防止倒伏。施后盖上。此外，还要经常松土除草，天旱要及时浇水。一般于播后秋末或早春萌芽前收获。

桔梗以顺直的长条形、坚实、少叉根的为佳。栽培的桔梗常有许多合根，有二叉的也有三叉的，大大影响质量。如果一株多苗就有叉根，苗愈茂盛，主根的生长就愈受到影响；反之，一株一苗则无叉根、支根。栽培的桔梗只要做到一株一苗，则无叉根、支根。因此，应随时剔除多余苗头，尤其是第二年春返青时最易出现多苗，此时要特别注意，把多余的苗头除掉，保持一株一苗。同时多施磷肥，少施氮钾肥，防止地上部分徒长，必要时打顶，减少养分消耗，促使根部的正常生长。

干播的种子需 25 d 左右出苗，催芽播种的种子也需 10 d 左右出苗。待小苗出土后，及时除去杂草，小苗过密要适时疏苗，以每 100 cm² 10~12 株为宜，间隔 5 cm 保留一株进行间苗（每亩 6 万株左右），并配合松土。后期也要适时进行除草。另外桔梗花期较长，要消耗大量养分，影响根部生长，除留种田外，要及时疏花疏果提高根的产量和质量。

2. 田间管理 桔梗适宜生长在较疏松的土壤中，尤喜坡地和山地，以半阴半阳的地势为最佳，平地栽培要有良好的排水条件。桔梗不宜连作。

桔梗有较长的肉质根，因此最好是垄上栽培。于早春（4月中下旬）撒上农家肥将地翻耕耙细整平（深翻 30 cm）。做垄时，先在地上隔 2 m 打上格线，开沟，然后将沟里的土向两边分，做成垄宽 1.7 m、沟宽 30 cm 左右的垄床，如遇旱，可沿沟灌溉，以备播种。

桔梗在大田播种前，可亩施农家肥 2000~3000 kg、粮食复合肥 40 kg、过磷酸钙 30 kg。为防治蛴螬，可在翻倒农家肥时每吨施入 1 kg 甲敌粉与农家肥混合均匀，在翻地前施入。后期追肥主要用清粪水或尿素，可在当年 7 月和第二年 7~8 月用尿素 25 kg 或清粪水进行追肥提苗。清粪水每亩每次可施 2 t 左右，浓度可在 10% 左右，追肥后若浓度较大应及时用清水洗苗。

3. 病虫害防治

（1）根腐病：为害根部，受害根部出现黑褐斑点，后期腐烂至全株枯死。防治方法：多菌灵 1000 倍液浇灌病区；雨后注意排水，田间不宜过湿。

（2）白粉病：主要为害叶片。发病时，病叶上布满灰粉末，严重至全株枯萎。防治方法：发病初用 0.3°Bé 石硫合剂或白粉净 500 倍液喷施，或用 20% 粉锈宁粉 1800 倍液喷洒。

（3）轮纹病和斑枯病：为害叶片，发病初期喷 1∶1∶100 波尔多液或 50% 多菌灵可湿性粉剂 1000 倍液，连续喷 2~3 次。

【采收加工】 野生者秋季苗茎将枯时采挖，栽培者 6~7 月采挖。要深挖，并防止挖断主根或碰破外皮而影响桔梗品质。可先割去地上枯枝，再以锄头或犁翻，随后拾取根部。

鲜根挖出后，去净泥土、芦头，浸水中用竹刀、木棱、瓷片等刮去栓皮，洗净，晒干或烘干。皮要趁鲜刮净，时间长，根皮就很难刮。刮皮后应及时晒干，否则易发霉变质和生黄色水锈。刮皮时不要伤破中皮，以免内部黄水流出影响质量。晒干时经常翻动，使其干燥均匀，到近干时堆起来发汗 1 d，使内部水分转移到体外，再晒至全干。阴雨天可用火烘，烘至桔梗出水时出炕摊晾，待回润后再烘，反复至干。

【炮制储藏】

1. 炮制 除去杂质，洗净，润透，切厚片，干燥。本品呈椭圆形或不规则厚片，外皮多已除去或偶有残留。切面皮部类白色，较窄；形成层环纹明显，棕色；木部宽，有较多裂隙。气微，味微甜后苦。

2. 储藏 置通风干燥处，防蛀。

【药材性状】 本品呈圆柱形或略呈纺锤形，下部渐细，有的有分枝，略扭曲，长 7~20 cm，直径 0.7~2 cm。表面白色或淡黄白色，不去外皮者表面黄棕色至灰棕色，具纵扭皱沟，并有横长的皮孔样斑痕及支根痕，上部有横纹。有的顶端有较短的根茎或不明显，其上有数个半月形茎痕。质脆，断面不平坦，形成层环棕色，皮部类白色，有裂隙，木部淡黄白色。气微，味微甜后苦。

【质量检测】

1. 显微鉴别 本品横切面：木栓细胞有时残存，不去外皮者有木栓层，细胞中含草酸钙小棱晶。栓内层窄。韧皮部乳管群散在，乳管壁略厚，内含微细颗粒状黄棕色物。形成层成环。木质部导管单个散在或数个相聚，呈放射状排列。薄壁细胞含菊糖。

取本品，切片，用稀甘油装片，置显微镜下观察，可见扇形或类圆形的菊糖结晶。

2. 理化鉴别 取本品粉末 1 g，加 7%硫酸乙醇-水（1∶3）混合溶液 20 mL，加热回流 3 h，放冷，用三氯甲烷振摇提取 2 次，每次 20 mL，合并三氯甲烷液，加水洗涤 2 次，每次 30 mL，弃去洗液，三氯甲烷液用无水硫酸钠脱水，滤过，滤液蒸干，残渣加甲醇 1 mL 使溶解，作为供试品溶液。另取桔梗对照药材 1 g，同法制成对照药材溶液。照《中国药典》薄层色谱法试验，吸取上述两种溶液各 10 μL，分别点于同一硅胶 G 薄层板上，以三氯甲烷-乙醚（2∶1）为展开剂，展开，取出，晾干，喷以 10%硫酸乙醇溶液，在 105 ℃加热至斑点显色清晰。供试品色谱中，在与对照药材色谱相应的位置上，显相同颜色的斑点。

3. 含量测定 色谱条件与系统适用性试验：以十八烷基硅烷键合硅胶为填充剂；以乙腈-水（25∶75）为流动相；蒸发光散射检测器检测。理论板数按桔梗皂苷 D 峰计算应不低于 3000。对照品溶液的制备：取桔梗皂苷 D 对照品适量，精密称定，加甲醇制成每 1 mL 含 0.5 mg 的溶液，即得。供试品溶液的制备：取本品粉末（过二号筛）约 2 g，精密称定，精密加入 50%甲醇 50 mL，称定重量，超声处理（功率 250 W，频率 40 kHz）30 min，放冷，再称定重量，用 50%甲醇补足减失的重量；摇匀，滤过，精密量取续滤液 25 mL，置水浴上蒸干，残渣加水 20 mL，微热使溶解，用水饱和的正丁醇振摇提取 3 次，每次 20 mL，合并正丁醇液，用氨试液 50 mL 洗涤，弃去氨液，再用正丁醇饱和的水 50 mL 洗涤，弃去水液，正丁醇液蒸干，残渣加甲醇 3 mL 使溶解，加硅胶 0.5 g 拌匀，置水浴上蒸干，加于硅胶柱 [100~120 目，10 g，内径为 2 cm，用三氯甲烷-甲醇（9∶1）混合溶液湿法装柱] 上，以三氯甲烷-甲醇（9∶1）混合溶液 50 mL 洗脱，弃去洗脱液，再用三氯甲烷-甲醇-水（60∶20∶3）混合溶液 100 mL 洗脱，弃去洗脱液，继用三氯甲烷-甲醇-水（60∶29∶6）混合溶液 100 mL 洗脱，收集洗脱液，蒸干，残渣加甲醇溶解，转移至 5 mL 量瓶中，加甲醇至刻度，摇匀，滤过，即得。分别精密吸取对照品溶液 5 μL、10 μL，供试品溶液 10~15 μL，注入液相色谱仪，测定，用外标两点法对数方程计算。

本品按干燥品计算，含桔梗皂苷 D（$C_{57}H_{92}O_{28}$）不得少于 0.10%。

【商品规格】　商品按产地分为南桔梗和北桔梗，南桔梗有三个等级，北桔梗为统货。

1. 南桔梗

（1）一等：干货。呈顺直的长条形，去净粗皮及细梢。表面白色。体坚实。断面皮层白色，中间淡黄色。上部直径 1.4 cm 以上，长 14 cm 以上。味甘、苦、辛。无杂质、虫蛀、霉变。

（2）二等：上部直径 1 cm 以上，长 12 cm 以上。其余同一等。

（3）三等：上部直径不小于 0.5 cm，长度不低于 7 cm。其余同一等。

2. 北桔梗　统货。干货。呈纺锤形或圆柱形，多细长弯曲，有分枝。去净粗皮。表面白色或淡黄白色。体松泡。断面皮层白色，中间淡黄白色。大小长短不分，上部直径不小于 0.5 cm，味甘，无杂质、虫蛀、霉变。

【性味归经】　苦、辛，平。归肺经。

【功能主治】　宣肺，利咽，祛痰，排脓。用于咳嗽痰多，胸闷不畅，咽痛暗哑，肺痈吐脓。

【用法用量】　内服：煎汤，3~10 g；或入丸、散。外用：适量，烧灰研末敷。

【注意事项】　阴虚久嗽、气逆及咯血者忌服。

【化学成分】　桔梗中所含的化学成分包括三萜皂苷、多糖、黄酮、甾醇、脂肪酸及微量元素等。三萜皂苷是桔梗的主要活性成分与特征性成分。桔梗中三萜皂苷类成分均属于齐墩果烷型五环三萜衍生物，根据皂苷元母核不同，可分为桔梗酸类、桔梗二酸类和远志酸类。通过乙醇沉淀和柱层析法从桔梗饮片中提取得到了桔梗多糖 PPS80-Ⅰ 和 PPS80-Ⅱ。桔梗中黄酮成分包括芹菜素、木犀草素、黄杉素、槲皮素等，其总黄酮含量大于 2.87%。桔梗中还含有有机酸、酯类、烃类、亚油酸、软脂酸，菠菜甾醇、α-菠菜甾醇-β-D-葡萄糖苷、Δ^7-豆甾烯醇、β-谷甾醇及白桦脂醇等也在桔梗中分离得到。此外，桔梗中还含有微量元素等。

【药理作用】

1. 祛痰、镇咳　桔梗水提液在镇咳、祛痰方面效果较好，通过氨水引咳，观察小鼠咳嗽潜伏期和咳嗽次数，实验分为 5 组，即模型（等容生理盐水）、右美沙芬（0.03 g/kg）和桔梗水提液高、中、低剂量（16、8、4 g/kg）组，灌胃给药，每 12 h 1 次，连续 6 次。通过测定小鼠气管酚红排泌量，来评定小鼠气管黏液分泌量。与模型组比较，桔梗水提液高、中剂量组咳嗽潜伏期显著延长，咳嗽次数显著减少。与空白对照组比较，桔梗水提液高、中剂量组小鼠气管酚红排泌量显著增加。

2. 降血糖　兔灌胃桔梗水或醇提取物 200 mg/kg 可使血糖下降，水提取物的降血糖曲线与灌胃 25~50 mg/kg 甲苯磺丁脲相似。水和醇提取物 500 mg/kg 连续 4 d 灌胃，对实验性四氧嘧啶糖尿病兔亦有降血糖作用，降低的肝糖原在用药后也见恢复，且能抑制食物性血糖上升，醇提取物的作用较水提取物强。

3. 抗炎　粗桔梗皂苷有抗炎作用，灌服 1/10~1/5LD$_{50}$ 的剂量对大鼠后肢角叉菜胶性脚肿与醋酸性肿胀均有抗炎效果。灌胃小于 1/10 LD$_{50}$ 的剂量，每日 1 次，连续给药，对大鼠棉球肉芽肿也有显著抑制作用，且对大鼠佐剂性关节炎也有效。此种制剂还能降低过敏反应及小鼠的毛细血管通透性。腹腔注射桔梗皂苷引起的小鼠扭体反应与腹腔渗出，灌胃同一皂苷可产生抑制。桔梗无直接抗菌作用，但其水提取物可增强巨噬细胞吞噬功能，增强中性粒细胞的杀菌力，提高溶菌酶的活性。桔梗对 2, 4-二硝基氟苯诱导的小鼠特应性皮炎（AD）性皮肤损伤无毒性，灌服桔梗的小鼠 AD 症状有所改善，免疫球蛋白 E（IgE）水平下降；同时伴随白介素-4（IL-4）、免疫球蛋白 G-1（IgG1）水平下降，血清中白介素-12（IL-12）p40 亚基和免疫球蛋白 G-2a（IgG2a）水平上升，其作用机制是通过抑制 Th2 细胞反应，增加 Th1 细胞反应来抑制 AD 性皮肤损伤的发展。桔梗水溶性皂苷通过抑制炎性细胞因子和酪氨酸激酶依赖性信号级联放大，产生抗过敏作用。20 年生的桔梗根的水提物能抑制卵清蛋白诱导的哮喘小鼠的炎症反应，明显降低肺部 Th1、Th2 细胞因子、IgE、炎症趋化因子 MCP-1 的水平和炎症细胞被浸润的数量，辅助治疗支气管哮喘。还有研究表明，桔梗乙醇提取物能够对抗骨髓衍生的肥大细胞介导的过敏和炎症，有可能用于过敏症的治疗。

4. 扩张血管、降压　大鼠以粗制桔梗皂苷静脉注射，可见暂时性血压下降、心率减慢和呼吸抑制。对离体豚鼠心肌，高浓度时呈负性肌力作用。麻醉犬动脉注入 200~800 mg/kg 粗桔梗皂苷，能降低冠状动脉和后肢血管的阻力，增加血流量，其强度可与罂粟碱相比。当 4 mg/kg 静脉注射时也可增加冠状动脉和后肢血流量，并伴有暂时性低血压。据认为这种血管扩张是对外周血管的直接作用。现代研究证明，麻醉犬动脉内注射桔梗皂苷 100~400 μg，能显著降低后肢血管和冠状动脉的阻力，增加其血流，其扩张血管作用优于罂粟碱。

5. 抑制胃液分泌、抗溃疡　粗制桔梗皂苷在低于 1/5LD$_{50}$ 的剂量时有抑制大鼠胃液分泌和抗消化性溃疡作用。使用 100 mg/kg 剂量时，几乎能完全抑制大鼠幽门结扎所致的胃液分泌。大鼠十二指肠注入 25 mg/kg 粗制桔梗皂苷，可防止消化性溃疡形成，其作用与皮下注射 10 mg/kg 阿托品相当，但 100 mg/kg 灌胃对应激性溃疡形成的预防作用比皮下注射阿托品 10 mg/kg 弱。对大鼠醋酸所致的溃疡模型，粗制桔梗皂苷可使溃疡系数明显减少，且每日 25 mg/kg 组的疗效比甘草提取物 FM100 每日 200 mg/kg 组高。

6. 其他　粗桔梗皂苷有镇静、镇痛和解热作用。能抑制小鼠自发性活动，延长环己巴比妥钠的睡眠时间，但对电击和戊四氮惊厥无保护作用。桔梗皂苷可降低大鼠肝内胆固醇的含量，增加胆固醇和胆酸的排泄，还有抗乙酰胆碱和抗组胺作用，能抑制乙酰胆碱与组胺引起的离体豚鼠回肠收缩。大鼠灌胃桔梗 2 g/kg，对双侧颈静脉结扎造成的充血性水肿有抑制和利尿作用。体外试验表明，本品煎剂 1∶10 对絮状表皮癣菌有抑制作用，本品所含的桦木醇 400 mg/kg 时对大鼠瓦克 Z56 肌注肿瘤系统（SWA16）有边缘抗肿瘤活性。桔梗 5% 的配比，可显著降低血清和肝中总胆固醇与甘油三酯的浓度，每天给予桔梗可降低低密度脂蛋白（LDL）和升高高密度脂蛋白（HDL）。

【毒理研究】 桔梗皂苷有溶血作用，不能用于注射。口服后在消化道被水解破坏，即无溶血作用。给小鼠皮下注射，最小致死量为 770 mg/kg。小鼠灌胃桔梗煎剂的 LD_{50} 为 24 g/kg，兔灌胃本品煎剂 40 g/kg，于 24 h 内 5 兔全部死亡，剂量为 20 g/kg 时，则全部存活。桔梗皂苷有很强的溶血作用，其溶血指数与来源产地和生长年限、采集时间、加工方法等而异，从 1∶100 到 1∶1000 不等，韧皮部的溶血作用为木质部的 4.4~6.5 倍，不去皮的桔梗溶血作用略大于去皮桔梗。因此桔梗不可注射给药。小鼠皮下注射的最小致死量为 770 mg/kg。粗桔梗皂苷灌胃小鼠和大鼠的 LD_{50} 分别为 420 mg/kg 和 800 mg/kg，皮下注射分别为 22.3 mg/kg 和 14.1 mg/kg。灌胃大剂量桔梗皂苷，可反射性兴奋呕吐中枢，引起恶心、呕吐。

【临床应用】

1. 临床配伍

（1）肺痈，咳而胸满，振寒脉数，咽干不渴，咯吐腥臭浊痰：桔梗一两，甘草二两。上二味，以水三升，煎煮一升，分温再服。（《金匮要略》桔梗汤）

（2）痰嗽喘急不定：桔梗三钱。捣罗为散，用童子小便适量煎煮，去滓温服。（《简要济众方》）

（3）喉痹及毒气：桔梗二两。水三升，煮取一升，顿服之。（《千金要方》）

（4）牙疳臭烂：桔梗、茴香等分。烧研敷之。（《卫生易简方》）

（5）伤寒痞气，胸满欲死：桔梗、枳壳（炙，去穰）各一两。上锉如米豆大，用水一升半，煎减半，去滓，分二服。（《苏沈良方》枳壳汤）

（6）寒实结胸，无热证：桔梗三分，巴豆一分（去皮、心，熬黑，研如脂），贝母三分。上三味为散，以白饮和服，强人半钱匕，羸者减之。病在膈上必吐，在膈下必利，不利进热粥一杯，利过不止，进冷粥一杯。（《伤寒论》白散）

2. 现代临床

（1）急慢性咽炎：用桔梗汤治疗急慢性咽炎 193 例。组成：桔梗 10 g、甘草 12 g、银花 6 g、大海 6 g、牛子 6 g、玄参 6 g，随症加减。每日 1 剂，冲洗干净，以开水闷泡后代茶饮，反复加水 3~4 遍频服，一般 8~12 剂可愈。结果：147 例痊愈，39 例好转，7 例无效。

（2）放射性食管炎：用加味桔梗汤合十六角蒙脱石治疗放射性食管炎 68 例。组成：桔梗 20 g、生甘草 6 g、玄参 10 g、麦冬 10 g、金银花 20 g，随症加减。每日 1 剂，水煎，分 2 次服；十六角蒙脱石 3 g，加温水 10 mL，冲服，每日 3 次，10 d 为 1 个疗程。结果：治愈 41 例，好转 22 例，无效 5 例，总有效率 92.6%。

（3）肺癌：用电化疗合加味桔梗汤治疗肺癌 50 例。方法如下：体外 CT 观察下电极针刺入肿瘤或开胸直视电极针刺入肿瘤进行电化疗。治疗量 80~100 C/cm³。电化疗后局部病灶分点注入顺铂，总量 40~80 mg 再注入卡介苗，总量 5 mg。电化疗后服加味桔梗汤（桔梗 25 g、甘草 15 g、鱼腥草 30 g），水煎服，每日 1 剂，服用 3 个月。结果：完全缓解 26 例，部分缓解 12 例，稳定 4 例，有进展 8 例，总有效率 84%。

（4）小儿病毒性与消化不良性肠炎：用苍术桔梗汤治疗小儿病毒性与消化不良性肠炎 136 例。组成：苍术、白术各 6 g，桔梗 5 g，煨葛根 6 g，茯苓、怀山药各 10 g，炒扁豆、车前子（包煎）各 6 g，炙内金、陈皮各 5 g。每日 2 剂，水煎少量频服。结果：痊愈 79 例，有效 51 例，无效 6 例，总有效率 95.6%。

（5）黄褐斑：取桔梗、当归、川芎制成霜剂，擦面部皮疹处，每日 2~3 次，1 个月为 1 个疗程，治疗黄褐斑 37 例。结果：显效 21 例，好转 5 例，无效 11 例；总有效率 70.3%。

（6）流行性出血热急性肾衰竭：取桔梗、巴豆霜、川贝等量，热米汤调成糊状，喂服或鼻饲，每日 0.5~1.0 g，配合其他中药汤剂或针灸，治疗危重型流行性出血热急性肾衰竭 219 例。结果：有效 199 例，死亡 20 例，总有效率 90.9%。

【综合利用】 桔梗为常用大宗药材，又是药食兼用品种。其根可制成美味的菜肴，在我国东北地区及日本、韩国、朝鲜等东亚国家是一道名菜。桔梗营养丰富，美味可口，深受城乡人民喜爱。桔梗中还含有大量亚油酸等不饱和脂肪酸，具有降压降脂、抗动脉粥样硬化等多种作用，是一种很好的功能性食品。

桔梗等植物的提取物可抑制黏多糖的降解，消除氧自由基，具有抗氧化作用，可用于抗衰老化妆品的研制；桔梗可以和当归配伍，对面部的色素斑（黄褐斑、雀斑）有疗效；桔梗水浸剂对表皮癣菌有抑制作用，可与桂皮配伍制成化妆水、化妆膏，防治脚气和癣菌；桔梗还可以单独作为皮肤的增白剂。桔梗浸液还可作为气味掩饰剂加到杀虫剂中，应用于农作物。

■参考文献

[1] 周永妍，程秀民，于海英．桔梗皂苷提取及桔梗质量控制新进展 [J]．中外医疗，2009（5）：157-159.

[2] 贾林，陆金健，卢德赵，等．桔梗多糖的分离纯化与含量测定 [J]．中国农学通报，2011，27（17）：83-86.

[3] 贾林，沃兴德，陆金健，等．桔梗多糖的提取与纯化 [J]．生物学杂志，2011，28（2）：21-24.

[4] 金在久．桔梗的化学成分及药理和临床研究进展 [J]．时珍国医国药，2007，18（2）：506-509.

[5] 唐生永，陈晓平．桔梗总黄酮的提取及纯化工艺研究 [J]．农产品加工（学刊），2010（3）：20-22.

[6] 郭丽，张村，李丽，等．中药桔梗的研究进展 [J]．中国中药杂志，2007，32（3）：181-185.

[7] 李海燕，朱秀敏，唐伟斌．桔梗主要营养保健成分研究进展 [J]．北方园艺，2008（8）：61-63.

[8] 席晓岚，徐红，季宇飞，等．微波消解 ICP-AES 测定桔梗中微量元素 [J]．光谱实验室，2010，27（3）：884-887.

[9] 赵秀玲. 桔梗的化学成分、药理作用及资源开发的研究进展 [J]. 中国调味品, 2012, 37 (2)：5-8, 24.

[10] KIM MIN SOO, HUR YUNG YUNG, KIM WANGI, et al. Inhibitory effect of platycodin grandiflorum on Th1 and Th2 immune responses in a murine model of 2, 4-dinit rofluorobenzene-induced atopic dermatitis-like skin lesions [J]. Ann Allergy Asthma Immunol, 2011, 106 (1)：54-61.

[11] HAN E H, JINHEE P, JIYOUNG K, et al. Inhibitory mechanism of saponins derived from roots of platycodon grandflorum on anaphylactic reaction and IgE-mediated allergic respone in mast cells [J]. Food Chem Toxicol, 2009, 47 (6)：1069-1075.

[12] CHOI JAE HO, HWANG YONG PI, LEE HYUN SUN, et al. Inhibitory effect of platycodi radix on ovalbumin-induced airway inf lammation in a murine model of asthma [J]. Food Chem Toxicol, 2009, 47 (6)：1272-1279.

[13] OH YOUCHANG, KANG OKHWA, CHOI JANGGI, et al. Anti-allergic activity of a platycodon root ethanol extract [J]. Int J Mol Sci, 2010, 11 (7)：2746-2758.

夏 枯 草

【道地沿革】 夏枯草别名麦穗夏枯草、麦夏枯、铁线夏枯、铁色草、棒柱头花、大头花、灯笼头、羊肠菜等。夏枯草始载于《神农本草经》，列为下品。古代本草对其植物的形态早有描述。《唐本草》注云："此草生平泽，叶似旋覆，首春即生，四月穗出，其花紫白，似丹参花，五月便枯，处处有之。"宋代《图经本草》记载曰："夏枯草，生蜀郡川谷，今河东、淮、浙州郡亦有之。冬至后生，叶似旋覆。三月、四月开花，作穗紫白色，似丹参花，结子亦作穗。至五月枯，四月采。"李时珍《本草纲目》载其："原野间甚多，苗高一二尺许，其茎微方，叶对节生，似旋覆叶而长大，有细齿，背白多纹，茎端作穗，长一二寸，穗中开淡紫色小花，一穗有细子四粒。"对比《证类本草》滁州夏枯草图、《植物名实图考》夏枯草图及《中药材品种论述》中关于夏枯草的论述，古代本草记载的夏枯草为今之夏枯草属植物夏枯草或山菠菜。现除云南地区将硬毛夏枯草作为夏枯草用外，全国大多数地区的夏枯草多为唇形科植物夏枯草。

【来源】 本品为唇形科植物夏枯草 *Prunella vulgaris* L. 的干燥果穗。夏季果穗呈棕红色时采收，除去杂质，晒干。

【原植物、生态环境、适宜区】 多年生草木；根茎匍匐，在节上生须根。茎高 20~30 cm，下部伏地，自基部多分枝，茎四棱形，具浅槽，紫红色，被稀疏的糙毛或近于无毛。

茎叶卵状长圆形或卵圆形，大小不等，长 1.5~6 cm，宽 0.7~2.5 cm，先端钝，基部圆形、截形至宽楔形，下延至叶柄成狭翅，边缘具不明显的波状齿或几近全缘，草质，上面橄榄绿色，具短硬毛或几无毛，下面淡绿色，几无毛，侧脉 3~4 对，在下面略突出，叶柄长 0.7~2.5 cm，自下部向上渐变短；花序下方的一对苞叶似茎叶，近卵圆形，无柄或具不明显的短柄。轮伞花序密集组成顶生长 2~4 cm 的穗状花序，每一轮伞花序下承以苞片；苞片宽心形，通常长约 7 mm，宽约 11 mm，先端具长 1~2 mm 的骤尖头，脉纹放射状，外面在中部以下沿脉上疏生刚毛，内面无毛，边缘具睫毛，膜质，浅紫色。

花萼钟形，连齿长约 10 mm，筒长 4 mm，倒圆锥形，外面疏生刚毛，二唇形，上唇扁平，宽大，近扁圆形，先端几截平，具 3 个不很明显的短齿，中齿宽大，齿尖均呈刺状微尖，下唇较狭，2 深裂，裂片达唇片之半或以下，边缘具缘毛，先端渐尖，尖头微刺状。花冠紫、蓝紫或红紫色，长约 13 mm，略超出于萼，冠筒长 7 mm，基部宽约 1.5 mm，其上向前方膨大，至喉部宽约 4 mm，外面无毛，内面约近基部 1/3 处具鳞毛毛环，冠檐二唇形，上唇近圆形，径约 5.5 mm，内凹，多少呈盔状，先端微缺，下唇约为上唇 1/2，3 裂，中裂片较大，近倒心脏形，先端边缘具流苏状小裂片，侧裂片长圆形，垂向下方，细小。雄蕊 4，前对长很多，均上升至上唇片之下，彼此分离，花丝略扁平，无毛，前对花丝先端 2 裂，1 裂片能育具花药，另 1 裂片钻形，长过花药，稍弯曲或近于直立，后对花丝的不育裂片微呈瘤状突出，花药 2 室，室极叉开。花柱纤细，先端相等 2 裂，裂片钻形，外弯。花盘近平顶。子房无毛。

小坚果黄褐色，长圆状卵珠形，长 1.8 mm，宽约 0.9 mm，微具沟纹。花期 4~6 月，果期 7~10 月。

夏枯草喜温暖湿润的环境，能耐寒，适应性强，但以阳光充足、排水良好的沙质壤土为好。也可在旱坡地、山脚、林边草地、路旁、田野种植，但低尘易涝地不宜栽培。广泛分布于全国各地，以河南、安徽、江苏、湖南等省为主要产地。

【生物学特点】

1. 栽培技术 夏枯草可以采用种子繁殖和分株繁殖的方法进行繁殖。

（1）种子繁殖：

1）采种：花穗变黄褐色时，摘下果穗晒干，抖下种子，去其杂质，储存备用。

2）播种：北方春播于 3 月下旬至 4 月中旬，秋播于 8 月下旬。8 月中下旬至 9 月底是最好的播种育苗时间，在墒情好时撒播或点播。撒播时，种子可拌细沙或细土匀播，同时掌握好播量，撒播亩用种 1.0~1.5 kg（种子发芽率低于 30% 时加倍播量）。点播可直接用种子播种，每穴播 8~10 粒，亩播 1.7 万穴（20 cm×20 cm），亩用种 0.5~1.0 kg，播后轻覆盖土。如播后遇天旱，应及时补水或灌一次跑马水，15~20 d 后出苗，苗期人工除草 1~2 次。条播时，在畦上按行距 20~25 cm 开沟，沟深 0.5~1 cm。将种子均匀播入沟中覆细土，稍稍镇压，浇水，经常保持土壤湿润。15 d 左右出苗，亩用种量 0.5~1 kg。

（2）分株繁殖：春季末萌芽时，将老根挖出，进行分株。按行株距 25 cm×10 cm 挖穴，每穴栽 1~2 株。栽后覆土压实，浇水，保持土壤湿润，7~10 d 出苗。

2. 田间管理

（1）整地：选好田块、地块和整好厢面。应选阳光充足、排水良好的砂壤田块或地块播种，播种前深耕细耙，做到土细厢平。耙时亩施入腐熟堆厩肥 2000 kg 或 48% 进口复合肥 25~30 kg，土、肥拌匀，然后整成畦宽 1.2 m 的厢面，同时开好三沟待播（或育苗）。

（2）选苗定苗：一是间苗。在苗 4 片叶左右时，结合除草，去小苗留大苗，去弱苗留壮苗。在 10 片叶（开始分蘖）左右时定苗，按预定株行距定好基本苗，基本保证每蔸 2~3 个壮苗。二是除草追肥。做到出苗后及时除草，尽量除早除尽。追肥一般进行 2 次，第一次在 3 月中旬前后始分蘖期时亩用尿素 3~5 kg（视田块肥力定量）撒施，第二次在 5 月中旬前后花末期时亩用进口复合肥 10~15 kg 撒施。追肥时选择在土壤墒情好时或雨前进行，以便肥料被作物更好地吸收。

3. 病虫害防治　夏枯草适用性比较强，整个生长过程中病虫害发生较少。栽培种植中，处在低洼潮湿环境中会有锈病、斑枯病发生，可在发病期喷 1：2：200 波尔多液进行防治。

夏枯草适用性比较强，整个生长过程中病虫害发生较少。栽培种植中，处在低洼潮湿环境中会有锈病、斑枯病发生，可在发病期喷 1：2：200 波尔多液进行防治。

【采收加工】　每年 5~6 月，当花穗变成棕褐色时，选晴天，割起全草，捆成小把，或剪下花穗，晒干或鲜用。

【药材性状】　干燥果穗呈长圆柱形或宝塔形，长 2.5~6.5 cm，直径 1~1.5 cm，棕色或淡紫褐色。宿萼数轮至十数轮，作覆瓦状排列，每轮有 5~6 个具短柄的宿萼，下方对生苞片 2 枚。苞片肾形，淡黄褐色，纵脉明显，基部楔形，先端尖尾状，背面生白色粗毛。宿萼唇形，上唇宽广，先端微 3 裂，下唇 2 裂，裂片尖三角形，外面有粗毛。花冠及雄蕊都已脱落。宿萼内有小坚果 4 枚，棕色，有光泽。体轻质脆，微有清香气，味淡。以色紫褐、穗大者为佳。长冠夏枯草与夏枯草相似，但花冠较长，为 18~22.1 mm。

【质量检测】

1. 显微鉴别　粉末宿存花萼异形细胞，表面观细胞延长，垂周壁深波状弯曲，直径 31~57 μm，长约至 121 μm，非木化，有稀疏细小纹也，胞腔含淡黄色或黄棕色物。非腺毛多碎断，完整者 1~14 细胞，单细胞者多见，呈三角锥形，长 16~54 μm，多细胞者常有 1 个或几个细胞缢缩，长约至 2075 μm，表面具细小疣状突起，有的胞腔内含黄色物。苞片或萼片腺毛头部 1~2 细胞，单细胞者一边延长成钩状，胞腔内充满黄色分泌物；柄部 1~2 细胞。腺鳞头部类圆形，4 细胞，内含黄色分泌物。中果皮石细胞表面观呈类长方形或类方形，垂壁波状弯曲，壁厚 5~13 μm，胞腔星状分枝，有的含黄色果皮薄壁细胞，表面观呈类多角形，内含草酸钙砂晶。种皮细胞表面观类长多角形，壁具细密弧形条网状增厚。苞片表皮表面观细胞呈类多角形，垂周壁稍弯曲，表面有细密角质条纹，有的细胞含黄色或黄棕色物，表面质纹理不明显；气孔直轴式。此外，子叶细胞中含有脂肪油滴。

2. 理化鉴别

（1）化学定性：取本品粉末 1 g，加乙醇 15 mL，加热回流 1 h，滤过。取滤液 1 mL，置蒸发皿中，蒸干，残渣加乙酸酐 1 滴使溶解，再加硫酸微量，即显紫色，后变暗绿色。取前一项下的滤液点于滤纸上，喷洒 0.9% 三氯化铁溶液与 0.6% 铁氰化钾溶液的等容混合液，即显蓝色斑点。

（2）薄层色谱 取本品粉末 1 g，加乙醇 20 mL，加热回流 1 h，滤过，滤液蒸干，用石油醚（30~60 ℃）浸泡 2 次，每次 15 mL（约 2 min），倾去石油醚液，残渣加乙醇 1 mL 使溶解，作为供试品溶液。另取熊果酸对照品，加乙醇制成每 1 mL 含 1 mg 的溶液，作为对照品溶液。照《中国药典》薄层色谱法试验，吸取上述两种溶液各 2 μL，分别点于同一硅胶 G 薄层板上，以环己烷-氯仿-醋酸乙酯-冰醋酸（20：5：8：0.5）为展开剂，展开，取出，晾干，喷以 10% 硫酸乙醇溶液，100 ℃ 加热至斑点显色清晰，分别置日光及紫外光灯（365 nm）下检视。供试品色谱中，在与对照品色谱相应的位置上，分别显相同颜色的斑点或荧光斑点。

3. 含量测定 采用 HPLC 测定。以十八烷基硅烷键合硅胶为填充剂，以甲醇-0.1% 三氟乙酸溶液（42：58）为流动相，检测波长为 330 nm。理论板数按迷迭香酸峰计算应不低于 6000。对照品溶液的制备：取迷迭香酸对照品适量，精密称定，加稀乙醇制成每 1 mL 含 0.5 mg 的溶液，即得。供试品溶液的制备：取本品粉末（过二号筛）约 0.5 g，精密称定，置具塞锥形瓶中，精密加入稀乙醇 50 mL，超声处理（功率 90 W，频率 59 kHz）30 min，放冷，再称定重量，用稀乙醇补足减失的重量，摇匀，滤过，取续滤液，即得。分别精密吸取对照品溶液与供试品溶液各 5 μL，注入液相色谱仪，测定。本品按干燥品计算，含迷迭香酸（$C_{18}H_{16}O_8$）不得少于 0.20%。

【性味归经】 辛、苦，寒。归肝、胆经。

【功能主治】 清肝泻火，明目，散结消肿。用于目赤肿痛，目珠夜痛，头痛眩晕，瘰疬，瘿瘤，乳痈，乳癖，乳房胀痛。

【用法用量】 内服：煎汤，9~15 g；或熬膏，或入丸、散。外用：煎水洗或捣敷。

【使用注意】 脾胃寒弱者慎用。

【化学成分】

1. 三萜类 夏枯草中含有多种三萜类活性成分，主要为齐墩果烷型、乌索烷型和羽扇烷型三萜类。甲基化后的夏枯草提取物分离得到齐墩果酸甲酯、熊果酸甲酯、山楂酸甲酯，以及夏枯草苷 A 和夏枯草苷 B。

2. 甾体类 夏枯草所含甾体类成分主要为豆甾醇、β-谷甾醇和 α-菠甾醇，其他成分还有葡萄糖苷、咖啡醇、β-香树脂醇、Δ^7-豆甾醇及其葡萄糖苷、胡萝卜苷等。

3. 香豆素类 在夏枯草的化学成分中含量很少，外国学者从夏枯草中已分离出的三种香豆素类化合物，分析推断为伞形酮、莨菪亭和七叶苷元。

4. 黄酮类 夏枯草中黄酮类化合物主要有五羟黄酮、芸香苷、藤黄菌素、莰菲醇、异栎素、五羟黄酮-3-O-半乳糖苷、黄酮醇、花青素及其苷。

5. 糖类 夏枯草中糖类主要有半乳糖、葡萄糖、甘露糖、木糖、阿拉伯糖、鼠李糖。从夏枯草中分离得到游离的蔗糖、半乳糖、葡萄糖及果糖，乙醇和水提取夏枯草得到结合形式存在的半乳糖、葡萄糖、阿拉伯糖、木糖和鼠李糖。

6. 苯丙素类 主要含有顺式咖啡酸、反式咖啡酸和迷迭香酸，甲基迷迭香宁、乙基迷迭香宁、丁基迷迭香宁、3，4，α-三羟基-甲基-丙酸苯酯，p-香豆酸。

7. 有机酸类 夏枯草中含有顺式和反式咖啡酸、乌苏酸、油酸、亚油酸、月桂酸、棕榈酸、肉豆蔻酸、硬脂酸和豆蔻酸等。

8. 其他 夏枯草中尚含有维生素 A、维生素 B_1、维生素 C、维生素 K，水溶性无机盐（68% 是氯化钾），生物碱，树脂，苦味质，脂肪油等。

【药理作用】

1. 降血压 取 10 只自发性高血压大鼠（SHR）随机分为两组：高血压对照组和夏枯草醇性成分组，每组 5 只。所有药物用蒸馏水配制成所需浓度。每天灌胃给药，以 0.6 g/kg 剂量给药，每日 1 次。所有的大鼠每天测量 2 次尾动脉血压，直至用药最后 1 d。血压结果记录动脉收缩压（SBP）。接下来几日停药，每日测 1 次，并记录动脉收缩压。方法：在大鼠安静清醒状态下，将其固定在专用固定器上，使鼠尾通过加压袖带直至根部，紧系袖带后将脉搏换能器绑缚在鼠尾上，并要与腹侧尾动脉接触良好。充气加压至当袖带压力达到收缩压水平时，脉搏波消失，然后缓慢减压，当第一个脉搏波出现时，当时所对应的血压即为动脉收缩压，测量此时收缩压（单位为 mmHg）。给药组 5 只，给药后 3 h 收缩压 170.65±13.03，给药后 6 h 收缩压 173.88±6.51，给药后 9 h 收缩压 178.11±21.69，给药后 24 h 收缩压 180.86±11.86；对照组 5 只，给药后 3 h 收缩压 207.43±5.18，给药后 6h 收缩压 214.86±8.81，给药后 9 h 收缩压 212.86±12.43，给药后 24 h 收缩压 209.89±13.44。实验结果显示，夏枯草醇性成分可以有效降低自发性高血压大鼠的动脉血压。

取 SHR 大鼠 30 只，分为 5 组，每组 6 只，即夏枯草低剂量（0.5 g/kg）（D 组）、中剂量（1.0 g/kg）（Z 组）、高剂量组（2.0 g/kg）（G 组），卡托普利组（10 mg/kg）（K 组）、模型组（灌服等容积蒸馏水）（M 组）。每日给药 1 次，每次给药体积为 10 mL/kg，连续给药 6 周。每周用 BP-6 无创尾动脉血压测量分析系统，测量清醒状态下大鼠尾动脉血压。完成血流动力学指标测定后，上述各组动物以戊巴比妥钠 30 mg/kg 腹腔注射麻醉，迅速从腹主总动脉取血，用分光光度法检测血中 NO，放射免疫法测定血浆内皮素（ET）和血管紧张素Ⅱ（AngⅡ）含量。实验结果表明，夏枯草提取物明显降低 SHR 大鼠的血压，同时能显著增加大鼠血清 NO 含量，降低大鼠血清 ET 和 AngⅡ的含量。

2. 降血糖 取 ICR 小鼠 112 只，雄性，取 12 只作为正常组，未经造模处理，正常饲养；其余 100 只自由进水，禁食 16 h 后，尾静脉注射四氧嘧啶冷生理盐水溶液，60 mg/kg，0.10 mL/（10 g·次），72 h 后再自由进水，禁食 16 h 后测定空腹血糖。选取空腹血糖值大于 11 mmol/L 者，共 60 只，随机分为 5 组，即淀粉组、阿卡波糖组及夏枯草水提物高、中、低剂量组，正常组、淀粉组分别用蒸馏水 0.10 mL/（10 g·次），阿卡波糖组用 0.05 g/kg，高剂量组（相当夏枯草生药 22.0 g/kg）、中剂量组（相当夏枯草生药 11.0 g/kg）、低剂量组（相当夏枯草生药 5.5 g/kg）均以 0.10 mL/（10 g·次），灌胃。10 min 后，正常组以蒸馏水 0.15 mL/（10 g）再次灌胃，其余各组均用半糊状淀粉（6 g/kg）0.15 mL/（10 g·次）灌胃。在末次灌胃后的 0.5、1、2 h 测定血糖值。正常 ICR 小鼠淀粉耐量试验后处死，高碘酸-希夫氏反应（PAS）染色观察肝、肌糖原含量变化，细胞质内出现紫红色为阳性。HE 染色观察肝、肾的结构变化。实验结果显示，夏枯草水提物能降低正常及四氧嘧啶糖尿病 ICR 小鼠餐后高血糖，ICR 小鼠肝 PAS 染色阳性，肝、肾 HE 染色未见异常。

3. 抗肿瘤 以人结肠癌细胞（HT-29）为研究对象，观察夏枯草对人结肠癌细胞凋亡的影响。药物的制备：夏枯草全草用 10 倍85%乙醇回流提取 2 次，合并 2 次滤液后进行过滤，回收乙醇，将滤液浓缩至相对密度为 1.05 时，再经喷雾干燥，所得粉末即为夏枯草提取物；夏枯草提取物用二甲基亚砜（DMSO）溶解，经针头过滤器后于冰箱保存。细胞培养：HT-29 采用含 10% 胎牛血清的 RPMI-1640 的培养基，在 37 ℃、5% CO_2饱和湿度的培养箱中进行培养，并在倒置相差显微镜下对细胞形态变化进行观察分析、拍照。细胞增殖检测（MTT 法）：取处于对数生长期的 HT-29 细胞，用 0.25%胰蛋白酶-EDTA 消化液消化调整细胞悬液浓度，接种 96 孔板，每孔加入 100 μL，铺板使待测细胞密度调至 5000/孔。常规孵育 16 h 后，使细胞同步化，加入 DMSO 溶解的夏枯草提取物，即分别为 4 组给药浓度（0、0.5、1、2 mg/mL），各组均设 8 个复孔，并确保在培养体系中 DMSO 终浓度小于 0.5%。继续孵育 24 h，倒置显微镜下观察。小心吸去孔内培养液，每孔加入 100 μL MTT 溶液（0.5 mg/L MTT），继续培养 3 h。先弃去 MTT 溶液，小心用磷酸盐缓冲溶液（PBS）冲 2 遍后，每孔加入 100 μL DMSO，置摇床上低速振荡 10 min，使结晶物充分溶解。在酶联免疫检测仪在 570 nm 处测量各孔的光密度值，计算抑制率。应用 RT-PCR、分光光度法检测 Bcl-2、Bax 基因表达和 Caspase-3 的活性。实验结果显示，与空白对照组比较，3 个夏枯草药物组（0.5、1、2mg/mL）对 HT-29 细胞均有抑制增殖和促进凋亡作用，呈现明显的时间、剂量依赖。结论：夏枯草对人结肠癌细胞（HT-29）有促进凋亡作用。

通过不同浓度夏枯草作用于食管癌 Eca-109 细胞 48 h 后，观察细胞形态，利用 MTT 法检测细胞增殖抑制率，通过 Transwell 小室模型检测细胞侵袭力及细胞运动能力，探讨夏枯草提取物对人食管癌 Eca-109 细胞体外侵袭和转移的影响。①MTT 实验：将食管癌细胞接种在 96 孔培养板上，37 ℃培养 24 h 后更换无血清培养液继续培养 24 h，按分组加药，每组设 12 个复孔，继续培养 24、48、72 h 3 个时间点后加入 MTT 溶液 20 μL，继续培养 4 h 后吸出上清液，每孔加 DMSO 150 μL 振荡溶解，490 nm 处测定各孔光密度值。每个时间点每组测定 4 复孔；测 3 次后取平均值。②细胞体外侵袭实验：Transwell 上下室之间由 8 μm 孔径的聚碳酸酯微孔滤膜封闭，滤膜内表面均匀铺涂稀释后的 Matrigel 约 5 μg/小室。小室置 37 ℃ 1~2 h 烘干后用紫外线照射杀菌 2 h 备用。上室加预处理的各组细胞悬液 $5×10^5$/室，下室加入 200 μL 培养液，每组设 3 个复室；继续培养 24 h 后取出滤膜，小心擦除滤膜上室面的未穿膜食管癌细胞，用 PBS 液冲洗 3 次后乙醇固定、HE 染色，用封片胶将滤膜封于载玻片上，高倍显微镜下计取每张膜中间部分和周围部分 5 个随机不同视野的穿过聚碳酸酯微孔滤膜的细胞数，取其平均值。③细胞体外迁移实验：Transwell 上下室之间由 8 μm 孔径的聚碳酸酯微孔滤膜封闭，上室加预处理的各组细胞悬液 $5×10^5$/室，下室加入 200 μL 培养液，每组设 3 个复室。后续操作同细胞体外侵袭实验。实验结果显示，夏枯草处理组细胞体积变小，悬浮细胞增多，食管癌 Eca-109 细胞增殖率、侵袭力和转移能力降低，并呈量效和时效关系。表明夏枯草提取物可抑制食管癌 Eca-109 细胞体外侵袭和转移。

采用 ELISA 法观察夏枯草硫酸多糖（PVSP）和香菇多糖（LNT，不含硫酸基，阴性对照）血管内皮生长因子（VEGF）、碱性成纤维生长因子（bFGF）和白介素-8（IL-8）在肝癌细胞中的分泌情况；免疫组化法观察 PVSP、LNT 以及 PBS 空白对照对肝癌组织微血管密度。研究 PVSP 对肝癌细胞中血管生成因子 bFGF、VEGF 和 IL-8 蛋白分泌及肝癌血管生成的影响。取对数生长期的 HepG2 细胞，以 $5×10^4$ 个细胞/孔铺于 12 孔板中，每孔加入含 10% 胎牛血清的 DMEM 培养基，孵育 24 h。用含 10% 血清的 DMEM 培养液将 PVSP 和 LNT 配制成终浓度为 10、100、200 μg/mL 的培养液，12 孔板中加入 2 mL 不同浓度的药物，空白对照组加入 2 mL 普通细胞培养液。每个药物浓度设 3 个平行复孔，继续培养，于 72 h 后收集每组药物浓度的细胞悬液，按照 ELISA 试剂盒中相关说明来进行血管生成因子 bFGF、VEGF、IL-8 蛋白的测定。再应用 Bel-7402 人肝癌细胞株（0.1 mL，$8×10^6$ 个），在 20 只 nu/nu 裸小鼠（雌性，4~6 周龄）鼠皮下注射建立人肝癌裸小鼠皮下移植瘤模型。药物处理在注射细胞后的第 2 天进行。将裸鼠随机分成 4 组后开始给予治疗，各组具体的治疗方案如下：①生理盐水组；②10 mg/kg LNT 组；③20 mg/kg PVSP 组；④200 mg/kg PVSP 组。药物每日注射 1 次，直到 25 d 后将裸鼠处死。分离各组小鼠的肿瘤组织，10% 中性甲醛固定，石蜡包埋并切片（4 μm），行 CD34 分子的免疫组织化学染色，所用一抗为大鼠抗小鼠 CD34 单克隆抗体（1∶10）。肿瘤微血管密度的计数方法为：计数 CD34 单克隆抗体阳性的微血管，先用低倍镜扫视整个切片，寻找微血管（MVD）密度最高的区域，然后在 400 倍的视野下分别计数肿物中心及肿物边缘的微血管数，共计数 5 个视野，取平均值来作为该例的 MVD。实验结果显示，同 PBS 空白对照相比，200 μg/mL 的 PVSP 抑制 bFGF 的分泌，而 LNT 对 bFGF 表达无影响。各剂量组的 PVSP 和 LNT 对 VEGF、IL-8 的分泌均无影响。200 mg/kg PVSP 能够减少肿瘤组织块中的微血管密度，而 LNT 10 mg/kg 对肿瘤组织中微血管密度无影响。

通过腹腔注射 EL-4 瘤株建立 T 淋巴瘤细胞小鼠模型。探讨夏枯草提取物对 T 淋巴瘤细胞模型小鼠抑瘤作用及其对 T 淋巴瘤 EL-4 细胞生长的影响。将 EL-4 细胞悬浮液于 RPMI-1640 胎牛血清培养中进行传代培养，待细胞生长至对数时期时，收集细胞，并采用无菌生理盐水将其配制成浓度为 $1×10^{10}$/L 的单细胞悬液，将 0.2 mL 的悬液皮下接种于小鼠右前肢腋窝，建立 T 淋巴瘤 EL-4 细胞小鼠模式。建模后随机将模型大鼠分为 6 组，分别为健康组（J 组）、环磷酰胺组（H 组）、T 淋巴瘤 EL-4 细胞模型组（M 组）及夏枯草组。夏枯草组按照成人体重 6 倍、12 倍、24 倍的浓度比例分别制成浓度为低剂量（2.74 g/mL）、中剂量（5.48 g/mL）、高剂量（10.98 g/L）组（分别为 D 组、Z 组、G 组）。夏枯草各组连续灌胃给药，每日 1 次，连续给药 10 d。环磷酰胺组于腹腔中按照 20 mg/kg 注射环磷酰胺，每日 1 次，连续给药 10 d。所有小鼠均按正常方法喂养。收集经夏枯草提取物作用的 EL-4 细胞，以 3000 r/min 离心 5 min 后去除上清液，经 PBS 溶液漂洗 3 次，涂片，醛固酮固定 10 min 后再次漂洗，并于常规下 HE 染色。操作过程严格按照说明进行。采用免疫组化法对各组 Bax 蛋白及 BC₂ 蛋白表达情况进行检查。在倍数为 100 的显微镜下观察细胞着色情况，根据着色程度由轻至重可分别记为 0、1、2、3，随机选取 5 个视野点进行读数。实验结果显示，夏枯草提取物能有效抑制 T 淋巴瘤细胞生长，促进细胞肿瘤细胞凋亡。

4. 保肝　采用四氯化碳诱导小鼠急性肝损模型，探讨夏枯草水提物对四氯化碳诱导的小鼠急性肝损伤的保护作用与机制。将 60 只清洁级昆明雄性小鼠随机分为 5 组，每组 12 只，实验期间自由进食饮水。给药组低、中、高剂量组每日分别灌胃夏枯草水提物 0.5、1、2 g/kg，空白组和模型组灌以等体积的生理盐水。给药 15 d 后，动物禁食不禁水 16 h，模型组和给药组均一次性腹腔注射 10 mL/kg 的 1%CCl$_4$，空白组注射等量的植物油。造模 24 h 后禁食不禁水，第 2 天摘取眼球取血，3500 r/min 离心 10 min，分离血清，检测血清 ALT、AST 活性。处死小鼠，取肝脏相同部位制备，用冷生理盐水制备 10%肝组织匀浆，按试剂盒说明测定丙二醛（MDA）、总超氧化物歧化酶（T-SOD）水平。取肝左叶同一部位组织块，生理盐水漂洗，拭干，浸入 10%中性福尔马林溶液中固定，梯度乙醇脱水，二甲苯透明，石蜡包埋，切片脱蜡至无水，常规 HE 染色，经脱水、透明后封片。光镜下观察肝组织切片的病理学变化。实验结果显示，夏枯草水提物显著降低因四氯化碳所致的急性肝损伤小鼠血清中 ALT、AST 的活性，降低小鼠肝匀浆 MDA 的水平，升高 T-SOD 活性，肝组织病理学镜检接近于空白组。夏枯草水提物对四氯化碳诱导的小鼠急性肝损伤具有一定的保护作用。

通过腹腔注射 50% CCl$_4$（2 mL/kg）诱导大鼠急性肝损伤模型，研究夏枯草总三萜（TTP）对大鼠急性肝损伤的保护作用。取大鼠随机均分为 6 组：正常对照组，模型组，TTP 3 个剂量组（62.5、125、250 mg/kg），联苯双酯（200 mg/kg）组。各给药组和联苯双酯组预防性给药 6 d，对照组和模型组分别给予同体积的蒸馏水，灌胃 6 d。第 6 天给药 1 h 之后，给药组、模型组和联苯双酯组一次性腹腔注射 50%CCl$_4$ 0.2 mL/100 g，造成急性肝损伤模型。禁食不禁水 16 h，腹股动脉取血，4 ℃、3500 r/min 离心 15 min，取血清。处死大鼠，剖取肝，准确称取肝相同部位 0.2 g，用冷生理盐水 1.8 mL 制备 10%肝匀浆，3000 r/min 离心 15 min，取上清液。按试剂盒说明检测大鼠血清中 ALT、AST 水平的影响以及对肝匀浆中 MDA、SOD、谷胱甘肽过氧化物酶（GSH-Px）水平。实验结果显示，TTP 各剂量组可降低急性肝损伤大鼠血清中 ALT、AST 活性，降低肝匀浆 MDA 的水平，升高 SOD、GSH-Px 的水平，表明 TTP 对 CCl$_4$ 致大鼠急性肝损伤具有一定的保护作用。

5. 增强免疫　采用腹腔注射环磷酰胺（CTX）复制免疫功能低下小鼠模型，研究夏枯草多糖对环磷酰胺所致免疫低下模型小鼠免疫功能的调节作用。将小鼠随机分为 5 组，每组 10 只，雌雄各半，各组体质量差异无统计学意义，分为正常组、模型组和给药组（夏枯草多糖高、中、低剂量组）。正常组每天灌胃生理盐水 0.4 mL 和腹腔注射生理盐水 0.4 mL，模型组每天灌胃生理盐水 0.4 mL 和腹腔注射 CTX 20 mg/kg，各给药组分别灌胃给药不同浓度的多糖溶液 0.4 mL（高、中、低剂量分别为 200、100、50 mg/kg），同时腹腔注射 CTX 20 mg/kg。连续给药 7 d，将小鼠脱颈椎处死，无菌条件下剥取脾、胸腺器官称重，计算脏器指数。另外每只小鼠腹腔注射体积分数为 5% 的鸡红细胞生理盐水悬液 0.5 mL 进行免疫，10 h 后处死小鼠，剪开腹部皮肤，并向腹腔注射 2 mL 生理盐水冲洗腹腔，轻揉小鼠腹部后，吸取腹腔冲洗液滴于 2 片载玻片上，放入垫有湿纱布的托盘内置于 37 ℃恒温孵育 30 min，用生理盐水漂洗除去未被吞噬的鸡红细胞及其他的细胞，吹干，用丙酮/甲醇（体积比 1 : 1）溶液固定 5 min，晾干后用瑞氏染液染色，油镜下观察，计数 100 个吞噬细胞，按吞噬率＝吞有鸡红细胞的巨噬细胞数/巨噬细胞总数× 100%，吞噬指数 = 被吞噬的鸡红细胞数/巨噬细胞总数，计算巨噬细胞吞噬率及吞噬指数。实验结果显示，夏枯草多糖中、高剂量组能显著提高免疫功能低下小鼠的脏器指数，增强腹腔巨噬细胞吞噬功能，促进溶血素水平及溶血空斑的形成。表明夏枯草多糖具有良好的增强免疫活性的作用。

通过建立小鼠耐多药结核分枝杆菌（MDR-MTB）感染病理模型，探讨夏枯草提取物对 MDR-MTB 感染小鼠免疫功能的调节作用。将 30 只小鼠随机分为 3 组，每组 10 只，分别为正常对照组、模型组（刮取培养基上生长的 MDR-MTB 菌落，加无菌生理盐水磨菌制备成 1 mg/mL 的菌液，经尾静脉注射 2 mL 菌量）、夏枯草灌胃模型组。模型组小鼠每日以 5 mL 生理盐水灌胃，夏枯草灌胃模型组每日以 200 mg/kg 夏枯草中药醇提取物灌胃。各组均以标准饲料喂养，4 周后处死小鼠，股动脉采血，分为两份，一份 3000 r/min 离心 20 min 分离血清，灭活后过滤除菌；另一份肝素抗凝。用 ELISA 法检测小鼠血清中 IFN-γ、IL-4、IL-10 和 IL-12 含量的变化；用 RT-PCR 法检测单个核细胞中 IFN-γ、IL-4、IL-10、IL-12 及颗粒裂解肽（GLS）的 mRNA 变化。实验结果显示，夏枯草灌胃模型组与模型组比较，小鼠血清中 IFN-γ［（1.98±0.67）pg/mL vs（1.18±0.38）pg/mL］、IL-12［（3.02±0.86）pg/mL vs（2.19±0.57）pg/mL］含量明显升高；IL-10［（12.13±3.43）pg/mL vs（16.10± 2.21）pg/mL］含量明显下降。在 mRNA 表达水平，夏枯草灌胃模型组 IFN-γ、IL-12 和 GLS 表达明显升高，IL-10 mR-NA 表达明显下降，IL-4 变化不明显。表明夏枯草提取物可通过上调基因转录水平增强小鼠的细胞免疫功能。

6. 抗骨质疏松 通过干预去卵巢大鼠骨质疏松动物模型，探讨夏枯草黄酮对骨质疏松大鼠骨量、生物力学性能及骨代谢的影响。取健康 8 周龄 SD 雌性大鼠随机分为 3 组：假手术组、模型组和夏枯草黄酮组，每组 8 只。模型组与夏枯草黄酮组大鼠采用体积分数 1% 的戊巴比妥钠，按照 40 mg/kg 的剂量腹腔注射麻醉，背侧入路，以脊柱旁 1 cm、后方髂骨嵴上 2 cm，取长约 1 cm 的纵向切口，暴露双侧腹腔卵巢并进行切除后，用丝线将残端结扎后逐层关闭伤口。假手术组切口同前，进入腹腔后，找到卵巢后并不切除，只切除与双侧卵巢重量相近的左右大网膜各一段，清创缝合及术后处置与去卵巢组相同。术后连续 3 d 肌内注射青霉素注射液，给予普通饲料，自由饮食。术后 1 周，将夏枯草黄酮组大鼠予以夏枯草黄酮水溶液灌胃（质量分数 10%），连续给药 12 周，假手术组、模型组给予等量双蒸水灌胃。使用 20% 乌拉坦按 1 mg/kg 腹腔注射麻醉，暴露大鼠腹主动脉，取血后，4 ℃低温离心取血清检测血矿物质、护骨素（OPG）、碱性磷酸酶（ALP）的含量变化。取大鼠右侧完整的股骨、胫骨进行称重及骨组织形态测量。处死所有大鼠，迅速取第 3 腰椎，剔除周围软组织，快速匀浆后，应用 Trizol 法提取总 RNA，4 ℃保存，并用荧光定量 PCR 的方法检测 I 型胶原、整合素 β1 与黏着斑激酶的 mRNA 表达。实验结果显示，夏枯草黄酮组 ALP［（3.03±0.22）IU/L］、破骨细胞数［（0.23±0.05）1/mm²］、骨吸收周长百分数（14.94%±5.12%）低于模型组，而 OPG 量［（186.34±44.21）pg/mL］、骨密度、骨小梁相对体积（26.11% ±

5.32%）和厚度［（587.16±165.01）mm］与模型组相比则有所增加。表明夏枯草黄酮能够提升去卵巢大鼠的成骨细胞的功能，减缓骨吸收和骨代谢，促进骨形成，降低骨小梁损失，抑制骨量减少与骨强度降低，从而提升去卵巢大鼠的骨密度，最终对骨质疏松症起到了抑制作用。

7. 抗菌、抗病毒 通过大鼠制备细菌性阴道炎模型，探讨夏枯草对大鼠细菌性阴道炎模型的治疗作用。将 3 种菌株复苏、传代，用无菌生理盐水配制成浓度为 1.8×10^9/mL 的菌液，按 $1:1:1$ 的比例混合成感染菌液。先用无菌的 PBS（pH 8.5）冲洗大鼠阴道 3 次（每次间隔 5 min），然后用 5 号头皮针硅胶管涂无菌液状石蜡，缓慢插入大鼠阴道 1~1.5 cm，每种细菌注入量均为 0.025 mL/100 g，每日 1 次。接种细菌后逐日观察大鼠阴道病变情况，并取阴道分泌物涂片染色镜检。当大鼠阴道明显充血、红肿并伴有大量脓性分泌物时，取分泌物涂片，镜下可见大量的感染菌和坏死细胞，表明大鼠细菌性阴道炎模型制备成功。60 只雌性大鼠随机分为模型组、阳性药物组、正常对照组及夏枯草高剂量组（高剂量组）、夏枯草中剂量组（中剂量组）、夏枯草低剂量组（低剂量组）6 组，每组 10 只。模型组及正常对照组分别灌胃生理盐水，阳性药物组以氧氟沙星 0.06 g/kg 灌胃给药，夏枯草高剂量组、中剂量组、低剂量组分别按含生药 20 g/kg、10 g/kg、5 g/kg 剂量灌胃给药。以上均按 1.5 mL/100 g 体重，每日 1 次灌胃给药。模型组及各给药组大鼠接种感染菌后逐日观察，正常对照组大鼠不接种细菌，除正常对照组外，模型组及各给药组大鼠注入细菌 5 d 后全部呈现阴道炎症状。待出现典型的阴道炎症状后，模型组及各给药组分别给予药物治疗，正常对照组予以灌胃生理盐水，连续给药 14 d。于末次给药后 2 h，阴道局部拍片，取阴道拭子涂片染色镜检，然后处死大鼠，取阴道组织用 10%中性甲醛固定，石蜡包埋、切片、HE 染色做病理学检查。实验结果显示，夏枯草高剂量水煎液抗大鼠细菌性阴道炎的总有效率为 100%。

采用溶剂回流法提取夏枯草的有效抑菌成分，纸片扩散法对不同溶剂夏枯草提取物进行抑菌实验，稀释法进行最低抑菌浓度实验。研究夏枯草提取物的抑菌性能。采用纸片扩散法进行抑菌试验，用无菌镊子取灭菌后的滤纸片，浸泡在提取物中，空白试验用滤纸片浸泡在随行的溶剂中，浸泡时间均为 30 min，沥干备用。在无菌培养皿中倒入约 15 mL 已灭菌的培养基，待培养基冷却凝固后，用无菌移液管吸取各自适宜浓度的菌悬液 0.2 mL 滴加在平板培养基表面，用无菌涂布器将菌悬液涂抹均匀。用无菌镊子夹取药敏滤纸片，均匀地贴在含菌培养基表面，每皿 3 片，同时放 1 片空白对照，每种提取物做 3 次重复。细菌 37 ℃、24 h，霉菌 28 ℃、48 h 恒温培养后，测量其抑菌圈直径，比较抑菌效果。再用 2 倍稀释法，将夏枯草乙酸乙酯提取物（100 mg/mL）分别稀释为 1/2、1/4、1/8、1/16，得到浓度 50、25、12.5、6.3 mg/mL 提取物，进行抑菌活性测定。取后采用试管稀释法，对乙酸乙酯提取物进行稀释，得到系列浓度待试样品，吸取各浓度样品 2 mL 注入灭菌培养皿中，每皿加无菌培养基 18 mL，制成含各浓度提取物的供试平板。待培养基冷却凝固后加入 0.2 mL 菌悬液用无菌涂布器涂抹均匀，细菌 37 ℃、24 h、霉菌 28 ℃、48 h 培养后观察。每个浓度做 3 个重复，并放置 1 片做空白对照。以不长菌的最低浓度为最低抑菌浓度。实验结果显示，不同溶剂提取物对供试菌种的抑菌效果为乙酸乙酯>正丁醇>无水乙醇>水。乙酸乙酯提取物对枯草芽孢杆菌、金黄色葡萄球菌最低抑菌浓度为 2.5 mg/mL，对大肠杆菌、根霉的最低抑菌浓度为 5.0 mg/mL，对曲霉最低抑菌浓度为 10.0 mg/mL，夏枯草提取物对青霉抑菌效果不明显。

采用 K-B 法及 2 倍稀释法测定夏枯草超声波提取物、乙酸乙酯提取物、二氯甲烷提取物、正丁醇提取物及水提取物对 5 株临床耐药株的体外抗菌活性，研究夏枯草提取物对 5 株临床耐药菌株的抗菌活性。将待检菌接种于普通营养琼脂平板，37 ℃ 培养 16~18 h，然后挑取普通营养琼脂平板上的纯培养菌落，悬于 3 mL 生理盐水中，混匀后与菌液比浊管比浊。以有黑线条的白纸为背景，调整浊度与比浊管（0.5 麦氏单位）相同。用无菌棉拭子蘸取菌液，在管壁上挤压去掉多余菌液，用棉拭子涂布整个 M-H 培养基表面，反复 3 次，每次将平板旋转 60°，最后沿周边绕两圈，保证涂抹均匀。待平板上的水分被琼脂完全吸收后，用无菌镊子取药敏纸片贴在平板表面，每张纸片间距不少于 24 mm，纸片中心距平皿边缘不少于 15 mm。在菌接种后 15 min 内贴完纸片。将平板反转，孵育 18~24 h 后取出，用游标卡尺测量抑菌圈直径。药敏试验重复 3 次，以 3 次平均值为抑菌直径。分别取 15 支无菌试管，除第 1 支试管外，其余每支试管加入培养液 1 mL，再分别取相应待试药物溶液（取 1.0 mg/mL 的相应待试药物溶液 5.12 mL 与培养液 4.88 mL 混合）1 mL 加到第 1 支和第 2 支试管中，第 2 支试管中溶液混匀后取 1 mL 加到第 3 支试管中，依此类推。当稀释完第 14 支试管时，取出 1 mL 弃之，第 15 支试管不加待试药作为空白对照管。经 2 倍稀释得到 1~15 支试管，待试物浓度（单位：mg/mL）依次为 521、256、128、64、32、16、8、4、2、1、0.5、0.25、0.12、0.06 和 0.00。各取菌悬液 50 μL 加到上述每支试管中，用硅胶塞塞紧，置 37 ℃ 恒温培养箱孵育 18~24 h，观察细菌生长现象，确定最低抑菌浓度。实验结果显示，夏枯草超声波提取物对耐药性痢疾杆菌、伤寒杆菌有一定的抑菌作用，夏枯草水提取物对痢疾杆菌也有一定的抑菌作用，夏枯草有机溶剂提取物未见明显抑菌作用。表明夏枯草提取物对临床耐药株有一定的抑菌作用。

8. 利胆　采用胆管插管技术收集胆汁，计量胆汁流量。收集的胆汁检测总胆红素（TBIL）、总胆汁酸（TBA）、胆固醇（TC）的含量，观察夏枯草利胆作用。取雄性 SD 大鼠 50 只，体重（280±20）g，随机分成 5 组，即正常对照组 [0.25% 羧甲基纤维素钠（CMC-Na）组]、熊去氧胆酸组（UDCA，50 mg/kg，阳性组）、夏枯草高剂量组（1 g/kg，HD）、夏枯草中剂量组（0.5 g/kg，MD）、夏枯草低剂量组（0.25 g/kg，LD），每组 10 只。除正常对照组外，其他各组大鼠每日灌胃给药 1 次，共 7 d，最后一次给药后 12 h 内禁食不禁水。将大鼠用 10% 水合氯醛腹腔注射麻醉，固定于手术台上，进行胆总管插管术，插入直径为 1 mm 的塑料细管，待胆汁入管后，用丝线结扎导管引出腹腔，用 10 mL 的离心管收集胆汁，缝合腹腔，用盐水纱布覆盖，待稳定 15~20 min 后开始收集胆汁，1.5 h 内每隔 30 min 收集 1 次，共收集 3 次，计量胆汁流量；并测定给药前后胆汁中的 TBIL、TBA 及 TC 含量。实验结果显示，夏枯草促进大鼠胆汁流量，使 TBA、TBIL 和 TC 排泄增加。表明夏枯草具有明显的利胆作用。

【毒理研究】

1. 急性经口毒性试验　给予受试物后，实验动物饮食、活动正常，未观察到动物出现中毒反应，试验期内动物无死亡，获得雌、雄性小鼠急性经口毒性 LD_{50} 大于 21.5 g/kg。

2. 亚慢性毒性试验　给予夏枯草浸膏处理期间，大鼠外观体征（眼、口、鼻外观及其分泌物、皮毛等）无异常，粪便与尿液均未发现异常，动物行为、活动、步态均正常，各剂量组均未出现动物死亡；各剂量组大鼠体重、摄食量及食物利用率指标与对照组比较，差异均无显著性意义。实验中期及实验结束时，各剂量组红细胞数、血红蛋白、白细胞数和分类、血小板数与对照组比较，差异均无显著性意义。实验结束时，血液生化学指标（ALT、AST、总蛋白、白蛋白、总胆固醇、甘油三酯、血糖、肌酐和尿素氮）与对照组比较，差异均无显著性意义；各剂量组肝、脾、肾、睾丸的重量及脏/体比值与对照组比较，差异均无显著性意义；肝、脾、肾、睾丸和卵巢的大体解剖和组织病理学检查，未见与受试物有关的病理改变。

【临床应用】

1. 临床配伍

（1）创伤出血：夏枯草90 g，酢浆草60 g，雪见草30 g。研细粉，以药粉撒伤口，用消毒敷料加压包扎1~2 min。（《全国中草药汇编》）

（2）乳痈初起：夏枯草、蒲公英各等分。酒煎服，或做丸亦可。（《本草汇言》）

（3）肝虚目睛疼，冷泪不止，筋脉痛，眼羞明怕日：夏枯草半两，香附子一两。共为末，每服一钱，腊茶调下，无时。（《简要济众方》补肝散）

（4）肝气胀痛：夏枯草一两。煎水服之。（《吉人集验方》）

（5）赤白带下：夏枯草花，开时采，阴干为末。每服二钱，饭前以米饮冲服。（《本草纲目》）

（6）产后血晕，心气欲绝：夏枯草捣绞汁，服一盏。（《本草纲目》）

（7）口眼歪斜：夏枯草三钱，胆南星五分，防风一钱，钩藤一钱。水煎，引点水酒临卧时服。（《滇南本草》）

（8）头目眩晕：夏枯草（鲜）二两，冰糖五钱。开水冲炖，饭后服。（《闽东本草》）

（9）羊痫风、高血压：夏枯草（鲜）三两，冬蜜一两。开水冲炖服。（《闽东本草》）

（10）麻疹预防：夏枯草五钱至二两。水煎服，一日一剂，连服三天。（徐州《单方验方新医疗法选编》）

（11）小儿菌痢：一岁以下，夏枯草30 g，半枝莲15 g；二至六岁，夏枯草、半枝莲各30 g；六至十二岁，夏枯草、半枝莲各45 g。水煎服。（《全国中草药新医疗法技术展览会资料选编》）

（12）急性扁桃体炎，咽喉疼痛：鲜夏枯草二至三两。水煎服。（《草医草药简便验方汇编》）

（13）跌伤金疮：夏枯草捣烂，敷上。（《卫生易简方》）

2. 现代临床

（1）视神经炎：选择两组 92 例（103 眼）视神经炎患者，其中 1 眼为多发性硬化患者，其余病因不明。将其随机分为治疗组和对照组各 46 例。治疗组中，男性 24 例（27 眼），女性 22 例（24 眼）；平均年龄（34.31±14.29）岁。对照组中，男性 23 例（25 眼），女性 23 例（27 眼）；平均年龄（36.18±15.33）岁。治疗方法：对照组采用地塞米松 10 mg 加入 10% 葡萄糖注射液 250 mL 静脉滴注，每日 1 次，连续 5 d，以后服用泼尼松 40 mg，每日 1 次，服用 1 周后减量，每周减量 30%，减至每天 5 mg 短期维持；烟酸 100 mg，口服，每日 3 次；辅以能量合剂、神经营养等药物进行治疗。治疗组在对照组治疗的基础上加服夏枯草膏，每次 9 g，每日 2 次。两组均以 15 d 为 1 个疗程，治疗 3 个疗程后统计疗效。疗效标准如下，治愈：炎症消退，视力及视野基本恢复；好转：炎症部分消退，视力及视野部分恢复；无效：炎症未消退，视力及视野无恢复。治疗结果：治疗组总有效率 92.16%，对照组总有效率 76.92%，治疗组效果明显好于对照组治疗效果。

（2）乳腺增生：选择 120 例乳腺增生患者。年龄 25~50 岁，平均 36 岁，病程最短 3 个月，最长 10 年。分成治疗组和对照组。治疗方法：治疗组采用夏枯草口服液，一次 10 mL，每日 2 次，联合逍遥丸一次 8 丸，每日 3 次。对照组采用乳块消片，一次 6 片，每日 3 次。上述各药连服 1 个月为 1 个疗程，经期停服，连续治疗 1~3 个疗程。疗效标准如下，痊愈：乳痛和乳块消失，停药后 3 个月内不复发；显效：肿块最大直径缩小一半以上，疼痛消失；有效：肿块最大直径缩小近一半，疼痛减轻或肿块最大直径缩小一半以上，疼痛不减轻；无效：肿块不缩小或反而增大变硬，或单纯乳痛缓解而肿块不缩小。疗效评定以月经 1 周后的检查为准，并排除生理因素对乳房疼痛及肿块形态的影响。治疗效果：痊愈率治疗组为 47.5%，对照组为 37.5%；总有效率治疗组为 95%，对照组为 82.5%。

（3）老年亚急性甲状腺炎：选择 48 例老年亚急性甲状腺炎患者。其中，男性 25 例，女性 23 例；年龄 60~76 岁，平均（68.7±6.0）岁。治疗方法：对照组患者给予吲哚美辛胶囊 50 mg，每日 2 次；观察组患者在对照组治疗的基础上给予夏枯草口服液 10 mL，每日 2 次。两组患者疗程均为 4 周。疗效判定标准：①临床控制：甲状腺无疼痛，症状、体征消失，甲状腺自身抗体、甲状腺微粒体抗体、甲状腺球蛋白抗体、红细胞沉降率恢复正常；②显效：甲状腺无疼痛，甲状腺肿减轻>1 度，症状、体征明显缓解，甲状腺自身抗体、甲状腺微粒体抗体、甲状腺球蛋白抗体、红细胞沉降率基本恢复正常；③有效：甲状腺疼痛有减轻，甲状腺肿减轻 1 度，症状、体征有所缓解，甲状腺自身抗体、甲状腺微粒体抗体、甲状腺球蛋白抗体、红细胞沉降率有所改善；④无效：甲状腺疼痛无减轻，症状、体征未见好转甚至恶化，甲状腺自身抗体、甲状腺微粒体抗体、甲状腺球蛋白抗体、红细胞沉降率无明显改善。治疗结果：观察组 24 例，临床控制 5 例，显效 10 例，有效 8 例，无效 1 例，总有效率 95.83%；对照组 24 例，临床控制 3 例，显效 5 例，有效 9 例，无效 7 例，总有效率 70.83%。观察组患者总有效率显著高于对照组患者。治疗后，两组患者的肿瘤坏死因子-α（TNF-α）、超敏 c-反应蛋白（hs-CRP）和转化生长因子-β1（TGF-β1）均显著低于同组治疗前，且观察组显著低于对照组，而类胰岛素增长因子（IGF-1）显著高于同组治疗前，且观察组显著高于对照组，两组患者治疗期间均未见明显不良反应。

（4）儿童乳房发育症：临床主要表现为青春期发育前的男女儿童一侧或双侧乳晕下隆起扁圆形结块，无其他第二性征出现，多发于7~10岁儿童，本病有一定的可逆性。病例选择：36例患者，男性10例，女性26例；年龄5~10岁，平均8.5岁；病程1~3个月；单侧乳房肿块29例，双侧乳房肿块7例。治疗方法：采用夏枯草口服液10mL，每日2次。3盒为1个疗程。疗效标准如下，治愈：乳房肿块消失，无疼痛；好转：乳房肿块较前缩小，疼痛减轻或消失；未愈：乳房肿块无明显变化或增大，疼痛不减。治疗结果：本组36例中，治愈30例（83.3%），有效4例（11.1%），无效2例（5.6%）；总有效率为94.4%。

（5）良性前列腺增生：选择80例患者，前列腺评分8~19分，最大尿流量小于15mL/s，一次性尿量大于150mL。随机分为观察组和对照组各40例。观察组年龄52~78岁，平均年龄（58.6±5.2）岁；对照组年龄50~80岁，平均年龄（59.1±4.8）岁。两组年龄、病程比较，差异无统计学意义，具有可比性。排除尿道狭窄、前列腺癌等导致的下尿道梗阻、脏器质性病变、泌尿系统疾病及近期服用过治疗前列腺药物，自愿参加治疗。治疗方法如下，观察组：夏枯草片3片，每日3次口服，6个月为1个疗程。对照组：非那雄胺1片，每日1次口服，6个月为1个疗程。治疗效果：两组症状治疗后均有改善，观察组前列腺特异性抗原、前列腺体积改善显著优于对照组。不良反应率观察组为5.0%，对照组为32.5%。

（6）高血压：选择132例高血压患者，分为观察组和对照组，每组各66例。观察组患者中，有43例男性患者，23例女性患者，其年龄为38~76岁，平均年龄为（51.76±9.02）岁，病程为3~19年，平均病程为8.6年；对照组患者中，有39例男性患者，27例女性患者，其年龄为39~76岁，平均年龄为（52.42±9.02）岁，病程为2~17年，平均病程为9.5年。两组患者的年龄、性别、病程等各项基本资料相比较，无显著差异，具有可比性。治疗方法：对照组患者使用常规西药进行治疗，所用药物为硝苯地平控释片，每日服1次，每次在早晨7时服30mg。为观察组患者使用夏枯草汤进行治疗，其处方为：夏枯草、淫羊藿各10g，青木香6g，石决明30g，泽泻、白芍、车前子、益母草各15g。根据患者的临床症状进行加减用药，有气虚表现的患者加用黄芪，有气滞表现的患者加用香附和柴胡，有血瘀阻络表现的患者加用牡丹皮、地龙、牛膝。效果判定标准如下，显效：患者的收缩压下降20mmHg以上或舒张压下降10mmHg并降至正常；有效：患者的收缩压下降10~19mmHg，舒张压降至正常，但下降量低于10mmHg；无效：患者的舒张压和收缩压都没有达到上述的水平。治疗结果：两组患者经过1个月的治疗后，其血压得到了明显的改善，观察组患者血压的改善情况明显优于对照组患者。观察组患者中，54例患者显效，显效率为81.82%；8例患者有效，有效率为12.12%；4例患者无效，无效率为6.06%；治疗总有效率为93.84%。对照组患者中，49例患者显效，显效率为74.24%；5例患者有效，有效率为7.56%；12例患者无效，无效率为18.18%；治疗总有效率为81.82%。

【不良反应】 现代一些研究发现夏枯草可能导致不良反应，如服用夏枯草可能会出现类似于阿卡波糖的胃肠道反应。夏枯草含钾较高，而许多复方中成药所含金属元素更多，使用过程中更应注意药物配伍禁忌。

【综合利用】 夏枯草味道清新功效独特，民间常用作食材，用夏枯草制备凉茶，现市场上某知名凉茶主要成分便是夏枯草。

夏枯草粥：夏枯草、大米以约1∶10的量，将夏枯草洗净浸泡10 min左右，取煎汁煮大米粥，每日1剂，具有疏肝解郁、清热明目之效。

凉拌夏枯草：将夏枯草鲜嫩茎叶洗净，根据个人口味添加调料拌匀即可食用，可疏肝明目，适用于由高血压引起的头晕目赤、视物模糊。

枯菊茶：夏枯草、野菊花合用，开水冲泡7~8 min饮茶，能平肝疏风、清利头目，对高血压和冠心病有预防和改善作用。

夏枯草膏：水煎适量夏枯草2次，文火浓缩后，加入蜂蜜，煮沸冷却成膏，温开水冲饮，可清热泻肝，适用于头目眩晕、胸胁胀满疼痛、失眠多梦、烦躁易怒等。

夏枯草作为一种常用的中药，除临床用药，还是许多中药保健品的主要原材料。由于夏枯草的市场需求量大，致使野生夏枯草含量锐减，环境恶化及人为因素导致夏枯草的减少也是对人类健康的损失。因此，人们应充分研究其药用价值，高效利用，为新药研究提供更多价值。

■参考文献

[1] 国家药典委员会. 中华人民共和国药典：2010年版. 一部［M］. 北京：中国医药科技出版社，2010.

[2] 章民军，张蔷蓉，胡侃，等. 夏枯草口服液中两种有效成分的HPLC法测定［J］. 上海中医药杂志，2014，48（6）：107-109.

[3] 谢文剑，曹艺，柏玉冰，等. 夏枯草中熊果酸含量的UPLC测定［J］. 中国当代医药，2014，21（28）：11-13.

[4] 顾晓洁，钱士辉，李友宾，等. 夏枯草的化学成分及药理作用研究进展［J］. 中国野生植物资源，2007，26（2）：5-7.

[5] 付晓瑞，李继昌，张明智. 夏枯草近代研究进展概述［J］. 中医研究，2005，18（6）：60-62.

[6] 郝桂堂，戴军，陈尚卫，等. 夏枯草多糖的分离、纯化及结构初步分析［J］. 天然产物研究与开发，2007，19（4）：591-594.

[7] 崔体圣，苗明三. 夏枯草的化学、药理及临床应用探讨［J］. 中医学报，2014，29（3）：386-388.

[8] 秦蕊，陆军. 夏枯草的化学成分及药理作用的研究进展［J］. 中国医药指南，2012，10（36）：435-436.

[9] 徐丽丽. 夏枯草醇性成分对高血压大鼠血压的影响研究［J］. 海峡药学，2014，26（4）：48-50.

[10] 翁金月，郑良朴，张春椿. 夏枯草促人结肠癌细胞凋亡的实验观察［J］. 浙江中医杂志，2014，49（10）：772-774.

[11] 郑学芝，郑学海，郑学华，等. 夏枯草对食管癌Eca-109细胞体外侵袭和转移的

影响 [J]. 中国食物与营养, 2014, 20 (8): 68-70.

[12] 陈彤, 陈荣光. 夏枯草对四氯化碳肝损伤小鼠的保护作用 [J]. 龙岩学院学报, 2013, 31 (2): 17-21.

[13] 章圣朋, 何勇, 徐涛, 等. 夏枯草总三萜调控 ERK、TGF-β1/Smad 通路对肝纤维化大鼠的保护作用研究 [J]. 中国药理学通报, 2015, 31 (2): 261-266.

[14] 陆鹰, 吴允孚, 马前军. 夏枯草多糖的体内免疫活性研究 [J]. 广东药学院学报, 2011, 27 (5): 502-505.

[15] 刘华, 钟业俊, 吴丹. 夏枯草黄酮对去卵巢大鼠骨质疏松的抑制作用 [J]. 现代食品科技, 2014, 30 (8): 6-11.

[16] 林慧, 梅全喜, 林斌. 夏枯草抗大鼠细菌性阴道炎模型实验研究 [J]. 山西中医学院学报, 2011, 12 (1): 21-23.

[17] 黄小桃, 李颖仪, 徐美丽, 等. 夏枯草利胆作用的实验研究 [J]. 今日药学, 2013, 23 (2): 76-77.

[18] 王雅楠, 曹蕊, 朱聪, 等. 夏枯草硫酸多糖对肝癌血管生成的作用及机制研究 [J]. 中国肿瘤临床, 2014, 41 (12): 758-761.

[19] 郭英, 李桂梅, 郜明, 等. 夏枯草水提物对 ICR 小鼠餐后高血糖的影响 [J]. 东南大学学报 (医学版), 2010, 29 (1): 70-73.

[20] 杨力, 杨志亮, 贾桂云. 夏枯草提取物的抑菌性能研究 [J]. 海南师范大学学报 (自然科学版), 2013, 26 (1): 51-53.

[21] 陆军, 秦蕊, 叶松, 等. 夏枯草提取物对 MDR-MTB 感染小鼠细胞免疫功能的影响 [J]. 临床检验杂志, 2012, 30 (1): 49-51.

[22] 章红燕, 姜建伟, 何福根, 等. 夏枯草提取物对 T 淋巴瘤模型小鼠免疫机制的调控效果 [J]. 中华中医药学刊, 2014, 32 (4): 811-813.

[23] 梁健钦, 熊万娜, 罗远, 等. 夏枯草提取物对大鼠自发性高血压降血压作用研究 [J]. 中药材, 2011, 34 (1): 99-100.

[24] 黄波, 王平, 何光志, 等. 夏枯草提取物对五株临床耐药菌株体外抗菌活性研究 [J]. 河南中医, 2013, 33 (5): 779-780.

[25] 章圣朋, 邓子煜, 黄成, 等. 夏枯草总三萜对四氯化碳致急性肝损伤大鼠的保护作用 [J]. 安徽医科大学学报, 2012, 47 (9): 1054-1058.

[26] 陈壁锋, 赵敏, 杨国光, 等. 夏枯草急性和亚慢性毒性 [J]. 中国药理学与毒理学杂志, 2013, 27 (增刊1): 136.

[27] 王国辉, 曹冬梅, 杜国辉, 等. 复方夏枯草搽剂治疗婴幼儿血管瘤临床疗效分析 [J]. 中国美容医学, 2012, 21 (16): 196.

[28] 张红艳. 夏枯草口服液治疗儿童乳房发育症 36 例 [J]. 湖南中医杂志, 2013, 29 (1): 65-66.

[29] 黄芮, 杨杏芬, 赵敏. 夏枯草功效学和毒理学研究进展 [J]. 中国公共卫生, 2013, 29 (7): 1083-1085.

[30] 谢恩. 夏枯草膏治疗视神经炎 46 例 [J]. 湖南中医杂志, 2012, 28 (2): 71-

72.

[31] 李睿琦.夏枯草口服液和逍遥丸联合治疗乳腺增生 120 例 [J].内蒙古中医药,2012,31(14):12-13.

[32] 章宪忠.夏枯草口服液联合吲哚美辛治疗老年亚急性甲状腺炎的临床观察 [J].中国药房,2014,25(12):1087-1089.

[33] 剡建平.夏枯草口服液配合氯雷他定片治疗慢性特发性荨麻疹疗效观察 [J].中国中西医结合皮肤性病学杂志,2012,11(3):173-174.

[34] 龚晓娟,刘伟刚,仲华.夏枯草片治疗良性前列腺增生 40 例观察 [J].实用中医药杂志,2014,30(10):964-965.

[35] 蔡冬梅,施海峰.用夏枯草汤治疗 66 例高血压患者的临床疗效分析 [J].当代医药论丛,2014,12(5):151-152.

[36] 宋宁,梁薇,肖华业,等.重用夏枯草内服联合壮医药线点灸治疗结节性痤疮 32 例疗效观察 [J].新中医,2011,43(9):83-84.

[37] 吴慧平,哈团柱,郜明.夏枯草提取物对 Caco-2 细胞 α-葡萄糖苷酶、SGLT-1、GLUT-2、Na^+-K^+-ATP 酶 mRNA 表达的影响 [J].中国生化药物杂志,2010,31(6):373-376.

柴　胡

【道地沿革】　柴胡又名地熏、茈胡等,《神农本草经》将之列为 120 种上药之一。历代本草著作对柴胡多有记载。《吴普本草》曰:茈葫,一名山菜,一名茹草,神农、岐伯、雷公:苦,无毒,生冤句。二月、八月采根。《名医别录》曰:一名山菜,一名茹草。叶,一名芸蒿,辛香可食,生宏农及冤句。二月、八月采根,曝干。《本草图经》载:"(柴胡)二月生苗,甚香,茎青紫,叶似竹叶稍紫……七月开黄花……根赤色,似前胡而强。芦头有赤毛如鼠尾,独窠长者好。二月八月采根。"明代李时珍的《本草纲目》中记载:茈字有柴、紫二音,茈姜、茈草音紫,茈胡之"茈"音柴。茈胡生山中,嫩则可茹,老则采而为柴,故苗有云蒿、山菜、茹草之名,而根命名为柴胡也。

【来源】　本品为伞形科植物柴胡 *Bupleurum chinense* DC. 或狭叶柴胡 *Bupleurum scorzonerifolium* Willd. 的干燥根。按性状不同,分别习称北柴胡及南柴胡。

【原植物、生态环境、适宜区】　北柴胡,多年生草本,高 45~70 cm。根直生,分歧或不分歧。茎直立,丛生,上部多分枝,并略作之字形弯曲。叶互生;广线状披针形,长 3~9 cm,宽 0.6~1.3 cm,先端渐尖,最终呈短芒状,全缘,上面绿色,下面淡绿色,有平行脉 7~9 条。复伞形花序腋生兼顶生;伞梗 4~10,长 1~4 cm,不等长;总苞片缺,或有 1~2 片;小伞梗 5~10,长约 2 mm;小总苞片 5;花小,黄色,径 1.5 mm 左右;萼齿不明显;花瓣 5,先端向内折曲成 2 齿状;雄蕊 5,花药卵形;雌蕊 1,

子房下位，光滑无毛，花柱 2，极短。双悬果长圆状椭圆形，左右扁平，长 3 mm 左右，分果有 5 条明显主棱，棱槽中通常有油管 3 个，接合面有油管 4 个。花期 8~9 月，果期 9~10 月。北柴胡喜温暖湿润的气候，好光，忌荫蔽，耐寒，耐干旱，怕水涝。适应性强，对土壤要求不严，但在土壤肥沃、疏松、土层深厚的夹沙地上生长良好，产量高，质量好。盐碱地以及重黏土不宜种植。北柴胡主产于河南、河北、辽宁、湖北等地。

南柴胡，多年生草本，高 30~65 cm。根深长，不分歧或略分歧，外皮红褐色。茎单一或数枝，上部多分枝，光滑无毛。叶互生；根生叶及茎下部叶有长柄；叶片线形或线状披针形，长 7~15 cm，宽 2~6 mm，先端渐尖，叶脉 5~7 条，近乎平行。复伞形花序；伞梗 3~15；总苞片缺，或有 2~3；小伞梗 10~20，长约 2 mm；小总苞片 5；花小，黄色；花瓣 5，先端内折；雄蕊 5；子房下位，光滑无毛。双悬果，长圆形或长圆状卵形，长 2~3 mm，分果有 5 条粗而钝的果棱，成熟果实的棱槽中油管不明显，幼果的横切面常见每个棱槽有油管 3 个。花期 7~9 月，果期 8~10 月。南柴胡主产于河南、湖北、四川、安徽、黑龙江等地。

【生物学特点】

1. 栽培技术

（1）选地与整地：育苗地按常规方法选地、深翻、施足基肥、翻耕，耙平整细作畦。种植地宜选土层深厚、疏松肥沃、排水良好的夹沙土或壤土。荒山、荒地亦可栽种，如坡度大，须平整土地，改成梯地。地选好后，深翻土壤 30 cm 以上，整平耙细，每亩施入腐熟厩肥或土杂肥 3500 kg 作基肥。种植前，再翻耕两次，使土壤熟化，然后按规定做畦宽 100~130 cm 的平畦或 30 cm 宽的高垄，以待栽种。

（2）繁殖方法：用种子繁殖，分育苗、定植和直播。

1）育苗。3 月上旬至 4 月下旬进行。播前将种子先用 40 ℃ 的温水浸泡 12 h，做到边搅拌边撒种子。然后捞去浮在水面上的瘪籽，将沉底的饱满种子取出，晾干后在整好的畦面上，按行距 10 cm 横向开浅沟条播，沟深 1.5 cm，将种子与火土灰拌匀，均匀地撒入沟内，覆土与畦面齐平，稍加压紧后，用细孔喷壶浇水，最后盖地膜或草，以利保温保湿，约 20 d 出苗。齐苗后，立即揭去覆盖物，加强管理，培育 1 年，翌春出圃定植。

2）定植。3 月上中旬至 4 月上中旬进行。在整好的畦面上，按行距 20 cm 横向开沟，深 10 cm，开沟要尽量使沟的一边朝一个方向成一斜口，另一边可陡一些，随即在斜口上每隔 15 cm 摆一株苗，根端接近沟底，根系要理顺摆直，先盖沟陡一边的土，后盖沟斜一边的土，将苗扶正栽紧，浇足定根水，再覆土与畦面平。

3）直播。柴胡若小面积种植，可将其种子直播于整好的种植地上。播前，按上述育苗方法将种子处理后，按行距 20 cm 在畦上横向开浅沟条播，沟深 1.5 cm，将种子与火土灰拌匀，均匀地撒在沟内，覆盖薄土，浇透水，再覆草保温保湿。出苗后，揭草、间苗、补苗、除草，当苗高 10 cm 时，按株距 15 cm 定苗。

2. 田间管理

（1）中耕除草：春季，当柴胡苗高 10 cm 以上时，应进行松土除草，以后每 1 个月 1 次，直到封行为止。所除之草，可及时埋在行间或植株根际周围作肥料。

（2）追肥：柴胡在第一年营养生长期间，追肥以氮肥为主，需施 3 次，第 1 次在 4 月中下旬，每亩施腐熟人畜粪尿 2000 kg；第 2 次于 6 月下旬或 7 月上旬，每亩施人粪尿 2000 kg 和饼肥 100 kg；第 3 次于秋后植株枯萎时，每亩施腐熟厩肥或土杂肥 2000 kg，过磷酸钙 30 kg。在第 2 年生殖生长期间以磷肥为主，也需施肥 3 次，第 1 次于 4 月上中旬，每亩施腐熟人粪尿 2500 kg，或尿素 30 kg；第 2 次 6 月下旬，每亩施过磷酸钙 40 kg 或饼肥 200 kg；第 3 次 8 月中旬，每亩施复合肥料 30 kg。施肥方法：结合中耕除草在植株根际周围开沟施下。

（3）摘除花蕾：当 7 月下旬至 8 月上旬出现花蕾时，除种子地外，一律将其摘除，以便集中养分供给地下根茎生长，促其肥大粗壮，提高产量和质量。

（4）排水：柴胡怕水涝，在夏季多雨季节，要注意疏沟排水，以免造成根腐病。

3. 病虫害防治

（1）病害：主要是根腐病，多发生在高温多雨季节。发病初期，只是个别支根和须根变褐腐烂，后逐渐向主根扩展，终至全部腐烂，只剩下外表皮。最后植株成片枯死。防治方法：定植时严格剔除病株弱苗，选壮苗栽植。种苗根部用 50% 托布津 1000 倍液浸根 5 min，取出晾干后栽种。收获前增施磷、钾肥，促进植株生长健壮，增强抗病能力。雨季注意清沟排水。另外，还有斑枯病，多在雨季发生，可用 1∶1∶100 波尔多液喷雾防治。锈病，是真菌引起的，为害叶片，病叶背略呈隆起，后期破裂散出橙黄色的孢子。防治方法：采收后清园烧毁，发病初期喷 50% 二硝散 200 倍液或敌锈钙 400 倍液，10 d 喷 1 次，连续 2~3 次。

（2）虫害：主要是蚜虫，多在苗期及早春返青时为害叶片，常聚集在嫩茎、叶上吸取汁液，造成株枯萎。防治方法：喷 40% 乐果 800~1500 倍液灭杀。另外，还有黄凤蝶，属鳞翅目凤蝶科，在 6~9 月为害。幼虫为害叶、花蕾，造成缺刻或仅剩花梗。防治方法：人工捕杀或用 90% 敌百虫 800 倍液，每隔 5~7 d 喷 1 次，连续 2~3 次；用青虫菌（每克含孢子 100 亿）300 倍液喷雾效果也很好。赤条棒蟓，属半翅目刺肩椿科，6~8 月为害。成虫和若虫吸取汁液，使植株生长不良。防治方法：人工捕杀或用 90% 敌百虫 800 倍液喷杀。

【采收加工】　柴胡一般于播种第二年秋后采挖入药。当植株枯萎或翌春萌芽抽苗前挖取地下根条，抖去泥土，除去茎叶，晒干即成。然后按根茎粗 0.6 cm 以上、0.4~0.6 cm、0.4 cm 以下三个等级捆成小把出售。一般亩产干品 150 kg 左右，质量以身干、根粗长、无茎苗、须根少者为佳。

【炮制储藏】

1. 炮制

（1）柴胡：拣去杂质，除去残茎，洗净泥沙，捞出，润透后及时切片，随即晒干。

（2）醋柴胡：取柴胡片或段，加米醋拌匀，闷润 1~2 h 至米醋被吸尽，置热锅内，用文火（80~120 ℃）炒干，取出，晾凉。过筛、分装即可。每 100 kg 柴胡片或段，用米醋 10 kg。

（3）酒柴胡：取柴胡片，用黄酒拌匀，闷润至透，置锅内用文火加热炒干，取出，放凉。每 100 kg 柴胡片，用黄酒 10 kg。

（4）鳖血炒柴胡：取北柴胡片，放入大盆内，将鳖血加温水少许，稀释后，淋入柴胡片上拌匀，闷约 1 h，使血浸入。置锅内，用微火微炒，取出放凉即得。每 50 kg 北柴胡片，用活鳖 200 个。

2. 储藏　本品含挥发油，储藏期间，注意环境通风、阴凉，防止挥发性成分走失。

【药材性状】　北柴胡呈圆柱形或长圆锥形，长 6~15 cm，直径 0.3~0.8 cm。根头膨大，顶端残留 3~15 个茎基或短纤维状叶基，下部常分枝。表面黑褐色或浅棕色，具纵皱纹、支根痕及皮孔。质硬而韧，不易折断，断面呈片状纤维性，皮部浅棕色，木部黄白色。气微香，味微苦。南柴胡圆锥形，较细。根头顶端有多数纤维状叶残基，下部多不分枝或稍分枝。表面红棕色或黑棕色，靠近根头处多具紧密环纹。质稍软，易折断，断面略平坦。具败油气。均以条粗长、须根少者为佳。

【质量检测】

1. 显微鉴别

（1）根茎横切面：

1）柴胡。木栓细胞 7~8 列。皮层狭窄，有 7~11 个油室，径向 40~80 μm，切向 48~68 μm，周围分泌细胞 6~8 个。韧皮部有油室，直径约 27 μm，形成层环状。木质部大，约占 4/5，直径较大的导管多切向排列，木纤维群排列成数个断续环状。

2）狭叶柴胡。木栓细胞 6~10 列。皮层狭窄，有油室 8~12 个，径向 50~60 μm，切向 70~102 μm，周围分泌细胞 8~10 个。韧皮部油室多，径向 17~27 μm，切向 24~80 μm，含黄色油状物。木质部导管多径向排列，木质维群较少，散在，老根中有时呈断续环状。

（2）粉末：

1）北柴胡。粉末灰棕色。木纤维成束或散在，无色或淡黄色。呈长梭形，直径8~17 μm，初生壁碎裂成短须状，纹孔稀疏，孔沟隐约可见。油管多碎断，管道中含黄棕色或绿黄色条状分泌物。周围薄壁细胞大多皱缩，细胞界限不明显。导管多为网纹、双螺纹，直径 7~43 μm。木栓细胞黄棕色，常数层重叠。表面观呈类多角形，壁稍厚，有的微弯曲。此外，尚有茎髓薄壁细胞及茎、叶表皮细胞。

2）南柴胡。粉末黄棕色。木纤维直径 8~26 μm，有的初生壁碎裂，并有稀疏螺纹裂缝；油管含淡黄色条状分泌物；双螺纹导管较多见；叶基部纤维直径约至 51 μm，有紧密螺状交错裂缝。

2. 理化鉴别

（1）化学定性：取本品粉末 0.25 g 放入试管中，加蒸馏水 5 mL，冷浸 20 min 后，取滤液强力振摇 5 min，产生持久性泡沫。（检查皂苷）

取本品粉末 1 g，加 10 mL 冰醋酸浸泡，滤过备用，取滤液 1 mL，置试管中，缓缓加入 0.5 mL 浓硫酸，在两液交界处显现红棕色环，放置后显深棕色。

用无水乙醇与等量浓硫酸（1：1，体积比）溶液，滴在柴胡根的横切片上，镜下观察显色反应即可。一般滴后数分钟，切片上即出现显色反应，开始是黄绿色至绿色；5~10 min 后，由青绿、绿色变为青色；青色可持续 1 h 至数小时之久，而后变为污青色而消失。结果：南柴胡的木栓层、栓内层和约 1/3 的皮层显蓝绿色；而北柴胡的木栓层、栓内层及几乎整个皮层都显蓝绿色。南柴胡开始出现蓝绿色的时间比北柴胡晚 5～10 min，在干品药材更是如此。南柴胡出现的蓝绿色浅，北柴胡深；储藏 4 年以上的药材显色不灵敏。本法是柴胡的特有反应。

取本品完整饮片，用滴管分别将水、0.1 mol/L 氢氧化钠、甲醇、氯仿直接滴于饮片上。等饮片湿润后，移置紫外光灯下，观察显现荧光的颜色、强度和部位。结果：以水和 0.1 mol/L 氢氧化钠湿润饮片的断面，显现淡黄绿色荧光；以甲醇、氯仿湿润及干品饮片的断面显黄绿色荧光。

（2）薄层色谱：取该品粉末 0.5 g，加甲醇 20 mL，置 80 ℃ 水浴回流 1 h，放冷，滤过，滤液浓缩至 5 mL，作为供试品溶液。另取柴胡皂苷 a、柴胡皂苷 d 对照品，加甲醇制成每 1 mL 各含 0.5 mg 的混合溶液，作为对照品溶液。照薄层色谱法试验，吸取上述三种溶液各 5 μL，分别点于同一硅胶 G 薄层板上，以乙酸乙酯-乙醇-水（8:2:1）为展开剂，展开，取出，晾干，喷以 2% 对二甲氨基苯甲醛的 40% 硫酸溶液，60 ℃ 加热至斑点显色清晰，分别置日光及紫外光灯（365 nm）下检视。供试品色谱中，在与对照品色谱相应的位置上，显相同颜色的斑点或黄色荧光斑点。

3. 含量测定

（1）薄层扫描法测定柴胡炮制品中皂苷含量：分别称取炮制样品的粉末（40 目）各 25 g，置索氏提取器中，加入 120 mL 乙醚后置于 68～70 ℃ 水浴锅上进行回流脱脂 1.5 h 后，取出挥干乙醚，再置提取器中，加甲醇 120 mL 和吡啶 4 mL，90～98 ℃ 提取 3.5 h，放凉抽滤再回收甲醇至 3～5 mL，定量转移至 10 mL 量瓶中，加甲醇稀释至刻度，摇匀，作为供试品溶液。定量点于硅胶 G 板上。用乙酸乙酯-无水乙醇-水（8:2:1）为展开剂，饱和 15 min 后直立上行展开 17 cm。晾干，喷 2% 的对二甲氨基苯甲醛 40% 的硫酸溶液，于 60 ℃ 下加热 30 min 进行显色，取出凉至室温时，薄层板覆盖，胶布固定，在测定波长 525 nm，参比波长 700 nm，线性参数 3，狭缝为 1.2 mm×1.2 mm，灵敏度中等条件下，进行反射法锯齿扫描测定。柴胡皂苷 a 在 1.058～5.29 mg、柴胡皂苷 d 在 1.0578～5.2935 mg 范围内呈良好线性关系。

（2）HPLC 测定柴胡中皂苷含量：采用反相色谱法。流动相为丙酮-水（58:42），流速为 1.2 mL/min，以醋酸甲地孕酮为内标进行测定。精密称定柴胡生药粉末 1 g，置 50 mL 三角瓶中，加入甲醇 30 mL，精密加入内标的甲醇溶液 2.0 mL，置超声振荡器中提取 3 h，吸取上清液 20 mL 置 50 mL 圆底烧瓶中，于 50 ℃ 水浴减压浓缩至约 1 mL。将其注入 Sep-Pak C18 小柱中，用 3 mL 甲醇洗脱，洗脱液直接进样。此法加样回收率高于 95%，变异系数为 3.08%。

（3）微分脉冲极谱法测定槲皮素含量：取样品 1 g，剪碎后加入 15 mL 乙醇，浸泡 6 h 后，吸取浸泡液 0.5 mL，加入选定的底液中，测得槲皮素的脉冲极谱峰，用标准加入法测得样品槲皮素的含量。工作电极为滴汞电极，对极玻碳电极，参比电极为饱和银/氯化银电极，氮气除氧，底液选定为 Co^{2+} $1.0×10^{-4}$～0.1 mol/L 乙酸-乙酸钠（pH=5.0，含有 25% 体积的乙醇），槲皮素浓度在 $2.6×10^{-5}$～$1.0×10^{-4}$ mol/L 与峰高呈线性关系，检出限为 $9.6×10^{-6}$ mol/L。

【商品规格】

1. 北柴胡 呈圆锥形，上粗下细，顺直或弯曲，多分支。头部膨大，呈疙瘩状，残茎不超过 1 cm。表面灰褐色或土棕色，有纵皱纹，质硬而韧，断面黄白色，显纤维性。微有香气，味微苦、辛。统货。

2. 南柴胡 类圆锥形，少有分支，略弯曲。头部膨大，有残留茎基。表面土棕色或红褐色，有纵皱纹及须根痕，质较软。断面淡棕色。微有香气，微苦、辛。大小不分。残留茎不超过 1.5 cm。统货。

3. 出口商品 按大、中、小分等出售。

【性味归经】 苦、辛，微寒。归肝、胆经。

【功能主治】 解表退热，疏肝解郁，升举阳气。用于表证发热，少阳证、肝郁气滞、气虚下陷、脏器脱垂等。

【用法用量】 内服：煎汤，3~9 g。

【使用注意】 柴胡其性升散，古人有"柴胡劫肝阴"之说，阴虚阳亢、肝风内动、阴虚火旺及气机上逆者忌用或慎用。

【化学成分】

1. 皂苷类 北柴胡的根中分离得到的皂苷类化合物，主要有柴胡皂苷 v、柴胡皂苷 1、2″-O-乙酰柴胡皂苷 b_2、2″-O-乙酰柴胡皂苷 a、柴胡皂苷 a、柴胡皂苷 d、柴胡皂苷 c、柴胡皂苷 f、柴胡皂苷 b_3、柴胡皂苷 b_2、柴胡皂苷 t、柴胡皂苷 q-1、3″-O-乙酰柴胡皂苷 d、3″-O-乙酰柴胡皂苷 b_2、柴胡皂苷 q-2、柴胡皂苷 v-2、6″-O-乙酰柴胡皂苷 b_2、6″-O-乙酰柴胡皂苷 d。

2. 黄酮类 现已从北柴胡的不同部位分离得到黄酮类化合物，包括芸香苷、槲皮素、异鼠李素、异鼠李素-3-O-葡萄糖苷、葛根素、7,4′-二羟基-异黄酮-7-O-β-D-葡萄糖苷、柴胡色原酮酸、水仙苷、柴胡色原酮 A 等。

3. 挥发油类 北柴胡含挥发油 0.15%，油中含己醛、月桂烯、柠檬烯、2-甲基环戊酮、长叶薄荷酮、反式-石竹烯、十五烷、十六（烷）酸、姚金娘烯醇、里哪醇、α-萜品醇、D-荜澄茄油烯、β-瑟林烯、百里酚等 80 多种成分。南柴胡含有 β-萜品烯、柠檬烯、莰烯、长直薄荷酮、β-蒈烯、里哪醇、衣兰油烯、异冰片、α-胡椒烯等 60 多种成分。

4. 多糖类 通过近年来的研究，从北柴胡已分离鉴定出多种多糖成分，研究表明北柴胡多糖主要由 L-阿拉伯糖、核糖、D-木糖、L-鼠李糖、D-葡萄糖、D-半乳糖等组成。南柴胡多糖主要由阿拉伯糖、核糖、木糖、甘露糖、葡萄糖、半乳糖组成。

5. 其他 北柴胡中除上述成分外，还含有腺苷、尿苷、α-菠甾醇-3-β-D-葡萄糖苷、木糖醇、α-菠甾醇、色氨酸等化合物。

【药理作用】

1. 抗炎 采用二甲苯致耳肿胀小鼠模型及蛋清致足肿胀大鼠模型，比较两种柴胡水煎液的抗炎作用。取小鼠 60 只，雌雄各半，随机分为 6 组，每组 10 只，分别为：竹叶柴胡水煎液 2.5、5.0 g/kg 剂量组，北柴胡水煎液 2.5、5.0 g/kg 剂量组，正常对照组、模型对照组予纯化水 10 mL/kg。上述 6 组均灌胃给药，每日 1 次，连续给药 7 d。

末次灌胃给药 45 min 后，除正常对照组外，其余各组小鼠右耳涂二甲苯 0.5 mL 致肿，60 min 后脱颈椎处死，用 8 mm 打孔器分别在左右耳相同部位打下圆片，称重，计算肿胀度和肿胀抑制百分率。另取大鼠 40 只，雌雄各半，随机分为 5 组，每组 8 只，分别为：竹叶柴胡水煎液 2.5、5.0 g/kg 剂量组；北柴胡水煎液 2.5、5.0 g/kg 剂量组；模型对照组给予纯化水 10 mL/kg。上述 5 组均灌胃给药，每日 1 次，连续给药 3 d。实验前用千分尺测量大鼠左后足趾厚度并记录。末次给药 1 h 后，于大鼠左后足跖皮下注射 10% 蛋清 0.1 mL 致炎，致炎后 0.5、1、2、4、6 h 测量致炎左后足趾厚度 1 次，并计算肿胀度和肿胀抑制率。实验结果显示，竹叶柴胡与北柴胡对二甲苯所致小鼠耳肿胀和蛋清致足肿胀大鼠均有抑制作用，呈现出较强的抗炎作用。

取实验用小白鼠 60 只，随机分为 6 组，每组 10 只，分别为：北柴胡根大、小剂量组，北柴胡地上部分大、小剂量组，空白对照组，阿司匹林（APC）阳性对照组。各给药组和阳性对照组分别灌胃给药，空白对照组给同体积生理盐水。连续给药 7 d，末次给药 50 min 后，立即在小鼠左耳前后两面涂抹二甲苯 0.2 mL，2.5 h 后将小鼠脱白处死，剪下左右两耳片，用 8 mm 直径打孔器分别在同一部位打下圆耳片，用分析天平称两耳重量，用每只鼠的左耳重量减去右耳片重量，即为耳肿胀度。结果显示，给药组可明显抑制小鼠耳壳肿胀。

取实验动物 60 只。按体重随机分为 6 组，每组 10 只，分别为：北柴胡根大、小剂量组，北柴胡地上部分大、小剂量组，空白对照组，阿司匹林（APC）阳性对照组。各给药组和阳性对照组分别灌胃给药，空白对照组给同体积生理盐水，连续 7 d。采用容积测量法，实验前先测量每鼠正常足趾容积，末次给药 30 min 后将大鼠右后肢拉直，自足跖中部皮下注射 10% 鸡蛋清 0.1 mL/爪致炎。致炎后分别在 0.5、1、2、4、6 h 测定其足跖容积，并计算鼠爪肿胀百分率。结果显示，北柴胡根及其地上部分均具有一定的抗炎作用，可明显抑制足趾肿胀。

将 SD 大鼠按体重随机分为 4 组，每组 10 只，分别为生柴胡组、醋柴胡组、空白对照组、阳性对照组（阿司匹林）。各给药组和阳性对照组分别灌胃给予相应药物 [5 g/(kg·d)]，空白对照组给同体积生理盐水，连续 7 d。取各组动物，实验时首先将大鼠腹腔注射 20% 乌拉坦溶液 0.3 mL/100 g 麻醉，然后在各鼠的腋窝用碘酊消毒，75% 乙醇脱碘后，各切开 1 cm 长的小口，将已称定质量为 20 mg 的灭菌棉球，经高压灭菌，每个棉球加上青霉素溶液 1 mg/0.1 mL，50 ℃烘干后，用眼科镊子从小切口处植入腋窝皮下，随即缝合皮肤。连续给药 7 d 后处死大鼠，打开原切口，剥离并取出棉球肉芽组织。于 60 ℃烘箱中干燥 1 h 后称定质量，将称得质量减去棉球原质量即得肉芽肿的质量。结果显示，给药组可明显抑制棉球肉芽肿形成。

2. 保肝 采用腹腔注射四氯化碳诱导小鼠急性肝损伤，将 SPF 级小鼠 60 只，随机分成 6 组，即空白组、模型组、阳性药物组，以及柴胡提取物高、中、低剂量组（各组均为 10 只）。阳性药物组给予联苯双酯（以 0.5%CMC-Na 配成 7.5 g/L，给药剂量 0.15 g/kg），柴胡提取物高、中、低剂量组分别给予相当生药质量浓度为 1.0、0.5、0.2 g/mL，给药量 20 mL/kg（给药剂量分别为 20、10、4 g/kg）。空白组及模型组给予等体积生理盐水。灌胃给药，连续 7 d。末次给药后禁食不禁水，2 h 后，空白组腹腔注射植物油 10 mL/kg，除空白组外其余各组均腹腔注射 0.2% 四氯化碳植物油溶液 10 mL/kg。造模 18 h 后眼球取血，冷冻高速离心机离心（2000 r/min，离心 4 min），分离血清。按照 ALT 和 AST 试剂盒的操作规程测定血清中 ALT 和 AST 的活力水平。取小鼠肝脏用冰生理盐水漂洗数次后，滤纸拭干，称取 0.5 g，加入冰生理盐水 4.5 mL，用内切式组织匀浆机进行匀浆，制成 10% 的肝组织匀浆，低速自动平衡离心机内 3000 r/min 离心 10 min，取上清液 2 mL，备用。1% 的肝组织匀浆液由 10% 的肝组织匀浆与生理盐水按 1∶9 的比例稀释而成。按 SOD、MDA 和考马斯亮蓝蛋白测定试剂盒的方法分别检测肝组织中 SOD 的活力和 MDA 的含量。实验结果表明，给予一定剂量的柴胡提取物可增强小鼠抗氧化及清除氧自由基的能力，可用于预防治疗 CCl_4 所致小鼠急性肝损伤。

3. 抗肿瘤 采用 MTT 法检测柴胡含药血清对 SMMC-7721 和 MCF-7 细胞生长的影响。取昆明种小鼠 50 只，按体重随机分成 5 组，即正常对照组与 4 个实验组。实验组腹腔注射给以 0.05 g 生药/mL 的溶液，给药剂量为 0.5 g 生药/kg。于给药后 1、2、3、4 h，分别取一组给药小鼠，无菌条件下，摘取眼球取血，室温静置 1 h 后，3000 r/min 离心 20 min，无菌分离血清，同组血清等量混合，56 ℃ 水浴灭活 30 min，取对数生长期的 SMMC-7721 和 MCF-7 细胞，D-Hank's 液洗涤 2 次，0.25% 胰蛋白酶消化，用 RPMI-1640 培养液配成 1×10^5/mL 单细胞悬液。接种于 96 孔培养板，100 μL/孔。接种后置 37 ℃、5%CO_2 的二氧化碳培养箱中预培养 24 h，待细胞贴壁后，弃去上清。每孔分别加入 20、40、80 μL 正常血清或不同时间点的含药血清样本，作为细胞对照及不同实验组。每个血清浓度设 4 个复孔，余下用不含牛血清 RPMI-1640 培养液补齐，使反应总体积为 200 μL（血清浓度为 10%、20%、40%）。37 ℃、5%CO_2 孵箱中培养 48 h。细胞培养完毕，弃上清液，每孔加入 0.25 μg/mL 二甲基亚砜，振荡 10 min，酶标仪 570nm 波长处测光密度值，计算细胞的生长抑制率。

实验结果显示，与对照组比较，柴胡 1、2 h 的含药血清对 SMMC-7721 及 MCF-7 细胞均有明显的抑制作用（$P < 0.05$），尤其以 1 h 含药血清作用最强。此外，柴胡含药血清的这种抑制作用随着血清浓度的增加而显著增强，具有浓度依赖性。但随着采血时间的延长，柴胡含药血清对 SMMC-7721 及 MCF-7 细胞的抑制作用逐渐减弱，到 4 h 各浓度的含药血清对体外培养的这两种细胞已无抑制作用。

4. 镇痛 采用热板法观察受试样品的镇痛作用。取体重 18~22 g 的雌性昆明种小鼠，在热板仪（温度 55 ℃）上逐一进行筛选，记录小鼠自放入热板仪中至出现舔后足反应所需时间为该小鼠的痛阈值，以痛阈值为 5~30 s 的小鼠为合格小鼠，将痛阈值 <5 s、>30 s 与容易出现跳跃反应的小鼠剔除。取合格的小鼠 80 只，随机分成 8 组，即对照组（等容蒸馏水）、阿司匹林组（0.15 g/kg）、柴胡高、中、低剂量组（12、6、3 g/kg），以及竹叶柴胡高、中、低剂量组（12、6、3 g/kg）。灌胃给药，每日 1 次，连续 5 d。末次给药后 1 h，将各组小鼠置于温度为 55 ℃ 的热板仪上，观察小鼠出现的舔后足反应，测定其痛阈值。实验结果证明，柴胡高剂量与竹叶柴胡高剂量组小鼠痛阈值显著升高。

以保康北柴胡水煎剂灌服小白鼠 7 d 后，观察醋酸所致扭体反应。将小鼠随机分为

4 组，每组 10 只，分别为柴胡大剂量组、柴胡小剂量组、生理盐水组、阿司匹林组。各组依次按 0.2 mL/20 g（100 mg）、0.1 mL/20 g（50 mg）、0.1 mL/20 g、0.005 g/（kg·d）剂量连续灌胃 7 d。第 7 天灌胃 1 h 后，各组按 0.2 mL/只腹腔注射 0.6%醋酸，观察 20 min 内出现扭体反应（腹部收缩内凹、伸展后肢、臀部抬高、蠕行）的次数及开始出现扭体反应的时间，并计算镇痛百分率。结果表明，柴胡能明显减少醋酸引起的小鼠扭体反应，具有镇痛作用。

5. 解热 以保康北柴胡水煎剂灌服大鼠和小鼠 7 d 后，观察 2, 4-二硝基苯酚所致大鼠发热情况。取 2, 4-二硝基苯酚 150 mg，加入 80 mL 的生理盐水中，滴加 5 mol/L 的 NaOH 溶液，搅拌使之溶解，再加生理盐水至 100 mL，使成为 0.15%的溶液。将动物分为 4 组：柴胡大、小剂量组（大剂量 2 mL/200 g，小剂量 1 mL/200 g）；生理盐水阴性对照组（等容量）；阿司匹林（APC）阳性对照组，剂量 5 mg/kg。每组动物 10 只。实验前用水银体温表测正常肛温，每日 2 次，连续 3 d，体温稳定在（37±0.3）℃ 时用于实验。实验时将连续服药 7 d 的大鼠按 1 mL/100 g 背部注射 0.15%的 2, 4-二硝基苯酚溶液，随后每 30 min 测温 1 次，连续 6 次，计算每组的平均值。测定结果表明，柴胡大剂量组退热作用明显，与生理盐水阴性组比较有显著差异。

采用 2, 4-二硝基苯酚致热大鼠模型比较两种柴胡水煎液的解热作用。实验前用电子体温计测正常肛温，每日 2 次，连续 3 d，测量肛温（插入大鼠肛门距离 2 cm 左右）。将体温变化（$\Delta T > 0.5$ ℃）及单次体温高于 38 ℃ 的大鼠剔除，筛选出体温合格的大鼠，分别为：竹叶柴胡水煎液高剂量组［ZG，5.0 g/（kg·d）］、低剂量组［ZD，2.5 g/（kg·d）］；北柴胡水煎液高剂量［BG，5.0 g/（kg·d）］、低剂量组［BD，2.5 g/（kg·d）］；正常对照组（K）、模型对照组（M），给予同等容量的纯化水（10.0 mL/kg）。实验前 24 h 大鼠禁食不禁水，造模前称重，1 h 内测大鼠直肠温度 2 次，取均值作为基础体温值。每日灌胃 1 次，连续给药 4 d，末次灌胃给药 60 min 后，除正常对照组外，其他各组大鼠按 0.1 mL/kg 背部皮下注射 0.15% 2, 4-二硝基苯酚溶液，然后于 0.5、1、1.5、2、2.5、3 h 测体温一次，以基础体温为基数，计算各测定时间点大鼠的体温变化 ΔT（℃）。实验结果表明，两种柴胡均有降低大鼠体温的作用，且两种柴胡解热作用相似。

【毒理研究】

1. 急性毒性 柴胡水提液加残渣醇提液，给大鼠、小鼠灌胃的 LD_{50} 均大于 6 g/kg，给药后 10~20 min 动物活动减少，死亡前 2~3 min 出现强制性痉挛。SS 小鼠灌胃、皮下注射及腹腔注射的 LD_{50} 分别为 4.7、1.75~1.90、70.0~112 mg/kg，豚鼠腹腔注射的 LD_{50} 为 58.3 mg/kg，给药后出现运动及呼吸缓慢、腹部着地等反应。

2. 长期毒性 柴胡煎剂 1.2 g/kg 灌胃，连续 28 d，大鼠肾上腺重量增加、胸腺重量减少，肝细胞质稍显粗大颗粒状。柴胡水提液加残渣醇提液 1.5 g/kg 灌胃，连续 21 d，大鼠出现肌酸酐、乳酸脱氢酶（LDH）活性增加、γ-谷氨酰转移酶（γ-GGT）、红细胞数、血细胞比容减小，红细胞平均血红蛋白浓度（MCHC）增加，血清游离胆固醇、总胆固醇减少，血清、肝 AST 减少，血清 γ-GTP 增加；尿素氮（BUN）有减少倾向，一般状态、自发运动、体重、解剖及病理组织学检查均无显著变化。

【临床应用】

1. 临床配伍

（1）伤寒初觉发热，头疼脚痛：柴胡（去苗）半两，黄芩（去黑心）、荆芥穗各一分。上三味，锉如麻豆大。每服五钱匕，水一盏半，生姜一枣大（拍碎），煎至八分，去滓，入生地黄汁一合，白蜜半匙，更煎三五沸，热服。（《圣济总录》解毒汤）

（2）小儿伤寒壮热，头痛体疼，口干烦渴：石膏、黄芩、甘草、赤芍药、葛根各一两，麻黄（去节）、柴胡（去苗）各半两。上捣罗为散。三岁小儿每服一钱，水一盏，入生姜少许，葱白三寸，豉二十粒，煎煮，滤去滓。温服，不计时候，汗出为效。量儿大小加减。（《太平惠民和剂局方》柴胡散）

（3）伤寒日数过多，心中气闷，或发疼痛，狂言不定，烦躁不得睡，大小便不通：柴胡六钱（去苗），大黄六钱，朴硝六钱，甘草三钱，枳壳六钱（去瓤）。每服三钱，水二盏，煎至六分，温服，日只二服，候大小便通，即自然汗出。不可多服。（《博济方》柴胡散）

（4）眼赤痛微肿，眦赤烂多：①柴胡（去苗）、蕤仁（去皮，研）、黄连（去须）、升麻各一两。上四味，粗捣筛。以水三升，煮取一升半，滤去滓，微热淋洗，如冷再暖，洗三两遍。《圣济总录》。②柴胡、苍术、甘草等分。上为末。白水煎；如头痛壮热，则用生姜、葱煎（服）。（《朱氏集验方》柴胡散）

（5）舌本强，两边痛：柴胡（去苗）、升麻各一两，栀子仁半两。上三味，捣罗为散。每服一钱匕，热水调下，一日三次。（《圣济总录》柴胡散）

（6）口糜生疮：

1）柴胡（去苗）、地骨皮各一两。上二味，粗捣筛。每服三钱匕，水一大盏，煎至六分，去滓，细细含咽之。（《圣济总录》柴胡汤）

2）柴胡、吴茱萸各等分。上为细末。每用一钱，酒调敷脚心。（《普济方》）

（7）胁肋疼痛，寒热往来：陈皮（醋炒）、柴胡各二钱，川芎、香附、枳壳（麸炒）、芍药各一钱半，甘草炙五分。水一盅半，煎八分，食前服。（《景岳全书》柴胡疏肝散）

（8）肺疟，烦热呕逆：知母一两，柴胡（去苗）二两，人参（去芦头）一两，甘草（炙微赤，锉）半两，麦门冬（去心）一两，杏仁（汤浸，去皮、尖、双仁，麸炒微黄）一两。上件药，捣罗为散。每服四钱，以水一中盏，煮至六分，去滓，不计时候温服。（《太平圣惠方》）

（9）肝黄，面色青，四肢拘急，口舌干燥，言语蹇涩，爪甲青色：柴胡（去苗）一两，甘草（炙微赤，锉）半两，决明子、车前子、羚羊角屑各半两。上件药，捣罗为散。每服三钱，以水一中盏，煎至五分，去滓，不计时候温服。（《太平圣惠方》柴胡散）

（10）劳黄，四肢无力，骨节烦疼，或时吐逆，不能下食，鼻中干燥，身热疼闷，渐觉羸瘦，寒热不定：柴胡一两（去苗），茵陈半两，犀角半两，麦门冬一两（去心），鳖甲二两（涂醋炙微黄，去裙襕），甘草半两（炙微赤，锉）。上件药，捣罗为散。每服四钱，以水一中盏，煎至六分，去滓，不计时候温服。（《太平圣惠方》柴胡散）

（11）积热下痢不止：柴胡、黄芩各四钱。水煎服。（《太平圣惠方》）

（12）伤寒，中风，往来寒热，胸胁苦满，不欲饮食，心烦喜呕，或胸中烦而不呕，或渴，或腹中痛，或胁下痞，或心下悸，小便不利，或不渴，身有微热，或咳嗽：柴胡半斤，半夏（洗）半斤，黄芩、人参、甘草（炙）、生姜（切）各三两，大枣（擘）十二枚。上七味，以水一斗二升，煮取六升，去滓，再煎，取三升，温服一升，日三服。（《伤寒论》小柴胡汤）

（13）外感风寒，发热恶寒，头疼身痛，疟疾初起：柴胡一至三钱，防风一钱，陈皮一钱半，芍药二钱，甘草一钱，生姜三五片。水一盅半，煎七八分，热服。（《景岳全书》正柴胡饮）

（14）耳聋不闻雷声：柴胡一两，香附一两，川芎五钱。为末。早晚开水冲服三钱。（《医林改错》通气散）

（15）黄疸：柴胡（去苗）一两，甘草一分。上都细锉作一剂，以水一碗，白茅根一握，同煎至七分，绞去滓，任意时时服，一日尽。（《传家秘宝方》）

（16）胸中大气下陷，气短不足以息，或努力呼吸，有似乎喘，或气息将停，危在顷刻。其兼证或寒热往来，或咽干作渴，或满闷怔忡，或神昏健忘，种种病状，诚难悉数。其脉象沉迟微弱，关前尤甚；其剧者，或六脉不全，或参伍不调：生黄芪六钱，知母三钱，柴胡一钱五分，桔梗一钱五分，升麻一钱。水煎服。（《医学衷中参西录》升陷汤）

（17）妊妇寒热头痛，不欲食，胁下痛，呕逆痰气；及产后伤风，热入胞宫，寒热如疟，并经水适来适断；病后劳复，余热不解：柴胡一两，黄芩、人参、甘草（炙）各一分半。上锉如麻豆大。每服五钱，水适量煎煮，去滓，温服。（《类证活人书》黄龙汤）

（18）疟疾，寒多热少，腹胀：柴胡、半夏、厚朴、陈皮各二钱。水二碗，煎八分。不拘时候服。（《本草汇言》）

2. 现代临床

（1）外感发热：选择82例患者。治疗组42例，男性24例，女性18例，年龄16~57岁，平均32.4岁；对照组40例，男性21例，女性19例，年龄15~60岁，平均34.6岁。治疗组：双侧曲池穴注射柴胡各2 mL。选用一次性5 mL注射器，嘱患者屈肘拱手位，局部常规消毒，右手持注射器，左手固定患者上肢，用无痛进针法快速刺入曲池穴位，缓慢推进或上下提插，再回抽，无回血后，将柴胡2 mL注入穴位中。对照组：选用一次性5 mL注射器，局部常规消毒，臀部肌内注射柴胡4 mL。判断标准：30 min体温下降> 1 ℃ 为显效，1 h体温下降>1 ℃ 为有效，1 h后体温下降< 1 ℃ 为无效。治疗结果：治疗组42例，显效30例，有效10例，无效2例，总有效率95.2%；对照组40例，显效14例，有效13例，无效13例，总有效率67.5%。治疗组总有效率95.2%明显优于对照组总有效率67.5%。

（2）病毒性感冒：选择80例患者，年龄16~37岁，平均年龄（ 22.0 ±2.2 ）岁，病程2~5.5 d，平均病程（2.46±0.37）d。将80例患者随机分为对照组26例和治疗组54例。治疗方法：对照组给予利巴韦林治疗，每日30 mg，每日1次；治疗组予柴胡

15 g，水煎，早晚温服。两组均以 7 d 为 1 个疗程。疗效判定标准如下，治愈：临床症状、体征消失，实验室指标恢复正常；显效：临床症状、体征基本消失，实验室指标接近正常值；有效：临床症状、体征有所好转，实验室指标较前好转；无效：临床症状、体征及实验室指标无明显变化。治疗结果：对照组 26 例，治愈 9 例，显效 10 例，有效 6 例，无效 1 例，有效率为 96.2%；治疗组 54 例，治愈 24 例，显效 20 例，有效 10 例，无效 20 例，有效率为 100.0%。

（3）高血脂：治疗组 30 例，其中，男性 25 例，女性 5 例，年龄 45~70 岁，冠心病 20 例，糖尿病 5 例，高血压病 5 例。对照组 30 例，其中男性 23 例，女性 7 例，年龄 45~70 岁，其中冠心病 18 例，糖尿病 6 例，高血压病 6 例。全部病例诊断均符合各病诊断标准，并经理化检查证实。治疗组：除对其他并发症对症治疗外同时用柴胡桂枝汤加减，每日 1 剂，每日 2 次服用。阿托伐他丁钙每日 1 次，一次 10 mg，疗程 2 周。对照组：阿托伐他丁钙每日 1 次，1 次 10 mg，疗程 2 周。疗效判定标准如下，基本治愈：高血脂恢复正常，无反复，其他并发症或症状（如头晕，胸痛心悸，血压、血糖居高不稳，乏力）1~2 项消失，无肝肾功能异常；显效：高血脂回复正常，无反复，其他并发症或症状至少 1 项明显好转，无肝肾功能异常；好转：高血脂明显下降，轻度反复，肝肾功能改变不明显；无效：治疗前后无明显变化，或虽好转但中断治疗，或肝肾功能明显增高被迫停药。治疗结果：治疗组 30 例，基本治愈 23 例，显效 4 例，好转 2 例，无效 1 例，总有效率 96.6%；与对照组 30 例，基本治愈 7 例，显效 3 例，好转 7 例，无效 13 例，总有效率 56.6%。

（4）小儿虚寒腹痛：选择 60 例虚寒腹痛患儿，随机分作治疗组和对照组，每组 30 例。治疗组：男性 16 例，女性 14 例，年龄 3.5~12.0 岁，平均年龄（8.2±1.7）岁；病程 1.8 个月~4.5 年，平均病程（10.5±14.8）个月。对照组：男性 17 例，女性 13 例，年龄 3.0~11.5 岁，平均年龄（8.0±2.1）岁；病程 1.4 个月~3.8 年，平均病程（9.6±12.3）个月。治疗组给予柴胡建中汤（小柴胡汤+黄芩+小建中汤），方药：柴胡 10 g，党参、半夏、桂枝各 5 g，白芍 12 g，炙甘草 3 g，大枣 5 枚，生姜 4.5 g。以上药物加入 250 mL 水，煎成 50~70 mL 药液，分早、晚 2 次服用，每次趁热冲 15 g 饴糖送服。每 5 日 1 个疗程，共治疗 3 个疗程。对照组以远红外治疗仪物理疗法施治，每日照射 1 次，20 min/次，连续治疗 15 d。疗效判定标准如下，显效：患儿腹痛症状完全消失，随访 6 个月，其间未有复发现象；改善：患儿腹痛症状显著缓解，随访 6 个月，其间发作次数较之前减少；无效：患儿腹痛症状未见明显改善。治疗结果：治疗组 30 例，显效 12 例，改善 15 例，无效 3 例，总有效率 90.0%；对照组 30 例，显效 6 例，改善 10 例，无效 14 例，总有效率 53.3%。治疗组总有效率显著高于对照组。

（5）顽固性呃逆：选择顽固性呃逆患者 190 例，随机分为观察组和对照组各 95 例，其中男性 98 例，女性 92 例。对照组患者使用小柴胡汤治疗，观察组患者使用柴胡三栽汤治疗。治疗方法：对照组患者给予小柴胡汤加减治疗，方剂组成为柴胡 10 g、人参 15 g、黄芩 10 g、半夏 10 g、生姜 5 g、甘草 6 g。根据病情，呃逆严重者生姜剂量为 10 g，另加陈皮 5 g；嗳气严重者加枳实、厚朴各 5 g；痰多患者加贝母 10 g。上述药物煮沸去渣后再次水煎，每日 1 剂，分早、晚 2 次服用，以 7 d 为 1 个疗程，2 个疗程后观察患者的临床疗效。观察组患者在对照组患者治疗方剂基础上加用三棱和莪术各 15 g，组成柴胡三莪汤。水煎服，每日 1 剂，分早、晚 2 次服用，以 7 d 为 1 个疗程，2 个疗程后观察患者的临床疗效。疗效判定标准如下，痊愈：经过治疗后，患者呃逆症状消失，不影响正常工作和休息，治疗后呃逆不复发；显效：患者治疗后呃逆症状较治疗前明显减轻，呃逆次数较治疗前明显减少，不影响患者正常工作和休息；无效：经过治疗后患者呃逆程度较治疗前无明显减轻，或呃逆频率较治疗前明显增加，患者正常生活和工作受到影响。经过治疗后，观察组患者痊愈 65 例，显效 23 例，无效 7 例，临床治疗总有效率为 92.6%；对照组患者痊愈 43 例，显效 28 例，无效 24 例，临床治疗总有效率为 74.7%。

(6) 胃脘痛：选择 120 例患者，随机分为治疗组和对照组各 60 例。治疗组中，男性 34 例，女性 26 例；对照组中，男性 33 例，女性 27 例。治疗方法：对照组采用常规西药治疗，多潘立酮片每次 1 片，每日 3 次，饭前 30 min 服用；硫糖铝片每次 4 粒，每日 4 次，饭前及睡前嘴嚼服用。治疗组以柴胡疏肝散为主加减治疗。处方：柴胡 10 g，甘草 6 g，香附 10 g，枳壳 10 g，白芍 15 g，陈皮 15 g，川芎 15 g。胃痛甚者加延胡索 10 g，川楝子 10 g；嗳气明显者加沉香 10 g，旋覆花 10 g；胃脘灼痛、泛酸者加黄连 6 g，吴茱萸 6 g；胃痛有定处、拒按者加五灵脂 10 g，蒲黄 10 g。水煎服，每日 1 剂。两组均以 10 d 为 1 个疗程，治疗 3 个疗程后统计疗效。疗效判定标准如下，治愈：临床症状及体征消失，经胃镜复查后糜烂、充血及溃疡等消失；显效：临床症状及体征消失，经胃镜复查后糜烂、充血及溃疡等好转约 50%；有效：临床症状及体征消失，经胃镜复查后糜烂、充血及溃疡等有所缓解；无效：临床症状及体征未改变，经胃镜复查后糜烂、充血及溃疡等无变化。治疗结果：总有效率治疗组为 96.67%，对照组为 83.33%。

(7) 功能性消化不良：选择 100 例功能性消化不良患者，随机分为对照组与观察组各 50 例。对照组患者中，男性 29 例，女性 21 例；年龄 19~67 岁，平均年龄（44.34±6.56）岁；病程 1~4 年，平均病程（2.32±0.29）年。观察组患者中，男性 28 例，女性 22 例；年龄 21~66 岁，平均年龄（43.02±5.45）岁；病程 1~4 年，平均病程（2.09±0.28）年。对照组患者采用莫沙必利片进行治疗，每次 5 mg/次，每日 3 次，共治疗 2 周。观察组患者采用柴胡陷胸汤加减治疗，具体组方包括：柴胡、黄芩、白术、茯苓各 10 g，姜半夏、枳实各 9 g，川连、苦桔梗、吴茱萸各 3 g，瓜蒌仁 15 g，生姜 6 g，生白芍 20 g。开水煎服，每次 100 mL，每日 3 次，共治疗 2 周。比较两组患者的临床疗效、治疗后生活质量及不良反应发生情况。疗效判定标准如下，治愈：临床症状及体征完全消失，疗效指数在 90% 以上，且 2 个月以上不再复发；显效：临床症状及体征显著减少或者改善在 2 级以上，或疗效指数为 70%~90%；好转：临床症状及体征显著缓解或者改善在 1 级以上，或疗效指数为 30%~70%；无效：临床症状及体征未见明显好转，疗效指数在 30% 以内。经过治疗，对照组患者治愈 12 例，显效 14 例，好转 8 例，总有效率为 68.00%；观察组患者治愈 19 例，显效 22 例，好转 5 例，总有效率为 92.00%。

【不良反应】 本品大剂量服用可产生中枢抑制现象，表现为全身倦怠、嗜睡、工作效率降低等，还可出现食欲减退、腹胀等现象。柴胡注射液肌内注射可引起过敏反应，严重者可出现过敏性休克，应予以注意。柴胡煎剂和柴胡皂苷还有溶血作用，其溶血作用强度与产地、采集时间及不同皂苷的含量有关。

【综合利用】 柴胡作为一种传统中药和常用中药，具有多种生理活性，因此，进一步研究其药理作用，明确有效成分和临床应用的对应关系，对于现代临床应用及中西医结合应用有很大帮助。近年来随着分离、提取工艺的改进，柴胡的诸多单味制剂取得了满意的治疗效果。对生物活性大的柴胡皂苷进行结构或生化改进，加快了柴胡工业化生产及临床应用。相信随着化学及药理工作的不断深入，将会提取出更为纯化的有效成分，进一步明确柴胡有效成分分子作用机制，设计合成更有效的新药。

■参考文献

[1] 国家药典委员会．中华人民共和国药典：2010年版．一部 [M]．北京：中国医药科技出版社，2010．

[2] 崔国静，徐亚，贺蔷，等．浅谈柴胡 [J]．首都医药，2009，16 (3)：45．

[3] 沃源，姚琳，孙世伟．北柴胡化学成分的研究进展 [J]．黑龙江医药，2011，24 (2)：215-217．

[4] 卫昊，刘清，卫伟光．秦岭柴胡不同提取物保肝作用量效关系研究 [J]．中国实验方剂学杂志，2012，18 (24)：237-240．

[5] 谢东浩．春柴胡质量标准化及药效学研究 [D]．南京：南京中医药大学，2007．

[6] 杜婷，杜士明，王刚，等．竹叶柴胡与北柴胡的抗炎保肝作用比较 [J]．医药导报，2014，33 (9)：1144-1149．

[7] 谢东浩，贾晓斌，蔡宝昌，等．北柴胡及春柴胡挥发油的抗炎镇痛作用的实验研究 [J]．药学与临床研究，2007，15 (2)：108-110．

[8] 李振宇，李振旭，韩华，等．北柴胡根及其地上部分抗炎药理作用的比较研究 [J]．中医药信息，2009，26 (6)：34-35．

[9] 杨辉，杨亮，蒋玲．柴胡、竹叶柴胡对小鼠的抗炎镇痛作用研究 [J]．中国药房，2012，23 (47)：4442-4444．

[10] 肖百全，朱少璇，杨威，等．角叉菜胶致大鼠足肿胀模型探讨及其机制研究 [J]．中国实用医药，2008，23 (3)：63-65．

[11] 王丽娜，汪巍，徐驰，等．柴胡醋制前后抗炎作用比较研究 [J]．中成药，2013，35 (5)：1079-1081．

[12] 王占一，南极星．北柴胡对对乙酰氨基酚所致小鼠急性肝损伤的保护作用 [J]．中国药师，2008，11 (7)：747-749．

[13] 蔡秀江，丁安伟，闫冰，等．二至丸保肝活性成分群对四氯化碳致小鼠急性肝损伤的保护作用 [J]．中国实验方剂学杂志，2011，17 (20)：145-148．

[14] 卫冰，李晓坤，杨云，等．北柴胡正丁醇部位保肝作用及其化学成分特征初步研究 [J]．中国实验方剂学杂志，2012，18 (19)：141-144．

[15] 刘殿菊，关霞．柴胡含药血清的体外抗肿瘤作用的实验研究 [J]．内蒙古中医药，2011，30 (12)：76-77．

[16] 李振宇，李振旭，赵润琴，等．北柴胡根及其地上部分解热、保肝药理作用的比较研究 [J]．中国实用医药，2010，5（12）：173-174.

[17] 杜士明，杜婷，王刚，等．竹叶柴胡与北柴胡解热镇痛作用的比较 [J]．中国医院药学杂志，2013，33（7）：526-529.

[18] 许倩，李靖红．柴胡贴敷治疗小儿外感发热疗效观察 [J]．甘肃医药，2014，33（3）：191-193.

[19] 任琳莉．柴胡穴位注射治疗上呼吸道感染高热降温效果观察 [J]．临床护理杂志，2007，6（1）：73-74.

[20] 黄锦标．单味柴胡煎服治疗病毒性感冒 54 例 [J]．河南中医，2014，34（9）：1790-1791.

[21] 刘春阳．柴胡桂枝汤联合阿托伐他汀钙治疗高血脂临床分析 [J]．心血管病防治知识（学术版），2015（1）：49-51.

[22] 詹宝游．柴胡建中汤治疗小儿虚寒腹痛临床分析 [J]．中国现代药物应用，2015，9（7）：19-21.

[23] 马荣．柴胡三载汤治疗顽固性呃逆的临床观察 [J]．基层医学论坛，2015，19（5）：673-674.

[24] 王体凌．柴胡疏肝散加减治疗胃脘痛 60 例疗效观察 [J]．湖南中医杂志，2015，31（2）：44，53.

[25] 耿喜梅．柴胡陷胸汤加减治疗功能性消化不良临床观察 [J]．亚太传统医药，2015，11（5）：129-130.

[26] 李琰．柴胡药理作用的研究进展 [J]．河北医学，2010，16（5）：633-635.

射　干

【道地沿革】　出自《神农本草经》。《本草纲目》载：射干，即今扁竹也。今人所种，多是紫花者，呼为紫蝴蝶。其花三四月开，六出，大如萱花。结房大如拇指，颇似泡桐子，一房四隔，一隔十余子，子大如胡椒而色紫，极硬，咬之不破，七月始枯。陶弘景谓射干、鸢尾是一种；苏恭、陈藏器谓紫碧花者是鸢尾，红花者是射干；韩保升谓黄花者是射干；苏颂谓花红黄者是射干，白花者亦其类。别名又叫乌扇、扁竹、绞剪草、剪刀草、山蒲扇、野萱花、蝴蝶花。

【来源】　本品为鸢尾科植物射干 *Belamcanda chinensis* （L.）DC. 的干燥根茎。春初刚发芽或秋末茎叶枯萎时采挖，除去须根及泥沙，干燥。

【原植物、生态环境、适宜区】　叶互生，嵌迭状排列，剑形，长 20~60 cm，宽2~4 cm，基部鞘状抱茎，顶端渐尖，无中脉。花序顶生，叉状分枝，每分枝的顶端聚生有数朵花；花梗细，长约 1.5 cm；花梗及花序的分枝处均包有膜质的苞片，苞片披针形或卵圆形；花橙红色，散生紫褐色的斑点，直径 4~5 cm；花被裂片 6，2 轮排列，外轮花被裂片倒卵形或长椭圆形，长约 2.5 cm，宽约 1 cm，顶端钝圆或微凹，基部楔形，内轮较外轮花被裂片略短而狭；雄蕊 3，长 1.8~2 cm，着生于外花被裂片的基部，花药条形，外向开裂，花丝近圆柱形，基部稍扁而宽；花柱上部稍扁，顶端 3 裂，裂片边缘略向外卷，有细而短的毛，子房下位，倒卵形，3 室，中轴胎座，胚珠多数。蒴果倒卵形或长椭圆形，黄绿色，长 2.5~3 cm，直径 1.5~2.5 cm，顶端无喙，常残存有凋萎的花被，成熟时室背开裂，果瓣外翻，中央有直立的果轴；种子圆球形，黑紫色，有光泽，直径约 5 mm，着生在果轴上。花期 6~8 月，果期 7~9 月。

射干生于林缘或山坡草地，大部分生于海拔较低的地方，但在西南山区，海拔 2000~2200 m 处也可生长。喜温暖和阳光，耐干旱和寒冷，对土壤要求不严，山坡旱地均能栽培，以肥沃疏松、地势较高、排水良好的沙质壤土为好。中性壤土或微碱性适宜，忌低洼地和盐碱地。主产于河南、湖北，江苏、安徽、湖南、浙江、贵州、云南等地亦产。

【生物学特点】

1. 栽培技术　射干种子繁殖采用直播和育苗移栽均可，播种时期因露地和地膜覆盖而有所不同。种子发芽率最高 90%，当温度在 10~14 ℃时开始发芽，20~25 ℃为最适温度，30 ℃发芽降低。种子繁殖出苗慢，不整齐，持续时间 50 d 左右。用塑料小拱棚育苗可于 1 月上中旬按常规操作方法进行。先将混沙储藏裂口的种子播入苗床覆上一层薄土后，每天早、晚各喷洒 1 次温水，1 周左右便可出苗。出苗后加强肥水管理，到 3 月中下旬就可定植于大田。

露地直播者，春播在清明前后进行，秋播在 9~10 月，当果壳变黄色将要裂口时，连果柄剪下，置于室内通风处晾干后脱粒取种。一般采用沟播。选择地势高燥或平地沙质壤土，排水良好为宜，前茬不限，但忌患过线虫病的土地，耕深 16 cm，耕平做畦。按株行距为 25 cm×30 cm 开沟定穴，沟深 5 cm 左右，沟底要平整、疏松，在每穴内施入土杂肥，盖细土约 2 cm 厚，然后播入催过芽的种子 5~6 粒。播后覆土压实，适量浇水，盖草保湿保温，亩用种量 2~3 kg，当苗高 6 cm 时移栽到大田，1 hm² 育苗田可移栽 20 hm²，按行株距（30~50）cm×（26~30）cm，浇水，成活率达 90%以上，2~3 年收获。地冻前，播种方法同春播，次年 3 月下旬出苗。播后 20 d 左右即可出苗。

2. 田间管理　播种后，一般第一年中耕除草 4 次，第一次在出苗后进行，以后在 5 月、7 月、11 月各进行 1 次。翌年及以后，只在 3 月、6 月、11 月各进行 1 次。总之，要通过中耕除草，使土壤表层疏松，通透性好，促进养分的分解转化，保持水分，提高地温，控制浅根生长，促根下扎，防止土壤板结，防除田间杂草，控制病虫害传播。

（1）追肥：射干是以根茎入药的药用植物，为使射干在采收当年多发根茎，并促其生长粗壮，提高产量和质量，必须在生长前期、中期增施肥料，在后期控制肥水，多施圈肥或堆肥，每公顷 37 500~60 000 kg，加过磷酸钙 225~375 kg，根据其生长发育特点，每年应追肥 3 次，分别在 3 月、6 月及冬季中耕后进行，春夏以人畜粪水为主，冬季可施土杂肥，并增施磷钾肥，可促使根茎膨大，提高药用部的产量。

射干是耐肥植物，又是多年生草本植物，叶片肥大，每年均需大量的营养物质才能使其正常生长，因此，要重视追肥，确保生长需要。7月中旬以前，在上述每次每亩同等施肥量的基础上再加施 4~6 kg，7月中旬以后不再施肥，一般不灌水，只有当土壤含水量下降到 20%，植株叶片呈萎蔫状态时才灌溉。这样能促使当年萌发根茎膨大粗壮，提高产量和质量。

（2）摘薹打顶：在射干的生长期内，除育苗定植当年的植株外，均于每年7月上旬开花，抽薹开花要消耗大量养分。因此，除留种田外，其余植株抽薹时须及时摘薹，使其养分集中供于根茎生长，以利增产。据试验，摘薹打顶的可增产 10% 左右，除花蕾的仅增产 5.6%。此外，在植株封行后，因通风透光不良，其下部叶片很快枯萎，这时就应及时将其除去，以便集中更多养分供根茎生长，提高产量和质量，同时可减轻病菌的侵染。

（3）水分管理：射干不耐涝，在每年的梅雨季节要加强防涝工作，以免渍水烂根，造成减产。

3. 病虫害防治

（1）锈病：在幼苗和成株时均有发生，但成株发生早，秋季为害叶片，呈褐色隆起的锈病。初期喷 95% 敌锈钠 400 倍液，每 7~10 d 喷 1 次，连续 2~3 次即可。

（2）杂草：在马唐、马齿苋、田旋花等旱田杂草严重发生的农田，可采取水旱轮作的办法，使以上杂草无法生存，一些多年生杂草的地下茎可被淹死。在以禾本科杂草为害为主的射干田块，可单用乙草胺、都尔、除草通、禾耐斯等做播后苗前土壤处理；在以阔叶杂草为害为主的射干田块，可用草净津、扑草净、赛克津等广谱性除草剂，做播后苗前土壤处理。播后苗前土壤处理选用的除草剂有 50% 都尔混剂、乙草胺、禾耐斯、除草通、草净津等。

【采收加工】 栽种后 2~3 年收获，在秋季地上部枯萎后去掉叶柄，把根刨出，去掉泥土晒干。

【炮制储藏】

1. 炮制 拣去杂质，水洗净，稍浸泡，捞出，润透，切片，晒干，筛去须、屑。

2. 储藏 置干燥处。

【药材性状】 根茎呈不规则结节状，有分枝，长 3~10 cm，直径 1~2 cm。表面黄棕色、暗棕色或黑棕色，皱缩不平，有明显的环节及纵纹。上面有圆盘状凹陷的茎痕，有时残存有茎基；下面及两侧有残存的细根及根痕。质硬，折断面黄色，颗粒性。气微，味苦、微辛。以粗壮、质硬、断面色黄者为佳。

【质量检测】

1. 显微鉴别

（1）根茎横切面：表皮有时残存。木栓细胞多列。皮层稀有叶迹维管束；内皮层不明显。中柱维管束为周木型及外韧型，靠外侧排列较紧密。薄壁组织中有草酸钙柱晶；并含淀粉粒及油滴。

（2）粉末：橙黄色。草酸钙柱晶较多，棱柱形，多已破碎，完整者长 49~240（315）pm，直径约至 49 μm。淀粉粒单粒圆形或椭圆形，直径 2~17 μm，脐点点状；复粒极少，由 2~5 分粒组成。薄壁细胞类圆形或椭圆形，壁稍厚或连珠状增厚，有单纹孔。木栓细胞棕色，垂周壁微波状弯曲，有的含棕色物。

2. 理化鉴别

（1）颜色反应：

1）取本品粗粉 20 g，加水 20 mL，在 60 ℃水浴上加热 10 min，滤过，取滤液各 1 mL，各加入 1%三氯化铁乙醇溶液 1~2 滴，射干溶液显暗紫色。

2）取本品粗粉 20 g，加水 20 mL，在 60 ℃水浴上加热 10 min，滤过，取滤液 1 mL，加入新配制的碱性酒石酸铜试剂 4~5 滴，在沸水浴中加热 5 min，则射干水溶液产生棕红色沉淀。

3）取药材粉末各 2 g，加入甲醇 14 mL，在水浴回流 10 min，趁热滤过，取滤液 1 mL，加入盐酸 4~5 滴及少量锌粉，射干溶液加热 3 min 后微显红色。

（2）薄层色谱：取本品粉末 1 g，加甲醇 10 mL，超声处理 30 min，滤过，滤液浓缩至 1.5 mL，作为供试品溶液。另取射干对照药材 1 g，同法制成对照药材溶液。照《中国药典》薄层色谱法试验，吸取上述两种溶液各 1 μL，分别点于同一聚酰胺薄膜上，以氯仿-丁酮-甲醇（3:1:1）为展开剂，展开，取出，晾干，喷以三氯化铝试液，置紫外光灯（365 nm）下检视。供试品色谱中，在与对照药材色谱相应的位置上，显相同颜色的荧光斑点。

（3）紫外吸收：取射干粉末 1 g，置圆底烧瓶中，加甲醇 15 mL，浸泡 24 h，滤过。滤液浓缩至 5 mL，取上清液 0.1 mL，稀释至适当浓度，以乙醇做空白对照，在紫外分光光度仪上检测，检测条件在 200~400 nm 的波长处扫描，扫描速度 200 nm/min，结果射干有两个吸收峰。

3. 含量测定

（1）柱色谱-紫外分光光度法测定射干中总黄酮的含量：精密称取射干苷 10 mg，置 10 mL 量瓶中，加 70%乙醇定容，精密量取 1 mL 用 70%乙醇定容至 10 mL，精密量取 0.1、0.3、0.5、0.7、0.9 mL 定容成 10 mL，于 266 nm 处测定吸收度，随行空白，绘标准曲线，在浓度 0.001~0.009 mg/L 内呈线性关系。精密称取样品粉末 1 g，置 50 mL 量瓶中，加甲醇 45 mL，放入超声振荡器中振荡提取 1 h，取出，放冷，加甲醇至刻度，摇匀，静置，精密量取上清液 0.20 mL，于装有 0.3 g 聚酰胺的层析柱中，用 70%乙醇洗脱，流速约 20 滴/min，收集洗脱液，定容成 50 mL，摇匀，在 286 nm 处测定吸收度，随行聚酰胺 70%乙醇洗脱液做空白对照，采用外标一点比较法，由标准曲线计算含量，此即层析后样品总黄酮含量；同时另取相同量的上述样品提取液，分别置 50 mL 量瓶中，用 70%乙醇稀释至刻度，随行空白试剂作对照，于上述波长处测定吸收度，按上法计算含量，此即经层析样品提取液中总黄酮的含量。

（2）万波伏安法测定射干中鸢尾苷、鸢尾苷元的含量：静态滴汞电极，滴汞大小：中，电压范围 1.000~1.600 V，扫描增量 6 mV，脉冲幅值 20 mV。分析方法：取 0.2 mol/L Walpole 乙酸缓冲液 5.00 mL 于极谱池中，通高纯氮 6 min，做空白测定，然后加定量的标准品溶液，通氮 2 min 后测定。在缓冲液中，三种异黄酮在万波伏安图上的 1.34 V 左右具很好的还原峰，峰电流和异黄酮呈线性关系。样品测定：精密称定样品 0.5 g，置索氏提取器中，用甲醇回流 2 h，浓缩提取液并转移至 10 mL 量瓶中定容，用微量进样器取 100 μL 点于聚酰胺上成条状，用氯仿-甲醇-水（9∶1∶0.1）展开，置紫外光灯下观察，分别刮下含异黄酮色带上的聚酰胺，加 95%乙醇 1 mL，超声处理 5 min 后离心，取上清液测定。

（3）HPLC 测定射干中次野鸢尾黄素的含量：以十八烷基硅烷键合硅胶为填充剂，以甲醇-0.2%磷酸溶液（53∶47）为流动相，检测波长为 266 nm。理论板数按次野鸢尾黄素峰计算应不低于 8000。取次野鸢尾黄素对照品适量，精密称定，加甲醇制成每 1 mL 含 10 μg 的溶液，得对照品溶液。取本品粉末（过四号筛）约 0.1 g，精密称定，置具塞锥形瓶中，精密加入甲醇 25 mL，称定重量，加热回流 1 h，放冷，再称定重量，用甲醇补足减失的重量，摇匀，滤过，取续滤液，得供试品溶液。分别精密吸取对照品溶液 10 μL 与供试品溶液 10~20 μL，注入液相色谱仪，测定，即得。本品按干燥品计算，含次野鸢尾黄素（$C_{20}H_{18}O_8$）不得少于 0.10%。

【性味归经】 苦，寒。归肺经。

【功能主治】 清热解毒，消痰，利咽。用于热毒痰火郁结，咽喉肿痛，痰涎壅盛，咳嗽气喘。

【用法用量】 内服：煎汤，3~9 g；或入散剂，或鲜用捣汁。外用：研末吹喉或调敷。

【使用注意】 本品苦寒，脾虚便溏者不宜使用。孕妇忌用或慎用。

【化学成分】

1. 黄酮类 从射干中分离可得到鸢尾苷及其苷元鸢尾黄素、野鸢尾苷及其苷元野鸢尾黄素、次野鸢尾黄素、去甲基次野鸢尾黄素、3′-羟基鸢尾苷、甲基尼鸢尾立黄素、德鸢尾素、染料木素、鸢尾甲苷 A 及其苷元鸢尾甲黄素 A、鸢尾甲黄素 B、6″-O-p-羟基苯甲酰基鸢尾苷、6″-香草酰鸢尾苷、3′，4′，5，7-四羟基-8-甲氧基异黄酮、3′，5- 7-三羟基-4′，8-二甲氧基异黄酮、5，6，7，3′-四羟基-4′-甲氧基异黄酮、5，7，3′-三羟基-6，4′，5′-三甲氧基异黄酮等黄酮类物质。

2. 甾类 射干中分离得到 3-豆甾烷醇、β-谷甾醇和胡萝卜苷、维太菊苷。

3. 挥发油类 射干根茎中提取得到 7 种挥发油成分，分别是桉叶醇、豆蔻酸甲酯、豆蔻酸、5-庚基-二氢呋喃酮、5，8-二乙基十二烷、棕榈酸和橙花醇乙酸酯。

4. 其他 射干还含有二苯乙烯类化合物，如白藜芦醇、异丹叶大黄素和双异丹叶大黄素，还有罗布麻宁、对羟基苯甲酸、八聚戊烯和睾酮 5α-还原酶等。

【药理作用】

1. 平喘 采用雾化建立慢性哮喘小鼠模型后，探讨射干麻黄汤加味对慢性哮喘小鼠转化生长因子-β1（TGF-β1）的影响。取雌性 BALB/c 小鼠，随机分为正常对照组、哮喘模型组、地塞米松组、射干麻黄汤组、射干麻黄汤加味组。除正常对照组外，其余各组小鼠于实验第 1 天、第 15 天分别腹腔注射致敏液 0.2 mL（正常对照组予盐水）。第 22 天除正常对照组外，其余各组小鼠开始于雾化吸入 25 g/L 卵清蛋白（OVA）溶液（正常对照组予盐水），1 次/d，每次 30 min，连续 4 周建立哮喘动物模型。从第 22 天起，按分组每日给药：射干麻黄汤组、射干麻黄汤加味组小鼠在每次雾化吸入前 0.5 h 分别给予射干麻黄汤及射干麻黄汤加味（按动物体表面积比率换算）灌胃；地塞米松组小鼠在每次雾化吸入前 0.5 h 给予地塞米松（按动物体表面积比率换算）腹腔注射；正常对照组、哮喘模型组小鼠给予盐水。末次雾化吸入 24 h 后以 10% 水合氯醛（400 mg/kg）腹腔注射麻醉后，迅速开胸，暴露气管、双肺，结扎右总支气管，于远端切下，右肺上叶放入 10% 中性甲醛中，余放于液氮中保存。静脉穿刺针于环状软骨下做支气管插管固定，以生理盐水 0.5 mL 做支气管肺泡灌洗 3 次，并收集肺泡灌洗液（BALF）1 mL。采用 ELISA 法、免疫组化、实时定量 PCR 技术等方法，检测 BALF 中 TGF-β1 含量及肺组织 TGF-β1 含量。

2. 抑菌 采用 2 倍稀释法检测射干提取物的最低抑菌浓度（MIC），研究射干提取物的体内外抑菌作用。取 13 mm×100 mm 灭菌具塞试管 11 支，编号排列在试管架上。于每管先加入无菌肉汤培养基 2.0 mL，然后于第 1 管中加入灭菌的射干提取物 2.0 mL，混匀后取出 2.0 mL 放入第 2 管中，依次类推，配成含中药提取物分别为 1:2、1:4、1:8、1:16 等各种浓度的液体。第 10 管不加药物作为对照，以便观察培养基是否适合细菌生长。第 11 管加受试药液 2.0 mL，混匀取出 2.0 mL 弃去，不加细菌，以便观察受试药液是否受污染。将经肉汤培养 6 h 的金黄色葡萄球菌、肺炎链球菌、大肠埃希氏菌、铜绿假单胞菌、无乳链球菌、化脓链球菌、志贺氏痢疾杆菌实验菌液，用无菌肉汤稀释成 10^{-3} 浓度。取 0.1 mL 分别加入上述 1~10 管中，混匀后一起放入 36.5 ℃ 生化培养箱中培养 18 h 观察结果。若肉汤混浊，表示有细菌生长，若肉汤完全清亮，表示无细菌生长。将未生长细菌的肉汤转种到琼脂平板上，仍无细菌生长，表示该管药量就是受试中药的 MIC，记录结果。试验结果表明，射干提取物对金黄色葡萄球菌、肺炎链球菌、大肠埃希氏菌、铜绿假单胞菌、无乳链球菌、化脓链球菌、志贺氏痢疾杆菌的最低抑菌浓度分别为 0.0625、0.0156、0.2500、0.0312、0.0156、0.0156、0.0625 g/mL；射干提取物体内体外对所试菌株均有抑菌作用。

采用体外抑菌法和体内抑菌法，对射干提取物进行了实验研究。体外抑菌实验：菌液的制备，挑取大肠杆菌、金黄色葡萄球菌、铜绿假单胞菌 3 个实验菌株的普通琼脂斜面培养基上的单个菌落数个，分别接种于 2 mL 肉汤管中；挑取停乳链球菌、肺炎链球菌在含血肉汤培养基上的单个菌落数个，接种于 0.5% 血液肉汤管中。37 ℃ 培养 16 h 后，用无菌生理盐水稀释到麦氏比浊管数值为 0.5，备用。最低抑菌浓度（MIC）的测定：取装有 1 mL 肉汤培养基或 0.5% 血液肉汤的小试管若干支，按 2 倍稀释法将药物稀释成一系列浓度，然后分别加入各菌株的稀释液 50 μL 混匀，37 ℃ 培养 24 h，记录试管澄清无微生物的最小药液浓度，该浓度即为最低抑菌浓度。另取备用菌液置无菌瓶中，用无菌生理盐水稀释成不同浓度的菌悬液，分别给体质量 20 g 左右小鼠腹腔注射 0.5 mL，观察 1 d 内各组动物的死亡数。经多次多组预试，确定引起 90% 小鼠死亡的菌液浓度为麦氏比浊管数值 3。取体质量 18~22 g SPF 级 ICR 小鼠 120 只，雌雄各半，按体质量随机分为 6 组，分别为模型对照组，射干提取物低（0.078 g/kg）、中（0.156 g/kg）、高（0.312 g/kg）剂量组，连花清瘟胶囊组（0.550 g/kg），阿莫西林胶囊组（0.260 g/kg），每组 20 只。每只小鼠腹腔注射浓度为 $6×10^8$/mL 金黄色葡萄球菌悬液 0.5 mL，5 min 后开始灌胃给药，模型对照组给等容量蒸馏水，观察记录 24 h 内各组动物的死亡数，以各组小鼠死亡率与模型对照组比较，卡方检验做显著性测定。体外实验表明，射干提取物对大肠杆菌、金黄色葡萄球菌、铜绿假单胞菌、停乳链球菌、肺炎链球菌有抑制作用，最低抑菌浓度分别为 2.60、41.63、20.81、2.60、2.60 mg/mL。体内实验表明，射干提取物的低（0.078 mg/kg）、中（0.156 mg/kg）和高（0.312 mg/kg）剂量组有明显降低金黄色葡萄球菌感染小鼠死亡率的作用。

3. 抗病毒 采用组织细胞培养法，观察射干有效成分（射干经硅胶柱分离，以不同比例氯仿-甲醇洗脱所得，其中 1~11 号是由鸢尾苷元、德鸢尾苷元、野鸢尾苷元和次野鸢尾苷元组成的异黄酮苷元混合物；12 号是由鸢尾苷、德鸢尾苷和野鸢尾苷组成的异黄酮苷混合物；高压 0.1 MPa、120 ℃灭菌 20 min，5 mL 分装储存于 4 ℃冰箱备用）对呼吸道合胞病毒（RSV）、腺病毒 3 型（ADV-3）、腺病毒 7 型（ADV-7）、疱疹 Ⅰ（HSV-1）、疱疹 Ⅱ（HSV-2）、鼻病毒-3 型、柯萨奇 16（EV-16）等 7 种病毒的对抗作用。采用细胞病变抑制实验观察射干有效成分对病毒的对抗作用。以 100 $TCID_{50}/100$ μL（$TCID_{50}$ 为半数组织培养感染剂量）对应的呼吸道合胞病毒（RSV）、腺病毒 3 型（ADV-3）、腺病毒 7 型（ADV-7）、单纯疱疹病毒 Ⅰ（HSV-1）、单纯疱疹病毒 Ⅱ（HSV-2）、柯萨奇 16、鼻病毒液分别接种于 Hep-2、Vero 和海拉细胞，吸附 1 h 后洗去病毒液，加入无毒界限药液，药液从开始按梯度稀释 8 个浓度，每个浓度 4 孔，同时设病毒对照，细胞对照。置 35.5 ℃、5% CO_2 培养箱内培养，每天在倒置显微镜下观察病变，连续 7 d，记录各孔病变情况。计算射干有效成分抑制细胞病变的半数抑制浓度（IC_{50}）和治疗指数（TI）。试验结果表明，除 1 号、5 号外，射干各有效成分分别对 RSV、ADV-3、ADV-7、HSV-1、HSV-2、鼻病毒、EV-16 等具有不同程度的对抗作用。

4. 解痉 取豚鼠气管，在 Krebs 液中制备气管平滑肌螺旋条，于恒温浴槽装置中，加入组胺（His）使其收缩，观察加入射干提取物含药血清后 3、5、10 min 的解痉率。取豚鼠 10 只，雌雄各半，按体重随机分为 5 组，即空白对照组，射干提取物低、中、高剂量组（0.23、0.46、0.92 g/kg）和氨茶碱片（0.23 g/kg）组，每组 2 只。给药体积为 20 mL/kg，2 次/d，连续 3 d，末次给药 2 h 后采血，3000 r/min 离心 10 min，取上清液即血清，血清加入 3 倍量丙酮，混匀，3000 r/min 离心 10 min，取上清液，于 80 ℃水浴蒸发，除去丙酮，残留液加蒸馏水至原体积即为处理含药血清供试液。用木槌将豚鼠击晕后，迅速切开颈部皮肤，分离气管，从甲状软骨下至气管下端分叉处将整段气管剪下，放入盛有 Krebs 液的平皿中，仔细剔除气管周围结缔组织，6 个气管环为一段，剪成宽约 2 mm 螺旋条。放入含 20 mL Krebs 液的（37±0.5）℃ 恒温浴槽中，持续通入 5% CO_2 和 95% O_2 混合气。气管螺旋条下端固定在金属钩上，上端连接肌力换能器，换能器连接 Power Lab/8sp 生理记录仪，调节初始负荷为 1 g。标本平衡后记录一段正常曲线，然后加入 His 0.1 mL（使浴槽内质量浓度为 $1.67×10^{-6}$ g/mL），当气管平滑肌张力升到最高点时，向浴槽中加入含药血清，记录张力变化，换液 2 次，待曲线恢复至原来张力，同样的方法观察其他含药血清。分别记录加入射干提取物含药血清前及加入后 3、5、10 min 的张力变化，按下式求出解痉率。解痉率 =（加药前张力 - 加药后张力）/ 加药前张力 × 100%。试验结果表明，射干提取物含药血清对 His 引起的气管平滑肌收缩反应具有一定的拮抗作用。

【毒理研究】 射干乙醇提取物灌胃对小鼠的 LD_{50} 为 66.78 g/kg。小鼠灌胃射干醇浸液（1∶1）的 LD_{50} 为 66.78 g/kg。鸢尾苷皮下注射兔的致死量为 8~10 g/kg。

【临床应用】

1. 临床配伍

（1）喉痹：

1）射干，细锉。每服五钱匕，水一盏半，煎煮至八分，去滓，入蜜少许，旋旋服。（《圣济总录》射干汤）

2）用射干一片，口含咽汁。（《医方大成论》）

3）若仅为咽喉肿痛，则用射干花根、山豆根，阴干为末，吹喉。（《袖珍方》）

（2）腮腺炎：射干鲜根 10~15 g。酌加水煎，饭后服，日服两次。（《福建民间草药》）

（3）二便不通，诸药不效：用射干根（生于水边者为最好），研汁一碗，服下即通。（《普济方》）

（4）咳而上气，喉中水鸡声：射干十三枚（一法三两），麻黄四两，生姜四两，细辛、紫菀、款冬花各三两，五味子半升，大枣七枚，半夏（大者，洗）八枚（一法半升）。上九味，以水一斗二升，先煮麻黄两沸，去上沫，纳诸药，煮取三升，分温三服。（《金匮要略》射干麻黄汤）

（5）瘰疬结核，因热气结聚者：射干、连翘、夏枯草各等分。为丸。每服二钱，饭后白汤下。（《本草汇言》）

（6）乳痈初肿：射干根（如僵蚕者）同萱草根为末。蜜调服。（《永类钤方》）

（7）水蛊腹大，动摇水声，皮肤黑，阴疝肿刺：射干捣绞汁，服如鸡子。（《补缺肘后方》）

2. 现代临床

（1）儿童急性扁桃体炎：临床主要表现为咽部疼痛、吞咽则加剧，可伴有干涩灼热感，扁桃体红肿，发热恶寒，头痛，神倦乏力，周身酸痛，咳嗽有痰，舌偏红、苔薄白，脉浮数。病例选择：男 66 例，女 54 例，年龄 5~14 岁，随机分成治疗组和对照组各 60 例，两组性别、年龄分布等一般资料均无显著差异，具有可比性。治疗组采用山楂射干饮，以健脾和胃、清热解毒、散结消肿为治则，药物基本组成为：山楂 10 g，射干 10 g，牛蒡子 9 g，连翘 8 g，蒲公英 8 g，赤芍 6 g，玄参 6 g，桔梗 5 g，甘草 5 g，水煎服。5~7 岁，每 2 d 1 剂，每日 3 次，口服；8~14 岁，每日 1 剂，每日 3 次，口服。对照组采用小儿咽扁颗粒（成分：金银花、射干、金果榄、桔梗、玄参、麦冬、牛黄、冰片），5~7 岁，一次 4 g，每日 3 次；8~14 岁，一次 8 g，每日 3 次。4 d 为 1 个疗程，观察 2 个疗程。疗效标准如下，临床痊愈：临床症状、体征消失或基本消失，中医证候积分减少 ≥ 95%；显效：临床症状、体征明显改善，中医证候积分减少 ≥ 70%；有效：临床症状、体征好转，中医证候积分减少 ≥ 30%；无效：临床症状、体征无改善或好转，甚或加重，中医证候积分减少 <30%。治疗结果：治疗组 60 例，治愈 46 例，显效 6 例，有效 5 例，无效 3 例，治疗组总有效率为 93.33%；对照组 60 例，治愈 34 例，显效 6 例，有效 8 例，无效 12 例，对照组总有效率为 80.00%。

（2）儿童寒性哮喘：临床主要表现为喘息、咳嗽、气促、胸闷。选择儿童医院收治的哮喘患儿160例，按中医辨证属于寒性哮喘，采用随机数字表法随机分为两组。纳入标准：符合西医诊断标准的哮喘急性发作期患儿，哮喘发作期分度为轻、中度者；中医辨证属寒性哮喘者；年龄在6个月至12岁。治疗组80例，男性39例，女性41例；病程1~7 d，平均3.20 d；年龄6个月至5岁34例，5~12岁46例；X线检查肺部阴影45例。对照组80例，男性43例，女性37例，病程1~7 d，平均2.80 d；年龄6个月至5岁38例，5~12岁42例。治疗方法：对照组根据病情采用吸氧，抗感染，布地奈德、沙丁胺醇雾化，维持水、电解质及酸碱平衡。治疗组在上述基础上加用射干麻黄汤加减治疗，药物组成：射干6 g，麻黄6 g，细辛3 g，五味子6 g，紫菀6 g，制半夏6 g，款冬花10 g，大枣10 g，生姜3 g，葶苈子10 g。伴发热者加柴胡6 g；痰多者加瓜蒌10 g；鼻塞、流涕者加辛夷花6 g，苍耳子5 g；腹泻、腹胀、食欲缺乏者加茯苓10 g，白术6 g；大便干者加火麻仁5 g，莱菔子10 g；汗多者加龙骨30 g，牡蛎30 g。该剂量为5岁患儿用药量，其他年龄患儿酌情增减。疗效标准如下，显效：喘息、呼吸困难、胸闷、咳嗽及其他症状消失，听诊两肺无哮鸣音；好转：喘息、呼吸困难、胸闷、咳嗽及其他症状明显减轻，听诊肺部偶闻及哮鸣音；无效：喘息、呼吸困难、胸闷、咳嗽及其他症状仍然存在，听诊两肺仍可闻及哮鸣音。治疗结果：治疗组80例，显效73例，有效4例，无效3例，总有效率96.25%，平均住院时间（6.60±1.34）d，咳嗽气喘消失时间（2.90±1.21）d，肺部哮鸣音消失时间（3.95±0.94）d，X线肺部阴影消失时间（6.60±1.18）d；对照组80例，显效65例，有效5例，无效10例，总有效率87.50%，平均住院时间（8.11±1.66）d，咳嗽气喘消失时间（3.80±1.05）d，肺部哮鸣音消失时间（4.70±0.98）d，X线肺部阴影消失时间（7.51±1.46）d。治疗组临床总有效率显著高于对照组，治疗组平均住院时间、咳嗽气喘消失时间、肺部哮鸣音消失时间、X线肺部阴影消失时间方面均短于对照组。

（3）哮喘：病例选择140例，依据区域化随机方法将患者分为对照组与观察组。对照组70例，男性42例，女性28例，年龄范围为21~59岁，平均年龄为（36.8±0.4）岁，病程为1~7年，平均病程为（4.1±0.4）年；观察组70例，男性41例，女性29例，年龄范围为24~62岁，平均年龄为（38.5±0.5）岁，病程为2~9年，平均病程为（4.5±0.3）年。治疗方法：对照组使用氨茶碱片，口服，一次1片，每日3次，外加孟鲁司特钠片，每日1片。观察组采用参蛤散（蛤蚧1对，人参9 g，三七3 g，研末），每次3 g，每日3次，联合射干麻黄汤（射干9 g，麻黄12 g，生姜12 g，细辛、紫菀、款冬花各9 g，五味子3 g，大枣7枚，半夏9 g，加水1200 mL，先煮沸麻黄，再加入其他成分煮沸），取煮沸液300 mL，每日3次。两组均服用12周，3周为1个疗程。疗效标准如下，显效：服药后，喘息发作减少2/3肺部哮鸣音消失，呼吸急促、咳嗽、胸闷等症状基本缓解；有效：服药后，喘息发作减少1/3，肺部哮鸣音减少，呼吸急促、咳嗽、胸闷等症状有所缓解；无效：喘息发作次数无明显减少，肺部哮鸣音无改善甚至加重，呼吸急促、咳嗽、胸闷等症状基本无改善。总有效率等于显效和有效的总和。治疗结果：治疗组70例，显效43例，有效15例，无效12例，总有效率82.9%，复发率为15.7%；对照组70例，显效25例，有效12例，无效33例，总有效率58.8%。

（4）支气管哮喘：病例选择56例，随机将其分为29例治疗组和27例对照组，其中，男性37例，女性19例；年龄21~72岁，平均年龄43.8岁；病程1~12年，平均病程5.7年；9例患者伴有高血压，7例患者伴有糖尿病；所有患者均伴有咳嗽、胸闷、喘息及气急等临床症状。治疗方法：对照组患者主要给予常规治疗，主要包括服用抗生素类药物、抗病毒药物及平喘药物等，抗生素类药物主要包括美洛西林钠舒巴坦钠、头孢哌酮钠舒巴坦钠及头孢曲松钠等，抗病毒药物主要包括穿琥宁、利巴韦林等，平喘药物主要包括舒喘灵（沙丁胺醇）、氨茶碱等。治疗组患者在常规治疗的基础上给予加味射干麻黄汤治疗，主要配方如下：麻黄10 g、射干18 g、半夏12 g、细辛6 g、五味子与款冬花各15 g、蝉蜕6 g、全蝎与僵蚕各10 g、甘草6 g等。将姜、枣作为引子，水煎服后服用，每日1剂。疗效判定标准如下，显效：患者服药1~3 d后，患者的气喘、哮鸣等临床症状基本消失，呼吸恢复平稳，双肺哮鸣音完全消失；有效：患者服药4~7 d，气喘、哮鸣等临床症状明显好转，呼吸困难明显改善，双肺哮鸣音显著改善；无效：患者服药1周后，呼吸困难、肺部哮鸣音及气喘等症状无改善甚至加重。治疗结果：治疗组29例，显效19例，有效9例，无效1例，总有效率96.5%；对照组27例，显效11例，有效6例，无效10例，总有效率62.9%。治疗组患者的治疗总有效率明显高于对照组。

【不良反应】　口服射干治疗剂量煎剂，少数患者有腹泻等不良反应发生。

■参考文献

［1］国家药典委员会．中华人民共和国药典：2010年版．一部［M］．北京：中国医药科技出版社，2010．

［2］郭志辉．射干的化学成分药理和临床研究进展［J］．天津药学，2009，21（4）：63-66．

［3］邱鹰昆，高玉白，徐碧霞，等．射干异黄酮类化合物的分离与结构鉴定［J］．中国药物化学杂志，2006，16（3）：175-177．

［4］束盼，秦民坚，沈文娟，等．鸢尾属及射干种子的化学成分研究进展［J］．中国野生植物资源，2008，27（2）：15-18．

［5］JIN LI，CHEN HAISHENG，JIN YONGSHENG，et al. Chemical constituents from Belamcanda chinensis.［J］. J Asian Nat Prod Res，2008，10（1-2）：89.

［6］陈靖，吴成举，柴纪严．射干提取物体内抗肿瘤作用研究［J］．北方药学，2013，10（5）：72.

［7］秦文艳，赵金明，齐越，等．射干提取物体内体外抑菌作用的研究［J］．中国实验方剂学杂志，2011，17（4）：147-150．

［8］张宏，甘雨，乔敏，等．射干提取物抑菌实验研究［J］．实验动物科学，2012，29（2）：5-7.

［9］赵金明，孟莉，陈贺，等．射干有效成分抗病毒主要药效学实验研究［J］．实验动物科学，2010，27（6）：9-12.

［10］严启新，赵文娟，殷明，等．射干总黄酮抗维甲酸所致大鼠骨质疏松症的影响

[J]. 中药药理与临床，2012，28（2）：55-57.

[11] 冯汉林，严启新. 射干提取物抗雌激素缺乏大鼠骨质疏松的研究 [J]. 现代药物与临床，2012，27（3）：209-213.

[12] 李和标. 大豆异黄酮对运动去卵巢大鼠骨质疏松的影响 [J]. 安徽农业大学学报，2011，38（4）：623-628.

[13] 李国信，王光函，姜鸿，等. 射干提取物在大鼠体内的药动学研究 [J]. 中草药，2010，41（12）：2052-2053.

[14] 周延萌，宋立群，马晓茜，等. 红车轴草异黄酮对维甲酸致小鼠骨质疏松的预防作用 [J]. 中国药理学通报，2010，26（12）：1658-1661.

[15] 黄海玲，李海，王金花，等. 雌激素与不同剂量的葛根素联合对去卵巢大鼠骨质疏松的影响 [J]. 中国妇幼保健，2011，26（33）：5228-5231.

[16] 冯汉林，赵文娟，殷明，等. 骨新康对去卵巢大鼠骨质疏松症的治疗作用 [J]. 药物评价研究，2012，35（1）：14-17.

[17] 甘雨，乔敏，张宏，等. 射干提取物含药血清对豚鼠离体气管平滑肌收缩功能的影响 [J]. 中国实验方剂学杂志，2012，18（7）：164-166.

[18] 赵辉，张丽，季辉，等. 射干麻黄汤加味对哮喘小鼠 $TGF-\beta_1$ 的影响 [J]. 成都中医药大学学报，2014，37（3）：25-26.

[19] 吕昌群. 山楂射干饮治疗儿童急性扁桃体炎 60 例 [J]. 河南中医，2010，30（1）：64-65.

[20] 杨京华，阳荣秀，邓国安. 川芎嗪治疗儿童寒性哮喘的临床研究 [J]. 广州中医药大学学报，2008，25（5）：414-416.

[21] 张勇. 加味射干麻黄汤治疗支气管哮喘急性发作 100 例 [J]. 中国中医急症，2006，15（6）：656-657.

[22] 安建峰，张娟利，梁蓬勃，等. 射干麻黄汤加减治疗儿童寒性哮喘临床观察 [J]. 中国中医急症，2014，23（1）：121-122.

[23] 孙虹伟. 参蛤散合射干麻黄汤治疗哮喘 140 例临床观察 [J]. 中华高血压杂志，2015，23（综合1）：378-379.

[24] 赵东凯，杨桂仙. 加味射干麻黄汤治疗支气管哮喘（寒哮）56 例临床观察 [J]. 中国疗养医学，2015，24（1）：52-53.

益 母 草

【道地沿革】　益母草又称益明、贞蔚、野天麻、坤草、郁臭草、苦低草、红花艾、土质汗、三角胡麻、云母草等。陆矶《诗疏》载：萑，似萑。方茎，白花，花生节间。《韩诗》及《三苍》说悉云，萑益母也。《经效产宝》返瑰丹注：益母，叶似艾叶，茎类火麻，方梗凹面。四、五、六月，节节开花，红紫色如蓉花，南北随处皆有，白花者不是。花正开时，连根收采，阴干，用叶及花、子。《本草纲目》载：此草及子皆充盛密蔚，故名茺蔚。其功宜于妇人及明目益精，故有益母之称。其茎方类麻，故谓之野天麻，俗呼为猪麻，猪喜食之也。《近效方》谓治金疮折伤，益母亦可作煎治折伤，故名为土质汗也。茺蔚近水湿处甚繁，春初生苗如嫩蒿，入夏长三、四尺，茎方如黄麻茎，其叶如艾叶而背青。一梗三叶，叶有尖歧，寸许一节。节节生穗，丛簇抱茎，四五月间，穗内开小花，红紫色，亦有微白色者。其草生时有臭气，夏至后即枯，其根白色。此草有白花、紫花两种，茎、叶、子、穗皆一样也，但白者能入气分，红者能入血分，别而用之可也。按《闺阁事宜》云，白花者为益母，紫花者为野天麻。陈藏器《本草拾遗》云，茺蔚生田野间，人呼为郁臭草；天麻生平泽，似马鞭草，节节生紫花。孙思邈《千金方》云，天麻草，茎如火麻，冬生苗，夏着赤花屈口鼠尾花。此皆似以茺蔚、天麻为二物，盖不知其是一物二种。凡物花皆有赤白，如牡丹、芍药、菊花之类是矣。

【来源】 本品为唇形科植物益母草 *Leonurus ja ponicus* Houtt. 的新鲜或干燥地上部分。鲜品春季幼苗期至初夏花前期采割；干品夏季茎叶茂盛、花未开或初开时采割，晒干，或切段晒干。

【原植物、生态环境、适宜区】 具体内容同"茺蔚子"部分。

【生物学特点】 具体内容同"茺蔚子"部分。

【采收加工】 益母草以全草入药，在植株开花 70% 左右时收获。将全株收获后，洗净泥土，及时晒干，打捆。如果是菜用，应在长到 40 cm 高前、鲜嫩的时候采收。

【炮制储藏】

1. 炮制 鲜品除去杂质，迅速洗净。干品除去杂质，迅速洗净，润透，切段，干燥。

2. 储藏 干品置干燥处，鲜品置阴凉潮湿处。益母草应储藏于防潮、防压、干燥处，以免受潮发霉变黑和防止受压破碎造成损失，且储存期不宜过长，过长易变色。

【药材性状】 鲜益母草：幼苗期无茎，基生叶圆心形，5~9 浅裂，每裂片有 2~3 钝齿。花前期茎呈方柱形，上部多分枝，四面凹下成纵沟，长 30~60 cm，直径 0.2~0.5 cm；表面青绿色；质鲜嫩，断面中部有髓。叶交互对生，有柄；叶片青绿色，质鲜嫩，揉之有汁；下部茎叶掌状 3 裂，上部叶羽状深裂或浅裂成 3 片，片全缘或具少数锯齿。气微，味微苦。

干益母草：茎表面灰绿色或黄绿色；体轻，质韧，断面中部有髓。叶片灰绿色，多皱缩、破碎易脱落。伞花腋生，小花淡紫色，花萼筒状，花冠二唇形。切段者长约 2 cm。

花序最上部的苞叶近于无柄，线形或线状披针形，长 3~12 cm，宽 2~8 mm，全缘或具稀少牙齿。轮伞花序腋生，具 8~15 花，轮廓为圆球形，径 2~2.5 cm，多数远离而组成长穗状花序；小苞片刺状，向上伸出，基部略弯曲，比萼筒短，长约 5 mm，有贴生的微柔毛；花梗无。花萼：花萼管状钟形，长 6~8 mm，外面有贴生微柔毛，内面在离基部 1/3 以上被微柔毛，5 脉，显著，齿 5，前 2 齿靠合，长约 3 mm，后 3 齿较短，等长，长约 2 mm，齿均宽三角形，先端刺尖。花冠：花冠粉红至淡紫红色，长 1~

1.2 cm，外面于伸出萼筒部分被柔毛，冠筒长约 6 mm，等大，内面在离基部 1/3 处有近水平向的不明显鳞毛毛环，毛环在背面间断，其上部多少有鳞状毛，冠檐二唇形，上唇直伸，内凹，长圆形，长约 7 mm，宽约 4 mm，全缘，内面无毛，边缘具纤毛，下唇略短于上唇，内面在基部疏被鳞状毛，3 裂，中裂片倒心形，先端微缺，边缘薄膜质，基部收缩，侧裂片卵圆形，细小。

雄蕊：雄蕊 4，均延伸至上唇片之下，平行，前对较长，花丝丝状，扁平，疏被鳞状毛，花药卵圆形，二室。雌蕊：花柱丝状，略超出于雄蕊而与上唇片等长，无毛，先端相等 2 浅裂，裂片钻形。花盘平顶。子房褐色，无毛。小坚果长圆状三棱形，长 2.5 mm，顶端截平。而略宽大，基部楔形，淡褐色，光滑。花期通常在 6~9 月，果期 9~10 月。

【质量检测】

1. 性状鉴别 全草呈黄绿色，茎方而直，上端多分枝，有纵沟，密被茸毛，棱及节上更密。质轻而韧，断面中心有白色髓部。叶交互对生于节上，边缘有稀疏的锯齿，上面深绿色，背面色较浅，两面均有细茸毛；多皱缩破碎；质薄而脆。有的在叶腋部可见紫红色皱缩小花，或有少数小坚果。有青草气，味甘微苦。以茎细、质嫩、色绿、无杂质者为佳。全国大部地区均产。尚有下列同属植物亦作益母草入药。①白花益母草，花冠白色，其他与前种相同。②细叶益母草，最上部的叶为 3 全裂或深裂，花冠较大，长15~20 mm，下唇比上唇短，花冠外面的长绒毛较密。③土耳其益母草，花序上叶片长圆状菱形，3 裂；花序顶端茸毛致密，苞片及萼筒均被紧贴的茸毛，花淡红色，长 9~10 mm，上唇被灰白色长柔毛。小坚果顶端被白色短柔毛。益母草的幼株称童子益母草，功用相同。

2. 显微鉴别

（1）益母草茎横切面：表皮细胞外壁较厚，并有角质层。非腺毛 1~4 细胞，长 160~320 μm，基部直径 24~40 μm，腺毛头部 1~4 细胞，直径 20~24 μm。柄单细胞。皮层为数列薄壁细胞，内含小针晶，长 4~16 μm，四棱处皮层外侧有 6~8 列厚角细胞，内皮层细胞较大。中柱鞘纤维束散在，微木化。木质部在棱角处较发达。髓细胞含长方晶，长 12~48 μm，宽 4~20 μm，并有针晶，长 8~28 μm。

（2）益母草叶表面观：上表皮细胞垂周壁略呈波状弯曲，有众多单细胞非腺毛，呈圆锥状，长 64~110 μm，壁厚约 6 μm，壁上有疣状突起，茸毛基部直径 20~40 μm，周围有 4~7 表皮细胞呈放射状排列，表面有角质条状纹理，腺毛头部 1~4 细胞，直径 20~24 μm，柄单细胞。下表有疣状突起，顶部细胞胞腔较窄，另有少数腺毛及腺鳞，头部 8 细胞，直径 32~36 μm。

（3）细叶益母草叶表面观：上表皮细胞垂周壁较平直，腺毛较多，头部 4 细胞，尤以叶脉为多。下表皮细胞垂周壁稍波状弯曲，非腺毛单细胞，锥状，长 48~100 μm，另外少数 2 细胞的非腺毛，长 140~176 μm，腺鳞较多，头部 8 细胞，直径 40~53 μm。

3. 理化鉴别 取本品粉末（鲜品干燥后粉碎）3 g，加乙醇 30 mL，加热回流 1 h，放冷，滤过，滤液浓缩至约 5 mL，加于活性炭-氧化铝柱（活性炭 0.5 g，中性氧化铝 100~120 目，2 g，内径 10 mm）上，用乙醇 30 mL 洗脱，收集洗脱液，蒸干，残渣加乙醇 0.5 mL 使溶解，作为供试品溶液。另取盐酸水苏碱对照品，加乙醇制成每 1 mL 含 5 mg 的溶液，作为对照品溶液。照《中国药典》薄层色谱法试验，吸取上述两种溶液各 10 μL，分别点于同一硅胶 G 薄层板上，以正丁醇-盐酸-水（4：1：0.5）为展开剂，展开，取出，晾干，喷以稀碘化铋钾试液。供试品色谱中，在与对照品色谱相应的位置上，显相同颜色的斑点。

4. 含量测定　对照品溶液的制备：精密称取经 105 ℃ 干燥至恒重的盐酸水苏碱对照品 25 mg，置 25 mL 量瓶中。加 0.1 mol/L 盐酸溶液使溶解，并稀释至刻度，摇匀，即得（每 1 mL 中含盐酸水苏碱 1 mg）。供试品溶液的制备：取本品粉末（鲜品干燥后粉碎，过三号筛）约 3 g（同时另取本品粉末测定水分），精密称定，置具塞锥形瓶中，精密加入乙醇 50 mL，称定重量，超声处理（功率 350 W，频率 35 kHz）30 min，放冷，再称定重量，用乙醇补足减失的重量，摇匀，滤过，精密量取续滤液 25 mL，置蒸发皿中，于水浴上蒸干，精密加入 0.1 mol/L 盐酸溶液 10 mL 使溶解，加活性炭 0.5 g，置水浴中加热半分钟，搅拌，滤过，滤液置 25 mL 量瓶中，用 0.1 mol/L 盐酸溶液分次洗涤蒸发皿和滤器，洗液并入同一量瓶中，备用。精密量取对照品溶液 10 mL，置 25 mL 量瓶中，另取 0.1 mol/L 盐酸溶液 20 mL，置 25 mL 量瓶中。在对照品溶液、0.1 mol/L 盐酸溶液及上述备用供试品溶液的量瓶中，各精密加入新制的 2% 硫氰酸铬铵溶液 3 mL，摇匀，加 0.1 mol/L 盐酸溶液至刻度，摇匀，置冰浴中放置 1 h，用干燥滤纸滤过，取续滤液，以 0.1 mol/L 盐酸溶液为空白，照《中国药典》分光光度法，在 520 nm 的波长处分别测定吸收度，用空白试剂的吸收度分别减去对照品与供试品的吸收度，计算即得。本品按干燥品计算，含生物碱以盐酸水苏碱（$C_7H_{13}NO_2 \cdot HCl$）计，干品不得少于 0.40%，鲜品不得少于 1.0%。

【性味归经】　苦，辛，微寒。归肝、心包经。

【功能主治】　活血调经，利尿消肿。用于月经不调，痛经，经闭，恶露不尽，水肿尿少；急性肾炎水肿。

【用法用量】　内服：煎汤，9~30 g。鲜品 12~40 g。

【使用注意】　无瘀血者及孕妇胎前忌用。

【化学成分】

1. 生物碱类　生物碱一直被认为是益母草属植物的有效成分。益母草含总生物碱，其中有益母草碱、水苏碱、益母草啶和益母草宁等，其中益母草碱和水苏碱为主要成分。

2. 黄酮类　主要有 3,4,5,5,7-五甲氧基黄酮，汉黄芩素，大豆素，洋芹素苷-O-葡萄糖苷，槲皮素，芸香苷，益母草酮 A，益母草酮 B 等。

3. 二萜类　主要有前益母草素（prehispanolone）、益母草素（hispanolone）、前益母草乙素（preleoheterin）等。

4. 苷类　包括环烯醚萜苷类、苯丙醇苷类、似强心甾苷类等。

5. 环形多肽类　主要有环形多肽益母草宁，环益母草多肽 A、B、C。此类化合物分子量较大，结构较为复杂。

6. 挥发油类　含挥发油 0.05%~0.1%，主要成分为 1-辛烯-3-醇、3-辛醇、反式-β-罗勒烯、芳樟醇、壬醛、β-榄香烯、β-菠旁烯、顺式石竹烯、反式石竹烯、β-荜澄茄油烯、莜草烯、γ-榄香烯、γ-杜松烯、δ-杜松烯、石竹烯氧化物、苯甲酸苄酯、邻苯二甲基丁酯、棕榈酸、叶绿醇。

7. 脂肪酸类 从全草或种子里检测出延胡索酸、月桂酸、油酸、亚油酸、亚麻酸、花生酸、硬脂酸、软脂酸等。

8. 其他 主要有胡萝卜苷、β-谷甾醇、益母草酰胺、益母草多糖、挥发油等，以及有抗氧化、降血脂作用的阿魏酸，微量元素有铁、锌、锰、铜、镍等。

【药理作用】

1. 调节子宫收缩 益母草是我国民间的调经止血药，具有较强的子宫兴奋作用，能增加子宫收缩幅度、频率及张力。益母草煎剂、水浸或乙醇浸膏及益母草总碱对豚鼠、兔、猫、犬等多种动物的子宫均有兴奋作用。实验证明，益母草煎剂对未孕、早孕、晚期妊娠或产后离体兔子宫，均有兴奋作用。快速静脉注射于在位子宫，半分钟后即出现兴奋作用，其强度和作用时间随用量加大而增加。兔子宫瘘试验，用益母草煎剂灌胃，当子宫内加压或未加压时，均于给药 15~20 min 后，使子宫呈显著的兴奋作用。益母草总碱对豚鼠离体子宫有兴奋作用，其作用类似麦角新碱。益母草总生物碱 3 mg 与马来酸麦角新碱 0.04 mg 的效价相当。益母草水浸或乙醇浸膏对离体及在位子宫均有显著兴奋作用。益母草碱能使动情前期或卵巢切除后肌注雌二醇 50 mg 的大鼠离体子宫振幅增加，其作用与剂量相关，表现为剂量-张力呈线性关系。益母草碱对子宫的收缩作用可持续几小时，但冲洗后可恢复。阿托品 2 mg/L 不影响其收缩。益母草碱甲 2.5~5 mg/kg 给麻醉猫静脉注射，对子宫有兴奋作用，能增加子宫张力，并能降压；对猫、豚鼠离体子宫亦有兴奋作用。经蒸馏法制得的益母草针剂却无子宫收缩作用。益母草水煎剂给小鼠口服 4~5 次（总量 200~250 mg），有一定的抗着床和抗早孕作用。有报告指出，益母草兴奋子宫的有效成分主要存在于其叶部，根部作用很弱，基部无效。

在实验前 2 d，每日给雌性未孕大鼠肌内注射苯甲酸雌二醇 1 mg/kg，于第 3 天颈椎脱臼处死动物，迅速剖取子宫，用 BL-420E 生物机能系统记录子宫收缩曲线；加入水提物药液 20、20、40 μL，采用累加给药方式，每次给药后记录 10 min 收缩曲线，比较给药前后收缩力、频率和活动力的变化。结果显示，益母草水提物对未孕大鼠子宫具有促进收缩作用，使子宫活动力、收缩张力均值和最小值均明显增加，且呈一定量效关系；同时，水提物可抑制缩宫素对子宫的收缩作用，使子宫活动力、收缩张力的均值和最大值均显著降低。表明益母草水提物对子宫活动具有双向调节作用，对未孕大鼠正常子宫具有兴奋作用，对痉挛子宫具有舒张作用。

益母草总生物碱的药理实验结果表明，益母草总生物碱对缩宫素引起的大鼠在体子宫和前列腺素 E_2（PGE_2）引起的小鼠在体子宫强烈收缩有显著的缓解作用，能迅速抑制缩宫素和 PGE_2 的活性，且表现出一定的量效关系，对热刺激引起的疼痛反应也具有缓解作用。近代医学认为前列腺素释放过多是引起原发性痛经的主要原因之一，益母草总生物碱治疗痛经的作用可能与其对前列腺素的拮抗作用有关。缩宫素可引起细胞内钙释放而使子宫收缩，益母草总生物碱对缩宫素诱发的大鼠类痛经性疼痛有抑制作用，提示其抑制子宫活动的作用机制可能是多方面的。实验结果还表明，益母草总生物碱对角叉菜胶引起的大鼠渗出性炎症和肉芽肿形成的慢性炎症有明显的抑制作用，则可能是治疗由盆腔炎等炎症引起的继发性痛经的作用机制。综上所述，益母草总生物碱有明显的抗炎、镇痛和抗痛经作用，可能是益母草临床治疗原发性和继发性痛经的有效成分。

2. 抗心肌缺血 采用结扎大鼠冠状动脉左前降支心肌缺血再灌注模型，模拟人类心肌缺血再灌注的过程，检测益母草注射液对血清超氧化物歧化酶（SOD）、丙二醛（MDA）、乳酸脱氢酶（LDH）和肌酸激酶（CPK）水平的影响。结果表明，益母草注射液对缺血再灌注损伤的心肌有保护作用，对缺血再灌注诱发的心律失常亦有治疗作用，其机制可能与增加 SOD 活性，增强心肌抗氧化能力稳定生物膜有关。观察益母草注射液对心肌缺血大鼠血液流病学各项指标、血小板聚集率及体外血栓形成的影响，结果显示，益母草注射液可减轻心肌缺血过程中血液黏度的升高，抑制血小板聚集及血栓形成，因而具有抗心肌缺血的作用。通过实验观察到益母草生物碱对垂体后叶素诱导的大鼠急性心肌缺血具有保护作用，且在一定范围内呈剂量依赖性，其机制可能与提高内源性保护因子一氧化氮（NO）与 SOD 而降低内皮素（ET）及 MDA 的含量，平衡血管舒缩功能，增强机体抗氧化能力有关。

采用垂体后叶素腹腔注射诱导大鼠急性心肌缺血，放射免疫法测定血浆及 ET 含量，硝酸还原酶法测定血清和心肌 NO 含量，黄嘌呤氧化酶法测定血清和 SOD 活力，硫代巴比妥酸法测定血清和心肌 MDA 含量。结果可见，益母草碱在一定剂量范围内能升高血中和心肌 NO 水平，降低 ET 含量，增加 SOD 活力和降低 MDA 含量，且存在量效关系。研究表明，益母草碱具有对抗垂体后叶素性急性心肌缺血损伤的作用，其机制可能与平衡血管舒缩功能、抗脂质过氧化等有关。

采用皮下注射异丙肾上腺素（ISO）建立小鼠急性心肌缺血模型，观察益母草碱（Leo）和水苏碱（Sta）合用对小鼠心电图 T 波的影响，并且根据金氏公式计算 q 值，评价合用效应，测定小鼠血清中 MDA 含量、LDH 活力，HE 染色观察心肌组织病理损伤情况。结果显示，与模型组比较，合用组（Leo 2.5 mg/kg+Sta 5 mg/kg）、（Leo 5 mg/kg+Sta 10 mg/kg）显著抑制 T 波变化；降低血清中的 MDA 含量和 LDH 活力；同时改善异丙肾上腺素诱导的心肌缺血的病理损伤。应用金氏公式计算 q 值在 0.85～2.0 范围内，评价合用组抑制 T 波变化效应为单纯相加或增强作用；合用组（Leo 5 mg/kg+Sta 10 mg/kg）与单用 Leo 5 mg/kg 比较 MDA 含量降低明显，与单用 Sta 10 mg/kg 比较 LDH 活力降低明显；合用组（Leo 2.5 mg/kg+Sta 5 mg/kg）、（Leo 5 mg/kg+Sta 10 mg/kg）改善小鼠的心肌组织病理损伤优于单用 Leo 组和 Sta 组，仅见少量的心肌纤维收缩。研究表明，Leo 和 Sta 合用抗小鼠急性心肌缺血的作用优于单用。

3. 抗凝血 取雌性 SD 大鼠 10 只，采用 20% 乌拉坦麻醉，经股静脉取血，每只 1.8 mL，以 3.8% 柠檬酸三钠 1∶9 抗凝，经 3500 r/min，可获得 1 mL 左右血浆，取 200 μL×3 份，可平行进行 3 组实验：阴性对照组、氯化胆碱组和葫芦巴碱组，于实验前分别加入 20 μL 相应药物，其中阴性对照组加入等量生理盐水，经充分混匀，37 ℃温浴 5 min，以全自动血凝仪测定各组凝血四项指标。类似通过体外实验测定血小板聚集率和纤溶活性，以探索益母草注射液主要成分对凝血系统的影响。结果发现，体外实验表明，葫芦巴碱具有明显延长活化部分凝血酶时间（APTT）的作用，氯化胆碱和葫芦巴碱均具有抗血小板聚集的作用，均无明显的纤溶活性。研究表明，氯化胆碱和葫芦巴碱为益母草注射液抗凝的有效成分。有效成分的提取分离为扩大益母草注射液的临床应用及控制益母草注射液的质量提供了很好的科学依据。

从益母草药材中提取分离得到 2 个倍半萜化合物 YMC-4 和 YMC-6，经核磁技术鉴定结构。制备大鼠血清，采用全自动血凝仪测定两个化合物对体外凝血功能凝血酶原时间（PT）、活化部分凝血活酶时间（APTT）、凝血酶时间（TT）的影响；采用血小板聚集仪测定两化合物对腺苷二磷酸（ADP）诱导的血小板最大聚集率的影响；采用十六道生物机能系统观察其对大鼠离体子宫收缩频率、幅度（最大值、最小值、平均值）和活动力的影响。结果显示，在终浓度为 1×10^{-5} mol/L 时，与溶剂对照组比较，YMC-6 可明显降低 ADP 诱导的血小板最大聚集率和延长 PT 值，YMC-4 作用不明显；YMC-6 可明显提高缩宫素致痉挛大鼠子宫收缩平均值、频率和活动力，YMC-4 则明显抑制痉挛大鼠子宫收缩最大值，与溶剂对照组比较均有显著性差异；二者对正常大鼠离体子宫活动呈抑制趋势。结论：益母草倍半萜化合物是益母草调经活血的物质基础之一。

对益母草注射液进行提取分离，然后通过体外实验测定凝血 4 项值、血小板聚集率和纤溶活性，探索益母草注射液及其提取物对凝血系统的影响。凝血 4 项值测定结果表明，益母草注射液水溶性非生物碱部分体外给药能明显延长 PT、APTT，益母草注射液水溶性生物碱部分体外给药能明显缩短 APTT，两者均明显降低血纤维蛋白原含量和明显延长 TT。血小板聚集实验表明，益母草注射液两大部分均具有明显的抗血小板聚集活性，尤以水溶性非生物碱部分的抗血小板聚集活性更强，且呈明显的量效关系。纤溶实验表明，益母草注射液水溶性非生物碱部分具有明显的纤溶活性，且呈明显的量效关系。益母草注射液水溶性生物碱部分未见明显的纤溶活性。由此可见，益母草注射液同时具有活血与止血的作用，止血作用机制与缩短内源性凝血时间有关，活血作用机制与延长内外源性凝血时间、抗血小板聚集和纤维蛋白溶解有关。

4. 抑菌 益母草水浸液（1∶4）在试管内对许兰黄癣菌、羊毛状小芽孢癣菌、红色表皮癣菌、星形诺卡菌等皮肤致病性真菌，均有不同程度的抑制作用。

5. 抗肿瘤 采用体外最低抑制浓度测试法评价化合物抗肿瘤活性，8 个化合物均从益母草属植物中分离得到，分别为槲皮素-3-O-3 洋槐双糖苷、芸香苷、异槲皮苷、金丝桃苷、槲皮素、芹菜素、芫花素和苯甲酸。结果显示，除芫花素外，其余化合物均显示出不同程度的抑制人血白血病 K562 细胞活性，其中槲皮素活性最强，苯甲酸为最弱。

采用 MTT 法观察益母草水提物及醇提物对人宫颈癌的作用，并观察两者对小鼠体内 S180 肉瘤的抑制作用。结果显示，108、180 和 300 μg/mL 的益母草水提物及益母草醇提物可显著抑制人宫颈癌海拉细胞的增殖，250、750 mg/kg 的益母草水提物及益母草醇提物对 S180 小鼠肉瘤的生长无抑制作用。结果表明，益母草水提物及益母草醇提物对人宫颈癌具有一定的体外抗肿瘤活性。

益母草提取物对药物敏感 KB-3-1 细胞及耐药性 KB-V1 细胞的多药耐药逆转率，用合并指数方程式分析与阿奇霉素合用的协同作用，发现益母草提取物可逆转 KB-V1 细胞多药耐药性，并且与阿奇霉素合用对多药耐药细胞及药物敏感细胞均表现出生长抑制协同作用，而且在多药耐药细胞上的协同作用更强。

6. 兴奋免疫　益母草素对由刀豆球蛋白（ConA）引起活化的 T 淋巴细胞，有明显的促进其增殖作用，并且其作用是单独使用 ConA 的 5~8 倍；前益母草素对体液中的 B 淋巴细胞则没有显示出增强作用。

中药益母草的抗诱变作用和对淋巴细胞增殖作用的影响：微核实验，小鼠随机分为 6 组，即阴性对照组（NS）、环磷酰胺（CTX, 30 mg/kg）组和益母草抗诱变组（1.0、2.0、4.0、8.0 g/kg+CTX 30 mg/kg）；淋巴细胞转化实验，24 只小鼠随机分为 4 组（每组 6 只），即生理盐水组、CTX（30 mg/kg）组、益母草水煎液组（20g/kg）及益母草水煎液（20 g/kg）+CTX（30 mg/kg）组，采用 MTT 法计算刺激指数（SI）。结果显示，益母草 2.0、4.0 和 8.0 g/kg 剂量组微核率低于 CTX 组；益母草水煎剂的 SI 显著高于生理盐水组，差异明显；益母草水煎液+CTX 组 SI 高于 CTX 组，差异明显。研究表明，益母草具有抗诱变作用，并且益母草可以提高淋巴细胞的功能。

7. 保护肾　用益母草对大鼠肌内注射甘油所致的急性肾小管坏死（ATN）进行治疗，结果发现，益母草对初发期 ATN 有一定的防治作用，可能是通过增加肾血流量、改善外髓层血液瘀滞状态、降低血液黏度等环节调整了肾内血流动力学，从而起到了防治 ATN 的作用。随后，他们又对益母草对大鼠肌内注射庆大霉素（GM）所致急性肾衰竭（ARF）的治疗作用进行了研究，结果显示，益母草在 GM 所致 ARF 的发生、发展中对肾具有保护作用，其机制可能与其改善肾内血流动力学、保护细胞亚微结构特别是线粒体功能、稳定酶体膜等作用有关。益母草注射液对甘油生理盐水引起的家兔急性肾衰竭有明显增加肾皮质血流量作用，改善肾功能，减轻或恢复肾小管细胞的变性、混浊肿胀等病理改变。

将益母草生药分为 140、280、560 g 3 个剂量组，分别加水 3~4 L 浸泡 1 h，水煎煮 2 次，第一次 12 倍水，第二次 9 倍水，各煎 1.5 h，并将两次水煎液混合浓缩至 280 mL，分别相当于 1 mL 水煎液含益母草生药 0.5、1、2 g。SD 大鼠 70 只，随机分为 7 组：空白对照组；模型组：腺嘌呤 200 mg/（kg·d）；尿毒清组：5 g/（kg·d）；维生素 E 组：5 mg/（100 g·d）；益母草低、中、高剂量组：1 g/（100 g·d）、2 g/（100 g·d）、4 g/（100 g·d）。大鼠适应 1 周后开始实验，周期 24 d，心脏取血测红细胞（RBC）、血红蛋白（Hb）、血细胞比容（HCT）值和 Ca^{2+}、P^{5+}、血尿素氮（BUN）、血清肌酐（Cr）值。肾脏 HE 染色，光镜下观察。取部分肾组织测定 SOD（黄嘌呤氧化酶法）、MDA（TBA 法），SPSS 统计软件分析。益母草低、中剂量组与模型组相比，升高的指标有 RBC、Hb、HCT。益母草低、中剂量组与模型组比较 BUN、Cr 显著降低，高磷低钙显著缓解。益母草各组升高 SOD、降低 MDA 作用，与模型组比较，有极显著性差异，与维生素 E 组比较无显著性差异。益母草各组间体现剂量依赖性。结果表明，益母草中、低剂量组对大鼠腺嘌呤慢性肾衰竭（CRF）均有改善作用。由此可见，适宜剂量的益母草对大鼠 CRF 有防治作用，其机制可能与抗氧化作用有关。

采用生理盐水、益母草碱溶液、水苏碱溶液以 25 mL/100 g 的剂量给大鼠灌胃，结果表明，两种生物碱均能显著增加大鼠尿量，其作用在 2 h 内均能达到高峰，尿液中的 Na^+ 及 Cl^- 的排出量增加，K^+ 的排出量减少，故可作为作用和缓的保钾利尿药。实验研究证明，益母草可增加肾血流量、改善外髓层血液瘀滞状态、降低血液黏度，从而调整了肾内血流动力学，可用于防治急性肾小管坏死。

8. 其他　益母草碱溶液对蛙神经肌肉标本有箭毒样作用；给麻醉兔静脉注射有利尿作用，高浓度时能引起溶血。益母草对狗缺血型初发期急性肾衰竭有显著治疗效果。

【毒理研究】

1. 总体毒性　益母草毒性很低。益母草注射液给小鼠静脉注射，LD_{50} 为 30～60 g/kg；益母草总碱给小鼠静脉注射，LD_{50} 为 (572.2±37.2) mg/kg。益母草碱给大鼠腹腔注射，每次 2 mg，连续 4 d，无明显不良反应。益母草总碱给兔皮下注射 30 mg/d，连续 2 周，对进食、体温、排便均无明显影响。用 50% 益母草干粉的饲料给成年大鼠喂饲 80 d，未显示毒性反应或生育能力改变。

2. 心血管毒性　小剂量益母草碱对离体蛙心，有增强收缩作用；使用大剂量时，反呈抑制现象，这种抑制现象可能由于迷走神经末梢兴奋所致。用益母草碱进行蛙血管灌流，呈血管收缩现象，其收缩程度与所用试液浓度成正比例。用益母草碱（2 mg）注射于麻醉猫的静脉，即见血压下降，数分钟后即可恢复，这种短暂性的血压下降现象，在两侧迷走神经切断后也仍能发现。若先使用阿托品，然后注射益母草碱，血压下降即不复如前显著，故可推知益母草碱的降低血压作用不在迷走神经中枢，而可能是对迷走神经末梢兴奋作用所致。

3. 呼吸中枢毒性　益母草有直接兴奋作用，麻醉猫静脉注射益母草碱后，呼吸频率及振幅均呈显著增加，但在大剂量时，呼吸则由兴奋转入抑制，且变为微弱而不规则。在切断两侧迷走神经后，仍不呼吸兴奋作用。

【临床应用】

1. 临床配伍

（1）产后恶露不下：益母草，捣，绞取汁，每服一小盏，入酒一合，暖过搅匀服之。（《太平圣惠方》）

（2）妇人分娩后服之，助子宫之整复：益母草九钱，当归三钱。水煎，去渣，一日三回分服。（《现代实用中药》）

（3）尿血：益母草汁（服）一升。（《外台秘要方》）

（4）肾炎水肿：益母草一两。水煎服。（《福建省中草药新医疗法资料选编》）

（5）小儿疳痢，痔疾：益母草叶煮粥食之，取汁饮之亦妙。（《食医心鉴》）

（6）疔肿至甚：益母草茎叶，烂捣敷疮上，又绞取汁五合服之，即内消。（《太平圣惠方》）

（7）妇人勒乳后疼闷，乳结成痈：益母草，捣细末，以新汲水调涂于奶上，以物抹之，生者捣烂用之。（《太平圣惠方》）

（8）疖子已破：益母捣敷疮。（《斗门方》）

（9）喉闭肿痛：益母草捣烂，新汲水一碗，绞浓汁顿饮；随吐愈，冬月用根。

（《卫生易简方》）

2. 现代临床

（1）急性肾小球性肾炎：取干益母草（全草）150~200 g，或鲜草 300~400 g，加水 700 mL，文火煎至 800 mL，分 2~3 次温服。小儿酌减。同时结合常规处理，如禁盐、限制蛋白质的摄入，有高血压脑病征象者辅以 50%葡萄糖溶液静脉滴注，有炎症感染者兼用抗生素等。观察 80 例，均治愈。治愈日期最快 5 d，最长者 36 d。愈后随访半年至 5 年，未见复发病例。另有报告治疗急性肾炎 4 例，经 6~26 d 亦完全治愈；慢性 9 例结合温补脾肾的中药治疗，亦取得不同程度效果。实践证明，益母草利尿消肿作用显著，对急性肾炎的疗效较满意。

（2）产褥期：益母草煎剂或益母草膏有收缩子宫作用，与麦角流浸膏相比，从产褥期子宫底下降水平及恶露情况来看，其作用基本相同。益母草制剂收缩子宫的作用发生很慢，服药后 1 h 宫缩加强者占 16.4%，服药后 2 h 宫缩加强者占 25%。煎剂是用干益母草 500 g 加水煎成 1000 mL，日服 3 次，每次 20 mL，产后连服 3 d；益母草膏（新鲜益母草 200 g 加糖 200 g 收膏）每日约服 65 g。

（3）中心性视网膜脉络膜炎：取益母草全草干品 200 g，加水 1000 mL，暴火煎 30 min取头汁；药渣再加水 500~700 mL，煎 30 min，两次煎液混合，分早、晚 2 次空腹服，一般 15 d 左右见效，治疗 24 例，均有不同程度的疗效。

（4）功能失调性子宫出血：益母草能活血化瘀，调经解毒，治胎漏产难，崩中漏下，其功专入血分，行瘀血，生新血，行瘀血而新血不伤，养新血而不滞。益母草有增强子宫收缩能力，其作用与垂体后叶素、麦角新碱相似；更用白芍、当归，一张一弛，少佐木香，以疏肝开郁、和胃健脾，临床治疗久漏不止有较好的效果。加鹿衔草，对于青春期功能性子宫出血，青春期肾气不足，月经过多、经行腹痛；更年期气血渐衰，阴阳平衡失调，虚阳上扰，出现的面目水肿，月经过多、崩漏、经期延长等热夹瘀证有明显疗效。益母草与香附二药配合，疏肝理气，调经止血，用于女子月经不调、经行腹痛、乳房肿痛，以及人工流产、药物流产、产后腹痛、经水不断等妇科疾病疗效更甚。

（5）左心衰竭：益母草化血中之水。《金匮要略》中"血不利则为水"用以阐述经闭水肿。慢性左心衰竭因心脏虚弱，生血无力，而血不利化为水，水饮凌心射肺诱发左心衰竭。益母草活血化瘀，能改善"血不利"，能使过多的回心血量重新分布，使之不形成病理产物"水"，以减轻左心衰竭。现代医学治疗慢性左心衰竭，首选利尿药，但长期利尿易导致水电解质紊乱，因此不能长期应用，中医用化血中之水之法，临床上用单味益母草 200 g 加桂枝适量可长期服用，效果明显。

（6）前列腺增生：前列腺增生主要病机为气虚夹瘀痰阻滞与水湿停聚。益母草行血而养血，行血而不伤新血，养血而不滞瘀血，能行气通经络，故以益母草 30 g 配消症汤有明显疗效。

（7）慢性溃疡性结肠炎：《新修本草》谓之"消恶毒疗肿"，《本草纲目》谓之治"泻血、疗痢"，《卫生家宝方》以益母草配乌梅炭治赤白杂痢后重者，故配以益母草重用，治疗慢性溃疡性结肠炎效果甚佳。

（8）痛经：用痛经方（当归、益母草各20 g，川芎10 g，乌药、延胡索各15 g）辨证加味治疗经行腹痛300例，显效197例，有效57例，无效1例，总有效率97.7%。62例痛经患者随机分为两组，分别用复方益母口服液（38例）、复方益母冲剂（24例）治疗痛经，复方益母口服液的治疗效果明显高于复方益母冲剂的效果，总有效率为94.7%。用自拟逐瘀月舒汤（益母草、桃仁、红花、当归、川芎、赤芍、香附、醋元胡等）治疗痛经60例，总有效率95%。提示本方能使子宫组织血运通畅，改善其局部缺血缺氧，解除子宫肌痉挛，从而达到冲任流通、气顺血和、通则不痛的作用。

（9）皮肤病：采用益母草膏（每瓶400 g）治疗女性皮肤瘙痒，每次20 g，每日3次，3瓶为1个疗程，共治疗21例，均获痊愈。采用益母草内服外洗治疗荨麻疹30例，益母草30 g，水煎分服，2周为1个疗程；益母草120 g，水浸2 h后，加水至3000 mL，煎15 min，稍凉后全身沐浴，每日1次，结果25例痊愈，5例有效。

（10）高黏血症：用203个高黏血症患者的血标本进行检测，并与复方丹参、血栓通、低分子右旋糖酐葡萄糖注射液进行对照，发现益母草的降血黏作用最好。用益母草注射液治疗血瘀高黏血症105例，获得了满意的效果。分别用益母草注射液和藻酸双酯钠（PSS）治疗高黏血症，测定全血黏度、血浆黏度、血细胞比容、血沉等7项指标，PSS治疗组治疗前后血流动力学7项指标中仅有2项指标有显著性差异，而益母草治疗组7项指标中有3项指标、4项参数有显著性差异，表明益母草的降黏度作用优于PSS。益母草在治疗中无不良反应，是一种较为理想的降低血液黏度药物。

（11）ABO型新生儿溶血症：以益母草500 g，当归、川芎各150 g，白芍180 g，广木香12 g，研末为丸，自妊娠17周开始服用，每日1~3次，每次1丸，直至分娩。对既往有分娩过ABO型新生儿溶血症史的16例产妇进行统计分析，结果服药前后新生儿溶血症的发生率分别为76.9%、26.3%，死亡率各为55%、0，存活率各为45%、100%，19名新生儿随访均无后遗症。

（12）冠心病：冠心病属中医胸痹、心痛、真心痛等范畴，其病机主要是由于脏腑亏损、气血失调或心气不足，鼓动无力而导致气滞血瘀。益母草具有活血化瘀、祛瘀生新、养益心阴的功能。有研究对52例冠心病及30例无症状性心肌缺血患者静脉滴注益母草注射液，54例心肌缺血患者口服益母草片，治疗15 d后冠心病患者症状、体征、心电图、血脂、微循环及血流动力学指标均明显改善，治疗30 d后心肌缺血患者症状、心电图、血脂、血流动力学指标亦明显改善。

（13）过敏性紫癜：《神农本草经》有益母草"主隐疹"之训。过敏性紫癜表现为毛细血管脆性和渗透性增加导致皮肤出血（紫癜），临床上血小板计数正常，且常伴有关节炎、腹痛等，属于中医"血证""斑疹""肌衄"范畴。在化斑汤加减基础上加益母草30 g服用，等症状稍有好转，单用益母草45 g水煎服可巩固效果。若皮肤瘙痒明显者加苦参、白鲜皮，以消水行血，去瘀生新，可达到预期效果。

（14）产后出血：将具有产后出血高危因素的152例产妇随机分为2组，每组76例。治疗组给予缩宫素联合益母草注射液，对照组则单纯应用缩宫素。比较2组产妇持续宫缩时间，恶露持续时间，子宫复旧情况，产后出血发生率，输血率，子宫切除率，产后24 h血红蛋白（Hb）下降值，产时及产后2 h、24 h出血量，产后24 h凝血功能，以及不良反应情况。结果显示，与对照组比较，治疗组持续宫缩时间、恶露持续时间显著缩短，子宫复旧情况显著改善，产后出血发生率、输血率显著降低，产后24 h Hb下降、产后2 h及24 h出血量也显著下降；2组产后凝血功能相关指标及不良反应发生率比较，差异无统计学意义。由此可见，缩宫素联合益母草注射液预防产后出血的疗效好。

以剖宫产治疗的260例产妇为研究对象，并按照手术顺序随机分为实验组（$n = 130$）和对照组（$n = 130$）。实验组治疗方法为：剖宫产术中，胎儿娩出、血管钳钳夹脐带后，立即给予益母草注射液4 mL+静脉滴注缩宫素20 IU，术后2 h给予益母草注射液肌内注射2 mL后，每间隔12 h肌内注射一次，2 mL/次，持续3～5 d。对照组仅常规给予静脉滴注缩宫素20 IU。结果为，剖宫产术中益母草注射液注射5 min后，实验组显效率、有效率和无效率分别为95.00%、5.00%和0，而对照组分别为88.00%、5.00%和7.00%，两组显效率比较，差异有统计学意义。剖宫产后24 h出血情况观察，在实验组中，产后出血（PPH）量较少，显效率、有效率及总有效率分别为90.00%、10.00%和100.00%，对照组分别为83.00%、15.00%和98.00%，两组有效率比较，差异无统计学意义。实验组分娩前、后48 h平均血细胞比容（HCT）及其差值分别为34.29、31.2和3.09，对照组分别为34.34、31.16和2.98，两组比较，差异无统计学意义。研究结果表明剖宫产术中联合应用益母草注射液+缩宫素作为预防子宫收缩乏力性出血的效果显著，可有效地防治PPH发生，无须补充治疗性宫缩剂或采取其他有损伤性治疗措施。

研究对象为因医学因素或社会因素需行剖宫产者60例，经阴道分娩者54例，将其用盲法随机分至3组：益母草组、缩宫素组、益母草+缩宫素组，各组按特定方式处理，记录术中及产后48 h内出血量，记录第三产程时间，所得数据用单因素方差分析法进行统计分析。结果为，益母草组剖宫产组术中出血量为（1014.75±159.10）mL，益母草+缩宫素组为（433.88±75.34）mL，缩宫素组为（562.30±102.00）mL，组间比较，差异有统计学意义；剖宫产组3组间第三产程比较，差异均无统计学意义。由此可见，益母草用于阴道分娩后，可以达到与缩宫素类似的效果，在剖宫产时不建议单独使用。

采用益母草注射液联合缩宫素在胎儿前肩娩出后立即臀部肌内注射防治顺产产后出血，结果显示联合用药明显优于单用缩宫素，主要表现在联合用药明显缩短第三产程时间，明显减少产后2 h和24 h出血量，未增加不良反应发生率。益母草注射液多中心、随机、单盲、阳性药物对照的前瞻性研究，比较了单用益母草组、益母草+缩宫素组、单用缩宫素组防治顺产妇产后出血的疗效。结果显示，产时和产后6 h益母草组缩宫效果不及益母草+缩宫素组和缩宫素组，但各组间出血量无差异。以后时段表现出单用益母草或联用益母草止血的优越性，产后12 h益母草组阴道流血量明显少于另外两组。产后24 h总出血量和产后出血发生率3组无明显差异，表明益母草有缓慢但持久的缩宫效果。

（15）药物流产后恶露不绝：收集药物流产后恶露不绝患者86例，随机分为两组各43例。全部患者均给予米非司酮与米索前列醇片常规序贯合用，治疗组加服宫血宁胶囊，观察并比较两组疗效、阴道出血停止和月经恢复时间等指标。结果显示，与对照组相比，研究组患者的痊愈率和总有效率均明显提高，阴道出血停止时间≤7 d 和月经恢复时间≤30 d 的比率明显提高，而阴道出血停止时间 7~14 d 和≥15 d 的比率均明显降低。研究表明，中西药相结合治疗药物流产后恶露不绝效果显著。

选取药物流产后恶露不绝患者 72 例，随机分为治疗组 37 例和对照组 35 例。患者给予常规米非司酮与米索前列醇片序贯联合治疗。用药第 1 天，晨空腹口服米非司酮 50 mg，8~12 h 后再服 25 mg；用药第 2 天，早、晚各服米非司酮 25 mg；用药第 3 天，上午 7：00 左右空腹服米非司酮 25 mg，1 h 后来门诊空腹加米索前列醇 600 mg，观察 6 h。治疗组在序贯合并治疗的基础上，第 1~9 天服益母草片 60 mg/次，3 次/d；对照组仅给予序贯合并治疗，二组均治疗 15 d。结果显示，治疗组痊愈 17 例、显效 13 例、有效 6 例、无效 1 例，总有效率为 97.30%；对照组分别为 10、9、8、11 例，总有效率为 77.1%。两组阴道停止出血时间的比较，用药 5 d，阴道停止出血治疗组 24 例，对照组 9 例；用药 15 d，治疗组 37 例患者阴道均停止出血；而对照组尚有 9 例患者仍然有出血症状。治疗组阴道出血治疗有效率高于对照组。

（16）功能性子宫出血：选取功能性子宫出血病患 60 例，全部患者均进行了益母草汤的治疗，具体药方为：用鲜益母草 100 g，香附 15 g，鸡蛋 2 个，加水适量同煮，熟后去蛋壳再煮片刻，去药渣，吃蛋饮汤。每天 1 次，连服 4~5 d。对出血量特别多的患者用益母草 120 g，仙鹤草 60 g。每日 1 剂，水煎分 2 次服。出血停止 2 d 后停用，下次月经量多继用同上，至月经恢复正常或停经。1 个月经周期为 1 个疗程，持续 1~5 个疗程。随访 3 个月治愈率 85%，有效率 15%，总有效率 100%；随访 6 个月治愈率 78.3%，有效率 21.7%，总有效率 100%；随访 1 年治愈率 60%，有效率 25%，总有效率 85%，无效率 15%。结果显示，患者的情况有明显的好转，随访 6 个月内的治愈总有效率高达 100%，但是随访 1 年的结果却显示，用益母草治疗功能性子宫出血需要有长时间的疗程辅助治疗。

【不良反应】 临床上益母草会出现一些中毒反应。益母草碱对中枢神经系统有先兴奋后麻醉作用，特别能引起呼吸中枢兴奋；具有箭毒样作用，使肌肉不再收缩而松弛；益母草碱有麦角碱样收缩子宫作用；能扩张小动脉，使血压下降。一般在服药后 4~6 h 出现中毒症状，中毒量为 90~150 g。主要表现为突感全身乏力；疼痛酸麻，下肢呈瘫痪状态；重者伴有大汗、血压下降，甚或虚脱，呼吸增快、增强，甚则呼吸麻痹。此外，尚有腰痛、血尿、孕妇中毒可引起流产。引起中毒的主要原因为超剂量用药和孕妇误用。因此，控制用量和孕妇慎用是预防益母草中毒的关键。发生益母草中毒时应立即催吐、洗胃及对症处理，亦可用一些中药如赤小豆、绿豆、甘草等解毒。

【综合利用】

1. 益母草的药用价值 益母草是治疗妇科病的要药，为治疗妇科病的首选。但益母草已不局限于治疗妇科病，目前已成为治疗常见病和多发病的常用药物之一。如益母草与川芎相配可治疗头痛眩晕及青光眼、交通性脑积水、脑梗死、颅内血肿、前庭迷路积水引起的眩晕头痛；益母草与贯众相伍可治疗肾病综合征；益母草与香附相合治疗妇女月经不调、产后腹痛、经水不断等妇科疾病；益母草和鹿衔草相伍可治疗青春期功能失调性子宫出血及更年期崩漏、月经过多、经期延长等血热夹湿证，并认为益母草利尿消肿、祛瘀生新，促进子宫收缩，而鹿衔草温肾补阳，清虚热而止血，二者攻补兼施，相辅相成而奏效。也有人报告用益母草单方治疗性冷淡、黄褐斑疗效甚佳。药理学研究证明，益母草能改善子宫、卵巢血液循环，调节性激素，增进性激素的分泌水平。

2. 观赏价值 益母草的轮伞花序上花朵密集呈轮状排列，入秋花枯后花萼宿存，依然一团团轮生于茎秆上，似串珠般亭亭玉立于原野。它这种优美的线条极受国内外花卉爱好者欣赏，因而经特殊加工制成的益母草干花也就应运而生，呈现出白、红、黄、橙、蓝、紫、绿等多种色彩，艳丽多姿。目前在国内外干燥花市场上风头十足，很受消费者青睐。

3. 美容价值 唐代医家王焘在《外台秘要》中曾详细介绍怎样将益母草烧成灰，精制美容药丸的过程，并有"此药洗面觉面皮手滑润，颜色光泽。经十日许，特异于女面，经月余生血色，红鲜光泽，异于寻常，如经年用之，朝暮不绝，年四五十妇女，如十五女子"的记载。唐代欧阳修在《新唐书》中记载以此药养颜的武则天："太后虽春秋高，善自涂泽，虽左右不悟其衰。"

■参考文献

［1］国家药典委员会. 中华人民共和国药典：2010 年版. 一部［M］. 北京：中国医药科技出版社，2010.

［2］LI B，WU J，LI X. Simultaneous determination and pharmacokinetic study of stachydrine and leonurine in rat plasma after oral administration of Herba Leonuri extract by LC-MS/ MS［J］. J Pharm Biomed Anal，2013，76：192-199.

［3］王书芳，钱中直. 中药质量现代分析技术：《中国药典》一部参考手册［M］. 杭州：浙江大学出版社，2010：892-894.

［4］田丰，陈婷，王晔尘，等. HPLC-ESI-TOF-MS 法快速分离与鉴别益母草药材中的多种化学成分［J］. 上海中医药大学学报，2014，28（4）：86-89.

［5］张祎，邓屾，李晓霞，等. 益母草化学成分的分离与结构鉴定Ⅱ［J］. 中国药物化学杂志，2013，23（6）：480-485.

［6］邓屾，刘丽丽，陈玥，等. 益母草化学成分研究Ⅲ［J］. 天津中医药大学学报，2014，33（6）：362-365.

［7］张琳，蔡晓菡，高慧媛，等. 益母草化学成分的分离与鉴定［J］. 沈阳药科大学学报，2009，26（1）：15-18.

［8］王忠华. 缩宫素联合益母草注射液预防产后出血的临床观察［J］. 现代中西医结合杂志，2014，23（35）：3917-3919.

［9］周玉英，何芙莲. 剖宫产术中益母草注射液联合缩宫素预防产后出血的临床观察［J］. 中国妇幼临床医学杂志（电子版），2012，8（2）：206-208.

［10］雷玲，李力，俞丽丽，等. 益母草注射液与缩宫素对子宫缩复作用的随机对照研究［J］. 重庆医学，2014，43（2）：152-154.

［11］于长莉，王昊珏. 应用益母草注射液联合缩宫素预防产后出血的临床分析［J］.

中国计划生育和妇产科，2012，4（2）：56-58.

[12] 孙轶文．益母草注射液在预防产后出血中的疗效观察［J］．中国当代医药，2012，19（13）：83，87.

[13] 林建华，林其德，刘兴会，等．阴道分娩中益母草注射液预防产后出血促进子宫收缩的多中心临床研究［J］．实用妇产科杂志，2009，25（1）：44-47.

[14] 范成华．中西药联合治疗药物流产后恶露不绝临床观察［J］．中国中医急症，2010，19（4）：592-593.

[15] 魏秀英．益母草片联合西药治疗药物流产后恶露不绝37例观察［J］．山东医药，2009，49（17）：112.

[16] 王安庆．益母草的药理作用及妇科临床的应用［J］．中外妇儿健康，2011，19（7）：337-338.

[17] 李丹，谢晓芳，彭成，等．益母草水提物对子宫收缩活动的影响［J］．中药与临床，2014，5（2）：66-68.

[18] 尚立芝，王建人，崔明霞，等．益母草对大鼠心肌缺血再灌注损伤影响及机制的实验研究［J］．河南中医学院学报，2007，22（2）：21-23.

[19] 熊莺，杨解人．益母草碱对大鼠急性心肌缺血损伤血管舒缩功能及抗氧化作用的影响［J］．中国实验方剂学杂志，2008，14（7）：34-37.

[20] 程永凤，王效山，陈志武．益母草碱和水苏碱合用抗小鼠急性心肌缺血的作用［J］．安徽医科大学学报，2010，45（1）：58-61.

[21] 赵小梅，谢晓芳，熊亮．益母草注射液主要提取成分对凝血系统影响的筛选［J］．中国实验方剂学杂志，2014，20（4）：128-130.

[22] 李梦婷，代良萍，彭尧，等．益母草倍半萜化合物对大鼠凝血功能和子宫活动的影响［J］．中药与临床，2014，5（6）：36-39.

[23] 赵小梅，彭成，熊亮，等．益母草注射液有效部位提取及其对凝血系统的影响研究［J］．中国中医基础医学杂志，2014，20（3）：390-392.

[24] 洪丽生，刘长节．益母草临床应用简介［J］．中国乡村医药，2006，13（6）：35，66.

[25] 李义秀．益母草化学成分及药理活性研究［D］．北京：北京协和医学院，2011.

[26] 李锟，王树真，李乐，等．益母草的化学成分和药理作用研究进展［J］．广东化工，2014，41（2）：54-55.

[27] 宋霏．益母草提取物抗癌研究［J］．实用中西医结合临床，2010，10（4）：82-83.

[28] 周静，弓艳君，李兰城，等．益母草防治慢性肾功能衰竭的实验研究［J］．内蒙古医学院学报，2009，31（3）：195-197.

[29] 李建芳．益母草药学研究进展［J］．内科，2013，8（5）：533-536.

黄 芩

【道地沿革】 《神农本草经》中黄芩被列为中品，有腐肠、空肠、经芩等别名。《本草经集注》记载"姊归属建平郡。今第一出彭城，郁州亦有之。圆者名子芩为胜。破者名宿芩，其腹中皆烂，故名腐肠，惟取深色坚实者为好。世方多用，道家不须"（均在江苏省）。又《名医别录》云"生秭归川谷及冤句"（今湖北和山东境内）。《图经本草》和《证类本草》载"今川蜀、河东、陕西近郡皆有之。苗长尺余，茎秆粗如箸，叶从地四面作丛生，类紫草，高一尺许"。《唐本草》曰"今出宜州、鄜州、泾州者佳，兖州大实而好"（在湖北、陕西、甘肃、山东境内）。此外，《植物名实图考》指出"黄芩以秭归产著，后世多用条芩，滇南亦有，土医不他取也"。从以上记载来看，今河北、河南、湖北、山西、陕西、山东、湖北、甘肃、云南及四川等是黄芩的产地，产于四川及云南的黄芩主要是滇黄芩，产于甘肃的是甘肃黄芩，产于云南玉龙一带的是丽江黄芩。

【来源】 本品为唇形科植物黄芩 Scutellaria baicalensis Georgi 的干燥根。春、秋二季采挖，除去须根及泥沙，晒后撞去粗皮，晒干。

【原植物、生态环境、适宜区】 多年生草本；根茎肥厚，肉质，径达 2 cm，伸长而分枝。茎基部伏地，上升，高 30~120 cm，基部径 2.5~3 mm，钝四棱形，具细条纹，近无毛或被上曲至开展的微柔毛，绿色或带紫色，自基部多分枝。

叶坚纸质，披针形至线状披针形，长 1.5~4.5 cm，宽 0.5~1.2 cm，顶端钝，基部圆形，全缘，上面暗绿色，无毛或疏被贴生至开展的微柔毛，下面色较淡，无毛或沿中脉疏被微柔毛，密被下陷的腺点，侧脉 4 对，与中脉上面下陷下面凸出；叶柄短，长 2 mm，腹凹背凸，被微柔毛。

花序在茎及枝上顶生，总状，长 7~15 cm，常再于茎顶聚成圆锥花序；花梗长 3 mm，与序轴均被微柔毛；苞片下部者似叶，上部者远较小，卵圆状披针形至披针形，长 4~11 mm，近于无毛。花萼开花时长 4 mm，盾片高 1.5 mm，外面密被微柔毛，萼缘被疏柔毛，内面无毛，果时花萼长 5 mm，有高 4 mm 的盾片。花冠紫、紫红至蓝色，长 2.3~3 mm，外面密被具腺短柔毛，内面在囊状膨大处被短柔毛；冠筒近基部明显膝曲，中部径 1.5 cm，至喉部宽达 6 mm；冠檐 2 唇形，上唇盔状，先端微缺，下唇中裂片三角状卵圆形，宽 7.5 mm，两侧裂片向上唇靠合。雄蕊 4，稍露出，前对较长，具半药，退化半药不明显，后对较短，具全药，药室裂口具白色髯毛，背部具泡状毛；

花丝扁平，中部以下前对在内侧、后对在两侧，被小疏柔毛。花柱细长，先端锐尖，微裂。花盘环状，高 0.75 mm，前方稍增大，后方延伸成极短子房柄。子房褐色，无毛。

小坚果卵球形，高 1.5 mm，径 1 mm，黑褐色，具瘤，腹面近基部具果脐。花期 7~8 月，果期 8~9 月。

黄芩生于草原、高燥砾质的山坡。人工栽培主要分布在河南、山东、陕西、山西、甘肃。野生主要分布在内蒙古中东部和东北三省大部，河北承德、内蒙古赤峰等几个最具规模的主产区是北方野生中药材的主要产地。

【生物学特点】

1. 栽培技术

（1）直播法：种子繁殖以直播为主，直播黄芩根系直，根叉少，商品外观品质好，同时省工。直播多于春季进行，一般在地下 5 cm 地温稳定在 12~15 ℃时播种，北方地区多在 4 月上中旬前后。

（2）育苗移栽法：育苗移栽法可节省种子，延长生长时间，利于确保全苗，但较为费工，同时移栽黄芩主根较短，根叉较多，商品外观品质差，一般在种子昂贵或者旱地缺水直播难以出苗保苗时采用。

（3）扦插繁殖：扦插虽可繁殖，但生产中很少采用。扦插成败的关键在于扦插季节和取条部分。扦插时间以春季 5~6 月扦插成活率高。插条应选茎尖半木质化的幼嫩部分，扦插成活率可达 90%以上。

（4）分根繁殖：挖取未萌发的 3 年生黄芩根茎，切取主根留供药用，然后根据根茎生长的自然形状分切成若干块，每块有芽眼 2~3 个即可栽种。分根繁殖虽然生长快，但繁殖系数太低，生产中很少采用。

2. 田间管理

（1）间苗定苗：采取种子直播时，当幼苗长到 4 cm 高时要间去过密和瘦弱的小苗，按株距 10 cm 定苗。育苗地不必间苗。

（2）中耕除草：幼苗出土后，应及时松土除草，并结合松土向幼苗四周适当培土，保持疏松、无杂草，一年需要除草 3~4 次。

（3）施肥灌溉：苗高 10~15 cm 时，追肥 1 次，施用量为每亩用人畜粪水 1500~2000 kg。6 月底至 7 月初，每亩追施过磷酸钙 20 kg、尿素 5 kg，行间开沟施下，覆土后浇水。次年收获的待植株枯萎后，于行间开沟每亩追施腐熟厩肥 2000 kg、过磷酸钙 20 kg、尿素 5 kg、草木灰 150 kg，然后覆土盖平。黄芩耐旱怕涝，雨季需注意排水，田间不可积水，否则易烂根。遇严重干旱时或追肥后，可适当浇水。

（4）摘除花蕾：在抽出花序前，将花梗剪掉，可减少养分消耗，促使根系生长，提高产量。

3. 病虫防治

（1）叶枯病：可清洁田园，发端正初期喷洒 1∶1∶200 波尔多液，或用 50%多菌灵 1000 倍液防治。

（2）根腐病：注意排水，实行轮作；及早拔除病株烧毁，病株处土壤用石灰消毒。

（3）虫害：有黄芩舞蛾，可用90%敌百虫防治。

【采收加工】 通常种植3~4年后收获。于秋季霜降前后地上部分枯萎时，选择晴朗天气将根挖出，除去茎叶及须根，抖落泥土，晒至半干后撞去或剥去外皮，捆成小把，然后迅速晒干或烘干。在晾晒过程中避免因阳光太强暴晒过度而发红，同时还要防止水湿雨淋，黄芩见水变绿，最后发黑，影响药材质量。黄芩根系深长，根条易断，采收时需要深挖，切忌挖断。

【炮制储藏】

1. 炮制

（1）黄芩：拣去杂质，除去残茎，用凉水浸润或置开水中稍浸捞出，润透后切片晒干（注意避免暴晒过度发红）。

（2）酒黄芩：取黄芩片喷淋黄酒，拌匀，用文火微炒，取出，晾干。（每50 kg黄芩，用黄酒5~8 kg）

（3）炒黄芩：取黄芩片用文火炒至表面微焦为度，取出，放凉。

（4）黄芩炭：取黄芩片用武火炒至表面焦褐色、边缘带黑色为度，但须存性，喷淋清水，取出，晒干。

2. 储藏 应储于干燥通风处，适宜温度30 ℃，相对湿度70%~75%，安全水分11%~13%。黄芩在高温季节易受潮变色和虫蛀，所以储藏期间应保持环境整洁。高温高湿季节前，按垛或按件密封储藏。发现受潮或轻度霉变品，及时翻垛、通风或晾晒。密闭仓库充氮气养护，无霉变和虫害，色泽气味正常，对黄芩成分无明显影响。也可用10 000∶1的荜澄茄挥发油密封熏蒸6 d，其霉菌含量可大大减少。

【药材性状】 干燥根呈倒圆锥形，扭曲不直，长7~27 cm，径1~2 cm。表面深黄色或黄棕色。上部皮较粗糙，有扭曲的纵皱纹或不规则的网纹，下部皮细，有顺纹或细皱纹，上下均有稀疏的疣状支根痕。质硬而脆，易折断；断面深黄色，中间有棕红色圆心。老根断面中央呈暗棕色或棕黑色朽片状，习称"枯黄芩"或"枯芩"；或因中空而不坚硬，呈劈破状者，习称"黄芩瓣"。根遇潮湿或冷水则变为黄绿色。无臭，味苦。

以条粗长、质坚实、色黄、除净外皮者为佳，条短、质松、色深黄、成瓣状者质次。

【质量检测】

1. 显微鉴别

（1）根茎横切面：木栓层多除去或残存数列，细胞多呈扁平状，偶见单个石细胞散在。栓内层狭窄。韧皮部较宽广，约占根直径的1/3，有多数韧皮纤维与石细胞，石细胞分布于外侧，韧皮纤维多分布于内侧。韧皮射线宽阔，为10~25列整齐的细胞。形成层多成环。木质部约占根直径的2/3，木质部束6~10，木射线宽广耐平直，7~25列薄壁细胞，导管直径16~60 μm。老根中央有一至数个同心排列的木栓环。本品薄壁细胞含淀粉粒，圆形、椭圆形和不规则形，长径4~32 μm，短径4~24 μm，层纹不易见。脐点呈点状或"人"字形，有的不明显，大多数为单粒，复粒较少，由2~3分粒组成。

（2）粉末：深黄色。韧皮纤维微黄色，梭形，两端尖或钝圆，长 60~250 μm，直径 9~33 μm，壁甚厚，木化，孔沟明显。石细胞类方形、类圆形、椭圆形、类三角形、类多角形、纺锤形或不规则形，直径 24~48 μm，长 85~160 μm，壁厚至 24 μm；偶见黄棕色石细胞，类圆形，直径约 66 μm。纺锤形木薄壁细胞常伴于导管旁，壁稍厚，非木化，细胞中部有菲薄横隔。韧皮薄壁细胞纺锤形或长圆形，壁有时呈连珠状增厚。网纹、具缘纹孔导管直径约至 72 μm，导管分子较短，端壁倾斜，常延长成尾状；有时呈扭曲状。木纤维细长，壁稍厚，具斜纹孔或具缘纹孔。另有淀粉粒、木栓细胞。

2. 理化鉴别

（1）化学定性：取粉末 2 g，置 100 mL 锥形瓶中，加乙醇 20 mL；置水浴上回流 15 min，滤过。取滤液 1 mL，加乙酸铅试液 2~3 滴，即发生橘黄色沉淀；另取滤液 1 mL，加镁粉少量与盐酸 3~4 滴，显红色。（检查黄酮）

（2）薄层色谱：取本品粉末 1 g，加乙酸乙酯-甲醇（3∶1）的混合溶液 30 mL，加热回流 30 min，放冷，滤过，滤液蒸干，残渣加甲醇 5 mL 使溶解，取上清液作为供试品溶液。另取黄芩对照药材 1 g，同法制成对照药材溶液。再取黄芩苷对照品、黄芩素对照品、汉黄芩素对照品，加甲醇分别制成每 1 mL 含 1、0.5、0.5 mg 的溶液，作为对照品溶液。照《中国药典》薄层色谱法试验，吸取上述供试品溶液、对照药材溶液各 2 μL 及上述三种对照品溶液各 1 μL，分别点于同一聚酰胺薄膜上。以甲苯-乙酸乙酯-甲醇-甲酸（10∶3∶1∶2）为展开剂，预饱和 30 min，展开，取出，晾干，置紫外光灯（365 nm）下检视。供试品色谱中，在与对照药材色谱相应的位置上，显相同颜色的斑点；在与对照品色谱相应的位置上，显三个相同的暗色斑点。

取粉末 1 g，分 4 份，分别置 50 mL 碘量瓶中，分别加石油醚、氯仿、乙醇、水各 20 mL，密封，于 25 ℃左右放置，浸泡 1~6 h，滤过，将原滤液或稀释液（0.5~100 mg/mL）置 1 cm 的石英比色皿中，进行紫外扫描，结果黄芩：λ（水）281 nm±1 nm；λ（乙醇）293 nm±1 nm；λ（氯仿）273 nm±2 nm，320 nm；λ（石油醚）238 nm±1 nm，278 nm±1 nm。

3. 含量测定 采用 HPLC 测定。取本品中粉末约 0.3 g，精密称定，加 70% 乙醇 40 mL，加热回流 3 h，放冷，滤过，滤液置 100 mL 量瓶中，用少量 70% 乙醇分次洗涤容器和残渣，洗液滤入同一量瓶中，加 70% 乙醇至刻度，摇匀。精密量取 1 mL，置 10 mL 量瓶中，加甲醇至刻度，摇匀即得。对照品溶液的制备：取在 60 ℃减压干燥 4 h 的黄芩苷对照品适量，精密称定，加甲醇制成每 1 mL 含 60 μg 的溶液，即得。分别精密吸取对照品溶液与供试品溶液各 10 μL，注入液相色谱仪，以十八烷基硅烷键合硅胶为填充剂，以甲醇-水-磷酸（47∶53∶0.2）为流动相，检测波长为 280 nm。理论板数按黄芩苷峰计算应不低于 2500。本品按干燥品计算，含黄芩苷（$C_{21}H_{18}O_{11}$）不得少于 9.0%。

【商品规格】

1. 枝芩（条芩） 呈圆锥形，上部较粗糙，有明显网纹及扭曲的纵皱，下部皮细有顺纹或皱纹，表面黄色或黄棕色，质坚、脆，断面深黄色，气微，味苦。

一等：条长 10 cm 以上，中部直径 1 cm 以上；

二等：条长 4 cm 以上，中部直径 1 cm 以下，但不小于 0.4 cm。

2. 枯碎芩 统质，老根呈中空的枯芩、块片碎芩及破碎尾芩。表面黄色或浅黄色，质坚、脆，断面黄色，气微，味苦。无粗皮、茎芦、碎渣、杂质、虫蛀、霉变。

【性味归经】 苦，寒。归肺、胆、脾、大肠、小肠经。

【功能主治】 清热燥湿，泻火解毒，止血，安胎。用于湿温、暑湿，胸闷呕恶，湿热痞满，泻痢，黄疸，肺热咳嗽，高热烦渴，血热吐衄，痈肿疮毒，胎动不安。

【用法用量】 内服：煎汤，3~10 g；或入丸、散。外用：煎水洗或研末撒敷。

【使用注意】 本品苦寒伤胃，脾胃虚寒者慎服。

【化学成分】

1. 黄酮类 主要有黄芩苷、黄芩素、汉黄芩苷、汉黄芩素、汉黄芩素-5-O-β-D-葡萄糖苷、千层纸素（5，7-二羟基-6-甲氧基黄酮）、黄芩黄酮Ⅰ（5，2′-二羟基-7，8，6-三甲氧基黄酮）、黄芩黄酮Ⅱ（5，2′-二羟基-6，7，8，6′-四甲氧基黄酮）、白杨素（5，7-二羟基黄酮）、二氢木蝴蝶素 A（5，7-二羟基-6-甲氧基二氢黄酮）等，其中黄芩苷为主要有效成分。

2. 萜类 已从黄芩中分离出二萜类化合物 100 多种，二萜类化合物按碳架结构分为链环二萜、单环二萜、双环二萜、三环二萜和四环二萜。双环二萜分为半日花烷型和克罗烷型。

3. 挥发油类 主要为薄荷酮、β-广藿香烯、异薄荷酮、α-/β-愈创木烯、异戊二烯、β-芹子烯、邻苯二酸酯、己二酸二辛酯、1-辛烯 3-醇、桉叶油素、β-芳樟醇、苯乙醇、（1S）-1，7，7-三甲基二环［2，2，1］庚烷-2-酮、苯甲酸、异冰片、4-甲基-1-（1-甲乙基）-3-环己烷-1-醇、石竹烯、吉马烯、4-甲基-2，6-二（1，1-二甲基乙基）苯酚、雪松烯、3，7，4-三甲基-2，6，10-十二碳三炔-1-醇、2-甲基-Z，Z-3，13-十八碳二烯醇、棕榈酸、棕榈酸乙酯、（Z，Z）-9，12-十八碳二烯酸（亚油酸）、硬脂酸等。

4. 多糖 不同产地黄芩多糖含量各不相同，黄芩多糖作为一种活性饲料添加剂，具有促进动物生长的作用，还具有抗氧化活性、抗新城疫病毒活性、抗病毒作用、免疫调节作用。其中河北承德、山西朔州两地的多糖含量超过 10%，且黄芩多糖含量为：炒黄芩＞酒黄芩＞生品黄芩＞酒蒸黄芩＞焦黄芩＞炭黄芩。

5. 微量元素 黄芩中的微量元素含量也很丰富，其中铁、铜、锌、锰的含量都比较高。

6. 其他 黄芩植物中还含有 β-谷甾醇、豆甾醇、谷甾醇、菜油甾醇、木脂素糖苷类、苯乙醇糖苷类、芪类化合物、葡萄糖、蔗糖、联苯类化合物、生物碱、苯甲酸、苯甲醇等成分。

【药理作用】

1. 抑菌 采用滤纸片研究黄芩素（10 mg/L）对大肠埃希氏菌、金黄色葡萄球菌、铜绿假单胞菌、白色念珠菌、黑曲霉的抑制作用。将滤纸片（直径 6 mm）分别在黄芩素原液（10 mg/mL）及空白对照溶液（40% 乙醇）中浸渍后取出。取 0.1 mL 菌液，均匀涂布于整块 MH 琼脂培养基（1000 mL 蒸馏水，牛肉膏 3.0 g，蛋白胨 10.0 g，

NaCl 5.0 g，琼脂 15 g，加热溶解后调 pH 为 7.2~7.4，煮沸 10 min，滤过，高温高压灭菌 20 min 制得）表面，室温放置 3~5 min 后，贴加含药纸片，37℃ 下培养 15~16 h，测定其纸片周围抑菌圈直径的大小，每个样品重复测定 3 次。结果显示，黄芩素对体外菌种有一定抑制作用，其中对大肠埃希氏菌抑制作用最强，对黑曲霉抑制作用最弱。

采用液体倍比稀释法，测定黄芩苷注射液对临床分离的 161 株常见病原菌的最低抑菌浓度（MIC）及最低杀菌浓度（MBC）。排列试管 10 支，每管加入水解酪蛋白液体培养基 1 mL，第 1 管加 10% 黄芩苷溶液 1 mL，混匀后吸出 1 mL 加入第 2 管依次倍比稀释至第 10 管吸出 1 mL 弃去，另设对照管一支仅含培养基 1 mL。将受试菌配成 0.5 U 后再按 1∶200 的比例稀释，分别在以上各管中加入 0.05 mL，混匀，于 35℃ 培养 18~24 h 后，观察结果，外观清晰透明的药液最大稀释倍数管为该菌的 MIC，在 MIC 管及前面 2 管中用 10 μL 容量接种环各取一环液体接种于血琼脂平板，经 35℃ 培养 18~24 h 后，观察最低药物浓度能杀死 99.9% 原始种入的细菌，即为该菌的 MBC。实验显示，黄芩苷注射液对细菌的抑制作用由大到小依次为葡萄球菌、铜绿假单胞菌、阴沟肠杆菌、肺炎克雷伯菌、大肠埃希氏菌。

2. 抗病毒 采用体内实验方法，对小鼠先预防给药（2 d）后感染流感病毒（A/FM/1/47）或先感染流感病毒（1 d）后治疗给药的方法观察黄芩苷的抗流感病毒作用。将小鼠分为 6 组，每组 12 只。第 1 组为正常对照组，第 2 组为病毒对照组，第 3~5 组分别为黄芩苷高、中、低 3 个剂量组，第 6 组为利巴韦林对照组。各组动物于感染前 2 d 开始灌胃给药，每日 1 次，直至感染后 5 d，共给药 7 d，第 1、2 组灌胃等容量的生理盐水，第 3~5 组分别灌胃黄芩苷 1.50、1.20、0.96 g/kg，第 6 组灌胃利巴韦林（病毒唑）0.20 g/kg。于给药后第 3 天，将小鼠（第 1 组除外）在乙醚轻度麻醉下接种 8 倍 LD_{50} 的流感病毒 0.1 mL/只，第 1 组同法接种生理盐水 0.1 mL/只。从感染之日起，连续观察 14 d，记录小鼠死亡数（接种病毒 24 h 内死亡的小鼠不计入死亡数中），计算死亡率、死亡保护率、平均存活时间。另取昆明种小鼠 72 只，随机分为 6 组，每组 12 只。第 1 组为正常组，第 2 组为病毒模型组，第 3~5 组分别为黄芩苷 1.50、1.20、0.96 g/kg 3 个剂量组，第 6 组为利巴韦林组。除第 1 组外，其余各组小鼠在乙醚轻度麻醉下接种 8 倍 LD_{50} 的流感病毒，0.1 mL/只，第 1 组按同法接种生理盐水 0.1 mL。于感染后 24 h 开始给药，第 1、2 组灌胃给予等容量生理盐水，第 3~5 组分别灌胃黄芩苷 1.50、1.20、0.96 g/kg，第 6 组灌胃利巴韦林 0.20 g/kg，连续给药 4 d，第 5 天禁食禁水 8 h，小鼠称重，切断颈动脉放血致死，取出全肺，用生理盐水洗净，并用干净滤纸吸掉残余盐水，称重，计算肺指数及肺指数抑制率，并对鼠肺做病理组织学检查及制备 10% 的鼠肺悬液测定其血凝滴度和鸡胚半数感染量（ID_{50}）。结果显示，黄芩苷 3 个剂量组的小鼠死亡率明显低于模型组，肺指数与模型组相比较也有显著差异，其肺悬液 ID_{50} 均比模型组低，表明黄芩苷对流感病毒感染小鼠有较好的治疗作用和抗流感病毒感染的作用。

通过细胞病变效应（CPE）法观察黄芩苷、黄芩素、汉黄芩素对病毒致细胞病变作用的影响。取已长成单层细胞的培养板，倒掉培养液，接种 100TCID$_{50}$（半数组织培养感染剂量）的病毒液，100 μL/孔，置 37℃、5% CO_2 培养箱中吸附 2 h 后，用细胞维持液轻洗细胞 3 遍，然后再加入最大无毒浓度以下 6 个相应稀释度的黄芩苷、黄芩素、汉黄芩素药液，设利巴韦林为阳性药物对照组，100 μL/孔，同时设正常细胞对照和病毒对照，每浓度 4 个复孔。此实验重复 3 次。置 37 ℃、5% CO_2 培养箱中培养，每日倒置显微镜下观察细胞病变情况，当病毒对照组细胞病变为 + + + + 时记录实验结果，细胞病变表示为：0~25%（＋），25%~50%（＋＋），50%~75%（＋＋＋），75%~100%（＋＋＋＋）。观察结果显示，黄芩苷浓度在 0.0313~0.1250 g/L 时仅出现轻微 CPE，细胞存活率明显高于病毒感染组，药物抗病毒有效率（ER）大于 50%，随着药物浓度的增加，细胞皱缩、变圆、脱落、碎裂等 CPE 特征逐渐减弱，呈现出量效关系，0.125 0 g/L 时对 CPE 有最好的保护作用，ER 达 94.6%。黄芩素浓度在 0.043 2~0.086 4 g/L 时对细胞有一定的保护作用，细胞病变程度低于病毒对照组，当浓度为 0.086 4 g/L 时，ER 最高，为 48.72%。汉黄芩素组对抗病毒作用较差，对狗肾细胞株（MDCK）细胞无保护作用，细胞均表现出明显的病变。阳性对照药利巴韦林浓度在 0.077 5~1.250 0 g/L 时均表现出明显的抗病毒作用，仅出现轻微 CPE，浓度为 1.250 g/L 时对细胞有最好的保护作用，ER 达 93.21%。

3. 抗炎 采用巴豆油致小鼠耳肿胀法和醋酸致小鼠腹腔毛细血管渗出法，比较栽培黄芩与野生黄芩的抗炎作用。将健康雄性小鼠按体重均匀分组，每组 10 只，分别为模型对照组，醋酸泼尼松阳性药组（20 mg/kg），栽培大、中、小剂量组和野生大、中、小剂量组（分别灌胃 3.2、1.6、0.8 g 生药/kg）。1 次/d，连续给药 3 d。末次给药后 40 min，在小鼠右耳涂抹巴豆油 20 μL/只，4 h 后脱颈处死，剪下左右耳，用 8 mm 打孔器打下两耳相同部位，称重。计算左、右两耳重量差值及肿胀率。结果显示，栽培黄芩与野生黄芩的大、中、小剂量均能对抗巴豆油致小鼠耳肿胀，与模型组比较均有显著性差异，说明栽培黄芩和野生黄芩都具有较强的抗炎作用，两者相同剂量间比较无显著性差异。

采用二甲苯诱发小鼠急性炎症，测定小鼠耳郭肿胀度与小鼠血清肿瘤坏死因子-α（TNF-α）、白介素-1（IL-1）含量，测定黄芩素体内抗炎作用。将 60 只 KM 小鼠均分为正常对照（等容生理盐水）组、模型（等容生理盐水）组、醋酸泼尼松（60 mg/kg）组与黄芩素高、中、低剂量（0.20、0.10、0.05 mg/kg）组。灌胃给药，每日 1 次，连续 7 d。末次给药 30 min 后将 20 μL 二甲苯涂抹在小鼠右耳郭正反两面使其发炎，左耳不涂为空白对照。复制模型 20 min 后，小鼠眼眶取血，常规离心后得血清，TNF-α、IL-1 含量测定按说明书方法进行。用打孔器分别在两耳处同一部位取下圆耳片（直径 8 mm），分别称重，计算小鼠耳肿胀度与耳肿胀抑制率。结果显示，与模型组比较，黄芩素高、中剂量组小鼠耳郭肿胀度降低，血清 TNF-α 含量降低，黄芩素高剂量组小鼠血清 IL-1 含量降低。

采用 4 个产地（河北承德、云南、湖北武当山、湖北房县）所产黄芩的提取物对实验小鼠行腹腔注射，观察其对二甲苯引起的耳肿胀及醋酸引起的腹膜炎等急性炎症的抗炎作用及差异。取 50 只小鼠随机分为 5 组，每组 10 只，各组小鼠分别腹腔给予受试药或对照药（生理盐水）。4 个实验组分别腹腔注射河北承德黄芩（A 组）、云南黄芩（B 组）、湖北武当山黄芩（C 组）、湖北房县黄芩（D 组）的 70% 提取物 2.0 g/kg，对照组腹腔注射等量生理盐水，间隔 12 h 给药 3 次。末次给药后 30 min，在每只小鼠右耳均匀涂二甲苯 15 μL，15 min 后脱臼处死小鼠，用直径为 8 mm 的打孔器将双耳同部位等面积切下，称取左右耳片重量，计算左右耳片重量差值及肿胀抑制百分率，采用方差分析各组间差异。另取 50 只小鼠，实验分组及给药同前，末次给药后 60 min，尾静脉注射 0.5% 伊文思蓝 0.1 mL/10 g，随后腹腔注射 0.6% 醋酸生理盐水溶液 0.2 mL/10 g，20 min 后处死。打开腹腔，用 6 mL 生理盐水分数次洗涤腹腔，吸管吸出洗涤液，合并后加入生理盐水至 10 mL，3000 r/min 离心 15 min，取上清液于 590 nm 比色测定。测定结果显示，A、B、C、D 组均有明显对抗二甲苯所致小鼠耳肿胀和对抗小鼠实验性腹膜炎。

4. 解热 通过制备黄芩水提物、醇提物、黄芩总黄酮、黄芩苷，应用 2, 4-二硝基酚 [2, 4-二硝基酚用量 15 mg/kg 于鼠背部皮下注射。灌胃给予药物或等体积羧甲基纤维素（CMC）液后 30 min 致热，于致热后 30、60、90、120 min 测定体温变化]、鹿角菜胶（1% 鹿角菜胶液于大鼠后爪足跖皮下注射 0.1 mL/爪，于致热后 1、2、3、4 h 测定体温变化情况，选取 4 h 发热 ≥ 0.8 ℃的大鼠，按发热程度分组，灌胃给予药物或 CMC 液 1 mL/100 g，药后 1、2、3、4 h 测定体温变化）和干酵母（制备 10% 干酵母粉悬液，每鼠背部皮下注射 1 mL/100 g，于致热后 3 h，灌胃药液或 CMC 液，于药后 1、2、3、4、6 h 测定体温变化情况）所致大鼠发热模型观察黄芩提取物的解热活性。将雄性 SD 大鼠于实验环境中适应 3 d，每日用电子体温计（精确至 0.01 ℃）测肛温上下午各 1 次，连续 3 d。第 4 天早上再连续测定 2 次，每次间隔 30 min，体温波动超过 0.3 ℃者弃去不用。选出合格大鼠随机分组，其中对照组、模型组灌胃同体积（1 mL/100 g 体重）CMC 液，其余各给药组灌服同体积不同样品或同一样品的不同剂量，致热后不同时间测定肛温，以测得肛温减去正常两次体温测定的平均值即为体温变化情况。几组实验对比显示，黄芩的四种提取物对 2, 4-二硝基酚、鹿角菜胶和干酵母所致大鼠发热均有明显解热作用。

以干酵母致大鼠发热法比较其解热作用，干酵母 40 g 置于乳钵中，逐渐加入蒸馏水磨成匀浆，最后定容至 200 mL（20%），临用前配制。大鼠于实验室环境适应 3~4 d，每日用数字体温计从肛内测体温 1~2 次，实验当日每小时测体温 1 次，连续 3~4 次，选取体温变化不超过 0.3 ℃的动物供实验用。将合格大鼠按体重均匀分组，每组 10 只，分别为模型对照组，阿司匹林阳性药组（150 mg/kg），栽培大、中、小剂量组，野生大、中、小剂量组（分别灌胃 3.2、1.6、0.8 g 生药/kg）。实验前 12 h 禁食不禁水，末次给药后各鼠立即于背部皮下注射 20% 酵母混悬液 10 mL/kg，然后于 0.5、1、2、4、6、8、10、12 h 测大鼠肛温。结果显示，栽培黄芩和野生黄芩均可降低由干酵母所致大鼠体温升高，给药后 2~10 h，与模型组比较，均显示抑制体温升高作用。

5. 兴奋免疫 将健康雄性小鼠 70 只，按体重均匀分组，每组 10 只，分别为模型对照组，栽培大、中、小剂量组，野生大、中、小剂量组（分别灌胃 3.2、1.6、0.8 g 生药/kg）。末次给药 60 min 后，尾静脉注射生理盐水稀释（1：3）的印度墨汁 0.1 mL/10 g，分别于注射后 2、20 min 眼眶后静脉取血 20 μL，加入 2 mL 0.1% Na_2CO_3 溶液中，于 630 nm 下测定吸光度。同时称取小鼠的体重和肝脾重量，计算碳廓清指数（K）

和吞噬指数（α）。结果显示，栽培黄芩大、中、小剂量和野生黄芩大、中、小剂量均可明显提高小鼠碳廓清指数 K 值及吞噬指数 α 值。

6. 抗氧化　取不同浓度的黄芩苷溶液，采用 1, 1-二苯基-2-三硝基苯肼（DPPH）法测定黄芩苷自由基清除能力，用试剂盒测定黄芩苷抗超氧自由基和总抗氧化能力。将黄芩苷设置 8 个梯度的浓度，分别为 10、20、40、80、100、200、300、400 μmol/L。首先将 1 mL 100 mmol/L 乙酸钠缓冲液（pH 5.5）、1.87 mL 乙醇和 0.1 mL 3 mmol/L 的 DPPH 乙醇溶液放入离心管中。然后，将 0.03 mL 不同浓度的黄芩苷溶液［溶于二甲基亚砜（DMSO）中］加入反应体系，25 ℃反应 20 min。用分光光度计测量 517 nm 处吸光度。空白对照组加入 0.03 mL DMSO。自由基清除率用吸光度的减少来表示。后者代表了 DPPH 分子的减少。按总抗氧化能力试剂盒和抗超氧自由基试剂盒的要求，测定黄芩苷总抗氧化能力和抑制超氧自由基的能力。结果显示，黄芩苷有较好的 DPPH 自由基清除能力，且随着浓度的增加而增强。当浓度为 100 μmol/L 时，清除率达到 52.05%，浓度为 400 μmol/L 时，其抑制率已达 94%。黄芩苷的抗氧化能力随着浓度的增加而增强，呈现明显的量效关系。黄芩苷对超氧自由基的抑制能力随浓度的增加也增强。当黄芩苷浓度超过 100 μmol/L 时，其抗超氧自由基能力已相对稳定，增长缓慢。

采用链脲佐菌素（STZ）单次腹腔注射法造成糖尿病肾病（DN）大鼠模型，研究黄芩苷对 DN 大鼠肾功能的影响。将 SD 大鼠随机分为正常对照组、模型组、黄芩苷组，每组 10 只。模型组和黄芩苷组禁食 10 h 后，STZ 55 mg/kg 单次腹腔注射。1 周后，造模大鼠非空腹血糖 ≥16 mmol/L，且尿糖强阳性者诊断为糖尿病。继续自由饮食 6 周后，尿微量蛋白高于 500 mg/L，诊断为糖尿病肾病。控制大鼠食物量 25 g/d，自由饮水。模型组大鼠每日腹腔注射 1 mL 注射用水。黄芩苷组大鼠腹腔注射黄芩苷水溶液 40 mg/（kg·d）。治疗 6 周后收集 24 h 尿液测尿微量蛋白，称体重并尾静脉取血后断头处死。取出双肾，滤纸吸干后称重，去除包膜后称取 0.5 g 皮质制备成匀浆，进行 SOD、GSH-Px 小活性检测。结果显示，黄芩苷组 24 h 尿微量蛋白含量明显减少、尿肌酐排泄量增加，肾指数亦降低，SOD、GSH-Px 小活性均较模型组升高，且均与正常组接近。

7. 抗肿瘤　采用四氮唑盐法（MTT 法）检测黄芩苷对体外培养的三种人肿瘤细胞增殖的抑制作用，细胞数为 1×10^4/mL，接种于 96 孔板上，每孔 100 μL，置于 37 ℃、5%CO_2 培养箱中培养 24 h。细胞分为空白对照组、黄芩苷组（20、50、100 μg/mL 3 个浓度）、环磷酰胺（100 mg/kg）组，每孔加入 100 μL 相应浓度药物或空白培养基，做 4 个复孔。相同条件继续培养 48 h。终止培养前 4 h 加入 20 μL MTT，培养结束后，离心去除上清液，每孔加入 200 μL DMSO，振荡器混匀，在酶标仪上于 490 nm 测定溶液吸光度。结果显示，黄芩苷对三种肿瘤细胞均具有抑制作用，且在 20~100 μg/mL 浓度范围内抑制作用呈剂量依赖性。

采用体内试验检测黄芩苷对两种肿瘤的生长抑制作用。取生长良好的两种荷瘤小鼠，颈椎脱白处死。无菌条件下剥取长势良好的瘤块，研磨，用生理盐水稀释成 1×10^7/mL 的细胞悬液，接种于昆明小鼠的腋下，每只小鼠接种 0.2 mL 瘤液。接种次日，将动物按体重随机分组，分别设对照组、环磷酰胺阳性对照组和黄芩苷高、中、低剂量组（5、10、20 mg/kg），每组 8 只动物。各组于接种次日开始每日给药 1 次，连续给药 10 d。环磷酰胺阳性对照组腹腔注射 100 mg/(kg·d)；受试药物组灌胃给药，体积为 0.5 mL/20 g；对照组给予等量生理盐水。10 d 后颈椎脱臼处死动物，分别称量体重、瘤重，并计算肿瘤抑制率。实验过程中可观察到黄芩苷和环磷酰胺组小鼠饮食饮水正常、皮毛柔顺光滑、活动自如、生活质量明显优于空白对照组小鼠。同时，3 个剂量的黄芩苷对肿瘤具有抑制作用，高、中级剂量作用明显，抑制强度呈剂量依赖性。

8. 抗心律失常 采用膜片钳技术记录大鼠心室肌细胞动作电位（AP）和内向整流钾电流（I_{k1}），观察黄芩苷对 AP 和 I_{k1} 的影响。从电生理角度探讨黄芩苷抗心律失常的可能机制。将 SD 大鼠击昏开胸，取心脏置于氧饱和 4 ℃ 冰水混合台氏液中。在恒温 36.5 ℃、恒流 5 mL/min 下，将心脏连至 Langendroff 灌流装置，先经主动脉逆向灌流高钙（1 mmol/L）台氏液排空心脏血液，再以无钙台氏液灌流，后改用低钙（50 μmol/L）、含胶原酶 II（0.75 g/L）的台氏液灌流；酶解充分后，剪下心室置于 36.5 ℃ 酶液中剪碎、吹打，孵育 3 min；300 r/min 离心 1 min，去上清，加入低钙台氏液静置重悬 10 min。分离的心肌细胞在高钾 KB 液、4 ℃ 环境中保存，稳定 1 h 后，采用膜片钳技术记录 AP 和 I_{k1}。实验结果显示，0.01、1.00 mmol/L 黄芩苷可缩短动作电位时程（APD），分别使 APD50 从（64.5±10.8）ms 缩短至（51.8±8.2）ms 和（36.2±12.9）ms，使 APD90 从（145.7±10.4）ms 缩短至（128.9±12.7）ms 和（91.6±15.5）ms，而对静息膜电位、动作电位幅度和 APD20 无显著影响。0.001、0.010、0.100、1.000 mmol/L 黄芩苷对 I_{k1} 抑制率分别为（13.8±0.7）%、（26.9±1.3）%、（38.1±1.1）% 和（40.9±1.4）%，均高于加药前（0.0±0.0）%。结果表明，黄芩苷可能通过抑制 I_{k1} 来缩短动作电位时程，发挥抗心律失常作用。

9. 肝保护 采用腹腔注射对乙酰氨基酚（AAP）诱发小鼠肝损伤模型，研究黄芩苷对 AAP 诱导小鼠肝损伤的保护作用及其可能的机制。取 60 只小鼠，适应性饲养 1 周后，随机等分成 6 组：正常对照组（NC）0.5% 羧甲基纤维素钠溶液灌胃；模型组（MC）0.5% 羧甲基纤维素钠溶液灌胃；联合双酯组联苯双酯滴丸 100 mg/kg 灌胃，黄芩苷高、中、低剂量组分别以 100、50、25 mg/kg 黄芩苷灌胃。每日给药 1 次，连续10 d。末次给药后禁食 24 h，可自由饮水。除正常对照组外，其余 5 组均腹腔注射 400 mg/kg 对乙酰氨基酚制作药源性肝损伤模型。8 h 后，眼静脉取血后断颈处死小鼠，并迅速取肝组织于冰箱 -80 ℃ 保存，检测血清丙氨酸转氨酶（ALT）、天冬氨酸转氨酶（AST）活性和肝匀浆中谷胱甘肽（GSH）、超氧化物歧化酶（SOD）活性；苏木精-伊红（HE）染色观察肝脏病理形态学改变；免疫印迹法检测肝中羰基化蛋白（DNP）及硝化蛋白（3-NT）的表达。实验结果显示，与模型组比较，黄芩苷组血清 ALT、AST 活性明显低于模型组；肝匀浆 SOD 和 GSH 活性较模型组明显升高；光镜下显示黄芩苷组肝病理损伤有所减轻，高剂量组（100 mg/kg）与联苯双酯组效果相同；免疫印迹法检测结果显示，随着黄芩苷剂量的增加，小鼠肝组织中分子量分别为 100、45、34 kD 的蛋白质羰基化水平降低，分子量分别为 60、37、25 kD 的 3 种蛋白质硝化程度下降。结果表明，黄芩苷对 AAP 诱导小鼠肝损伤有保护作用。

腹腔注射四氯化碳油溶液复制小鼠肝损伤模型，探讨黄芩总黄酮苷元（SBTF）对肝的保护作用。将70只小鼠随机均分为7组（空白组、模型组、阴性对照组、联苯双酯阳性对照组及高、中、低剂量黄芩总黄酮苷元给药组），每组10只，灌胃给药15 d。高、中、低剂量给药组分别给黄芩总黄酮苷元400、200、100 mg/kg；阳性对照组给予联苯双酯200 mg/kg；阴性对照组给予2.0%泊洛沙姆水溶液；模型组和空白组均给予生理盐水。第15天给药6 h后除空白组外均腹腔注射0.1%四氯化碳油溶液。12 h后称重，取血，分离肝，拍照、制匀浆测定丙二醛（MDA）指标；全血离心后取血清测定肝功能指标ALT和AST。实验结果显示，阳性组与高剂量给药组中小鼠肝外表光滑红润，无血块和斑点，但光泽差于空白组；中、低剂量给药组红润程度依次下降，并可见瘀斑渐次明显；阴性组和模型组外观苍白，可见成块瘀血、瘀斑。模型组、阴性组AST、ALT、MDA指标与空白组相比明显升高；给药组AST、ALT、MDA指标按低、中、高剂量下降，与模型组相比差异有显著性。结果表明，黄芩总黄酮苷元对肝有保护作用。

10. 促进细胞凋亡　噻唑蓝比色法（MTT）检测黄芩素（BAI）在不同浓度（终浓度为50、100、200 μg/mL）不同作用时间（0、12、24、36、48、60、72 h）条件下对人口腔癌细胞株（SCC15）口腔癌细胞增殖活性的影响，探讨黄芩素对SCC15增殖和胱天蛋白酶Caspase-3活性的影响。将状态良好，生长至对数生长期的细胞弃去培养液，加0.25%胰酶消化数分钟，收集细胞于2 mL离心管中，700 r/min，离心5 min，弃上清，加入新鲜培养液，用台盼蓝进行细胞计数，根据计数的细胞数目，将SCC15细胞以5×10^4/孔接种于96孔培养板中，培养12 h，使细胞完全贴壁，加入不同浓度的黄芩素，每个浓度设4个平行复孔，阴性对照组加入等体积DMEM完全培养液，设空白调零孔，于37 ℃、5% CO_2培养箱中继续培养12、24、36、48、72 h，弃去上清，用DMEM洗3次，洗去药物，每孔加入MTT 20 μL，继续培养4 h后，加入150 μL二甲基亚砜（DMSO）溶解，10 min后于酶标仪492 nm处测吸光度，计算药物的体外生长抑制率，用细胞生长抑制率对药物作用时间绘制回归曲线，求出半数抑制浓度（IC_{50}）。取对数生长期细胞（5×10^5/mL），对照组不添加药物，试验组加入不同浓度BAI（终浓度为50、100、200 μg/mL），继续培养12、24、48和72 h后，收集细胞，2000 r/min离心5 min，以磷酸盐缓冲液（PBS）洗2次，弃上清；在收集的沉淀细胞中加入50 μL冰上预冷的细胞裂解液（Lysis Buffer）；置冰上裂解20 min，涡旋振荡至澄清，4 ℃，10 000 r/min，离心1 min；把离心上清液转移至新的管中，并放置冰上；测定蛋白浓度；吸取50 μL含50~200 μg蛋白的细胞裂解上清，如体积不足50 μL，用Lysis Buffer（裂解液）补足至总体积50 μL；加入50 μL的2×Reaction Buffer（一种清洗缓冲液）；加入5 μL Caspase-3底物，37 ℃避光孵育4 h；用酶标仪，在405 nm处测定其吸光值。实验结果显示，BAI在体外对SCC15细胞株具有直接抑制增殖作用，并呈时间和剂量依赖性，对SCC15细胞的IC_{50}是153.20 μg/mL。不同浓度BAI处理细胞后，SCC15细胞被阻止于G_0/G_1期，抑制SCC15细胞分裂而降低其增殖能力。表明BAI可对人SCC15口腔癌细胞株的凋亡具有促进作用，并且促凋亡作用呈时间-剂量依赖性。BAI体外具有增加海拉细胞Caspase-3活性的作用，能明显上调SCC15细胞中

Caspase-3 活性，且呈时间与浓度依赖性。

【毒理研究】

1. 急性毒性 黄芩口服毒性甚小，煎剂给小鼠灌服达 163.3 g/kg 也不引起死亡，注射给药则有一定毒性，腹腔注射的 LD_{50} 为 11.0 g/kg±1.0 g/kg，LD_{95} 为 17.55 g/kg，LD_{20} 为 8.78 g/kg，雄鼠较雌鼠敏感。犬一次口服浸剂 15 g/kg 或每次 5 g/kg，每日 3 次，连服 8 周无明显毒性，但可见粪便稀软。

2. 一般毒性 黄芩毒性极低，煎剂给兔灌胃，醇提取液静脉注射，仅呈活动减弱；黄芩浸剂 4 g/kg 给犬灌胃 8 周，亦未见任何毒性反应，如将黄芩浸剂 2 g/kg 静脉注射于健康兔，先表现镇静，后死亡，可见静脉注射比口服毒性大得多。黄芩提取物肌内及静脉注射，可使正常家兔白细胞总数短时间内显著降低。

【临床应用】

1. 临床配伍

（1）小儿心热惊啼：黄芩（去黑心）、人参各一分。上二味，捣罗为散，每服一字匕，竹叶汤调下，不拘时候。（《圣济总录》黄芩散）

（2）痰热郁肺型慢性支气管炎：黄芩 10 g，桑白皮 10 g，茯苓 20 g，浙贝母 10 g，瓜蒌 10 g，麦冬 10 g，半夏 10 g，橘红 10 g，知母 10 g，丹参 10 g，陈皮 10 g，甘草 6 g。加水 300 mL，浸泡 20 min，煎煮 20 min，煎 2 次，共混合取汁 150 mL，每日 1 剂，分早、晚两次服用，饭后服。[《吉林中医药》2019，39（3）：324-326.]

（3）慢性气管炎：黄芩、葶苈子各等分，共为细末，糖衣为片，每片含生药 0.3 g，每日三次，每次五片。（《中草药新医疗法资料选编（内蒙古）》）

（4）少阳头痛及太阳头痛，不拘偏正：片黄芩，酒浸透，晒干为末。每服一钱，茶、酒任下。（《兰室秘藏》小清空膏）

（5）太阳与少阳合病，自下利者：黄芩三两，芍药二两，甘草（炙）二两，大枣（擘）十二枚。上四味，以水一斗，煎取三升，去滓，温服一升，日再夜一服。（《伤寒论》黄芩汤）

（6）肺经伏热型变应性鼻炎：黄芩、野菊花、紫草、茜草、豨莶草、墨旱莲、苍耳子、地龙、辛夷、桔梗、五味子、姜半夏各 10 g，厚朴 15 g，甘草 6 g。水煎服，每日 1 剂，早、晚分服，连续治疗 30 d。[《浙江中医杂志》2019，54（1）：40.]

（7）吐血衄血，或发或止，皆心脏积热所致：黄芩一两（去心中黑腐），捣细罗为散。每服三钱，以水一中盏，煎至六分，不计时候，和滓温服。（《太平圣惠方》黄芩散）

（8）肝阳上亢型眩晕：柴胡、桂枝、黄芩、茯苓、桃仁、赤芍、半夏、牡丹皮、党参、全蝎各 10 g，生牡蛎、生龙骨各 20 g，大黄 6 g。水煎服，每日 1 剂，每日 3 次。[《世界最新医学信息文摘》2018，18（A0）：152.]

（9）围绝经期失眠：浮小麦、生牡蛎、生龙骨各 30 g，西洋参、生地黄各 15 g，麦冬 12 g，黄芩、茯苓、柴胡、炙甘草、白芍药各 10 g，桂枝 9 g，大枣 7 枚。以上药物先用 400 mL 清水进行浸泡，30 min 后将生牡蛎、生龙骨取出，武火煎煮 15 min，之后加入其他药物，煎煮 50 min 后，取 200 mL 药汁，再加入 400 mL 清水继续煎煮 20 min

后再取 200 mL 药汁，混合后将药汁分为 2 份，早、晚各服用 1 次，连续治疗 4 周为 1 个疗程。[《中西医结合心血管病电子杂志》2019，7（10）：150.]

（10）妇人四十岁以后，天癸却行，或过多不止：黄芩心（材条者用米醋浸七日，炙干，又浸又炙，如此七次）二两。上为细末，醋糊为丸，如梧桐子大，每服七十丸，空心，温酒送下，日进二服。（《瑞竹堂经验方》芩心丸）

（11）安胎：白术、黄芩、炒曲。上为末，以粥为丸。如梧桐子大。每服五十丸，白汤送下。（《丹溪心法》安胎丸）

（12）眉眶痛，属风热与痰：黄芩（酒浸，炒）、白芷。上为末，茶清调二钱。（《丹溪心法》）

（13）痤疮：金银花 30 g，连翘 15 g，黄芩 10 g，丹参 15 g，白芷 10 g，蒲公英 20 g，白鲜皮 15 g，白花蛇舌草 20 g，桑白皮 15 g，菊花 15 g，枇杷叶 15 g，牡丹皮 10 g。水煎服，每日 1 剂，日服 3 次，每次 200 mL（1 袋）。[《现代医学与健康研究电子杂志》2018，2（20）：145，147.]

（14）肝热生翳，不拘大人小儿：黄芩一两，淡豉三两。为未，每服三钱，以熟猪肝裹吃，温汤送下，日二服。忌酒、面。（《卫生家宝方》）

（15）产后血渴，饮水不止：黄芩（新瓦上焙干）、麦门冬（去心）各半两。上件，细切。每服三钱，水一盏半，煎至八分，去滓温服，不拘时候。（《杨氏家藏方》）

2. 现代临床

（1）小儿腹泻：选择 106 例患者，随机分为治疗组和对照组。治疗组 58 例，男 29 例，女 29 例；轻度脱水 36 例，中度脱水 22 例。对照组 48 例，男 24 例，女 24 例；轻度脱水 27 例，中度脱水 21 例。两组均予常规西药治疗，视患儿病情予以静脉补液、补钾、纠酸、补钙或补镁，有伴随症状者予对症处理。治疗组在此基础上加用葛根黄芩黄连汤（免煎颗粒）加减：葛根 12 g，黄芩 10 g，黄连 3 g，苍术 7 g，川朴 7 g，车前子 10 g，滑石 18 g，薏苡仁 12 g，甘草 3 g。若热重于湿者加金银花、连翘清热利湿；湿重于热者加扁豆、茯苓、法半夏、猪苓、泽泻健脾化湿；腹胀满者加木香、砂仁行气除满；呕吐者加生姜、竹茹降逆止呕；兼暑湿郁表者加香薷、豆卷、薄荷清暑化湿；每日 1 剂，水煎服，100 mL 早、晚分服。疗效评定标准如下，痊愈：经治疗 24～48 h，大便次数至≤2 次/d，大便性状恢复正常，临床症状消失，大便常规检查未见异常；好转：经治疗 48～72 h 后，大便次数至≤4 次/d，大便性状好转，临床症状基本消失，大便常规化验基本正常；无效：经治疗 72 h 后腹泻无缓解，大便次数仍>4 次/d，或临床症状无改善、病情加重。治疗结果：治疗组 58 例，显效 43 例，有效 13 例，无效 2 例，治疗组总有效率 96.6%；对照组 48 例，显效 20 例，有效 14 例，无效 14 例，对照组总有效率 70.8%。

（2）早期病毒性心肌炎：选择 61 例患者，其中男性 36 例，女性 25 例；年龄 27～62 岁，平均 32.47 岁。按照随机数字表法分为观察组 31 例与对照组 30 例。观察组用葛根黄芩黄连基本方：葛根 15 g，黄芩 15 g，黄连 6 g，甘草 10 g。表热重加金银花 10 g，薄荷 6 g；表寒重加荆芥 10 g，紫苏叶 10 g，板蓝根 15 g，紫草 15 g。水煎服，每日 1 剂, 早晚分服。同时辅以维生素 C、抗病毒等治疗, 观察期间停用其他同类药物, 对于急性期患者应限制活动, 卧床休息及对症治疗, 并嘱患者注意调节情志, 避免精神刺激, 忌食辛辣及其他刺激性食物。用药 7 d 为 1 个疗程, 全部患者均服药 2 个疗程后评定疗效。对照组采用营养心肌等药物治疗, 药用腺苷三磷酸 40 mg, 辅酶 A 100 U, 加入 5% 葡萄糖注射液 500 mL 静脉滴注, 另用果糖注射液 10 g 入液静脉滴注, 均每日 1 次, 疗程同实验组。疗效标准如下, 临床治愈: 临床症状、阳性体征消失, 实验室各项检查恢复正常; 显效: 临床症状、体征积分值改善 60% 以上, 心电图、血清心肌酶基本恢复正常; 有效: 临床症状、体征积分值改善 30%~60%, 实验室检查各项指标有一定改善; 无效: 临床症状、体征积分值改善小于 30%, 实验室检查无改善。治疗结果: 实验组 31 例, 临床控制 13 例, 显效 9 例, 有效 5 例, 无效 4 例, 实验组总有效率为 87.10%; 对照组 30 例, 临床控制 10 例, 有效 8 例, 显效 2 例, 无效 10 例, 对照组总有效率 66.67%。实验组总有效率 87.10% 高于对照组的 66.67%。理化指标方面实验组心肌酶、心电图指标较对照组有明显改善。

(3) 急性湿疹: 临床主要表现为具有多形性皮疹及渗出倾向, 伴剧烈瘙痒, 易反复发作的表皮及真皮浅层的炎症性皮肤病, 可发生于任何年龄及身体任何部位, 以手、足、小腿、肘窝、腋窝、肛周、阴囊等处多见。病例选择: 66 例, 其中男性 36 例, 女性 30 例; 年龄 12~66 岁, 平均 (23.0±9.5) 岁; 均为首次发病, 病程 2 h 至 4 d, 平均 (1.5±0.5) d; 手足湿疹 35 例, 小腿湿疹 11 例, 肘、腋窝湿疹 8 例, 全身泛发性湿疹 12 例。以随机数字表法, 将研究对象分为观察组与对照组各 33 例。治疗方法: 对照组予生理盐水清洗患处后, 每日早晚使用曲咪新乳膏涂于皮损处; 口服扑尔敏 (氯苯吡胺) 4 mg/次, 糖钙片 450 mg/次, 均每日 3 次, 直至皮损消失。观察组在对照组口服扑尔敏、糖钙片的基础上将黄柏、黄芩、五倍子各 30 g, 共研细粉, 用食醋调成稀糊状, 每日早晚涂抹皮损处, 直至皮损消失。疗效判断标准如下, 痊愈: 皮疹完全消退, 瘙痒症状消失, 停治后未见复发; 显效: 皮疹消退 75% 以上, 瘙痒症状明显减轻, 停治后无明显加重; 有效: 皮疹消退 30%~75%, 瘙痒减轻; 无效: 皮疹消退在 30% 以下, 瘙痒症状无明显改善。治疗效果: 观察组 33 例, 痊愈 16 例, 显效 15 例, 有效 2 例, 无效 0 例, 总有效率 100%; 对照组 33 例, 痊愈 7 例, 显效 17 例, 有效 4 例, 无效 5 例, 总有效率 84.85%。观察组与对照组总有效率分别为 100.00%、84.85%, 皮损消失时间分别为 (5.4±1.8) d、(9.2±2.1) d, 不良反应发生率分别为 3.03%、6.06%。

(4) 小儿咳嗽: 选择 200 例患者, 均为门诊患者, 随机分为治疗组和对照组, 每组 100 例。治疗组年龄最小者 10 个月, 最大者 14 岁, 平均年龄 (5.5±1.3) 岁, 女性 58 例, 男性 42 例, 发热者 60 例, 温度最高 38.5 ℃ 的 20 例, 呼吸气急鼻翼扇动者 10 例, 咽红乳蛾红肿者 38 例, 血常规检查白细胞 $10×10^9$/L 以上者 68 例, 白细胞 $10×10^9$/L 以下者 32 例, 中性粒细胞偏高者 50 例, 淋巴细胞偏高者 50 例, X 线检查肺纹理增重者 30 例, 肺部有阴影者 10 例, X 线检查无异常者 60 例, 病程长者 3 年, 病程短者 3 d, 平均 (20±2) d。对照组年龄最小者 11 个月, 最大者 14 岁, 平均 (5.6±1.5) 岁, 女性 57 例, 男性 43 例, 发热者 55 例, 温度最高 38.5 ℃ 的 19 例, 呼吸气急鼻翼扇动者 9 例，咽红乳蛾红肿者 39 例，血常规检查白细胞 $10×10^9/L$ 以上者 66 例，白细胞 $10×10^9/L$ 以下者 34 例，中性粒细胞偏高者 51 例，淋巴细胞偏高者 49 例，X 线检查肺纹理增重者 31 例，肺部有阴影者 8 例，X 检查无异常者 71 例，病程长者 3 年，病程短者 2.5 d，平均（19±2）d。治疗组药物组成：黄芩、板蓝根，以此为主药，在此基础上，根据临床症状辨证施治，加减变通。风寒咳嗽加紫菀、冬花，风热咳嗽加金银花、连翘，痰湿咳嗽加陈皮，热痰加川贝母、地龙、桑白皮、瓜蒌，寒痰加桔梗、白前、半夏，久咳加枇杷叶，痰热闭肺加麻黄、生石膏、杏仁。对照组按平时常规治疗，除无黄芩、板蓝根外余同治疗组。疗效标准如下，痊愈：临床症状消失，X 线检查及血常规检查均正常；有效：临床症状好转，X 线检查及血常规检查有不同程度好转；无效：临床症状无改善，X 线检查及血常规检查无变化。治疗结果：治疗组 100 例，治愈 60 例，有效 38 例，无效 2 例，治疗组有效率为 98%；对照组 100 例，治愈 30 例，有效 50 例，无效 20 例，对照组有效率为 80%；治愈率治疗组 60%，对照组 30%。

（5）慢性乙型肝炎：选择 96 例慢性乙型肝炎患者，随机分为黄芩苷联合干扰素治疗组和干扰素治疗组。黄芩苷联合干扰素治疗组 50 例，男 29 例，女 21 例，平均年龄（32±5）岁。干扰素治疗组 46 例，男 26 例，女 20 例，平均年龄（31±6）岁。治疗方法：黄芩苷联合干扰素治疗组给予黄芩苷胶囊口服，每次 0.5 g，每日 3 次，疗程 6 个月，同时给予干扰素 α-2b 500 万 IU，皮下注射，每周 3 次，疗程 6 个月。干扰素治疗组单给予干扰素 α-2b 治疗，治疗期间不用其他抗病毒药和免疫调节剂。治疗效果：干扰素治疗组患者血清 ALT、AST、透明质酸（HA）、Ⅳ型胶原（C-Ⅳ）水平较治疗前下降；黄芩苷联合干扰素治疗组患者血清 ALT、AST、HA、C-Ⅳ、层粘连蛋白（LN）水平较治疗前及干扰素治疗组治疗后均明显下降；黄芩苷联合干扰素治疗组乙型肝炎 e 抗原（HBeAg）和乙型肝炎病毒（HBV）DNA 转阴率均明显高于干扰素治疗组。

（6）胆囊炎：选择 53 例患者，均为门诊病例。其中，女性 30 例，男性 23 例；年龄最大者 71 岁，最小者 23 岁；病程最长者 30 余年，最短者 4 d。临床表现为右上腹部胀满疼痛不适者 53 例，伴有向右肩背部放射疼痛者 38 例，恶心呕吐者 33 例，厌食油腻者 47 例，恶寒发热者 14 例，晨起口苦者 45 例，便秘或大便不爽者 26 例。治疗前均经 B 超检查，可见胆囊增大、胆囊壁毛糙等，确诊为胆囊炎。其中，伴胆结石者 13 例。治疗采用黄芩加半夏生姜汤，药物组成：黄芩 15 g，白芍 30 g，半夏 12 g，炙甘草 9 g，生姜 9 g，大枣 10 枚。随症加减：恶寒发热重者加柴胡 15 g；疼痛明显者加元胡 15 g，川楝子 12 g；呕吐较重者加重生姜、半夏用量，至生姜 30 g，半夏 30 g；便秘较重者加大黄 6 g，枳实 15 g，厚朴 12 g；有结石者加金钱草 60 g，鸡内金 15 g；气滞明显者加佛手 15 g，绿萼梅 15 g，香附 15 g；湿热较重者加茵陈 20 g，滑石 15 g，栀子 15 g；酒食积滞者加山楂 20 g，葛花 12 g，酒大黄 6 g。每日 1 剂，水煎 2 次，共煎取药汁约 600 mL，分早、中、晚饭后半小时温服，15 d 为 1 个疗程。治疗结果：显效 31 例，有效 17 例，无效 5 例，总有效率为 90.6%。

（7）在外伤换药中的应用：选择患者 41 例，随机分为两组。观察组 21 例，年龄 48~82 岁，平均 68.1 岁，大于 65 岁 14 例；伴伤口感染 13 例，糖尿病患者 15 例；伤口长 1~5.6 cm，深度 2~5 mm，范围 1~9.2 cm²。对照组 20 例，年龄 47~79 岁，平均 67.2 岁，大于 65 岁 13 例；伴伤口感染 12 例，糖尿病患者 14 例，伤口长 1.1~5.8 cm，深度 1.8~4.5 mm，范围 1.1~8.9 cm²。两组年龄、病情比较条件均衡，具有可比性。治疗组 21 例用黄芩煎剂伤口换药，黄芩煎剂为 60 g 黄芩用煎药机煎制成200 mL 药剂，用医用纱布浸透药液敷于创面，每日换药 1 次，煎剂 2~5 ℃冰箱保存。观察组用生理盐水及庆大霉素针剂换药，每日 1 次，7 d 后观察伤口情况。疗效判定标准如下，痊愈：伤口完全愈合；显效：伤口缩小 70% 以上；有效：伤口缩小 30% 以上；无效：伤口好转不明显或者加重。治疗结果：观察组 21 例，痊愈 11 例，显效 5 例，有效 2 例，无效 3 例，总有效率 85.7%；对照组 20 例，痊愈 4 例，显效 4 例，有效 2 例，无效 9 例，总有效率 55%。观察组痊愈率优于对照组。

（8）2 型糖尿病合并牙周病：选择 2 型糖尿病合并慢性牙周炎患者 200 例，采用随机数字表法随机分为黄芩漱口液组、白醋漱口液组、生理盐水组、健康教育组和空白对照组，各 40 例。5 组均在治疗前进行龈上洁治术，以祛除大块的龈上牙石，便于检测牙周袋。黄芩漱口液组于早、中、晚刷牙后给予黄芩漱口液 15 mL，含漱 1 min，不再用清水漱口。白醋漱口液组于早、中、晚刷牙后给予白醋漱口液 15 mL，含漱 1 min，不再用清水漱口。生理盐水组于早、中、晚刷牙后给予生理盐水 15 mL，含漱 1 min，不再用清水漱口。健康教育组在治疗前采用牙周基础治疗，包括龈上洁治、龈下刮治及口腔卫生指导。空白对照组不做任何治疗和生活指导。5 组均以 3 个月为 1 个疗程，治疗 4 个疗程。疗效判定标准如下，有效：牙龈出血症状明显减轻或消失，饮食时咬合有力；无效：牙龈出血症状无减轻，饮食时咬合无力。治疗 3 个月后，黄芩漱口液组有效 30 例，无效 8 例，有效率 78.9%；其余 4 组均有效 0 例。治疗 6 个月后，黄芩漱口液组有效 38 例，无效 0 例，有效率 100.0%；白醋漱口液组有效 32 例，无效 8 例，有效率 80.0%；其余 3 组均有效 0 例。治疗 9 个月后，黄芩漱口液组有效 38 例，无效 0 例，有效率 100.0%；白醋漱口液组有效 40 例，无效 0 例，有效率 100.0%；生理盐水组有效 23 例，无效 16 例，有效率占 59.0%；其余 2 组均有效 0 例。治疗 12 个月后，黄芩漱口液组有效 38 例，无效 0 例，有效率 100.0%；白醋漱口液组有效 40 例，无效 0 例，有效率 100.0%；生理盐水组有效 39 例，无效 0 例，有效率 100.0%；健康教育组有效 20 例，无效 19 例，有效率 51.3%；空白对照组有效 12 例，无效 28 例，有效率 30.0%。白醋漱口液组、生理盐水组、健康教育组、空白对照组与黄芩漱口液组治疗 3 个月后分别对比，差别均有统计学意义；白醋漱口液组、生理盐水组、健康教育组、空白对照组与黄芩漱口液组治疗 6 个月后分别对比，差别均有统计学意义；白醋漱口液组与黄芩漱口液组治疗 9 个月后对比，差别无统计学意义；生理盐水组、健康教育组、空白对照组与黄芩漱口液组治疗 9 个月后分别对比，差别均有统计学意义；白醋漱口液组、生理盐水组与黄芩漱口液组治疗 12 个月后分别对比，差别均无统计学意义；健康教育组、空白对照组与黄芩漱口液组治疗 12 个月后分别对比，差别均有统计学意义。

（9）儿童肺炎支原体肺炎：临床表现以顽固性剧烈咳嗽、发热为主，可引起流行。选择 110 例患者，随机分为对照组 54 例和观察组 56 例。对照组：男 30 例，女 24 例；

年龄2~14岁，平均（6.25±2.63）岁；病程2~6 d，平均（2.85±2.16）d。观察组：男33例，女23例；年龄2~13岁，平均（6.19±2.57）岁；病程2~7 d，平均（2.77±2.35）d。对照组采用阿奇霉素注射液静脉滴注 10 mg/（kg·d），连续5 d。停药4 d，4 d后根据病情继续采用阿奇霉素口服或静脉滴注使用3 d。然后停药4 d，再服用3 d。观察组在对照组治疗基础上加用自拟黄芩重楼汤，基本方：金银花10~15 g、鱼腥草10~15 g、黄芩6~10 g、重楼4~8 g、细辛1~3 g、炙麻黄3~6 g、苦杏仁4~8 g、紫菀6~10 g、百部6~10 g、前胡6~10 g、桔梗6~10 g、甘草3~6 g。加减变化：表邪明显寒者加荆芥6~10 g、防风6~10 g以助麻黄散解表寒，热邪者加蝉蜕、连翘以散表热；热痰阻络、难以咯出者加胆南星4~8 g、竹茹6~10 g、全瓜蒌6~10 g以清化热痰；喘甚者加地龙6~10 g、桑白皮6~10 g以平喘止咳嗽；邪热甚者加紫草6~10 g、牡丹皮6~10 g以凉血清热。每日1剂，常规水煎2次，根据患儿情况分3~6次口服。每3 d根据症状调整处方，连续服用14 d。疗效标准如下，痊愈：14 d后临床症状、体征消失或基本消失，胸片复查正常；显效：14 d后症状、体征明显改善，但未完全消失，胸片复查异常；有效：14 d后症状、体征均有好转，胸片复查异常；无效：14 d后症状、体征、胸片无明显改善或加重。痊愈、显效、有效计为总有效。治疗结果：总有效率观察组98.21%，对照组83.33%，观察组优于对照组；观察组退热时间、咳嗽明显消失时间、肺部啰音消失及胸部 X 线吸收时间均短于对照组；2组治疗后血清 IL-2 上升、IL-6 下降；治疗后观察组血清 IL-2、IL-6 与对照组比较，差异均有显著性意义。

（10）重症流感：临床早期症状表现为发热、咳嗽、喉痛、身体疼痛、头痛、发冷和疲劳等。选择63例患者，分为观察组和对照组。观察组33例，男20例，女13例，年龄最大患者62岁，最小患者25岁，平均年龄（37.2±1.9）岁，持续发热时间1~12 d，平均时间（6.9±1.4）d，体温37~41 ℃，高热患者10例，中度发热患者17例，低热患者4例，体温正常患者2例，伴有咳嗽、血痰、呼吸困难等呼吸系统症状患者23例，伴有腹泻、呕吐等消化道系统症状患者19例，入院48 h内行 X 线胸片检查显示有肺炎表现的患者25例。对照组30例，男19例，女11例，年龄最大患者57岁，最小患者28岁，平均年龄（34.6±2.7）岁，持续发热平均时间（5.4±1.8）d，体温37~40 ℃，高热患者7例，中度发热患者14例，低热患者6例，体温正常患者3例，伴有咳嗽、血痰、呼吸困难等呼吸系统症状患者18例，伴有腹泻、呕吐等消化道系统症状患者15例，入院48 h内行 X 线胸片检查显示有肺炎表现的患者21例。2组患者均给予基础治疗，对照组成人患者口服奥司他韦片75 mg，每日2次，连续用药1周，病情严重或发生迁移患者可适当加大用药剂量和增加用药时间；观察组在对照组基础上口服黄芩苷片0.5 g，每日2次，连续给药2周，观察2组临床诊疗情况。疗效判定标准如下，痊愈：所有临床症状及肺部病变完全消失，实验室指标及细胞免疫功能恢复正常，RT-PCR 检测病毒核酸呈阴性；显效：临床症状和肺部影像学检查结果显著改善，实验室指标及细胞免疫功能接近正常；无效：所有观察指标未见改善，患者继发严重肺部疾病或休克等危及生命的并发症。将痊愈例数和显效例数视为临床总有效率。治疗结果：观察组33例，治愈13例，有效19例，无效1例，总有效率96.9%；对照组30例，治愈7例，有效13例，无效10例，总有效率66.7%。观察组肺部影像学检查及临床症状改善情况均显著优于对照组；观察组细胞免疫功能下降情况得到显著改善，明显优于对照组；观察组临床疗效及实验室检测指标均显著优于对照组。

【不良反应】 偶见皮肤过敏。

【综合利用】 黄芩除是我国大宗常用中药，用于临床配方外，也作为中成药的原料。另外，从黄芩中提取的黄芩苷、黄芩素等大量用于制药工业、化妆品制造等行业。随着中药制剂的增多，国内外许多厂家增加了黄芩有效成分的提取，加大了黄芩的用量和出口量，因此黄芩的应用和开发越来越受到国内外医学界的关注。

■参考文献

[1] 国家药典委员会. 中华人民共和国药典：2010 年版. 一部［M］. 北京：中国医药科技出版社，2010.

[2] 李欣，魏朔南. 黄芩的生物学研究进展［J］. 中国野生植物资源，2006，25（6）：11-15.

[3] 李子，郝近大. 黄芩本草考证［J］. 中药材，2008，31（10）：1584-1585.

[4] 战渤玉，高明，李东霞，等. 中药材黄芩的研究进展［J］. 中医药信息，2008，25（6）：16-20.

[5] 刘雄，高建德. 黄芩研究进展［J］. 甘肃中医学院学报，2007，24（2）：46-51.

[6] 陈秀清，齐香君，何恩铭. 中药黄芩研究新进展［J］. 食品与药品，2006，8（5）：23-27.

[7] 张文青，闫永红，林雀跃. 不同产地黄芩中多糖的测定［J］. 国外医药（植物药分册），2008，23（5）：212-214.

[8] 董安珍，侯美林. 黄芩生品和炮制品中多糖提取工艺的研究［J］. 河北农业科学，2010，15（5）：105-108.

[9] 杨武德，石平宝，王建科. 黄芩生品及不同炮制品中多糖和总糖的含量分析［J］. 贵阳中医学院学报，2009，31（4）：81-83.

[10] 李彤彤，李宏，侯茂君，等. 黄芩化学成分及黄芩苷提取方法研究进展［J］. 天津药学，2002，14（3）：7-8.

[11] 赵胜男，李守拙. 黄芩指纹图谱的研究［J］. 承德医学院学报，2011，28（4）：358-360.

[12] 初正云，初明，滕宇. 黄芩苷体内抗流感病毒作用［J］. 中国中药杂志，2007，32（22）：2413-2415.

[13] 葛金芳，李俊，胡成穆，等. 枇杷叶三萜酸的免疫调节作用研究［J］. 中国药理学通报，2006，22（10）：1194-1198.

[14] 郭少英，程发峰，钟相根，等. 黄芩苷的体外抗氧化研究［J］. 时珍国医国药，2011，22（1）：9-11.

[15] 马建凤，刘华钢，朱丹. 中药体外抑菌研究的方法学进展［J］. 药物评价研究，2010，33（1）：42-45.

[16] 付璟，石继和. 黄芩素体外抑菌与体内抗炎作用研究［J］. 中国药房，2014，25（23）：2136-2138.

[17] 刘训华，吕高飞，张太平，等．熊果酸的抗肿瘤作用［J］．江苏医药，2007，33（2）：202-204.

[18] 李宏捷，谢文利，朱江．黄芩苷的抗肿瘤作用及对肿瘤细胞端粒酶的影响［J］．江苏医药，2008，34（9）：931-933.

[19] 苏宁，罗荣敬，苏杭，等．黄芩苷对糖尿病肾病大鼠肾功能及其抗氧化应激作用的研究［J］．中药新药与临床药理，2007，18（5）：341-344.

[20] 曾春晖，杨柯，韦建华，等．广西山油柑不同部位挥发油成分及抗菌作用的研究［J］．中成药，2012，34（4）：747-750.

[21] 徐海瑛，王树芳，彭建华，等．双黄连口服液联合青霉素G对金黄色葡萄球菌的体外抗菌作用研究［J］．湖北农业科学，2012，51（10）：2073-2075.

[22] 王秋菊．黄芩中黄酮类化合物的抗菌作用［J］．当代医药论丛，2014，12（3）：145-146.

[23] 吴莹，金叶智，吴珺，等．黄芩主要成分体外抗甲型流感病毒作用的研究［J］．北京中医药大学学报，2010，33（8）：541-545.

[24] 龚新荣，于龙顺，蓝星莲，等．不同产地黄芩抗炎作用的比较研究［J］．当代医学，2013，19（23）：21-22.

[25] 尹华熙，白筱璐，邓文龙，等．黄芩的解热作用研究［J］．中药药理与临床，2007，23（6）：51-53.

[26] 张磊，徐浩，何勇，等．黄芩苷对大鼠心室肌细胞动作电位的影响［J］．新乡医学院学报，2015，32（1）：28-31.

[27] 高平章，陈金珍，李安娜，等．黄芩苷对对乙酰氨基酚诱导小鼠肝损伤中蛋白质氧化及硝化的影响［J］．华中科技大学学报（医学版），2015，44（1）：64-68.

[28] 徐勤，李怡光．黄芩总黄酮苷元对小鼠肝脏的保护作用［J］．中南医学科学杂志，2015，43（1）：39-41.

[29] 翟越，赵海丰．黄芩素对SCC15口腔癌细胞增殖和Caspase-3活性的影响［J］．中国老年学杂志，2015，35（1）：139-141.

[30] 刘敬忠，王宝林，任前红．葛根黄芩黄连汤（免煎颗粒）加减治疗小儿腹泻［J］．内蒙古中医药，2014，33（18）：45.

[31] 左明晏，胡思荣．葛根黄芩黄连汤治疗早期病毒性心肌炎临床观察［J］．中国中医急症，2014，23（10）：1915-1917.

[32] 周汉民，蔡敏霞．黄柏、黄芩、五倍子配伍外用治疗急性湿疹疗效观察［J］．中国中医急症，2013，22（6）：983-984.

[33] 陈银山，赵占景，王辉．黄芩、板蓝根治疗小儿咳嗽的临床研究［J］．中医临床研究，2013，5（4）：3-4.

[34] 王孟华，曲玮，梁敬钰．黄芩的研究进展［J］．海峡药学，2013，25（9）：6-13.

[35] 宋新文，申保生，王宏伟．黄芩苷联合干扰素治疗慢性乙型肝炎50例［J］．中国新药与临床杂志，2013，32（5）：386-388.

[36] 张伟，郭媛媛. 黄芩加半夏生姜汤加味治疗胆囊炎53例临床观察 [J]. 北方药学，2013，10（4）：33.

[37] 苟宇，兰纪华，兰群芳. 黄芩煎剂在外伤换药中疗效的临床观察 [J]. 中国临床研究，2013，26（7）：717.

[38] 李蔚，徐强，杨瑞，等. 黄芩漱口液治疗2型糖尿病合并牙周病38例 [J]. 中医研究，2013，26（2）：17-20.

[39] 蔡达，王峰，张媛媛. 黄芩重楼汤治疗儿童肺炎支原体肺炎56例临床观察 [J]. 新中医，2014，46（2）：134-136.

[40] 粟英，向毓明. 抗病毒药物联合黄芩苷治疗重症流感的临床疗效观察 [J]. 中国医院药学杂志，2014，34（4）：306-308.

菖　蒲

【道地沿革】　菖蒲应用历史悠久，作为药物始载于《神农本草经》，列为上品。但由于菖蒲植物源复杂，历代应用都较混乱。《本草纲目》所列品种就有五种，近代又有新品种混用，目前处方用药中石菖蒲、水菖蒲及九节菖蒲混淆的现象也较常见。处方用名以菖蒲、石菖蒲、九节菖蒲常见，而在药材学及鉴定学中又有一种水菖蒲。以菖蒲之名载入本草始《神农本草经》，《本草品汇精要》也称菖蒲，《滇南本草》称九节菖蒲，石菖蒲之名始见《本草图经》，《本草纲目》称水剑草川。《中药志》载：菖蒲为天南星科石菖蒲和水菖蒲的根茎，还称毛茛科植物阿尔泰银莲花的根茎为九节菖蒲。本书重点介绍的药用菖蒲是白菖蒲、石菖蒲和九节菖蒲。菖蒲可以提取芳香油，有香气，是中国传统文化中可防疫驱邪的灵草，端午节有把菖蒲叶和艾捆一起插于檐下的习俗；根茎可制香味料。菖蒲亦称为尧韭，为中国植物图谱数据库收录的有毒植物，其毒性为全株有毒，根茎毒性较大。口服多量时产生强烈的幻视。原产中国及日本，北温带均有分布。

菖蒲的叶子形状似剑，民间称之为"水剑"，说它可"斩千邪"。菖蒲身上这层驱邪避害的文化含义使它成了人们过端午节时必不可少的一件物品。

【来源】　白菖蒲又称水菖蒲，来源于天南星科植物水菖蒲 *Acorus calamus* L. 的干燥根茎。石菖蒲来源于天南星科植物石菖蒲 *Acorus tatarinowii* Schott 的干燥根茎。九节菖蒲来源于毛茛科植物阿尔泰银莲花 *Anemone altaica* Fisch 的干燥根茎。

【原植物、生态环境、适宜区】

1. 白菖蒲　为多年生挺水型草本植物。上海地区有野生分布。全株有特殊香气。具横走粗壮而稍扁的根状茎，径0.5~2 cm，上生有多数须根。叶基生，叶片剑状线形，长50~120 cm，端渐尖，中部宽1~3 cm，叶基部成鞘状，对折抱茎。中脉明显，两侧均隆起，平行脉每侧3~5条。6~9月开花，花茎基出，扁三棱形，长20~50 cm。佛焰苞长20~40 cm，肉穗花序直立或斜生，圆柱形，黄绿色。浆果红色，长圆形，有种子

1~4 粒。

2. 石菖蒲 多年生草本植物。根茎芳香,粗 2~5 mm,外部淡褐色,节间长 3~5 mm,根肉质,具多数须根,根茎上部分枝甚密,植株因而成丛生状,分枝常被纤维状宿存叶基。叶无柄,叶片薄,基部两侧膜质叶鞘宽可达 5 mm,上延几达叶片中部,渐狭,脱落;叶片暗绿色,线形,长 20~30 (50) cm,基部对折,中部以上平展,宽 7~13 mm,先端渐狭,无中肋,平行脉多数,稍隆起。花序柄腋生,长 4~15 cm,三棱形。叶状佛焰苞长 13~25 cm,为肉穗花序长的 2~5 倍或更长,稀近等长;肉穗花序圆柱状,长 (2.5) 4~6.5 (8.5) cm,粗 4~7 mm,上部渐尖,直立或稍弯。花白色。成熟果序长 7~8 cm,直径可达 1 cm。幼果绿色,成熟时黄绿色或黄白色。花果期 2~6月。

菖蒲分布于我国各省,石菖蒲分布于黄河以南各省区,九节菖蒲分布于河南西部、山西南部、陕西南部、河南西部、湖北西北部,水菖蒲主产于湖北、湖南、辽宁等地。我国是菖蒲属的分布中心,其中以菖蒲的栽培量大。据估计菖蒲藏量在 30 000 kg 以上。菖蒲多生于草本沼泽植被,比较典型的野生环境是青藏高原的 "木里苔草沼泽",分布于河流阶地、湖滨及谷地边缘。地表季节性积水,土壤为泥炭沼泽土。建群种为木里苔草 (Carex mulienisis),草层高 0.3~0.4 m,盖度 40%~85%。局部地区可以形成菖蒲为建群种的群落,如四川盐源县菖蒲塘即为代表。另有一些莎草沼泽地,则可见有菖蒲为半生种。

在我国南方广大的常绿阔叶林区,其溪流谷地及河岸,常有菖蒲、石菖蒲、金钱蒲的分布,形成沿岸条状的群丛,与多种莎草科、禾本科、伞形科水生植物混生。

【生物学特点】

1. 栽培技术 分为有性繁殖和无性繁殖。

(1) 有性繁殖:即种子繁殖。将收集到成熟红色的浆果清洗干净,在室内进行秋播,保持潮湿的土壤或浅水,在 20 ℃左右的条件下,早春会陆续发芽,后进行分离培养,待苗生长健壮时,可移栽定植。

(2) 无性繁殖:即分株繁殖。在早春(清明前后)或生长期内用铁锨将地下茎挖出,洗干净,去除老根、茎及枯叶、茎,再用快刀将地下茎切成若干块状,每块保留 3~4 个新芽,进行繁殖。在生长期进行分栽,将植株连根挖起,洗净,去掉 2/3 的根,再分成块状,在分株时要避免伤及嫩叶及芽、新生根。

2. 田间管理

(1) 行距:露地栽培,选择池边低洼地,栽植地株行距小块 20 m、大块 50 m,但一定要根据水景布置地需要,可采用带形、长方形、几何形等栽植方式栽种。栽植的深度以保持主芽接近泥面,同时灌水 1~3 cm。盆栽时,选择不漏水的盆,内茎在 40~50 cm,盆底施足基肥,中间挖穴植入根茎,生长点露出泥土面,加水 1~3 cm。

(2) 施肥:菖蒲在生长季节的适应性较强,可进行粗放管理。在生长期内保持水位或潮湿,施追肥 2~3 次,并结合施肥除草。初期以氮肥为主,抽穗开花前应以施磷肥钾肥为主;每次施肥一定要把肥放入泥中(泥表面 5 cm 以下)。

(3) 土壤:栽培以富含腐殖质的壤土最佳,沙质土壤生育亦良好。栽培处宜择半阴处，避免强烈日光直射，若能接受 50%～60%光线，生育自能旺盛而叶色柔美。性好潮湿喜氮肥，施肥以腐熟豆饼水或氮、磷、钾，速效 1、2 号等，每 20～30 d 少量施用一次，氮肥比例多，能促使叶片繁茂。培养土需经常保持湿润，小盆栽盆底可垫一水盘，以保持水分。室内摆饰择窗缘光源射入处，若生长势转弱，应及时移出室外，充分灌水，并接受柔和的阳光照射能恢复生机。性喜温暖至高温，生长适温 18～28 ℃。久植过于拥挤时应强制分株，换土后再栽植。

3. 病虫害防治　加强检疫，对引进的种球，如有病毒应立即销毁。建立无毒良种种球繁育基地。治虫防病，用 40%氧乐果 2000 倍防治蚜虫，及时拔除田间病株，以防相互感染。选择较抗病的品种进行栽培。

【采收加工】　秋冬二季采挖，除去根及泥沙，晒干。

【炮制储藏】

1. 炮制　取原药材，除去杂质，洗净，用清水浸泡 2～4 h 捞出闷润至透，切片，晒干或烘干，筛去灰屑。饮片性状：为类圆形或椭圆形片状，周边淡黄棕色或暗棕褐色。切面类白色或淡棕色，呈海绵状，有一明显环纹，具筋脉点和小孔。气香特异，味微辛。

2. 储藏　储干燥容器内，置阴凉干燥处。

【药材性状】

1. 白菖蒲　形似石菖蒲，但较粗大。根茎扁圆柱形，少有分枝，长 10～24 cm，直径 1～1.5 cm。表面类白色至棕红色，有细纵纹节间长 0.2～1.5 cm，上侧有凹陷的圆点状根痕，节上残留棕红色毛须。质硬，折断面呈海绵样，类白色或淡棕色；横切面内皮层环明显，有多数小空洞及维管束小点。气较浓烈而特异，味苦、辛。

2. 石菖蒲　呈扁圆柱形，多弯曲，常有分枝，长 2～3 cm，直径 0.3～1 cm。表面棕褐色或灰棕色，粗糙，有疏密不均匀的环节，节间长 0.2～0.8 cm，具细纵纹，一面残留须根或圆点状痕；叶痕呈三角形，左右交互排列，有的其上有毛鳞状的叶基残留，质硬。断面纤维性，类白色或微红色，内皮层环明显。可见多数维管束小点及棕色油细胞。气芳香，味苦，微辛。

3. 九节菖蒲　根茎呈短小纺锤形，表面黄棕色或暗棕色，具多数半环状突起的鳞叶痕。断面平坦可见淡黄色筋脉小点 6～9 个环列。

【质量检测】

1. 显微鉴别

（1）白菖蒲：根茎横切面观察，最外层表皮细胞类方形，外壁增厚，微木化，有的含有红棕色物质。皮层宽广，薄壁细胞叶圈链状排列，中间为大型的通气组织，于每一圈链连接处为一较大的类圆形油细胞；皮层散有纤维束及少数有限外韧型维管束，束鞘纤维连接成环。内皮层为一列切线延长的排列较整齐的细胞。中柱靠外为环状排列的周木维管束及少数外韧维管束，通气组织发达。

（2）石菖蒲：根茎横切面观察，最外层为类方形的表皮细胞，外壁增厚，棕色，有的含红棕色物质，有时可见 1～2 列下皮细胞。皮层宽广，薄壁细胞排列疏松，有较大的细胞间隙。细胞内含有淀粉粒。油细胞随处可见，呈类圆形，内径 45～70 μm，内含黄绿色挥发油滴，散在或两个相连。叶迹维管束及纤维束散在；叶迹维管束为有限外韧型。韧皮薄壁细胞颇小，呈多角形。维管束鞘纤维成环，木化。纤维束大小不一，其周围的薄壁细胞中含有草酸钙方晶。内皮层细胞切线延长，凯氏点明显。中柱略占根茎的1/3，外层为多数小型维管束环列，周木型及少数外韧型，靠中央均为周木型维管束。

（3）九节菖蒲：根茎横切面观察，表皮由一列扁平的细胞组成，外壁增厚，木栓化，内含红棕色物质。近表皮处有1~2列切线延长的细胞，往内细胞渐呈等径排列，直径 50~150 μm。皮层内侧近维管束处散有单个或2~3个相连的类圆形石细胞，外韧维管束6~12个，位于距中心1/2处，呈环状排列。木质部导管呈多角形或类圆形，直径 8~22 μm。薄壁组织细胞几乎充满淀粉粒。

2. 理化鉴别

（1）化学定性：取2%兔红细胞生理盐水悬浮液1滴，置载玻片上，加盖玻片，于显微镜下观察，滴加1%九节菖蒲的生理盐水溶液，使其与红细胞接触，则红细胞迅速溶解。（检查皂苷）

取九节菖蒲粉末2 g，加70%乙醇20 mL，加热回流10 min，吸取上清液1 mL，于水浴上蒸干，加乙酸酐0.5 mL溶解残渣，沿试管壁加入浓硫酸1 mL，则两液面出现紫红色环，上层逐渐呈污绿色。（检查皂苷）

取九节菖蒲10%乙醚浸液，滴在圆形滤纸上，用乙酸乙酯-石油醚（5∶95）展开，喷以5%香草醛盐酸试液则不应显黄色。（与石菖蒲区别）

（2）薄层色谱：

1）白菖蒲。取本品粗粉20 g，置挥发油测定器中水蒸气蒸馏，所得挥发油用乙醚提取，无水硫酸钠脱水，回收乙醚，所得挥发油溶于乙醚供点样用。A-细辛醚为对照品。分别于硅胶 G-CMC 薄层板上点样，石油醚-乙酸乙酯（85∶15）展开，晾干，紫外光灯（254 nm）下观察，供试品色谱中在与对照品色谱相应位置处，显相同的蓝紫色斑点。

2）石菖蒲。取挥发油，加石油醚（60~90 ℃）制成每1 mL含2 μL的溶液，作为供试品溶液。另取石菖蒲对照药材，同法制成对照药材溶液。照《中国药典》薄层色谱法试验，吸取上述两种溶液各1 μL，分别点于同一以0.5%羧甲基纤维素钠溶液为黏合剂的硅胶 G 薄层板上，以石油醚（60~90 ℃）-乙酸乙酯（8∶2）为展开剂，展开，取出，晾干，放置约1 h，置紫外光灯（365 nm）下检视。供试品色谱中，在与对照品色谱相应的位置上，显相同颜色的荧光斑点；再以碘蒸气熏至斑点显色清晰，日光下检视，供试品色谱中，在与对照药材色谱相应的位置上，显相同颜色的斑点。

（3）紫外显色：各取粉末1 g，用10 mL乙醚浸泡20 min，取浸提液点于滤纸上，干后在紫外灯（254 nm）下观察。结果为：石菖蒲显紫红色荧光，水菖蒲呈蓝紫色荧光，九节菖蒲显淡绿色荧光。

【商品规格】 以类圆形或椭圆形片状，周边淡黄棕色或暗棕褐色。切面类白色或淡棕色，呈海绵状，有一明显环纹，具筋脉点和小孔。气香特异，味微辛者为上品。

【性味归经】

1. 白菖蒲 味辛、苦；性温，归心、肝、胃经。

2. 石菖蒲 味辛、苦；性微温，归心、肝、脾经。

3. 九节菖蒲 性味辛；性温，归心、胃经。

【功能主治】

1. 白菖蒲 化痰开窍；除湿健胃；杀虫止痒。主痰厥昏迷；中风；癫痫；惊悸健忘；耳鸣耳聋；食积腹痛；痢疾泄泻；风湿疼痛；湿疹；疥疮。

2. 石菖蒲 化痰开窍；化湿行气；祛风利痹；消肿止痛。主热病神昏；痰厥；健忘；耳鸣；耳聋；脘腹胀痛；噤口痢；风湿痹痛；跌打损伤；痈疽疥癣。

3. 九节菖蒲 开窍化痰，醒脾安神。用于热病神昏，癫痫，耳鸣耳聋，胸闷腹胀，食欲减退；外治痈疽疮癣。

【用法用量】

1. 白菖蒲 内服：煎汤3~6 g；或入丸、散。外用：适量，煎水洗或研末调敷。

2. 石菖蒲 内服：煎汤，3~6 g，鲜品加倍；或入丸、散。外用：适量，煎水洗；或研末调敷。

3. 九节菖蒲 内服：煎汤，1.5~6 g；或入丸、散，或鲜品捣汁。外用：适量，煎水洗，或鲜品捣敷，或研末调敷。

【使用注意】

1. 白菖蒲 阴虚阳亢，汗多、精滑者慎服。《青岛中草药手册》载：阴血不足，汗多，遗精者忌用。《本草图经》载：水菖蒲，生溪涧水泽中甚多，叶亦相似，但中心无脊，采之干后轻虚多滓，殊不及石菖蒲，不堪入药用，但可捣末，油调涂疥瘙。今药肆所货，多以两种相杂，尤难辨也。《本草衍义》载：菖蒲，世又谓之兰荪，生水次，失水则枯，根节密者气味足。《本草纲目》载：此有二种：一种根大而肥白节疏者，白菖也，俗谓之泥菖蒲；一种根瘦而赤节稍密者，溪荪也，俗谓之水菖蒲。叶俱无剑脊。溪荪气味胜似白菖，并可杀虫，不堪服食。

2. 石菖蒲 阴虚阳亢、汗多、精滑者慎服。

3. 九节菖蒲 阴虚阳亢、烦躁汗多、精滑者慎服。

【化学成分】

1. 挥发油成分类 单萜成分多为已知化合物，结构简单。链状：芳樟醇、桂叶烯、罗勒烯。单环：孜然芹烯、异松油烯、柠檬烯、松油烯、萜品-4-醇。双环：樟烯、樟脑、桉油精、长松针烯、冬青油烯。倍半萜类化合物是菖蒲挥发油的重要组成部分。迄今为止，菖蒲植物中已分离得到的倍半萜达二三十种。利用GC-MS等分析手段可发现更多，按结构可将其分为7大类：蛇床烷型（桉烷型）、牦牛儿烷型、愈创木烷型、榄香烯型、杜松烷型、没药烷型、菖蒲烷型，还有少数其他类型。

根含挥发油1%~3%，油中主要成分是β-细辛醚62.38%、1-烯丙基-2，4，5-三甲氧基苯18.24%、甲基丁香酚12%、α-细辛醚2.17%、顺-甲基异丁香油酚2.75%、反-甲基异丁香油酚1.06%，另含γ-细辛醚、细辛醛等。

2. 非挥发性组分 黄酮及醌：从水菖蒲氯仿提尽后的甲醇提取液中分离得到。生物碱及胆碱：有研究表明水菖蒲含生物碱 21~126.5 mg/100 g 干药材；对离体蛙心、兔肠的胆碱样效应证明了水菖蒲还含有胆碱，含量为 124 mg/100 g 干药材。有机酸、氨基酸、糖及无机离子：GC 证明白菖蒲所含有机酸主要有肉豆蔻酸、棕榈酸、棕榈油酸、硬脂酸、油酸、亚油酸、花生酸。氨基酸包括天冬氨酸、缬氨酸、亮氨酸、异亮氨酸、甘氨酸、丙氨酸、组氨酸、脯氨酸等 13 种氨基酸，且以色氨酸为主。糖类有麦芽糖、葡萄糖、果糖、甘露糖、甘露醇等。无机离子主要有钙、铁、钾等。另外还有谷甾醇和草酸钙，其中草酸钙含量与染色体数量成反比。九节菖蒲：含皂苷、白头翁素、棕榈酸、琥珀酸、蔗糖等。另有实验研究表明，九节菖蒲的主要成分为脂肪族化合物，尤以有机酸含量居高，如棕榈酸、琥珀酸等。

【药理作用】

1. 抗脑缺血　采用阻断双侧颈总动脉法制备脑缺血再灌注模型。运用 CD11b 兔抗原的免疫组化染色方法，检测模型小鼠脑组织小胶质细胞的表达水平。结果为：模型组小胶质细胞的表达水平明显高于假手术组。复方菖蒲益智汤高剂量组小胶质细胞的表达水平明显低于模型组、复方菖蒲益智汤低剂量组、尼莫地平组。复方菖蒲益智汤低剂量组与尼莫地平组小胶质细胞的表达水平无明显统计学差异。结论：复方菖蒲益智汤可能通过抑制小胶质细胞的激活降低脑缺血再灌注的损伤程度。

将大鼠按随机数字表法分为假手术组、模型组、尼莫地平组、蜜煎菖蒲组、扎里奴思方组；用药组大鼠术前 3 d 开始用药，每日 1 次，术后 3 h 用药 1 次；线栓阻塞大鼠大脑中动脉制备局灶性脑缺血模型，观察术后大鼠的苏醒时间，术后 12 h 进行神经功能评分，测定脑组织含水量，光镜观察神经元密度和病理损伤。结果发现，模型组大鼠术后苏醒时间延长，神经功能评分及脑组织含水量均增高，神经元数量减少，病理损伤显著；与模型组比较，尼莫地平、蜜煎菖蒲和扎里奴思方组术后苏醒时间短，神经评分降低，脑组织含水量减少，神经元数量增多，脑组织病理损伤减轻明显；扎里奴思方组较尼莫地平和蜜煎菖蒲组大鼠的术后苏醒时间短，脑组织含水量减少，神经元数量增多，病理损伤减轻。研究表明，扎里奴思方和蜜煎菖蒲均具有抗脑缺血损伤作用，其中开窍化痰、补肾活血的扎里奴思方在促进苏醒和减轻脑水肿及保护神经元受损方面的作用较蜜煎菖蒲更为全面和显著。

2. 抗抑郁　将 80 只大鼠随机分为 4 组，即模型组、导痰汤合菖蒲郁金汤组（中药组）、氟西汀组及假手术组，每组 20 只。模型组、中药组、氟西汀组采用双侧颈总动脉永久性结扎后行为限制法制备大鼠 PSD 模型，假手术组仅做颈正中切口即缝合。造模成功后第 2 天，模型组、假手术组均予 0.9%氯化钠注射液灌胃，中药组予导痰汤合菖蒲郁金汤灌胃，氟西汀组予盐酸氟西汀水溶液灌胃，均连续给药 28 d。测定大鼠海马区 5-羟色胺（5-HT）、去甲肾上腺素（NE）、多巴胺（DA）、5-羟基吲哚乙酸（5-HIAA）含量的变化，并进行糖水消耗试验。结果发现，假手术组、中药组及氟西汀组糖水消耗量均高于模型组，纯水消耗量均低于模型组；假手术组、中药组及氟西汀组 NE、DA、5-HT 及 5-HIAA 含量均高于模型组；中药组 NE、5-HT 及 5-HIAA 含量均低于假手术组；氟西汀组 NE、DA 含量均低于假手术组。研究表明，导痰汤合菖蒲郁金汤可以改善 PSD 大鼠的行为及脑内单胺类神经递质的含量。

3. 镇静、催眠 大鼠腹腔注射白菖蒲醇提取物可延长戊巴比妥钠引起的睡眠时间，也能延长乙醇或乙醚引起的翻正反射消失时间，对大鼠条件性逃避反应有明显抑制作用，与氯丙嗪相似，也可降低大鼠体温，对分笼饲养的小鼠可明显减少其攻击行为。但醇提取物对小鼠自发活动无明显影响；亦不影响阿扑吗啡引起的大鼠攻击行为和角斗反应，对苯丙胺引起的小鼠中毒也无保护作用，而氯丙嗪对上述阿扑吗啡和苯丙胺的作用均有显著影响。小鼠腹腔注射醇提取物对戊四氮引起的惊厥和死亡均有保护作用，虽然用药组小鼠仍可发生阵挛性惊厥，但其严重程度和频率大为降低，潜伏期和存活时间也大为延长，死亡率降低，对士的宁惊厥和电惊厥小鼠则无保护作用，对乙酸引起的小鼠扭体反应、热板法及机械压尾法引起的疼痛反应均无镇痛作用。

小鼠腹腔注射白菖蒲挥发油（AC-E）可明显延长戊巴比妥、环己巴比妥和乙醇所致的睡眠时间，降低直肠体温，并不降低苯丙胺引起小鼠的死亡率，但利舍平降低群居小鼠苯丙胺的死亡率，AC-E 有协同利舍平的作用，使苯丙胺所致小鼠的死亡率进一步降低。大鼠腹腔注射 AC-E，可加强戊四氮引起的毒性，增加死亡率。小鼠预先应用异丙烟肼后，再用 AC-E，则引起明显的兴奋而不是镇静，提示其作用与利舍平相似。AC-E 和利舍平都能加强巴比妥类的催眠作用，此作用可被 α 受体阻滞药盐酸酚苄明拮抗，而氯丙嗪的这种作用则不受影响，提示其作用机制与氯丙嗪不同。

细辛脑（Ⅰ）和 β-细辛脑（Ⅱ）也有加强戊巴比妥钠睡眠作用，两者均无镇痛作用。Ⅱ对小鼠电惊厥、戊四氮和印防己毒素引起的惊厥均有促进作用，对士的宁惊厥则均无影响；而Ⅰ对电惊厥有轻度保护作用，对戊四氮性惊厥有明显保护作用。两者对激怒的猫有驯服作用，并能阻断大鼠条件性逃避反应，但均不产生共济失调。小鼠预先应用异丙烟肼后再用细辛脑仍有镇静作用，提示其作用与利舍平并不相同。

大鼠腹腔注射细辛脑，其全脑去甲肾上腺素含量并无变化。具有降低儿茶酚胺含量的丁苯，可阻滞利舍平对大鼠的镇静和眼睑下垂作用；对于利舍平阻滞大鼠条件性逃避反应的作用，丁苯那嗪也有阻断作用，而细辛脑对利舍平的这些作用均无影响。提示其作用机制与丁苯那嗪也不相同。小鼠或大鼠预先应用 α-甲基酪氨酸，可降低脑内去甲肾上腺素浓度，可使随后应用细辛脑的降低体温、加强巴比妥类催眠和阻滞条件性逃避反应的作用显著加强，说明细辛脑的镇静作用可能与抑制下丘脑去甲肾上腺素能系统有关。小剂量细辛脑对利舍平或氯丙嗪抑制电刺激小鼠所致角斗的作用和抑制大鼠条件性逃避反应的作用均有明显的协同作用，β-细辛脑则没有这种作用，白菖蒲挥发油和细辛脑对脑内 5-羟色胺（5-HT）浓度均无影响，提示其作用与脑内 5-HT浓度无关。从白菖蒲氯仿提取物中获得一种黄酮对恒河猴有镇静和安定作用，大剂量也不产生共济失调或翻正反射丧失。

安神镇静：水提物 4 g/kg，对小鼠有镇静作用。水菖蒲的挥发油 10~100 mg/kg，对小鼠、大鼠、猫、狗及猴均呈镇静作用，可减少自发活动和肌肉的紧张性，对听觉、触觉刺激的反应大为减弱。α-细辛醚 3 mg/kg 大鼠腹腔注射，呈现明显的镇静作用，且持续 4 h 以上，其作用强度和作用时间与 3 mg/kg 的氯丙嗪相似，并能使已建立的大鼠回避性条件反射破坏，此外，还能对抗致幻剂南美仙人掌碱（mescaline）对大鼠引起的过度活动和致幻行为。猴皮下注射 α-细辛醚 1 mg/kg，1 h 后表现出明显的镇静作用，能完全消除攻击行为，对周围环境的兴趣和探究反射显著下降；当剂量为 5 mg/kg 时镇静作用更明显，其作用时间可持续 90 h，即使猴受到挑逗时仍表现为淡漠而毫无敌意。50 mg/kg 兔静脉注射可产生平均 7.2 min 的麻醉作用，100 mg/kg 时延至 15.5 min 并伴有四肢僵硬。

石菖蒲与硫喷妥钠的协同作用：小鼠腹腔注射给药，以翻正反射消失与恢复为指标，观察药物的协同作用。结果表明，石菖蒲 12.426 g/kg（1/5LD$_{50}$）、6.213 g/kg（1/10 LD$_{50}$）组均无一只小鼠出现睡眠。硫喷妥钠 40 mL/kg，16 只小鼠中 10 只出现睡眠，但分别注射上述剂量石菖蒲 20 min 后再注射 40 mL/kg 硫喷妥钠，则能加强其催眠作用。石菖蒲对小鼠自主活动的影响：腹腔注射 α-细辛醚 24 或 48 mL/kg 后，小鼠及大鼠的自发活动无明显减少，细辛醚 15 mg/kg 对小鼠自发活动及回避性条件反射无影响。肌内注射 α-细辛醚 15 mg/kg，对有攻击行为的猴未观察到明显的安定作用。小鼠随机分组停食 12 h 后进行实验。腹腔注射后 30 min 放入光电箱内，记录 10 min 活动次数。结果与生理盐水组相比较，石菖蒲能显著抑制小鼠自主活动。给药 12.426 mL/kg 组能非常显著地抑制苯丙胺的运动性兴奋。另有报道，腹腔注射石菖蒲水煎剂 1、5、10 g/kg，小鼠自发活动明显下降，用挥发油的 1/6LD$_{50}$ 和 1/3LD$_{50}$ 也可以减少小白鼠的自发活动，还能减弱麻黄碱的中枢兴奋作用，并可解除独居小鼠的攻击行为。

细辛醚对阈下剂量戊巴比妥钠的协同作用：小鼠 90 只，分成 9 组，腹腔注射给药后 20 min，再腹腔注射戊巴比妥钠 15 mL/kg，观察每组翻正反射消失鼠数。当 α-细辛醚剂量增至 24 或 48 mL/kg 时，对戊巴比妥钠有一定的协同作用。石菖蒲挥发油 0.05 mL/kg 给小鼠腹腔注射，对阈下剂量的戊巴比妥有协同催眠作用。挥发油的 1/6LD$_{50}$ 和 1/3LD$_{50}$ 能显著延长戊巴比妥钠的麻醉时间。

九节菖蒲含银莲花素及其生物合成的中间体 5-羟基乙酰丙酸，是抗菌、镇痛、镇静和调经等作用的有效成分之一。

大多数实验结果表明，石菖蒲能抑制神经中枢，具抗惊厥、镇静作用。用石菖蒲水煎剂给小鼠灌胃，证明有镇静作用。又用其挥发油给小鼠皮下注射，发现小鼠自发活动减少，能对抗麻黄碱的中枢兴奋作用，并可延长戊巴比妥的睡眠时间及降低体温作用。经实验证明，水煎剂或去油水煎剂均能使小鼠自发活动明显下降，对戊巴比妥钠催眠有协同作用，并能提高小鼠戊四氮致阵挛性惊厥阈。此后以其挥发油中 α-细辛醚对小鼠腹腔注射证明有抗电惊厥和抗戊四氮引起的阵挛性惊厥，并认为与苯巴比妥钠作用相同，有抗瘫痪作用。

4. 抗惊厥 细辛醚能部分地对抗震颤素（TCMLIBemorine）引起的大鼠实验性帕金森综合征的肌肉震颤，但作用不及阿托品。菖蒲挥发油对单突触的膝跳反射无抑制，但对多突触的屈肌反射呈抑制作用，说明其抗惊厥作用与眠尔通类相似，系中枢性的肌肉松弛剂，作用部位在脊髓或皮层下。

抗电惊厥作用：取体重 18~22 g 健康小白鼠 70 只，雌雄皆可，随机分为 7 组，每组 10 只，分别腹腔注 α-细辛醚 90、115、130、140、150 mg/kg；苯妥英钠 50 mg/kg；以 0.6 mL/20 g 计，30 min 后按文献方法给予额定电流刺激。结果表明，α-细辛醚具有对抗电惊厥发作的作用，明显优于苯妥英钠。另有报道，α-细辛醚对电休克惊厥无明显对抗作用。

对抗戊四氮阵挛性惊厥的作用：取体重 18~22 g 健康小白鼠 30 只，雌雄皆可，随机分为 3 组，每组 10 只，分别腹腔注 140 mg/kg α-细辛醚；50 mg/kg 苯妥英钠；对照组以 0.6 mg/20 g 计。30 min 后再腹腔注射 38 mg/kg 戊四氮，以出现阵挛性惊厥作为发作指标。α-辛醚能明显对抗戊四氮致阵挛性惊厥作用。另有报道，α-细辛醚对戊四氮惊厥无明显对抗作用。

5. 降温　α-细辛醚 0.5 mg/kg 和 3 mg/kg 腹腔注射，能分别降低小鼠体温 1.8 ℃ 和 3.5 ℃，并能翻转麦角酸二乙胺的升温为降温，平均降低 1.3 ℃。亦有报道，细辛醚无降温作用，亦不能对抗麦角酸二乙胺的升温作用。

6. 镇痛　石菖蒲对酒石酸锑钾致小鼠扭歪反应的影响：小鼠 60 只，随机分为 6 组，分别皮下注射石菖蒲 12.246、6.213 g/kg，另给以等容量生理盐水和吗啡 10 mL/kg，20 min 注射酒石酸锑钾溶液 0.2 mL/只。观察每只小鼠 10 min 内出现扭歪反应的次数，用 t 检验进行统计学处理。结果在本实验所用剂量下吗啡酊明显对抗扭歪反应，石菖蒲 0.121 3 g/kg，即显示对抗扭歪反应。石菖蒲水煎醇沉液 6.213 g/kg 腹腔注射，对小鼠醋酸扭体法、热板法试验均表明有镇痛作用。

7. 促进学习记忆

（1）对正常小鼠学习和记忆获得能力的影响：取小鼠 55 只，经 3 d 的复杂迷宫趋食反应训练后，选取灵活性较一致小鼠 33 只，随机分成 3 组，每组 11 只。对照组，每天灌胃同容量的生理盐水；给药组每天分别灌胃石菖蒲药液 0.1、0.2 g/10 g，相当于 LD_{50} 的 1/54、1/27。同时训练各组小鼠，持续 6 d，结果：石菖蒲能明显缩短小鼠走迷宫取食所需时间，减少错误次数，第 4、5、6 天的迷宫时间和错误次数与对照组比较均有明显差异，第 4 天两剂量组间比较有明显差异，第 5、6 天两剂量组间比较无明显差异。表明石菖蒲能促进正常小鼠学习和记忆获得。

（2）对正常小鼠记忆巩固能力的影响：取小鼠 55 只，经 10 d 复杂迷宫趋食反应训练后，选取学会走迷宫取食（20 s 内错误不超过 3 次到达终点），并且需时较一致者 33 只，随机分成 3 组，每组 11 只。对照组，每天分别灌胃同容量的生理盐水；给药组，每天分别灌胃石菖蒲 0.1、0.2 g/10 g。连续给药 10 d，其间停止训练。第 11 天，观察各组小鼠对 10 d 前学会的走迷宫正确途径的记忆巩固程度。结果：小鼠迷走宫的时间和错误次数，对照组与给药组比较无显著差异。表明石菖蒲对正常小鼠的记忆巩固能力无促进作用。

（3）对东莨菪碱造成记忆获得障碍的作用：取小鼠 55 只，随机分成 5 组，每组 11 只。A 为正常对照组，B 为东莨菪碱模型组，C、D 分别为石菖蒲 0.1、0.2 g/10 g 剂量组，E 为脑复康（吡拉西坦）组（100 mL/kg），连续 7 d。末次给药后 4 h，A 组腹腔注射同容量的生理盐水，B、E 腹腔注射东莨菪碱 1 mL/kg，15 min 后对动物进行跳台训练，24 h 后测验记忆成绩。结果：对照组、脑复康组与东莨菪碱模型组比较，小鼠测验时错误次数少，表明东莨菪碱能造成小鼠记忆获得障碍。石菖蒲 0.1、0.2 g/10 g 剂量组使小鼠测验时错误次数显著减少，表明石菖蒲对此有明显的改善作用。

（4）对亚硝酸钠造成记忆巩固不良的作用：取小鼠 55 只，随机分成 5 组，连续给药7 d。末次给药后4 h进行跳台训练，训练结束后立即皮下注射亚硝酸钠120 mg/kg。24 h后测验记忆成绩。结果：石菖蒲可使小鼠测验时错误次数显著减少，与亚硝酸钠组比较两剂量间无差异。表明石菖蒲对亚硝酸钠造成的小鼠记忆巩固不良具有显著的改善作用。

（5）对乙醇引起的小鼠记忆再现缺失的作用：小鼠55只，随机分组，连续给药7 d。末次给药后4 h进行跳台训练，24 h后，在测验前30 min灌胃40%乙醇0.1 mL/10 g。结果表明，石菖蒲可使小鼠测验时的错误次数显著减少，对乙醇引起的小鼠记忆再现缺失有明显改善作用。中枢胆碱能神经系统与学习记忆有密切的关系，早老性痴呆与胆碱神经传导、缺损有关联。抗胆碱药东莨菪碱可引起类似于老年性健忘症的记忆障碍。石菖蒲能显著对抗东莨菪碱引起的记忆获得障碍，推测该药可能具有胆碱能样效应。石菖蒲对亚硝酸钠造成的记忆巩固不良有明显的改善作用，表明石菖蒲能保护大脑因缺氧引起的脑功能减退，改善缺氧造成的记忆巩固障碍。乙醇可导致人类大脑去甲肾上腺素能和胆碱能神经系统以及中脑部分的损害；啮齿动物长期摄入乙醇可使大脑皮质、海马的去甲肾上腺素能、胆碱能神经产生去神经作用，并引起持久的记忆障碍；也有资料表明乙醇中毒可致脑内5-羟色胺水平下降。在行为实验的不同阶段给予乙醇可导致记忆再现障碍。石菖蒲对乙醇引起的记忆再现缺失有改善作用，说明石菖蒲可能改善大脑去甲肾上腺素能、胆碱能神经功能和调节脑内5-羟色胺水平。

8. 抗心律失常 麻醉开胸犬窦房结局部应用乙酰胆碱产生的心房颤动，静脉注射白菖蒲挥发油（AC-E）7.5 mL/kg可使房颤持续时间缩短，效价相当于奎尼丁2.5 mL/kg；对伤害性刺激产生的心房扑动，静注AC-E先使心房率减慢，继续给药则可使之转变为正常窦性节律；心房表面局部应用乌头碱引起的心房颤动，静脉滴注AC-E可使房颤停止；对冠状动脉两期结扎引起的室性心动过速，AC-E可使室性异位心率和总心率减少。

静脉注射白菖蒲煎剂对氯化钡引起的兔、麻醉猫或犬引起的心律失常均有对抗作用，对毒毛花苷G引起的豚鼠心律失常或乌头碱引起的大鼠心律失常也有明显的对抗作用。麻醉猫静脉注射AC-E可延长心电图Q-T和P-Q间期，提示其可延长不应期和传导时间，同时窦房结冲动形成减少，对离体心房肌，AC-E可延长其不应期；在体外，AG-E与奎尼丁相似，尚可拮抗藜芦碱对蛙缝匠肌的作用。AC-E对正常犬有降低血压作用，并可减慢犬的心率。麻醉猫静脉注射AC-E可致血压下降，心率减慢，阻断迷走神经、交感神经和神经节，对降压作用无影响。细辛醚和β-细辛醚均表现心脏抑制和降压作用。

9. 平喘、镇咳、祛痰 AC-E对组胺和乙酰胆碱混合液喷雾吸入引起的豚鼠哮喘发作有良好的平喘作用，腹腔注射α-细辛醚对组胺引起的猫和豚鼠支气管收缩有松弛作用，α-细辛醚和β-细辛醚能拮抗组胺、乙酰胆碱、5-羟色胺和氯化钡引起的离体肠管和气管的收缩。AC-E对二氧化硫引起的小鼠咳嗽有显著镇咳作用，α-细辛醚和β-细辛醚对氨雾引起的小鼠咳嗽也有显著镇咳作用，对电刺激麻醉猫喉上神经引起的咳嗽，腹腔注射α-细辛醚也有镇咳作用。AC-E对大鼠及兔有较好的祛痰作用（毛细管法），α-细辛醚对小鼠有明显祛痰作用（酚红法）。

10. 平滑肌的解痉 作用 AC-E 对离体肠管、子宫和气管平滑肌有松弛作用，并能拮抗乙酰胆碱和组胺产生的痉挛，肺灌流及离体气管链试验均证明 AC-E 具有扩张气管作用，但比肾上腺素弱。离体豚鼠回肠试验证明，AC-E 低浓度（1:500 000）即可拮抗乙酰胆碱的作用，中等浓度（1:100 000）可对抗组胺的作用，高浓度（1:1000）才能拮抗氯化钡的作用。不含 β-细辛醚的 AC-E 10 $\mu g/mL$ 对组胺诱发的离体豚鼠回肠收缩有明显的解痉作用，而含 β-细辛醚较多的 AC-E 则无解痉作用。另已证明 β-细辛醚含量高的 AC-E 有致癌作用，故推荐应用不含 β-细辛醚的二倍体白菖蒲根茎或 β-细辛醚含量低者。

菖蒲内服能促进消化液的分泌及制止胃肠异常发酵，并有弛缓肠管平滑肌痉挛的作用。菖蒲挥发油 1:500 000 对豚鼠离体回肠能减弱乙酰胆碱对肠管的兴奋作用，浓度加大作用更显著，α-细辛醚 1:25 000、1:19 000、1:25 000，β-细辛醚 1:3000、1:12 000、1:12 000、1:6000 分别能阻断 10^{-4} mol/L 乙酰胆碱、5-羟色胺、组胺对离体豚鼠气管的收缩作用。此外，菖蒲挥发油还有短暂的降低血压作用及抑制单胺氧化酶作用。

对离体豚鼠气管的解痉作用：α-细辛醚对抗致痉剂乙酰胆碱（ACh）、组胺和 5-羟色胺的最低有较浓度为 10 $\mu g/mL$，α-细辛醚对抗组胺和 5-羟色胺的作用与氨茶碱相似，但对乙酰胆碱的对抗作用则远低于氨茶碱。α-细辛醚完全阻断致痉剂作用的浓度：对抗乙酰胆碱为 40 $\mu g/mL$，对抗组胺为 80 $\mu g/mL$，对抗 5-羟色胺为 53 $\mu g/mL$，其效力高于氨茶碱。β-细辛醚的烯丙基（1-烯丙基-2，4，5-三甲氧基苯）有相似的作用，但比 α-细辛醚弱。

对离体豚鼠回肠的解痉作用：实验表明，阻断离体豚鼠肠管平滑肌的效果以 α-细辛醚为最优，其对抗组胺为 20 $\mu g/mL$，对抗乙酰胆碱和 5-羟色胺的最低有效浓度为 10 $\mu g/mL$，其次为挥发油。而煎剂的解痉作用则甚差。

11. 促进运动恢复 灌胃 4 周后，石菖蒲组小鼠血糖、肝糖原、肌糖原含量与运动组比较明显升高。运动组小鼠血糖、肝糖原、肌糖原含量明显低于其他 3 组。结果提示，力竭运动能消耗小鼠体内的肝糖原、肌糖原及降低血糖浓度，石菖蒲有利于小鼠肝糖原、肌糖原等能量物质的储备，从而使小鼠在运动期间能保持较高的血糖水平。运动组血糖与其他各组相比显著降低，表明长时间的力竭性运动可显著降低血糖浓度；石菖蒲组虽有所下降，但并不明显，表明服用石菖蒲对维持血糖浓度的恒定有一定的作用，其机制可能是增强了其他非糖物质的利用。与安静对照组相比，运动组大鼠的肝糖原和肌糖原均显著下降，表明长时间的力竭性运动会导致糖原的分解代谢增加。肝糖原和肌糖原的下降会导致机体疲劳，使大鼠的运动能力下降。而服用石菖蒲组小鼠的肝、肌糖原含量均高于运动组，说明运动训练小鼠服用石菖蒲可以促进糖原合成与储备，其机制可能是石菖蒲提取物能够增强葡萄糖的吸收，进而促进肌糖原和肝糖原的合成（石菖蒲提取物能促进耐力运动过程中脂肪利用，从而节约糖原）；石菖蒲提取物能促进糖异生，加速合成糖原。

12. 抗肿瘤 石菖蒲挥发油 0.042、0.085 mL/kg 灌胃，连续 7 d，对小鼠肝瘤有抑制作用。0.062 mL/kg 腹腔注射，0.085 mL/kg 灌胃，连续 9 d，对小鼠肉瘤-180 有抑制作用。石菖蒲 20% 煎剂能在体外全部杀死小鼠腹水癌细胞。

13. 抗抑　AC-E 在体外对金黄色葡萄球菌、白色葡萄球菌、肺炎链球菌、粪链球菌、化脓性链球菌、大肠杆菌、痢疾杆菌、伤寒杆菌、甲型副伤寒杆菌等有不同程度的抑制作用。白菖蒲水浸剂对堇色毛癣菌、同心性癣菌、星形诺卡菌有不同程度抑制作用。提取挥发油后的水煎剂对金黄色葡萄球菌和肺炎链球菌也有较强抑制作用。β-细辛醚对红蟀属昆虫具有抗性腺作用，是一种新型昆虫抗性腺药，可用于昆虫控制，对某些真菌在试管内有抑制作用。体外试验，高浓度浸出液对常见致癌性皮肤真菌有抑制作用。菖蒲、艾叶、雄黄合剂可用于烟熏消毒。1∶2 的煎剂使蛔虫麻痹和死亡 70%。

【毒理研究】

1. 急性毒性　大鼠腹腔注射 AC-E 的 LD_{50} 为 221 mg/kg，小鼠腹腔注射 α-细辛醚 LD_{50} 为 332.5 mg/kg，豚鼠腹腔注射 AC-E 0.1 mL/（kg·d），每周 6 次，连续 6 周，未见明显中毒症状。另有报道，小鼠腹腔注射 α-细辛醚 LD_{50} 为 310 mg/kg，胃肠给药时 LD_{50} 为 417.6 mg/kg。

小白鼠的急性中毒主要症状为抽搐，外界刺激可诱发和加剧抽搐，最后死于强直性惊厥，说明中毒主要表现在兴奋脊髓。

2. 特殊毒性　大鼠妊娠第 6 天起灌胃 α-细辛醚 20.6 mg/（kg·d）或 61.7 mg/（kg·d），连续 10 d，胎鼠外观、身长、体重、内脏及骨骼均未发现异常。但剂量增至 185.2 mg/（kg·d），给药 7 d，体重增长受到明显抑制，大鼠不孕率和胚胎吸收率增加，提示对孕鼠有一定毒性。α-细辛醚对鼠伤寒沙门氏菌 TA98 有致突变作用，大鼠灌胃 α-细辛醚使骨髓染色体畸变率显著上升，但小鼠骨髓微核试验阴性。β-细辛醚对鼠伤寒沙门氏菌有致突变作用，也可引起人类淋巴细胞染色体畸变。含 β-细辛醚为主的水菖蒲挥发油可引起大鼠十二指肠恶性肿瘤。1971 年美国食品和药物管理局宣布 β-细辛醚具致癌性。

九节菖蒲各剂量尤其是 600 mg/kg 和 1200 mg/kg 时，胎鼠畸形率升高，孕鼠吸收胎率升高，并有一定的剂量效应关系。染色体畸变分析试验表明，剂量增加畸变率升高。小鼠骨髓微核试验表明，石菖蒲不能诱发嗜多染红细胞的微核率显著上升，但九节菖蒲 3 个剂量组的微核百分数均高于石菖蒲及阴性对照组，并且随剂量加大微核率随之上升，具有一定的剂量效应关系。

【临床应用】

1. 临床配伍

（1）癫痫：九节菖蒲（去毛焙干），以木臼杵为细末，不可犯铁器，以黑獭猪心以竹刀批开，砂罐煮汤送下，每日空心服二三钱。（《医学正传》）

（2）痰迷心窍：石菖蒲、生姜。共捣汁灌下。（《梅氏验方新编》）

（3）记忆不佳，易忘事：远志、人参各四分，茯苓二两，菖蒲一两。上四味治下筛，饮服方寸匕，日三。（《千金要方》开心散）

（4）心气不定，五脏不足，甚者忧愁悲伤不乐，忽忽喜忘。朝差暮剧，暮差朝发，狂眩：菖蒲、远志各二两，茯苓、人参各三两。上四味末之，蜜丸，饮服如梧子大七

丸，日三。（《千金要方》定志小丸）

（5）风冷痹，身体俱痛：菖蒲（锉）、生地黄（去土，切）、枸杞根（去心）各四两，乌头（炮裂，去皮脐，锉）二两，生商陆根（去土，切）四两，生姜（切薄片）八两。上六味，以清酒三升渍一宿，暴干，复纳酒中，以酒尽为度，暴干，捣筛为细散。每服，空心温酒调一钱匕，日再服。（《圣济总录》菖蒲散）

（6）耳聋：菖蒲根一寸，巴豆一粒（去皮心）。二物合捣，筛，分作七丸，绵裹，卧即塞，夜易之。（《补缺肘后方》菖蒲根丸）

（7）耳聋耳鸣如风水声：菖蒲（米泔浸一宿，锉，焙）二两，猪肾（去筋膜，细切）一对，葱白一握（擘碎），米（淘）三合。上四味，以水三升半，先煮菖蒲，取汁二升半，去滓，入猪肾、葱白、米及五味作羹，如常法空腹食。（《圣济总录》菖蒲羹）

（8）赤白带下：石菖蒲、破故纸（补骨脂）等分。炒为末，每服二钱，更以菖蒲浸酒调服，日一服。（《妇人大全良方》）

（9）跌打损伤：石菖蒲鲜根适量，甜酒糟少许，捣烂外敷。（《江西草药》）

（10）阴汗湿痒：石菖蒲、蛇床子等分，为末。日搽二三次。（《济急仙方》）

（11）风虫牙痛：以石菖蒲抵牙痛处咬定，或塞缝亦可。（《古今医统》）

2. 现代临床

（1）脑缺血：将缺血性脑血管病患者 120 例随机分为两组，治疗组在西医常规治疗的基础上加服菖蒲地龙汤，对照组则单纯予以西医常规治疗。结果发现，治疗组 60 例，治愈 35 例，显效 21 例，有效 2 例，无效 2 例，总有效率 98.33%；对照组 60 例，治愈 23 例，显效 26 例，有效 1 例，无效 10 例，总有效率 83.33%。治疗组总有效率高于对照组。由此可见，在西医常规治疗的基础上配合中药内服，对促进中风急性期患者康复、减轻后遗症方面有明显疗效。

将 40 例缺血性中风患者随机分为药氧组和纯氧组，各 20 例，两组均给予降纤、抗血小板聚集和对症支持等一般治疗。纯氧组在一般治疗基础上，给予纯氧经鼻吸入治疗；药氧组在一般治疗基础上，给予复方菖蒲液加氧经鼻吸入治疗。两组均以 10 次为 1 个疗程，共治疗 2 个疗程。观察两组临床综合疗效，并采用神经功能缺损（MESSS）评分和 Barthel 指数评价治疗前后神经功能和日常生活能力（ADL）的变化情况。结果发现：纯氧组有效率为 55.0%。两组比较，药氧组疗效优于纯氧组；治疗后两组的 MESSS 评分和 ADL 评分均有改善，两组间比较，药氧组疗效优于纯氧组。复方菖蒲液药氧吸入法能促进脑梗死患者神经功能康复。

（2）肺性脑病：选择 43 例肺性脑病患者进行治疗，病例选择依据"肺性脑病诊断标准"，即全部病例均为：①具有慢性肺脑病患伴有呼吸功能衰竭，出现缺氧、二氧化碳潴留的临床表现。②有意识障碍、精神神经症或体征，并能排除其他原因所引起者。又根据"肺性脑病临床分级标准"，则本组病例中，病情属轻型者 14 例次，属中等型者 14 例次，属重型者 15 例次。出现精神神经症状时间最多为 3 d 内，共 37 例次（占86.64%）。

治疗方法：病情较轻者，可用石菖蒲注射液肌内注射，每日 2~6 次，每次 2~

4 mL。病情较重者，用石菖蒲注射液 16～20 mL 稀释至 5%～10% 葡萄糖 250～500 mL 中静脉滴注，每日 1～2 次。病情危急患者遵医嘱。治疗过程中除停用呼吸中枢兴奋剂等有关药物外，原来的治疗措施（如低流量持续吸氧、抗感染、纠正电介质及酸碱平衡失调等）一般仍酌情继续进行。近期疗效判断标准分为显效（神志清楚，精神神经症状好转消失，发绀消失，动脉血气分析检查结果显著好转）、好转（神志较清楚，上述各项检查均有好转）和无效。治疗结果：43 例中显效 25 例次，转好 10 例次，无效 8 例次（其中死亡 6 例），总有效率 81.39%，显效率 58.14%，病死率为 15.78%，其疗效比用西药尼可刹米治疗组的 144 例肺性脑病患者（总有效率 55.55%，显效率 25.0%）高。石菖蒲注射液对症状和体征均有不同程度改善，其中以意识障碍和精神神经症状的减轻或消失较为明显。

石菖蒲注射液的治疗效果与病情程度和治疗起始时间有一定的关系，一般认为对轻度和中度患者的治疗效果优于重度患者。同样，凡治疗起始时间越早者效果也越好。在治疗过程中，多数患者起效时间均较快，最快者为注射后 15 min，最慢者 3 d。对于病情较重，并发症较多者则相应延长疗程。肺脑发病后治疗起始时间在 3 d 以内者，有效率达 85.71%，而起始时间在 4 d 以上者，有效率仅为 62.5%。在 43 例中，8 例无效，分析其原因，计有肺部感染未控制 7 例次，心力衰竭未控制 6 例次，严重酸碱失衡及电解质失调 6 例次，感染性休克 4 例次，年老体弱、全身衰竭、咯痰不畅 2 例次，并发肾衰竭 1 例次。足见在使用石菖蒲注射液治疗的同时，积极而有效地控制肺部感染及其他一些并发症是十分重要的。

（3）昏迷：用石菖蒲注射液（0.5% 挥发油溶液）治疗肺性脑病。轻型用 10～20 mL 加 25% 葡萄糖 20 mL 缓慢静脉注射，一日 2 次；中型另用本草 10～20 mL 加入 5% 葡萄糖 250～500 mL 中静脉滴注。一日 1 次；重型剂量增至 20 mL。此法治疗肺型昏迷 279 例，显效 128 例，转好 81 例，无效 37 例，死亡 33 例。用菖蒲挥发油细辛醚制成针剂，轻者 1～4 mL，一日 2～6 次肌内注射；重者 16～20 mL 入高糖中静脉注射或 8～10 mL 加入葡萄糖中静脉注射，一日两次并结合氧疗、抗感染等。

（4）癫痫：用石菖蒲、白附子、凌霄花、甘松、赭石、藜芦水煎，每日两剂分服，治疗原发性癫痫 34 例、继发性 7 例，结果 17 例完全控制，11 例发作次数明显减少，余 13 例也有明显改善。

（5）扩张型心肌病：选择扩张型心肌病患者 17 例。所有患者均经休息、限盐及吸氧，常规应用洋地黄制剂、血管紧张素转换酶抑制剂、β 受体阻滞剂及利尿剂等治疗 2 周以上；病情不缓解或加重者，在原治疗基础上通过中医辨证采用荣心络、化浊毒、祛瘀血的治疗法则，给予菖蒲芪丹汤，连续应用 2 个月。治疗期间监测患者心率、尿量、心脏大小、心脏 X 线片、超声心动图测量左室舒张末期内径（LVEDD）、左室收缩末期内径（LVESD）、左室射血分数（LVEF）、血压的变化。结果发现，经过中医辨证治疗，显效 7 例，有效 8 例，无效 2 例，总有效 15 例。经过中医辨证治疗后与治疗前比较，心率及呼吸频率明显减低；尿量增加，心胸比例缩小，LVEDD 与 LVESD 均明显缩小，LVEF 明显提高，血压无明显变化。患者用药期间未见明显不良反应。研究表明，菖蒲芪丹汤用于治疗扩张型心肌病，可明显改善心功能，临床疗效显著。

（6）抑郁：将符合标准的 216 例抑郁患者随机分为治疗组和对照组，各 108 例，比较治疗前后 99Tcm2ECD 脑血流灌注显像、临床神经功能缺损评分、Barthel 指数记分的变化并进行评估。结果发现，治疗 4 周后脑血流灌注放射性比值（RAR）均较治疗前增高，临床神经功能缺损评分、Barthel 指数记分均有较大改善。研究表明，加味导痰汤合菖蒲郁金汤治疗卒中后抑郁能发挥良好疗效。又将 91 例随机分为两组，对照组 42 例口服导痰汤合菖蒲郁金汤，治疗组 49 例在对照组的基础上同时口服氟西汀。治疗前后采用汉密尔顿抑郁量表（HAMD）评定疗效和不良反应。结果发现，治疗组总有效率 91.8%，对照组总有效率为 76.2%，两组间比较具有显著性差异；两组患者治疗前 HAMD 评分差异无统计学意义，治疗后治疗组 HAMD 减少优于对照组。研究表明，本方法对卒中后抑郁症患者均有肯定疗效，前者副反应更轻微，更能提高老年患者接受治疗的依从性。

（7）肿瘤脑转移：将 46 例以头痛为主诉的脑转移瘤患者随机分为两组，治疗组 23 例，对照组 23 例。对照组予口服司莫司汀化疗，治疗组在对照组治疗的基础上，加用口服路通菖蒲汤治疗。结果发现，在近期疗效上两者无差别，但在改善 KPS 评分、提高 1 年生存率及改善头痛症状等方面，治疗组 23 例，疗效提高 12 例，稳定 7 例，降低 4 例，总稳定率 82.61%；对照组 23 例，疗效提高 6 例，稳定 5 例，降低 12 例，总稳定率 47.83%。由此可见，路通菖蒲汤联合司莫司汀治疗脑移瘤疗效较好。

【不良反应】 菖蒲副作用大，不宜过量服用，在多本古书上也有记载。比如《本草经集注》上记载"秦皮、秦艽为之使，恶地胆、麻黄"，《日华子本草》记载"忌饴糖、羊肉。勿犯铁器，令人吐逆"，还有《医学入门》上也记载"心劳、神耗者禁用"。石菖蒲毒副作用大。将菖蒲挥发油注射于小鼠体内，中毒表现为间歇性抽搐，待数小时后小鼠死于强直性惊厥，说明菖蒲挥发油中毒主要是兴奋脊髓。将菖蒲水煎剂注射入小鼠腹腔，不久后小鼠就出现中毒症状，表现为呼吸困难、阵挛性抽搐。若是服用菖蒲中毒，一般会出现抽搐、惊厥等不良反应，外界刺激更可能会诱发和加剧，最后死于强直性惊厥。而中毒后的治疗和解救方法通常是催吐、导泻、洗胃、静脉输液、皮下注射麻黄碱等。菖蒲全株都是有毒性的，特别是它的根茎毒性最大，过量服用菖蒲很容易让人产生幻觉。菖蒲的药用疗效虽然很好，但是因为它含有一定的毒性，取用切记要谨慎，以免造成不良后果。若有阴虚阳亢、烦躁汗多、咳嗽、吐血、精滑者应谨慎服用菖蒲，以免病情加重。

【综合利用】 白菖蒲多为自生自灭，未见有成片种植。其实栽培也不困难，它喜阳耐寒，病虫害稀少，可利用沼泽、溪沟、池塘、河沿等低湿地方种植，不必占用良地粮田。经考察折算认为，如能认真种植，亩产可望达到 2000~2500 kg 鲜草（包括根状茎和剑叶），能产白菖蒲油 20~25 kg/亩。如能在农村适当推广，利用上述零星土地种植，由当地乡镇企业或专业户就地加工，就可能获得明显的经济效益，有望成为农村多种经营的一条有效途径。

■参考文献

[1] 张子梅. 菖蒲的鉴别应用分析 [J]. 光明中医，2011，26（3）：597-599.
[2] 肖耀军. 石菖蒲与九节菖蒲的鉴别使用 [J]. 北京中医药，2011，30（1）：56-

57.

[3] 崔国静，徐亚，贺蔷．石菖蒲与水菖蒲的鉴别 [J]．首都医药，2011，18（9）：46.

[4] 陈学广．石菖蒲与九节菖蒲的本草考证 [J]．中国社区医师（医学专业），2011，13（20）：201.

[5] 冷晓波，初洪菊，尹玉香．石菖蒲和九节菖蒲的鉴别 [J]．新疆中医药，2008，26（4）：54-55.

[6] 易春，艾伟霞．浅谈石菖蒲、水菖蒲、九节菖蒲的鉴别 [J]．北方药学，2012，9（8）：104.

[7] 虞文妹．石菖蒲与混淆品水菖蒲的鉴别 [J]．实用中医药杂志，2012，28（11）：978.

[8] 刘道平．石菖蒲与水菖蒲的鉴别 [J]．现代中西医结合杂志，2009，18（34）：4256-4257.

[9] 刘志敏，李杰，宋华修．石菖蒲与九节菖蒲的鉴别比较 [J]．现代医药卫生，2008，24（13）：2019.

[10] 李娟，刘清茹，赵建平，等．湖南产水菖蒲化学成分研究 [J]．中药材，2014，37（9）：1588-1591.

[11] 王彦志，曾光，张萌，等．九节菖蒲化学成分研究 [J]．中草药，2014，15（9）：1219-1222.

[12] 王彦志，牛塑杰，曾光，等．九节菖蒲的化学成分研究 [J]．中医学报，2013，28（5）：700-701.

[13] 李娟，李顺祥，麻晓雪，等．水菖蒲化学成分与药理作用的研究进展 [J]．中成药，2013，35（8）：1741-1745.

[14] 肖玥．唐菖蒲中蒽醌类化学成分的研究 [D]．广州：广东药学院，2013.

[15] 林崇良，蔡进章，林观样．浙江产水菖蒲挥发油化学成分研究 [J]．中国药房，2012，23（7）：640-641.

[16] 乔迪，甘礼社，莫建霞，等．藏菖蒲化学成分的研究 [J]．中国中药杂志，2012，37（22）：3430-3433.

[17] 郝志友．水菖蒲化学成分与生物活性研究 [D]．北京：北京协和医学院，2012.

[18] 李敏．九节菖蒲药理活性及其化学成分研究 [D]．西安：陕西师范大学，2012.

[19] 陈峰．菖蒲属植物的化学成分及药理作用 [J]．世界科学技术-中医药现代化，2011，31（6）：1013-1017.

[20] 太志刚，杨雪琼，蔡乐，等．唐菖蒲地上部分化学成分研究 [J]．中药材，2010，33（8）：1257-1259.

[21] 臧春柳，田军彪，崔媛，等．复方菖蒲益智汤对脑缺血再灌注损伤小鼠小胶质细胞的影响 [J]．中国老年学杂志，2015，35（3）：715-717.

[22] 冯昊．现代唐菖蒲的应用及研究进展 [J]．安徽农业科学，2012，40（4）：1980-1982.

[23] 葛俊领. 菖蒲地龙汤治疗中风急性期临床观察 [J]. 中国中医急症, 2012, 21 (4): 671.

[24] 董会文, 耿读海, 于杰, 等. 菖蒲芪丹汤治疗扩张型心肌病疗效观察 [J]. 中西医结合心脑血管病杂志, 2012, 10 (5): 608-609.

[25] 温红伟. 菖蒲郁金汤治疗脑卒中后抑郁症 58 例临床研究 [J]. 国医论坛, 2012, 27 (3): 23-24.

[26] 耿读海, 董会文, 韩召展, 等. 菖蒲芪丹汤治疗扩张型心肌病 32 例临床观察 [J]. 河北中医, 2012, 34 (9): 1326-1327.

[27] 孙妍. 菖蒲郁金汤加减治疗岭南地区病毒性脑炎急性期疗效观察 [D]. 广州: 广州中医药大学, 2012.

[28] 王胜利. 半夏白术天麻汤合菖蒲郁金汤治疗老年期痴呆 69 例 [J]. 世界中医药, 2011, 6 (6): 491.

[29] 陈永灿. 强记益智话菖蒲 [J]. 浙江中医杂志, 2011, 46 (12): 905.

[30] 包丽丽, 王亚新, 包佳琪, 等. 蒙药复方菖蒲四味体外抑制人肝癌细胞活性的研究 [J]. 内蒙古医学院学报, 2011, 33 (6): 495-498.

[31] 刘敏霞, 李建生, 牛阳, 等. 扎里奴思方和蜜煎菖蒲方对脑缺血大鼠血栓形成和血小板聚集的影响 [J]. 宁夏医科大学学报, 2011, 33 (12): 1117-1119, 1130.

[32] 于文亚, 吴海燕, 郭金玲, 等. 加味导痰汤合菖蒲郁金汤治疗卒中后抑郁 216 例 [J]. 四川中医, 2010, 28 (1): 82-83.

[33] 刘沛. 菖蒲郁金汤加减治疗急性一氧化碳中毒迟发脑病临床分析 [J]. 中国医药导报, 2010, 7 (10): 152-153.

[34] 刘敏霞, 杜小利, 牛阳, 等. 回回药方蜜煎菖蒲对血脂代谢紊乱患者血脂水平的影响 [J]. 宁夏医科大学学报, 2010, 32 (7): 745-747.

[35] 周用, 杨祎, 周亚娜, 等. 路通菖蒲汤联合司莫司汀治疗脑转移瘤的临床研究 [J]. 湖北中医杂志, 2010, 32 (9): 10-12.

[36] 封三花, 赵见文, 张颜伟, 等. 菖蒲远志汤治疗慢性乙型病毒性肝炎失眠的疗效观察 [J]. 河北中医, 2010, 32 (10): 1491-1492.

[37] 王晓敏, 王震. 自拟菖蒲解郁汤治疗脑卒中后抑郁的临床观察 [J]. 内蒙古中医药, 2010, 29 (21): 28-29.

[38] 周晓坤. 水菖蒲内生菌的分离及其抑菌活性的研究 [D]. 镇江: 江苏大学, 2010.

[39] 秦敏, 谈慧. 复方菖蒲液加氧经鼻吸入法对脑梗死患者神经功能康复的影响 [J]. 广州中医药大学学报, 2009, 26 (4): 328-331.

[40] 谢明德. 孔子食菖蒲 [J]. 现代养生, 2014 (3): 41-42.

[41] 蒲昭和. 远志菖蒲散防治早期老年性痴呆 [J]. 老年人, 2013 (10): 53.

[42] 田甜, 许忠, 靳剑. 九节菖蒲提取物小鼠急性毒性实验研究 [J]. 内蒙古中医药, 2013, 32 (26): 31.

［43］肖月娥，胡永红．花菖蒲品种分类与种质资源概况［J］．农业科技与信息（现代园林），2013，10（8）：33-35.

［44］易春，艾伟霞．浅谈石菖蒲、水菖蒲、九节菖蒲的鉴别［J］．北方药学，2012，9（8）：104.

菟 丝 子

【道地沿革】　菟丝子别名豆阎王、黄藤子、无根草、无娘藤、黄山丝 、老鸦丝等，始载于《神农本草经》，列为上品，《名医别录》云："生朝鲜田野，蔓延之上。"《证类本草》载："夏生苗，如丝综蔓延草木之上，或云无根，假气而生。六、七月结实，极细如蚕子，土黄色，九月收采曝干。"大明谓："苗茎似黄丝，无根株，多附田中，草被缠死。"李时珍谓："其子入地，初生有根，及长延草物，其根自断。无叶有花，白色微红，香亦袭人。结实如秕豆而细，色黄，生于梗上尤佳。"古代应用的菟丝子已有大小之别。苗茎似黄丝者应为菟丝子属 Cuscuta 植物。

【来源】　本品为旋花科植物南方菟丝子 Cuscuta australis R. Br. 或菟丝子 Cuscuta chinensis Lam. 的干燥成熟种子。秋季果实成熟时采收植株，晒干，打下种子，除去杂质。

【原植物、生态环境、适宜区】　菟丝子为一年生缠绕性寄生草本。茎纤细，丝状，黄色，直径不足 1 mm，多分歧，随处寄生根伸入寄主体内。鳞片叶稀少，三角状卵形；花两性，多数，簇生成球形，花梗粗壮，苞片鳞片状；萼筒杯状，长约 2 mm，先端 5 裂，宿存；花冠白色，钟状，5 浅裂，裂片三角状卵形，向外反卷，花冠管基部具鳞片 5，长圆形，先端及边缘撕裂状；雄蕊 5，与花冠裂片互生，花丝短，花药露于花冠裂片之外；雄蕊 2 心皮，合生，子房上位，2 室，花柱 2，直立，柱头头状；蒴果近球形，稍扁，长约 3 mm；花期 7~9 月，果期 8~10 月。

菟丝子喜高温湿润气候，对土壤的要求不严。多寄生在河谷、河道两旁的草本或灌木丛木本植物上，寄主尤以大豆、黑豆为好。

菟丝子主产于东北、华北、西北、华东、西南，多为野生，大多寄生于豆科、蓼科、菊科等草本植物上。以河南、湖南等地为最适宜区。

【生物学特点】

1. 栽培技术　种子采集后需进行冬化处理和药剂拌种。6 月中下旬整地施肥，浇一遍水。先播种大豆，行距 30 cm，每公顷用豆种 180~225 kg，出苗后精心管理，保证全苗。待豆棵长到 20~25 cm，即等 3 对真叶刚长出时，则可播菟丝子，方法是顺豆棵地垄散播尽量靠近豆棵，以利于缠绕上豆棵，用种量每公顷约 22.5 kg。

2. 田间管理　菟丝子出苗前及时拔除灰灰菜和甜穗谷，因该杂草籽粒和菟丝子相仿，收获时不易去除。出苗期间要注意保持地面湿度，天旱地发干时，应适当浇水。只要豆棵长得旺盛，杂草不易成荒，一般不用锄草。

【采收加工】 秋末果实成熟时采收种植，晒干，打下种子，除去杂质。

【炮制储藏】

1. 炮制

（1）盐菟丝子：取净菟丝子，照《中国药典》盐水炙法炒至微鼓起。

（2）酒炒菟丝子：取净菟丝子，用黄酒搅拌，稍润，待黄酒吸尽，用文火炒至表面微变黄色，微开裂，取出，摊晾。每 10 kg 菟丝子用黄酒 20 kg。

（3）菟丝子饼：取净菟丝子，用黄酒搅拌，稍润，待黄酒吸尽，与适量水煮成黏稠状，取出，放凉，碾压成 1 cm 厚大片，切成长 1.5 cm、宽 3 cm 的菱形块，干燥。

（4）炒菟丝子：取净菟丝子，用文火炒至表面变黄色，微开裂，取出晾干。

2. 储藏 置通风干燥处。

【药材性状】 菟丝子种子类球形或卵圆形，膨大部分稍扁，直径 1~1.5 mm，一端略呈椽状突出偏向一侧，微凹处有浅色圆点，中央有条形的种脐。表面淡褐色或灰黄色，略粗糙，在扩大镜下观察可见表面有细密小点。在解剖镜下观察其纵剖面，外面为种皮，中央为卷旋状的胚，胚乳膜质套状，位于胚的周围。种子用开水浸泡，表面有黏性，加热煮沸至种皮破裂，则露出黄白色细长卷旋状的胚。

以粒饱满者为佳。

【质量检测】

1. 显微鉴别

（1）种子横切面：种皮的表皮为 1 列大类方形细胞，壁不均匀增厚，木化细胞外壁中央凹下，角隅处呈角状突起，内含棕色物质；栅状细胞狭长 2 列，外列细胞略短，壁木化，内列细胞较长，壁非木化，外侧近交界处有光辉带；其下为颓废的薄壁细胞；胚乳细胞壁薄，内含糊粉粒。

（2）粉末特征：种皮表皮细胞断面类方形，径向长 62~75 μm，侧壁增厚，表面观呈圆多角形，角隅处壁增厚明显；种皮栅状细胞成片，断面观 2 列，具光辉带；胚乳细胞呈多角形或类圆形，内含糊粉粒；子叶细胞含细小糊粉粒及脂肪油滴；网纹及螺纹导管，直径 10~20 μm。

2. 理化鉴别

（1）颜色反应：

1）检查糖类。取样品 1 g，加水 10 mL，冷浸 12 h，滤过。取滤液 2 mL，加 α-萘酚试液 2~3 滴，沿管壁加硫酸 1 mL，与硫酸的交界面产生紫红色的环。

2）检查黄酮类。取样品 1 g，加甲醇 10 mL，冷浸 12 h，滤过。取滤液 2 mL，加镁粉少许及盐酸数滴，溶液呈桃红色。

（2）红外鉴别：取药材粉末 3.0 mg，采用溴化钾压片法测其红外光谱，样品在 1650 cm⁻¹ 处有单一、较宽的吸收峰，在 530 cm⁻¹、470 cm⁻¹ 出现明显的双峰。或取药材 50% 乙醇浸出物（5.0 mg/mL），以相同方法测其红外光谱，样品在 1735~1540 cm⁻¹ 之间出现一宽强峰，峰位为 1610 cm⁻¹。

（3）薄层色谱：取样品粉末 1 g，加甲醇冷浸 24 h，滤过，滤液置热水浴上浓缩至约 5 mL，作为供试品溶液。以槲皮素、山奈酚为对照品。吸附剂：0.5% CMC-Na 硅胶

G，湿法铺板。展开剂：苯-乙酸乙酯-甲酸（5：4：2）。显色剂：氨蒸气。供试品色谱中，在与对照品色谱相应位置上，显相同的黄棕色斑点。

3. 含量测定

（1）槲皮素含量：精密称取 80 ℃ 干燥的生药末 0.5 g 于 10 mL 量瓶中，加甲醇冷浸 24 h 以上，然后将冷浸液转移至 10 mL 量瓶中，残渣用甲醇洗 3 次，合并，补充至刻度，即得样品液。取之点于 0.5%CMC-Na 薄层板上，105 ℃ 活化 1 h，以苯-乙酸乙酯-甲酸（5：4：2）上行展开 8 cm，于 257 nm 处测吸收度。扫描条件：光束 1.2 mm× 1.2 mm，反射法锯齿扫描，$Sx=3$。据峰面积计算含量。

（2）总黄酮含量：精密称取 80 ℃ 干燥的生药粉末 0.5 g 于索氏提取器中，90 mL 石油醚回流 1 h 脱脂，然后用 80 mL 甲醇回流 3 h，滤过，甲醇定容至 100 mL。精密量取 1 mL，加 5% 亚硝酸钠液 1 mL，摇匀，放置 6 min；加入 10% 硝酸铝液 1 mL，摇匀，放置 6 min，加入 4% 氢氧化铝液 33 mL，再用水稀释至刻度，摇匀，放置 5 min。500 nm 处测定吸收度，按回归方程求其含量。

（3）总糖含量：精密称取 80 ℃ 干燥的生药粉末 0.1 g，用 70 mL 石油醚（60~90 ℃）回流脱脂 1 h，再用 200 mL 水分 3 次回流，每次 1 h，合并滤液并用水定容 250 mL。取 1 mL，加水 1 mL，苯酚 1 mL，浓硫酸 5 mL，振摇后放置 5 min，再置沸水中 15 min，在波长 490 nm 处测吸收度，按回归方程计算含量。

【性味归经】 辛、甘，平。归肾、肝、脾经。

【功能主治】 补肾益精，养肝明目，止泻，安胎。

【用法用量】 内服：煎汤，10~20 g。

【使用注意】 本品为平补之药，但偏补阳，阴虚火旺、大便燥结、小便短赤者不宜服。

【化学成分】

1. 黄酮类 主要有槲皮素、紫云英苷、金丝桃苷、槲皮素-3-O-β-半乳糖-7-O-β-葡萄糖糖苷、山奈酚-3-O-β-D-吡喃葡萄糖苷、槲皮素-3-O-β-D-葡萄糖苷、槲皮素-3-O-β-D-半乳糖（2→1）-β-D-芹糖苷、异鼠李素、山奈酚-3-O-葡萄糖苷、山奈酚-3-O-α-鼠李糖苷、大波斯菊苷、杨梅黄酮-3-O-α-鼠李糖苷、毛蕊素、杜鹃黄素、山奈酚-3-O-α-半乳糖苷。

2. 甾类 主要有胆固醇、菜油甾醇、β-谷甾醇、豆甾醇、β-香树脂醇。

3. 木脂素类 主要有新芝麻脂素、δ-芝麻素、q（R）-羟基-d-芝麻素、δ-松脂素。

4. 脂肪酸、有机酸类 主要有十七烷酸、虫漆蜡酸、胸腺嘧啶脱氧核苷咖啡酸、咖啡酸-β-D-葡萄糖酯苷、对羟基桂皮酸、软脂酸、硬脂酸、花生酸。

5. 萜类 二萜苷成分如南菟丝子苷 A。

6. 生物碱类 主要有色氨酸衍生物生物碱菟丝子胺、甲基金雀花碱、7′-（3′4′-二羟基苯）-N-（4-丙烯胺）、7′-（4′-羟基-3-甲氧基苯）-N-[（4-丁基苯）乙基]丙烯胺。

7. 挥发油类 主要有 2-戊基呋喃、十二烷、3-丁烯-2-醇、糠醛、2-呋喃甲醇、庚醛、3，7-二甲基-1，6-辛二烯-3-醇、冰片、α-萜品醇、石竹烯、α-石竹烯。

8. 其他 还含有锶、钼、钙、镁、铁、锰、锌、铜等多种微量元素及多种氨基酸。

【药理作用】

1. 增强生殖能力

(1) 采用雄性 SD 大鼠腹腔注射苯甲酸雌二醇连续 10 d 造成肾阳虚模型，观察菟丝子对苯甲酸雌二醇致肾阳虚大鼠的生殖能力及性激素等的影响：取健康雄性 SD 大鼠，随机分为正常对照组（G_1）、模型对照组（G_2）、菟丝子（0.90 g/kg）组（G_3）、金匮肾气丸（1 g/kg）组（G_4），共 4 组，每组 10 只。除正常对照组，其余 3 组大鼠按 10 mL/kg 腹腔注射 0.2 mg/mL 的苯甲酸雌二醇大豆油稀释液，每日 1 次，连续 10 d，造成肾阳虚模型。菟丝子水提物组灌胃给予 0.09 g 生药/mL 提取物，金匮肾气丸组给予 0.1 g 生药/mL 金匮肾气丸混悬液，正常对照组和模型对照组灌胃给予水，每日 1 次，连续 10 d，体积为 10 mL/kg。末次给药后，大鼠下腔静脉取血，离心取血清后，检测性激素水平，包括雌二醇（E_2）、睾酮（T）、促卵泡生成素（FSH）、促黄体生成素（LH）、促性腺激素释放激素（GnRH）等含量；处死大鼠，取睾丸、附睾、精囊，称重后计算脏器系数；取精囊腺加生理盐水，制备成 10% 的组织匀浆，测定精浆果糖含量。结果表明，菟丝子具有增强生殖能力的作用。

(2) 雷公藤多苷（GTW）对幼年大鼠睾丸组织表皮生长因子（EGF）表达的影响以及菟丝子黄酮的干预作用：取 3 周龄健康雄性清洁级 SD 大鼠 48 只，随机分为 4 组：空白组、多苷组、六味组、黄酮组，每组 12 只，实验前饲养于安静环境中，饲养 1 周后进行造模。空白组［0.5% CMC-Na 5 mL/（kg·d）］，多苷组［GTW 9 mg/（kg·d）］单独灌胃，六味组［六味地黄丸 1 g/（kg·d）+GTW 9 mg/（kg·d）］，黄酮组［菟丝子黄酮 0.1 g/（kg·d）+GTW 9 mg/（kg·d）］混合灌胃，上述 4 组实验动物连续给药 12 周后，处死大鼠取其一侧睾丸，放入新鲜配制的 10% 甲醛固定液中，常规脱水、制成石蜡标本，切片备用；取另一侧睾丸组织于冰箱-80 ℃保存备用。应用原位杂交及 Western 印迹法检测各组动物睾丸组织 EGF mRNA 及 EGF 蛋白表达。实验结果显示，GTW 可以明显降低 EGF mRNA 和蛋白的表达，多苷组与空白组比较有显著性差异；菟丝子黄酮可以明显升高 EGF mRNA 和蛋白的表达，黄酮组与多苷组比较有显著性差异。表明 GTW 对幼年大鼠睾丸组织 EGF mRNA 及 EGF 蛋白表达有一定的抑制作用，菟丝子黄酮能够提高 EGF mRNA 及 EGF 蛋白表达量而起到保护 GTW 所致的雄性幼鼠生殖损伤作用。

(3) 以羟基脲［600 mg/（kg·d）］灌胃建立肾虚排卵障碍模型，探讨单味菟丝子（CS，醇提+水提总提取物）及其主要成分菟丝子黄酮（FCS）对肾虚排卵障碍模型大鼠的影响：于大鼠适应性喂养 1 周后，于每日晨 9 时予羟基脲 600 mg/（kg·d）灌胃，连续 8 d，每日 1 次；造模期间，固定饲料统一喂养，自由饮水。造模成功的标准：每天进行阴道脱落细胞涂片检查，大鼠出现动情周期的紊乱、延长甚至停滞；大鼠卵巢病理切片结果提示为排卵障碍（大鼠卵巢组织切片上以原始卵泡和初级生长卵泡为主，次级生长卵泡与成熟卵泡的比例减少）；大鼠出现拱背、蜷缩少动，反应迟钝，体毛疏松，脱毛，便溏等肾虚表现。将大鼠随机分为 6 组：CS 高剂量组 308.67 mg/kg，CS 低剂量组 77. 17 mg/kg，FCS 高剂量组 60. 32 mg/kg，FCS 低剂量组 15. 08 mg/kg，模型组，空白组。每组各 8 只。给药方法按照大鼠与人体表面积换算公式，换算系数为 6. 25，得出大鼠等效剂量；按等效剂量 4 倍、1 倍作为高、低剂量组剂量标准。造模与药物干预同期进行，模型组、空白组每日晨灌胃 10 mL/kg 生理盐水，其余组大鼠灌胃 10 mL/kg 对应浓度的羟基脲造模，2 h 后 4 个中药治疗组分别灌胃相应浓度的 CS、FCS 10 mL/kg，模型组、空白组灌胃对应剂量的生理盐水，连续 8 d，8 d 后停药，选择停药后 1~4 d 内的动情期取材。检测血清雌二醇（E_2）、黄体生成素（LH）、卵泡刺激素（FSH）水平，双侧卵巢制病理切片，记录光镜下卵泡计数，计数结果取双侧卵巢卵泡计数的平均值。实验结果显示，菟丝子有效改善羟基脲引起的肾虚排卵障碍，这种影响可能基于其主要成分黄酮的作用。

（4）采用孕马血清促性腺激素（PMSG）+人绒毛膜促性腺激素（HCG）建立大鼠卵巢过度刺激综合征（OHSS）模型，研究菟丝子水提取物对卵巢过度刺激综合征大鼠细胞因子分泌的调节作用：取动物随机分为 4 组，每组 8 只，分别为空白组（生理盐水）、模型组（生理盐水）、提取物高剂量组（600 mg/kg）、提取物低剂量组（300 mg/kg）。各组于实验第 1 天开始灌胃给药，连续 7 d。第 1 天给药后 1 h，除空白组外的所有动物按 Ujioka 法建立未成年大鼠 OHSS 模型：每只大鼠皮下注射含 10 IU PMSG 的生理盐水 0. 2 mL，连续 4 d，第 5 天（最后 1 次注射 PMSG 后 24 h）注射含 100 IU HCG 的生理盐水 0. 2 mL，空白组连续 5 d 均皮下注射生理盐水。48 h 后卵巢显著增大，表面呈紫褐色，同时形成多个卵泡，伴腹水出现表明模型建立成功。注射 HCG 后 48 h，乙醚麻醉动物并称重，按 0. 05 mL/10 g 静脉注射 1%伊文思蓝（EB）溶液，30 min 后眼眶采血 1 mL，3000 r/min 离心 10 min，吸取上层血清保存于−80 ℃备用。取血后脱颈椎处死大鼠，用 5 mL 生理盐水灌洗腹腔，收集灌洗液。腹腔灌洗后立即取出卵巢称重，计算两侧卵巢总重量。左侧卵巢组织在 65 ℃下，4 mL 二甲基甲酰胺温浴 24 h，收集萃取液。右侧卵巢组织按 1∶10（$W:V$）加入冰冷的生理盐水，冰浴下内切式匀浆机匀浆，4 ℃下 3000 r/min 离心 10 min，吸取上清液−80 ℃保存，用于细胞因子测定。大鼠腹腔灌洗液定容至 10 mL，加入 NaOH（0. 1 mol/L，50 μL），经处理的腹腔灌洗液及卵巢萃取液分别于 3000 r/min 离心 10 min，收集上清液，分光光度计测定 620 nm 处吸光度，根据标准曲线计算 EB 浓度。腹腔灌洗液 EB 浓度与动物体重比即为标准化腹水 EB 含量，单位为 μg/（mL/100 g）。卵巢 EB 浓度以 ng/mg 卵巢重量表示。血清及卵巢提取液中 IL-1、IL-6、IL-10 及 TNF-α 测定采用 ELISA 法，检测方法按照说明书进行。每个样品均设 2 个复孔。TECAN 酶标仪测定对应波长下的吸光度，依据标准曲线计算血清细胞因子浓度。实验结果显示，菟丝子水提取物能调节血清及卵巢细胞因子的水平，并可能通过该作用产生抗 OHSS 效果。

（5）采用羟基脲灌胃法制作排卵障碍动物模型，探讨菟丝子黄酮对排卵障碍大鼠的治疗作用：将羟基脲片采用生理盐水充分溶解，制成 30 g/L 悬浊液，对大鼠进行连续 10 d 灌胃，剂量按照 300 mg/kg 进行计算；对于对照组，则采用相同体积生理盐水进行连续 10 d 灌胃。试验组将菟丝子黄酮粉末采用生理盐水充分溶解，制成 2 g/L 悬浊液（菟丝子黄酮高剂量组）和 1 g/L 悬浊液（菟丝子黄酮低剂量组），在造模 20 d 后，开始对大鼠进行连续 5 d 灌胃，剂量按照 10 μL/g 进行计算，连续给药 4 周；阳性对照组在造模 20 d 后，给予枸橼酸氯米芬 4.5 mg/kg，连续给药 4 周；对照组则采用相同体积生理盐水进行连续 4 周灌胃；模型组采用相同体积生理盐水在造模 20 d 后进行连续 4 周灌胃。比较治疗前后 2 组大鼠一般状况，包括动物形态、活动、进食、毛色及精神状态。造模及干预后，连续 10 d 进行阴道涂片，巴氏染色后进行观察。大鼠的动情周期一般为 4~5 d，具有动情前期、动情期、动情间期及动情后期的周期性变化，若连续观察 10 d 而无上述变化，则可认为大鼠动情周期消失。采用颈椎脱臼法处死大鼠后取出子宫及卵巢，剥离周围结缔及脂肪组织后，分别在电子天平上进行重量读数并计算子宫指数及卵巢指数。采用 4% 多聚甲醛固定收集的卵巢组织标本，经过乙醇脱水、二甲苯透明、石蜡包埋及连续切片后，进行 HE 染色，最后在光学显微镜下进行观察。实验结果显示，菟丝子黄酮可显著改善排卵障碍大鼠的一般状况，恢复大鼠动情周期，改善子宫及卵巢指数，且以高剂量菟丝子黄酮更为显著；菟丝子黄酮对排卵障碍大鼠卵泡的生长发育具有促进作用，能够提高次级卵泡的数量。表明菟丝子黄酮对排卵障碍具有显著的改善作用。

2. 抗骨质疏松 采取切除卵巢建立骨质疏松模型方法，观察菟丝子黄酮对大鼠股骨骨密度、血清和肾 1, 25-二羟基维生素 D_3 含量、腰椎维生素 D 受体 mRNA 表达、小肠钙结合蛋白（CaBp-D9K）mRNA 表达的影响，探讨菟丝子黄酮防治去卵巢骨质疏松大鼠骨丢失和骨质量下降的作用机制。取 72 只 SD 雌性大鼠随机均分为 6 组（$n=$ 12）：假手术组、模型组、对照药物维生素 D_3 组和菟丝子黄酮小、中、大剂量组。将动物乙醚麻醉，腰背部两侧剪毛，75% 乙醇消毒，假手术组大鼠从背部切口，找到卵巢后，只切除少量脂肪组织后缝合；其他各组均参照本实验室的背驮式方法从背侧切口摘除双侧卵巢，缝合伤口，然后涂以红霉素软膏抗感染。菟丝子黄酮小剂量组大鼠灌胃给予 1.25 mL/kg 菟丝子黄酮混悬液，菟丝子黄酮中剂量组大鼠灌胃给予 2.5 mL/kg 菟丝子黄酮混悬液，菟丝子黄酮大剂量组大鼠灌胃给予 5 mL/kg 菟丝子黄酮混悬液，对照组大鼠灌胃给予对照药物维生素 D_3 混悬液（2 mg/kg），假手术组和模型组分别灌胃给予与菟丝子黄酮大剂量组等体积（5 mL/kg）的蒸馏水，连续给药 3 个月后，腹主动脉取血，分离血清，取出肾，采用酶联免疫吸附法检测 1, 25-二羟基维生素 D_3 含量。之后处死动物，取出股骨，测定骨密度；取出第 2 腰椎，采用实时荧光逆转录聚合酶链反应（real-time RT-PCR）测定腰椎和肾组织维生素 D 受体 mRNA 表达。取出小肠，采用 RT-PCR 测定小肠 CaBp-D9K mRNA 表达。实验结果表明，菟丝子黄酮能够显著提高去卵巢大鼠股骨骨密度、血清和肾 1, 25-二羟基维生素 D_3、腰椎组织维生素 D 受体 mRNA、小肠 CaBp-D9K mRNA 表达，促进肠钙吸收与成骨细胞活性，增强骨质量。

3. 抗癌 采用噻唑蓝（MTT）法检测菟丝子对人胃癌 SGC7901 细胞的生长抑制情况，通过对 SGC7901 细胞周期测定，探讨菟丝子对细胞增殖作用的影响。将 SGC7901 细胞按 $1×10^5$/mL 的浓度接种在含 10% 小牛血清的 RPMI1640 培养液的培养瓶内，置入 37 ℃、5% 二氧化碳培养箱。3 d 传代 1 次，所有实验均在细胞对数生长期进行。取对数生长期细胞悬液 $1×10^6$/mL 接种于 96 孔培养板中培养 24 h，然后去掉培养液，分别加入正常培养液和各剂量（10、50、100 mg/L）中药单体培养液，培养 48 h 后，每孔加 5 mg/L MTT，37 ℃孵育 4 h，使 MTT 还原为甲臜（Formazan），1000 r/min 离心 5 min，倾去上清液，晾干，加 150 μL DMSO 终止液，振荡 10 min，使结晶完全溶解，用酶标仪 560 nm 测每孔光密度值（OD 值），计算细胞增殖抑制率。另取对照和 100 mg/L 药物处理过的 SGC7901 单细胞悬液（1×10⁶/mL）1 mL，磷酸盐缓冲液（PBS）洗 2 次，然后加入预冷的 1×Binding Buffer 缓冲液，再加入 AnnexinV-FITC 液 5 μL 和碘化丙啶（PI）液 10 μL，混匀，室温避光染色 15 min。PBS 洗 2 次，去除多余染料，用流式细胞仪检测（激发波长 488 nm）。实验结果表明，菟丝子醇提取物能够抑制人胃癌 SGC7901 细胞的生长。

4. 抗心肌缺血　用 Langendorff 逆行恒压灌流方法，结扎大鼠主动脉 20 min，再灌注 45 min，建立大鼠离体心脏缺血再灌注（I/R）损伤模型，研究菟丝子提取液对大鼠离体心脏缺血/再灌注损伤的保护作用。实验分为 3 组。正常组：以 K-H 液平衡灌流 95 min；模型组：以 K-H 液平衡灌流 30 min，停灌 20 min，再灌 45 min；菟丝子醇提液组（CCLE）：以 K-H 液平衡灌流 20 min，改用含 12.5 g/L 的菟丝子醇提液的 K-H 液灌流 10 min，之后停灌 20 min，K-H 液再灌 45 min。以生理记录仪记录灌流全过程心脏功能变化情况，以软件自动分析再灌注 2、15、30 和 45 min 时间点各指标情况以反映心功能状况，以缺血前 10 min 数值为基础值 100%，在灌注期，实验结果以缺血前心功能百分率表示。实验结果表明，菟丝子提取液有抗大鼠离体心脏缺血再灌注损伤的作用。

5. 抗脑缺血　采用暂时性阻断两侧颈总动脉的（I/R）方法制备小鼠脑缺血再灌注损伤的模型，进行跳台实验、避暗实验，观察灌胃给予菟丝子醇提液 0.8、1.6 和 3.2 kg/L 对脑缺血再灌注小鼠的学习记忆功能的改善作用，并测定各剂量组小鼠肝、脑组织超氧化物歧化酶（SOD）活力。实验结果表明，菟丝子醇提液可以明显减少脑缺血再灌注小鼠跳台实验中错误次数，缩短潜伏期；菟丝子醇提液 1.6 kg/L 和 3.2 kg/L 提高肝和脑组织 SOD 活力。菟丝子醇提液能明显改善脑缺血再灌注小鼠学习记忆功能。

6. 抗氧化　利用 1,1-二苯基-2-苦苯肼自由基（DPPH 自由基）和超氧自由基分别测定了各组分的抗氧化活性，研究菟丝子提取物的体外抗氧化活性。将菟丝子提取物分别用乙醇溶解，均配成 10 mg/6 mL 的浓度，置于冰箱中。准确称取 DPPH 自由基 1 mg 溶于 24 mL 乙醇溶剂中，超声振荡 5 min，充分振摇，避光保存（0~4 ℃）。取 DPPH 溶液 1.0 mL，加入不同量的样品液（体积为 30、60、90、150、240、480 μL），再补加乙醇溶剂，使混合液总体积 1.5 mL。充分混合，在室温下静置 30 min 后，以原溶剂为空白调零，用微量比色皿在 517 nm 处测吸光度值。每个样品的每个浓度平行测定 3 次，取平均值。同法测 DPPH 溶液与 0.01 mL 乙醇溶剂混合后的吸光度，以及 0.01 mL 样品溶液与 2 mL 乙醇溶剂混合后的吸光度。以 L-氧化型谷胱甘肽（GSSG）和 L-还原型谷胱甘肽（GSH）做阳性对照组，计算样品对 DPPH 自由基的清除率。将菟丝子提取物分别用乙醇溶解，各配成 10 mg/6 mL 的浓度，取 X（X = 0、2、5、10、20、30、40 μL）样品液，加入 Tris-HCl 缓冲液中 [0.05mol/L，pH = 8.2，含 1 mmol/L 乙二胺四乙酸（EDTA）] 中，使混合溶液体积为 1475 μL，若有细微颗粒，过微孔滤膜，再加 25 μL 邻苯三酚溶液，迅速混合，开始计时。从 60 s 开始，此后，每隔 30 s

读一次吸光度值（325 nm），到 300 s 为止。以 Tris-HCl 缓冲液为空白调零。同样以 GSSG 和 GSH 做阳性对照组。设多个浓度，每个浓度测 3 次，取平均值，计算样品对超氧自由基的抑制率。实验结果表明，菟丝子提取物均具有一定的抗氧化活性，且呈显著的量效关系；菟丝子乙酸乙酯、正丁醇提取物清除自由基的能力大于氧化型谷胱甘肽，小于还原型谷胱甘肽；菟丝子多糖清除自由基的能力均小于氧化型谷胱甘肽，其中 90%醇沉多糖清除自由基的能力较强。

7. 抗衰老

（1）采用 D-半乳糖制作衰老大鼠模型，半定量 RT-PCR 法测定大鼠胸主动脉糖化终末产物受体（RAGE）mRNA 的表达，观察菟丝子醇提液对其影响：将 67 只大鼠随机分为青年组 10 只，衰老模型组 27 只，其中 15 d、30 d、45 d 组各 9 只；模型给药组 30 只，又分为给药 15 d、30 d、45 d 组，每组各 10 只；各组正常饮食，衰老模型组每日上午按 48 mg/kg 体重颈背部皮下注射 D-半乳糖，按 0.5 mL/100 g 体重灌服温开水；模型给药组除按模型组注射 D-半乳糖外，每日按 0.5 mL 提取液/100 g 体重灌服菟丝子醇提液，各组脱颈椎处死，取胸主动脉 100 mg 液氮中迅速研磨成匀浆，转入装有 1 mL 预冷 Trizol 的离心管中，室温静置 15 min，加入 0.2 mL 氯仿，振荡 30 s，冰上静置 10 min 后 12 000 r/min，离心 15 min，取上清液置另一管中，加等体积冷异丙醇，静置 10 min，12 000 r/min 离心 10 min，弃上清，用 70%乙醇洗 2 次后，4 ℃ 12 000 r/min，离心 5 min，弃上清，真空离心干燥 5~10 min，沉淀用水溶解。RNA 样品处理：37%甲醛 3.5 μL，10×3-吗啉丙磺酸（Mops）2 μL，RNA 样品溶液 4.5 μL，甲酰胺 10 μL，混匀，68 ℃温育 15 min，冰浴 15 min，加入 10×上样缓冲液 2 μL 混匀。采用电泳凝胶成像系统观察 RNA 分离情况和 28 s 核糖体 RNA（285 rRNA）与 18 s 核糖体 RNA（18 s rRNA）的情况。采用 DU-800 核酸蛋白检测仪测定 RNA 纯度。采用 DU-800 核酸蛋白检测仪测定 RNA 纯度。RT-PCR 法合成胸主动脉糖化终末产物受体 DNA（RAGE-DNA），PCR 产物以凝胶成像系统扫描，测定光密度值并计算 RAGE/β-肌动蛋白光密度比值。实验结果表明，D-半乳糖诱导非酶糖基化发生，菟丝子醇提液抑制 D-半乳糖致衰大鼠非酶糖基化反应，在给药 30 d 即有显著的作用效果。

（2）采用 D-半乳糖法制作衰老模型，研究菟丝子醇提液对衰老模型大鼠肝细胞 p16 和细胞周期蛋白 D_1（cyclin D_1）基因表达的影响，探讨菟丝子延缓衰老作用的机制：取 50 只大鼠随机分为青年组 10 只；衰老模型组 10 只；给药组 30 只，又分 15 d、30 d 和 45 d 组，每组各 10 只，雌雄各半。各组正常饮食，衰老模型组和给药组按 48 mg/kg 注射 D-半乳糖，连续注射 45 d 后，衰老模型组按 0.5 mL/100 g 体重灌服温开水；给药组按 0.8 g/kg 体重灌服菟丝子醇提液。连续给药后分别于灌服后第 15 天、第 30 天、第 45 天处死动物，提取肝组织，液氮保存备用。采用半定量 RT-PCR 法测定大鼠肝组织 p16 和 cyclin D1 mRNA 的表达，免疫组化链霉卵白素+辣极酶标记生物素（SABC）法检测 p16 和 cyclin D1 蛋白的表达。实验结果表明，菟丝子醇提液通过影响细胞调控因子 p16、cyclin D1 表达延缓肝细胞的衰老。

（3）通过 D-半乳糖致衰大鼠肝氧化损伤，研究菟丝子醇提液的抗衰老作用及其机制：将 40 只 Wistar 大鼠随机分为青年对照组，衰老模型组，菟丝子给药 15 d、30 d、

45 d 组，每组各 8 只，雌雄各半。各组自然饮食，衰老模型组和给药组颈背下按 48 mg/kg 注射 D-半乳酸，连续注射 7 周后，给药组按 0.8 g/kg 体重灌服菟丝子醇提液，衰老模型组作为对照按 0.5 mL/100 g 体重灌服温开水。连续给药第 15 天、第 30 天、第 45 天后处死动物，剖腹取出肝组织。肝匀浆制备：将大鼠处死后，立即取出肝，用预冷的生理盐水在电动玻璃匀浆机上制成 10% 匀浆，于冰浴中保存备用。差速离心法分离线粒体，大鼠脱臼处死后，立即取出肝，于预冷的生理盐水中洗去血迹，分别放入预冷的含有线粒体分离介质 [含 0.25 mol/L 蔗糖，0.5 mmol/L EDTA，3 mmol/L 4-羟乙基哌嗪乙磺酸（HEPES），pH 7.4] 的匀浆器中匀浆，1000 r/min、4 ℃ 离心 10 min，取上清液于 12 000 r/min、4 ℃ 离心 10 min，沉淀用分离介质洗涤 2 次，每次于 12 000 r/min、4 ℃ 离心 10 min，沉淀即为线粒体，悬于一定量分离介质中，冰浴中保存备用。肝组织活性氧单位、钙 ATP 酶活性测定按试剂盒说明进行，钙 ATP 酶活性定义为每小时每毫克组织蛋白的 ATP 酶分解 ATP 产生 1 μmol 无机磷的量为一个 ATP 酶活力单位。其中活性氧单位定义为每毫克组织蛋白在 37 ℃ 下反应 1 min，使反应体系中 H_2O_2 降低 1 mmol/L 为一个活性氧单位。磷脂的 A_2（PLA_2）活性测定，取 2 只小烧杯分别作为测定管和对照管，测定管中加入底物缓冲液 8 mL，0.5 mol/L 氯化钙 0.2 mL，样本 0.4 mL；对照管中加入底物缓冲液 8 mL，15 mmol/L EDTA 1.1 mL，样本 0.4 mL，然后 37 ℃ 水浴 60 min，再向测定管中加入 1.1 mL EDTA，对照管中加入 0.2 mL 氯化钙，混匀后用赛多利斯 PP-25 型高灵敏度 pH 计分别测定两管的 pH，用新标定的 0.002 mol/L 稀盐酸将对照管的 pH 滴定至测定管的 pH 值，以所消耗的盐酸计算测定管中酶的活力。实验结果表明，菟丝子醇提液可以减轻线粒体氧化损伤从而起到抗衰老作用。

（4）D-半乳糖致亚急性衰老小鼠为模型，研究菟丝子提取物对实验性衰老小鼠的抗衰老作用及机制：取小鼠随机分为 5 组，即正常对照组、衰老模型组及菟丝子提取物 100、200、300 mg/kg 剂量组，每组 10 只。除正常对照组外，其他各组以 D-半乳糖致亚急性衰老小鼠为模型。将 D-半乳糖溶于注射用水，体积分数 10%，注射剂量为 10 mL/kg，颈背部皮下注射，每日 1 次，连续 6 周，正常对照组注射同体积的 0.9% 生理盐水。在造模的同时，按低、中、高剂量菟丝子组，每日 1 次，灌胃给药，对照组和模型组给同体积的 0.9% 生理盐水，连续 6 周。末次给药后 30 min 眼眶取血，3000 r/min 离心 10 min 取血清。取血后迅速在冰上取肝和脑组织，用冰冷的生理盐水（4 ℃）冲洗 2 次，滤纸拭干后，立即称重，剪碎组织后，置于匀浆瓶中分别用 9 倍冰冷生理盐水匀浆 10 min（匀浆器的末端置于冰水中），分别制成 10% 肝组织和 10% 脑组织匀浆，然后以 3000 r/min 离心 15 min，取上清液待用，−70 ℃ 保存备用。按测试盒说明书方法测定 SOD 活性、MDA 和 GSH-Px 含量，重复 3 次，取平均值。实验结果表明，菟丝子提取物抗衰老作用可能通过提高抗氧化酶 SOD、GSH-Px 活力，降低脂质过氧化物 MDA 含量而实现。

8. 抗疲劳 通过小鼠负重游泳实验，研究菟丝子的抗疲劳作用。取健康昆明种小白鼠，适应性饲养 1 周后，随机分为空白对照组及菟丝子高、中、低剂量组，共 4 组，每组 20 只，雌雄各半。各组小鼠每日灌胃 1 次，连续灌胃 30 d，空白对照组给予蒸馏水，菟丝子高、中、低剂量组给药量分别为 5、10、15 g 生药/kg。灌胃 30 d 后，于末次灌胃 30 min 后在尾根部负荷小白鼠体重 6% 的铅皮，置于游泳箱中游泳，水深 30 cm，水温（30±1）℃，记录小白鼠自游泳开始至沉入水中 8 s 不能浮起的时间，为小白鼠的负重游泳时间（s）。末次灌胃前小白鼠隔夜禁食不禁水 12 h，末次灌胃前小白鼠眼眶采血，离心，制备血清备用。灌胃 30 min 后，将小白鼠置于水温度为（30±1）℃的游泳箱中不负重游泳 90 min，休息 60 min 后眼眶采血，离心，制备血清备用。取小白鼠肝脏和后腿部肌肉，用冰生理盐水洗去血渍，滤纸吸干备用。按照试剂盒说明测定乳酸脱氢酶（LDH）、血乳酸（BLA）、肝糖原（LG）、肌糖原指标（MG）。实验结果显示，菟丝子低、中、高剂量组与空白组比较，能显著延长小鼠负重游泳时间，降低血乳酸水平，增加乳酸脱氢酶的活力及增加肝糖原、肌糖原的含量，菟丝子具有显著的抗疲劳作用。

以大强度耐力训练大鼠为模型，研究菟丝子对大鼠抗运动性疲劳能力及脑组织自由基的影响。将实验大鼠适应性饲养 4 d 后，以 20 min/d 运动量的游泳训练对其进行为期 3 d 的筛选，淘汰个别不适应游泳训练者，将剩余大鼠以数字随机分组法分为 5 组：静止对照组、运动对照组、运动+低剂量菟丝子组、运动+中剂量菟丝子组、运动+高剂量菟丝子组，每组 12 只。各组每天自由摄食饮水，每日灌胃给药 1 次。低、中、高剂量组灌胃菟丝子水煎液分别为 1.16、2.32、6.96 g/（kg·d），相当于成人推荐剂量的 5、10、30 倍。运动+菟丝子各组灌胃体积为 5 mL/kg，对照组灌胃等量生理盐水。静止对照组不进行任何训练。其他组进行负重游泳训练，均采用 100 cm×50 cm×60 cm 的玻璃泳槽作为大鼠游泳训练装置，水深 50 cm。水温（31±2）℃，为防止大鼠在水面漂浮不动，特在游泳箱底部放置水泵形成流动水。训练 42 d，第 1 周不负重，第 2 周负 2% 体重，第 3 周负 4% 体重，第 4~6 周负 5% 体重，每次游泳训练至力竭。大鼠开始游泳至力竭所用时间为大鼠力竭运动能力。力竭标准以大鼠下沉后 10 s 不露出水面为度。处死前的最后一次为无负重力竭游泳训练，记录力竭时的游泳时间。末次训练后 24 h，测定体重、力竭游泳时间及脑组织中 MDA 等生化指标。处死时均采用戊巴比妥钠 65 mg/kg 麻醉，断头处死，立即开颅，迅速剥取大脑和小脑组织，浸入冰生理盐水中洗净残余血液，滤纸吸干，用剪刀剪下 0.3~0.4 g 大脑组织，用电子天平称重，按 1∶9（质量分数）加入冰冷的生理盐水，冷环境中匀浆制成质量分数为 10% 的脑组织匀浆液，低温离心（2000 r/min 离心 20 min），取上清液于样品管中检测。实验结果显示，菟丝子具有提高脑组织抗氧化酶活性的作用，从而抑制大强度力竭运动造成的脑组织氧化损伤，延缓疲劳发生。

9. 保护血管内皮细胞　用体外细胞培养方法，采用 H_2O_2 诱导人脐静脉内皮细胞（HUVECs）损伤模型，研究菟丝子总黄酮对氧化损伤内皮细胞的 LDH、MDA、SOD 与 GSH-Px 的活力及对细胞形态学的影响，并探讨其作用机制。取生长状态良好的细胞，吹下的细胞悬液低速离心浓缩，用少量培养液悬浮细胞，加入 2 倍体积胎牛血清和 1/10 体积的 DMSO 混匀，-20 ℃冻存 2 h 转入-70 ℃过夜，然后保存于液氮罐中。HU-VECs 冻存复苏后，用含 15% 新生小牛血清、青霉素（100 U/L）和链霉素（100 U/L）的 1640 培养液，于 37 ℃、5% CO_2、95% 空气饱和湿度的培养箱内培养，每隔 3 d 传代 1 次。将细胞分为 4 组，即正常对照组（加入 DMEM 培养液，pH 7.2~7.4）、菟丝子对照组（菟丝子0.5 mg/L）、模型组（过氧化氢终浓度为200 mmol/L）、菟丝子+过氧化氢组（菟丝子0.5 mg/L，过氧化氢200 mmol/L）。取传代培养的血管内皮细胞，用0.125%的胰蛋白酶消化液消化细胞，制成细胞计数达$1×10^5$/mL的细胞悬液，按每孔600 μL接种于24孔板，每组5个平行孔，待细胞基本融合后（12 h），换成无血清的DMEM培养液（pH 7.2~7.4），同时给药组按上述要求加入相应浓度的菟丝子总黄酮进行预处理，培养24 h后，选择上述加入菟丝子总黄酮一组加入含过氧化氢（终浓度为200 mmol/L）的培养基，继续培养12 h后终止培养。然后取上清液，测定血管内皮细胞内LDH、MDA和GSH-Px含量；弃掉上清液，用胰酶消化细胞，用PBS（磷酸缓冲盐溶液）充分冲洗细胞后，用0.1%的PBS（pH 7.2~7.4）制成细胞悬液，进行计数，将其配制成细胞数为$2×10^6$/mL的细胞悬液，取细胞悬液，用超声波细胞粉碎机将细胞震碎，采用黄嘌呤氧化酶法测定细胞内的SOD活性。实验结果表明，菟丝子总黄酮对H_2O_2诱导的HUVECs的损伤具有保护作用。

【毒理研究】　菟丝子的毒性影响根据剂量、疗程、给药方式、药物成分不同而不同。菟丝子水煎液具有明显抑制环磷酰胺诱发的小鼠微核作用。菟丝子醇提液皮下注射小白鼠半数致死剂量（LD_{50}）为2.465 g/kg；以30~40 g/kg灌胃未见有中毒症状；用0.05 g/kg的菟丝子浸剂、酊剂给大鼠连续灌胃70 d后，大鼠的生长发育未受到影响，未见病理改变。

【临床应用】

1. 临床配伍

（1）腰痛：菟丝子（酒浸）、杜仲（去皮，炒断丝）等分。为细末，以山药糊丸如梧子大。每服五十丸，盐酒或盐汤下。（《百一选方》）

（2）劳伤肝气，目暗：菟丝子二两。酒浸三日，曝干，捣罗为末，鸡子白和丸梧桐子大。每服空心以温酒下三十丸。（《太平圣惠方》）

（3）膏淋：菟丝子（酒浸，蒸，捣，焙）、桑螵蛸（炙）各半两，泽泻一分。上为细末，炼蜜为丸，如梧桐子大。每服二十丸，空心用清米饮送下。（《奇效良方》菟丝丸）

（4）小便赤浊，心肾不足，精少血燥，口干烦热，头晕怔忡：菟丝子、麦门冬等分。为末，蜜丸梧子大，盐汤每下七十丸。（《本草纲目》）

（5）阴虚血热型月经失调：玄参9 g、地骨皮9 g、白芍9 g、阿胶9 g、川牛膝9 g，麦冬12 g、生地黄12 g、枸杞子12 g、何首乌12 g、菟丝子12 g、山药15 g、鸡血藤各15 g，淫羊藿6 g、鹿角各6 g。水煎，早晚分服，连用10 d，经期停用。[《中外女性健康研究》2019，（6）：99-100.]

（6）痔下部痒痛如虫啮：菟丝子熬令黄黑，末，以鸡子黄和涂之。（《肘后备急方》）

（7）心气不足，思虑太过，肾经虚损，真阳不固，溺有余沥，小便白浊，梦寐频泄：菟丝子五两，白茯苓三两，石莲子（去壳）二两。上为细末，酒煮糊为丸，如梧桐子大。每服三十丸，空心盐汤下。常服镇益心神，补虚养血，清小便。（《局方》伏菟丸）

（8）小便多或不禁：菟丝子（酒蒸）二两，桑螵蛸（酒炙）半两，牡蛎（煅）一两，肉苁蓉（酒润）二两，附子（炮，去皮、脐）、五味子各一两，鸡膍胵半两（微炙），鹿茸（酒炙）一两。上为末，酒糊丸，如梧子大。每服七十丸，食前盐酒任下。（《世医得效方》菟丝子丸）

2. 现代临床

（1）肾病、不育症：应用菟丝子治疗隐匿性肾炎 13 例，结果痊愈 3 例，好转 9 例，无效 1 例，总有效率为 92.31%。菟丝子汤治疗多种男科疾病，疗效较好。用单味菟丝子治疗肾虚型男性不育症 19 例，收到较好疗效，19 例中少精症 7 例，治愈 4 例，好转 2 例，无效 1 例；精子活动力低下 6 例，治愈 4 例，好转及无效各 1 例；少精伴活动力低下 4 例，治愈及好转各 2 例；不消化或消化不良 2 例好转。治愈率 52.6%，总有效率 89.5%。

用菟丝子治疗不孕症的经方验方：菟丝子 25 g，当归 10 g，水煎服，每日 3 次，经期第一天开始服用，18 d 为 1 个疗程，可服 2~3 个疗程。也可服用五子衍宗丸。

（2）乳糜尿：炒菟丝子、鹿角胶、党参各 12 g，桑螵蛸、萆薢、当归各 9 g，败龟板 21 g，黄芪、煅蛤粉各 30 g，茯苓 18 g，陈皮 6 g。伴血尿者加旱莲草 15 g，水煎服，可治丝虫病引起的乳糜尿和乳糜血尿。

（3）面部黄褐斑：菟丝子、生地黄、熟地黄各 15 g，女贞子、何首乌各 12 g，旱莲草、白芍、当归各 10 g，阿胶、枸杞各 9 g，合并贫血者加党参、黄芪各 15 g，鸡血藤 30 g，补骨脂 9 g，水煎服。

（4）带状疱疹：单味菟丝子 50~100 g 焙干，研成细粉，加芝麻油调成膏状，用药前先以生理盐水涂洗患处，遂将该药涂上，每日早、晚各涂 1 次。用此法 2~5 d，患者会皮损消退，症状消失。

【不良反应】 本品为平补之药，但偏补阳，阴虚火旺、大便燥结、小便短赤者不宜服。

【综合利用】

1. 食疗

（1）菟丝子雀儿粥：菟丝子 20 g，覆盆子 15 g，麻雀 5 只，粳米 100 g。先煮菟丝子、覆盆子去渣取汁，麻雀去毛及肠杂，与粳米药汁煮粥，粥成加细盐、葱、姜适量，再煮一二沸，服食，每日 1 次。具有温肾壮阳、补精髓、强筋骨的作用，适用于肢软乏力、精神萎靡、阳痿早泄、遗尿、小便淋漓不止等症。

（2）菟丝子炖狗肉：菟丝子 30 g，附片 10 g，狗肉 500 g，料酒、葱、姜、味精、食盐各适量。先将狗肉与姜、料酒炒后，放入砂锅内，加入用纱布包裹的菟丝子、附片及葱、盐、水适量，用文火炖至狗肉熟，然后放入味精，吃肉喝汤，分 2 d 食完。具有温肾壮阳作用，适用于肾阳不足、腰膝酸冷、畏寒尿多等症。

（3）菟丝子芝麻粥：菟丝子 20 g，肉苁蓉 30 g，黑芝麻 30 g，粳米 100 g。先煮菟丝子、肉苁蓉取汁去渣，再入捣碎的黑芝麻、粳米煮粥。代早餐食，具有益寿防衰、乌发泽肤、润肠通便之效。

（4）菟丝子炖猪肝：菟丝子 20 g，枸杞子 30 g，沙苑子 15 g，猪肝 250 g。上三味药用纱布包好，和猪肝同放砂锅内加水适量炖煮，待猪肝熟透，取出药包，加姜末、细盐、酱油、味精适量调味。吃肝饮汤，分早、晚 2 次食完。适用于肝血不足之眼目干涩、视物不清、头昏目眩。

2. 其他 菟丝子的临床应用主要集中在补肾安胎等方面，其作用确切而温和，无明显毒副作用，在治疗男性不育症、习惯性流产、小儿遗尿症等方面应用十分广泛，以菟丝子为主研发的新药不断增加，应用日益深入。另外，菟丝子抗衰老作用十分明显，其黄酮及多糖成分均显示出抗氧化、清除自由基的活性，同时它能调节免疫功能，保护心脑血管，对于改善亚健康状态、延缓衰老、增强体质具有很好的作用。研究开发菟丝子的保健药品和保健食品前景十分广阔。

除传统用途外，研究发现菟丝子黄酮具有较强的抗氧化性能，可将其作为抗氧化剂应用到食品和药品中，这也将为进一步地促进天然抗氧化剂的研究与开发起到积极作用。菟丝子水提取物能够促进无色素黑素细胞（AMMc）生成黑素，促进了黑素小体向成熟发展。它的这种作用可用于治疗白癜风等皮肤疾患。菟丝子的种子和茎叶中还含有多种人体必需的氨基酸和微量元素，具有很高的营养价值，利用菟丝子可以开发出补肾益肝等多种强身健体的营养滋补佳品。这些研究为菟丝子的临床应用提供了依据，为扩大其应用范围开拓了广阔的前景。

■参考文献

[1] 路宁，刘康，林慧彬，等．菟丝子药材的鉴别及其在质量控制中的应用［J］．中医药学报，2011，39（1）：121-124.

[2] 史雪．菟丝子四性的历史沿革考［J］．辽宁中医杂志，2013，40（7）：1377-1378.

[3] 管仁伟，林慧彬，路俊仙，等．菟丝子资源现状与栽培技术分析［J］．中国野生植物资源，2011，30（2）：63-65.

[4] 王刚云，文家富，陈光华，等．中国菟丝子生物学特性观察及控制措施［J］．植物检疫，2007，40（6）：351-353.

[5] 李建平，王静，张跃文，等．菟丝子的研究进展［J］．中国医药导报，2009，6（23）：5-6.

[6] 高佃华．菟丝子化学成分的研究［D］．吉林：吉林大学，2009.

[7] 夏卉芳，李啸红．菟丝子的药理研究进展［J］．现代医药卫生，2012，28（3）：402-407.

[8] 王焕江，赵金娟，刘金贤，等．菟丝子的药理作用及其开发前景［J］．中医药学报，2012，40（6）：123-125.

[9] 魏晓东，刘玉萍，李晶，等．*D*-半乳糖致衰大鼠非酶糖基化改变及菟丝子醇提液对其作用的研究［J］．中国老年学杂志，2009，29（19）：2494-2496.

[10] 苏洁，陈素红，吕圭源，等．杜仲及菟丝子对肾阳虚大鼠生殖力及性激素的影响［J］．浙江中医药大学学报，2014，38（9）：1087-1090.

[11] 李小林，武密山，朱紫薇，等．去卵巢骨质疏松模型大鼠小肠钙结合蛋白 mRNA 表达与菟丝子黄酮的干预［J］．中国组织工程研究，2014，18（27）：4271-

4276.

[12] 金松，辛国荣，孟繁石，等．菟丝子醇提物对胃癌 SGC7901 细胞的生长抑制作用研究 [J]．中国全科医学，2011，14（6）：675-676，682.

[13] 于拔萃，曹国珍，田卉，等．菟丝子醇提液对大鼠离体心缺血再灌注损伤保护作用 [J]．石河子大学学报（自然科学版），2013，31（2）：210-214.

[14] 李春雨，张丹参，田书慧，等．菟丝子醇提液对脑缺血再灌注小鼠学习记忆障碍的影响 [J]．中国药理学与毒理学杂志，2012，26（3）：417.

[15] 孙洁，李晶，欧芹，等．菟丝子醇提液对衰老模型大鼠肝细胞 p16 和 cyclin D1 基因表达的影响 [J]．中国老年学杂志，2011，31（21）：4208-4210.

[16] 尹爱武，田润，王盼．菟丝子粗提物抗疲劳作用研究 [J]．食品工业科技，2012，33（14）：164-165，182.

[17] 牟洪香，王李鸣，刘大伟，等．菟丝子对 D-半乳糖致衰大鼠肝脏氧化损伤保护作用的研究 [J]．黑龙江医药科学，2014，37（4）：25-26.

[18] 郭爱民，曹建民，朱静，等．菟丝子对大鼠抗运动性疲劳能力及脑组织自由基的影响 [J]．中国实验方剂学杂志，2013，19（9）：274-277.

[19] 景晓平，何丽．菟丝子黄酮对雷公藤多苷所致生殖损伤的雄性幼鼠睾丸组织中表皮生长因子表达的影响 [J]．中华中医药杂志，2013，28（6）：1884-1886.

[20] 朱晓南，宗利丽，张宸铭，等．菟丝子及其主要成分黄酮对肾虚排卵障碍大鼠的影响 [J]．中国实验方剂学杂志，2014，20（8）：169-172.

[21] 谢广妹．菟丝子水提取物对卵巢过度刺激大鼠细胞因子分泌的影响 [J]．中药药理与临床，2010，26（1）：45-47.

[22] 刘海云，吴欢欢，何志坚．菟丝子提取物对亚急性衰老小鼠的抗衰老作用研究 [J]．江西中医学院学报，2013，25（6）：72-74.

[23] 兰鸿，杜士明．菟丝子提取物对自然衰老小鼠的抗衰老作用研究 [J]．中国药房，2010，21（39）：3667-3669.

[24] 张培全，谭茵，张超．菟丝子提取物清除自由基作用的研究 [J]．中南药学，2012，10（3）：171-174.

[25] 罗克燕，杨丹莉，徐敏．菟丝子总黄酮对大鼠排卵障碍的治疗作用及其机制研究 [J]．现代中西医结合杂志，2013，22（20）：2184-2186，2188.

[26] 刘海云，崔艳茹，伍庆华，等．菟丝子总黄酮对过氧化氢损伤的血管内皮细胞的保护作用 [J]．中国实验方剂学杂志，2013，19（18）：215-218.

[27] 潘文灏，许志超，赵余庆．菟丝子的生物活性与临床应用研究进展 [J]．亚太传统医药，2008，4（4）：47-51.

[28] 吴春艳，刘峰，张雪玲．菟丝子的现代研究 [J]．中国实用医药，2009，4（14）：243-244.

菊　花

【道地沿革】 菊花别名秋菊、帝女花、黄花等。菊花以鞠华之名始载于《神农本草经》，列为上品。《名医别录》载："菊花生雍州川泽及田野。"陶弘景曰："南阳郦县最多。"苏颂曰："今处处有之，以南阳菊潭者为佳。"《本草衍义》曰："又邓州白菊，单叶者亦入药。"《本草纲目拾遗》引《百草镜》云："甘菊即茶菊，出浙江、江西者佳，形细小而香；产于亳州者不可用，白而微臭。近日杭州笕桥、安徽池州、绍兴新昌唐公市、湖北皆产，入药用。"李时珍曰："甘菊始生于山野，今则人皆栽之。"综上所述，菊花主产地有河南、陕西、甘肃、安徽等地，多药用。浙江、江西等地产的多作茶用，但亳州产菊花只可药用。菊花原为野生，后为栽培又称为节华。

【来源】 本品为菊科植物菊 *Chrysanthemum morifolium* Ramat. 的干燥头状花序。9~11月花盛开时分批采收，阴干或焙干，或熏、蒸后晒干。药材按产地和加工方法不同，分为亳菊、滁菊、贡菊、杭菊。

【原植物、生态环境、适宜区】 多年生草本，高60~150 cm。茎直立，分枝或不分枝，被柔毛。叶互生，有短柄，叶片卵形至披针形，长5~15 cm，羽状浅裂或半裂，基部楔形，下面被白色短柔毛，边缘有粗大锯齿或深裂，基部楔形，有柄。头状花序单生或数个集生于茎枝顶端，直径2.5~20 cm，大小不一，单个或数个集生于茎枝顶端；因品种不同，差别很大。总苞片多层，外层绿色，条形，边缘膜质，外面被柔毛；舌状花白色、红色、紫色或黄色。花色则有红、黄、白、橙、紫、粉红、暗红等各色，培育的品种极多，头状花序多变化，形色各异，形状因品种而有单瓣、平瓣、匙瓣等多种类型，当中为管状花，常全部特化成各式舌状花；花期9~11月。雄蕊、雌蕊和果实多不发育。

菊花为短日照植物，适应性很强，喜阳光，忌荫蔽，较耐旱，怕涝。喜温暖湿润气候，但亦能耐寒，严冬季节根茎能在地下越冬。生长适宜温度18~21℃，最高32℃，最低10℃，地下根茎耐低温极限一般为-10℃。花期最低夜温17℃，开花期（中、后）可降至13~15℃。喜地势高燥、土层深厚、富含腐殖质、轻松肥沃而排水良好的砂壤土。在微酸性到中性的土中均能生长，而以pH 6.2~6.7较好。

菊花主产于河南焦作、新乡等地，习称"怀菊"；主产于安徽亳州及河南商丘，习称"亳菊"；主产于安徽滁州，习称"滁菊"；主产于安徽歙县（徽菊）、浙江德清（清菊），习称"贡菊"；主产于浙江嘉兴，习称"杭菊"（白茶菊、黄甘菊）。各地尚有自产的菊花，均以产区命名。

【生物学特点】

1. 栽培技术 药用菊花主要用扦插和分株的繁殖方法。

（1）扦插繁殖：4月下旬至5月上旬截取母株的幼枝作插穗，随剪随插，插穗长10~12 cm，顶端留2片叶，除去下部2~3节的叶片，插入土中5 cm，顶端露出3 cm，按行距24 cm开沟，沟深14 cm，每隔15~20 cm，扦插1株，覆土压实，浇水。扦插后要遮阴，经常浇水保湿，松土除草，每隔半个月施稀人粪尿 1 次，15~20 d 生根，待生长健壮后即可移栽。亦可使用两次扦插法，使移栽推迟至 5 月下旬至 6 月上旬。

（2）分株繁殖：11 月选优良植株，收花后割除残茎，培土越冬。4 月中、下旬至 5 月上旬，待新苗长至 15 cm 高，选择阴天，挖掘母株，将健壮带有白根的幼苗，适当剪去枝叶，按行株距 40 cm×40 cm 开穴，每穴栽 1~2 株，剪去顶端，填土压实，浇水。

2. 田间管理　生长期间需中耕除草 3~4 次，每隔半个月 1 次，后两次中耕除草结合培土。苗高 30~40 cm 进行打顶，第 2 次在 6 月底，第 3 次至 7 月。菊花喜肥，但应控制施氮肥，以免徒长。一般在幼苗成活后施稀人粪尿或尿素，开始分枝时施人畜粪及腐熟饼肥，9 月施浓粪肥，增加过磷酸钙，施肥应该集中在中期。生长前期少浇水，是旱浇水，9 月孕蕾期注意防旱。雨季要排除积水，以防烂根。

3. 病虫害防治

（1）叶枯病：整个生长期均可发生，发病初期摘除病叶，中期用 1∶1∶100 波尔多液或 65%代森锌可湿性粉剂 500 倍液喷雾。

（2）根腐病：6 月下旬至 8 月上旬发病，可用退菌特 50%可湿性粉剂 500 倍液灌注。

（3）锈病：可用敌锈钠 97%可湿性粉剂 200 倍液喷射。

（4）其他：另有白粉病、霜霉病、黄萎病等为害。虫害有棉蚜、大青叶跳甲、菊天牛、瘿螨、斜纹夜蛾、地老虎等。

【采收加工】

1. 采收

（1）亳菊花：种植当年 11 月中下旬当花盛开时（要求一块田里花蕾基本开齐、花瓣普遍洁白时）第 1 次采摘，约占总产量的 50%；隔 5~7 d 采摘第 2 次，约占产量的 30%；再过 7 d 采第 3 次。采花标准为：花瓣平直，有 80%的花心散开，花色洁白。通常于晴天露水干后或午后，将花头摘下，边采收边把花朵用稻草扎成小把，以利干燥。

（2）滁菊花：滁菊 10 月底至 11 月初开始采花，要根据开花先后，逐朵采摘。以中央的黄色管状花已有 2/3 散开为采摘标准。即待花瓣平展，由黄转白而心略带黄时，选择晴天露水干后或午后分批采收。此时的花水分少，易干燥，色泽好，品质佳。11 月中下旬采完，一般分 4 次采摘。

（3）贡菊花：于立冬前后，花瓣平直，花蕊散开 60%~70%时，根据花开先后，分批采摘。

（4）杭菊花：适宜采收的杭菊花必须是成熟的，其标志是花瓣雪白、花蕊散开。江南大部分地区引种的杭菊在 10 月下旬（霜降后）开始出现成熟的表征，因此在 10 月下旬即可采摘头花。应于每天露水干后采收。生产中其采收次数要视实际情况而定，关键是要掌握好成熟的标志。田间管理好、生长整齐的杭菊花一般采 3~5 次即可。

2. 加工

（1）亳菊花：采收后常扎把倒挂于通风干燥处，晾干 3~4 周，防雨淋，不能暴晒，否则香气差。干燥快者色白，干燥慢者为淡黄色，至花有八成干时，即可将花摘下，置熏房内用硫黄熏白。熏后再摊晒 1 d 即可干燥。具体方法如下：

1）阴干。亳菊花采收后应阴干，不能晒干，切忌暴晒。亳菊花经风吹干，香气浓，药效好。但是有的年份采收期常遇连雨天，不得不将带水的花枝抢收回来。由于花枝带雨即行吊挂，容易发生烂花，因此这种花枝应挂在外面晒干或吹干雨滴后，再行阴干。一般吊挂阴干 20 d 左右，至花有八成干时，即可将花摘下，入熏房用硫黄熏白。

2）熏白。熏花要用篓子装花。装花装得松散，装得浅，不要装紧压实，透气性不好。装入数量不要超过篓子容量的 3/4，以利硫黄气体穿透。用 5 m ×4.5 m × 3 m 的熏房熏花，一次可以叠到房顶，但要留有空间，以利硫黄气体流转。熏花时，熏房要严密，不可漏气。硫黄宜放在小铁锅内点燃，并注意使硫黄连续燃烧。由于熏房内氧气越来越少，火容易熄灭，因此，每隔一定时间，要将燃火的铁锅移到室外透气，并用铁棒将火挑旺，再将锅放回熏房的硫黄燃烧室。硫黄气体对人体有刺激性，操作人员出入宜戴防毒面具操作。熏花时间的长短，与熏房的大小、花的多少、熏前花色的深浅程度、燃烧硫黄的多少以及是否连续点燃等因素有关。一般每熏一次，需连续熏24~36 h。平均每千克硫黄可熏得干花 10~15 kg。

3）晒花。亳菊花熏白后，一般再在室外薄薄地摊开，晒一天就可干燥。

（2）滁菊花：滁菊花采后阴干、熏白，晒至六成干时，用竹筛将花头筛成圆球形，再晒至全干即成。晒时切忌用手翻动，可用竹筷轻轻翻动晾晒。

（3）贡菊花：多采用烘干的方法，烘时不宜一次烘干，宜轮流交换，以免烘焦走色，但也可以先阴干。烘烤工作在相对密闭的烘花房内进行，以无烟的木炭为燃料，竹制"花焙"为工具，烘房温度控制在 40~50 ℃。做法是：先将刚采回的鲜花上"花焙"进行第一"嫩焙"，此过程需要 2.5~3 h，如果水量过多，则需 5~6 h，每 20 min翻动 1 次。待烘至七成干时，转入第二轮"老焙"，时间约 3 h，约 30 min 翻动 1 次，温度应适当降低。至花表面呈象牙白时，即可从烘房内取出，再置通风干燥处阴至全干。

（4）杭菊花：多采用蒸后晒干。传统采用烧柴的小灶蒸花，铁锅外缘直径约50 cm，上缘直径 37~39 cm。蒸花时铁锅上要加拱形木锅盖。

1）蒸前处理。首先要挑选出烂花。一般采花后晒半天至一天再蒸，可使花瓣变得更白。同时花中水分减少，蒸时不容易过火，又易晒干。若采收时采花落雨或有露水花，需要晒去水分后再蒸。如果采收后不能及时加工，必须放在通风的室内用帘子摊开，摊放厚度以不超过 1.5 cm 为好，每天需要翻动两次，可保存 3~4 d。

2）蒸花。先将花轻轻地放在蒸花盘上，厚度一般以 4 朵花厚度为好。摊薄蒸，颜色好，易晒干。蒸时首先把锅水烧开，然后放入蒸盘。蒸花时火力要猛而均匀，每蒸一笼需要 4~5 min。若蒸得时间过长，花熟过头，就会产生"湿腐状"，不易晒干，而且花色发黄；若蒸得过短，则出现"生花"，刚出笼的花瓣不贴伏，颜色灰白，经风一吹，则成红褐色。过熟、过生质量都差。

3）晒花。蒸好的花，一出笼即排在晒板上。晒板为正方形，边长 65~70 cm，用木板条夹稻草秆制成，或用篾白编成。菊花在晒板上晒 2~3 d 后，翻过来再晒 2~3 d，然后摊在帘子上晒到花心完全发硬为止。如中间有潮块，应拣出复晒。晒花时或未干时切忌手捏、叠压和卷拢，以免菊花成"螺蛳肉"状，影响规格质量。晒花还要注意卫生，烟灰和尘土飞扬处均不宜晒花。

【炮制储藏】

1. 炮制

（1）菊花：拣净叶梗、花柄及泥屑杂质。

（2）菊花炭：取拣净的菊花，置锅内炒至焦褐黄色，但须存性，喷洒清水，取出晒干。

2. 储藏　储存于阴凉干燥处，宜30℃以下保存。夏、秋季要勤检查，重点应防虫蛀、防霉、防变色。菊花受潮后极易发生虫蛀，梅雨季节还容易霉烂、变色、变味，透风则易散瓣。储藏菊花要以预防为主，要储于相对湿度70%以下、干燥而凉爽的库房中。每年3~4月间可用炭火烘，亦可送进冷库保管以利防虫。如已发现菊花有湿霉或变色现象，要立即开窗通风，使库内水分得以散发出去。其安全水分为10%~15%，如水分超过20%，在潮湿环境中，7 d即可发霉。其中滁菊和杭菊封袋后最易生霉，应及时采用石灰干燥法保存；亳菊、怀菊装入木板箱或竹篓，内衬牛皮纸，一层菊花一层纸，相间压实储藏。夏季最好送进冷库保管。杭菊花用箩筐装好，存放于干燥通风处，同时注意常检查。检查方法是用手插入晒干的菊花中看是否有发热和滑腻感，若有，则说明需要晒干或烘干。

【药材性状】

（1）亳菊：呈倒圆锥形或圆筒形，有时稍压扁呈扇形，直径1.5~3 cm，多离散。总苞碟状；总苞片3~4层，苞片卵形或椭圆形，草质，黄绿色或褐绿色，外面被柔毛，边缘膜质。花托半球形，无托片或托毛。外面为舌状花数层，雌性，位于外围，类白色或淡黄白色，劲直，上举，纵向折缩，散生金黄色腺点；管状花多数，两性，位于中央，常为舌状花所隐藏，黄色，顶端5齿裂。瘦果不发育，无冠毛。体轻，质柔润，干时松脆。气清香，味甘、微苦。

（2）滁菊：呈不规则球形或扁球形，直径1.5~2.5 cm。舌状花类白色，不规则扭曲，内卷，边缘皱缩，有时可见淡褐色腺点；管状花大多隐藏。

（3）贡菊：呈扁球形或不规则球形，直径1.5~2.5 cm。舌状花白色或类白色，斜升，上部反折，边缘稍内卷而皱缩，通常无腺点；管状花少，外露。

（4）杭菊：呈碟形或扁球形，直径2.5~4 cm，常数个相连成片。舌状花类白或黄色，平展或微折叠，彼此粘连，通常无腺点；管状花多数，外露。

均以花朵完整、颜色新鲜、气清香、少梗叶者为佳。

【质量检测】

1. 显微鉴别　粉末淡黄色。花粉粒黄色类球形，外壁较厚，具粗齿，齿长3~7 μm，有3个萌发孔。T形毛大多断碎，顶端细胞长大，长375~525 μm，直径30~40 μm，基部细胞较小，2~5个，无柄腺毛鞋底型，4~6个细胞，两两相对排列，外被角质层。花冠表皮细胞垂周壁波状弯曲，平周壁有细密的放射状条纹。苞片表皮细胞狭长，垂周壁波状弯曲，平周壁有粗条纹；气孔长圆形，直径26~38 μm，长47~

58 μm，副卫细胞 3~6 个。花粉囊内壁细胞壁呈网状或条状增厚。

2. 理化鉴别

（1）荧光鉴别：称取本品粗粉 2 g，加溶媒 2 mL，2 h 后将溶媒吸出滴在分析滤纸上，在波长 253.7 nm、365 nm 处紫外光灯下显现荧光，水浸液显亮蓝色，2 mol/L NaOH 浸出液显黄褐色，2 mol/L HCl 浸出液显亮天蓝色。

（2）薄层色谱：取本品 1 g，剪碎，加石油醚 20 mL，超声处理 10 min，弃去石油醚，药渣挥干，加稀盐酸 1 mL 与乙酸乙酯 50 mL，超声处理 30 min，滤过，滤液蒸干，残渣加甲醇 2 mL，使溶解，作为供试品溶液。另取绿原酸对照品，加乙醇制成每 1 mL 含 0.5 mg 的溶液，作为对照品溶液。吸取上述两种溶液各 0.5~1 μL，分别加于同一聚酰胺薄膜上，以甲苯-乙酸乙酯-甲酸-冰醋酸-水（2∶30∶2∶2∶4）的上层溶液为展开剂，展开取出晾干，置紫外灯（365 nm）下检视。供试品色谱中，在与对照品相应的位置上，显相同颜色的斑点。

3. 含量测定

（1）樟脑、龙脑含量：取菊花挥发油 0.2 g，内标物正十八烷 0.1201 g，置同一容器中，加乙醚稀释至 10 mL，进行气相色谱测定。色谱条件：色谱柱为 2 m×3 mm 不锈钢柱，担体为 102 硅烷化白色担体，固定相 8%聚乙二醇-20M PEG-20M，柱温 120 ℃，汽化室温 240 ℃，检测器 FID 温度 180 ℃，载气 N_2，流速 40 mL/min，空气 350 mL/min，H_2 70 mL/min，灵敏度 10^7，衰减 1，根据峰面积计算出樟脑、龙脑的含量。

（2）木犀草素含量：取菊花 5 g，置索氏提取器中用石油醚脱脂，再用乙酸乙酯回流提至无色，滤过，定容至 25 mL，将样品液点于硅胶 G-CMC-Na 薄层板上，以氯仿-甲醇-甲酸（20∶4∶0.8）为展开剂，上行展开 16 cm，然后扫描，扫描参数 $\lambda_S = 440$ nm，反射式锯齿形扫描，线性参数 $Sx = 3$，灵敏度中等，狭缝 1.25 mm×1.25 mm。

采用 HPLC 测定。以十八烷基硅烷键合硅胶为填充剂；以乙腈为流动相 A，以 0.1%磷酸溶液为流动相 B，按以下规定进行梯度洗脱。时间（min）：0~11、11~30、30~40，流动相 A（%）：10→18、18→20、20，流动相 B（%）：92→82、82→80、80。检测波长为 348 nm。理论板数按 3，5-O-二咖啡酰基奎尼酸峰计算应不低于 8000。对照品溶液的制备：取绿原酸对照品、木犀草苷对照品、3，5-O-二咖啡酰基奎尼酸对照品适量，精密称定，置棕色量瓶中，加 70%甲醇制成每 1 mL 含绿原酸 35 μg，木犀草苷 25 μg，3，5-O-二咖啡酰基奎尼酸 80 μg 的混合溶液，即得（10 ℃ 以下保存）。供试品溶液的制备：取本品粉末（过一号筛）约 0.25 g，精密称定，置具塞锥形瓶中，精密加入 70%甲醇 25 mL，密塞，称定重量，超声处理（功率 300 W，频率 45 kHz）40 min，放冷，再称定重量，用 70%甲醇补足减失的重量，摇匀，滤过，取续滤液，即得。分别精密吸取对照品溶液与供试品溶液各 5 μL，注入液相色谱仪，测定。本品按干燥品计算，含绿原酸（$C_{16}H_{18}O_9$）不得少于 0.20%，含木犀草苷（$C_{21}H_{20}O_{11}$）不得少于 0.080%，含 3，5-O-二咖啡酰基奎尼酸（$C_{25}H_{24}O_{12}$）不得少于 0.70%。

【商品规格】 按产地常分毫菊、滁菊、贡菊、杭菊等规格。

1. 毫菊

（1）一等：呈圆盘或扁扇形，花朵大，瓣密，苞厚，不露心，花瓣长而宽，白色，近基部微带红色，体轻，质柔软，气清香，味甘微苦，无散朵、枝叶、虫蛀、霉变。

（2）二等：花朵色微黄，近基部微带红色，气芳香，余同一等。

（3）三等：呈圆盘或扁扇形，花朵小，色黄或暗，间有散朵，叶枝不超过5%，余同一等。

2. 滁菊

（1）一等：呈绒球状或圆形，朵大，花粉白色，花心较大，黄色，质柔，气芳香，味甘微苦，不散瓣，无枝叶、杂质、虫蛀、霉变。

（2）二等：呈绒球形，花粉白色，朵均匀，不散瓣，余同一等。

（3）三等：呈绒球状，朵小，色次，间有散瓣，余同一等。

3. 贡菊 通常无腺点；管状花少，外露；气清香，味甘。

（1）一等：花头较小，球形，花瓣密，白色，花蒂绿色，花心小，淡黄色，均匀不散朵，体轻质柔软，气芳香，味甘微苦，无枝叶、杂质、虫蛀、霉变。

（2）二等：球形，色白，花心淡黄色，朵均匀，余同一等。

（3）三等：花头小，花心淡黄色，朵不均匀，间有散瓣，余同二等。

4. 杭菊 彼此粘连，通常无腺点；管状花多数，外露；气清香，味微甘、辛。

（1）一等：蒸花呈压缩状，朵大肥厚，玉白色，花心较大，黄色，气清香，味甘微苦，无霜打花及枝叶。

（2）二等：花朵厚，较小，花心黄色，余同一等。

（3）三等：花朵小，间有不严重的霜打花，余同二等。

菊花出口常分甲、乙两级。

【性味归经】 甘、苦，微寒。归肺、肝经。

【功能主治】 散风清热，平肝明目，清热解毒。用于风热感冒，头痛眩晕，目赤肿痛，眼目昏花，疮痈肿毒。

【用法用量】 内服：煎汤，5~10 g；或泡茶或入丸、散。

【使用注意】 疏散风热宜用黄菊花，平肝、清肝明目宜用白菊花。

【化学成分】

1. 黄酮类 黄酮类化合物是菊的主要化学成分，包括芹菜素、金合欢素-7-O-β-D-半乳糖苷、芹菜素-7-O-β-D-半乳糖苷、木犀草素、槲皮素、金合欢素-7-O-(6′-鼠李糖基)-β-D-吡喃葡萄糖苷、藤黄菌素-7-O-β-D-吡喃葡萄糖苷，4′-甲氧基藤黄菌素-7-O-β-D-吡喃半乳糖苷、黄芩苷、芹菜素-7-O-β-D-葡萄糖苷、木犀草素-7-O-β-D-葡萄糖苷、矢车菊素-3-O-（6″-O-丙二酰）-β-D-葡萄糖苷。

2. 挥发油类 菊花中含有大量的芳香物质，主要有菊油环酮、菊醇、龙脑、单龙脑肽酸酯、乙酸龙脑酯，其中滁菊含0.2712%，贡菊含0.2451%，亳菊含0.2237%，杭菊含0.1365%。小白菊中挥发油主要成分为萜类化合物，包括单萜和倍半萜，分别占挥发油总量的77.12%（风干品）和81.79%（蒸制品）。其中石竹烯、氧化石竹烯、α-杜松醇、杜松脑含量最多，分别为23.98%（风干品）和30.33%（蒸制品）。贡菊的挥发油成分主要为萜类和倍半萜的含氧衍生物及烷烃类，其中以2，6，6-三甲基-双环（3.1.1）-庚-2-烯-4-醇-乙酯（39.64%）、1-（1，5-二甲基-4-己烯基）-

4-甲基-2-庚烯-苯（5.24%）、棕榈酸（4.77%）、顺式-澳白檀醇（4.73%）、1，7，7-三甲基-双环（2.2.1）-庚烷-2-乙酸酯（3.95%）、（-）斯巴醇（3.38%）、2，4，6-三甲基-1-乙酰基-3-环己烷（3.22%）、氧化石竹烯（2.88%）、1，2，3，4，5，6，7，8-八氢-1，4-二甲基-7-（1-甲乙烯基）-奥（80%）、3-（1，5-二甲基-4-己烯基）-6-亚甲基-环己烯（2.50%）、十氢-1，4-α-二甲基-7-（1-甲乙烯基）-1-萘酚（2.39%）、1，1，2-三甲基-3，5-二（1-甲乙烯基）环己烷（2.23%）等成分为主。

3. 氨基酸 不同产地的菊花均含有 17 种氨基酸，其中 8 种为人体必需氨基酸。以天冬氨酸、谷氨酸、羟脯氨酸的含量最高，胱氨酸、组氨酸、甲硫氨酸含量低。黄菊除含有 8 种菊花共有的 17 种氨基酸外，还含有胱氨酸，除天冬氨酸、脯氨酸、甲硫氨酸外，其他氨基酸均较其他品种的菊花含量高，从氨基酸含量上看，其质量较优。怀菊除脯氨酸、羟脯氨酸含量高外，其他氨基酸的含量均较低。另外，贡菊有 4 种氨基酸（天冬氨酸、谷氨酸、甲硫氨酸、羟脯氨酸）的含量在菊花中最低。

4. 微量元素 不同产地的菊花，均含有人体必需的 7 种微量元素，即铜、铁、锌、钴、锰、锶、硒。黄菊，铜、锌、钴的含量较高；贡菊，锰、锶含量较高；怀菊和亳菊含铁量大，而滁菊硒含量甚高。与最低者相差 40 倍以上。微量元素的差异与栽培的地理环境、种植条件及加工方法等有密切关系。

5. 苯丙素类成分 菊花的水提液中鉴定了新绿原酸、绿原酸、隐绿原酸、异绿原酸 C、异绿原酸 A、异绿原酸 B 等化合物。绿原酸和 3，5-O-二咖啡酰基奎尼酸作为菊花含量测定的两个重要检测指标。

6. 其他 另外从菊花中还分离得到一系列三萜及甾醇类化合物、正戊基甲糖苷、咖啡酸丁酯和乙酯等。

【药理作用】

1. 抗氧化 以 SD 清洁级老年大鼠为研究对象，探讨枸杞菊花水提液对老年大鼠晶状体抗氧化能力的影响。56 只清洁级 SD 大鼠，其中 3~4 个月龄大鼠 16 只，雌雄各半，为青年对照组；20~22 个月龄老年大鼠 40 只，雌雄各半。裂隙灯显微镜下排除眼疾个体，适应性饲养 1 周后采用随机分组法分成 7 组：青年中剂量组，青年阴性对照组（生理盐水），老年阴性对照组（生理盐水），干预低、中、高剂量组，明目地黄丸组。每组 8 只，雌雄各半。灌胃给药，给药剂量 1 mL/100 g（体重），每日上午给药 1 次，共 30 d。30 d 后对所有大鼠进行裂隙灯显微镜检查，拉颈椎处死大鼠，立即摘取眼球，分离晶状体，称重后加入 9 倍预冷生理盐水匀浆，所有操作都在冰浴上进行。采用双缩脲法测定晶状体蛋白含量，晶体总抗氧化能力（T-AOC）测定采用比色法，MDA 测定采用硫代巴比妥酸法，过氧化氢酶（CAT）测定采用紫外分光法，所有操作严格按照试剂盒说明书进行。试验结果显示，枸杞菊花水提液可提高 SD 老年大鼠晶状体的抗氧化能力。用碘量法研究怀菊花总黄酮对猪油的抗氧化性作用。将纯猪油及添加 0.01%、0.05%、0.1% 怀菊花总黄酮的猪油样品置于 65 ℃恒温烘箱中。间隔一定时间测定，计算其过氧化值（POV），单位为 g/100 g。测定结果显示，怀菊花黄酮对猪油有一定的抗氧化能力。

2. 抑菌 采用滤纸片扩散法，无菌条件下进行。将滤纸用打孔器打成直径6 mm的圆形滤纸片，置于洁净干燥的小烧杯内，121 ℃干热灭菌20 min后，分别放入已灭菌的菊花、金银花各浓度梯度稀释液中充分浸泡，每只试管放入8片备用。将已配制好的固体培养基融化，分别倒入培养皿中，121 ℃灭菌20 min，待冷却凝固后，吸取0.1 mL菌悬液于平板上涂布均匀。用无菌镊子分别夹取已在提取物原液中浸泡过的直径为6 mm圆形滤纸片，贴在含菌平板上，每个平板内等距离贴4片，以无菌水浸泡的滤纸片作为空白对照，将各培养皿置于37 ℃恒温培养箱中平板倒置培养24 h，测定抑菌圈直径的大小，设3个重复，取其平均值。另采用二倍稀释法，无菌条件下进行。用无菌水将菊花、金银花的水提取物原液分别进行倍比稀释，浓度分别为500、250、125、62.5、31.25、15.6 mg/mL。分别吸取10 mL稀释液加入无菌试管中，每支试管倒入10 mL已灭菌的培养基，充分混匀，倒入无菌培养皿中，制成浓度分别为250、125、62.5、31.25、15.6、7.8 mg/mL的药物平板，冷却凝固后，加入0.1 mL菌悬液，涂布均匀。以相同的稀释系列，不接种任何菌作为对照。置37 ℃恒温培养箱中培养24 h，观察平板长菌情况。培养基中无菌生长的最低浓度即为该提取物的最低抑菌浓度（MIC）。各浓度及对照均设3个重复，取平均值作为每种药物的最低抑菌浓度（MIC）值。结果显示，菊花、金银花对金黄色葡萄球菌、大肠杆菌均有不同程度的抑制作用，且最低抑菌浓度均高于250 mg/mL。

3. 抑制细胞凋亡 通过MTT法测定人红白细胞白血病细胞（HEL细胞）的存活率，探讨白菊花抗巨细胞病毒（CMV）诱导的HEL细胞凋亡作用。分别选取高、中、低三个浓度（10、20、50 μmol/L）的白菊花预孵育HEL细胞4 h后，将HEL细胞按1×10^5/mL分种于内含飞片的24孔板，待细胞成片后，按100 TCID$_{50}$（半数组织培养感染量）/0.1 mL浓度接种巨细胞病毒（CMVAD$_{169}$病毒），37 ℃、5% CO$_2$箱内吸附2 h，弃上清，用含2%小牛血清的培养液洗涤1次，换新鲜培养液，继续在上述条件下培养3 d，同时设正常细胞对照组。收获前6 h加入5 mg/mL的MTT 20 μL，继续培养，然后小心吸去培养上清，尽量吸干净，然后每孔加入二甲基亚砜（DMSO）150 μL，振荡10 min，使蓝紫色MTT结晶充分溶解，于酶标仪上测定其570 nm处的吸光度值，以间接反映细胞存活率。结果表明，白菊花对CMV诱导的HEL细胞凋亡有不同程度的抑制作用。

4. 抗肿瘤 通过菊花多糖对胰腺癌（PANC-1）和肝细胞（LO2）的MTT实验及NF-κB信号激活实验进行了活性测定。将处于对数生长期的PANC-1和LO2细胞100 μL/孔分别接种于96孔微量培养板内，细胞浓度为5×10^5、8×10^5/mL，于37 ℃、5% CO$_2$培养箱孵育24 h。分别加入含有空白对照组、阳性药物对照组和多糖样品组的培养基溶液100 μL，使其终质量浓度为4.1、12.3、37.0、111.1、333.3、1000.0 μg/mL，每个质量浓度均为3个复孔。培养箱培养72 h后，用MTT法检测，计算抑制率。另将处于对数生长期的HEK 293/NF-κB-Luc细胞100 μL/孔，接种于96孔微量培养板内，细胞浓度为3×10^4/mL，培养24 h后加入以培养基稀释的多糖样品100 μL/孔，使得终质量浓度分别为250、500、1000 μg/mL，每个质量浓度均为3个复孔。另设空白对照孔（仅加相应体积的样品溶解液）和阳性对照孔［每孔加入20 μL 10 μg/mL血清脂肪酶，终质量浓度为 1 μg/mL]。细胞在 37 ℃、5% CO_2 条件下培养 15 min 后，加入 20 μL 10 μg/mL 血清脂肪酶，使其终质量浓度为 10 μg/mL。细胞培养 6 h 后，去除孔中的培养基，以虫荧光素酶检测系统中的裂解液 1×CCLR 裂解细胞，20 μL/孔，裂解后转入 96 孔荧光检测板，每孔加入 40 μL 检测底物，立即读取相对光单位（RLU），计算抑制率。实验结果表明，菊花多糖对胰腺癌 PANC-1 细胞具有良好的抑制作用，且对 NF-κB 活性有明显调节作用。

5. 抗衰老 通过给予老龄大鼠枸杞菊花冲剂，观察枸杞菊花冲剂对老年大鼠肝和过氧化氢酶（CAT）活力及丙二醛（MDA）含量的影响。将 18~22 月龄 SD 大鼠随机分为老年空白对照组和老年低、中、高剂量组，每组 10 只。另 10 只 2~3 月龄 SD 大鼠作为青年空白对照组。老年低、中、高剂量组分别以 1、2、4 g/kg 剂量灌胃枸杞菊花冲剂，其余组灌胃等量生理盐水。每日上午灌胃 1 次，连续灌胃 35 d 后，检测肝和血清 CAT 活力及 MDA 含量。结果表明，枸杞菊花冲剂可提高肝和血清的 CAT 活力，降低 MDA 含量。

6. 解热 采用 15% 干酵母混悬液背部皮下注射法建立发热大鼠模型，观察桑叶、菊花及两药不同配伍比例的中药煎剂对发热大鼠的体温及血清中 IL-1β、一氧化氮（NO）、髓过氧化物酶（MPO）含量的影响，研究桑叶与菊花配伍对发热大鼠解热作用。实验室条件下饲养大鼠 1 周后，每日上午 10 时开始用电子体温计测大鼠肛内温度 2 次，连续 1 周。既可以了解大鼠体温恒定与否，又能使大鼠适应测定肛内温度这一操作。实验前禁食不禁水 6 h，实验日上午 10 时开始每 1 h 测体温 1 次，连续 2 次，选取 2 次体温的平均值作为正常大鼠基础体温（温差>0.3 ℃者剔除）。然后选取体温合格大鼠 64 只，以分层随机原则分组，分为空白组、模型组、阿司匹林组、桑叶组、菊花组、桑叶菊花 5:2 组、桑叶菊花 2:1 组、桑叶菊花 1:1 组，每组 8 只（雌雄各半）。用干酵母致大鼠发热作为动物发热模型。空白组背部皮下注射等量生理盐水，其余各组于背部皮下注射 15% 的酵母混悬液 10 mL/kg。造模 4 h 后灌胃给药，根据人与大鼠用药剂量换算法计算给药剂量。中药煎剂为 10 g/kg，阿司匹林混悬液为 0.05 g/kg。空白组、模型组给予等量的蒸馏水灌胃。从给大鼠皮下注射干酵母混悬液开始，每 1 h 测量并记录大鼠肛内温度 1 次。给药后，每 1 h 测量肛内温度 1 次，计算体温变化值。最后一次测量体温后，腹腔注射氯胺酮，麻醉。经腹主动脉采血，真空采血管分装，离心并分离血清，将血清放置于-80 ℃ 冰箱内储存，用于 IL-1β、NO、MPO 的测定。结果显示，桑叶与菊花及不同配伍比例的中药煎剂在降低大鼠体温及血清中 IL-1β、NO、MPO 的含量均具有一定的协同作用，其中发挥解热、抗炎等作用的最佳配伍比例是桑叶菊花 1:1 组。

【毒理研究】 菊花煎剂 100 g/kg 灌胃，小鼠多数存活（8/10），同剂量的浸膏灌胃均无死亡。菊花全草挥发油小鼠腹腔注射的 LD_{50} 为 1.3475 g/kg。菊花煎剂或浸膏 20 g/kg 灌胃，连续 14 d，用药第 10 天少数兔出现食欲减退、体重减轻、腹泻而致死亡。

【临床应用】

1. 临床配伍

（1）风热头痛：菊花、石膏、川芎各三钱。为末。每服一钱半，茶调下。（《简便

单方》)

（2）太阴风温，但咳，身不甚热，微渴：杏仁二钱，连翘一钱五分，薄荷八分，桑叶二钱五分，菊花一钱，苦桔梗二钱，甘草八分，苇根二钱。水二杯，煮取一杯，日三服。（《温病条辨》桑菊饮）

（3）热毒风上攻，目赤头旋，眼花面肿：菊花（焙）、排风子（焙）、甘草（炮）各一两。上三味，捣罗为散。夜卧时温水调下三钱匕。（《圣济总录》菊花散）

（4）肝肾不足，眼目昏暗：甘菊花四两，巴戟（去心）一两，苁蓉（酒浸，去皮，炒，切，焙）二两，枸杞子三两。上为细末，炼蜜丸，如梧桐子大。每服三十至五十丸，温酒或盐汤下，空心食前服。（《太平惠民和剂局方》菊睛丸）

（5）病后生翳：白菊花、蝉蜕等分。为散，每用二三钱，入蜜少许，水煎服。（《救急方》）

（6）膝风：陈艾、菊花。作护膝，久用。（《扶寿精方》）

（7）肝肾阴亏，眩晕耳鸣，羞明畏光，迎风流泪，视物昏花：枸杞子40 g，菊花40 g，熟地黄160 g，山茱萸（制）80 g，牡丹皮60 g，山药80 g，茯苓60 g，泽泻60 g。上八味，粉碎成细粉，过筛，混匀。每100 g粉末用炼蜜35~50 g，加适量的水泛丸，干燥，制成水蜜丸；或加炼蜜80~110 g制成小蜜丸或大蜜丸，即得。水蜜丸一次6 g，小蜜丸一次1丸，每日2次。（《中国药典》）

2. 现代临床

（1）急性鼻窦炎：临床主要症状为鼻塞、流脓涕、头痛、重者畏寒、发热、全身不适。选择90例患者，随机分为对照组和治疗组，每组45例。治疗组：给予菊花通圣汤，配方：药用菊花20 g，薄荷10 g，芥穗15 g，防风15 g，葛根20 g，细辛3 g，白芷10 g，苍耳子15 g，酒芩15 g，黄连15 g，川芎10 g，藿香15 g，苍术15 g，甘草10 g。煎服方法：煮开12~15 min后取汁，待药汁冷却过程中，可用蒸汽熏鼻，60 mL/次（儿童酌减），每日3次，饭后口服。对照组：罗红霉素每次150 mg，每日2次，口服。儿童每日2.5~5.0 mg/kg，分2次服用。疗程均以7 d为1个疗程，治疗1个疗程后进行疗效判定。疗效判定标准如下，痊愈：症状体征积分减少≥95%；显效：症状体征积分减少70%~95%；进步：症状体征积分减少30%~70%；无效：症状体征积分减少<30%。治疗结果：治疗组45例，痊愈17例，显效20例，进步5例，无效3例，总有效率93.33%；对照组45例，痊愈9例，显效17例，进步12例，无效7例，总有效率84.44%。总有效率治疗组优于对照组。

（2）高血压：选择250例患者，随机分为两组，每组125例。对照组：男68例，女57例；年龄30~40岁13例，41~50岁34例，51~60岁31例，60~70岁34例，71岁以上15例；病程3个月~3年。治疗组：男64例，女66例；年龄30~40岁14例，41~50岁33例，51~60岁30例，60~70岁33例，71岁以上16例；病程2个月至4年。两组病例在性别、年龄、病程等方面经统计学分析差异无统计学意义，具有可比性。治疗方法：对照组采用适当运动，合理膳食，并口服卡托普利25 mg，每日3次。治疗组在上述治疗基础上配合自拟珍珠菊花汤治疗，药物组成：杭菊花18 g，明天麻8 g，珍珠母13 g，夏枯草8 g，炒杜仲8 g，枳实8 g，丹参13 g，赤芍8 g，白芍8 g，川芎8 g，生地黄18 g，牡丹皮8 g，泽泻8 g，茯苓13 g，车前子18 g，薏苡仁13 g，茯神13 g，钩藤（后下）8 g，地龙8 g，玄参8 g，甘草2 g。水煎服，每日1剂，早、晚2次分服。在治疗前、治疗后第8周采用无创伤性便携式动态血压监测仪进行动态血压监测、日间（6：00~22：00）每20 min、夜间（22：00~次日6：00）每30 min自动充气测压1次，记录血压值，受试者保持与日常活动大体一致。监测时间为24 h，记录完毕后采集全部有效数据。计算24 h血压均值、日间血压均值、夜间血压均值等。疗效标准如下，显效：舒张压（DBP）下降>10 mmHg并达到正常范围；或者虽未降至正常，但已下降20 mmHg或以上。有效：DBP下降<10 mmHg，但已达到正常范围；或下降>10 mmHg，但未降至正常；或收缩压（SBP）下降>30 mmHg。无效：未达到上述有效指标者。治疗结果：对照组125例，显效25例，有效63例，无效37例，总有效率70.4%；治疗组125例，显效87例，有效25例，无效13例，总有效率为89.6%。治疗组总有效率高于对照组。

（3）流行性角结膜炎：选择124例患者，随机分为两组。治疗组64例，均双眼发病，男性44例，女性20例；年龄18~54岁，平均（32.21±2.55）岁；病程2~6 d，平均（2.50±1.50）d。对照组60例，均双眼发病，男性40例，女性20例；年龄19~52岁，平均（30.54±2.50）岁；病程2~5 d，平均（2.52±1.54）d。对照组：予重组人干扰素$\alpha_1 b$滴眼液滴患眼，每小时1次，每次1滴；0.15%更昔洛韦眼用凝胶滴患眼，每日4次，每次1滴。治疗组：在对照组治疗的基础上加服中药汤剂菊花决明散加减：石决明、草决明各20 g，木贼草、甘菊花各15 g，黄芩、石膏、防风、蔓荆子、川芎各10 g，甘草5 g。若白睛红赤浮肿明显，加桑白皮、金银花以清热泻肺；若黑睛翳障明显，加蝉蜕、白蒺藜祛风退翳。水煎服，每日1剂，早晚分服。疗效标准如下，治愈：白睛红赤消退，症状消失，黑睛荧光素染色阴性；好转：白睛红赤减轻，症状好转，黑睛荧光素染色减少；未愈：症状未减，诸症同前。治疗结果：治疗组64例，治愈47例，好转14例，无效3例，总有效率95.31%；对照组60例，治愈34例，好转16例，无效10例，总有效率83.33%。治疗组治愈率及总有效率均高于对照组。

（4）急性细菌性结膜炎：选择82例患者，随机分为治疗组和对照组。治疗组41例，男24例，女17例；年龄19~47岁，平均（32.1±1.5）岁；病程1~4 d，平均（2.1±0.7）d。对照组41例，男21例，女20例；年龄18~51岁，平均（30.1±0.9）岁；病程1~5 d，平均（3.0±0.1）d。对照组予加替沙星滴眼液1滴，每日6次滴眼；鱼腥草滴眼液1滴，每日6次滴眼；罗红霉素缓释片0.3 g，每日1次口服。以7 d为1个疗程。治疗组予加替沙星滴眼液1滴，每日6次滴眼；鱼腥草滴眼液1滴，每日6次滴眼；同时予菊花清眼方。药物组成：菊花6 g，滑石9 g，生石膏12 g，黄芩9 g，桔梗12 g，黄连9 g，羌活6 g，芒硝6 g，赤芍药12 g，防风9 g，川芎12 g，当归12 g，薄荷12 g，蒺藜12 g，连翘9 g，麻黄12 g，荆芥9 g，白术6 g，甘草12 g。每日1剂，水煎取汁300 mL，分2次温服。疗程同对照组。疗效标准如下，治愈：白睛红肿消退，症状消失；好转：白睛红肿减退，症状减轻；未愈：诸症不减，甚或发生变症。以治愈、好转统计总有效率。治疗结果：治疗组41例，治愈23例，好转17例，未愈1例，总有效率为97.56%；对照组41例，治愈15例，好转18例，未愈8例，总有效率为

80.49%。治疗组总有效率明显优于对照组。

（5）慢性鼻窦炎：临床主要以鼻塞、流脓涕、头痛、嗅觉减退、记忆力减退等为主要症状。病例选择：治疗组80例，男60例，女20例；年龄12~78岁，平均30岁；病程最短10个月，最长8年。对照组60例，男45例，女15例；年龄12~78岁，平均32岁；病程最短10个月，最长8年。治疗组：所有患者都给予菊花通圣汤治疗。药物组成：地黄25g，酒黄芩15g，白芷10g，甘草10g，防风15g，粉葛15g，栀子10g，苍耳子10g，广藿香15g，细辛3g，薄荷10g，茵陈25g，荆芥穗15g，菊花25g，紫苏叶15g，黄连10g。用法：上述药物由两大碗冷水炮制2h，用大火煎煮30min，改用小火煎煮12~13min，倒出一小碗出来，用大火煎煮30min，再改用小火煎煮12~13min，再倒出一小碗，再用大火煎煮30min，改小火12~13min，再倒出一小碗。将3小碗倒在一起，一服药煎煮3次，早饭、晚饭后半小时各服1袋。对照组：所有患者均给予通窍鼻炎胶囊，每次4~5粒，每日2~3次。儿童每次2~4粒，每日2~3次。成人每次4~5粒，每日3次。两组均连服半个月为1个疗程，1个疗程后统计疗效，持续3个疗程，并将他们的疗效分别记录入档。疗效评定标准如下，治愈：症状消失，X线鼻窦片无异常；显效：症状基本消失，鼻黏膜轻度充血，鼻道内无明显分泌物，X线鼻窦片提示鼻窦黏膜水肿基本消退；有效：症状减轻，鼻黏膜充血减轻，鼻道内少量脓涕，鼻甲肿大减轻，鼻道尚通畅，X线鼻窦片提示鼻窦黏膜增厚程度减轻，有少量黏液潴留；无效：症状和体征无改善。治疗结果：治疗组80例，治愈54例，显效11例，有效8例，无效7例，总有效率91.25%；对照组60例，治愈33例，显效12例，有效9例，无效6例，总有效率为90.00%。两组总有效率比较无明显性差异。

（6）化疗后口腔溃疡：选择158例患者，其中男92例，女66例；年龄平均57岁；肺癌62例、胃癌38例、肠癌32例、乳腺癌10例、胰腺癌8例、其他肿瘤8例。随机分为：对照组79例，溃疡数168处；治疗组79例，溃疡数170处。对照组采用0.02%呋喃西林和1%~4%碳酸氢钠溶液交替含漱，3min/次，每日6~8次，疗程5~7d。治疗组采用银菊花含漱液（配制方法：金银花15g、黄菊花15g为1剂，每1剂煎成500mL含漱液），每日1剂，含漱方法同对照组。治愈后停药。用药期间，遵医嘱给予对症支持治疗。每日观察记录口腔溃疡对患者进食的影响、体温的变化、口腔溃疡的局部变化，并分别记录各项指标恢复正常的时间。疗效标准如下，显效：7d内溃疡面愈合，肿痛消失；有效：7d内溃疡面缩小，肿痛减轻；无效：7d内症状无明显改善，甚至出现新的溃疡或溃疡面积增大。治疗结果：治疗组79例，显效72例，有效5例，无效2例，总有效率为97.88%；对照组79例，显效44例，有效10例，无效25例，总有效率为69.23%，治疗组总有效率明显优于对照组。

【不良反应】 主要表现为皮肤瘙痒、灼热感、水肿性红斑等过敏症状，甚至糜烂、渗出、结痂、色素沉着等。

【综合利用】

1. 食疗

（1）菊花啤酒：提取菊花的有效成分，使其溶于啤酒中。这种菊花啤酒具有营养、保健功能。

（2）菊花米酒：在糯米中加入酒曲和菊花酿制而成，又称"长寿酒"，具有明目、延缓衰老等功效。

（3）菊花类花茶：菊花广泛应用于饮品中。菊花茶可分为三种：传统菊花茶、改良型菊花茶、创新型菊花茶。传统菊花茶即将干菊花直接加入开水中冲泡；改良型菊花茶将干菊花与其他果蔬或中药一同冲泡；创新型菊花茶即将干菊花与其他茶叶一同冲泡，既可让菊花的清新融入其中，又可以保留原有茶叶的香味。

（4）菊花粥：将菊花与粳米一同煮，有清心去燥、明目除烦的功效。

（5）菊花休闲食品：在原有工艺的基础上加入菊花粉或菊花浸提液等制作而成的，如菊花冰激凌、菊花酸奶、菊花曲奇饼干、菊花蜜饯等，让口味变得更加清新，营养更加丰富。

（6）保健品：菊花挥发油具有一定清热、降血压、抗痰和抗癌作用，黄酮类物质具有抗氧化性等。可将菊花中的挥发油提取出来，添加到其他食品中或制作成保健品，有一定的保健作用。

（7）复合饮料：取菊花的浸提液，加入其他中药和果蔬的浸提液，如在菊花中加入枸杞子、胡萝卜等，可制成复合饮料，既便于饮用，也便于大规模生产。菊花发酵乳饮料具有菊花味清香，能帮助消化和促进肠内益生细菌生长，同时抑制有害细菌。菊花发酵乳饮品有较高的营养价值。

2. 其他　作为药食两用的菊花已有 2000 多年的使用历史，被广泛用于医药和生活等各方面。菊花含有多种化学成分，但整体的药理研究多倾向于菊花总黄酮。就临床应用而言，缺少对菊花总黄酮保健功效的研发。菊花保健品已成为国内外保健品开发利用研究的热点，应加强对保健作用的研究。另外，关于菊花挥发油的研究及报道较少，如挥发油中有效成分及作用机制，不同产地菊花的化学成分与临床应用，这些问题仍需深入的探索。随着现代社会的发展，人们越来越关注生存环境和自身的健康，菊花的观赏价值给人们带来了感官上的享受，并装点了生活环境；而其食用、药用价值更是备受人们的青睐，成为强身健体的佳品。

■参考文献

[1] 谭远军，高瞻，陈丽丽．菊花的起源与品种形成研究 [J]．安徽农学通报（上半月刊），2012，18（21）：92-93.

[2] 孙文松．菊花品种起源及形态学分类研究 [J]．黑龙江农业科学，2013，31（9）：58-60.

[3] 刘丽，郭巧生，徐文斌．药用菊花不同栽培类型植物学形态比较 [J]．中国中药杂志，2008，33（24）：2891-2895.

[4] 刘雪霞．菊花品种形态分类的研究进展 [J]．科技创新导报，2010，4（9）：133.

[5] 盛蒂，郭亚勤，王旭东，等．七种栽培类型菊花的植物学特征、产量及有效成分比较研究 [J]．中草药，2006，37（6）：914-917.

[6] 张玲，王德群．不同产地药用菊花贮藏变化观察 [J]．中国中药杂志，2013，38（20）：3458-3460.

[7] 黄凤格，负嫣茹，卫世乾．菊花干制工艺研究 [J]．南阳师范学院学报，2012，

11 (6)：41-46.

[8] 汪殿蓓，曹忆，王利君．菊花干燥花制作方法研究 [J]．孝感学院学报，2006，26 (3)：5-8.

[9] 张卉，罗颖．菊花主要病害的识别与防治 [J]．北京农业，2010 (12)：57-59.

[10] 田硕，苗明三．菊花的研究及应用现状 [J]．中医学报，2014，29 (3)：378-380.

[11] 张晓媛，段立华，赵丁．菊花化学成分及药理作用的研究 [J]．时珍国医国药，2008，19 (7)：1702-1704.

[12] 张健，钱大玮，李友宾，等．菊花的化学成分研究 [J]．天然产物研究与开发，2006，17 (1)：71-73，91.

[13] 张清华，张玲．菊花化学成分及药理作用的研究进展 [J]．食品与药品，2007，9 (2)：60-63.

[14] 李瑞明，宋伟峰，陈杰，等．高效液相色谱串联质谱法分析菊花水提取液的化学成分 [J]．今日药学，2012，22 (9)：513-515，518.

[15] 王存琴，汪荣斌，张艳华．菊的化学成分及药理活性 [J]．长春中医药大学学报，2014，30 (1)：28-30.

[16] 彭春仙，王剑超．白菊花抗 CMV 诱导的 HEL 细胞凋亡作用及其机制研究 [J]．放射免疫学杂志，2010，23 (1)：22-24.

[17] 范灵婧，倪鑫炎，吴纯洁，等．菊花多糖的结构特征及其对 NF-κB 和肿瘤细胞的活性研究 [J]．中草药，2013，44 (17)：2364-2371.

[18] SYLVESTER P W. Optimization of the tetrazolium dye (MTT) colorimetric assay for cellular growth and viability [J]. Methods Mol Biol, 2011, 716 (10)：157-168.

[19] 燕宪涛，路新国，章海风，等．枸杞菊花冲剂对老年大鼠肝脏和血清 CAT 活力及 MDA 含量的影响 [J]．西部中医药，2012，25 (3)：24-26.

[20] 章海风，陈敏，路新国，等．枸杞菊花水提液对老年大鼠晶状体抗氧化能力的影响 [J]．中国老年学杂志，2012，32 (8)：1628-1630.

[21] 斯琴格日乐，恩德，李英杰．怀菊花总黄酮的提取工艺及其抗氧化活性 [J]．光谱实验室，2013，30 (2)：513-518.

[22] 古红梅，王红星．菊花、金银花抑菌作用的研究 [J]．周口师范学院学报，2010，27 (5)：85-87.

[23] 秦雪娟，马成．桑叶与菊花配伍退热机制实验研究 [J]．新中医，2013，45 (11)：133-135.

[24] 陈蕴鸢．菊花的经济价值 [J]．边疆经济与文化，2007 (7)：32-33.

[25] 姜保平，许利嘉，王秋玲，等．菊花的传统使用及化学成分和药理活性研究进展 [J]．中国现代中药，2013，15 (6)：523-530.

[26] 吴素萍．复合菊花茶饮料的研制 [J]．食品科技，2007 (12)：165-168.

[27] 陈扬，孙海波，郭少武．菊花通圣汤治疗急性鼻窦炎（肺经风热型）随机对照临床研究 [J]．实用中医内科杂志，2012，26 (4)：63-64.

[28] 王惠. 自拟珍珠菊花汤治疗高血压 125 例疗效观察 [J]. 山西中医学院学报，
    2010，11（5）：42-43.

[29] 李越. 菊花决明散加减结合西药治疗流行性角结膜炎 64 例临床观察 [J]. 中国
    中医急症，2012，21（12）：2020-2021.

[30] 姜秀芳. 菊花清眼方治疗急性细菌性结膜炎 34 例疗效观察 [J]. 河北中医，
    2013，35（9）：1369，1373.

[31] 沙弘千，孙海波. 菊花通圣汤治疗慢性鼻窦炎临床观察 [J]. 辽宁中医药大学学
    报，2013，15（3）：190-191.

[32] 骆文瑶，杨燕芳. 银菊花液含漱治疗化疗后口腔溃疡 79 例 [J]. 中国中医药科
    技，2013，20（2）：207-208.

[33] 张伯礼，翁维良. 中药不良反应与合理用药 [M]. 北京：清华大学出版社，
    2007：591-592.

野 菊 花

【道地沿革】 植物名：野菊，甘叶菊，甘菊。别名：山九月菊，山菊花，野菊花。始载于《神农本草经》，列为上品，名为菊。陶弘景谓："菊有两种。一种茎紫气香而味甘，叶可作羹食者，为真菊，一种青茎而大，作蒿艾气，味苦不堪食者，名苦薏，非真菊也，华正相似，唯以甘苦别之。"李时珍谓："《本经》言菊花味苦，《别录》言菊花味甘，诸家以甘者为菊，苦者为苦薏，惟取甘者入药……其治头风，则白者优良。"

【来源】 本品为菊科植物野菊 *Chrysanthemum indicum* L. 的干燥头状花序。秋、冬二季花初开放时采摘，晒干，或蒸后晒干。

【原植物、生态环境、适宜区】

1. 野菊 多年生草本，高 30~90 cm，茎基部通常匍匐，上部分枝。叶互生，卵状三角形或卵状椭圆形，长 3~7 cm，羽状分裂，裂片边缘有锯齿，两面有毛；叶柄长 1~3 cm，有明显假托叶。头状花序，直径 2~3 cm，排成聚伞状；总苞半球形，4 层，边缘膜质；花小，黄色，边缘舌状花，一层，雌性；中央管状花，多数两性。花期 9~10 月。

2. 甘野菊 多年生草本，高 30~150 cm，有横走的匍匐枝，茎簇生，直立，上部多枝，被白色疏柔毛。叶互生，叶片卵形或长椭圆状卵形，长 3~7 cm，宽 2.5~6.0 cm，羽状深裂，裂片卵状或椭圆状卵形，边缘有缺刻状锯齿，两面被疏毛，基部稍心形或截形，或骤狭成窄叶柄。无托叶或托叶不明显。头状花序小，多数，直径 1.5~2.0 cm，在茎枝顶端排成伞房状；总苞半球形，苞片 3~4 列，边缘宽膜质，褐色；舌状花先端不明显三裂，雌性；管状花两性，疏生腺点，先端五齿裂；雄蕊 5，聚药，花丝分离；雌蕊 1，花柱细长，柱头 2。瘦果全部同型，有 5~6 条不明显的细肋。花期

9~10月。

3. 甘菊 多年生草本，高40~60 cm，茎直立，绿色或稍带紫色，有细条纹，有伏毛，多分枝。茎下部叶花期枯萎；茎中部叶有柄；基部具羽状分裂的叶状裂片；叶片质薄，草纸或纸质，叶片一至二回羽状分裂，侧裂片1~2对，羽轴齿状，叶片长圆形，稍间断。头状花序多在枝端排成复伞房花序；花序较小，1.5~2.0 cm，花为黄色。

野菊花喜温暖较干燥的环境，较耐寒，不耐高温，一般土壤开化解冻后就可萌发。15 ℃左右生长旺盛，不耐涝，土壤过湿易患锈病。要求短日照，对土壤要求不严，较耐瘠薄，在富含有机质的土壤中易获得优质高产。生于路边、丘陵、荒地及林缘，全国各地均有分布。

【生物学特点】

1. 栽培技术 野菊花的繁殖方法很多，既可用种子繁殖，也可分枝插条或分根。目前生产上多用分根繁殖法，这种方法繁殖速度快，品质好，产量高。当幼苗长到10 cm时即可定植。定植按30 cm行距（每畦3行）、20 cm株距进行栽植，使幼苗直立，根斜栽。栽后稍镇压，随即浇水促缓苗。可支小拱棚保温保湿。缓苗后茎叶开始生长时撤掉小拱棚，同时中耕松土，促使根系发育。为了促使侧枝生长，秧苗每长15~20 cm就摘心1次，这样每摘心1次都可促发1次侧枝，以利于嫩茎叶的丰产。为防止侧枝倒伏，可以支架和适当培土。

种植野菊花的土地对土壤要求不严，但选择排水良好，肥沃、疏松，含腐殖质丰富的土中生长为好。黏地和低洼地不宜种植，盐碱地不宜种植，忌连作。

栽植时将野菊花茎齐地面割除，选择生长健壮、无病害植株，将其根全部挖出，重新栽植在一块肥沃的地块上，施一层土杂肥，保暖越冬。翌年3~4月扒开粪土，浇水，4~5月野菊花幼苗长至15 cm高时，将全株挖出，分成数株，立即栽植于大田，喷施新高脂膜缩短缓苗期，促使禾苗苗壮成长。

每个育苗盆内只能栽1株，修剪时留4个侧枝，分别将其引向4根支竿进行造型，可作为花卉观赏。在整形中必须将野菊花丛生的枝叶打掉，以增强整形效果。

2. 田间管理

（1）中耕除草：野菊苗移栽成活后，到现蕾前要进行4~5次除草。每次除草宜浅不宜深，同时要进行培土，防止菊苗倒伏。

（2）追肥：野菊花喜肥，除施足基肥外，生长期还应进行5次追肥。第一次在移栽返青后，施10~15 kg尿素，催苗。第二次在植株分枝时，每亩可施饼肥、人粪尿。第三次施肥在现蕾期。

（3）摘蕾：野菊花分枝后，在小满前后，当苗高25 cm时，进行第一次摘心，选晴天摘去顶心1~2 cm，以后每隔半个月摘心一次，在大暑后停止，否则分枝过多，营养不良，花头变得细小，反而影响野菊花的产量和质量。

3. 病虫害防治 野菊花常见的病害有根腐病、霜霉病、褐斑病等。在多雨季节，菊花易发生全株叶片枯萎，拔起后发现，根系霉烂，并有根际线虫，严重影响野菊花的生长。防治方法是移栽前用新高脂膜可湿性粉剂处理菊苗和栽种穴，可驱避地下病虫，隔离病毒感染。

【采收加工】 鲜花采收时间一般在农历 8~9 月。鲜花以单瓣味甘者为佳。采花应在花瓣平直、花心散开 2/3、花色嫩黄时进行，要求不采露水花、雨水花，以防止腐烂。采花应实行分级采摘，边采边分级；鲜花采收后宜在干爽、通风、清洁、卫生的地方摊放，不宜堆放在一起，以免发热而烧坏鲜花。

加工工艺流程为：鲜花→选花→晾晒→蒸花→干燥→毛花→精制→商品花。

【炮制储藏】

1. 炮制

（1）生品：原药材除去杂质及残留的梗叶，干燥，筛去灰屑，粉碎。

（2）炒炭：取净野菊花，置炒制容器内，用中火加热，炒至表面焦褐色，喷淋少许清水，灭尽火星，取出晾干凉透。

（3）酒炙：取净野菊花与适量酒拌匀，稍闷润，待酒被吸尽后，置炒制容器内，用中火炒干，取出晾凉。

（4）蒸制：取净野菊花置蒸制容器内蒸 15 min，取出晾干。

2. 储藏 置阴凉干燥处，防潮，防蛀。

【药材性状】 本品呈类球形，直径 0.3~1 cm，棕黄色。总苞由 4~5 层苞片组成，外层苞片卵形或条形，外表面中部灰绿色或浅棕色，通常被白毛，边缘膜质；内层苞片呈长椭圆形，膜质，外表面无毛。总苞基部有的残留总花梗。舌状花，黄色至棕黄色皱缩卷曲 1~2 层；管状花多数，深黄色，雄蕊 5；雌蕊 1，花柱细长，柱头二裂。瘦果，具 5 条纵纹；体轻，气芳香，味苦。

【质量检测】

1. 显微鉴别 花粉粒黄色，类球形，直径 22~38 μm，具 3 孔沟，外壁具粗齿。纤维淡黄棕色，细长，末端斜钝，直径 8~20 μm，壁微波状，纹孔细点状，孔沟隐约可见。花冠表皮细胞表面有细微致密的角质纹理，辐射状，垂周壁波状弯曲。厚壁细胞绿黄色，呈类长方形或多角形，直径 10~28 μm，长 24~48 μm，壁厚 3.5~7 μm，纹孔明显。花柱及柱头碎片边缘细胞呈绒毛状突起。腺毛头部呈鞋底形，由 4、6 或 8 个细胞组成，直径 52~130 μm。T 形毛多碎断，顶端细胞 55 μm，基部 2~5 个细胞。苞片表皮细胞呈不规则形，表面有较粗的角质纹理，垂周壁稍厚。气孔不定式，副卫细胞 3~6 个。偶见分泌道碎片，分泌物棕色条状，直径 10~43 μm。

2. 理化鉴别 取本品粉末 0.3 g，加甲醇 15 mL，超声处理 30 min，放冷，滤过，取滤液作为供试品溶液。另取野菊花对照药材 0.3 g，同法制成对照药材溶液。再取蒙花苷对照品，加甲醇制成每 1 mL 含 0.2 mg 的溶液，作为对照品溶液。照《中国药典》薄层色谱法试验，吸取上述三种溶液各 3 μL，分别点于同一聚酰胺薄膜上，以乙酸乙酯-丁酮-三氯甲烷-甲酸-水（15：15：6：4：1）为展开剂，展开，取出，晾干，喷以 2% 三氯化铝溶液，热风吹干，置紫外光灯（365 nm）下检视。供试品色谱中，在与对照药材色谱和对照品色谱相应的位置上，显相同颜色的荧光斑点。

检查：水分不得大于 14.0%，总灰分不得大于 9.0%，酸不溶性灰分不得大于 2.0%。

3. 含量测定

（1）绿原酸、木犀草苷、3,5-O-二咖啡酰基奎尼酸含量：采用 HPLC 测定。以十八烷基硅烷键合硅胶为填充剂，以乙腈为流动相 A，以 0.1%磷酸溶液为流动相 B，检测波长为 348 nm。理论板数按 3，5-O-二咖啡酰基奎尼酸峰计算应不低于 8000。时间（min）、流动相 A（%）、流动相 B（%）分别为：0 ~ 11 min，10% ~ 18%（A）、82%~90%（B）；11 ~ 30 min，18% ~ 20%（A）、80% ~ 82%（B）；30 ~ 40min，20%（A）、80%（B）。

取对照品适量，精密称定，置棕色量瓶中，加 70%甲醇制成每 1 mL 含绿原酸 35 μg、木犀草苷 2 μg、3，5-O-二咖啡酰基奎尼酸 80 μg 的混合溶液，作为对照品溶液（10 ℃以下保存）。取本品粉末（过一号筛）约 0.25 g，精密称定，置具塞锥形瓶中，精密加入 70%甲醇 25 mL，密塞，称定重量，超声处理（功率 300 W，频率 45 kHz）40 min，放冷，再称定重量，用 70%甲醇补足减失的重量，摇匀，滤过，取续滤液，作为供试品溶液。分别精密吸取对照品溶液与供试品溶液各 5 μL，注入液相色谱仪，测定。本品按干燥品计算，含绿原酸不得少于 0.20%，含木犀草苷不得少于 0.080%，含 3，5-O-二咖啡酰基奎尼酸不得少于 0.70%。

（2）蒙花苷含量：采用 HPLC 测定。以十八烷基硅烷键合硅胶为填充剂，以甲醇-水（90∶60）为流动相进行梯度洗脱，检测波长为 314 nm。理论板数按蒙花苷峰计算应不低于 3000。对照品溶液的制备：取蒙花苷对照品适量，精密称定，加甲醇溶解（必要时加热）制成每 1 mL 含 25 g 的溶液，即得。供试品溶液的制备：取本品粉末（过三号筛）约 0.25 g。精密称定，置具塞锥形瓶中，精密加入甲醇 100 mL，称定重量，加热回流 3 h，放冷，再称定重量，用甲醇补足减失的重量，摇匀，滤过，取续滤液，即得。分别精密吸取对照品溶液与供试品溶液各 20 μL，注入液相色谱仪，测定。本品按干燥品计算，含蒙花苷（$C_{28}H_{32}O_{14}$）不得少于 0.80%。

【商品规格】　各种等级货品分大选、中选、小选、统货、沫子等。

大选：直径 0.8~1.0 cm。

中选：直径 0.7~0.8 cm。

小选：直径 0.5~0.7 cm。

统货：直径 0.5~0.8 cm 混合品。

沫子：散瓣，碎品，以及质小、品质不佳者。

【性味归经】　味苦、辛，性微寒。归肺、肝经。

【功能主治】　清热解毒，疏风凉肝。主治疔疮，痈疽，瘰疬，丹毒，湿疹，疥癣，风热感冒，咽喉肿痛，眩晕头痛，目赤热痛。

【用法用量】　内服：煎汤，10~15 g，鲜品 30~60 g。外用：适量，捣敷，煎水漱口或淋洗。

【使用注意】　脾胃虚寒者慎服。

【化学成分】

1. 萜类　野菊花含萜类成分较多，主要有单萜、倍半萜、二聚倍半萜、三萜及其含氧衍生物等，其中大部分存在于挥发油中。主要成分有：1，8-桉叶素（25.68%）、樟脑（18.21%）、反丁香烯（12.02%）和 γ-杜松烯（8.68%）；α-侧柏酮、异侧柏酮、β-松油烯、樟烯、β-蒎烯、藏茴香酮、冰片等；1-甲基-7-异丙基及奠前体物八氢化薁类和甲撑六氢化薁类；野菊花内酯、野菊花醇、野菊花三醇。

2. 黄酮类 黄酮类化合物是野菊花中重要的药效成分，主要有木犀黄酮苷、刺槐素苷、木犀草素、洋芹素、金合欢素-7-O-α-L-吡喃鼠李糖基（1→6）-β-D-吡喃葡萄糖苷、金合欢素-7-O-α-L-吡喃鼠李糖基（1→6）[2-O-乙酰基-β-D-吡喃葡萄糖基（1→2）]-β-D-吡喃葡萄糖苷等。

3. 绿原酸 绿原酸是一种缩酚酸，属酚类化合物，是野菊花的一种主要活性成分。

4. 其他 野菊花含有山崳酸甘油酯、棕榈酸、多糖、β-胡萝卜素、蛋白质、氨基酸、嘌呤、胆碱、水苏碱、鞣质、维生素、叶绿素等成分。另外，不同品种和产地的野菊花都含有人体必需的各种微量元素，而且硼、钙、镁、铁的含量比菊花中的高。

野菊花还含有野菊花酮、菊油环酮、顺-螺烯醇醚、反-螺烯醇醚、当归酰豚草素 B，当归酰亚菊素、苏格兰蒿素 A、木犀草素-7-β-D-葡萄糖苷、槲皮素-β-D-葡萄糖苷、矢车菊苷、菊黄质、胡萝卜苷、豚草素 S、刺槐素、刺槐素-7-O-β-D-吡喃半乳糖苷、1-单山崳酸甘油、棕榈酸、熊果酸、亚油酸、β-谷甾醇、羽房豆醇、正二十八烷醇等。

【药理作用】

1. 抑菌 野菊花提取物抗微生物范围较广，体外能抑制金黄色葡萄球菌、大肠埃希氏菌、铜绿假单胞菌、福氏痢疾杆菌及肺炎链球菌等多种细菌的生长，还能明显抑制流感病毒、呼吸道合胞病毒的繁殖；对泌尿系统的解脲原体抑制作用显著，且对细胞无明显毒性；对人型结核杆菌亦具有抑制作用；其醇提液体外对常见的浅部感染真菌如红色毛癣菌、羊毛状小孢子菌等具有抑制作用，可用于人浅部真菌感染的治疗。体内对感染金黄色葡萄球菌的小鼠具有明显的抗感染作用。

采用微量肉汤稀释法检测野菊花总黄酮及蒙花苷对临床常见致病菌的最低抑菌浓度（MIC）。采用如下液相条件进行指纹图谱分析：Diamonsil（C18）（4.6 mm×250 mm，3 μm），乙腈-水（0.05%磷酸）流动相梯度洗脱，流速 1.0 mL/min，室温，检测波长 326 nm，并采用指纹图谱相似度软件对野菊花总黄酮成分进行质量评价。结果发现，野菊花总黄酮对葡萄牙假丝酵母的 MIC 值为 61.6 μg/mL，蒙花苷对其 MIC 值为 18.0 μg/mL。研究表明，野菊花总黄酮及蒙花苷单体对葡萄牙假丝酵母的体外抗菌活性较好。HPLC 指纹图谱方法重现性好，可用于野菊花黄酮类活性成分的质量控制，为野菊花质量控制研究提供前期基础。

用试管稀释法测定了野菊花水剂对金黄色葡萄球菌、大肠杆菌、痢疾杆菌和铜绿假单胞菌的抗菌作用。野菊花水剂对金黄色葡萄球菌的最低抑菌浓度为 0.19 g/mL，对大肠杆菌、痢疾杆菌为 0.75 g/mL，对铜绿假单胞菌为 1.5 g/mL，表明野菊花水剂对金黄色葡萄球菌抑菌作用较强。选用临床分离的 30 株耐药金黄色葡萄球菌 15~44 号及敏感菌株 209P 用滤纸片法测定，野菊花水剂 1.0 g/mL 对其中的 26 株菌的抗菌强度与敏感菌株 209P 相似或较强。对感染金黄色葡萄球菌小鼠的治疗作用：用金黄色葡萄球菌 15 号感染雄性小鼠，按已报道方法进行，于感染前晚、前 1 h 和感染后 2 h 各腹腔注入野菊花水剂。对照组于同时间内注射生理盐水。在 4 次实验中，有 3 次对感染小鼠有明显保护作用，1 次只有一定的保护作用。同样剂量皮下给药，未见保护作用。给每只小鼠腹腔内注入1 g/mL的野菊花水剂 0.1 mL，在小鼠血、尿及各组织脏器内，用微生物学方法，未测出有抗金黄色葡萄球菌的物质存在。

野菊花对结核杆菌的作用。①野菊花对结核杆菌 H_{a1}RA 的作用：将结核杆菌 H_{a1}RA 研磨成 0.01 mg/mL 的生理盐水菌悬液，取 0.1 mL 接种于改良罗氏培养基斜面上，在室温中平放渗透 1 h。取不同浓度野菊花水剂或酒提液 1 mL 加于管底，直立放置在试管架上，在 37 ℃培养 3 周后观察结果，以抑菌带的长度表示抗菌强度。野菊花水剂 3.0、1.5、0.75 g/mL 对结核杆菌 H_{a1}RA 的抑菌带长度分别为 25、3、2 mm；野菊花酒提液 2.0、1.0、0.5 mL 对结核杆菌 H_{a1}RA 的抑菌带长度分别为 20、10、2 mm。结果表明，两种制剂对结核杆菌 H_{a7}RA 的抗菌作用均较弱。②野菊花对人型结核杆菌 H_{a7}RA 的作用：将人型结核杆菌 H_{a7}RA 研磨成 0.01 mg/mL 菌悬液，按上述方法将结核杆菌 H_{a7}RA 接种于改良罗氏培养基斜面上，取浓度为 1.0 g/mL 野菊花水剂 1 mL 加于培养基管底，直立放置在 37 ℃恒温箱中，培养 3 周后观察结果，其抑菌带长度为 25 mm。结果表明，野菊花对人型结核杆菌 H_{a7}RA 的抑菌作用也不强。③野菊花对感染人型结核杆菌小鼠 H_{a7}RA 的治疗作用：取培养 2 周的强毒人型结核杆菌 H_{a7}RA 制成 5 mg/mL 菌悬液，每只雄性小鼠静脉注射 0.2 mL。自感染后次日开始，每只老鼠每天皮下注射野菊花注射液 0.24 mL 或 0.05 mL，共 16 d，以半数动物死亡时间（T_{50}）为观察指标。结果表明，野菊花未能延长感染动物的存活时间。

野菊花挥发油体外对金黄色葡萄球菌、大肠杆菌、白喉杆菌、结核杆菌及白色念珠菌等有一定的抑制作用，对枯草杆菌、变形杆菌、伤寒杆菌、酵母菌等也有显著的抑制作用。

2. 抑病毒 以病毒滴鼻感染小鼠，观察野菊花水提物对肺指数、病毒致小鼠死亡率的影响；体外实验以 H1N1 感染 MDCK 细胞，观察野菊花水提物抗 H1N1 病毒作用。结果发现，野菊花水提物 0.34、0.17、0.085 g/kg 3 个剂量组口服给药均能有效降低流感病毒感染小鼠肺指数，与模型组比较肺指数抑制率分别达到 28.9%、28.9%、23.6%，野菊花水提物 0.34 g/kg 能延长流感病毒感染小鼠平均生存时间，降低死亡率；体外实验显示野菊花水提物在无毒浓度下的最大稀释浓度 18.28 μg/mL 下可以完全抑制病毒。研究表明，野菊花水提物在体内外对甲型 H1N1 流行性感冒病毒均有较好的抑制作用。

3. 保护眼 新西兰大白兔 16 只，烧灼睑板腺开口制作干眼模型，术后第 6 周，随机分为 4 组，分别滴用野菊花滴眼液、泪然滴眼液、溶剂对照液和生理盐水。用药前后定期检查角膜荧光素染色、虎红染色、结膜杯状细胞密度等。结果发现，用药前，各组兔角膜荧光素染色、虎红染色、结膜杯状细胞密度等指标差异无统计学意义。用药后，野菊花滴眼液组荧光素染色及虎红染色比其他各实验组表现明显轻微，结膜杯状细胞密度比其他实验组高。泪然滴眼液组、溶剂对照组与空白对照组比较，差异无统计学意义。由此可见，野菊花滴眼液可以减轻干眼兔眼表的炎症反应，提示野菊花对干眼的治疗具有一定的应用前景。

采用野菊花水煎剂作为试验样品，以珍珠明目滴眼剂作对照，用兔眼斑蝥酊刺激性结膜炎模型，观察各实验组动物的眼刺激症状和结膜组织病理学变化。结果显示，野菊花水煎剂高剂量组给药 1 d 后炎症明显减轻，给药 5 d 后受试动物结膜炎症消失。病理组织学检查发现，野菊花水煎剂高剂量组、阳性对照组水肿评分与模型组比较有极显著性差异，低剂量组水肿评分与模型组比较有显著性差异。由此可见，野菊花水煎剂对急性刺激性结膜炎有明显的治疗作用。

将 SD 大鼠 90 只随机分为空白对照组、模型对照组、野菊花滴眼液组。视网膜变性动物模型采用光化学损伤模型，分别滴用溶剂对照液、野菊花滴眼液。光照后 7、14、28 d 观察视网膜电图的改变，并进行视网膜透视电子显微镜和光学显微镜的组织学观察。结果发现，正常对照组大鼠不同时间点视网膜电图（ERG）a 波及 b 波的振幅差异无统计学意义；模型对照组在光照后 ERG a 波及 b 波的振幅均呈持续性、进行性下降，治疗后 14 d，野菊花滴眼液对实验大鼠光损伤后 ERG a 波及 b 波振幅的降低均有保护作用，通过视网膜透视电子显微镜和光学显微镜的组织学观察显示，野菊花滴眼液组的病理组织学损害较光损伤模型组明显减轻。研究表明，野菊花滴眼液可明显减轻光化学损伤诱导的大鼠视网膜变性，促进光化学损伤诱导的大鼠视网膜光感受器细胞损伤的功能恢复。

将 96 例"红眼病"患者随机分为 2 组，即对照组和实验组，每组 48 例。对照组采用传统方法治疗，观察组在传统治疗方法的基础上加野菊花浸出液行超声雾化治疗，比较 2 组患者的疗效和疗程。结果发现，2 组患者的疗效比较，观察组优于对照组，观察组患者的疗程短于对照组。研究表明，配合野菊花浸出液雾化治疗"红眼病"疗效确切，可缩短疗程，值得临床推广。

4. 抗炎、调节免疫　在 HPLC 确定初步药效组分基础上，采用小鼠血管通透性实验和小鼠耳肿胀实验验证抗炎的生物效应，设立了野菊花水煎剂组、五味消毒饮组、模型组进行比较。结果发现，野菊花药效组分组与模型组相比有显著性差异，与水煎剂组和五味消毒饮组相比无显著性差异。由此可见，野菊花的药效组分（绿原酸、木犀草素-7-O-β-D-葡萄糖苷、芹菜素-7-O-β-D-葡萄糖苷和蒙花苷）确实具有抗炎作用，可以作为野菊花抗炎的药效组分。

250、500 mg/kg 野菊花总黄酮连续 3 d 灌胃，能明显抑制二甲苯诱导的小鼠耳肿胀；168、336 mg/kg 的野菊花总黄酮连续 3 d 灌胃，能减轻角叉菜胶诱导的大鼠足肿胀，连续 7 d 给药，还能抑制棉球诱发的肉芽肿；体外还能明显抑制腹腔巨噬细胞分泌前列腺素 E_2 和白三烯 B_4 的水平。84、168、336 mg/kg 的野菊花总黄酮灌胃给药于关节炎模型大鼠 28 d，能显著减轻关节的炎性足趾肿胀；能明显抑制大鼠滑膜细胞的增殖反应，诱导其凋亡。研究发现其发挥抗炎作用可能与通过下调关节炎滑膜细胞 TRAIL 的表达而诱导其凋亡有关。野菊花总黄酮还可以部分恢复关节炎模型大鼠滑膜分泌细胞器的形态，抑制炎性介质 IL-1β、TNF-α 的分泌而发挥抗炎作用。

野菊花总黄酮还可以通过激活 Caspase-3，诱导佐剂所致的大鼠关节炎模型的滑膜细胞凋亡，抑制其增殖而发挥抗炎作用。

野菊花水提物 51.3、102.6 g/kg 给小鼠连续 3 d 灌胃，能减轻二甲苯的致炎作用；相同的剂量给小鼠连续 7 d 灌胃，能抑制巨噬细胞的吞噬功能；给小鼠连续 10 d 灌胃，减少 2，4 二硝基氯苯致小鼠的 IV 型超敏反应；28.8、57.6 g/kg 药物连续给药 7 d，还能减轻蛋清所致大鼠足趾肿胀。它还能减轻小鼠环磷酰胺引起的超敏反应和巨噬细胞活化,通过降低小鼠血中 IgG、IgM 水平而调节体液免疫水平;通过降低Ⅲ型变态反应家兔模型血清 IL-2、TNF-α、IL-6 水平而抑制Ⅲ型变态反应。野菊花提取物灌胃,能增加小鼠脾及胸腺指数,促进小鼠血清凝集素抗体的产生而发挥免疫增强作用。野菊花水提物体内能明显增强小鼠巨噬细胞的吞噬功能。外敷家兔关节炎模型部位,可明显减轻血清 NO 和 IL-1 的水平,抑制关节滑膜增生和炎细胞浸润而发挥抗炎作用。体外能抑制大鼠离体心、脑、肝、肾等组织匀浆中的脂质过氧化物,升高小鼠 GSH-Px 及过氧化氢酶的活力而发挥抗炎作用。

野菊花其水提液能抑制金黄色葡萄球菌血浆凝固酶的形成和溶血毒素作用,还明显抑制与尿酸生成有关的黄嘌呤氧化酶的活性,有希望成为治疗尿酸的天然植物类药品。对金黄色葡萄球菌溶血素的影响:结果表明野菊花水剂有抑制溶血素溶解绵羊红细胞的作用(在 1:1024 时仍不出现溶血)。对金黄色葡萄球菌血浆凝固酶形成的影响:结果表明野菊花在稀释度为(1:2)~(1:64)时均无凝固现象,而对照组在同时间内的全凝固效价为 1:2,在 1:4 时仍有很多小凝块出现。

将小鼠随机分为正常对照组、模型组及野菊花多糖高、低剂量组,每组 10 只。野菊花多糖高、低剂量组分别灌胃给药 400、200 mg/(kg·d),连续 14 d;于灌胃给药的第 10 天开始,模型组及野菊花多糖高、低剂量组分别经腹腔注射环磷酰胺 100 mg/(kg·d),连续 4 d,制备免疫功能低下小鼠模型。观察野菊花多糖对免疫功能低下小鼠碳廓清试验的影响,测定小鼠体重及胸腺、脾质量,计算胸腺、脾指数;采用 2,4-二硝基氟苯诱导小鼠Ⅳ型超敏反应法(耳肿胀法)测定细胞免疫功能,检测血清溶血素含量。结果发现,与正常对照组比较,模型组小鼠的各项指标均显著降低。野菊花多糖高、低剂量组的碳廓清指数分别为 0.027 8±0.005 9、0.019 9±0.004 7,吞噬指数分别为 5.397 0±0.735 6、4.827 8±0.480 1,耳肿胀度分别为(5.23±0.98)、(4.89±1.10)mg,血清溶血素吸光度(A)分别为 0.410±0.063、0.357±0.058。模型组的碳廓清指数为 0.013 4±0.003 8,吞噬指数为 4.231 6±0.367 2,耳肿胀度为(3.21±0.91)mg,血清溶血素吸光度(A)为 0.299±0.032。各指标与模型组比较,均具有显著性差异。研究表明,野菊花多糖可增强环磷酰胺所致免疫功能低下小鼠的免疫功能。

5. 抗肿瘤 采用不同浓度梯度野菊花总黄酮作用于肺癌 A549 细胞,连续作用 3 d 观察细胞形态及密度的变化,并通过 MTS 比色法检测各种浓度对 A549 细胞增殖的影响。结果发现,由细胞形态观察及 MTS 检测可知野菊花总黄酮能有效抑制肺癌 A549 细胞增殖,并诱导其凋亡,且效果与浓度、时间呈现依赖性。由此可见,野菊花总黄酮对 A549 细胞具有抑制及诱导凋亡的作用。

采用不同质量浓度野菊花总黄酮与顺铂单独及联合作用人成骨肉瘤(MG-63 细胞),倒置相差显微镜观察细胞形态变化,CCK-8 法检测细胞生长抑制率,并计算金氏公式 Q 值进行协同性分析,流式细胞仪和 RT-PCR 检测凋亡率及凋亡相关基因 Bcl-2、Caspase-3 和 p21 的表达情况。结果发现,野菊花总黄酮与顺铂单独及联合作用均能够抑制 MG-63 细胞增殖,诱导其凋亡,并下调 Bcl-2 及上调 Caspase-3、p21 基因的表达;Q 值提示两者低质量浓度联合作用具有协同效应,而较高质量浓度联合作用则表现为叠加效应，未显示出拮抗效应。结论：野菊花总黄酮在诱导 MG-63 细胞凋亡起重要作用，但野菊花总黄酮中的单体发挥抗肿瘤作用和协同抗肿瘤的效果有待进一步深入研究。

野菊花注射液 32 μL/mL 作用于人前列腺癌 PC3 细胞株和髓原细胞白血病株 48 h，能明显抑制肿瘤细胞增殖，具有一定的抗肿瘤作用。以野菊花为君药之一的菊藻丸水提液 28.6、2.86、0.286 g/L，作用于小鼠淋巴白细胞 L1210 细胞系、人胃癌 803 细胞系、人宫颈癌海拉细胞系 24、48 h 后，能明显抑制肿瘤细胞增殖，时效和量效关系明显。用菊藻丸 300 mg/d 连续 4 d 灌胃，可明显降低环磷酰胺对 C57BL/6 小鼠自然杀伤细胞的抑制率，而对正常小鼠自然杀伤细胞活性无明显影响，提示菊藻丸可能通过提高或保护机体自然杀伤细胞活性而发挥抗肿瘤的作用。临床应用方面，菊藻丸 30 g/d 口服，治疗大肠癌、食管癌、脑瘤等肿瘤 240 例，总缓解率达 55%。菊藻丸 10 g，口服，3 次/d，每个疗程 3 个月，服用 4 个疗程，治疗 42 例乳癌根治术后转移患者。结果显示，单纯应用菊藻丸治疗 5 年缓解率达 70%，5 年生存率达 60%；菊藻丸配合化疗 5 年缓解率达 80%，5 年生存率达 77%，提示菊藻丸具有不同程度缩小病灶和稳定病情的作用，化疗配合菊藻丸可以明显提高疗效。菊藻丸 10 g，口服，每日 2 次，每个疗程 3 个月，服用 4 个疗程，与化疗组相比，菊藻丸组使乳腺癌术后 5 年生存率明显提高，复发率显著降低，术后 24 个月生存质量亦明显优于对照组，提示菊藻丸防治乳腺癌术后复发转移具有一定疗效。菊藻丸 10 g，口服，3 次/d，每个疗程 3 个月，服用 5 个疗程，治疗前列腺癌术后患者，与单纯己烯雌酚治疗组相比，己烯雌酚加用菊藻丸治疗组患者的前列腺症状评分、生活质量评分、术后血清前列腺抗原、前列腺体积等指标均显著优于单纯化疗组，且无明显不良反应，提示菊藻丸配合治疗前列腺癌术后患者有一定效果。

人骨肉瘤 Saos-2 细胞经野菊花总黄酮在不同浓度及不同时间作用后，倒置相差显微镜下观察细胞形态及细胞密度的变化，并采用 CCK 法检测野菊花总黄酮对细胞增殖的影响；流式细胞仪和 RT-PCR 检测不同药物浓度作用细胞 48 h 后的凋亡率以及凋亡相关基因 Caspase-3、Bcl-2、BAX 的表达情况。结果发现，野菊花总黄酮对 Saos-2 细胞的增殖有明显抑制作用，并呈剂量和时间依赖性，显微镜下观察可见细胞形态变圆、体积变小、内部颗粒增多等凋亡的形态变化。流式细胞仪检测细胞的凋亡率与药物浓度呈正相关。药物作用细胞 48 h 后，Caspase-3 和 BAX 表达上调，Bcl-2 表达下降，Bcl-2/BAX 比率下降。研究表明，野菊花总黄酮对人骨肉瘤 Saos-2 细胞具有增殖抑制及诱导凋亡的作用，其机制可能与下调 Bcl-2/BAX 比率而激活 Caspase-3 相关。

6. 保护心血管 采用腹主动脉不完全结扎法（AAB）制作大鼠心肌肥厚、心室重构模型。35 d 药物干预后，测量大鼠血压和心脏质量指数，取左室心肌病理切片，经 HE 染色测量心肌细胞横断面面积（MCCS）；经苦味酸天狼猩红染色测量心肌组织胶原容积分数（CVF），测量心肌血管周围胶原面积（PVCA）和 Ⅰ、Ⅲ 型胶原的含量；免疫组化法测量心肌组织蛋白激酶 C（PKC），碱性成纤维细胞生长因子（bFGF），P38 的含量。结果发现，与假手术组比较，模型组动物心指数和心肌细胞横断面面积明显变大，血压升高，心肌组织 CVF，PVCA，Ⅰ、Ⅲ 型胶原生成增加，PKC、bFGF 和 P38

表达量显著增多。野菊花水提液能明显降低心指数和血压，缩小心肌细胞横截面面积，减少 PVCA，CVF，Ⅰ、Ⅲ型胶原，降低 PKC、bFGF 和 P38 的表达。研究表明，野菊花水提液具有减少心肌胶原沉积、抗实验性心室重构的作用，其作用机制与降低心脏的负荷、调节信号传导有关。

给犬静脉注射野菊花提取物，能明显增加犬心脏的冠状动脉血流量、降低冠状动脉阻力，降低血压及外周阻力，还能增加左心室的排血量。野菊花提取物对犬实验性冠状动脉结扎形成的心肌梗死具有显著的保护作用，可减小梗死范围，降低损伤程度，还可以改善心肾等重要的脏器供血。另外，还对体外培养的乳鼠心肌细胞缺氧缺糖性损伤具有保护作用。

野菊花挥发油具有保护血管内皮和抗微生物作用，能明显提高小鼠体内一氧化氮合酶（NOS）的活性而增加一氧化氮（NO）的含量，这可能是药物发挥舒张血管内皮细胞、降低血压的作用机制之一。

7. 保护神经　野菊花提取物体内外可抑制大鼠脑组织的单胺氧化酶活性；亦可降低大鼠脾脏的辅助 T 细胞的数量，而对其他如干扰素（IFN）、IL-4 无明显影响，具有神经保护功能。体外建立人神经母细胞瘤细胞（SK-N-SH）缺乏葡萄糖损伤模型，发现野菊花水提液体外能明显增强损伤的神经细胞活力而发挥保护作用。

8. 抗血小板聚集　野菊花提取物体外对腺苷二磷酸（ADP）、金黄色葡萄球菌、兔肌胶原纤维诱导的大鼠血小板聚集均有明显的抑制作用；大鼠静脉注射给药对腺苷二磷酸及胶原所致的血小板聚集也有明显的抑制作用。

将体重为 150、200 g 雄性大鼠经戊巴比妥钠麻醉后，取动脉血制备血小板血浆，以 ADP、胶原和金黄色葡萄球菌 15 号为血小板促聚剂，进行血小板聚集试验，在血小板血浆中加入药物和促聚剂，在恒温搅拌条件下，血小板发生聚集。野菊花水剂在试管内对 ADP、金黄色葡萄球菌和兔肌胶原诱导的大鼠血小板聚集均有明显的抑制作用，其抑制作用随剂量的增加而增强。

野菊花水剂 0.3 mL 或生理盐水 0.3 mL 给大鼠静脉注入，6 min 后取血制备血小板血浆进行实验。结果表明，野菊花静脉注入对 ADP 诱导的血小板聚集有明显的抑制作用，对照组（3 只鼠）与给药组（3 只鼠）血小板聚集百分数分别为 46.8%±3.0%、13.2%±2.9%（$P<0.01$）；对兔肌胶原诱导的血小板聚集也有明显的抑制作用，对照组（4 只鼠）与给药组（4 只鼠）血小板聚集百分数分别为 80.9%±7% 和 13.4%±1.2%，但对金黄色葡萄球菌诱导的大鼠血小板聚集没有明显的影响。

9. 保肝　将 SD 大鼠随机分为正常对照组、模型组、野菊花总黄酮低剂量组、野菊花总黄酮中剂量组、野菊花总黄酮高剂量组和秋水仙碱阳性药对照组，采用四氯化碳诱导大鼠肝纤维化模型，造模后分别给予给药组相应的受试药物，给予正常对照组和模型组生理盐水。观察野菊花总黄酮对肝纤维化大鼠血清中丙氨酸转氨酶（ALT）、天冬氨酸转氨酶（AST）、透明质酸（HA）、层黏蛋白（LN）、Ⅲ型前胶原酶（PCⅢ）和Ⅳ型胶原酶（CⅣ）水平，肝病理组织学及肝组织中胶原增生程度的影响；RT-PCR 技术测定肝组织中 TGF-β1 的信使 RNA（mRNA）的表达情况。结果发现，与模型组比较，野菊花总黄酮组病理变化减轻，野菊花总黄酮能显著降低大鼠肝组织羟脯氨酸以及血清中 ALT、AST、HA、LN、PCⅢ和CⅣ含量，野菊花总黄酮高、中剂量组明显抑制肝组织中 TGF-β1 的表达。研究表明，野菊花总黄酮对肝纤维化有明显治疗作用，其机制可能与降低 TGF-β1 表达有关。

将小鼠随机分成对照组、模型组及野菊花不同萃取部位（FCI-A，主要含萜类化合物；FCI-B，主要含萜类和黄酮类化合物；FCI-C，主要含黄酮类化合物）高、中、低剂量组，联苯双酯滴丸阳性对照组。小鼠首日上下午和次日下午各灌胃给药 1 次，以后每日给药 1 次，连续 7 d，末次给药后，除对照组外，其他组小鼠尾静脉滴注刀豆蛋白 A（ConA）制备小鼠免疫性肝损伤模型。检测小鼠血清中 AST、ALT、TNF-α、IFN-γ的水平；测定肝组织中丙二醛（MDA）的量，观察肝脏病理组织学变化。结果发现，与模型组比较，FCI-A、FCI-B 均抑制血清中 AST、ALT、TNF-α 水平的升高；FCI-C 抑制 AST、ALT、IFN-γ 水平的升高；FCI-B 可降低肝组织中 MDA 的量，明显改善肝组织病变，作用优于 FCI-A 和 FCI-C。研究表明，野菊花中萜类和黄酮类化合物对 Con A 致小鼠免疫性肝损伤均具有一定的保肝作用，FCI-B 作用更强。

96 只小鼠分为 12 组（每组 8 只），即正常组、模型组、阳性对照组（BP 组）及野菊花不同萃取部位（FCI-A、FCI-B 和 FCI-C）低、中、高剂量组，灌胃给药 7 d 后，除正常组外，余 11 组均给予 D-半乳糖胺制备小鼠肝损伤模型，24 h 后眼眶取血测定血清总蛋白（TP）、白蛋白（ALB）水平和 ALT 活性，同时计算肝、脾指数；另取小鼠，常规方法测定野菊花不同萃取部位对小鼠固有免疫功能的影响。结果发现，模型组小鼠肝、脾指数较正常组升高，而 FCI 各给药组小鼠肝、脾指数不同程度地降低，其中 FCI-A、FCI-B 高剂量组小鼠肝、脾指数明显降低，而 FCI-C 组小鼠脾指数明显降低，且趋于正常。模型组小鼠血清 TP、ALB 水平较正常组降低，ALT 活性升高，而 FCI-A 和 FCI-B 组小鼠血清 TP、ALB 水平较模型组升高，以 FCI-B 组更明显。FCI-B、FCI-C 低剂量组小鼠固有免疫功能增强，高剂量组则表现为免疫抑制，FCI-A 对免疫功能的影响不明显。研究表明，FCI-A、FCI-B 及 FCI-C 对肝损伤小鼠肝组织有保护作用，其中 FCI-A 尤其是 FCI-B 可提高小鼠肝细胞蛋白合成功能；FCI-B、FCI-C 具有免疫调节作用。

以酒精联合脂肪乳剂灌胃，每日 2 次，连续 6 周，制备大鼠酒精性脂肪性肝模型。总黄酮（TFC）（84、168、336 mg/kg）组和凯西莱组同时灌服相应药物。于实验第 6 周末采血，检测血清 ALT、AST、总胆固醇（TC）、甘油三酯（TG）、乙醇脱氢酶（ADH）、TNF-α 及肝组织超氧化物歧化酶（SOD）、丙二醛（MDA），并做肝脏病理学检查。结果发现，TFC（168、336 mg/kg）组能明显降低酒精性脂肪性肝大鼠血清 AST、ALT、TC、TG、ADH、TNF-α 水平，降低肝脏中 MDA 含量，增强 SOD 活性；同时病理组织学显示 TFC 能明显改善酒精性脂肪性肝炎大鼠的肝细胞脂肪变性。研究表明，TFC 对大鼠酒精性脂肪性肝炎具有较好的防治作用，其作用机制可能与调节脂质代谢、减轻脂质过氧化损伤、提高血液中 ADH 含量、抑制 TNF-α 过表达有关。

野菊花注射液体外作用于人 L02 肝细胞株 40 h，能促进肝细胞增殖；野菊花醇提液抑制离体大鼠肝组织的过氧化物，提高小鼠血清谷胱甘肽过氧化物酶活性，清除氧自由基，具有保肝功能。

10. 镇痛 采用辣椒素致痛小鼠模型，以小鼠舔足时间为指标，观察小鼠 5 min 内舔足总时间；采用小鼠热水甩尾法疼痛模型，记录甩尾潜伏期；进行开场实验，考察野菊花水相萃取物（AF）对小鼠自主活动和探索行为的影响；对阈下剂量戊巴比妥钠协同睡眠的作用，以翻正反射消失和恢复为指标，记录小鼠睡眠潜伏期及睡眠时间。结果发现，AF 可显著减少小鼠舔足时间，使热水所致小鼠甩尾潜伏期明显延长，对小鼠自主活动无影响，对小鼠阈下剂量戊巴比妥钠协同睡眠无影响。研究表明，AF 对小鼠有明显的镇痛作用，这种镇痛作用与自主活动和镇静作用无关。

11. 解热 野菊花注射液对家兔发热模型具有解热作用：实验前一天家兔静脉注射野菊花注射液 2 mL/kg 或 4 mL/kg，翌晨再静脉注射 1 次，随即静脉注射三联菌苗（1 mL/kg）致热，4 h 后再注药 1 次。结果发现，对照组在注入菌苗后半小时体温开始上升，平均升高 1.32 ℃，于 3.5 h 达高峰，平均升高 1.67 ℃。而野菊花 4 mL/kg 组注入菌苗后半小时只升高 1.46 ℃，于 1.5 h 达高峰，平均升高 1.36 ℃，此后体温即开始下降，于 6 h 降至正常，对照组在 8 h 仍未降至正常。但剂量为 2 mL/kg 组解热作用不明显。

【毒理作用】

1. 急性毒性 大鼠腹腔注射野菊花水提液 52 g/kg，出现心率显著变慢，P-R 和 Q-T 期间延长及 T 波变宽而圆钝，于 4 h 后死亡，此制剂的致死量为有效量的 9 倍。小鼠静脉注射野菊花注射液的 LD_{50} 为 10.47g/kg。且野菊花的毒性在野菊全草中毒性最低，提示野菊花是一种低毒的中草药。

2. 长期毒性 小鼠每日腹腔注射 0.2 g/kg 野菊花注射液，连续 1 个月，全身各脏器未见明显的损害和毒性反应。野菊花醇提物 0.3 g/kg 每日给犬灌胃，连续 3 周，犬除了呕吐外，食量、体质量、心电图、血磺溴酞钠存留率均无明显改变，说明野菊花对犬的心、肾等重要脏器的功能亦无明显影响。提示野菊花长期用药并无慢性蓄积中毒现象，是一种可以长期安全使用的中草药。

【临床应用】

1. 临床配伍

（1）疔疮：野菊花和黄糖捣烂贴患处。如生于发际，加梅片、生地龙同敷。（《岭南草药志》）

（2）一切痈疽脓疡，耳鼻咽喉口腔诸阳证脓肿：野菊花一两六钱，蒲公英一两六钱，紫花地丁一两，连翘一两，石斛一两。水煎，一日三次分服。（《本草推陈》）

（3）夏令热疖及皮肤湿疮溃烂：用野菊花或茎叶煎浓汤洗涤，并以药棉或纱布浸药汤掩敷，一日数次。（《本草推陈》）

（4）胃肠炎，肠鸣泄泻腹痛：干野菊花三四钱。煎汤，一日二三内服。（《本草推陈》）

（5）肠风：野菊花（晒干，炒成炭）六两，怀熟地（酒煮，捣膏）八两，炮姜四两，苍术三两，地榆二两，北五味二两。炼蜜为丸梧桐子大，每服五钱，饭前白汤送下。（《本草汇言》）

（6）流脑预防：野菊花一斤。将上药粉碎，加水十斤，熬煎至 70% 煎液，过滤去

渣。在流脑流行期，用上项药液滴鼻二三滴，每日两次。(《中草药新医疗法资料选编（辽宁省）》

（7）泌尿系统感染：野菊花一两，海金砂一两。水煎服，每日两剂。(《江西草药》)

（8）头癣、湿疹、天疱疮：野菊花、苦楝根皮、苦参根各适量。水煎外洗。(《江西草药》)

（9）老年性阴道炎肝肾阴虚型：枸杞子10 g，钩藤15 g，白蒺藜12 g，熟地黄10 g，山药10 g，炒丹皮10 g，茯苓10 g，泽泻10 g，山茱萸6 g，炒黄柏9 g，赤芍10 g，白芍10 g，荆芥6 g，土茯苓15 g，败酱草15 g，野菊花6 g。水煎400 mL，分早、晚饭后温服，每日1剂。[《实用中医药杂志》2019，35（2）：166.]

2. 现代临床

（1）感冒：

1）预防。野菊花用沸水浸泡1 h，煎30 min，药液内服。成人每次6 g，儿童酌减。一般每个月投药1次，对以往每年感冒3~5次者，2周投药1次，对经常感冒者每周投药1次。观察1000人服药后的发病情况，感冒发病率下降至13.2%。

2）治疗。野菊花脑5 g。研细，加葡萄糖粉95 g，混合均匀，即成5%野菊脑散。成人每日3次，每次口服1~2 g。治疗100例感冒，收到良好效果。

（2）防治流行性感冒：

1）预防。薄荷、野菊花各2 kg，加水20 kg浓煎至8 kg，药渣再加水10 kg，浓煎至4 kg，两次煎液合并计12 000 mL，每次内服40 mL，日服2次，连服3 d。结果预防后较预防前发病率明显降低。

2）治疗。薄荷、野菊花各30 g，桔梗12 g，煎服，每日1剂，连服至愈。治疗流感100例，除1例并发支气管肺炎和1例并发肾盂肾炎无效外，其余均有效。其中1~2 d痊愈42例，2~4 d痊愈37例，5~6 d痊愈19例，发展为其他疾病2例。

（3）急性支气管炎：野菊花全草挥发油注射液，每支2 mL（含挥发油1~3 mg），每次2 mL，每日肌内注射2~3次。治疗100例，结果显效88例，对发热、咳嗽、哮喘等症状改善较为明显。

（4）睑缘炎：野菊花、艾叶、苦参、蛇床子各20 g。将此药水煎3次，每次加水500 mL，然后将3次煎水放在一起，再分3次洗眼。每日1剂，早、中、晚各洗1次，水温以冷却为宜。3~5 d为1个疗程。用此法期间不用西药。治疗110例，结果：均在10 d显效，20 d治愈，平均疗程为12.5 d。

（5）慢性盆腔炎：野菊花栓剂（每个含生药4 g），于每晚睡前将药放入肛内5~7 cm处，7 d为1个疗程，最长不超过10个疗程。月经前3 d停用，月经净后继续治疗。共治疗100例，有效44例，无效10例，总有效率达到90%。本法对脾肾阳虚型患者治疗不明显。

（6）流行性腮腺炎：野菊花15 g，煎汤代茶饮，每日1剂，连服1周。治疗56例，痊愈49例，好转5例，中断服药2例。

（7）慢性骨髓炎：鲜野菊花（去根茎）全草500 g（干品100 g），鲜芙蓉叶400 g

（干品 100 g），藤黄 1 g。加水 5000 mL，煎至 2000 mL，趁温浸洗患处，至脓尽为止，每日 1~2 次。有窦道者用 30~50 mL 注射器吸取药液套上尼龙输液管插至窦道深部冲洗。经浸洗、冲洗患部一般 3~7 d 脓液干净，8~10 d 碎骨自行分离脱落随药液排出。治疗 24 例，结果除 1 例中断治疗外，其余 23 例全部治愈。治疗时间最长者为 30 d，最短者为 11 d，平均 21 d。

（8）治疗肛窦炎、肛乳头炎：野菊花栓（每枚相当于生药 4 g），早、晚各 1 枚纳肛内，10~15 d 为 1 个疗程，一般 10 d 痊愈。治疗肛窦炎、肛乳头炎 50 例，均痊愈。

（9）肺结核病：柳叶、野菊花、白花蛇舌草各 1500 g，制成柳菊片（每片含野菊花生药 1.5 g），每次口服 7 片，每日 3 次。观察治疗 221 例（除 1 例 1 型和 2 例 2 型外，其余均为 3 型），经 3 个月以上治疗后，病灶总有效率 75.5%，其中显效为 48.6%；空洞总有效率 65.1%，其中关闭率为 39.2%；痰菌阴转率 78.7%；恶化率 5.0%。本品无明显副作用，部分患者服后有饥饿感，进食后则感舒适，少数患者可出现头晕，但均可自行消退。

（10）烧烫伤：野菊花脑 3 g，小檗碱 1 g，制成乳浊液。用药棉蘸取药液涂伤处或将药液倒在灭菌纱布上敷创面，每日 2~4 次，直至结痂。治疗烧伤、烫伤及化学性烧伤 100 余例，结果：对Ⅰ度烧伤、Ⅱ度烧伤、烫伤疗效显著，对Ⅲ度烧伤、烫伤有效。

（11）高血压病：将野菊花制成流浸膏，每 1 mL（含生药 2 g）加单糖浆至 5 mL。每服 10 mL，日服 3 次。初步观察Ⅰ、Ⅱ期高血压病患者 35 例，总疗效达 68.57%，其中显效为 17.14%，轻度疗效为 51.43%，无效 31.43%。对症状改善也有一定效果，半数以上病例的失眠、头胀、头痛、眩晕有所改善。

（12）痈毒疖肿：成人每天用新鲜野菊花 150~250 g，煎分两次服；或捣取汁 100 mL 左右，一次服下。亦可捣敷患处，稍干即换。对全身及头面部多发性疖肿，如外敷不便，可煎水浸洗局部。

（13）小儿化脓性扁桃体炎：将 52 例化脓性扁桃体炎的小儿患者随机分为 2 组，对照组 26 例采用常规治疗及护理，实验组 26 例在此基础上增加野菊花注射液压缩雾化吸入治疗和护理干预措施，对患儿体温、白细胞计数、扁桃体化脓充血情况等指标进行观察，比较 2 组患儿的治疗效果。结果发现，治疗组 26 例，治愈 15 例，有效 8 例，无效 3 例，总有效率 88.5%；对照组 26 例，治愈 8 例，有效 6 例，无效 12 例，总有效率 53.8%。研究表明，野菊花雾化吸入联合护理干预对小儿化脓性扁桃体炎干预效果明显优于对照组，值得临床推广。

（14）急性咽炎：将 200 例患者随机分为治疗组和对照组，每组 100 例。治疗组使用野菊花针剂雾化吸入，对照组使用庆大霉素+地塞米松雾化吸入，比较两组患者的治疗效果。治疗组 100 例，治愈 56 例，有效 36 例，无效 8 例，总有效率 92%；对照组 100 例，治愈 32 例，有效 40 例，无效 28 例，总有效率 72%。研究表明，野菊花针剂雾化吸入对急性咽炎有良好的效果。

（15）婴幼儿支气管肺炎：将 137 例婴幼儿支气管肺炎患儿随机分为治疗组 69 例和对照组 68 例。两组均给予常规综合治疗，治疗组在常规综合治疗基础上超声雾化吸入野菊花注射液，对照组在常规综合治疗基础上超声雾化吸入灭菌蒸馏水。治疗过程中观察患儿发热、咳嗽、喘息、气促及肺部干、湿啰音消失情况，治疗前及治疗后第3天监测血常规和C反应蛋白（CRP）水平。结果发现，治疗组患儿发热、咳嗽、喘息及肺部体征消失时间均早于对照组，平均住院时间少于对照组［（13.7±3.7）d vs（16.2±4.5）d］，白细胞计数及CRP水平均较治疗前降低，且均低于对照组，总有效率高于对照组（89.9% vs 67.6%）。研究表明，超声雾化吸入野菊花注射液佐治婴幼儿支气管肺炎具有明显疗效。

【不良反应】 口服野菊花煎剂或醇浸膏，作用缓和，副作用较少，少数患者可致胃部不适、胃纳欠佳、肠鸣便溏等消化道反应，注射剂偶可引起腹泻，阴道后穹注射时有一定刺激作用，脾胃虚寒者、孕妇慎用。

【综合利用】 野菊花又称山菊花，平时可当作花卉观赏，需要食用时，其幼嫩的茎、叶、芽梢均可当作蔬菜食用，花或蕾可做饮料。因其具有观赏、食用两种价值，又被称为观赏蔬菜。

■参考文献

[1] 吴明侠，张贵君. HPLC法测定野菊花70%乙醇提取物中两种有机酸类药效组分的含量［J］. 中医药学报，2007，35（6）：33-35，67.

[2] 石俊英. 中药鉴定学［M］. 2版. 北京：中国医药科技出版社，2011：319.

[3] 汪国鹏. 野菊花有效组分的鉴定特征研究［D］. 北京：北京中医药大学，2006.

[4] 申海进. 野菊花黄色素的理化与功能特性研究［D］. 南京：南京农业大学，2009.

[5] 周虹云，吴长顺，程存归. 野菊花化学成分研究［J］. 中国现代应用药学，2013，30（1）：31-35.

[6] 吴雪松，许浚，张铁军，等. 野菊的化学成分及质量评价研究进展［J］. 中草药，2015，46（3）443-452.

[7] 蔡华芳. 野菊花的化学成分及药用研究进展［J］. 中国医疗前沿，2007，2（18）：118-120.

[8] 毕跃峰，潘成学，王普菊，等. 野菊花化学成分的研究［J］. 中国药学杂志，2009，44（12）：894-897.

[9] 高美华，李华，张莉，等. 野菊花化学成分的研究［J］. 中药材，2008，31（5）：682-684.

[10] 吴琼，马宏达，孙学惠，等. 野菊花水提物对小鼠的镇痛作用［J］. 医药导报，2014，33（4）：446-448.

[11] 张金杰，吕文文，翁远超，等. 野菊花中黄酮类成分的抗菌活性及指纹图谱［J］. 国际药学研究杂志，2013，40（6）：807-812.

[12] 叶滨. 超声雾化吸入野菊花注射液佐治婴幼儿支气管肺炎疗效观察［J］. 儿科药学杂志，2013，19（7）：21-24.

[13] 毕跃琴，叶玉廷，王洋洋，等. 野菊花不同萃取部位对肝损伤小鼠肝细胞蛋白合成及小鼠免疫功能的影响［J］. 郑州大学学报（医学版），2013，48（6）：720-724.

[14] 李厚兵，任爱农，彭蕴茹，等. 野菊花多糖对小鼠免疫功能低下的保护作用

[J]．中国实验方剂学杂志，2012，18（13）：223-226．

[15] 张玲，李俊，黄艳，等．野菊花总黄酮对酒精致急性肝损伤小鼠的保护作用 [J]．安徽医药，2011，15（10）：1197-1200．

[16] 王保伟，李俊，程文明，等．野菊花总黄酮对酒精性脂肪肝大鼠的防治作用 [J]．安徽医科大学学报，2011，46（10）：1022-1025．

[17] 吴琦，陈长勋，顾伟梁，等．野菊花对心室重构大鼠心肌胶原及信号传导的影响 [J]．中国中药杂志，2010，35（5）：623-629．

[18] 毕明，居靖，吴繁荣，等．野菊花总黄酮对肝纤维化大鼠治疗作用及机制探讨 [J]．中国药学杂志，2014，49（5）：367-370．

[19] 李岳华，王丽丽，施剑明．野菊花总黄酮对肺癌细胞 A549 作用研究 [J]．九江学院学报（自然科学版），2014，29（1）：74-77．

[20] 高影儿．野菊花超声雾化吸入治疗急性咽炎的疗效观察及护理 [J]．全科护理，2014，12（12）：1071-1072．

[21] 施剑明，殷嫦嫦，殷明，等．野菊花总黄酮联合顺铂对人骨肉瘤 MG-63 细胞抑制作用 [J]．中成药，2014，36（10）：2013-2017．

[22] 易玲，易莉，汪良．野菊花总黄酮对宫颈炎模型大鼠 IL-1β、PGE_2 和 TNF-α 表达的影响 [J]．山西中医学院学报，2014，15（5）：24-26．

[23] 李国栋，陈园园，王盼，等．野菊花中萜类和黄酮类化合物保肝作用研究 [J]．中草药，2013，44（24）：3510-3514．

[24] 陈惠萍，叶新梅，金芳．野菊花注射液雾化吸入治疗小儿上呼吸道感染的效果及护理 [J]．全科护理，2013，11（35）：3265-3266．

[25] 魏强强，殷嫦嫦，周湖燕，等．野菊花总黄酮对人骨肉瘤 Saos-2 细胞增殖和凋亡的影响 [J]．中药材，2013，36（11）：1823-1827．

[26] 方静，王德，周学琴．野菊花两种提取方式对 5 种常见细菌的抑菌效果的比较 [J]．数理医药学杂志，2007，20（3）：368-369．

[27] 张振亚，方学平，刁志花，等．野菊花提取物抑制呼吸道合胞病毒作用的体外实验研究 [J]．解放军药学学报，2006，22（4）：273-276．

[28] 吴权，李启运，周旭光，等．四黄散对木瓜蛋白酶诱导的兔急性滑膜炎疗效及作用机制研究 [J]．中国骨伤，2008，21（1）：42-45．

[29] 董树猛．中西医结合治疗前列腺癌 30 例临床疗效分析 [J]．中华临床医学研究杂志，2007，13（4）：533-535．

[30] 吴秀萍，周金凤，陈姬弋，等．野菊花浸出液雾化治疗"红眼病"的效果观察 [J]．当代护士（学术版），2010（2）：49-50．

[31] 韦桂宁，周军，周桂芬，等．野菊花栓的长期毒性试验 [J]．中国药师，2009，12（2）：187-189．

[32] 王记英，卢雪芬．野菊花雾化吸入联合护理干预对小儿化脓性扁桃体炎的效果观察 [J]．当代护士（中旬刊），2015（1）：52-53．

[33] 陈凯，屈亚楠．野菊花活性成分及应用的研究进展 [J]．安徽化工，2014，40

（1）：10-13.

[34] 张新华，安建仓，张玉慧，等．野菊花沐浴预防新生儿毒性红斑继发感染的护理管理 [J]．河北中医，2014，36（2）：307-308.

[35] 贾海鹰，贾海波，李慧．野菊花软膏剂的毒性试验研究 [J]．内蒙古医科大学学报，2014，36（3）：243-245.

[36] 苏桂云，刘颖．泻火平肝的野菊花 [J]．首都医药，2014，21（13）：42.

[37] 刘伟杰，贾秀荣．野菊花药浴对新生儿毒性红斑疗效观察 [J]．河北北方学院学报（自然科学版），2014，30（4）：78，81.

[38] 王媛，解成香，康莉．中药野菊花洗浴缓解新生儿红斑的效果观察 [J]．内蒙古中医药，2014，33（24）：68.

[39] 陈姝娴．菊花与野菊花功效辨析 [J]．养生月刊，2014（3）：231-235.

[40] 闫仙梅，时红梅．野菊花联合地塞米松超声雾化治疗小儿急性上呼吸道感染 [J]．基层医学论坛，2013，17（35）：4667-4668.

[41] 郭晨光，刘晓风，于振江．野菊花复合饮料的研制 [J]．农业机械，2013（20）：86-88.

[42] 黄清杰，宋薇，高锦莲．复方酮康唑软膏联合野菊花外用致过敏反应 1 例 [J]．中国医院药学杂志，2013，33（17）：1468.

[43] 张卓睿，张二连，高辉，等．罗汉果花野菊花菠萝汁复合饮料的研制 [J]．北华大学学报（自然科学版），2015，16（2）：239-244.

银　杏

【道地沿革】　银杏又称白果、凤果，始载于《绍兴本草》，云："诸处皆产，唯宣州形大者佳。七月八月采实暴干。以其色如银，形似小杏，故以名之。乃叶如鸭脚，而又谓之鸭脚子。"宣州即今安徽宣城。《本草纲目》有云："银杏生江南，以宣城者为胜。"宋代方志记载出产银杏者有《乾道临安志》（浙江杭州）、《新安志》（安徽徽州）、《赤城志》（浙江台州）、《海盐澉水志》（浙江海盐）等，皆为江南地区。大约在宋代，银杏开始引种北方，梅圣俞有诗中提到宣城银杏栽种及移植北方的情况，《全芳备祖》中"银杏"条引欧阳修诗注云："京师无鸭脚树，驸马王和父自南方移植于其第。"其后《农桑辑要》《王祯农书》等皆有详细栽培方法。

银杏古以安徽宣城产者为道地，现后全国广大地区均有栽种。近在河南济源发现最古老的银杏树。

【来源】　本品为银杏科植物银杏 Ginkgo biloba L. 的干燥种子。

【原植物、生态环境、适宜区】　银杏为乔木，高可达 40 m，幼树树皮浅纵裂，大树之皮灰褐色，深纵裂，粗糙；枝近轮生，斜上伸展，雌株的大枝常较雄株开展；短枝密被叶痕，冬芽黄褐色。叶在一年生长枝上螺旋散生，短枝上 3~8 枚簇生状；叶片扇形，两面淡绿色，有多数叉状并列细脉，顶端宽 5~8 cm，在短枝上多具波状缺刻，长枝上多 2 裂，基部宽楔形，幼树及萌生枝上的叶常较大；柄长 5~8 cm。花单性，雌雄异株；球花生于短枝顶端的鳞片状叶腋内；雄球花荑黄花序状，下垂，雄蕊多数，各 2 花药；雌球花具长梗，梗端常分两叉，叉端 1 枚具盘状珠托的胚珠，常 1 个胚珠发育成种子。种子核果状，长梗，下垂，椭圆形、长圆状倒卵形、卵圆形或近球形，长 2.5~3.5 cm，直径 1.5~2 cm，外种皮肉质，熟时黄色或橙黄色，外被白粉；中种皮白色，骨质；内种皮膜质，淡红褐色；胚乳肉质，味甘略苦；子叶 2 枚。花期为 3~4 月，种熟期为 9~10 月。

银杏气候条件的适应范围很广，年平均气温在 10~18 ℃，最低气温不低于-20 ℃，年降水量 600~1500 mm，冬春温寒干燥或温凉湿润，夏秋温暖多雨气候条件下均能生长良好。对土壤适应性较强，酸性土、钙质土、中性土均能生长，尤其在深厚湿润、肥沃、排水良好、pH 4~8 的沙质土壤和中壤土中生长良好；但当含盐量超 0.3% 时，生长明显不良甚至难以存活。银杏喜光不耐阴，抗旱不耐涝。

银杏是最古老的孑遗植物之一，目前大部分地区均有引种栽培，野生状态的树木仅浙江天目山海拔 500~1000 m 的天然林中仍存。安徽宣城，浙江诸暨，江苏泰州、泰兴，山东郯城，以及河南、广西、四川、湖北、辽宁等地均适宜其生长。

【生物学特点】 银杏树生长缓慢，寿命较长，一般实生苗移栽后 15~20 年才开花结实，嫁接者 5~10 年开花结实，可以延续到 300~500 年。3 月底 4 月初发芽展叶，4 月中旬抽枝开花，5 月中旬坐果，种子成熟期因气候而有早晚。现代科学技术的推广和应用，可使银杏结果提早到 5~7 年，且年年结果。

1. 栽培技术 银杏生长缓慢，采用种子育种生长周期过长，不适宜生产。常采用扦插繁殖的方法培育种苗，再适时栽植，以提高生产效率。秋末冬初，从已经开花结果的优良品种的母树上选择 1~2 年生的健壮、粗细适宜、充分木质化且无病虫害的优良品种的嫩枝。剪截成长 15~20 cm，上带有 3~4 个芽。上口平剪，离芽 1 cm 左右，下口在芽节处斜剪成马耳形。剪下的插条保持清洁，不损伤芽、皮，及时处理，防止失水。将剪截好的插条先用 500 倍的多菌灵溶液消毒，然后将其下部放在 100 mg/L 的萘乙酸液中浸 48 h，取出，稍干，将其下部埋于沙床土中，使顶芽露出。保持沙的温度和湿度，翌年春取出扦插。

最佳扦插时间为 2~3 月枝条萌动前，其次是 5~6 月枝条萌动后的阴天。扦插时先将插床灌水湿润，按行距 20~30 cm、株距 5~10 cm 将插条插入孔中，扦插深度 3~5 cm，应有 2~3 个芽露出地面。有顶芽者，垂直扦插，无顶芽者倾斜扦插。扦插完毕后，喷水一次，使土与插条充分接触。银杏插条生根，一般需 1~2 个月。夏季避免阳光直射；天气较冷，温度较低时，应及时加盖塑料薄膜拱棚。待插条生根发芽、长叶后，可着手准备移栽。

银杏苗栽植，要求深穴、施足基肥、浅栽。经过全面整地或带状整地后，在整好的园地上按照预定的株行距，定点挖穴，撒入杀虫剂，栽植时，视苗木根系大小，回填底土到一定深度，将苗木放入穴正中，使侧根舒展开，舒展一层压一层土，也可将苗木轻轻提动，使根系与土壤密切接触，随填土随踏实。栽植深度，以苗木在苗圃中原有深度为准。旱季栽植后，每穴浇水半桶，待水全部渗下后，在穴面覆盖一层松土，以利保墒，促进成活。若为带土大苗，用草绳等捆扎的，待苗木的位置确定后，解除包扎物，安放端正，苗木直立后，再填土到要求的深度。秋、冬栽苗木时可在苗木基部培一小土堆，以防根系被冻伤或大风吹斜吹倒。

2. 田间管理 银杏栽植后的田间管理，主要做好以下几项工作。

每年5~6月除草1次，10~11月除草1次，提高肥料的有效利用、减少水分和营养的争夺，保证银杏生长的宽松环境，同时能增加通风，减少病虫害。

每年可施肥4~5次。施肥的种类及数量应根据树龄大小、生长时期而定。一般以春施氮肥，秋施磷肥、钾肥为原则。农家肥可不分季节，根据树木的生长情况择时而施。施肥时在树冠滴水线外挖一环状沟或辐射状沟，沟宽和深根据树大小而定，将肥料施于沟内，有机肥施后立即覆土，农家肥施后次日覆土。

银杏树的修剪原则是有利于丰产、修剪适度、因地而异、因树而异，根据不同的经营类型有不同的修剪方式。

银杏是雌雄异株植物，虽然可以借助昆虫和自然风授粉，但受气候条件的影响，效果不佳，要达到高产、稳产，必须经过人工授粉提高坐果率。

3. 病虫害防治 与其他树木相比，银杏病虫害的发生是较少的。现已发现的病虫害主要有以下几种。

（1）茎腐病：受害幼苗基部变褐，叶片失去正常绿色，并稍向下垂，但不脱落。感病部位迅速向上扩展，以致全株枯死。可在发病初期用1%硫酸亚铁溶液喷树冠。

（2）根腐病：染病植株根部和茎基部变褐，有时可见白色菌丝和黑色菌核，根部逐渐受侵染腐烂，苗木直立枯死。可在发病期间用托布津液喷雾。

（3）叶枯病：受害植株叶片先端产生病斑，然后向基部延伸，叶片变成褐色，枯死。可用50%多菌灵1000倍液，每半个月喷1次，连喷3次。施药时间根据病情而定，宜早不宜迟。

（4）黄化病：受害植株叶片先端呈米黄色，以后逐步往下变黄，先端由黄变白，以致全叶片黄化，嫩梢枯死。可在发病前每10 d喷一次钛得肥加0.3%光合微肥，共3次；喷500倍代森锰锌，并及时排灌。

（5）害虫：为害银杏的害虫主要有银杏超小卷叶蛾、银杏白蚁、银杏大蚕蛾、介壳虫、枯叶夜蛾、华喙丽金龟、天牛等，其中银杏超小卷叶蛾、银杏大蚕蛾、银杏白蚁为害最大。银杏白蚁是一种蛀干性害虫，主要为害树干的木质部，植株受白蚁为害后，出现叶片枯黄、顶端大枝干枯、主侧枝易被风折断等，严重的植株树干空心，全株枯死。发现虫孔，立即清除孔中木屑，并用胶囊喷粉器向孔中喷灭白蚁专用药，用泥封口，杀死害虫。

【采收加工】

1. 采收 银杏种子成熟后，外种皮因品种而异，大部分由青色变为橙黄、黄色或黄褐色，松软有白粉；果柄基部形成脱离层；中种皮完全木质化。摇晃或敲击大枝种子即会脱落，这时即可采收。亚热带地区，采收在8月下旬至9月上旬；黄河以南长江以北地区，采收期大约在9月中下旬；黄河以北地区则多在9月下旬至10月上旬采收。各地采收期还应考虑不同品种的差异。采收前 20 d 左右可用 500~800 mg/L 的乙烯利喷树冠，既能使成熟期一致，又能使外种皮与种子分离。

2. 加工　采回的银杏存放在阴湿处或浸泡于缸内，促使肉质外种皮腐烂。然后取出搓揉去掉外皮，冲洗洁净，晾至白色即可出售。有条件的地方也用白果脱皮机脱皮。脱皮后，种核及时漂洗干净。清洗好的种核，要选阴凉处，立即摊开，使种壳表面水分尽快散发，阴干。然后经过水选、风选、筛选或粒选等方法，除去枝叶、外种皮、空粒或石片等杂质。

【炮制储藏】

1. 炮制

（1）白果：取原药材，除去杂质，筛去灰屑。

（2）白果仁：取净白果，除去硬壳。成品为淡黄色椭圆形，粉质。

（3）炒白果仁：取净白果仁，用文火加热，炒至表面呈黄色，取出，放凉，去壳。用时捣碎。

2. 储藏　置通风干燥处。

【药材性状】　白果略呈椭圆形，一端稍尖，另一端钝，长 1.5~2.5 cm，宽 1~2 cm，厚约 1 cm。表面黄白色或淡棕黄色，平滑，具 2~3 条棱线。中种皮（壳）骨质，坚硬。内种皮膜质，种仁宽卵球形或椭圆形，一端淡棕色，另一端金黄色，横断面外层黄色，胶质样，内层淡黄色或淡绿色，粉性，中间有空隙。气微，味甘、微苦。以身干、粒大、色白、种仁肥壮充实、色黄绿、粉性足、无霉无蛀者为佳。

【质量检测】

1. 理化鉴别　取本品粉末 10 g，加甲醇 40 mL，加热回流 1 h，滤过，滤液蒸干，残渣加水 15 mL 使溶解，通过少量棉花滤过，滤液通过聚酰胺小柱（80~100 目，3 g，内径 10~15 mm），用水 70 mL 洗脱，洗脱液用乙酸乙酯振摇提取 2 次，每次 40 mL，合并乙酸乙酯液，蒸干，残渣加甲醇 1 mL 使溶解，作为供试品溶液。另取银杏内酯 A 对照品、银杏内酯 C 对照品，加甲醇制成每 1 mL 各含 0.5 mg 的混合溶液，作为对照品溶液。照薄层色谱法试验，吸取上述两种溶液各 10 μL，分别点于同一以含 4% 乙酸钠的羧甲基纤维素钠溶液为黏合剂的硅胶 G 薄层板上，以甲苯-乙酸乙酯-丙酮-甲醇（10:5:5:0.6）为展开剂，展开，取出，晾干，喷以乙酸酐，在 140~160 ℃加热 30 min，置紫外光灯（365 nm）下检视。供试品色谱中，在与对照品色谱相应的位置上，显相同颜色的荧光斑点。

2. 含量测定　氨基酸的测定方法如下：测定时激发波长为 330 nm，发射波长为 470 nm。对照品溶液的制备：精确称取组氨酸标样 50.0 mg，用去离子水定容至 100 mL，此溶液浓度为 0.5 mg/mL，用时根据需要浓度进行稀释。供试品溶液的制备：准确称取白果样品 0.8 g，放在研钵中，加入 1.0 mL 10% 乙酸溶液研磨至均匀，移到 200 mL 容量瓶中，以去离子水定容，过滤（弃去初滤液），作为供试品溶液。测定法：采用邻苯二甲醛（OPA）衍生法，OPA 在 β-巯基乙醇存在下与游离氨基酸迅速反应生成 1-硫代-2-烷基异吲哚，此加成物具有荧光，从而利用荧光光度法测定市售白果中的游离氨基酸总量。试验对该法的精密度、稳定性及准确性均进行探讨。吸取澄清的白果样品溶液 1 mL，加去离子水补充容积至 2 mL，按标准曲线制作步骤，在相同条件下测定相对荧光强度，用测得的相对荧光强度在标准曲线上即可查得对应的氨基酸质量（单位：μg）。

【商品规格】 白果不分等级，均为统货。

【性味归经】 甘、苦、涩，平；有毒。归肺、肾经。

【功能主治】 敛肺定喘，止带缩尿。用于痰多喘咳，带下白浊，遗尿、尿频。

【用法用量】 内服：煎汤，15~10 g。

【使用注意】 生食有毒，过量服用易中毒。

【化学成分】 白果干燥果仁富含黄酮、内酯、氨基酸、蛋白质、淀粉和脂肪酸（棕榈油酸、棕榈酸、亚油酸、油酸、硬脂酸等），还含有粗纤维、灰分，而灰分中富含 N、P、K、Ca、Mg 和 Fe，还含有含氢化白果酸、氢化白果亚酸、白果醇、银杏酚、赤霉素、类细胞激动素，以及两种核糖核酸酶、胡萝卜素、核黄素等。根据目前的化学测定，白果仁中含有毒害神经的氢氰酸和 4-甲氧基吡哆醇，以及银杏酚酸类致敏的主要物质，包括银杏酸、白果酚、白果二酚等酚类化合物；此外还含有维生素 B_1、维生素 B_2、维生素 C、维生素 D 和烟酸、天冬酰胺等。

【药理作用】

1. 平喘、祛痰 白果具有平喘作用。1%白果浓缩液注射卵白蛋白所致哮喘小鼠足三里，每周 3 次，连续 8 周，可减轻肺组织重量，减少肺泡灌洗液（BALF）中白细胞 WBC 数量和嗜红细胞数量，减轻肺组织中嗜红细胞浸润，降低 BALF 中细胞因子 IL-4、IL-5、免疫球蛋白 E（IgE）及血清中 IL-4、IL-5、IL-13 的水平，减少 IL-4、IL-5、IL-13 mRNA 表达。当给予该模型小鼠 1%白果药液腹腔注射 0.1 mL，亦可明显降低血清 IL-4、IL-5 水平，可见白果的平喘作用与调节细胞炎性因子有关。白果乙醇提取物给小鼠腹腔注射，可使呼吸道酚红排泌增加，似有祛痰作用，灌胃给药无明显镇咳作用，对组胺引起的离体豚鼠气管平滑肌收缩无明显作用。

2. 降低肺动脉压力、降压 静脉注射白果注射液 1.5 g/kg 能使急性缺氧性肺动脉高压升高的猪肺动脉压力降低，并使血清一氧化氮含量显著下降，但对给药后 30 min 股动脉收缩压、心搏出量、心率和血气分析指标无明显改善。

白果二酚 500 mg/kg 对蛙心无影响，对兔有短暂的降压作用；可使毛细血管的通透性增加，以豚鼠最为明显，其次是大鼠和兔；大鼠下肢灌流实验表明，白果二酚有组胺释放作用，引起毛细管通透性增加，导致水肿，此作用又为氯苯吡胺所对抗。

3. 抗氧化、抗衰老

（1）抗氧化：白果提取物 0.1 mL/10 g 灌胃小鼠，雌性小鼠脑脂褐质明显升高，雌性小鼠心脂褐质和雄性小鼠心、脑脂褐质含量无明显变化，有待进一步研究其原因。另有报道以白果提取液 10 mL/kg 灌胃小鼠，可使小鼠体重增长减慢，肝超氧化物歧化酶（SOD）活性降低，当灌胃短期接触臭氧的小鼠时，SOD 活性较正常小鼠明显升高但不及单接触臭氧小鼠，提示在不利环境下内源性抗氧化系统发挥着重要作用。硫氰酸铁改进法测试表明，白果醇提物具有较强的体外抗氧化作用，强度与茶多酚相似。白果白蛋白（0.8~500 μg/mL）在邻苯三酚-鲁米诺化学发光体系、硫酸铜-邻菲罗啉-

抗坏血酸-过氧化氢体系、硫酸亚铁-鲁米诺体系具有较好的体外清除羟自由基、超氧自由基等自由基和硫酸铜-邻菲罗啉-抗坏血酸-过氧化氢-脱氧核糖酸体系中保护 DNA 损伤的抗氧化活性，但在硫酸亚铁-鲁米诺-过氧化氢和过氧化氢-鲁米诺化学发光体系中表现出"促氧化"作用。白果清蛋白（GAP）每日腹腔注射 15、90 mg/kg 或灌胃 400 mg/kg 能升高环磷酰胺致免疫低下小鼠血清 SOD、谷胱甘肽过氧化物酶（GSH-Px）活力及降低丙二醛（MDA）含量。以芬顿体系和邻苯三酚体系进行抗氧化活性检测发现，经酶法水解白果活性蛋白后所得白果肽段较之酶解前活性蛋白抗氧化活性有不同程度增强。

（2）抗衰老：白果清蛋白（GAP）100、50、25 mg/kg 和白果盐溶蛋白（GSP）200、100、50 mg/kg 每日灌胃老龄小鼠连续 30 d，结果各组小鼠体重及一般状态正常，肝组织中 GSH-Px 活力均明显升高，GAP 中、高剂量和 GSP 三个剂量均能增加老龄小鼠肝组织中 SOD 活性，GAP 低、中剂量和 GSP 低、中剂量可明显降低老龄小鼠肝组织中 MDA 含量。GAP 腹腔注射每日 90 mg/kg 或灌胃 400 mg/kg 连续给药 40 d，能增加 D-半乳糖亚急性衰老模型小鼠的体重及胸腺指数和脾指数，升高外周血中白细胞数量，促进脾 T、B 淋巴细胞增殖和胸腺淋巴细胞增殖，刺激脾淋巴细胞 IL-2 的分泌，升高血清 SOD、GSH-Px 活性，降低 MDA 含量，对各指标的改善情况腹腔注射优于灌胃；在自然衰老小鼠中，GAP 腹腔注射每日 15、90 mg/kg 连续给药 20 d，可改善老龄小鼠的毛色、活动等一般状态，增加小鼠的脑指数、胸腺指数和脾指数，增强巨噬细胞吞噬能力和 2, 4-二硝基氟苯（DNFB）诱发的Ⅳ型超敏反应（DTH），但在自然衰老小鼠半数溶血值（HC$_{50}$）测试中 15、90 mg/kg 每日腹腔注射效果不如每日 400 mg/kg 灌胃。可见，GAP 能在一定程度上延缓自然衰老小鼠及 D-半乳糖亚急性致衰老小鼠的衰老发展，其作用机制与提高机体免疫功能和抗氧化能力有关。

4. 抗辐射 GAP 以每日 100、200 mg/kg 腹腔注射连续 15 d，可使 γ 辐射损伤小鼠 30 d 存活率从 0 分别升高到 10%、20%，使外周血下降的白细胞（WBC）、红细胞（RBC）、血小板（PLT）、血红蛋白（Hb）恢复正常甚至高于造模前水平；每日 15、90 mg/kg 腹腔注射连续 10 d，均能使 γ 辐射损伤小鼠胸腺指数和脾指数明显升高，升高血清 SOD 活性，促进 DNFB 诱发的辐射损伤小鼠 DTH 反应和升高 HC$_{50}$，90 mg/kg 还能显著升高小鼠骨髓 DNA 含量及小鼠腹腔巨噬细胞吞噬能力。

5. 兴奋免疫 GAP 每日腹腔注射 15、90 mg/kg 或灌胃 400 mg/kg 连续给药 15 d，能明显提高环磷酰胺诱导的免疫低下小鼠的免疫功能，表现为不同程度升高小鼠胸腺指数和脾指数，增加脾 T、B 淋巴细胞和胸腺淋巴细胞增殖，增强自然杀伤细胞（NK细胞）杀伤活性，改善外周血下降的 WBC、RBC、Hb、PLT 水平和骨髓细胞中 DNA 含量，增强脾分泌 IL-2 能力，腹腔给药作用强于灌胃给药；以相同给药方案处理正常小鼠，对免疫器官和免疫细胞增殖、吞噬能力有类似促进作用外，腹腔给药能增加脾细胞中 $L_3T_4^+$ 细胞百分率及 $L_3T_4^+$/Lyt_2^+ 细胞比值、灌胃给药增加 Lyt_2^+ 细胞百分率，显示白果清蛋白能显著增强小鼠的免疫调节作用。从白果所提取的白果蛋白可用作致敏剂，以 20、100 mg/kg 灌胃或 10、200 mg/kg 腹腔注射，每周 1 次，连续 3 次，末次致敏 7 d 后腹腔注射激发，可引起Ⅰ型变态反应，血清抗体 IgE、IgG 及血浆组胺水平均升高，肠、肺、肝等组织见炎性病灶。

6. 抗肿瘤 从白果中分离的一种白果清蛋白 GAP（相对分子质量为 29 248）以 200、400、800 mg/kg 灌胃 S180 荷瘤小鼠，连续 10 d，可呈剂量依赖性升高肿瘤小鼠胸腺和脾指数，同时抑制瘤体生长，抑制率最高 31.77%，对体外培养 S180 细胞 GAP 在 200~1600 μg/mL 及 GAP 进一步纯化提取物 GAP Ⅱ 在 50~1600 μg/mL 均可明显抑制其增殖，提示 GAP Ⅱ 较之 GAP 有更强的抗肿瘤活性。GAP 的抗肿瘤活性与其能清除氧自由基有一定关系，其体外清除羟自由基和超氧自由基的 TC_{50} 分别为 130、70 μg/mL。

7. 降血脂 白果总提取物、脂溶部位和水溶部位均以 5 μg/mL 作用于体外培养人肝癌细胞系 HepG2，结果总提取物和脂溶部位可轻度降低载脂蛋白 B（ApoB）分泌，脂溶部位明显降低 ApoB mRNA 表达，总提取物作用稍弱，而水溶部位对 ApoB 分泌和 ApoB mRNA 表达均无影响；体内试验显示，将白果粉或三种提取物按 10% 混于高脂饲料中喂饲小鼠，结果 4 周后，脂溶部位组血清和肝中血清总胆固醇（TC）、甘油三酯（TG）水平最低。以上结果表明，白果具有降血脂作用，其有效部位是白果油。

【毒理研究】

1. 长期毒性 给豚鼠服油浸白果 3 g/kg，共 95~113 d，或给小鼠喂饲白果粉，均可引起食欲下降、体重减轻等不良反应，不同程度引起肝、肾损害，甚至引起动物死亡。白果水煎液以其急性毒性 LD_{50} 的 1/4、1/8、1/16 剂量为高、中、低剂量灌胃健康大鼠，每日 1 次，连续 3 个月，并恢复性观察 2 周，结果在给药 3 个月后，高剂量组心指数升高，中剂量组肝指数降低，而肾指数升高；恢复性观察 2 周后，中剂量组脾指数降低，高、低剂量组肾指数升高，其他脏器指数与对照组比较无明显异常。

2. 其他 白果二酚对皮肤有刺激性，可引起皮肤发红、表皮增厚、炎性浸润，但不促进皮肤肿瘤发生。

【临床应用】

1. 临床配伍

（1）梦遗：银杏三粒。酒煮食，连食四至五日。（《湖南药物志》）

（2）赤白带下，下元虚惫：白果、莲肉、江米各五钱，胡椒一钱半。为末，用乌骨鸡一只，去肠盛药瓦器煮烂，空心食之。（《濒湖集简方》）

（3）小儿腹泻：白果 2 个，鸡蛋 1 个。将白果去皮研末，鸡蛋打破一孔，装入白果末，烧熟食。（《中草药新医疗法资料选编（内蒙古）》）

（4）诸般肠风脏毒：生银杏四十九个。去壳膜，烂研，入百药煎末，丸如弹子大。每服三丸，空心细嚼米饮下。（《证治要诀》）

（5）牙齿虫露：生银杏，每食后嚼一个。（《永类钤方》）

（6）鼻面酒齄：银杏、酒醅糟。同嚼烂，夜涂旦洗。（《医林集要》）

（7）头面癣疮：生白果仁切断，频擦取效。（《秘传经验方》）

（8）下部疳疮：生白果，杵，涂之。（《济急仙方》）

（9）肺心病：白果 10 g，西洋参 10 g（蒸兑），川贝母 10 g（冲兑），大黄 20 g，蜈蚣 2 条，甘草 5 g，田七粉 10 g（冲服）。水煎服，每日 1 剂，每次 100 mL，早、晚分服。[《中医药导报》2008，（3）：27-28.]

（10）细菌性阴道病：鸡冠花 15 g，白果（打碎）15 g，扛板归 15 g，茵陈 15 g，黄柏 15 g，党参 15 g，白术 10 g，茯苓 15 g，黄芪 20 g，枳壳 10 g，陈皮 10 g，甘草 6 g。水煎服，每日 1 剂，7 d 为 1 个疗程。[《黔南民族医专学报》2015，28（3）：180-183.]

2. 现代临床

（1）肺源性心脏病急性加重期：在常规西药治疗基础上，加服白果定喘方治疗肺源性心脏病急性加重期 35 例。组成：白果、西洋参（蒸兑）、川贝母（冲兑）各 10 g，大黄 20 g，蜈蚣 2 条，甘草 5 g，田七粉（冲服）10 g。每日 1 剂，水煎，分 2 次服，连续 10 d。结果：临床控制 17 例，显效 15 例，无效 3 例，总有效率为 91.4%。

（2）慢性支气管炎：三仁三糖油浆治疗小儿慢性支气管炎 138 例。组成：杏仁、白果仁、黑桃仁、白糖、冰糖、蜂糖、香油各 120 g，靳艾 6 g。1~5 岁每次服 4 g，6~9 岁每次服 7 g，10~12 岁每次服 10 g，每日 3 次。结果效果良好。

（3）小儿肺炎：以麻黄白果葶苈汤为主治疗小儿喘憋性肺炎 96 例，组成：麻黄 4 g、白果（炒黄）4 g、葶苈子 5 g、杏仁 6 g、鱼腥草 8 g、甘草 3 g，随症加减。以上为 1 岁以内小儿用药量，大于 1 周岁者剂量酌加。每日 1 剂，水煎，分 2 次服，1 岁以内患儿可少量频服，每日最少服 100 mL，1~6 岁分 6 次服 200 mL 左右，配静脉滴注双黄连粉针剂，7 d 为 1 个疗程。结果：1 个疗程后痊愈 87 例，显效 4 例，好转 3 例，无效 2 例，总有效率 97.9%。

（4）儿童多尿症：黑豆白果汤治疗小儿多尿症 32 例。组成：黑大豆 20~60 枚，5~15 g，白果仁、金樱子、覆盆子各 6~10 g，随症加减。每日 1 剂，水煎至 150~200 mL，早、晚分 2 次温服，10 d 为 1 个疗程。结果：治疗 2 个疗程后痊愈 24 例，显效 7 例，无效 1 例；总有效率 96.9%，痊愈的 24 例随访 3~6 个月无复发。

【不良反应】 误服或过量服用白果，可引起发热、呕吐、腹泻、惊厥、抽搐、肢体强直、皮肤青紫、瞳孔散大、脉弱而乱甚至昏迷不醒、死亡等不良反应。白果中含白果二酚，对皮肤黏膜有刺激作用，食入对胃肠道黏膜有刺激作用，吸收后作用于神经系统，中枢神经先兴奋后抑制，偶可出现末梢神经障碍；中毒轻重与年龄大小、体质强弱及服药剂量有关。年龄愈小，中毒症状愈重，预后也愈差。一般于食后 1~12 h 发病，患者早期有恶心、呕吐、食欲减退、腹痛及腹泻，继而出现烦躁不安、惊厥、呆滞、肢体强直、发绀、发热、昏迷、瞳孔散大、对光反应迟钝或消失，常在 1~2 d 内因呼吸或循环衰竭而死亡。少数患者有末梢神经功能障碍，表现为膝跳反射减弱、触觉和痛觉消失，甚至双下肢发生弛缓性瘫痪。个别患者接触银杏种仁和外皮后可引起皮炎，白细胞及中性粒细胞中度或显著增高；脑脊液细胞数增多，蛋白略增加。另外，白果过量服用后可引起全血细胞减少。

大剂量食用银杏将破坏人类繁殖细胞，阻止精子接近卵子，对精子和卵子构成损害。

【综合利用】 白果除做药用外，银杏叶、皮提取物在食品、化妆美容品、保健品方面具有极大的开发价值和市场前景。如白果果汁、白果膨化食品在食品工业广泛存在；以白果提取物研制的洗发香波、洗发膏、洗面乳、美容霜能够止痒并有效地防止皮肤皲裂。此外，银杏叶也用于保健饮料、保健茶、化妆品等；银杏树是理想的园林绿化树种，其木材材质优良，可用于制造家具、乐器等。

■参考文献

[1] 李晓铁，周新富，邓荫伟. 核用银杏标准化栽培技术 [J]. 林业科技开发，2008，22（5）：94-98.

[2] 李亚元，赵向阳. 银杏无公害高产栽培技术 [J]. 现代农业科技，2009（17）：104，113.

[3] 胡洪涛，陈英涛. 银杏扦插快速繁殖育苗技术 [J]. 国土绿化，2008（7）：57.

[4] 杨剑婷，吴彩娥. 白果致过敏成分及其致敏机理研究进展 [J]. 食品科技，2009，34（6）：282-286.

[5] 邓乾春，陈春艳，田斌强，等. 化学发光法测定白果白蛋白的体外抗氧化活性 [J]. 中草药，2007，38（5）：685-690.

[6] 邓乾春，段会轲，谢笔钧，等. 白果清蛋白对免疫功能低下小鼠的调节作用 [J]. 食品科学，2006，27（6）：195-199.

[7] 邓乾春，汪兰，吴佳，等. 一种白果清蛋白的抗衰老活性研究 [J]. 中国药理学通报，2006，22（3）：352-357.

[8] 邓乾春，陈春艳，段会轲，等. 白果清蛋白提取物对 γ 射线辐射损伤小鼠的保护作用研究 [J]. 辐射研究与辐射工艺学报，2005，23（6）：359-365.

[9] 邓乾春，唐瑛，黄文，等. 白果清蛋白的免疫调节活性研究 [J]. 食品科学，2006，27（3）：219-223.

[10] 杨剑婷，吴彩娥，李莹莹，等. 白果蛋白过敏动物模型的试验研究 [J]. 中国农业科学，2010，43（17）：3616-3623.

[11] 邓乾春，黄文，谢笔钧. 白果清蛋白抑制肿瘤活性及其机制的初步研究 [J]. 营养学报，2006，28（3）：259-262.

[12] 王雪超，张莉. 白果及其提取物对胆固醇代谢的调节作用 [J]. 现代药物与临床，2009，24（2）：119.

[13] 向丽华，陈燕萍，张智，等. 24味有毒中药长期毒性实验对大鼠脏器指数的影响 [J]. 中国中医基础医学杂志，2006，12（1）：35-36，52.

[14] 王诚喜. 白果定喘方治疗肺心病急性加重期70例临床观察 [J]. 中医药导报，2008，14（3）：27-28.

[15] 曾世祥. 白果糊膨化方便食品的研制 [J]. 广西轻工业，2008，24（6）：13，15.

[16] 刘宗岸，黎星辉，赵振军，等. 银杏叶的保健作用及开发利用 [J]. 广西热带农业，2006（1）：43-45.

[17] 赵敏，宋德志，张涵. 银杏的利用价值及生产科研进展 [J]. 山西果树，2008（3）：39-40.

猪 苓

【道地沿革】 猪苓别名野猪食、野猪粪、野猪苓等，在我国应用历史悠久。《庄子》一书中名为"豕零"，《神农本草经》列为中品。《本草经集注》记有："枫树苓，其皮至黑，作块似猪屎，故以名之。肉白而实者佳，用之削去黑皮。"根据古代本草对猪苓生境及形态的描述，并参考《本草图经》及《本草纲目》猪苓附图，说明古本草所载之猪苓即多孔菌类多孔菌属猪苓之菌核。有关猪苓的产地，苏颂记载："猪苓生衡山山谷及济阴、冤句，今蜀州、眉州亦有之。"由此可见，宋代猪苓主要集中产于山东、四川等地。《本草品汇精要》亦赞同苏颂的看法，并提出龙州者良，即四川江油所产猪苓为佳。

今用猪苓与古本草记载的一致，即为多孔菌类真菌猪苓的菌核。以山东、四川所产为道地，现今主产于河南、陕西、山西、云南、山西、吉林、甘肃、四川等地。

【来源】 本品为多孔菌科真菌猪苓 *Polyporus umbellatus* （Pers.） Fries 的干燥菌核。

【原植物、生态环境、适宜区】 菌核体呈块状或不规则形状，表面为棕黑色或黑褐色，有许多凹凸不平的瘤状突起及皱纹。内面近白色或淡黄色，干燥后变硬，整个菌核体由多数白色菌丝交织而成；菌丝中空，直径约 3 mm，极细而短。子实体生于菌核上，伞形或伞状半圆形，常多数合生，半木质化，直径 5～15 cm 或更大，表面深褐色，有细小鳞片，中部凹陷，有细纹，呈放射状，孔口微细，近圆形；担孢子广卵圆形至卵圆形。

猪苓多生长在海拔 1000～2000 m，坡度 20°～50° 的向阳山地、林下，富含腐殖质的土壤中。植被多为阔叶次生林，常见树种为柞、槭、橡、榆、杨、柳、竹等。适宜的生长温度是 20～25 ℃，22℃ 子实体散发孢子。宜生长在疏松肥沃、富含腐殖质、微酸性、湿润的沙质壤土或山地沙质黄棕壤中。

猪苓在我国分布较广，主要分布于华北、东北、西南等地区。

【生物学特点】

1. 栽培技术

（1）选地：选择阴坡林下，肥沃湿润，富含腐殖质，排水良好的沙质土壤。

（2）整地：可在选好的树种下，于近根处挖长 60 cm、宽 50 cm、深 45 cm 的土坑，或将土地耕翻耙平，开穴待种。

（3）培养密环菌菌材：选择红青冈、水青冈、椴树、臭椿等树种作菌材，于生新叶前采集直径 10 cm 左右的树枝或木段，每隔 3～5 cm 砍成鱼鳞口。密环菌种广泛分布于天然次生林中，于林下采集着生棕红色的菌索作菌种，再将备好的木段与采集的菌材于三四月间按 3∶1 的比例相间摆放整齐。然后将切成碎块的幼嫩的密环菌索撒在上面，用腐殖土填空隙覆盖，以不露木段为度，上面再盖一层树叶。按此要求堆积高 1 m 左右，并在四周盖土 10 cm 左右，上边再盖上树枝、蒿草或树叶即可。天气干旱时应适当洒水保持一定湿度。当年菌材即可培育好，备作翌年使用。

（4）培植种苓选择：采挖野生猪苓作种苓。选单体重 15 g 以上，颜色较浅，呈灰褐色的嫩菌核掰成小块。培植时间春秋两季均可，春季于 4~5 月，秋季于 9~10 月。

（5）培植方法：先将两季整好的坑底部挖松，铺一层树叶，将培养好的菌材按间隔 6 cm 左右摆于底层，于菌棒间放种苓 5~8 块，使其靠近密环菌生长较多的鱼鳞口上，再用树叶填充空隙，按此要求每坑栽植 2~3 层，再覆盖腐殖土，轻度镇压即可。也有的采取在培养密环菌菌材的同时栽植猪苓，此法将新材与菌种材相间摆放于坑内，再按上述要求栽植，这样可缩短生产周期。菌材数量视其菌材粗细而定。

2. 田间管理 猪苓生长对土壤水分要求比较严格。春季天气干燥时，要适当浇水。秋季雨水大时，要及时排水，防止积水。夏季气温过高时，要覆盖树枝、蒿草，以降低坑内温度。

3. 病虫害防治 一般为腐烂病，为害猪苓菌核，发病时猪苓常流出黄色黏液，失去特有香气，品质降低。

防治方法：段木要干净，无菌；苓场要保持通风透气和排水良好；发现病情应提前采收，苓窖要用石灰消毒。

黑翅大白蚁，蛀食段木，使其不结苓，造成减产。防治方法：苓场选择要避开蚁源；下窖接种后要在窖周围挖防虫沟；发现蚁害要寻穴毒杀或用黑光灯诱杀。

【采收加工】

1. 采收 采挖分春、秋两季进行，最好于休眠期采挖，一般 10 月底至翌年 4 月初。收获时轻挖轻放，取出色黑质硬的菌核作商品。将色泽淡、体质松软的作种苓继续培养，连续使用 3 代后，其生长力减退应更换新的野生幼苓种。收获后，除去沙土等杂物，晒干即可。

2. 加工 挖出菌核，除净泥土和菌索，晒干或烘干。

【炮制储藏】

1. 炮制 取原药材，除去杂质，浸泡，洗净，润透，切厚片，干燥。

2. 储藏 猪苓一般用麻袋包装，每件 30 kg 左右，储于仓库干燥阴凉处，温度 30 ℃以下，相对湿度 65%~70%。商品安全水分 10%~13%。本品较少霉变，为害的仓虫发现有胸角薯甲、药材甲、毛薪甲、九节胸角薯甲、锈赤扁谷蛾等。虫蛀后商品轻泡，偶见霉斑。储藏期间，应保持整洁卫生，高温季节前进行环境消毒，减少污染源。有条件的地方密封充氮，使储藏空间保持在 10%~15%，二氧化碳 15%左右，进行养护。发现霉迹、虫蛀，及时晾晒；严重时用磷化铝、溴甲烷等熏杀。

【药材性状】 猪苓呈条形、类圆形或扁块状的，有的具有分枝，长 5~25 cm，直径 2~6 cm。表面灰黑色或棕黑色，皱缩或有瘤状突起。体轻，质硬，断面类白色或黄白色，略呈颗粒状，气微，味淡。以个大、皮黑、肉白、体重者为佳。

饮片呈类圆形或不规则的厚片。外表皮黑色或棕黑色，皱缩。切面类白色或黄白色，略呈颗粒状。气微，味淡。

【质量检测】

1. 显微鉴别 粉末灰黄白色。菌丝散在或黏结成团，大多无色，少数黄棕色或暗棕色（外层菌丝）。菌丝细长弯曲，有分枝，直径 1.5~6（13）μm，棕色菌丝较粗。

草酸钙方晶极多，大多呈正方八面体或规则的双锥八面体，也有呈不规则多面形，直径 3~64 μm，有时可见数个结晶集合。

2. 理化鉴别 薄层色谱鉴别：取本品粉末 1 g，加甲醇 20 mL，超声 30 min，滤过，取滤液作为供试品溶液。取硅胶 G 薄层板，以石油醚（60~90℃）-乙酸乙酯（3∶1）为展开剂，展开，取出，晾干，喷以 2%香草醛硫酸溶液，在 105℃加热至斑点显色清晰。供试品色谱中，在与麦角甾醇对照品色谱相应的位置上，显相同颜色的斑点。

3. 含量测定

（1）麦角甾醇含量测定：采用 HPLC 测定。填充剂：十八烷基硅烷键合硅胶；流动相：甲醇；检测波长：283 nm。理论板数按麦角甾醇峰计算应不低于 5000。对照品溶液的制备：取麦角甾醇对照品适量，精密称定，加甲醇制成每 1 mL 含 50 μg 的溶液，即得。供试品溶液的制备：取本品粉末（过四号筛）约 0.5 g，精密称定，置具塞锥形瓶中，精密加入甲醇 10 mL，称定重量，超声处理 1 h，放冷，再称定重量，用甲醇补足减失的重量，摇匀，滤过，取续滤液，即得。分别精密吸取对照品溶液与供试品溶液各 20 μL，注入液相色谱仪，测定。本品按干燥品计算，含麦角甾醇（$C_{28}H_{44}O$）不得少于 0.070%。

（2）麦角甾酮含量测定：采用 HPLC 测定。色谱柱：inertsil ODS-3（4.6 mm×250 mm，5 μm）；流动相：甲醇-水（96∶4）；流速：1.0 mL/min；柱温：30℃；检测波长：350 nm；进样量：20 μL。对照品溶液的制备：精密称取麦角甾酮对照品适量，用甲醇配制成 1 mg/mL 的溶液。供试品溶液的制备：取样品粉末约 1 g（过四号筛），精密称定，置于具塞三角瓶中，加甲醇 20 mL，称定重量，超声处理（400 W，40 kHz）1 h，放置至室温，称定重量，用甲醇补足减失的重量，摇匀，静置，取上清液，滤过，即得。分别精密吸取对照品溶液与供试品溶液各 20 μL，注入液相色谱仪，测定。在不同来源的样品中麦角甾酮的含量变化较大，含量范围为 2~50 μg/g。

（3）多糖含量测定：对照品溶液的制备：取 105℃干燥至恒重的无水葡萄糖标准品 29.12 mg，加蒸馏水定容于 250 mL 容量瓶中，即得。供试品溶液的制备：取猪苓粗多糖制品加水溶解后定容于 100 mL 容量瓶中，摇匀，离心。精密取上清液 6 mL，加 6 mol/L HCl 5 mL，沸水浴加热 60 min，冷后加 1 滴酚酞指示剂，用 6 mol/L NaOH 调至微红色，定量转移至 25 mL 容量瓶中，稀释至刻度，摇匀，离心，取上清液，即得。标准曲线的制作：分别加入浓度为 116.5 μg/mL 的葡萄糖标准液 0.0、0.2、0.4、0.6、0.8、1.0 mL 于 10 mL 容量瓶中，各加水至刻度，再分别取 1 mL 对照品溶液，各加 6%苯酚 0.5 mL，摇匀，迅速滴加浓 H_2SO_4 2.50 mL，混匀，放置 5 min，冷至室温，同时做一空白，在 496 nm 处测定吸收度，求得标准曲线的回归方程。测定法：取供试品溶液 1 mL 加 6%苯酚 0.5 mL，摇匀，迅速滴加浓硫酸 50 mL，混匀，放置 5 min，冷至室温，以相应溶剂作为空白，在 496 nm 处测定吸光度。测量结果显示，多糖含量在 2.18%左右。

【商品规格】 商品按大小和质量分为特级、一等、二等和统装规格。出口商品除要求外皮色黑光滑、肉白、体重外，按每千克的头数分为四等。

一等：每千克不超过 32 头。

二等：每千克不超过 80 头。

三等：每千克不超过 200 头。

四等：每千克 200 头以上。

【性味归经】　甘、淡，平。归肾、膀胱经。

【功能主治】　利水渗湿。用于小便不利，水肿，泄泻，淋浊，带下。

【用法用量】　内服：煎汤，6~12 g；或入丸、散。

【使用注意】　无水湿者禁用，以免伤阴。

【化学成分】　猪苓中含麦角甾醇微量，粗蛋白 7.89%，粗纤维 46.06%，可溶性糖 0.5%，多糖微量，有机酸主要为二羟基-木蜡酸，中性组分有猪苓酮 A、猪苓酮 B、猪苓酮 C、猪苓酮 D、猪苓酮 E、猪苓酮 F、猪苓酮 G 等化合物，还含多种微量元素等。

【药理作用】

1. 利尿　1% 的猪苓水煎醇提物 5 mL/100 g（含生药 0.5 g/kg）灌胃，采用代谢笼法观察不同时间、不同剂量的猪苓对大鼠尿量的影响。猪苓 1 g/kg 组可引起大鼠尿量明显增加，与空白对照组比较差异显著；0.5 g/kg 组较空白对照组比较尿量有所增加，但无显著性；猪苓的利尿作用于用药后 1 h 起效，2~4 h 作用最显著，维持时间大于 6 h。

2. 抗肿瘤　猪苓提取物灌胃，每日 200 mg/kg，连续 7 d，对 S180 腹水癌细胞增殖具有抑制作用，明显减少处于合成期细胞的数目，同时腹水癌细胞内 3′, 5′-环腺苷酸磷酸二酯酶的活性也受到抑制。猪苓多糖腹腔注射 20 mg/kg，每日 1 次，连续 15 d，对 S180 荷瘤小鼠瘤体的生长有抑制作用，可提高荷瘤小鼠脾淋巴细胞转化率，增强荷瘤小鼠脾细胞 NK 活性，提高实验小鼠脾组织 IL-15 mRNA 表达水平。对清洁级 NIH 小鼠建立荷瘤小鼠模型，每日注射 200 μL 猪苓多糖（PPS）/只，可增加荷瘤小鼠腹腔巨噬细胞释放 NO 的能力，且可明显抑制肿瘤生长。

猪苓多糖（2 mg/mL）和卡介苗（250 μg/mL）作用 48 h 可诱导 T24 膀胱癌细胞产生危险信号热休克蛋白，且热休克蛋白可通过激活小鼠单核细胞（J774A1）巨噬细胞 TLR4 信号通路，上调其表面分子的表达，启动抗膀胱癌天然免疫应答。猪苓多糖可抵消肿瘤细胞系 S180 细胞培养上清的免疫抑制作用，下调肿瘤细胞 S180 合成和/或分泌免疫抑制物质。5 mg/mL 的猪苓多糖在体外有抑制膀胱癌 T24 细胞增殖的作用，可能与通过阻止 T24 细胞由 S 期进入 G_2 期有关。猪苓多糖对膀胱癌 T24 细胞 p53 基因蛋白表达有一定的调节作用，作用 24 h 可使Ⅱ3 基因蛋白表达达到最高，呈弥漫性分布，随后逐渐下降。猪苓多糖对白血病细胞株的诱导分化作用是有选择性的，当猪苓多糖浓度为 30 μg/mL 时，43/50 例 HL-60 细胞平行样本不同程度地向成熟单核细胞分化，主要表现为培养 72 h 后细胞明显贴壁，形成丝状突起，吞噬墨汁能力和硝基四氮唑蓝 NBT 还原能力增强，电镜下呈现单核细胞特征，在同等浓度下，对 K562 细胞株的诱导分化作用不明显。

3. 兴奋免疫　猪苓多糖腹腔注射每日 2 mg/只，连续 7 d，对小鼠血液酸性萘乙酸酯酶（ANAE）阳性 T 淋巴细胞总数无影响，可减少颗粒型阳性 T 淋巴细胞，而对分散颗粒型阳性 T 淋巴细胞有显著增加作用。猪苓多糖单剂给小鼠每日喂饲 0.2 mL（100 μg/只），连续 15 d，可提高小鼠 T、B 淋巴细胞转化能力，增强 NK 细胞杀伤肿瘤细胞的能力，上调 CD⁺T 细胞量，对小鼠的 IgG 产生具有一定的正向调节作用。

猪苓多糖腹腔注射每日 100 mg/kg，连续 7 d，可提高小鼠腹腔巨噬细胞吞噬指数，提高血液 ANAE⁺ T 淋巴细胞百分率，促进 B 细胞产生抗体。猪苓多糖腹腔注射每日 25 mg/kg，连续 7 d 后，可使小鼠腹腔巨噬细胞吞噬功能增强，且 IL-1 和 IL-2 的活性增强。猪苓多糖（腹腔注射 2 mg/只）不能促进小鼠腹腔巨噬细胞 TLR 分子的表达，联合卡介苗（腹腔注射 1 mg/只）可促进小鼠腹腔巨噬细胞 TLR 分子和黏附分子 CD11b 的表达。

猪苓多糖在体外能明显促进小鼠刀豆蛋白（ConA）和脂多糖（LPS）刺激的脾细胞的增殖，腹腔注射 12.5 mg/kg 可明显增加小鼠对绵羊红细胞（SRBC）的特异抗体分泌细胞数，明显增强小鼠对异型脾细胞的Ⅳ型超敏反应，30~240 μg/mL 能明显促进异型脾细胞激活的毒 T 细胞对靶细胞的杀伤活性。100、200、500 μg/mL 的猪苓多糖在体外作用小鼠腹腔巨噬细胞后，可诱导细胞 IL-1 的产生，其培养上清在 12 h 时即可表现 IL-1 活性，48 h 达高峰，此后即开始下降。在体外，猪苓多糖 0.5、1、2 mg/mL 可促进大鼠外周血单个核细胞和派伊尔结淋巴细胞培养上清液中肿瘤坏死因子-α（TNF-α）和干扰素-γ（IFN-γ）水平升高，2 mg/mL 可使黏膜固有层淋巴细胞培养上清液中 TNF-α 和 IFN-γ 水平降低。猪苓多糖 20、17.5、12.5、7.5 mg/L 在体外对脐血造血干细胞有明显扩增作用，其中以 12.5 mg/L 作用最为突出，腹腔注射 10 g/只能明显促进脐血造血干细胞移植小鼠的免疫和造血重建。

4. 保肝 猪苓多糖（200 mg/kg）对四氯化碳实验性肝病变小鼠肝有保护作用，表现为降低四氯化碳中毒小鼠血清丙氨酸转氨酶（ALT），增加肝糖原积累，提升肝脏葡萄糖-6-磷酸酯酶、果糖-1,6-二磷酸酶、酸性磷酸酶活力。猪苓多糖注射液腹腔注射，每日 100 mg/kg，连续 2 周，能增加和回升正常及四氯化碳致肝损伤小鼠的腹腔巨噬细胞数量和释放 H_2O_2 能力。

5. 抗辐射 在小鼠全身照射致死剂量（8Gy）紫外线前 2 h 和 48 h 时，腹腔注射猪苓多糖 8 mg/只，可使照射小鼠存活率明显提高。

【毒理研究】 猪苓半精制物给小鼠一次性灌胃 250~2000 mg/kg 或腹腔注射 500 mg/kg 后，均未见明显反应；小鼠每日腹腔注射 100 mg/kg，连续 28 d，经 1 个月观察，也未发现明显反应，热源、溶血反应阴性；配制成 1% 生理盐水注射液对黏膜无刺激，豚鼠没有过敏死亡现象。猪苓煎剂按 20~50 g 生药/kg 给小鼠腹腔注射，用药后 20 min 表现安静，剂量较大者抑制较深，应激反应减弱，肌肉无力，但 48 h 后绝大部分恢复正常，仅大剂量组有少数死亡。

【临床应用】

1. 临床配伍

（1）脉浮发热，渴欲饮水，小便不利：猪苓（去皮）、茯苓、泽泻、阿胶、滑石（碎）各一两。上五味以水四升，先煮四味，取二升，去滓，纳阿胶烊消，温服七合，日三服。（《伤寒论》猪苓汤）

（2）妊娠从脚上至腹肿，小便不利，微渴引饮：猪苓五钱，末，以熟水服方寸匕，

日三服。(《子母秘录》)

（3）肠胃寒湿，濡泻无度，嗜卧不食：猪苓（去黑皮）半两，肉豆蔻（去壳，炮）二枚，黄柏（去粗皮，炙）一分。上三味捣罗为末，米饮和丸，如绿豆大，每服十丸，食前熟水下。(《圣济总录》猪苓丸)

（4）年壮气盛，梦遗白浊：半夏一两，猪苓一两。上半夏锉如豆大，猪苓为末。先将半夏炒令黄色，不令焦，地上去火毒半日，取半夏为末；以一半猪苓末调匀和丸，如桐子大，更用余猪苓末拌丸，使干，入不油砂瓶中养之。每服四十丸，空心温酒盐汤下，于申未间冷酒下。(《严氏济生方》猪苓丸)

（5）呕吐而病在膈上，思水：猪苓、茯苓、白术各等分。上三味，杵为散，饮服方寸匕，日三服。(《金匮要略》猪苓散)

2. 现代临床

（1）恶性肿瘤：

1）用复方猪苓多糖胶丸治疗肺癌30例。每次服8丸（2 g），每日3次，10 d为1个疗程，共3个疗程，每疗程中间停药3~5 d，猪苓提取物（757）组，除化疗外，每日肌内注射1支猪苓提取物（757）40 mg，疗程2周，6周后再用4周；此外以单用COM方案［内容：长春新碱1 mg，每周1次静脉冲入；环磷酰胺0.2 g，每日或隔日静脉冲入，6 d为1个疗程；甲氨蝶呤10 mg，每周2次静脉滴注（如为腺癌则用氟尿嘧啶250 mg，每周2次静脉滴注）］的化疗组为对照。结果：猪苓多糖组及猪苓提取物（757）组综合好转率、胸片块影大小、体重增加程度、对血白细胞及免疫功能的影响明显优于单纯化疗组，且在服用猪苓多糖及注射757过程中均未发现有规律的毒副作用。

2）用猪苓汤加味治疗中晚期膀胱癌42例。组成：猪苓、茯苓、泽泻各12 g，阿胶9 g，滑石6 g，白花蛇舌草30 g，半枝莲、半边莲、山慈菇各15 g。每日1剂，水煎，早、晚2次分服，于全身热疗前5 d到热疗后17 d服用，治疗后4周评价治疗效果。结果：42例中显效16例（38.1%），无变化17例（40.5%），进展9例（21.4%）；总有效率59.5%。

（2）病毒性肝炎：用猪苓多糖针治疗慢性乙型肝炎78例。每日肌内注射40 mg，每个月注射20 d停药10 d，重复使用3个月，与此同时，每2周肌内注射乙肝疫苗30 μg，共用6次。结果：乙型肝炎e抗原（HBeAg）和乙型肝炎病毒（HBV）DNA转阴率分别为46.2%和38.3%，当随访观察1年后，其远期效果更加明显，HBeAg和HBV DNA转阴率分别为61.5%、54.6%。

（3）银屑病：用猪苓注射液（用水煮酒沉法制成每毫升相当原生药0.5 g的针剂）治疗银屑病265例。每日2次，每次2 mL，（5~12岁为每日1次），肌内注射，连用2周以上。结果：近期疗效，基本治愈83例，显效67例，好转79例，无效36例，总有效率86.4%；远期疗效，基本治愈的83例中，3个月后复发2例，半年后复发1例，8个月复发1例，1年以上复发9例，共13例。

（4）肾积水：用猪苓汤加味治疗肾积水35例。茯苓15 g、猪苓15 g、泽泻15 g、滑石30 g、阿胶（烊化）12 g、车前子（包煎）30 g、石韦30 g、王不留行12 g。一煎加水 500 mL，煎 30 min，取汁 150 mL，二煎加水 300 mL，取汁 100 mL，两煎混匀，早、晚 2 次分服，每日 1 剂，2 周为 1 个疗程，随症加减。结果：痊愈 31 例（88.6%），其中 1 个疗程后痊愈 22 例（62.9%），显效 3 例（8.6%），无效 1 例（2.8%）；总有效率 97.2%。

（5）慢性肾盂肾炎：用猪苓汤加味治疗慢性肾盂肾炎 60 例。组成：猪苓 20 g、茯苓 20 g、泽泻 15 g、滑石 15 g、鱼腥草 30 g、白茅根 20 g、柴胡 10 g、黄芪 20 g、阿胶（烊化）10 g、陈皮 10 g。每日 1 剂，水煎服。结果：痊愈 8 例，有效 46 例，无效 6 例；总有效率 90%。

（6）泌尿结石：用猪苓汤加味治疗泌尿系结石 35 例。组成：猪苓 15 g、茯苓 30 g、泽泻 30 g、滑石 30 g、阿胶 10 g、威灵仙 10 g、生黄芪 30 g。每日 1 剂，连服 15 d 为 1 个疗程。结果：痊愈 31 例，占 88.6%；好转 3 例，占 8.6%；无效 1 例，占 2.9%；总有效率为 97.1%。

【综合利用】　猪苓不仅具有利尿和抗菌作用，经研究发现有抗癌作用，需要量将会逐年增加。同时人工栽培猪苓已基本成功。我国森林资源丰富，适宜栽培的土地较多，发展生产潜力很大，具有很好的发展前景。

将猪苓、党参等按比例组合后用水煎煮，在一般酱油的生产加工过程中将水煎液加入，可制成保健酱油，此酱油能降低血中胆固醇含量，对肥胖患者有减肥功效。用猪苓、灵芝菌、绞股蓝、溪黄草、柴胡、甘草、枸杞子制成一种治疗肝病的保健茶，具有疏肝理气、清热解毒、通经活血、健肝益肾的功效，对乙肝病毒携带者起到良好的防治作用。

■参考文献

[1] 丁乡．猪苓栽培技术 [J]．农村百事通，2007（10）：33.

[2] 王丽娥，李利军，马齐，等．猪苓栽培技术现状与产业发展对策 [J]．食用菌，2008（4）：4-5.

[3] 徐科焕，姚军强，赵万平，等．太白山野生猪苓化学成分、药用价值与生态分布研究初报 [J]．中国野生植物资源，2008，27（3）：25-27.

[4] 赵英永，程显隆，张萍，等．HPLC 法测定猪苓中麦角甾酮的含量 [J]．药物分析杂志，2009，29（9）：1579-1581.

[5] 何思煌．超声法提取猪苓总多糖的工艺研究 [J]．中国医药导报，2008，5（11）：51-52.

[6] 王晶晶，杨春文，张莹莹，等．猪苓多糖提取工艺的优化 [J]．北方园艺，2010（20）：178-180.

[7] 李志洲．猪苓多糖的提取及其锌配合物抗氧化性研究 [J]．食品研究与开发，2011，32（2）：45-50.

[8] 王弘，晁建平，陈文举，等．猪苓药材的质量评价标准研究 [J]．中草药，2009，40（6）：971-974.

[9] 徐燕娟，钱燕娟，蒋小丰，等．猪苓糖肽的 HPCE 指纹图谱分析 [J]．食用菌学报，2007，14（4）：47-50.

猫 爪 草

【道地沿革】 猫爪草别名三散草、鸭脚板、金花草、小毛茛等，主产于河南信阳、驻马店，安徽、江苏、浙江等省亦产。猫爪草为少用草药，首见于《中药材手册》，《中华人民共和国药典》1977 年开始收载。

【来源】 本品为毛茛科植物小毛茛 *Ranunculus ternatus* Thunb. 的干燥块根。春、秋二季采挖，除去须根及泥沙，晒干。

【原植物、生态环境、适宜区】 多年生小草本。幼株疏被灰白色的细柔毛，后变秃净或稍具柔毛。块根肉质，纺锤形，常数个聚集。茎高 5~15 cm，具分枝；基生叶为 3 出复叶或 3 深裂，小叶片卵圆形或阔倒卵形，长 0.5~1.5 cm，宽 0.5~1 cm，先端 3 浅裂或齿裂，基部楔形，有时裂成线形或线状披针形，中央裂片较两侧者略大；具叶柄，柄长 3~6 cm，基部扩大，边缘膜质；茎生叶互生，通常无柄，3 裂，裂片线形，长约 1.5 cm，宽约 1 mm。花单生于茎端，与叶对生，直径达 1.5 cm，花柄长 0.5~2 cm，有短细毛；萼片 5，长圆形或倒卵形，膜质，绿色，边缘淡黄色，向下反曲，外有细毛；花瓣 5，阔倒卵形，黄色，无毛；雄蕊多数，花药长圆形，纵裂，花丝扁平；心皮多数，离生，丛集于膨大的花托上；柱头短小，单一。聚合果球形；瘦果扁卵形，细小，表面淡棕色，平滑，顶端有短喙。花期 4~5 月，果期 5~6 月。

猫爪草生于平原湿草地、水田边、路旁、洼地及山坡草丛中，在海拔 1200~2500 m 也有生长，主产于河南、江苏、浙江和广西等地。

【生物学特点】

1. 栽培技术

（1）原种栽培：每年 8 月开始整地，每亩施 5000 kg 猪圈肥、50 kg 复合肥、10 kg 尿素。深耕耙细，整平做畦，畦宽 16.5 m，沟宽 26.4 cm。9 月开始栽培，株行距 10 cm×13.2 cm，覆土 1.6 cm，浇足水。每年立夏季节收获。

（2）子株繁殖：施肥整地同上。春、秋栽种，春季 1~4 月开始分株栽培，秋季 8~12 月分株栽培，株行距 10 cm×13.2 cm，覆土 1.6 cm，浇足定根水，生长期间保持土壤湿润。生长旺盛期追施少量尿素，每亩用 5 kg 尿素对水灌浇，促进生长。

（3）种株储藏：立夏收获后，将猫爪草茎叶剪掉储藏，在室内铺一层 10 cm 厚黄沙，然后把草茎铺在黄沙上面，厚 10 cm，再铺一层黄沙，可铺 5~6 层，保持黄沙湿润。也可在原生长地里让其自然越冬，8 月浇水，9 月猫爪草破土而出，15 d 苗齐，10 月随挖随分株栽培。

2. 田间管理

（1）中耕追肥：中耕每年进行 4~5 次。早春出齐苗后进行第一次，宜浅松土，用于拔除杂草；3 月抽薹开花时进行第二次；5 月立夏前进行第三次；第四、五次分别在 9 月初和 11 月进行。秋、冬生长缓慢，有草要即除，保持地内无杂草，有利于植株生长。追肥分为 4 次进行，分别结合第一、二次和第四、五次中耕除草进行。第一、二次每亩每次施稀薄人粪水 1500~2000 kg，使越夏后植株恢复生长；第四次追肥每亩施厩肥和草木灰 2000 kg，过磷酸钙 30 kg，拌匀后施下，施后培土，以利于块根生长。

（2）排灌水：猫爪草在每年早春出齐苗后，要加强淋水，保持畦土湿润，有利于幼苗生长健壮。雨季要加强排水，尤其大雨后应立即疏沟排水，避免地内积水引起烂根。

（3）摘除花薹：除留种外，每年 3 月下旬在植株抽薹时应及时把花薹摘除，而利于块根生长，提高产量。

3. 病虫害防治　猫爪草主要病虫害是苗期立枯病，是真菌中的一种立枯丝核菌引起的病害。发病苗在近地面茎基处出现褐色病斑，病斑严重时病部缢缩而倒苗，在早春低温阴雨天易发生且严重。防治方法是：育苗地在整地时施放石灰消毒；发病前用 50% 退菌特 600 倍液稀释液淋浇，发病后及时拔除病株烧毁，并用石灰粉撒在病株周围防止其蔓延。

【采收加工】　猫爪草用种子繁殖种植 2~3 年，种根繁殖 1 年便可收获。秋末、春初为采收期，采收时小心把整枝挖起，抖去泥土，剪除地上茎叶和须根，把单个块根分离出来，用清水洗净泥沙，摊开在竹席或水泥地晒干，或用 50 ℃温度烘干，装入袋储存或及时出售。

【炮制储藏】

1. 炮制　取原药材，除去杂质，洗净，干燥。性状同药材。

2. 储藏　置通风干燥处，防蛀。

【药材性状】　干燥的块根呈纺锤形，常数个簇生一起，形似猫爪，全长约 1 cm。表面黄褐色或灰褐色，有点状须根痕，有的尚有须根残留；上端有黄棕色残茎或茎痕，质坚实，断面黄白色或黄棕色，实心或空心。气微，味微甘。

以色黄褐、质坚实饱满者为佳。

【质量检测】

1. 显微鉴别　根茎横切面：表皮细胞切向延长，黄棕色，有的分化为表皮毛，微木化。皮层为 20~30 列细胞组成，壁稍厚，有纹孔；内皮层明显。中柱小，中柱鞘为 1~2 列薄壁细胞；木质部、韧皮部各 2 束，间隔排列。薄壁细胞充满淀粉粒。

2. 理化鉴别　薄层色谱：取本品粉末 1 g，加稀乙醇 10 mL，超声处理 30 min，滤过，取滤液作为供试品溶液。另取猫爪草对照药材 1 g，同法制成对照药材溶液。照《中国药典》薄层色谱法试验，吸取上述两种溶液各 5~10 μL，分别点于同一硅胶 G 薄层板上，以正丁醇-无水乙醇-冰乙酸-水（8：2：2：3）为展开剂，展开，取出，晾干，喷以茚三酮试液，热风吹至斑点显色清晰。供试品色谱中，在与对照药材色谱相应的位置上，显相同颜色的主斑点。

【商品规格】　商品（统货）以足干，个大，呈纺锤形，长 3~10 cm，直径 2~3 cm，表面黄褐色或灰黄色；质坚实，断面类白色或黄白色，粉性；无破碎、无杂质、无虫蛀、无霉坏者为佳。

【性味归经】　甘、辛，温。归肝、肺经。

【功能主治】　化痰散结，解毒消肿。用于瘰疬痰核，疔疮肿毒，蛇虫咬伤。

【用法用量】 内服：煎汤，15~30 g，单味药可用至120 g。外用：适量，研末敷。

【化学成分】

1. 糖类 猫爪草含糖量因产地不同差异较大，栽培品总糖含量高于野生品，全草含糖为16%。主要含有葡萄糖、阿拉伯糖及半乳糖等单糖成分。

2. 挥发油类 主要化合物为酯、烷烃、芳香族化合物，其中以酯类为主，占总含量的54.50%，主要有丁二酸二异丁酯（22.06%）、丁二酸甲基二异丁酯（23.14%）；其次是烷烃，占总含量的22.41%，主要有二十五烷（3.48%）、四十烷（3.67%）、四十四烷（3.86%）；芳香族化合物占总含量的20.28%，主要有1-甲基萘（5.36%）、2-甲基萘（4.04%）等化合物。此外还有少量的酸、酮、醛、醇、烯及含硫化合物等。

3. 氨基酸 对河南、新疆、山东、湖北及安徽5个产地猫爪草中氨基酸的分析表明：猫爪草的氨基酸种类有15种之多，以天冬氨酸、谷氨酸、亮氨酸和精氨酸为主，氨基酸含量分别为9.49%、7.65%、10.7%、9.93%和8.46%；必需氨基酸占总氨基酸含量分别为41.8%、40.1%、35.1%、36.7%和38.3%；不同产地的猫爪草所含的氨基酸种类基本一致，含量与产地有关。

4. 微量元素 猫爪草含钾、铁、钙、铬、镁、锰、钴、铜、镍、硒、锶等多种微量元素，其中铅、镉、砷等含量甚微。

5. 有机酸类 猫爪草有机酸含量在不同产地稍有不同，安徽产猫爪草中含游离酸4.56%，浙江产猫爪草中含游离酸5.55%，河南产猫爪草中含游离酸6.18%，猫爪草胶囊含游离酸4.07%。

【药理作用】

1. 抗肿瘤 建立移植性肝癌 H_{22} 小鼠模型后，检测各提取物灌胃给药10 d后的抑瘤率、生命延长率、肺指数、肝指数、脾指数和胸腺指数等，探讨猫爪草不同提取物对移植性肝癌 H_{22} 小鼠的抗肿瘤作用。无菌条件下，取传代后14 d的 H_{22} 肝癌瘤源小鼠，脱颈椎处死，固定在鼠板上，依次用碘酊、乙醇消毒，置于超净工作台中，无菌剥取肿瘤。选择生长良好无坏死及液化的肿瘤组织，剔除纤维包膜和坏死组织，在无菌平皿中剪碎，置组织研磨器中，加入少量生理氯化钠溶液轻轻研磨，过滤，制成瘤细胞悬液，调整细胞浓度为 $1×10^7/mL$，接种于近交系昆明种小鼠右腋窝皮下，每鼠接种0.2 mL（含瘤细胞数 $2×10^6$ 个）。接种后24 h小鼠随机分为提取物高、中、低剂量组，阴性对照组，环磷酰胺（CTX）及岩舒阳性对照组。每组10只，分别称重。各提取物组按20 mL/kg灌胃不同浓度的提取物，每日1次，连续10~12 d；阴性对照组灌服相同体积的溶媒［聚山梨酯-80或生理氯化钠溶液（NS）］，CTX组和氧化苦参碱组分别按50、200 mg/kg腹腔注射给药，每日1次，连续3 d。根据观察指标的不同将模型动物分为实体瘤和腹水瘤两大组。实体瘤小鼠于给药10 d左右停止给药，次日处死小鼠，称取小鼠体重，解剖瘤体、肝、肺、脾、胸腺，分别称重，出现提早死亡的动物则提前解剖称重记录，计算抑瘤率、肺指数、肝指数、胸腺指数和脾指数等，实验中死亡的小鼠也同样计算抑瘤率和脏器系数。抑瘤率（%）=（阴性对照组平均瘤重-给药组平均瘤重）/阴性对照组平均瘤重×100。腹水瘤小鼠于停药后观察小鼠生存时间，计算生命延长率［生命延长率（%）=（给药组生存时间-阴性对照组生存时间）/阴性对照组生存时间×100]。试验结果表明，猫爪草氯仿、乙酸乙酯和正丁醇提取物具有一定体内抗肿瘤作用。

采用系统溶剂法提取猫爪草总皂苷，^3H-TdR（氚-胸腺嘧啶核苷酸）掺入法观察猫爪草总皂苷对人非小细胞肺癌（A549）细胞增殖的影响。取对数生长期 A549 细胞配制成 $5×10^4$/mL 细胞悬液，接种于 96 孔板中，每孔 100 μL，培养 24 h 后，分别加入不同浓度的猫爪草总皂苷 100 μL，使终浓度为 6.25、12.5、25、50、100、200 μg/mL，每一药物浓度做 3 个复孔，同时设 25 μg/mL 的 5-FU 对照和 10%脂牛血清（FCS）的 1640 培养液对照，37 ℃、5% CO_2 培养箱培养 48 h 后分别加入含 0.3 μci ^3H-TdR 的 1640 培养液 50 μL，继续培养 16 h，常规收集细胞，测定每个样品每分钟脉冲数（cpm），用三孔的平均 cpm 值计算猫爪草总皂苷对 A549 细胞的抑制率。结果表明，猫爪草总皂苷能较好地抑制 A549 细胞增殖。

采用系统溶剂法提取猫爪草总皂苷、^3H-TdR 掺入法和集落形成实验，观察猫爪草总皂苷对人肝癌（HepG2）细胞增殖的影响。取对数生长期 HepG2 细胞配制成 $1×10^5$/mL 细胞悬液，接种于 96 孔板中，每孔 100 μL，培养 24 h 后，分别加入不同浓度的猫爪草总皂苷 100 μL，使终浓度为 6.25、12.5、25、50、100、200 μg/mL，每一药物浓度做 3 个复孔，同时设 25 μg/mL 的 5-FU 对照和 10%FCS 的 1640 培养液对照，37 ℃、5%CO_2培养箱培养 48 h 后分别加入含 0.3 μci ^3H-TdR 的 1640 培养液 50 μL，继续培养 16 h，常规收集细胞，测定每个样品每分钟脉冲数（cpm），用三孔的平均 cpm 值计算出猫爪草总皂苷对 HepG2 细胞的抑制率。结果表明，猫爪草总皂苷能较好地抑制 HepG2 细胞增殖。

2. 对免疫功能的影响 采用 MDR-TB 菌液灌胃制备小鼠 MDR-TB 感染病理模型，研究猫爪草醇提取物的抗耐多药结核分枝杆菌（MDR-TB）作用。将 30 只小鼠随机分为 3 组，每组 10 只。正常组每天正常标准饲料喂养；模型组生理盐水 5 mL 灌胃，再喂食标准饲料；猫爪草提取物组灌服猫爪草中药醇提取物，每日按照 200 mg/kg 的浓度 5 mL 灌胃，再加入标准饲料，连续 4 周，第 4 周后处死动物，收取血清（3000 r/min，20 min，取上清，灭活，过滤除菌）。采用 ELISA 法检测小鼠血清中与结核细胞免疫密切相关的细胞因子 IFN-γ、IL-4、IL-10 和 IL-12 含量的变化，同时分离出单个核细胞，抽提全部 RNA，采用 RT-PCR 检测单个核细胞中 IFN-γ、IL-4、IL-10、IL-12 及神经节苷脂（GLS）的 mRNA 变化。结果表明，猫爪草醇提取物可以通过上调基因转录水平增强小鼠的细胞免疫功能，具有较显著的抗 MDR-TB 作用。

猫爪草对环磷酰胺致免疫抑制小鼠腹腔巨噬细胞吞噬功能的影响：取小鼠 60 只随机均分为 6 组，其中 5 组分别灌服大、中、小剂量的猫爪草多糖混悬液、香菇多糖片混悬液及同体积生理盐水，每日 1 次，连续 7 d，并于给药的前 3 d 每鼠腹腔注射环磷酰胺 80 mg/kg。另设 1 组空白对照组灌服同体积生理盐水。于最后 1 次给药后 1 h，每鼠腹腔注射 5%鸡红细胞混悬液 0.4 mL，4 h 后处死小鼠，测腹腔巨噬细胞的吞噬百分率和吞噬指数。猫爪草对环磷酰胺致免疫抑制小鼠溶血素及溶血空斑形成的影响：小鼠动物数、分组、给药及造模均同前。于给药第 1 天，每鼠腹腔注射 5%鸡红细胞生理盐水混悬液 0.2 mL，进行免疫。于最后 1 次给药后 2 h，小鼠眼眶取血离心。取血清，用生理盐水 1:100 稀释，取 1 mL 稀释液与 5% 鸡红细胞混悬液 0.5 mL、10% 补体 0.5 mL（豚鼠血清，用鸡红细胞预先饱和 6 h）混匀，另设不加补体的空白管做对照，37℃ 孵育 30 min，冰水中终止反应。吸取各管上清液于 UV-2000 型分光光度计 540 nm 处比色。小鼠取血后脱颈椎处死，解剖取脾脏，将 2 只小鼠脾脏放在一起匀浆，调整脾细胞混悬液中脾细胞数为 $5 \times 10^6/mL$。取脾细胞混悬液 0.5 mL，与 0.2% 鸡红细胞混悬液和 1:10 的豚鼠血清 0.5 mL 混匀。另设不加补体的空白管，37℃ 孵育 1 h，离心，取上清液于 UV-2000 型分光光度计 413 nm 处比色。猫爪草对环磷酰胺致免疫抑制小鼠淋巴细胞转化的影响：小鼠动物数、分组、给药均同前，于灌药的第 1~3 天，每鼠上午腹腔注射环磷酰胺 80 mg/kg，下午肌内注射植物血凝素（PHA）10 mg/kg，另设一完全空白对照组，注射和灌服同体积的生理盐水。于第 7 天给药后 2 h，小鼠剪尾取血，涂片，瑞氏染液染色，油镜下观察外周血淋巴细胞转化。结果表明，猫爪草多糖可明显改善环磷酰胺致免疫抑制小鼠免疫功能。

取小鼠 100 只，体重 18~21 g，雌雄各半，随机均匀分为 10 组，分别灌服大、小剂量的猫爪草多糖，大、小剂量的猫爪草石油醚提取部位，大、小剂量的猫爪草乙酸乙酯提取部位，大、小剂量的猫爪草乙醇提取部位，香菇多糖片混悬液及同体积的生理盐水。每日给药 1 次，连续给药 7 d。第 7 d 早上每鼠均腹腔注射 5% 鸡红细胞生理盐水液 0.5 mL，于第 7 天测定腹腔巨噬细胞吞噬情况。结果表明，猫爪草多糖对正常小鼠腹腔巨噬细胞吞噬功能有明显提升作用。

3. 保肝 通过四氯化碳（CCl_4）调和油溶液腹腔注射建立小鼠急性肝损伤模型，研究猫爪草多糖（RTP）对小鼠急性化学性肝损伤的保护作用及其机制。将 60 只昆明小鼠，随机分为正常对照组、模型组、联苯双酯阳性对照组 [50 mg/（kg·d）]，RTP 低、中、高剂量组 [RTP 剂量分别为 100、200、400 mg/（kg·d）]。正常对照组和模型组每天生理盐水灌胃，其余给药组每日相应剂量药物灌胃，连续给药 10 d，末次灌胃 2 h。除正常对照组腹腔注射调和油溶液外，其余各组按 10 mL/kg 腹腔注射 0.15%（体积分数）的 CCl_4 调和油溶液。禁食不禁水 18 h 后摘眼球取血，分离血清，检测丙氨酸氨基转移酶（ALT）、天冬氨酸氨基转移酶（AST）。取肝脏称重计算肝指数 [肝重（g）/体质量（100 g）]，冰浴下匀浆，测定组织中总抗氧化能力（T-AOC）、超氧化物歧化酶（SOD）活性及丙二醛（MDA）含量。结果表明，RTP 对 CCl_4 所致小鼠急性化学性肝损伤有保护作用。

4. 抑菌 采用牛津杯法探讨猫爪草提取物对常见的 4 种细菌的抑制作用，同时采用微量二倍稀释法测定猫爪草对不同供试菌株的最低抑菌浓度（MIC）和最低杀菌浓度（MBC）。取无菌培养皿，每个培养皿中加入高压灭菌融化的牛肉膏蛋白胨培养基（PBA），冷却凝固后，用移液枪吸取各种菌悬液 1 mL 滴入平板上，用无菌涂布棒将其涂布均匀，在培养皿中等距离分散放置 3 个牛津杯，每个牛津杯中加入 100 μL 猫爪草不同浓度稀释液，无菌水作为空白对照，将培养皿置于恒温培养箱 37℃ 恒温培养，采用十字交叉法测量抑菌圈直径，取平均值，每个供试菌种、每个提取浓度做 3 个平行实验。采用二倍稀释法将猫爪草提取物用 PBA 液体培养基稀释成 500、250、125、62.5、31.2、15.6、7.8、3.9、2.0、1.0 mg/L 的系列浓度。采用 CLSI 推荐的微量两倍稀释法，将 96 孔细胞培养板置于超净工作台上紫外照射 2~3 h，将 100 μL 已配制好的猫爪草提取物稀释液，由第二排第 1 孔至第 7 孔分别由高浓度到低浓度加入无菌 96 孔细胞培养板中。第 8 孔为生长对照孔（仅加菌悬液 100 μL，不加药物），第 9 孔为空白对照孔（药物、菌悬液都不加，只加 PBA 培养基 200 μL）。将配好的菌接种液 100 μL，分别加入相应的微孔内，使每一梯度的抗菌药物和菌接种液分别被 1:1 稀释，每个浓度做 3 个平行样。于 37 ℃培养 24 h 后观察结果，菌落被完全抑制的浓度为最低抑菌浓度。将上述最低抑菌浓度测定结果为阴性的即无菌落生长的各菌药混合液，各取 0.1 mL，平铺于牛肉膏培养基上继续于 37 ℃恒温培养 24 h，观察具体生长情况，以仍无菌落生长的提取液的最高稀释度即为最低杀菌浓度值。结果表明，猫爪草提取物具有较强的抗菌活性，作为抗菌药具有一定的利用价值。

【毒理研究】 猫爪草乙酸乙酯提取物 325.9、162.9 mg/kg 及石油醚提取物 115.1、57.5 mg/kg 有增加肺水肿和肝损伤的趋势。

采用小鼠急性经口毒性试验、污染物致突变性检测（Ames 试验）、骨髓嗜多染红细胞微核试验、小鼠精子畸形试验、90 d 喂养试验对猫爪草提取物安全性毒理学进行研究，了解猫爪草提取物毒理学方面的安全性。试验结果表明，猫爪草提取物对雌、雄性昆明种小鼠的经口急性毒性最大耐受剂量（MTD）均大于 20.0 g/kg，动物活动正常，未发现中毒症状及死亡情况。小鼠骨髓嗜多染红细胞微核实验、小鼠精子畸形实验、Ames 试验等结果均为阴性。大体解剖，各脏器色泽、大小及质地均未见明显异常。雌、雄大鼠各剂量组和对照组的肝、肾、脾、胃、小肠、睾丸、卵巢等均未见有意义的病理学改变。

【临床应用】

1. 临床配伍

（1）瘰疬：猫爪草、夏枯草各适量。水煮，过滤取汁，再熬成膏，贴患处；或猫爪草四两。加水煮沸后，改用文火煎半小时，过滤取汁，加黄酒或江米甜酒（忌用白酒）为引，分四次服。第二天，用上法将原药再煎，不加黄酒服。两日一剂，连服四剂。间隔三至五天再续服。（《河南中草药手册》）

（2）肺结核：猫爪草二两，水煎，分二次服。（《河南中草药手册》）

2. 现代临床

（1）颈淋巴结核：颈淋巴结核是最常见的肺外结核，俗称"瘰疬""老鼠疮"，病情迁延不愈易反复。

病例选择：至疗程结束并随访资料完整符合本课题入选标准者 115 例，男 77 例，女 38 例，年龄 16~65 岁，平均 37.6 岁。治疗组 60 例，对照组 55 例，2 组间在年龄、性别、病程等基本情况具有可比性。治疗方法：两组均给予 $2DL_2ZS/4DL_2$ 抗结核治疗（注：D 为力克肺疾，L 为利福喷汀，Z 为吡嗪酰胺，S 为链霉素），治疗组加用猫爪草胶囊 4 粒，每日 3 次，用 6 d 停 3 d 为 1 个周期，共 10 个周期（90 d）。疗效标准如下：临床治愈：颈部包块消失，全身症状消失；显效：治疗后包块明显缩小（50%以上），各种症状明显减轻或消失；有效：症状较前减轻，包块缩小 25%~50%；无效：治疗后包块无明显改善，包块缩小大于 25%。治疗结果：疗程结束时，两组总有效率达

100%，临床治愈率治疗组达93.3%，对照组78.2%，两组间差异有显著性。经过1年随访，治疗组有效率仍为100%，对照组为83.6%，两组无明显差异；治疗组治愈率95.1%，对照组为83.6%，两组间差异有显著性。治疗组无复发，对照组有3例复发，复发率为5.5%。

病例选择：治疗组53例，其中男35例，女18例；平均年龄（35.2±13）岁。对照组57例，其中男36例，女21例；平均年龄（34.5±12.5）岁。两组患者在年龄、性别组成方面无统计学差异，具有可比性。治疗方法：对照组给予常规抗结核方案（2HRZE/10HR），具体用药是：利福平（R）0.45g，每日1次；异烟肼（H）0.3g，每日1次；吡嗪酰胺（Z）1.5g，每日1次；乙胺丁醇（E）0.75g，每日1次。治疗组在常规抗结核方案（2HRZE/10HR）基础上加服猫爪草胶囊4粒，每日3次，连服3个月。对两组中破溃者予异烟肼0.1g冲洗，隔日1次。疗效标准如下，治愈：肿大淋巴结基本消失，全身及局部症状消失，血沉恢复正常；显效：肿大淋巴结显著缩小（缩小至原包块25%以上），症状大部分消失，血沉明显下降，接近正常；有效：肿大淋巴结缩小（缩小至原包块10%以上），全身和局部症状有不同程度的好转，血沉较前下降；无效：经治疗后，局部和全身症状无好转，血沉无变化。治疗结果：疗程结束时两组总有效率达100%，但临床治愈率治疗组达94.3%，对照组77.2%，两组间差异有显著性。经过1年随访，治疗组总有效率仍为100%，对照组为96.5%，两组比较无明显差异；治疗组治愈率96.2%，对照组为82.5%，两组间比较差异有显著性。治疗组无复发，对照组有3例复发。

（2）甲状腺功能亢进症：临床主要表现为怕热，多汗，烦躁，心悸，乏力，手抖，食欲亢进，体重减轻，大便次数增多，月经紊乱。体征：心动过速，心音增强，脉压增大，甲状腺弥漫性肿大，可有细小震颤及血管杂音，舌手震颤，皮肤潮湿，或伴突眼。病例选择：治疗组106例，男25例，女81例；年龄20~78岁，平均32岁；病程0.5~18个月，平均2.5个月。对照组62例，男14例，女48例；年龄20~78岁，平均34岁；病程1~24个月，平均3.46个月。两组临床资料差异无显著性。治疗方法：对照组：控制病情阶段，给予他巴唑（甲巯咪唑）30~40mg/d，分3~4次口服，疗程4~12周，根据心率加用或不用普萘洛尔60~120mg/d，分2~3次口服；减量及维持阶段治疗期间，常规加用甲状腺素片5~10mg，3次/d口服。治疗组在上述治疗基础上加用猫爪草方煎剂。方剂组成：猫爪草20g，夏枯草20g，蒲公英20g，风粟壳20g，黄芩20g，鱼腥草20g，菊花20g，土牛膝20g，地丁20g。煎服，1剂/d，2个月为1个疗程。出现白细胞减少者，加黄芪30g，地榆20g；合并肝功能损害者，加柴胡20g，五味子15g。疗效标准如下，临床痊愈：症状与体征全部消失，血总三碘甲状腺原氨酸（TT_3）、总甲状腺素（TT_4）及促甲状腺激素（TSH）恢复正常；好转：症状与体征改善或消失，但血TT_3、TT_4及TSH仍未完全恢复正常；无效：原有甲亢症状与体征及血TT_3、TT_4及TSH无改善或较前更重。治疗结果：治疗组106例，痊愈71例，好转31例，无效4例，有效率96%；对照组62例，痊愈37例，好转1例，无效7例，有效率88%。两组疗效比较，治疗组痊愈率高于对照组。两组甲状腺素测定结果比较，TT_3、TT_4含量下降，TSH含量上升；与对照组比较，治疗组TT_3、TT_4下降更为明显。

（3）结核性胸膜炎：临床主要表现为胸膜增厚、粘连。病例选择标准：已确诊的单纯结核性胸膜炎患者，无肺结核；初治；胸腔积液较少或呈网格状（不能行胸腔穿刺抽液）或以胸膜增厚为主；胸部 X 线片、CT 或胸腔 B 超证实有胸膜增厚；年龄 15~55 岁；无心、脑、肝、肾、糖尿病等病史。选取结核性胸膜炎患者 200 例，随机分为治疗组和对照组。治疗组 110 例，其中男 65 例，女 45 例，年龄 15~54 岁，平均（35±1.2）岁，左侧胸膜炎 60 例，右侧胸膜炎 40 例，双侧胸膜炎 10 例。对照组 90 例，其中男 50 例，女 40 例，年龄 16~53 岁，平均（33 ±1.7）岁，左侧胸膜炎 43 例，右侧胸膜炎 38 例，双侧胸膜炎 9 例。两组资料差异无统计学意义，有可比性。治疗方法：所有患者均采用 2HRS（E）/4RH 方案抗结核治疗。其中 S 为链霉素，0.75 g/次，每日 1 次，肌内注射；H 为异烟肼，0.3~0.4 g/次，每日 1 次口服；R 为利福平，0.45~0.6 g/次，每日 1 次，空腹口服；E 为乙胺丁醇，0.75~1.0 g/次，每日 1 次，口服，前 2 个月用异烟肼、利福平、链霉素或乙胺丁醇，后 4 个月仅用异烟肼和利福平。治疗组患者加用猫爪草胶囊，3 粒/次，每日 3 次口服，共服用 6 个月。疗效标准如下，显效：胸膜增厚完全消失；有效：胸膜增厚明显减轻，仅肋膈角钝；无效：胸膜增厚无明显变化。治疗结果：猫爪草加常规抗结核治疗与单纯常规抗结核治疗相比，在胸腔积液吸收时间、胸痛缓解时间、胸闷缓解时间等方面均有显著性差异，有统计学意义。提示猫爪草可以减轻结核性胸膜炎患者的胸膜包裹、粘连、增厚。

（4）淋巴结结核：选择患者 120 例，分为 2 组。治疗组：男 32 例，女 28 例；年龄 3~ 50 岁，平均 10 岁；病程 2 个月至 2 年，平均 4 个月；单发 24 例，多发 36 例；肿大淋巴结直径 0.5~2.2 cm，平均 0.7 cm；单侧 54 例，双侧 6 例；全身症状有消瘦 40 例，乏力 34 例，盗汗 29 例，低热 18 例；局部红肿疼痛 16 例。对照组：男 34 例，女 26 例；年龄 2~60 岁，平均 11 岁；病程 1 个月至两年半，平均 4 个月；单发 26 例，多发 34 例；肿大淋巴结直径 0.5~ 2.0 cm，平均 0.6 cm；单侧 54 例，双侧 6 例；全身症状有消瘦 52 例，乏力 33 例，盗汗 21 例，低热 13 例；局部红肿疼痛 11 例。血沉增快，治疗组 48 例，对照组 31 例。治疗方法：两组患者均按方案 3DL2/ 3DL1 抗结核化疗，强化期 3 个月。百生肼（D）0.2 g，每日 3 次，饭后口服；迪克菲（L）0.6 g，每周 2 次空腹顿服；巩固期百生肼不变，迪克菲 0.6 g，每周 1 次空腹服 3 个月。治疗组在上述治疗的基础上加用猫爪草胶囊 4 粒，每日 3 次口服，连续服用 6 d 后停 3 d，共 6 个月。疗效标准如下，治愈：症状及体征全部消失，化验血沉正常；显效：症状及体征基本消失，化验血沉正常；有效：症状减轻，局部肿大淋巴结缩小，化验血沉下降；无效：症状及体征无改善。治疗过程中，治疗组显效时间最短 2 周，最长为 2 个月，1 例出现淋巴结脓肿；对照组显效时间最短 1 个月，最长 4 个月，3 例出现淋巴结脓肿，5 例出现溃疡瘘管。结果显示：治疗组 60 例，痊愈 56 例，显效 1 例，有效 2 例，无效 1 例，总有效率 98.3%；对照组 60 例，痊愈 51 例，显效 1 例，有效 2 例，无效 6 例，总有效率 90%。患者对猫爪草胶囊均能耐受，未发现明显的毒副作用。有效患者停药后，随访 1 年，治疗组无 1 例复发，对照组 9 例复发。

（5）急性附睾炎：大部分患者初起始觉阴囊坠胀隐痛不适，逐渐加重，阴囊发红、肿大、触痛，随之发热（体温可达 38~40 ℃），数小时内附睾体积成倍增大，精索水肿增粗，附睾肿胀变硬，疼痛可放射到腹股沟区及腰部，个别继发睾丸鞘联积液，亦可出现膀胱炎、前列腺炎等症状。血象示白细胞升高，血沉增快，细菌培养阳性，B 超提示附睾肿大，并有炎性改变。病例选择：76 例，年龄最小 19 岁，最大 58 岁，平均 30.6 岁。发病 1~7 d 内就诊，其中单侧 65 例，双侧 11 例。21 例发病前有尿路感染（其中 12 例确诊为淋菌性尿道炎，9 例为非淋菌性尿道炎）；19 例曾有前列腺炎或精囊腺炎史；27 例有酗酒、大量进食辛辣刺激性食物或疲劳史；3 例因急性尿潴留引导术留置尿管；4 例原因不明。中医治疗：内服"猫爪草杨桃煎剂"，配方：猫爪草 30 g、毛花杨桃 30 g、银花 15 g、连翘 15 g、荔核 20 g、川楝子 15 g、青皮 10 g、吴茱萸 10 g、穿山甲 10 g、山慈菇 10 g、夏枯草 10 g、生甘草 10 g。每日 1 剂，水煎 2 次早、晚服，药渣煎后待冷后浸泡患处 15 min 左右，每日 2 次。连用 7 d 为 1 个疗程。西医治疗：①急性期应卧床休息，托起阴囊。②对症治疗：止痛药、镇静药。③抗生素使用：根据病原学检查结果指导治疗，选用氨基糖药类、青霉素、喹诺酮类、大环类、头孢菌素类。④外科治疗：脓肿形成切开引流。另注意保持阴囊清洁、减少感染机会。禁房事以及忌重体力活动，忌食辛辣刺激食品，禁烟酒。疗效标准如下，治愈：肿块消散或脓肿切开治疗愈合，全身症状消失；好转：肿痛减轻，创口基本愈合，全身症状缓解；未愈：局部及全身症状无改善。治疗结果：本组 76 例，治愈 67 例，占 88.15%；好转 9 例，约占 11.85%。

【综合利用】 猫爪草作为《中国药典》收载品种，其临床疗效显著，已成为国家重点发展的三类药材之一。但现阶段猫爪草开发利用缓慢，制剂生产未形成规模，宣传力度不够。目前以猫爪草为原料获准生产的仍然是猫爪草胶囊一种，并且仅在一些规模较大的医院中有使用，用量也很少。另外，猫爪草有确切的抗结核和抗肿瘤活性，然而关于其活性成分以及分子作用机制并不清楚，这需要以药理活性为导向对有效部位进行系统的分离、分析，以阐明其活性成分及其分子作用机制，为我国丰富的猫爪草资源开发利用提供依据，并为猫爪草相关制剂打入国际市场打下坚实的基础。

■**参考文献**

[1] 计光辅. 猫爪草的种植管理技术 [J]. 亚太传统医药，2006，2（7）：38-39.

[2] 王顺成，孙伟. 猫爪草的生长资源与栽培技术 [J]. 光明中医，2008，23（1）：98-99.

[3] 高宾，郭淑珍，赵丹. 猫爪草的来源与鉴别 [J]. 首都医药，2013，20（11）：44.

[4] 苗耀东，李小江，贾英杰. 猫爪草的化学成分及药理作用研究进展 [J]. 中草药，2014，45（11）：1651-1654.

[5] 熊英，邓可众，郭远强，等. 猫爪草中黄酮类与苷类化学成分的研究 [J]. 中草药，2008，39（10）：1449-1452.

[6] 张幸国，田景奎. 猫爪草化学成分的研究（Ⅲ）[J]. 中国药学杂志，2006，41（19）：1460-1461.

[7] 赵云，阮金兰，王金辉，等. 猫爪草化学成分研究 [J]. 中药材，2010，33（5）：722-723.

［8］贾慧青，范智超，薛生全．猫爪草多糖及蛋白含量测定［J］．时珍国医国药，2006，17（5）：736-737．

［9］张海松，岳宣峰，张志琪．猫爪草挥发油的提取及其化学成分的 GC-MS 分析［J］．中国中药杂志，2006，31（7）：609-611．

［10］廖豪，童志平．中药猫爪草的研究进展［J］．中国药房，2008，19（12）：955-957．

［11］王爱武，袁浩，孙平玉，等．猫爪草不同提取物对移植性肝癌 H_{22} 小鼠的抗肿瘤作用［J］．中国新药杂志，2006，15（12）：971-974．

［12］陆军，叶松，邓云，等．猫爪草醇提取物对耐多药结核分枝杆菌感染小鼠细胞免疫的影响［J］．中国医院药学杂志，2011，31（20）：1673-1676．

［13］胡泽开，刘会丽，乔靖怡，等．猫爪草多糖对环磷酰胺致小鼠免疫低下模型免疫功能的影响［J］．中国现代应用药学，2010，27（2）：89-91．

［14］韩红霞，吕世静．猫爪草多糖对小鼠急性化学性肝损伤保护作用的研究［J］．检验医学与临床，2010，7（9）：769-770，773．

［15］李君霞，胡泽开．猫爪草提取物对正常小鼠免疫功能的影响［J］．医药论坛杂志，2009，30（21）：75-76．

［16］卞晓霞，罗跃娥，王文洁，等．猫爪草提取物体外抗菌活性研究［J］．辽宁中医杂志，2014，41（9）：1945-1946．

［17］张振凌，王磊，吴筱青，等．中药猫爪草多糖的免疫活性研究［J］．时珍国医国药，2007，18（3）：537-539．

［18］童晔玲，杨锋，戴关海，等．猫爪草总皂苷体外抗人非小细胞肺癌 A549 细胞活性研究［J］．中华中医药学刊，2013，31（10）：2181-2183，2338．

［19］陈璇，童晔玲，杨锋，等．猫爪草总皂苷对人肝癌 HepG2 细胞活性的影响［J］．中国现代医生，2013，51（10）：3-5．

［20］聂焱，胡余明，易传祝．猫爪草提取物安全性毒理学研究［J］．实用预防医学，2010，17（12）：2507-2509．

［21］叶珺，昝桃红．猫爪草方治疗甲亢 168 例临床观察［J］．中国社区医师，2009，25（15）：36．

［22］席秀娥，尚好珍，张会强．猫爪草胶囊治疗 200 例结核性胸膜炎的疗效观察［J］．中国民康医学，2008，20（13）：1441-1442．

［23］张志军，裴桂芬．猫爪草胶囊治疗淋巴结结核 60 例疗效分析［J］．内蒙古中医药，2007（2）：26-27．

［24］黄海，张腊荣．猫爪草联合抗结核药物治疗颈淋巴结结核疗效观察［J］．湖北中医杂志，2012，34（5）：5-6．

［25］邓平荟．猫爪草杨桃煎剂为主治疗急性附睾炎 76 例［J］．中国性科学，2008，17（2）：31，40．

商　陆

【道地沿革】　商陆别名夜呼、当陆、白昌、章柳根、牛大黄、野萝卜等，始载于《神农本草经》，列为下品。苏颂《本草图经》曰："俗名章柳根。生咸阳山谷，今处处有之，多生于人家园圃中。春生苗，高三、四尺；叶青如牛舌而长；八月、九月内采根，曝干。"其所附并州商陆与凤翔府商陆图，花序均直立，所指与现时所售之商陆相吻合。《救荒本草》的章柳根、《植物名实图考》附图中的"商陆"亦为此种，可视为历来传统用药之正品。又唐代《新修本草》云："此有赤白二种：白者入药，赤贴肿外用。若服之伤人，乃至痢血不已而死也。"《植物名实图考》谓有红花、白花两种，按商陆之茎、枝、花色等却有赤、白之分，花色通常初白而后红，但在植物分类学上均属同种，现时入药亦不分红、白，其根均作商陆用。

【来源】　本品为商陆科植物商陆 Phytolacca acinosa Roxb. 或垂序商陆 Phytolacca americana L. 的干燥根。秋季至次春采挖，除去须根及泥沙，切成块或片，晒干或阴干。

【原植物、生态环境、适宜区】　多年生草本，高70~100 cm，全株无毛，根粗壮，肉质，圆锥形，外皮淡黄色。茎直立，多分枝，绿色或紫红色，具纵沟。叶互生，椭圆形或卵状椭圆形，长12~25 cm，宽5~10 cm，先端急尖，基部楔形而下延，全缘，侧脉羽状，主脉粗壮；叶柄长1.5~3 cm，上面具槽，下面半圆形。总状花序顶生或侧生，长10~15 cm；花两性，径约8 mm，具小梗，小梗基部有苞片1及小苞片2；萼通常5片，偶为4片，卵形或长椭圆形，初白色，后变淡红色；无花瓣；雄蕊8，花药淡粉红色；心皮8~10，离生。浆果扁球形，径约7 mm，通常由8个分果组成，熟时紫黑色。种子肾圆形，扁平，黑色。花期6~8月，果期8~10月。

商陆生命力强，常野生于山脚、林间、路旁及房前屋后，平原、丘陵及山地均有分布。喜温暖湿润的气候条件，地上部分在秋冬落叶时枯萎，而地下肉质根能耐-15 ℃的低温。对土壤的适应性广，不论是沙土还是红壤土，不管土壤肥沃还是瘠薄，都能长得枝繁叶茂。我国大部分地区有分布，主产于河南、安徽、湖北等地。

【生物学特点】

1. 栽培技术　喜温暖湿润气候，耐寒。适宜生长温度为14~30 ℃。以土层深厚、疏松、肥沃，富含腐殖质、排水良好的沙质壤土为好。不宜低洼或黏重土栽培。

用种子繁殖，可采用直播或育苗移栽法。9~10月，果实变成紫黑色时采收，浸入水中搓去外皮，晾干储藏。

（1）直播法：于4月按行株距各33 cm开穴，穴浅底平，每穴播种子7~8粒，施人畜粪水，盖一层火灰，以不见种子为度。苗高10~12 cm时匀苗，每穴留壮苗2~3株。

（2）育苗移栽法：条播，按沟心距约25 cm，在畦上开横沟，深约5 cm，播幅10 cm，每1 hm² 用种子22.5~30 kg。撒播，每1 hm² 用种子450~575 kg。育苗1年后，春季移栽。

2. 田间管理　第一年中耕除草、追肥各 3 次，第一次在 6 月上旬，第二次在 6 月中旬，第三次在 11 月上旬倒苗时。肥料以人畜粪水为主，第二年除在春季出苗后中耕除草和追肥各 1 次外，第二年若不挖，在冬季结合培土，还需中耕除草和追肥各 1 次。

3. 病虫害防治

（1）蚜虫：可用 40%克蚜星 600 倍液、25%抗蚜威 1000 倍液防治，最多使用次数分别为 3 次、2 次，安全间隔期均为 7 d。经检测无农药残留。少量蚜虫时也可不用农药，采摘后用稀盐水溶液浸泡 10 s，再用清水清洗一遍，更符合环保要求。

（2）根腐病：商陆根腐病的病原菌是真菌中的一种半知菌。受害植株地上部枯萎呈青枯状，根茎变褐色，严重时根腐烂。防治措施：选择排水良好的地块种植；雨季及时排水；用 70%五氯硝基苯 15 kg/hm² 进行土壤消毒。

【采收加工】　秋季至次春采挖根部，除去须根及泥沙，切成块或片，晒干或阴干。

【炮制储藏】

1. 炮制

（1）商陆：洗净，稍浸泡，润透，切片。晒干。

（2）醋商陆：取净商陆片，置锅内加米醋煮之，至醋吸尽，再炒至微干。（商陆片每 50 kg 用醋 15 kg）

2. 储藏　装入箱内加盖，防潮及虫蛀。

【药材性状】　本品为横切或纵切的不规则块片，厚薄不等。外皮灰黄色或灰棕色。横切片弯曲不平，边缘皱缩，直径 2~8 cm；切面浅黄棕色或黄白色，木部隆起，形成数个突起的同心性环轮。纵切片弯曲或卷曲，长 5~8 cm，宽 1~2 cm，木部呈平行条状突起。质硬。气微，味稍甜，久嚼麻舌。

以片大色白、有粉性、两面环纹显明者为佳。

【质量检测】

1. 显微鉴别

（1）根横切面：木栓层为数列至 10 余列细胞。皮层较窄。异常纤维束断续排列成数环，形成层连续成环，每环几十个维管束，维管束外韧型，木质部的木纤维较多，常数个相连或围于导管周围。薄层细胞含草酸钙针晶束，有少数草酸钙结晶或簇晶，并含淀粉粒。

（2）粉末：灰白色。草酸钙结晶成束或散在，针晶纤细，针晶束长 40~72 μm，可见草酸钙方晶或簇晶。木纤维多成束，直径 10~20 μm，壁厚或稍厚，有多数十字形纹孔。木栓细胞棕黄色，长方形或多角形，有的含颗粒状物。淀粉粒单粒圆形或长圆形，直径 3~28 μm，脐点短缝状、点状、人字形、星状，层纹不明显；复粒由 2~3 分粒组成。

垂序商陆根草酸钙结晶针尖稍长，约至 96 μm，无方晶或簇晶。

2. 理化鉴别

（1）颜色反应：取本品细粉 0.5 g，加 95%乙醇 10 mL 回流提取 0.5 h，滤过。滤液蒸干，残渣用冰醋酸 1 mL 和乙酸酐 1 mL 溶解，再滴加浓硫酸，立即显红棕色，2 h 也不褪色。（检查商陆皂苷）

（2）溶血反应：取本品细粉 0.5 g，加 50%乙醇 10 mL，回流提取 30 min，滤过，滤液蒸干，残渣溶于 7 mL 生理盐水中，滤过，用氢氧化钠溶液调至中性。取滤液 2 mL，加 2%红细胞悬浮液 2 mL，混匀，静置 10 min 后变为透明，即溶血。

（3）泡沫反应：取本品细粉 0.5 g，加 50%乙醇 10 mL，回流提取 30 min，滤过，滤液蒸干，残渣溶于生理盐水 7 mL 中，滤过，滤液用氢氧化钠溶液调至中性。取上述滤液 3 mL 置试管内，剧烈振荡 1 min，泡沫不明显，1 min 即消失。

（4）薄层色谱：取粉末 2.5 g，加甲醇 10 mL 浸泡过夜，滤过，做供试品溶液。另取商陆皂苷 A、H 制成对照品溶液。吸取两溶液点于同一硅胶 G 薄层板上，用氯仿-甲醇（8∶2）展开，展距 10 cm。喷 10%硫酸乙醇溶液，100 ℃烘烤 10 min，供试品色谱中在与对照品色谱相应位置，显相同颜色的斑点。

3. 含量测定

（1）皂苷含量：对于未衍生化的皂苷的测定，采用 Knauer Rp-8（4.6 mm×25 cm，5 μm）色谱柱；流动相：乙腈水溶液；流速：1.5 mL/min；检测波长：206 nm。对于已衍生化的皂苷的测定，采用 Nora Pak C18（3.9 mm×15 cm，4 μm）色谱柱；流动相：乙腈水溶液；流速：1.0 mL/min；检测波长：254 nm。样品测定：取干燥粉末 1 g，加入 100 mL 水，于 20 ℃提取 24 h，取提取液 50 mL，滤过，冷冻干燥，称重。溶于甲醇，配成 2 mg/mL 的供试品溶液，吸取供试品溶液 10 μL，进样，测定皂苷的总含量。

（2）组胺含量：精密称取组胺对照品 20 mg，溶于 25 mL 水中，分别移取 0.1、0.2、0.3、0.4、0.5、0.6 mL，置 25 mL 量瓶中，加入 1%硼酸钠 1 mL，再加入新配制的 β-萘醌溶液 1 mL，将量瓶置于沸水中加热 10 min，取出，置 5~10 ℃水中 5 min，加入酸醛溶液 1 mL（取 0.5 mL 甲醛加入 1 mol/L 盐酸 45 mL，再加入冰醋酸 10 mL，稀释至 80 mL），再加入 0.1 mol/L 硫代硫酸钠 1 mL，加水至刻度，以试剂为空白，于 460 nm 处，测定吸收度，以吸收度为纵坐标、浓度为横坐标，绘制标准曲线。样品测定：分别精密称取粉碎过 40 目筛的商陆原药材、生商陆丝及醋炙商陆各 2.5 g，加入 50%乙醇 25 mL，称重，回流 5 h，加乙醇补足重量，滤过，弃去初滤液，取续滤液 2 mL，通过 IRA-400 树脂，用 20 mL 水洗脱，洗脱液再通过 IRC-50 树脂，20 mL 水洗脱，再用 0.5 mol/L NaOH 40 mL 洗脱，收集 NaOH 液，加 1 mol/L HCl 20 mL，加热回收，转入 25 mL 量瓶中，按标准曲线绘制方法，测定各样品吸收度，按线性关系计算出样品中组胺的含量。结果：原药材为 0.103%，生商陆丝 0.079%，醋制商陆为 0.086%。

【性味归经】　苦，寒；有毒。归肺、脾、肾、大肠经。

【功能主治】　逐水消肿；通利二便；解毒散结。主水肿胀满；二便不通；症瘕；疬癖；瘰疬；疮毒。

【用法用量】　内服：煎汤，3~10 g；或入散剂。外用：适量，捣敷。

【使用注意】　商陆鲜品经煎煮或蒸煮 0.5 h 以上，毒性可大大降低；干品除久煎外，制成蜜丸、蜜浆、乙醇浸膏，其毒性亦均减弱。本品外貌形似人参易误服，脾虚水肿及孕妇忌服。

【化学成分】

1. 三萜皂苷类　商陆中最主要的特征性化学成分，现已从商陆中分离得到 21 个三萜皂苷元，且均为齐墩果烷型，具体分为 5 种母核类型：商陆酸、商陆酸 30-甲酯、美商陆皂苷元、加利果酸、商陆酸 G。此外，还有 42 种三萜皂苷从商陆中分离得到。

2. 黄酮类 主要为黄酮醇类和黄酮木脂素类，其中以山柰酚型黄酮醇为主。

3. 多糖类 多糖也是商陆的化学成分之一，多由半乳糖醛酸、半乳糖、阿拉伯糖和鼠李糖所组成。

4. 蛋白多肽类 商陆中蛋白多肽类成分包括分子量大、组分复杂的商陆毒素 PWM，抗病毒蛋白 PAP，抗真菌蛋白 PAFP-R$_1$ 和 PAFP-R$_2$ 等。

5. 挥发油 现通过水蒸气蒸馏法提取结合 GC-MS 分析鉴定成分得出 24 个化合物，其中含量最多的是棕榈酸（52.49%）和亚油酸（21.60%），另外，含量大于 2% 的成分有 1-甲基环十二烯、7-甲氧基-2，2，4，8-四甲基三环十一烷、邻苯二甲酸丁基十四烷基酯、正十五酸、棕榈酸甲酯、7，10-亚油酸甲酯等。

6. 微量元素 商陆中包含铍、镉、铬、铜、铅、锶、铽、锌等 25 种无机元素，其中含有 10 种人体必需的微量元素。

7. 其他 另外还从商陆中分离鉴定了 2-乙基-正己醇、2-甲氧基-4-丙烯基苯酚、邻苯二甲酸二丁酯、棕榈酸乙酯、带状网翼藻醇、2-单亚油酸甘油酯、油酸乙酯、棕榈酸等 8 种脂溶性成分。此外，商陆中还含有微量的组胺、γ-氨基丁酸、α-菠菜甾醇、Δ^7-豆甾烯醇、肉豆蔻酸等成分。

【药理作用】

1. 抗菌 采用液体稀释法测定商陆不同粗提物的最低抑菌浓度，探讨商陆的有效抑菌活性成分。在菌株活化后，用无菌水校正至 0.5 麦氏比浊单位，然后以 1:200 稀释，使菌液浓度为 10^5 CFU/mL。商陆各提取物样品用无菌水或二甲基亚砜溶解后，用 MH 液体培养基进行适当稀释。在微量聚乙烯孔板中加入各种不同浓度的样品 100 μL，并接种 100 μL 稀释好的各菌液，同时设立菌液对照和样品对照。37 ℃ 培养 24 h，观察各孔中培养液的浊度，将孔底部不出现细菌沉淀的最低浓度作为该样品对细菌的最低抑菌浓度。实验结果表明，商陆抑菌活性主要有效部位为极性较大的皂苷类提取物。

2. 保护肾 采用单侧肾切除并阿霉素尾静脉注射的方法构建肾小球硬化大鼠模型，采用免疫组化法检测各组大鼠肾小球转化生长因子-β1（TGF-β1）的表达，末端脱氧核苷酸转移酶介导的 dUTP 缺口末端标记测定法（TUNEL）法检测肾小球细胞凋亡，并分析 TGF-β1 水平和细胞凋亡的相关性，探讨商陆对肾硬化大鼠的影响。取雄性 SD 大鼠 36 只，随机分为正常对照组、模型组、商陆治疗组，每组 12 只。模型组及治疗组大鼠在 4.03 mmol/L 戊巴比妥钠 50 mg/kg 腹腔注射麻醉下，行左肾摘除术。术后第 7 天、第 28 天分别给予阿霉素 5、3 mg/kg 尾静脉注射。正常对照组大鼠仅剥离肾脂肪包膜，不切除肾脏；术后给予等量生理盐水尾静脉注射。给药方法：自手术后 1 周开始灌胃，商陆治疗组给 2 mL 商陆水煎剂［4 g/（kg·d）］，正常对照组和模型组给予 2 mL 生理盐水。连续 93 d。将大鼠麻醉后剖开腹腔，用 4 ℃ 预冷的生理盐水灌洗肾直至变白，摘下肾取部分肾组织（兼顾皮、髓质）置于 3.33 mol/L 中性甲醛液固定后做成石蜡切片，将组织切片脱蜡至水后，按试剂盒说明书进行免疫组化染色和原位末端转移酶标记法（TUNEL）检测肾小球细胞凋亡。实验结果表明，商陆在降低肾小球

TGF-β1 的表达的同时降低了肾小球细胞过度凋亡，改善了肾小球病理损害，保护了肾功能。

采用单侧肾切除并重复尾静脉注射阿霉素建立肾病大鼠模型，通过石蜡切片六胺银（PASM）染色测定肾小球基质相对面积，免疫组化方法检测层粘连蛋白（LN）与纤连蛋白（FN）及基质金属蛋白酶-2（MMP-2）表达，观察商陆水煎剂能否减轻阿霉素肾病大鼠肾小球细胞外基质（ECM）成分蓄积。取 SD 雄性大鼠 50 只，随机分为：对照组 10 只；模型组 10 只；模型治疗组，包括商陆组、依那普利组各 10 只。1.5%戊巴比妥钠 50 mg/kg 腹腔注射麻醉，常规消毒在无菌条件下背部切口 1~1.5 cm，暴露左肾，剥离肾脂肪及肾上腺，结扎左肾门血管，切除左肾并缝合切口。术后第 1 周予阿霉素 4 mg/kg 尾静脉注射，第 4 周再次注射 3 mg/kg。对照组：分离左肾脂肪包膜，不切除左肾并缝合切口，术后第 1 周尾静脉注射生理盐水 0.5 mL，4 周后等量重复注射。商陆组、依那普利组分别于成模 1 周后给予商陆水煎剂 4000 mg/(kg·d)、依那普利混悬液 4 mg/(kg·d) 灌胃，对照组、模型组分别给予等量生理盐水灌胃，每日 1 次，自由饮食。14 周后将大鼠麻醉处死，取肾标本石蜡包埋。通过石蜡切片 PASM 染色测定肾小球基质相对面积，免疫组化方法检测层粘连蛋白与纤连蛋白及基质金属蛋白酶-2表达。实验结果表明，商陆水煎剂对减少阿霉素肾病大鼠肾小球 ECM 蓄积、延缓肾病进展有一定作用。

用不同浓度的商陆皂苷甲（EsA）刺激肾小球系膜细胞（rGMC），4-甲基偶氮四唑蓝（MTT）法检测其对 rGMC 增殖的影响。将 rGMC 购回后适应性培养 4 h 后吸取全部培养液［5%胎牛血清（FBS）的 MEM 培养液］入无菌瓶内，并将 FBS 浓度由 5%调整为 10%做 rGMC 培养备用。用磷酸缓冲盐溶液（PBS）洗细胞 2 次，加入胰酶消化细胞，见细胞变圆呈片状脱落时，加入 10%FBS 的 MEM 培养液，终止消化，将细胞悬液移入离心管中，800 r/min，4 min 离心后，弃去上清液，加入 3 mL 10%FBS 的 MEM 培养液重悬细胞，按 1∶3 接种于 25 mm² 培养瓶，每瓶加入 10%FBS 的 MEM 培养液至 5 mL，吹打均匀，放入 37 ℃、5%CO₂ 培养箱中培养，2 d 换一次液，细胞生长迅速，3 d 传一代。采用 6~9 代 rGMC。rGMC 同步化生长于 G₀ 期后，对照组加入 10%FBS 的 MEM 培养液，实验组除加入上述培养液外，还分别加入终浓度为 20、10、5、2.5、1.25、0.625 mg/L 用二甲基亚砜（DMSO）溶解的 EsA，上述各组分别培养至 24、48、72 h 时，换新鲜培养液，按上述方法加入 MTT 培养 4 h 后，加入 DMSO 振荡 10 min 溶解结晶物，在酶联免疫检测仪 490 nm 波长处测定各孔吸光度。实验重复 4 次。实验结果表明，在体外 EsA（2.5~55 mg/L）可显著抑制 rGMC 的增殖。

通过观察商陆皂苷甲（EsA）对 BXSB 小鼠肾细胞凋亡的影响，探讨 EsA 对狼疮肾炎的作用机制。将 24 只 18 周龄雄性 BXSB 小鼠随机分为模型组、地塞米松组和 EsA 组，腹腔注射相应药物治疗 4 周后留取肾组织标本，采用原位末端标记法检测肾细胞凋亡情况，免疫组化检测组织中 Bax、Bcl-2、Fas、FasL 表达情况。实验结果显示，3 组间肾小球和肾小管细胞的凋亡指数差异有统计学意义，EsA 组凋亡指数最高，其次为地塞米松组。与模型组比较，两治疗组小鼠肾组织 Bcl-2 光密度值显著下降，EsA 和地塞米松治疗组间无统计学差异；3 组间 Bax 的表达比较差异无统计学意义；而 3 组间肾组织 Bcl-2/Bax 的比值比较差异有统计学意义。与模型组比较，两治疗组 BXSB 小鼠的肾组织 Fas、FasL 光密度值明显增加，EsA 和地塞米松治疗组间差异无统计学意义。结果表明，EsA 具有诱导 BXSB 小鼠肾小球和肾小管细胞凋亡作用，其通过下调 BXSB 小鼠肾组织中 Bcl-2 表达及上调 Fas、FasL 表达而促进细胞凋亡的发生。

3. 抗生育 采用手术方法采集 Sprague-Dawley 大鼠精子，采用改良 Sander-Cramer 法，将不同浓度 EsA 制剂在体外与大鼠精子作用，测定 EsA 的杀精作用及杀精最低有效浓度；精子尾低渗肿胀（HOS）试验、伊红 Y（EY）染色法检测精子膜的完整性和活力，固相法检测精子顶体酶（ACE）活性，探讨 EsA 对大鼠的体外杀精作用及其机制。将大鼠用颈椎脱臼法处死，仰卧位固定，无菌条件下取大鼠附睾，置于无菌小烧杯中，生理盐水清洗后加入改良台氏液，剪开附睾尾部，37 ℃ 孵育 10 min，使活精子游离，显微镜下进行精子总数和活动度测定，总数高于 $3.0×10^{10}$/L、活动度>80%者用于后续实验。采用改良 Sander-Cramer 方法，取上述大鼠精子悬液 1.0 mL（调整精子密度为 $1.0×10^{10}$/L），加入 1.0 mL 不同浓度（0.5、1.0、2.0、4.0 g/L）的 EsA 药液中，迅速混匀。于 20、40、60、120 s，分别取 1 滴混合液置于载玻片上，37 ℃ 控温显微镜下连续观察 5 个高倍视野，以全部精子制动为终点，计数活动精子数。用不同浓度（0.25、0.50、1.00、2.00 g/L）的壬苯醇醚（N-9）溶液及生理盐水作为对照，每份标本均重复测 3 次，结果判定：全部精子完全固定不动，计为 -；< 10% 精子颤动，计为±；< 60% 活动精子，计为+；≥60% 活动精子，计为++。另参照世界卫生组织人类精液及精子和子宫颈黏液相互作用实验室检验方法，并依据上述实验结果，取 1.0 mL 最低有效质量浓度的 EsA 溶液或 N-9 溶液分别与1.0 mL大鼠精子悬液（调整精子密度为 $1.0×10^{10}$/L）混合，作用 20 s，取悬液 0.5 mL 与 1.0 mL 低渗液混合，37 ℃下培养 30 min，然后在相差显微镜下观察 200 个精子，计算精子尾肿胀百分率，以确定其低渗肿胀能力，检测药物对大鼠精子膜的影响；另取与药物作用后的精子悬液 1 滴，涂布在清洁载玻片上，EY 染色法检测大鼠精子活力；相差显微镜下观察 200 个精子，着红色为死精子，不着色为活精子，计算精子存活率。再取大鼠精子悬液 1.0 mL（调整精子密度为 $7.5×10^9$/L），加入 1.0 mL 不同浓度（0.5、1.0、2.0、4.0 g/L）的 EsA 药液中，混匀，37 ℃下培养 20 s，2500 r/min 离心 20 min，弃去精浆后采用固相法检测大鼠精子顶体酶活性，每份标本同时设测定管和空白管，具体操作按试剂盒说明书方法步骤进行。实验结果表明，商陆皂苷甲对大鼠有体外杀精作用，其机制可能与破坏精子膜和降低 ACE 活性有关。

4. 利尿 向水负荷状态大鼠腹腔注射不同剂量商陆皂苷甲，测定给药后连续 6 h 总尿量，观察商陆皂苷甲对大鼠的利尿作用。于实验前 24 h，大鼠禁食不禁水，按 25 mL/kg 剂量灌胃纯化水，收集 2 h 内尿量，选取 2 h 内排尿量达到灌胃量的 40% 以上的大鼠作为利尿实验对象。将通过筛选的大鼠 50 只，随机分为 5 组，分别为：阴性对照组、氢氯噻嗪对照组（氢氯噻嗪 0.4 mg/kg）、EsA 高剂量组（5.2 mg/kg）、EsA 中剂量组（2.6 mg/kg）、EsA 低剂量组（1.3 mg/kg），每组 10 只。将筛选出的大鼠按 25 mL/kg 剂量灌胃纯化水，手轻压大鼠下腹部使其排尽余尿。30 min 后，阴性对照组腹腔注射 0.9%氯化钠溶液，其他 4 组腹腔注射各受试药物，给药体积均为 20 mL/kg。立即放入代谢笼内（每笼1只）。每2h收集尿液1次，连续收集6h。记录每2h动物的尿量，计算6h总排尿量。实验结果表明，商陆皂苷甲高剂量对大鼠有利尿作用。

采用代谢笼法，观察商陆不同部位对生理盐水负荷大鼠在0~2h、2~7h及0~7h尿量的影响，比较商陆不同部位对大鼠的利尿作用。取健康雄性Wistar大鼠，体重（250±20）g，按照随机数表放入已标号的代谢笼（1只/笼），喂养1~2d，自由饮水，观察大鼠尿量是否稳定。实验前18h禁食，自由饮水。用药前按2.5 mL/100 g生理盐水灌胃大鼠，收集2h的尿量，尿量超过生理盐水灌胃量40%者为合格动物。经筛选合格的大鼠，随机分组，其中包括空白组（0.3%CMC-Na生理盐水）、阳性对照组（氢氯噻嗪）及商陆各部位组。实验前大鼠18h禁食不禁水。实验时，先以2.5 mL/100 g灌胃给予生理盐水，30 min后，分别按2.5 mL/100 g灌胃给予0.3%CMC-Na生理盐水、氢氯噻嗪及商陆各部位。给药后压迫大鼠下腹，使膀胱内余尿排尽，置代谢笼中，开始计时，每隔1h记录1次尿量，记录7h，分别计算0~2h尿量、2~7h尿量及0~7h累积尿量。实验结果表明，商陆正丁醇部位及粗皂苷和粗生物碱的混合部位是商陆利尿的活性部位，且与氢氯噻嗪相比作用缓和持久。

【毒理研究】 商陆根水浸剂、煎剂、配剂予小鼠灌胃的LD_{50}分别为26、28、46.5 g/kg；腹腔注射的LD_{50}分别为1.05、1.3、5.3。不同动物对商陆敏感性不同，猫、犬较敏感，比兔易中毒。给予较大的剂量，小鼠出现活动降低，闭眼伏下不动，呼吸初变快，逐渐变慢变弱，时有全身抽搐现象，中毒死亡多在给药后3h内。据小鼠致死反应看来，红色商陆较白色商陆毒性大1倍，煮沸2h两者毒性均明显降低。大鼠灌肠煎剂5 g/kg，连续3周；每日灌服乙醇浸膏剂3.6 g/kg，30 d，心、肝、肺、肾等脏器经病理检查，均未见有异常现象。猫、犬口服本品1~10 g/kg可致呕吐。

【临床应用】

1. 临床配伍

（1）大便不通：商陆（干）、大戟（锉，炒）各一分。上二味，粗捣筛，用水四盏，枣（去核）十枚，煎至一盏半，下黑豆半合，同煎至水尽，拣取黑豆。初春三粒，稍加之，以通利为度。（《圣济总录》商陆煮豆方）

（2）水气通身洪肿，喘呼气急，烦躁多渴，大小便不利，服热药不得：泽泻、商陆、赤小豆（炒）、羌活（去芦）、大腹皮、椒目、木通、秦艽（去芦）、茯苓皮、槟榔。上等分，细切，每服四钱，水一盏半，生姜五片，煎七分，去滓温服，不拘时候。（《济生方》疏凿饮子）

（3）卒暴症：商陆捣碎，蒸之，以新布籍腹上，以药铺于布上，以衣物覆其上，冷复易之。（《千金要方》）

（4）慢性肾衰竭：炙附子15 g（先煎），菟丝子15 g，淫羊藿15 g，杜仲20 g，黄芪30 g，党参20 g，茯苓20 g，白术15 g，山药20 g，商陆15 g，大腹皮15 g，猪苓20 g，丹参30 g，红花15 g，金银花30 g，蒲公英30 g，紫苏叶20 g，生大黄20 g。水煎服，每次煎取药汁450 mL，每日3次温服。12~14 d为1个疗程，治疗1~2个疗程。[《实用中医药杂志》2014，30（3）：199-200.]

（5）跌打：商陆研末，调热酒搽跌打青黑之处，再贴膏药更好。（《滇南本草》）

（6）疮伤水毒：商陆捣炙，布裹熨之，冷即易之。（《千金要方》）

（7）淋巴结结核：商陆三钱，红糖为引，水煎服。（《云南中草药》）

（8）石痈（痈硬如石，不出脓）、湿漏诸痈疽：商陆捣烂搽涂患处，药干即换。若坚如石，不作脓者：生商陆捣敷之，干即易之，取软为度。（《千金要方》）

（9）肿毒：商陆和盐少许，捣敷，日再易之。（《千金要方》）

2. 现代临床

（1）急性肾小球肾炎：患者以水肿、蛋白尿、血尿、高血压为临床特征。选择 40 例急性肾小球肾炎患者，分为治疗组和对照组，其中治疗组 22 例，对照组 18 例，所有患者中男 30 例，女 10 例；年龄最小 3 岁，最大 17 岁；病程最短 3 d，最长 14 d，多数患者病程在 3~7 d。一般治疗：所有患者均被要求卧床休息 2~3 周，直至肉眼血尿消失，水肿消退，高血压和氮质血症消除。饮食上给予富含维生素的高热量饮食，急性期应限盐、水和蛋白质的摄入，防止水钠潴留。在水盐的入量上，有水肿和高血压的患者应控制食盐在 2.0~3.0 g/d。尿少者还应适当限水；少尿和肾衰竭者还应限制钾的摄入。肾功能正常者控制蛋白质在 40~70 g/d。有上呼吸道感染病史的患者给以青霉素静脉滴注，疗程为 1 周。若患者血压明显升高者予降压治疗，要首先用血管紧张素转换酶抑制剂（ACEI）类治疗。特殊治疗：治疗组患者除给予一般治疗外，另给予中药商陆麻黄汤：生麻黄（先煎去上沫）、商陆各 6 g，茯苓皮、泽泻各 15 g，赤小豆 12 g，每日 1 剂，水煎取汁 200 mL，分早、晚 2 次服用，根据年龄稍做剂量调整。若患者尿常规提示血尿明显者，加三七、海螵蛸、仙鹤草、旱莲草、茜草、蒲黄等。1 周为 1 个疗程，治疗 2 个疗程统计疗效。疗效标准如下，临床痊愈：水肿等症状、体征消失，尿蛋白定性检查持续阴性，或 24 h 尿蛋白定量小于 100 mg，尿红细胞消失，肾功能正常；显效：水肿等症状、体征消失，尿蛋白定性持续降至微量以下，或 24 h 尿蛋白定量持续降至 300 mg 以下，尿红细胞不超过 6 个高倍视野，肾功能正常；有效：水肿等症状、体征改善，尿常规检查进步，肾功能正常；无效：水肿等症状、体征改善不明显，尿常规检查无进步，或肾功能无改善。治疗结果：治疗组临床痊愈 10 例，显效 6 例，好转 5 例，无效 1 例，总有效率为 95%；对照组临床痊愈 7 例，显效 5 例，好转 3 例，无效 3 例，总有效率为 83%；治疗组疗效优于对照组。

（2）慢性支气管炎：将商陆分别制成蜜浆、蜜丸（Ⅰ、Ⅱ号）。蜜浆：取鲜商陆 1.25 kg，洗净，切片，加水 1500 mL，文火煮 2 h 左右，去渣，加蜜 125 g，浓缩至 600 mL；蜜丸Ⅰ号：取商陆洗净，切片，置冷水中煮沸后 7~8 min，捞出弃水，放入蒸笼内蒸 40 min，晒干，粉碎成粉，炼蜜为丸，每丸重 9 g（含纯粉 3.9 g）；蜜丸Ⅱ号：取鲜商陆洗净，切片，放入蒸笼内蒸 40 min，晒干，粉碎成粉，炼蜜为丸，每丸重 9 g（含纯粉 3.9 g）。每次服蜜浆 20 mL 或蜜丸Ⅰ号（或Ⅱ号）1 丸，均每日服 3 次，10 d 为 1 个疗程，一般均服 3 个疗程，每疗程间隔 3~5 d，亦可连服。共治疗 682 例，结果蜜丸疗效较佳，蜜丸Ⅰ号有效率为 95.85%；蜜浆有效率为 82.58%。以上制剂止咳、祛痰效果较好，平喘效果较差。初步观察三种剂型均有累积增效现象，但停药后疗效有逐渐减退趋势，故应适当间断投药以巩固疗效，绝大多数患者服药后食欲增加，睡眠好转，体感温热，耐寒力增强。一般无明显不良反应，少数患者有鼻咽不适及上腹部不适、腹泻等，3~5 d 消失，无须停药。

（3）银屑病：将生商陆切片置于高压蒸锅中蒸 2 h 后烤干，研成粉，压片。成人每日 9 g，分 3 次服，儿童量酌减。治疗各型银屑病 40 例，结果治愈（皮损症状、体征、化验正常）12 例，占 30%；明显进步（皮损大部消失，症状、体征、化验有好转）9 例，占 2.5%；进步（皮损、症状有好转）11 例，占 27.5%；无效（皮损、症状无变化）8 例，占 20%。治愈率为 30%，总有效率为 80%。商陆治疗各型银屑病（急性点滴状银屑病除外），一般 20~30 d 后才产生效果，有部分用药 7 d 后自觉症状减轻或消失，皮损开始好转；治疗疗程一般 20~60 d，最长可达 3 个月以上，一般认为用药 1 个月未见效果则可不再使用。

（4）乳腺增生：用商陆片剂（每片内含生药 0.5 g），每服 6 片，每日 3 次，如无不良反应，可逐渐增加剂量，最多至每次 20 片。共治疗 253 例，其中双侧者 16 5 例，单侧者 8 例，手术后复发者 12 例，同时设未经治疗组和西药组（睾丸糖衣片），分别为 105 例和 20 例，做对照观察。结果商陆组治愈（乳房疼痛消失，肿块消失）94 例，占 37.15%；显效（乳房疼痛减轻，肿块缩小 1/2 以上）72 例，占 28.46%；好转（乳房疼痛减轻，肿块缩小不及 1/2 或结节变软）74 例，占 29.25%；无效（乳房疼痛不减，肿块未见缩小）13 例，占 5.14%。未治组自愈 9 例，占 8.6%；显效、好转 8 例，占 7.6%；无效 8 例，占 83.8%。西药组治愈 1 例，占 5%；显效 3 例，占 15%；好转 9 例，占 45%；无效 7 例，占 35%。结果表明，商陆对乳腺增生病疗效显著，其疗效明显优于睾丸糖衣片。

（5）慢性肾炎、血吸虫肝硬化腹水症：取商陆、泽泻、杜仲各 90 g，洗净切片，用温开水浸泡 1~2 h 后，文火煎熬 2 次，滤液合并浓缩，再加糖及防腐剂，制成商陆合剂 30 mL，每日服 3 次，成人每次 10~15 mL，儿童及体弱胃肠者酌减，饭后服，同时限制食盐及水分。治疗慢性肾炎 9 例及肝硬化 8 例，经 1~6 个月观察，9 例慢性肾炎有 8 例获效。8 例肝硬化有 5 例尿量增加，腹水减轻。慢性肾炎除晚期者外，多见尿量增加，水肿减轻或消失，尿量的增加多在服药后 2~4 d 开始，2 周左右达高峰，至 20 d 左右逐渐减少，此时停药 4~6 d 再用，尿量又渐增加，但水肿消退后，尿量增加不多。此外，有以商陆 3 g、猪瘦肉 100 g，加水 400 mL 煎至 300 mL，为 1 日量，3 次分服，对急慢性肾炎及其他原因所致的水肿、腹水均有效果。

（6）血小板减少性紫癜：取干燥根切成薄片，加水煎 0.5 h，浓缩成 100% 的煎剂。首次服 30 mL，以后每日 3 次，每次 10 mL。或成人以 12~24 g、小儿 6~9 g 为 1 日量，久煎 3~4 h 以减低毒性。用 100% 煎剂治疗 21 例，除 1 例疗效不显外，其余均在 2~4 d 内紫癜逐渐消失，鼻衄、牙龈出血好转，仅少数病例仍偶于四肢出现新的散在性针尖样出血点；有半数病例在服用后第 2 周左右血小板计数可恢复到正常范围，其中部分患者表现有波动性，个别亦有不恢复的。9 例患者经骨髓象复查，6 例患者的巨核细胞已出现有血小板形成，表明对骨髓病变有缓解作用。此外，该煎剂对过敏性紫癜、咯血等亦有良好效果。

【不良反应】　商陆有毒，中毒者一般在服药后 0.5~3 h 发病，主要表现在消化系统和神经系统，轻者可引起恶心、呕吐、头痛、头晕、腹胀、腹泻、多尿等症状；重者四肢抽搐、血压下降、神志不清、便血、呕血、呼吸减弱、二便失禁，甚者中枢麻痹、呼吸障碍、心肌麻痹而亡；可导致孕妇流产。

【综合利用】 虽然中药商陆用于临床历史悠久，但由于毒性大、不良反应多、安全性差，临床应用非常少。限于现阶段对商陆的化学成分、炮制方法及药理作用等方面的研究不够深入，导致其在临床作用系统性研究尚少，商陆的开发难度相对比较大。因此，我们必须加强对商陆有效成分、药理作用的研究，特别应加强对其炮制方法的研究，使其在发挥药用价值的同时，毒副作用能降到最低，保证用药安全。同时，应拓宽思路，深入研究，为商陆的后续开发应用提供更可靠的理论依据。

■参考文献

[1] 陈晓玲，罗鹏辉．中药土家药话商陆 [J]．四川中医，2011，29 (2)：54-55.

[2] 李忠芳，田耀平．中药商陆的研究进展 [J]．安徽农学通报（上半月刊），2013，19 (5)：108，112.

[3] 余德，吴德峰，郑真珠．商陆的利用及其栽培技术 [J]．福建农业科技，2010，4 (4)：85-86.

[4] 陈琳，吴皓．商陆醋炙前后化学成分和药效比较 [J]．中国实验方剂学杂志，2013，19 (21)：5-9.

[5] 周凤梅，赵燕燕，王怀荟，等．商陆种子的化学成分研究 [J]．齐鲁药事，2011，30 (1)：5-8.

[6] 刘瑞娟，段静，赵国栋，等．商陆中挥发油的提取及其化学成分分析 [J]．北方园艺，2010 (14)：63-64.

[7] 王鹏程，王秋红，赵珊，等．商陆化学成分及药理作用和临床应用研究进展 [J]．中草药，2014，45 (18)：2722-2731.

[8] 朱永俊，张克非，郭明好，等．阿霉素肾硬化大鼠肾转化生长因子-β_1表达和细胞凋亡相关性及商陆的影响 [J]．医学信息（内·外科版），2009，22 (1)：52-55.

[9] 李明，张克非，杨亦彬．商陆对阿霉素肾病肾小球胞外基质影响的实验研究 [J]．遵义医学院学报，2010，33 (2)：122-124.

[10] 李一飞，姚广涛．商陆药理作用及毒性研究进展 [J]．中国实验方剂学杂志，2011，17 (13)：248-251.

[11] 吴兆盟，李燕．商陆误服中毒分析及其混淆品种鉴别 [J]．中国药业，2008，17 (18)：60-61.

[12] 朱晓松，贾林，王蜜蜜，等．商陆提取物抑菌活性评价研究 [J]．中国现代中药，2010，12 (12)：33-35，39.

[13] 马华林，张祥贵，杨丹，等．商陆皂苷甲对 BXSB 小鼠狼疮肾炎凋亡的影响 [J]．现代中西医结合杂志，2015，24 (9)：927-929.

[14] 易文龙，郭晓轶，樊舒豪，等．商陆皂贰甲对大鼠的体外杀精作用 [J]．新乡医学院学报，2014，31 (9)：688-690.

[15] 崔楠楠，孟祥龙，马俊楠，等．商陆皂苷甲急性毒性与利尿作用研究 [J]．医药

导报，2014，33（8）：981-984.

[16] 贾金萍，邢婕，秦雪梅．中药商陆利尿作用的实验研究 [J]．山西医科大学学报，2014，45（8）：725-728.

[17] 陈奇．中药药理研究方法学 [M]．北京：人民卫生出版社，1993：33.

[18] 王蕾，姚东云，马红梅，等．中药利尿药理实验动物筛选方法探讨 [J]．中国比较医学杂志，2006，16（11）：694-696.

[19] 孙艳，张琳，王启隆，等.4 种茶叶水提物的利尿作用 [J]．沈阳药科大学学报，2011，28（12）：973-975，1004.

[20] 吴燕，欧阳臻，赵明，等．桂苓神术汤及其有效部位的利尿作用 [J]．中国实验方剂学杂志，2012，18（4）：169-172.

[21] 武蕾蕾，才玉婷，常乐．锦灯笼醇提取物对大鼠的利尿作用研究 [J]．牡丹江医学院学报，2012，33（2）：5-6.

[22] 张祥贵，汤杰印．商陆皂苷甲对肾小球系膜细胞增殖的影响 [J]．陕西中医，2013，34（8）：1075-1077.

[23] 张家继，李革，李德君．商陆的临床应用 [J]．中国中医急症，2011，20（6）：1002.

[24] 胡莹，曾聪彦，梅全喜．急性商陆中毒反应 82 例文献分析 [J]．时珍国医国药，2011，22（12）：3041.

[25] 冯堃，杜正浩，李成文．峻下逐水药商陆药用价值商榷 [J]．河南中医，2008，28（8）：90-91.

[26] 翟瑞柏，王素芹．商陆麻黄汤治疗急性肾小球肾炎 40 例临床观察 [J]．吉林中医药，2009，29（12）：1042-1043.

旋　覆　花

【道地沿革】　旋覆花别名金佛草、六月菊等，药用历史悠久。始载于《神农本草经》，写作旋覆华，载"生川谷"。陶弘景云："出近道，下湿地，似菊花而大。"掌禹锡等按《蜀本图经》云："旋覆花叶似水苏，花黄如菊，今所在皆有，六月至九月采花。"《图经》载："旋覆花生平泽川谷，今所在有之，二月以后生苗，多近水傍，大似红蓝而无刺，长一、二尺以来，叶如柳，茎细，六月开花如菊花，小铜钱大，深黄色。"

【来源】　本品为菊科植物旋覆花 *Inula japonica* Thunb．或欧亚旋覆花 *Inula britannica* L．的干燥头状花序。夏、秋二季花开放时采收，除去杂质，阴干或晒干。

【原植物、生态环境、适宜区】　多年生草本，高 30~80 cm。茎具纵棱，绿色或微带紫红色。叶互生，椭圆形、椭圆状披针形或窄长椭圆形，长 6~10 cm，宽 1~2.5 cm，先端尖，基部稍狭，有时呈小耳、半抱茎，全缘或具细锯齿，上面绿色，疏被糙毛，下面淡绿色，密被糙伏毛。头状花序少数或多数，顶生，呈伞房状排列，直径 3~4 cm；花序梗被白毛，近花序处通常有 1 披针形的苞片，被柔毛；总苞半圆形，长 8~10 mm，直径 1~1.8 cm，总苞片数层，外层披针形，内层线状披针形或线形，干膜质，外面被毛或仅具缘毛；花托微凸；舌状花 1 层，黄色，雌性，花冠先端 3 浅裂，基部两侧稍连合呈管状，雌蕊 1，子房下位，具棱，被白色短硬毛，花柱线形，柱头 2 裂；管状花两性，位于花序的中央。花冠先端 5 齿裂，裂片卵状三角形，雄蕊 5，聚药，花丝分离而短，雌蕊 1，花柱线形，柱头 2 裂。瘦果长椭圆形，被白色硬毛，冠毛白色。花期 7~10 月，果期 8~11 月。

旋覆花性喜阳光，根系发达，抗病虫、耐寒、耐干旱、耐土壤贫瘠。多生于山坡、路旁、田边或水旁湿地。主产于河南、江苏、河北、浙江、安徽和黑龙江、吉林、辽宁等地。

【生物学特点】

1. 栽培技术　旋覆花对土壤要求不严格，山坡地、河岸地、沟旁地均可种植。但在排水良好、肥沃的沙质壤土或富含腐殖质土壤中生长良好；以温暖、湿润的气候最适宜。选地后每亩施腐熟厩肥或堆肥 3000~4000 kg 做基肥，深耕 20~25 cm，耙细整平，做宽 1.2 m 的畦。旋覆花的繁殖包括种子繁殖和分株繁殖。

（1）种子繁殖：按行距 30 cm 开浅沟条播，将种子均匀撒入沟内，覆薄土，稍镇压后畦面覆盖稻草或落叶，并浇一次透水，保持土壤湿润，20 d 左右即可出苗。出苗后撤除稻草或落叶等覆盖物，可保留一薄层，既利于保持畦面湿润不板结，又能有效防止杂草丛生。每亩播种量为 1.5~2 g。阳畦育苗较直播提早 10~15 d 进行，畦面整平后浇一次大水，待水渗下后，即可播种，撒播后，覆土 0.5~1 cm，10~14 d 出苗。待幼苗长出 3~4 片真叶时，按行、株距 30 cm×15 cm 移栽。

（2）分株繁殖：利用母株根部的分蘖做繁殖材料，于 4 月中旬至 5 月上旬进行分株繁殖，按行、株距 30 cm×15 cm 开穴，将母株旁边所生的新株挖出，分栽于穴中，每穴栽苗 2~3 株，使根部舒展于穴中，盖土压实后浇水。

2. 田间管理　种子繁殖，当苗高 3~5 cm 时，将弱苗和过密的苗间出。苗高 5~10 cm 时，按株距 15~20 cm 定苗，结合间苗进行定苗，对缺苗处补栽；每年 5 月和 7 月及雨后要进行中耕除草和施肥，施肥以人畜粪为主。收割后需进行培土。天气干旱时，要及时浇水。在炎热干旱或大雨后表土板结时，要及时松土，以减少水分蒸发。雨季注意排水。旋覆花在一地栽种 2~3 年后，母株老根开始部分枯萎和易感病，应与其他作物轮换栽种。

3. 病虫害防治　病害有根腐病，多雨季节注意松土排水，发病后可用 50% 多菌灵可湿性粉剂 1000 倍液或用石灰 5 kg 加水 100 kg 浇穴。

【采收加工】　旋覆花全草及头状花序入药，可在花期采集花序、晒干备用，也可在夏秋采集全草晒干。

【炮制储藏】

1. 炮制

（1）旋覆花：拣净杂质，除去梗叶，筛去泥土。

（2）蜜炙旋覆花：取净旋覆花，加炼熟蜂蜜与开水少许，拌匀，稍闷，用文火炒至黄色、不粘手为度，取出凉透。每旋覆花 100 kg，用炼熟蜂蜜 25 kg。

2. 储藏 置干燥处，防潮。

【药材性状】 本品呈扁球形或类球形，直径 1~2 cm。总苞由多数苞片组成，呈覆瓦状排列，苞片披针形或条形，灰黄色，长 4~11 mm；总苞基部有时残留花梗，苞片及花梗表面被白色茸毛，舌状花 1 列，黄色，长约 1 cm，多卷曲，常脱落，先端 3 齿裂；管状花多数，棕黄色，长约 5 mm，先端 5 齿裂；子房顶端有多数白色冠毛，长 5~6 mm。有的可见椭圆形小瘦果。体轻，易散碎。气微，味微苦。

以朵大、金黄色、有白绒毛，无枝梗者为佳。

【质量检测】

1. 显微鉴别 表面观：苞片非腺毛 1~8 细胞，多细胞者基部膨大，顶端细胞特长；内层苞片另有 2~3 细胞并生的非腺毛。冠毛为多列性非腺毛，边缘细胞稍向外突出。子房表皮细胞含草酸钙柱晶，长约至 48 μm，直径 2~5 μm；子房非腺毛 2 列性，1 列为单细胞，另列通常 2 细胞，长 90~220 μm。苞片、花冠腺毛棒槌状，头部多细胞，多排成 2 列，围有角质囊，柄部多细胞，2 列。花粉粒类球形，直径 22~33 μm，外壁有刺，长约 3 μm，具 3 个萌发孔。

2. 理化鉴别 薄层色谱：取本品粉末 2 g，置具塞锥形瓶中，加石油醚（60~90 ℃）30 mL，密塞，冷浸 1 h，加热回流 30 min，放冷，滤过，滤液浓缩至近干，残渣加石油醚（60~90 ℃）2 mL 使溶解，作为供试品溶液。另取旋覆花对照药材 2 g，同法制成对照药材溶液。照《中国药典》薄层色谱法试验，吸取上述两种溶液各 5 μL，分别点于同一硅胶 G 薄层板上，以石油醚（60~90 ℃）–乙酸乙酯（5∶1）为展开剂，展开，取出，晾干，喷以 5% 香草醛硫酸溶液，加热至斑点显色清晰。供试品色谱中，在与对照药材色谱相应的位置上，显相同颜色的主斑点。

3. 含量测定 样品溶液的制备：准确称取旋覆花样品 0.5000 g，置于 50 mL 容量瓶中，准确加入甲醇 20.00 mL、盐酸 20.00 mL，超声萃取 60 min，用甲醇定容至刻度，摇匀，用 0.45 μm 微孔滤膜滤过，取滤液。对照品溶液的配制：准确称取槲皮素对照品 25.0 mg，置于 50 mL 容量瓶中，用甲醇溶解并定容至刻度，制成 0.5 mg/mL 的槲皮素储备液。准确移取 3.00 mL 该溶液置于 50 mL 容量瓶中，定容至刻度配制成 30 μg/mL 的对照品溶液。标准曲线的绘制：分别准确移取槲皮素标准储备液 0.50、1.00、2.00、3.00、4.00、5.00、10.00 mL 置于 7 个 50 mL 容量瓶中，然后加入甲醇稀释定容至刻度，摇匀，配制成系列槲皮素标准工作溶液，经 0.45 μm 微孔膜过滤，移取 20 μL 溶液进样，测定以槲皮素色谱峰面积 Y 对进样浓度 X 进行线性回归，得回归方程为 $Y = 64.152X + 79.332$，线性相关系数 $R = 0.9999$，线性范围为 5.0~100.0 μg/mL。精密度试验：准确移取槲皮素对照品溶液 20 μL，在相同色谱条件下重复进样 6 次，峰面积分别为 1996、1935、1968、1950、1948、1986，经计算峰面积平均值为 1964，相对标准偏差为 1.2%。

【性味归经】 苦、辛、咸，微温。归肺、脾、胃、大肠经。

【功能主治】 降气，消痰，行水，止呕。用于风寒咳嗽，痰饮蓄结，胸膈痞闷，喘咳痰多，呕吐噫气，心下痞硬。

【用法用量】　内服：煎汤，3~10 g，包煎或滤去毛；或入丸、散。外用：煎水洗，研末干撒或调敷。

【使用注意】　阴虚劳嗽，津伤燥咳者忌用。本品有绒毛，易刺激咽喉作痒而致呛咳或诱发支气管哮喘，故入煎剂须布包。

【化学成分】　大花旋覆花开花时期的地上部分含倍半萜内酯化合物大花旋覆花素和旋覆花素。花含槲皮素、异槲皮苷、咖啡酸、绿原酸及蒲公英甾醇等多种甾醇。倍半萜类化学成分是菊科旋覆花属植物的特征性成分，从欧亚旋覆花的氯仿抽提物中分离出 4 个倍半萜内酯：4α，6α-二羟桉烷-8β，12-交酯 [4α，6α-dihydroxyeudesman-8β，12-olide（Ⅰ）]、ergolide（Ⅱ）、8-表-堆心菊内酯 [8-epi-helenalin（Ⅲ）] 和 bigelovin（Ⅳ）。

【药理作用】

1. 抑制细胞增殖　通过体外培养烧伤后的人增生性瘢痕成纤维细胞，加入不同浓度的旋覆花提取物，24 h 后观察细胞形态学，以乳酸脱氢酶（LDH）为指标观察细胞毒性，用 MTT 法检测其增殖活性，观察旋覆花提取物对人增生性瘢痕成纤维细胞的抑制作用。将手术中取下的增生性瘢痕组织（患者年龄在 30 岁以下，病程 0.5~2 年）在无菌培养皿中漂洗，去除血污及脂肪，剪碎成约 1 mm³ 的小块，培养于含胎牛血清 10%、100 IU/L 的青霉素、100 μg/L 链霉素的 DMEM 培养液中，置 37 ℃、CO_2 培养箱中培养。细胞长成致密单层后，用 2.5 g/L 胰蛋白酶消化，以 1∶3 传代，第 3~9 代细胞用于实验。旋覆花生药 500 g，65% 的乙醇冷浸 24 h，浓缩至干，称量提取物重量，每克提取物相当于生药 26.5 g。取对数生长期的细胞，以 10^5/mL 细胞浓度接种于 24 孔培养板培养，每孔接种 500 μL，置 CO_2 箱培养 7 d，3 d 换液一次。加条件培养基分为实验组（加 500 μL 旋覆花提取物，浓度分别为 15.63、31.25、62.50、125.00、250.00、500.00 μg/mL）和对照组（加 500 μL 的 DMEM）继续培养 24 h，取上清液，用全自动生化分析仪测定 LDH 活性值。取对数生长期的细胞，以 10^5/mL 细胞浓度接种于 96 孔培养板培养，每孔接种 100 μL，加 100 μL 培养液，置 CO_2 箱培养 12 h，吸弃上清液，按分组加条件培养液（浓度分别为 0、15.63、31.25、62.50、125.00、250.00、500.00 μg/mL）200 μL 继续培养 24 h，吸弃上清液 10 μL，加 5 g/L 的 MTT 液 10 μL/孔继续培养 4 h，吸弃上清液，每孔加二甲基亚砜（DMSO）200 μL，不时振荡显色，自动酶联免疫分析仪测定吸光度（波长 492 nm），计算抑制率。实验结果显示，旋覆花提取物对人增生性瘢痕成纤维细胞具有抑制作用，并呈剂量依赖关系。

2. 止咳、化痰　采用氨水引咳建立模型，研究旋覆花水提物和醇提物的止咳化痰作用。止咳作用：取小鼠 96 只，雌雄各半，随机分为 8 组，每组 12 只，即模型对照组，旋覆花水提物高、中、低剂量组，旋覆花醇提物高、中、低剂量组（分别相当于人日剂量的 30、20、10 倍量），蛇胆川贝液对照组。分别灌胃给予 20 mL/kg、旋覆花水提物 6.33 g/kg、旋覆花水提物 4.22 g/kg、旋覆花水提物 2.11 g/kg 生药、旋覆花醇提物 3.75 g/kg 生药、旋覆花醇提物 2.50 g/kg 生药、旋覆花醇提物 1.25 g/kg 生药和蛇胆川贝液 26 mL/kg。每日灌胃给药 1 次，连续 10 d，给药体积为 0.2 mL/10 g，于末次给药 1 h 后，将小鼠置于 1 L 的玻璃罩内，用超声雾化仪以最大流速喷雾氨水（25%～28%）至玻璃罩内，喷雾 5 s，观察小鼠的典型咳嗽动作（腹肌收缩，同时张大嘴，有时可有咳声）者为有咳嗽，否则为无咳嗽，记录潜伏期及 3 min 内咳嗽次数。祛痰作用：取小鼠 96 只，雌雄各半，分组及给药剂量同上。每日灌胃给药 1 次，连续 10 d，给药体积为 0.2 mL/10 g，于末次给药 30 min 后，各小鼠腹腔注射 50% 酚红 0.1 mL/10 g。给予酚红 30 min 后，脱颈椎处死小鼠，剥去气管周围组织，剪下自甲状软骨至气管分支处的一段气管，放进盛有 2 mL 生理盐水，再加入 0.1 mol/L NaOH 0.1 mL，以加有 2 mL 生理盐水及 0.1 mol/L NaOH 的溶液为空白，浸泡 12 h，分光光度计于波长 546 nm 处测定吸光度。实验结果显示，与空白对照组相比，给药组小鼠咳嗽次数减少，咳嗽潜伏期延长，气管酚红排泄吸光度值明显升高；与空白对照组相比，水提物高剂量组及醇提物中、高剂量组气管酚红排泄吸光度值差异有统计学意义。结果表明，旋覆花提取物具有一定的止咳化痰作用。

【毒理研究】 旋覆花毒性较小。旋覆花水煎剂 50 g/kg 灌胃连续 7 d，小鼠全部存活，无中毒症状，LD_{50} 大于 50 g/kg，毒性较小。

【临床应用】

1. 临床配伍

（1）乳岩、乳痈：旋覆花二钱，蒲公英三钱，甘草节八分，白芷一钱，青皮一钱。水酒为引，水煎服。（《滇南本草》）

（2）单腹疼胀：旋覆花、鲤鱼。将鱼肠去净，药入鱼肚内，煎服。小便利，肿胀即消。（《滇南本草》）

（3）肝着及妇人半产漏下：旋覆花三两，葱十四茎，新绛少许。以水三升，煮取一升，顿服之。（《金匮要略》旋覆花汤）

（4）风火牙痛：旋覆花为末，搽牙根上，良久，去其痰涎，痛止。（《滇南本草》）

（5）小便不行，因痰饮留闭者：旋覆花一握，捣汁，和生白酒服。（《本草汇言》）

（6）风湿痰饮上攻，头目眩胀眵朦：旋覆花、天麻、甘菊花各等分。为末，每晚服二钱，白汤下。（《本草汇言》）

（7）伤寒中脘有痰，令人壮热，项筋紧急，时发寒热，皆类伤风，但不头痛为异：前胡三两，荆芥四两，半夏一两（洗，姜汁浸），赤芍药二两，细辛一两，甘草一两（炙），旋覆花三两。上捣罗为末，每服二钱，水一盏，生姜五片，枣子一枚，同煎至六分，去滓，热服，未知再服。（《类证活人书》金沸草散）

（8）风毒脚气，壅热生痰，头项强痛：旋覆花（微炒）、薏苡仁（炒）、升麻、赤茯苓（去黑皮）、地骨皮各一两，白槟榔（煨锉）五枚，前胡（去芦头微炙）、防风（去叉）、芍药、羌活（去芦头）、麦门冬（去心焙）、大麻子仁（别研如膏）、马牙硝（别研）各一两半，枳壳（去瓤麸炒）、羚羊角（镑）、黑参、白蒺藜（炒去角）各三分。上十七味，先将十五味捣罗为末，入马牙硝、大麻子仁膏相和捣罗，炼蜜和丸，如梧桐子大。食后温浆水下二十丸，日二夜一。（《圣济总录》旋覆花丸）

（9）风痰呕逆饮食不下，头目昏闷：旋覆花、枇杷叶、川芎、细辛、赤茯苓各一钱，前胡一钱五分，姜、枣水煎服。（《妇人大全良方》旋覆花汤）

（10）伤寒发汗，若吐若下，解后，心下痞硬，噫气不除：旋覆花三两，人参二两，生姜五两，代赭石一两，甘草（炙）三两，半夏（洗）半升，大枣（擘）十二枚。上七味，以水一斗，煮取六升，去滓，再煎取三升，温服一升，日三服。（《伤寒论》旋覆代赭汤）

（11）痰饮在胸膈呕不止，心下痞硬：旋覆花、半夏、茯苓、青皮。水煎服。（《产科发蒙》旋覆半夏汤）

（12）反流性食管炎：白芍 15 g，乌贼骨 15 g，清半夏 10 g，柴胡 12 g，黄连 10 g，旋覆花 12 g，黄芩 8 g，枳实 12 g，丁香 6 g，党参 10 g，吴茱萸 5 g，炙甘草 6 g。水煎煮，取汁 400 mL，每日 1 剂，分早、晚各服用 1 次，连续服用 8 周。[《甘肃科技》2019，35（2）：131–132.]

（13）中风急性期顽固性呃逆：党参、枳壳各 15 g，白术、青皮、莱菔子、柿蒂各12 g，枇杷叶、旋覆花（包）各 10 g，制半夏、鲜姜各 9 g。取诸药水煎，取汁 150 mL，将导尿管插入肛门 20 cm 左右，温度为 40 ℃左右，15 min 内灌完，保留 30 min 以上，每日 1 次。[《陕西中医》2018，39（10）：1456–1458.]

（14）胆汁反流性胃炎：海螵蛸 20 g，代赭石 30 g（先煎），旋覆花 10 g（包煎），生晒参 10 g，紫苏梗 10 g，浙贝母 10 g，白芍 10 g，姜半夏 10 g，大枣 8 枚，黄连 12 g，吴茱萸 3 g，生姜 6 g，甘草 6 g。温水煎，取汁 400 mL，分早、晚 2 次服用。[《实用中医药杂志》2018，34（8）：913–914.]

2. 现代临床

（1）慢性萎缩性胃炎伴肠上皮化生：将 98 例慢性萎缩性胃炎伴肠上皮化生患者，随机分为两组，治疗组和对照组各 49 例。对照组用果胶铋等西药治疗，治疗组加用旋覆花汤加减治疗。结果：治疗组治愈 28 例，显效 15 例，有效 5 例，无效 1 例，治愈率、总有效率分别为 57.1%和 98%；对照组治愈 12 例，显效 10 例，有效 12 例，无效15 例，治愈率、总有效率分别为 24.5%和 69.4%，两组治愈率、总有效率比较均有显著差异。结论：活血通络法治疗慢性萎缩性胃炎伴肠上皮化生可逆转胃腺体萎缩及肠上皮化生，疗效显著。

（2）梅尼埃病：临床表现为发作性眩晕，常伴恶心、呕吐、耳鸣及听力减退。本组 48 例中，男 26 例，女 22 例；年龄 19~30 岁者 10 例，31~50 岁者 29 例，51 岁以上者 9 例；病程 1~22 d，平均 6.1 d。治疗方法：用旋覆花代赭石汤加减，即旋覆花 10 g，代赭石 20 g，生姜 6 g，大枣 10 g，甘草 5 g，人参 10 g，半夏 15 g。眩晕甚者加天麻10 g，双钩 10 g。肝阳上亢者去人参。耳鸣加郁金 10 g。脘闷不食加薏米 10 g，茯苓10 g。肾虚者加杜仲、续断各 10 g。水煎分 2 次温服，每日 1 剂，停用全部西药。疗效标准：治愈为用药 6 d，眩晕及其他症状全部消失，1 年内未发作；显效为用药 12 d，眩晕及其他症状全部消失或明显好转，1 年内虽有发作，但程度减轻，频率减少；无效为用药 12 d 以上，眩晕及其他症状无明显改善。治疗结果：8 例患者中，治愈 29 例（61%），显效 15 例（31%），无效 4 例（8%），总有效率 91.7%。

（3）胆囊术后综合征：选择 42 例患者，其中男 23 例，女 19 例；年龄 36~72 岁；病程 35 d~8 年；所有患者 B 超检查未发现结石。治疗时：方选旋覆花汤加味：旋覆花包煎（12 g），茜草 10 g，甘草 3 g，青葱管 10 g，丹参 30 g，香橼皮 12 g，丝瓜络 10 g。每日 1 剂，水煎服，共 4 周，治疗期间忌食油腻、辛辣食品。出现黄疸者加茵陈 30 g；出现丙氨酸转氨酶（ALT）升高加垂盆草 30 g；右季肋部疼痛者加元胡索 10 g、九香虫 10 g。嗳气者加苏叶 10 g。疗效标准如下，治愈：临床症状消失，不影响日常工作；好转：主要症状消失，基本能进行日常工作；无效：治疗前后临床症状无明显变化。治疗结果：42 例患者中痊愈 21 例，有效 13 例，无效 8 例。

（4）哮喘：选择 69 例患者，其中男 58 例，女 11 例；年龄最大 67 岁，最小 23 岁；病程最长的 13 年，最短的 2 年。针刺治疗：穴位以肺俞、列缺、肾俞、足三里、太溪、膻中穴为主，配穴为天突、定喘。操作方法：患者取仰卧位，皮肤常规消毒，先取双侧列缺向上斜刺 0.5 寸，足三里直刺 1.5 寸，太溪直刺 0.8 寸，肺俞斜刺 0.8 寸，肾俞直刺 1 寸，膻中平刺 0.5 寸，配穴天突紧靠胸骨后方刺 1 寸，定喘直刺 0.5 寸。施以平补平泻手法，得气后留针 3 min。每日 1 次，10 次为 1 个疗程。中药治疗：以香附旋覆花汤加味，香附 9 g，旋覆花 6 g，苏子 15 g，茯苓 15 g，橘皮 10 g，半夏 6 g，薏苡仁 15 g。寒哮者加麻黄 6 g，白芥子 9 g；热哮者加黄芩 6 g，白果 9 g；实喘者加细辛 3 g，杭芍 12 g；虚喘者加人参 9 g，黄芪 30 g；气机郁结甚者加枳壳 9 g，柴胡 10 g。每日 1 剂，水煎，早晚分服。疗效判定标准如下，显效：哮喘发作呼吸困难、吐痰、胸膈烦闷及相关症状体征消失，治疗 3 个疗程，追访 2 年无复发；有效：咳喘甚至张口抬肩、呼吸急促等症状改善，治疗 3 个疗程，追访 2 年偶复发；无效：哮喘发作、痰鸣气喘治疗 3 个疗程无较大变化，症状改变不明显。治疗结果：69 例均治疗 3 个疗程，显效 58 例，有效 9 例，无效 2 例，总有效率为 97.1%。

（5）结核性胸膜炎胸水：选择 56 例患者，年龄 18~64 岁，病程 15 d~1 年。治疗组 28 例，其中男 16 例，女 12 例，年龄 16~78 岁，平均（32.0±4.2）岁，病程 1 周~半年。对照组 28 例，其中男 18 例，女 10 例，年龄 17~72 岁，平均（34.0±3.5）岁，病程 4 d~7 个月。治疗方法：对照组采用西医常规四联疗法。利福平一次 0.45 g、异烟肼 0.3 g、乙胺丁醇 0.75 g、吡嗪酰胺 1 g，每日 1 次，空腹（餐前 2 h）用温开水送服，疗程 6 个月；环丙沙星 0.5 g，葡醛内酯 0.2 g，每日 3 次，饭后 0.5 h 温开水送服。泼尼松 50 mg，每日 1 次，饭后 0.5 h 温开水送服，待胸水消失后逐步减量，以每 3 d 减 5 mg 为宜，疗程 5 周左右，以泼尼松减完为止。治疗组运用中西医结合疗法。西医治法同对照组。中医用香附旋覆花汤加味：药用香附 12 g，旋覆花（布包）12 g，枳壳 12 g，桔梗 12 g，杏仁 10 g，薏米 50 g，半夏 12 g，茯苓 12 g，陈皮 10 g，生姜 6 g，桃仁（麸炒）10 g，黄芩 10 g，炙百部 20 g，丹参 15 g，夏枯草 15 g，莪术 15 g，每日 1 剂，冷水浸泡 0.5 h，再用武火煎煮，至水开后改用文火慢煎 0.5 h，将 3 次所得药液混匀，每日 3 次，饭后 30 min 分服。若口苦者，可加柴胡 10 g 以疏肝利胆、和解少阳；胸水量大者，加葶苈子（布包）20 g 以泻肺利水；包裹性积液或胸水消退后有胸膜粘连者，可加三棱 10 g 以祛瘀止痛、攻积软坚；久病体虚者，加人参（另炖）10 g、生山药 30 g 健脾益气、补益肺肾。10 d 为 1 个疗程，3 个疗程后评定疗效。疗效标准如下，显效：

症状消失，胸腔积液吸收，实验检查正常；有效：症状明显改善，胸腔积液减少；无效：症状、胸腔积液均未改善。治疗结果：治疗组 28 例，显效 17 例，有效 10 例，无效 1 例，总有效率为 96.4%；对照组 28 例，显效 9 例，有效 12 例，无效 7 例，总有效率为 75.0%。

【不良反应】 过量服用旋覆花，部分患者出现发热、恶心、全身散在性丘疹、瘙痒。亦有诱发支气管哮喘的报道。

■参考文献

[1] 国家药典委员会. 中华人民共和国药典：2010 年版. 一部 [M]. 北京：中国医药科技出版社，2010.

[2] 杨玲娟，焦成瑾，葛勋，等. 高效液相色谱法测定旋复花中槲皮素的含量 [J]. 化学分析计量，2010，19（1）：65-66.

[3] 司亚茹. 旋复花中抑制妇科肿瘤细胞增殖活性化合物的筛选及其作用机制的研究 [D]. 石家庄：河北医科大学，2009.

[4] 万鲲，高申. 旋复花提取物对人增生性瘢痕成纤维细胞抑制作用的研究 [J]. 中国药物应用与监测，2007（6）：29-30，58.

[5] 高家荣，吴健，韩燕全. 旋复花水提物与醇提物的止咳化痰作用研究 [J]. 安徽医药，2013，17（8）：1282-1283.

[6] 孙占杰，雍立平. 活血通络法治疗慢性萎缩性胃炎伴肠化 49 例 [J]. 河南中医，2009，29（9）：884.

[7] 李连钰. 旋复花代赭石汤治疗美尼尔氏病 48 例 [J]. 中国实用医药，2010，5（30）：144-145.

[8] 杨玲童，朱建新. 旋覆花汤加味治疗胆囊术后综合征的疗效观察 [J]. 临床合理用药杂志，2013，6（21）：80.

[9] 赵玉成. 针药结合治疗哮喘 69 例疗效观察 [J]. 四川中医，2007，25（6）：105.

[10] 宋永强，曲志中. 中西医结合治疗结核性胸膜炎胸水疗效观察 [J]. 中国医药科学，2013，3（14）：86-87，96.

[11] 王建华，楼之岑. 中药旋覆花的本草考证和形态组织学研究 [J]. 药学学报，1983，18（12）：950-964.

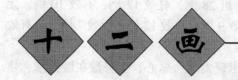

斑 蝥

【道地沿革】 斑蝥又称龙尾、花罗虫、章瓦等，始载于《神农本草经》。《晶珠本草》记载"斑蝥有黄斑、红斑、黑色、青黑四种……"；《中华本草·藏药卷》引《甘露本草明镜》云"强巴（斑蝥）为虫类，其大小不一，种类繁多……黑翅上有红、黄、黑、蓝等不定颜色的三条横纹"；《中华本草·蒙药卷》《无误蒙药鉴》称"质佳者具红纹，活动于蒿类植物叶间""逐泻脉疾红花斑蝥为佳"；《中华本草·维吾尔药卷》引《药物之园》载"颜色多为偏黄、黑、红色，翅膀有横条纹，并有蓝、红、黄、黑色点，以个大，身长，生活在小麦上者为佳品"。我国是世界上应用斑蝥最早的国家，斑蝥素是我国从民间发掘出来的抗癌药物。

【来源】 本品为芫菁科昆虫南方大斑蝥 Mylabris phalerata Pallas 或黄黑小斑蝥 Mylabris cichorii Linnaeus 的干燥体。夏、秋二季捕捉，闷死或烫死，晒干。

【原动物、生态环境、适宜区】 南方大斑蝥体长 15～30 mm，底色黑色，被黑绒毛。头部圆三角形，具粗密刻点，额中央有一条光滑纵纹。复眼大，略呈肾脏形。触角 1 对，线状，11 节，末端数节膨大呈棒状，末节基部狭于前节。前胸长稍大于阔，前端狭于后端；前胸背板密被刻点，中央具一条光滑纵纹，后缘前面中央有一凹陷，后缘稍向上翻，波曲形。小楯片长形，末端圆钝。鞘翅端部阔于基部，底色黑色，每翅基部各有 2 个大黄斑，个别个体中斑点缩小；翅中央前后各有一黄色波纹状横带；翅面黑色部分刻点密集，密生绒毛，黄色部分刻点及绒毛较疏。鞘翅下为 1 对透明的膜质翅，带褐色。足 3 对，有黑色长绒毛，前足和中足跗节均为 5 节；后足的跗节则为 4 节，跗节先端有 2 爪；足关节处能分泌黄色毒液，接触皮肤，能起水疱。腹面亦具黑色长绒毛。具复变态，幼虫共 6 龄，以假蛹越冬。成虫 4～5 月开始为害，7～9 月为害最烈，多群集取食大豆之花、叶，花生、茄子叶片及棉花的芽、叶、花等。我国大部分地区均有分布。

黄黑小斑蝥外形与南方大斑蝥极相近，体小型，长 10～15 mm。触角末节基部与前节等阔。生活习性及分布同南方大斑蝥。

斑蝥主产于河南、广西、安徽、江苏、贵州等，以河南信阳、新乡，广西贵港为道地产区。

【生物学特点】 喜群集栖息和取食，常居于忍冬科和木犀科的植物之上。能分泌一种气味辛辣的黄色液体斑蝥素，而斑蝥体内含有最多 5% 的斑蝥素，能刺激动物的细胞组织。利用它烘焙压成的粉末，粉色闪亮，并且呈浅黄褐至褐橄榄色，食味苦涩，气味难闻。幼虫吃地栖蜂所酿的蜜。复变态，幼虫共 6 龄，成虫 4~5 月开始为害植物的叶、芽及花等器官，7~8 月最烈，多损伤大豆、花生、茄子及棉花等。

【采收加工】 每年 7~8 月间为捕捉期。一般在清晨露水未干、斑蝥翅湿不能起飞时，在豆科植物及棉花、茄子、芝麻、瓜类等植物上进行捕捉。捕捉时，戴好手套和口罩，用纱布做成的网兜兜捕，或用蝇拍将其打落，用竹筷夹入网兜或布袋中，捕捉后，将斑蝥闷死或放入沸水中烫死，倒出摊开在阳光下晒至全干。如遇阴雨天，也可焙干。

由于斑蝥有大毒，对皮肤、黏膜有强烈的刺激性，能引起充血、发赤、发疱，因此在捕捉斑蝥时，要戴好手套和口罩，避免刺激皮肤。

【炮制储藏】

1. 炮制

（1）斑蝥：将斑蝥根据大小斑蝥的特征进行挑拣，分档，除去杂质后，粉碎成粗粉，备用。

（2）米炒斑蝥：取净斑蝥与米置锅内，用文火加热，拌炒至米呈棕黄色，取出，去米。每 100 g 斑蝥，用米 20 g。分别取大小斑蝥样品，根据米的颜色，确定斑蝥和米同时入锅，入锅时锅温在 200 ℃ 左右，加热 2~4 min，锅底温度在 370~380 ℃。同时采用手工和机器炒制，进行中试放大生产。

2. 储藏 按剧毒药品管理，单独隔离存放于干燥处，本品易虫蛀，应密封，少量药材可与花椒同储，防霉。

【药材性状】 斑蝥干燥的虫体呈长圆形，作为陆生食植物甲虫，成虫具有一些明显的鉴别特征。大斑蝥全长 10~25 mm，宽 5~10 mm；小斑蝥长 10~15 mm，宽 5~7 mm。头略呈三角形，黑色。有 1 对较大的复眼及 1 对触角，每只触角通常 11 节，大多呈纤维状或念珠状，多已脱落。背部革质鞘翅上有 3 条淡棕色横带纹。胸腹部棕黑色，有光泽。胸部突起，有足 3 对，长 10~20 mm。腹部呈环节状，有黑色绒毛。气特异，味初辛后苦。

以个大、有黄色花斑、色鲜明、完整不碎者为佳。

【质量检测】

1. 显微鉴别

（1）南方大斑蝥粉末：棕褐色，气微臭，刺鼻，有特异腥气。刚毛极多，黑褐色，分两类，一类细而长，较直，长 50~450 μm，有时可见到淡黄色毛腔，多碎断；另一类呈短刺状，长 5~10 μm，多存在于体表，排列致密。体壁碎块片状，棕色，体表平或具有小瘤突，有时可见短小密集的刺和刚毛脱落后的小凹窝。板状肌纤维易见，板块状、条状或数条成束，黄白色，微透明，可见顺直纹理及横向环纹。外翅碎块可见黄白色或黑色斑纹，其上有较大的纽扣状圆环，有的具刚毛。内翅碎块淡黄色，透明，靠近脉纹处可见较密的乳头状短刺。未消化的植物组织随处可见。

（2）黄黑色小斑蝥粉末：基本同南方大斑蝥。不同于上种的主要特征为肌纤维大小不等，边缘不整齐，半透明，表面具有细密的网状小方格，或仅见密集的整齐的顺纹。体表刚毛较少见。

2. 理化鉴别

（1）化学定性：取粉末约 0.15 g，用微量升华法，所得白色升华物，放置片刻，在显微镜下观察，为柱形、棱形结晶。升华物用石油乙醚洗 2~3 次，加硫酸 2~3 滴，微热，溶解后转入试管内，用小火加热至发生气泡，立即离火，滴入对二甲氨基苯甲醛硫酸溶液一滴，即显樱红色或紫红色。（检查斑蝥素）

（2）薄层色谱：将本品粉末 3 g，加氯仿 20 mL，振摇，浸泡 2 h，滤过，滤液蒸干，残渣用石油醚洗 3 次，每次 5 mL，小心倾去上清液，残渣加氯仿 1 mL 使溶解，作为供试品溶液。另取斑蝥素对照品，加氯仿制成每 1 mL 含 5 mg 的溶液，作为对照品溶液。吸取上述两种溶液各 5 μL，分别点于同一硅胶 G 薄层板上，以氯仿-丙酮（98：2）为展开剂，展开，取出，晾干，喷以 0.1%溴甲酚绿乙醇溶液，加热至斑点显色清晰。供试品色谱中，在与对照品色谱相对应的位置上，显相同颜色的斑点。

3. 含量测定　采用 HPLC 测定。以十八烷基硅烷键合硅胶为填充剂；以甲醇-水（23：77）为流动相；检测波长为 230 nm。理论板数按斑蝥素峰计算应不低于 3000。对照品溶液的制备：取斑蝥素对照品适量，精密称定，加甲醇制成每 1 mL 含 1 mg 的溶液。供试品溶液的制备：取本品粗粉约 1 g，精密称定，置具塞锥形瓶中，加三氯甲烷超声处理（功率 400 W，频率 40 kHz）2 次（每次 30 mL，15 min），合并三氯甲烷液，滤过，用少量三氯甲烷分次洗涤容器，洗液与滤液合并，回收溶剂至干，残渣加甲醇使溶解，并转移至 10 mL 量瓶中，加甲醇至刻度，摇匀，滤过，取续滤液。分别精密吸取对照品溶液与供试品溶液各 10 μL，注入液相色谱仪，测定。本品含斑蝥素（$C_{10}H_{12}O_4$）不得少于 0.35%。

【**商品规格**】　统货：斑蝥干燥完全，呈长圆形，鞘翅有黄黑间纹，色光亮，个完整，无破碎，无杂质，无虫蛀，无霉变。

【**性味归经**】　性热，味辛。有大毒。归肝、肾、胃经。

【**功能主治**】　破血逐瘀，散结消症，攻毒蚀疮。

【**用法用量**】　内服：多入丸、散，0.03~0.06 g。外用：适量，研末敷贴，或酒、醋浸涂，或做发泡用。内服须以糯米同炒，或配青黛、丹参以缓其毒。

【**使用注意**】　心、肾功能不全者，消化道溃疡者及孕妇均忌服。外用不可过久，涂布面积不宜过大，以防皮肤过多吸收而致中毒。切勿入目，五官及会阴部禁止涂敷。

【**化学成分**】

1. 斑蝥素　为斑蝥中主要化学成分，为无色无味发亮结晶，是斑蝥酸的内酐，化学名称为外型-1，2-顺二甲基-3，6-氧桥六氢化邻苯二甲酸酐，是一种倍半萜衍生物，含量 1%~1.2%。研究表明斑蝥素是斑蝥抗癌的有效成分，也是其毒性的主要成分。

2. 微量物质　斑蝥虫体内还含有脂肪、蜡质、蚁酸、色素和多种微量元素。内含有 17 种微量元素，总量为 10.53 mg/g。其中与抗癌作用有关的元素锰和镁的含量均较高，分别为 0.41 μg/g 和 27.7 μg/g，与此相反，致癌元素镍、铬、砷、镉和铍等极低，其他有害元素汞、铅、锡含量也很低。

3. 其他 斑蝥中还含有结合斑蝥素，如斑蝥酸镁、斑蝥酸钙、斑蝥酸钾、斑蝥酸钠等。这些斑蝥酸的结合物在酸性环境中能够游离出斑蝥酸或者斑蝥素，同时这些碱性离子的存在，能够降低斑蝥素的毒性或刺激性。

【药理作用】

1. 抗肿瘤 采用斑蝥不同酒制品对小鼠 Lewis 肺癌进行治疗，考察斑蝥不同酒制品对小鼠 Lewis 肺癌皮下肿瘤生长的影响。取对数生长期 Lewis 肺癌细胞，用生理盐水研磨制备单细胞悬液，调细胞数 $5×10^6$/mL，以 0.2 mL/只接种于 90 只雌性 C_{57} BL/6 小鼠右前肢腋部皮下，待肿瘤长出后分组给药（第 7 天）。随机分为 9 组，每组 10 只，不同斑蝥制品按其 LD_{50} 的 1/3 剂量灌胃给药，模型组按 0.2 mL/10 g 的剂量灌胃 0.5% CMC-Na 黄酒溶液。给药当天开始，每隔 1 d 测肿瘤的直径一次。3 周后，眼球取血，制备血清，-20 ℃ 冻存备用。剥取肿瘤组织，称重，计算肿瘤体积和抑瘤率。结果显示，不同斑蝥制品按其 LD_{50} 的 1/3 剂量给药，与模型组比较，生斑蝥明显抑制 Lewis 肺癌皮下肿瘤生长，但毒性也较大，小鼠死亡率高达 30%；制斑蝥虽然毒性降低，但抗肿瘤作用也消失；斑蝥第一次酒浸液（酒浸 A）的肿瘤生长抑制作用与生斑蝥相当，但仍有一定毒性；而斑蝥第一次酒浸后的斑蝥粉（斑蝥 A）与第二次的酒浸液（酒浸 B）不仅不引起动物死亡，均保持有效的抗肿瘤活性，其抑瘤率分别为 32.77% 和 34.32%。

采用 Prestoblue 法检验斑蝥多肽和斑蝥素对人肝癌细胞 Bel-7402 增殖的抑制作用，检验两组物质对 S180 荷瘤小鼠的肿瘤、胸腺、脾生长的影响。将人肝癌细胞株 Bel-7402 置于含 10% 胎牛血清的 RPMI-1640 完全培养液中，于 37 ℃、$5\%CO_2$、95% 饱和湿度的二氧化碳培养箱中进行培养。取对数生长期的 Bel-7402 细胞，用 0.25% 的胰蛋白酶消化制成单细胞悬液，用 RPMI-1640 培养液（含 10% 小牛血清）调整细胞密度为 $2×10^4$/mL。取细胞悬液接种于 96 孔板中，100 μL/孔，置 37 ℃、$5\%CO_2$ 培养箱中培养 24 h 后，换液，药物组加入受试药物各 200 μL，阴性对照组加培养液 200 μL，阳性对照组加 20 mg/L 丝裂霉素 200 μL，混匀后培养 72 h，取出，每孔加入 Prestoblue 5 μL，10 min 后比色。用酶联检测仪（激发波长 560 nm，发射波长 590 nm）测定每孔的光密度，并计算细胞增殖抑制率。结果显示，斑蝥多肽和斑蝥素对 S180 肉瘤的增殖均具有一定的抑制作用，斑蝥素给药组的抑制率较斑蝥多肽给药组高 12.54%。

另取 S180 瘤株在小鼠体内常规接种传代 3 次后，取接种 7 d 并产生足够腹水的小鼠，颈椎脱臼处死，无菌条件下用注射器抽取腹水，用无菌生理盐水按体积比 1∶5 稀释至肿瘤细胞数为 $1×10^7$/mL。取昆明种小鼠 48 只，每只小鼠右腋部皮下接种 S180 细胞悬液 0.2 mL 造模。S180 肉瘤小鼠随机分为 4 组，每组 12 只，即模型组、阳性对照组（环磷酰胺 50 mg/kg，腹腔注射）、斑蝥多肽组（含生药 5 g/kg，灌胃）、斑蝥素组（含生药 5 g/kg，灌胃）。模型组灌胃给予生理盐水，10 mL/kg，每日 1 次，连续 11 d。末次给药 24 h 后称体质量，颈椎脱臼处死荷瘤小鼠，剥离瘤体、胸腺、脾称重，计算抑瘤率、胸腺指数和脾指数。结果显示，斑蝥多肽和斑蝥素对 S180 肉瘤的生长均具有一定抑制作用，斑蝥素给药组的抑瘤率较斑蝥多肽给药组高 5.93%。胸腺指数、脾指数表明，斑蝥素对小鼠存在免疫抑制作用，斑蝥多肽无免疫抑制作用。

　　采用四氮甲基唑蓝比色法分析斑蝥素对人肝癌甲胎蛋白（AFP）阴性表达细胞系 SK-HEP-1 及 AFP 阳性表达肝癌细胞系 HepG2 凋亡的影响。取对数生长期肝癌细胞，调整细胞密度接种 96 孔板，每孔接种细胞 $0.5×10^4$ 个。24 h 后应用不同浓度斑蝥素及去甲斑蝥素处理肝癌细胞系，对照组为相同条件下未加药处理组，24、48 h 后，每孔加入 5 g/L 的 MTT 10 μL，37 ℃ 孵育 4 h。弃尽培养液，每孔加 DMSO 150 μL 振荡至紫色结晶完全消失。用全自动酶标仪于 490 nm 波长测定各孔的吸光度。结果显示，不同浓度斑蝥素处理肝癌细胞系 SK-HEP-1、HepG2 24、48 h 后，MTT 检测药物对细胞生长的抑制作用，对照组 CI（细胞毒性指数）为 0，斑蝥素 2.5 μmmol/L 浓度处理组与对照组抑制率比较差异无统计学意义，其余浓度处理组与对照组比较差异均有统计学意义，且随药物浓度增加及作用时间延长，CI 逐渐增加，呈明显剂量和时间依赖效应。

　　将斑蝥素作用于人结肠癌细胞 HT-29、人肝癌细胞 PLC/PRF/5、人肝癌细胞 Bel-7404，采用 WST-1 比色法进行体外细胞抑制实验，测定斑蝥素对肿瘤细胞的生长抑制率。取斑蝥素粗品按 1∶80 体积的比例加入乙酸乙酯溶液，于水浴加热回流使其溶解，待其完全溶解后加入活性炭，趁热抽滤，得无色澄明滤液，浓缩至原体积的 1/5，冷却后抽滤，得白色结晶，重结晶后得斑蝥素纯品（纯度≥98%）。细胞株 HT-29、PLC/PRF/5 采用 DMEM 培养基，Bel-7404 采用 1640 培养基，均含 10% 胎牛血清。置于 37 ℃、5% 饱和湿度的 CO_2 培养箱中培养。待细胞生长至对数生长期，弃去培养液，PBS 冲洗，0.25% 胰蛋白酶消化，于倒置显微镜下见细胞间隙增大、胞质回缩即终止消化。倒掉胰酶，加入培养液，吸管轻轻吹打瓶壁至单细胞悬液，备用。调整细胞浓度为 80 000/mL，以每孔 100 μL 接种于 96 孔板中，置于 5% CO_2、37 ℃ 温箱培养，过夜。次日分别加入 100 μL 含不同药物浓度的培养液（斑蝥素处理组含 0.5% 丙酮），并设置无药对照组（培养液中有细胞，斑蝥素处理组含 0.5% 丙酮）和空白对照组（培养液中无细胞，斑蝥素处理组含 0.5% 丙酮），每组设 4 个复孔；放置培养箱中孵育 24 h 后，每孔加入已配制好的 WST-1 溶液 20 μL，避光于 5% CO_2 培养箱中，37 ℃ 培养 2 h。按照 WST-1 细胞增殖试剂盒方法选择检测波长 450 nm，酶标仪检测每孔的吸光度。计算抑制率，用回归曲线求 50% 细胞抑制率时的药物浓度（IC_{50}）。PLC/PRF/5 细胞、Bel-7404 细胞处理方法同 HT-29 细胞。结果显示，斑蝥素对 HT-29 结肠癌细胞的抑制作用不稳定，对 PLC/PRF/5 和 Bel-7404 肝癌细胞的抑制作用随用药浓度的增加而增强。

　　采用 MTT 法检测细胞增殖情况，流式细胞仪检测细胞的周期和凋亡情况，按 ELISA 试剂盒说明检测端粒酶。研究斑蝥酸钠注射液对体外培养的肝癌细胞 SMMC-7721 增殖、凋亡及端粒酶的影响。将肝癌细胞 SMMC-7721 置于含 10% 小牛血清（FCS）的 RPMI-1640 培养液中，于 37 ℃、5% CO_2 孵箱中静置培养。待细胞生长到 80% 后，加入 0.25% 胰酶消化传代。斑蝥酸钠注射液 4 ℃ 保存，临用前以培养液稀释至实验所需的浓度，药物共设 4 个组，使加入至细胞中的药物终浓度分别为 0.313、0.625、1.25、2.5 μg/mL。MTT 检测肝癌细胞 SMMC-7721 增殖：设 24 h 和 48 h 两个时间段进行检测。先向两个 96 孔板中加入对数生长期的 SMMC-7721 细胞，浓度为 $5×10^4$/mL，每孔 180 μL，再向里面加入各种浓度的斑蝥酸钠药液 20 μL。另有阴性对照组每孔加 20 μL 生理盐水和阳性对照组每孔加 20 μL 的终浓度为 40 μg/mL 的顺铂，每组设 6 个平行孔。药物作用细胞 24、48 h 后，取出培养板，每孔加入 5 mg/mL 的 MTT 10 μL，混匀，继续孵育 4 h，弃去上清液，每孔加入 100 μL DMSO，振荡 10 min 使结晶充分溶解，酶标仪测每孔吸光度，波长 490 nm。流式细胞仪检测肝癌细胞 SMMC-7721 周期及凋亡：取处于对数生长期的肝癌细胞 SMMC-7721，加入各组药液（终浓度同上）培养 24、48 h 后，收获上清-70 ℃冻存，用于端粒酶检测。细胞用适量 0.25% 胰酶进行消化，PBS 洗涤 2 次，75% 冰乙醇固定，-20 ℃冰箱保存，用于流式检测。上机测定前，离心去乙醇，用 PBS 洗涤 2 次，再用 PBS 制成 1×10^6/mL 的细胞悬液，加入碘化丙啶（PI）染液，4 ℃避光染色 30 min 以上，上流式细胞仪检测凋亡细胞的含量，并观察分析细胞周期。用 ELISA 试剂盒检测端粒酶：从-70 ℃冰箱中取出收获的上清静置至室温，将标准品倍比稀释，浓度分别为 50.0、25.0、12.5、6.25、3.12、1.56、0.78 ng/mL，设空白孔、标准孔、待测样品孔，将样品稀释液、标准品、待测样品加入相应的孔中，待测样品每组设 4 个平行孔，预实验以待测样品稀释 5 倍后效果为佳，所以本次实验待测样品稀释 5 倍后加入待测样品孔。检测步骤按说明书操作，用酶标仪测每孔吸光度，波长 450 nm。结果显示，斑蝥酸钠注射液能明显抑制肝癌细胞 SMMC-7721 增殖，促使其凋亡，并能使其端粒酶浓度明显降低。

2. 升高白细胞　斑蝥素具有升高白细胞的作用，其对骨髓造血系统的影响，可能与加速骨髓粒细胞成熟、释放及促进骨髓造血干细胞增殖有关。动物试验骨髓检查可见白细胞增生活跃。去甲斑蝥素对化疗抗癌药物所致的白细胞降低有一定拮抗作用。给正常小鼠腹腔注射去甲斑蝥酸钠 1 mg/kg，连续 3 d，可见骨髓粒单核系祖细胞产率增加；连续灌胃给药 5 d，使放射损伤小鼠外周白细胞数量回升的同时，还可见粒单核系祖细胞的产率部分恢复，并促使更多的骨髓造血干细胞进入细胞周期。去甲斑蝥素能促进小鼠骨髓细胞 DNA 合成，亦可促进正常小鼠有核细胞 DNA 合成。去甲斑蝥酸钠升高白细胞的机制主要是缩短白细胞的骨髓成熟、释放时间，促进骨髓造血干细胞向粒单核系祖细胞分化。

3. 免疫抑制　去甲斑蝥素能显著抑制体外刺激因子 CoA 或脂多糖引起的小鼠淋巴细胞的增殖及混合淋巴细胞反应，而对没有促细胞分裂素刺激的淋巴细胞无作用，去甲斑蝥素的抑制作用通过有选择地作用于激活的淋巴细胞而产生。

4. 其他　斑蝥素水浸剂体外试验可抑制堇色毛癣菌等 12 种致病皮肤真菌，可杀死丝虫幼虫，对某些常见植物病原真菌的菌丝生长和菌核萌发有抑制作用。

【毒理研究】　小鼠腹腔注射斑蝥素的 LD_{50} 为 1.86 mg/kg。小鼠腹腔注射 LD_{50} 的剂量，分别于药后 0、1、3、5、24、144 h 取血检测，血清中丙氨酸转氨酶（ALT）和碱性磷酸酶（ALP）的酶活力明显增强，5 h 左右最强；同时血清总尿素氮（BUN）、肌酐含量增加，3 h 左右浓度最高。

斑蝥属剧毒药，如果滥用、超量应用、与酒蒜同用、生用（或炮制不当）、外用面积过大、蓄积、肝肾功能不全、冲服会引起中毒，中毒剂量为 0.6 g，致死剂量为 1.5 g；斑蝥素 0.14 μg 能诱发皮肤起疱，10 mg 可产生严重中毒或致死，给临床应用带来麻烦。人们经过长期的研究和试验，合成了部分斑蝥素的衍生物或类似物如去甲斑蝥素、斑蝥酸钠和羟基斑蝥胺等抗癌药物来替代斑蝥素，实验表明，它们的药理作用相似，但毒性较斑蝥素小得多。

【临床应用】

1. 临床配伍

（1）痈疽，痈疽不破或破而肿硬无脓：斑蝥为末，以蒜捣膏，外敷。脓出，即去药。（《仁斋直指方》）

（2）疔肿：斑蝥一枚，捻破，然后以针画疮上，做米字，以封上。（《肘后备急方》）

（3）干癣积年生痂，搔之出黄水，每逢阴雨即痒：斑蝥半两，微炒为末，蜜调敷之。（《外台秘要方》）

（4）牛皮癣：斑蝥一个，甘遂一钱。共研细末，以醋调和，日擦数次。（《吉林中草药》）

（5）颜面神经麻痹：斑蝥一个。研细，水调贴颊上，向左歪斜贴右侧，向右歪斜贴左侧。起泡即取去。（《山东中草药手册》）

（6）瘰：斑蝥三十枚（去头、足、翅，糯米拌炒令米黄），蜥蜴三枚（炙令黄），地胆四十枚（去头，足，翅，糯米拌炒令米黄）。捣罗为末，炼蜜和丸，如黑豆大。每日空心及晚饭后，以温酒二十丸。（《太平圣惠方》）

（7）疟疾：斑蝥七只，麻黄、雄精各一钱二分，朱砂半钱。共研细末，每次用一至三分，调放在膏药上，贴头颈项第二骨节处。[《浙江中医杂志》1959，（7）：39.]

（8）疣痣黑子：斑蝥三个，人言少许。以糯米五钱，炒黄去米，入蒜一个，捣烂点之。（《本草纲目》）

（9）经候闭塞及干血气：斑蝥十个（糯米炒），桃仁四十九个（炒），大黄五钱。共为细末，酒糊为丸，如桐子大。空心酒下五丸，甚者十丸。如血枯经闭者，用四物汤送下。（《济阴纲目》斑蝥通经丸）

（10）神经性头痛：雄黄、斑蝥各30 g，研成细粉取蜂蜜适量调成糊状，常温下装瓶备用。患侧太阳穴和阿是穴，疼痛剧烈的固定点，药量可适当加大，且需间断性按压贴敷点，以加强疗效，12 h以内取下药贴。[《长春中医药大学学报》2010，26（6）：897.]

（11）周围性面神经麻痹：巴豆10粒，斑蝥5只，生姜50 g。碾碎后贴敷于患侧面部8 h，外用敷料固定。待形成水泡后，用无菌注射器将泡内液抽出，油纱覆盖患处，使其自然愈合。[《中国民族民间医药》2010，19（21）：54-55.]

（12）耳卒聋：斑蝥（去翅、足，炒黄）二枚，巴豆（去心、皮，生用）1枚。同研令匀，绵裹塞耳中。（《太平圣惠方》）

（13）晚期鼻咽癌：斑蝥1~3只，灵芝30 g，重楼30 g，白参20 g，白术15 g，茯苓15 g，黄芪25 g，广木香10 g，金钱草15 g，守宫10 g，绿豆6 g，水蛭10 g，甘草5 g。每日1剂，水煎，分2~3次服，10 d为1个疗程。[《中国民族民间医药》2010，19（21）：54-55.]

2. 现代临床

（1）胃癌：选择32例患者，其中男17例，女15例；年龄41~70岁，平均年龄

63.4 岁；一般情况按 Kamofsky 评分为 50~90 分，心、肺、肝、肾功能正常，随机分为两组，每组各 16 例，预期生存期超过 3 个月。所有患者均有病理学依据，其中中分化腺癌 21 例，低分化腺癌 8 例，黏液性腺癌 3 例。32 例中 13 例未行手术，腹腔淋巴结转移 21 例，锁骨上淋巴结转移 8 例，肝转移 5 例，肺转移 7 例，所有转移灶均具有客观测量性。既往接受过化疗者 26 例，并且停止至少 1 个月以上。治疗方法：治疗组给予斑蝥酸钠维生素 B_6 注射液，每次 30 mL 加生理盐水 250 mL，静脉滴注，每日 1 次；另取斑蝥酸钠维生素 B_6 注射液 30 mL，用 100 mL 温开水稀释后于每晚饭后口服，4 周为 1 个疗程。对照组给予斑蝥酸钠维生素 B_6 注射液，每次 50 mL 加生理盐水 500 mL，静脉滴注，每日 1 次，4 周为 1 个疗程。疗效评价标准：通过住院观察及电话随访等方法记录患者的总生存期。对比治疗组及对照组患者的总生存期，判定治疗组及对照组的临床效果。治疗效果：治疗组患者的总生存期平均为 6 个月，对照组患者的总生存期平均为 4.3 个月，治疗组优于对照组。

（2）恶性肿瘤：选择患者 37 例。治疗组：19 例，其中肺癌 6 例、肠癌 7 例、卵巢癌 2 例、胃癌 2 例、食管癌 2 例；男 11 例，女 8 例；年龄 38~79 岁，平均年龄 58.5 岁。对照组：18 例，其中肺癌 7 例、肠癌 7 例、卵巢癌 1 例、胃癌 2 例、食管癌 1 例；男性 10 例，女性 8 例；年龄 36~78 岁，平均年龄 57.0 岁。两组一般资料比较，无显著性差异（$P>0.05$），具有可比性。治疗方法：对照组单纯化疗 2 个周期，肺癌、卵巢癌采用 TP 方案（紫杉醇顺铂联合化疗方案），肠癌、胃癌、食管癌采用 MFOLFOX6 方案（奥沙利铂联合亚叶酸钙及氟尿嘧啶组成的 MFOLFOX6 方案）。治疗组：化疗联合斑蝥酸钠维生素 B_6 注射液 0.5 mg，加入生理盐水 500 mL 中静脉滴注，每日 1 次，连用 10 d 为 1 个周期，共治疗 2 个周期。疗效标准：毒性反应按 WHO 急性与亚急性毒性反应标准分为 0~Ⅳ度。生活状态评分：KPS 评分治疗后较治疗前计分升高≥10 分为提高；计分升高或降低<10 分为稳定；计分降低≥10 分为下降。体重评定：治疗后较治疗前体重增加≥1 kg 为提高，体重增加或减少<1 kg 为稳定，体重减少≥1 kg 为下降。治疗效果：治疗组白细胞抑制毒性及胃肠道反应比对照组低，生活质量改善优于对照组。

（3）风湿痛、神经痛：用斑蝥贴敷穴位治疗四肢关节、腰背部的风湿痛（包括职业性良性关节炎、肌纤维炎、风湿性关节炎、因神经血管疾病或外伤而引起的关节疼痛等）及神经痛（肋间神经痛、三叉神经痛、手术或外伤瘢痕区的反射性神经痛等）、传染性肝炎恢复期的肝区痛等，均有一定的近期疗效。据数百例的观察，有效率在 90% 以上。大多数患者经 1~3 次治疗后，症状即消失或有不同程度的改善，尤以对急性风湿痛疗效显著。对增生性关节炎无明显效果，对有明显不可逆性的关节病变亦不适用。用法：取斑蝥 12.5 g、雄黄 2 g，或斑蝥 50 g、雄黄 5 g，共研细末，加蜂蜜适量，制成粒状备用。用时按针灸取穴原则选定穴位，然后取绿豆大小的圆粒，置于 2 cm² 的胶布中央，贴于选定的穴位上。四肢躯干部位的穴位，一般在 24 h 后揭去。穴位的皮肤上可出现绿豆大小的微黄色透明小水疱，无明显疼痛，有时周围略痒。水泡通常在 4~7 d 内结痂脱落。一次以敷贴 1~3 个穴位为宜，多则不超过 5 个穴位，以便有可能交错地进行第二、三次治疗。一般隔 3~6 d 治疗 1 次，3~5 次为 1 个疗程。每疗程后可休息 2~4 d。亦可将斑蝥去头、足后研成细末，以少许置膏药中心，贴于疼痛关节处，24 h 后揭去，局部即发生银杏大小的水疱，以消毒针尖刺破，挤出液体，敷料覆盖。斑蝥敷贴于穴位上，起到一种"微面积的化学性烧伤性刺激"作用。这种刺激首先作用在皮肤的神经感受器上，通过复杂的神经反射机制而达到止痛及治病的目的。

（4）颜面神经麻痹：取斑蝥粉 0.2 g，置于药油摊得较薄的膏药中心处，然后贴在病侧的太阳穴上（嘴歪向左侧贴在右侧，歪向右侧贴在左侧）。一昼夜后局部发疱，刺破后揩干渗液（防止流入眼内及附近皮肤上），隔 2~3 d 再贴，直至痊愈。局部发疱有感染时，待痊愈后再贴。治疗过程中忌饮酒。据近千例的观察，一般在用药后 4~7 d 内口眼歪斜即渐减轻，10~14 d 可望痊愈。

（5）神经性皮炎：取斑蝥 15 g，浸入 70%乙醇 100 mL 中，1 周后取浸液涂患处。涂药后数小时，局部即发生水疱，用针刺破，敷料包扎，3~4 d 后即结痂脱落而愈。如病灶部仍有苔藓样变，可再次涂药，直至病变组织脱尽为止。一般涂药 1~3 次。亦可结合用 0.25%普鲁卡因于病灶周围封闭。单用斑蝥酊外涂治疗 24 例，除 1 例中断治疗外，均获痊愈。加用普鲁卡因封闭治疗 54 例，除 2 例结果不明外，亦均治愈。或用斑蝥 2 g，浸入 65 ℃烧酒 100 mL 中，7 d 后取其上清液涂于患处，每日 1~2 次。30 例患者经 15~50 d 治疗后，痊愈 25 例，显著进步或进步者 4 例，无效 1 例。涂药后起疱者 7 例。治愈病例中，18 例随访半年以上，有 8 例复发，但病情较原来为轻，经再涂药，很快又趋治愈。斑蝥酒有良好的止痒作用，可以阻断因搔痒而引起的恶性循环，使已紊乱的大脑皮质机能得到调整，并消除因搔抓对皮肤的刺激；同时，斑蝥酒的引赤作用，可以加速局部血液循环，促进新陈代谢，从而改善局部营养，使苔藓化的病理组织吸收消退。

（6）斑秃：取斑蝥 40 只，闹羊花 40 朵，骨碎补 40 片（每片约 2 分厚），浸于 95%乙醇 500 mL 内，5 d 后取澄清液涂擦患处，每日 1 次。擦药前，先用土大黄、一枝黄花煎洗患处。据 24 例经 1 个月以上的治疗观察，其中显效及好转者 9 例，控制发展者 11 例。

（7）传染性疣：取斑蝥 12.5 g，雄黄 2 g，研粉，加蜂蜜适量，调制成膏。同时先将疣之角化层削去，以碘酊消毒，然后取相当疣大小的斑蝥膏，用手指搓成扁圆状置于疣面，以胶布固定。经 10~15 h，患部即起水疱，疣便浮离皮肤。治疗 10 例，均痊愈。

【不良反应】 斑蝥有大毒，毒性物质为斑蝥素，对皮肤黏膜有强烈的刺激作用，能引起充血、发赤和起疱。口服主要毒性表现为口腔烧灼感、吞咽困难、恶心、呕吐、胃出血、肠绞痛、炎性腹泻；尿频、尿道灼痛、少尿、蛋白尿、管型尿，严重者可致急性肾衰竭，甚至死亡。对皮肤黏膜的刺激可引起充血、水疱、疼痛、黏膜糜烂、发生溃疡。

1. 中毒主要表现

（1）消化系统：口服后，口、咽、喉及胃有灼痛感，舌部起水疱，吞咽困难，恶心，呕吐或呕出血水样物、血丝、血块，流涎和口干，剧烈腹痛、腹泻、大便水样或带血液。

（2）泌尿系统：患者具持续性腰部疼痛，双侧肾区有明显的叩击痛，并有尿频、尿痛、蛋白尿；严重者可出现尿少或尿闭，甚至发生急性肾衰竭。

（3）神经系统：出现头痛、头晕、口唇及四肢麻木，多汗，瞳孔散大，视物不清，抽搐等症状。

（4）循环系统：可出现血压增高、心律失常、周围循环衰竭等，治疗后恢复期可出现心率减慢。严重中毒者可出现高热、寒战、脉速、谵妄、惊厥，常因昏迷、虚脱、心脏以及呼吸受抑制而导致死亡。如急救及时，虽生命可保，但有的患者可遗留中毒性慢性肾炎等症状。

（5）生殖系统：可导致流产、阴道出血；男性阴茎勃起及疼痛等症状。

（6）外用中毒：大面积使用，涂患处或加工炮制防护不当，均可通过皮肤、黏膜吸入中毒，致使局部常发生红斑、水疱或黏膜充血、灼痛等。大多数患者经及时而有效的救治，均可恢复；但亦有少数严重中毒患者因急性肾功能不全及全身循环衰竭，抢救无效而死亡。因此，在临床上应用、调制及加工炮制时，必须严加注意。

2. 中毒施救 首先给予黏浆性饮料，如牛奶、蛋清等，再进行洗胃、催吐；之后服蛋清、稀粥。

（1）减少药物的吸收：斑蝥素为脂溶性物质，应忌油类及脂肪，以免加快其吸收。6 h 以内饮温开水，刺激咽后壁引吐，昏迷者用温生理盐水洗胃。对于无腹泻、大便秘结者，用 50% 硫酸镁溶液导泻或肥皂水高位灌肠。皮肤接触者，应用 3% 碳酸氢钠溶液彻底洗涤后，外涂 1% 龙胆紫（结晶紫），最后暴露受伤皮肤。

（2）加快药物排泄：大量静脉输液，利尿剂如呋塞米、脱水剂如 20% 甘露醇均可选用，以便增加尿量。严重中毒者，应及早行血液透析；对于存在禁忌者，如休克、多脏器功能衰竭，可采用连续性肾脏替代治疗如连续性静脉血液透析；超大剂量服用者血中药物浓度极高，有条件者可采用血浆置换疗法。

（3）对症支持治疗：服药早期可口服鲜牛奶保护胃黏膜。合并周围神经病变者，用 B 族维生素、地巴唑。消化道及泌尿道出血者，可用维生素 K、立止血（巴曲酶）、止血敏（酚磺乙胺）等。病情严重者，应用抗生素防治感染；如出现出血性或中毒性休克，应监测血压、脉搏、尿量、意识变化，必要时，补充血容量、保护重要脏器功能。

【综合利用】 随着肿瘤发病率的上升，寻找合适的抗癌药成为当务之急，斑蝥素作为一种效果良好的抗癌药受到广泛使用，而斑蝥资源的使用量也骤然上升。已有学者提出了保护建议，保护力度随着斑蝥使用量的加大而加大。加强对含斑蝥素的基础种属的鉴定研究，扩大考察范围，寻找新药源；对斑蝥种群的生活习性做进一步了解，为人工饲养提供更合适的理论依据；对传统用药方式深入研究，比较斑蝥素和斑蝥整体用药的药效学差异，寻找合适的用药方式；对斑蝥素的活体提取方法进行深入研究，为斑蝥资源的充分利用提供实践支持。

■**参考文献**

[1] 国家药典委员会. 中华人民共和国药典：2010 年版. 一部 [M]. 北京：中国医药科技出版社，2010.

［2］张建辉，陈建伟，李祥．斑蝥及其近缘种属药用资源研究进展［J］．中国中药杂志，2009，34（6）：647-650.

［3］刘亚楠．中药斑蝥研究进展［J］．中药与临床，2013，4（4）：50-52.

［4］王一硕，赵丽娜，张振凌．中药斑蝥炮制前后微量元素含量的比较研究［J］．中药材，2013，36（5）：718-720.

［5］刘伟杰，杜钢军，王莹莹，等．斑蝥酒制品对小鼠肺癌的影响［J］．中药药理与临床，2013，29（2）：114-118.

［6］廖秀英，陆颂规，封家福．斑蝥素与斑蝥多肽抗肿瘤活性比较［J］．中药材，2013，36（10）：1566-1569.

［7］解昕，寿柳梅，吴梦瑶，等．斑蝥素及其衍生物诱导肝癌细胞凋亡研究［J］．中华实用诊断与治疗杂志，2013，27（12）：1159-1161.

［8］李晓飞，娄方明，晏容，等．芫菁体内斑蝥素和结合斑蝥素抗肿瘤活性的比较研究［J］．时珍国医国药，2013，24（3）：535-538.

［9］李森林，肖文海，黄岩．斑蝥的现代药理研究和临床应用［J］．中国社区医师（综合版），2007，9（16）：16.

［10］ZHANG J P, YING K, XIAO Z Y, et al. Analysis of gene expression profiles in human HL-60 cell exposed to cantharidin using cDNA microarray［J］. International Journal of Cancer, 2004, 108（2）：212-218.

［11］云月利，徐冠军．斑蝥素对植物病原菌抑制作用的研究［J］．湖北大学学报（自然科学版），2003，25（4）：342-345.

［12］汤华清，毕容，刘小河．斑蝥及斑蝥制剂的临床应用现状［J］．中国民族民间医药，2010，19（21）：54-55.

［13］吴磊，王宪龄，白明．斑蝥临床外用举隅及药理作用［J］．中国医药指南，2010，18（14）：57-59.

［14］周韬，王明艳，李文婷，等．斑蝥酸钠对肝癌细胞 SMMC-7721 周期、凋亡及端粒酶影响研究［J］．辽宁中医药大学学报，2014，16（5）：29-31.

［15］李希荣，王玲．斑蝥酸钠维生素 B_6 注射液静脉与口服用药治疗胃癌的比较研究［J］．黑龙江医药，2014，27（3）：642-643.

［16］陈黎莉，唐晓玲．斑蝥酸钠维生素 B_6 注射液联合化疗治疗恶性肿瘤［J］．实用中西医结合临床，2014，14（5）：74-75.

款 冬 花

【道地沿革】　款冬之名最早的记载出现在《楚辞》，《楚辞》中有"款冬而生兮，凋彼叶柯"。李时珍释名曰："款冬生于草冰之中，则颗冻之，名以此而得。后人讹为款冬，乃款冻尔。款者至也，至冬而花也。"寇宗奭曰："百草中，惟此罔顾冰雪，最先春也，故世谓之钻冻。"款冬花的名称主要根据其生长的生物学特征与生态环境而来。由于款冬的花生根茎上，迎冰雪而开放，故有款冬、冬花、颗冻、颗冬、钻冻等名字。与款冬相似的植物名称，误以为款冬，如《本经》中的橐吾，《图经本草》中的蜂斗菜、水斗叶等，说明古代款冬有橐吾、蜂斗菜混用的情况。由于古书的错字或通假字，如《神农本草经》的橐吾误为橐石、颗冻误为颗东、菟奚误为菟爰、虎须误为虎发等。近代多根据款冬的药材性状来称之，如九九花、连三朵、九尽草等。

【来源】 本品为菊科植物款冬 *Tussilago farfara* L. 的干燥花蕾。12 月或地冻前当花尚未出土时采挖，除去花梗及泥沙，阴干。

【原植物、生态环境、适宜区】 多年生草本，高 10~25 cm。基生叶广心形或卵形，长 7~15 cm，宽 8~10 cm，先端钝，边缘呈波状疏锯齿。基部心形，质较厚，上面平滑，暗绿色，下面密生白色毛；掌状网脉，主脉 5~9 条；叶柄长 8~20 cm，半圆形，近基部的叶脉和叶柄带红色，并有毛茸。花茎长 5~10 cm，具毛茸，具互生鳞状叶 10 余片，叶片长椭圆形至三角形。头状花序顶生；总苞片 1~2 层，苞片 20~30，质薄，呈椭圆形，具毛茸；舌状花在周围一轮，鲜黄色，单性，花冠先端凹，雌蕊 1，子房下位，花柱长，柱头 2 裂；筒状花两性，先端 5 裂，裂片披针状，雄蕊 5，花药连合，雌蕊 1，花柱细长，柱头球状。瘦果长椭圆形，具纵棱，冠毛淡黄色。花期 2~3 月，果期 4 月。

款冬对生长条件要求较为严格。喜肥沃疏松土壤，凉爽湿润、半阴半阳环境，耐严寒，较耐荫蔽，但怕高温、怕干旱、怕渍水。其植株一般在春季气温回升至 10 ℃ 时开始出苗，气温在 15~25 ℃ 时苗叶生长迅速，但若遇到高温（温度超过 35 ℃）干旱，茎叶就会出现萎蔫，严重者甚至大量死亡，因此款冬只能种植在海拔较高（800 m 以上）、降水量偏大、植被与生态环境良好的高山半阴半阳坡地。

款冬主产于河南、陕西、山西、甘肃、青海、内蒙古等地，以甘肃灵台、陕西榆林产品最佳，河南、山西产品质量也佳。

【生物学特点】

1. 栽培技术 种植款冬，宜在环境适宜地区，选择肥沃、疏松、湿润，富含有机质，排水良好的微酸性沙质土壤种植。地块选定后提前深翻炕垡，种植前亩施 1000 kg 腐熟农家肥或火粪土（可用 100 kg 生物有机肥代替）、50 kg 缓控释肥，然后再次将地翻耕耙平，尽量做到地平土碎，坪地须按 1.5 m 宽开沟起厢。较低洼、宜渍水的地方，宜加深厢沟，顺山势开好排水沟，或采取垄作栽培，避免雨季渍水，降低土壤湿度。

款冬采用根状茎繁殖。为减少种苗带病，须在秋末冬初在无病田选择粗壮多花、颜色较白，且没有病虫害的植株做种。一般在冬季土壤封冻前，或早春土壤解冻、花蕾采收后随挖随种。种植时先将整株挖起，选择粗壮、色白、无病害的新生根状茎，剪成长 10 cm 左右、带 2~3 个节的小段，在整好的地块开沟条栽或打窝穴栽。条栽行距 25 cm 左右，株距 10~15 cm，覆土深度 8~10 cm；穴栽行距 25~30 cm，株距 15~20 cm，每穴分散排放 2~3 段种根，随后覆土压实，土面与厢面保持齐平。每亩需种根 30 kg 左右。如果栽后遇旱，需浇水一次，确保一栽全苗。

2. 田间管理 款冬齐苗后，一要适时中耕除草。第 1 次中耕在 4 月上旬展叶后进行，此次中耕宜浅，苗附近的杂草最好用手拔除，防止伤及幼苗和根部；第 2 次在 6~7 月苗叶出齐后进行，此时植株根系已发育良好，中耕宜深；第 3 次在 9 月上旬，此时地上茎叶已停止生长，花芽已经开始分化，保持田间无杂草即可。二要及时间苗定苗。结合中耕除草，拔出小苗、弱苗，留下大苗、壮苗，使株距最终保持在 15 cm 左右，防止因密度过大、田间通风透光不良诱发病害。三要加强后期追肥培土。在款冬生长前期，如果土壤肥力较高、底肥较足，一般不必追肥，防止植株生长过旺，导致抗病能力下降。但在其生长后期（9~10 月），须加强追肥管理，一般视苗情长势亩追尿素 5~10 kg，复合肥 10~15 kg。追肥后随即向根旁培土，以土盖肥，一方面防止肥料挥发流失，提高肥效；另一方面防止花蕾提前露出地面，生长细弱，影响产量与品质。四要注意防旱防渍。遇持续干旱适时浇水，雨季来临前结合中耕除草疏通排水沟，尽量保持田间湿度适中，植株生长健壮。五要割除多余叶片。在款冬旺盛生长的 6~8 月，对长势偏旺、叶片过密的田块，用快刀将重叠叶、枯黄叶、发病腐烂叶从叶柄基部割除带出田间，每株只保留 3~4 片新叶，保持通风透光良好，不仅可以减轻后期病害，还可促进花芽分化，提高花蕾品质与产量。

3. 病虫害防治　病虫害是影响款冬花产量与品质的重要因素，必须加强防治。目前款冬发生面积较大、为害较重的病害有褐斑病、菌核病、萎缩性枯叶病，主要虫害是蚜虫。其综合防治措施，一是选择无病田健壮植株的新生根状茎做种；二是选择适宜地块，避免重茬种植；三是控制栽植密度，改善通风透光；四是减少氮肥施用，防止植株生长过旺；五是抗旱防渍，营造良好生长环境；六是生长期剪除病叶，收获后清园消毒，减少病菌传播；七是抢在发病初期进行化学防治，一般用多菌灵、百菌清、代森锌等广谱性杀菌剂喷施，每 7~10 d 喷雾一次，视病害发生情况连喷 2~3 次。

（1）褐斑病：褐斑病病原是真菌中的一种，为害叶片，夏季发病率高，叶片上面生近圆形不规则的深褐色病斑，严重时病斑扩大汇合，致使叶片枯死。5 月下旬发生，6~7 月最严重，一直延续到秋季末。防治方法：加强田间管理，实行轮作；增施钾肥；收获后清园，灭病残株；发病初期以 1∶1∶100 波尔多液或 65% 可湿性代森锌 500 倍液喷雾，隔 7~10 d 喷雾 1 次，连续喷雾 3~4 次。

（2）根腐病：根腐病一般在 6~8 月高温多湿季节发生，根系糜烂，成片的植株枯萎，严重影响产量。防治方法：注意轮作，及时抗旱排涝，可用 50% 的甲基托布津 500 倍液灌根部，发现病株必须清除，并对土壤进行消毒。

（3）蚜虫、蛴螬：多发生在 6~7 月，对款冬叶片为害较大，可用 40% 乐果乳液 3000 倍液或 50% 灭蚜松乳 1500 倍液，间隔期 7 d，防治蛴螬，可用辛硫磷乳油和敌百虫可湿性粉剂喷洒，间隔期 10 d。对蚜虫可用避蚜雾、抗蚜威、蚍虫啉等对症杀虫剂喷雾防治。

【采收加工】　款冬在栽种当年的初冬（10 月中旬至 11 月上旬）土壤封冻前，花蕾苞叶呈紫红色、尚未出土时采收。采收过早花蕾尚在土内，不易寻找；过迟花蕾已开，品质下降，不宜再做药用。采时须将植株地下的根状茎细心刨出，将花蕾从茎基部连同花梗一起采下，轻轻放入竹筐内，注意不可重压。采后将刨出的根状茎仍埋在地下，以待来年早春继续采收。采下的花蕾应尽量避免被雨露霜雪淋湿，花蕾上带有的少量泥土，也不可用水冲洗揉擦，否则会使花蕾颜色变黑，质量下降。花蕾运回后，先于干燥通风处摊晾 3~4 d，待水汽干后再筛除泥土杂质，除尽花梗，晾晒至全干。晾晒期间若遇连续阴雨，可将其置于炕房内烘干，但烘干时须注意：一是花蕾不可摊放过厚，5~7 cm 即可；二是炕房内温度宜保持在 40~50 ℃，烘干所用时间不能过长；三是烘干过程中不要翻动，防止外层苞叶破损，影响产品外观质量。干燥的花蕾，气清香，味微苦辛，嚼之如絮，质量以身干、朵大、肥壮、完整、花梗短、色紫红鲜艳、香气浓郁者为佳。一般每亩可收干燥花蕾 50 kg 左右，高产可达 70~80 kg。款冬花完全干透后，须及时装入木箱，存放于干燥通风处，防止潮湿、发霉和虫蛀。为防产品受潮，还需在箱内放置少许木炭，以吸收水分。

【炮制储藏】

1. 炮制

（1）款冬花：除去杂质及残梗。

（2）蜜款冬花：取炼蜜（将蜂蜜至锅内，加热至沸，撩去浮沫，趁热滤去杂质，再放入锅内，继续加热，待其色变深，迅速取出，备用）加适量沸水稀释，淋入净款冬花中，拌匀，闷润 2~4 h（在闷润过程中要勤翻动，至内外湿度一致）。置热锅内，用文火（80~120 ℃）炒至不粘手时，取出，晾凉。每 100 kg 净款冬花用炼蜜 25 kg。

2. 储藏　置阴凉、干燥处，防潮、防蛀。款冬花在夏季最易生虫，宜在凉爽的库房储藏，并要经常检查。款冬花安全水分为 12%~15%，在相对湿度为 75% 环境下较为安全。每年 5 月翻晒一次，防止内部发热、吸潮、霉变、虫蛀或变色。夏季已吸潮生霉品，应及时干燥处理或吸潮养护。

【药材性状】　款冬花干燥花蕾呈不整齐棍棒状，常 2~3 个花序连生在一起，习称"连三朵"，长 1~1.5 cm，直径 0.6~1 cm，上端较粗，中部稍丰满，下端渐细或带有短梗。花头外面有多数鱼鳞状苞片，苞片外表面呈紫红色或淡红色，内表面布满白色絮状毛茸。气清香，味微苦而辛，嚼之显棉絮状。

一般以蕾大、肥壮、无土、朵大、完整、呈现鹦鹉状、色紫红鲜艳、花梗短、香气浓郁者为佳。

【质量检测】

1. 显微鉴别　粉末紫棕色，棉绒状。非腺毛较多，极长，1~4 个细胞，顶端细胞长，扭曲盘绕成团。腺毛略呈棒槌形，直径 16~52 μm，长 104~216 μm，头部稍膨大，4~6 个细胞，柄部多细胞，2 列（侧面观 1 列），有的细胞中充满黄色物质。花粉粒类圆球形，具 3 孔沟，外壁较厚，表面有尖刺。花粉囊内壁细胞表面观呈长方形，具纵向条状增厚壁。苞片表皮表面观呈类长方形或多角形，垂周壁薄或略呈连珠状增厚，具细波状角质纹理；气孔圆形或长圆形。柱头表皮细胞外壁乳头状，有的分化成短绒毛状。厚壁细胞（花序轴）呈长方形，直径 17~28 μm，具斜纹孔或相交呈人字形。分泌细胞存在于薄壁组织中，呈类圆形或长圆形，含黄色分泌物。菊糖呈扇形团块状。

2. 理化鉴别

（1）化学定性：取本品粗粉 1 g，置沙氏提取器中，用乙醇提取至提取液近无色，浓缩至约 5 mL，做以下试验：取浓缩液 1 mL，置试管中，加镁粉少许，再加盐酸 2~3

滴，溶液显棕红（检查黄酮）。取浓缩液 1 mL，置蒸发皿中，水浴蒸干，残渣用氯仿 1 mL 溶解，转入试管中，沿管壁缓缓加入浓硫酸 1 mL，使分两层，氯仿层显绿色荧光，硫酸层显红色荧光。（检查甾醇）

（2）薄层色谱：取本品粉末 1 g，加乙醇 20 mL，超声处理 1 h，滤过，滤液蒸干，残渣加乙酸乙酯 1 mL 使溶解，作为供试品溶液。另取款冬花对照药材 1 g，同法制成对照药材溶液。另取款冬酮对照品，加乙酸乙酯制成每 1 mL 含 1 mg 的溶液，作为对照品溶液。吸取供试品溶液和对照药材溶液各 2~5 μL、对照品溶液 2 μL，分别点于同一硅胶 GF_{254} 薄层板上，以石油醚（60~90 ℃）–丙酮（6:1）为展开剂，展开，取出，晾干。再以同一展开剂展开，取出，晾干，置紫外光灯（254 nm）下检视。供试品色谱中，在与对照药材色谱和对照品色谱相应的位置上，显相同颜色的斑点。

3. 含量测定 按照《中国药典》HPLC 测定。色谱条件与系统适用性试验：以十八烷基硅烷键合硅胶为填充剂，以甲醇–水（85:15）为流动相，检测波长为 220 nm。理论板数按款冬酮峰计算应不低于 5000。对照品溶液的制备：取款冬酮对照品适量，精密称定，加流动相制成每 1 mL 含 50 μg 的溶液。供试品溶液的制备：取本品粉末（过四号筛）约 1 g，精密称定，置具塞锥形瓶中，精密加入乙醇 20 mL，称定重量，超声处理（功率 200 W，频率 40 kHz）1 h，放冷，再称定重量，用乙醇补足减失的重量，摇匀，滤过，取续滤液。分别精密吸取对照品溶液与供试品溶液各 20 μL，注入液相色谱仪，测定。本品按干燥品计算，含款冬酮（$C_{23}H_{34}O_5$）不得少于 0.070%。

【商品规格】 款冬花分为二等。

1. 一等 干货，呈长圆形，单生或 2~3 个基部连生，苞片呈鱼鳞状，花蕾肥大，个头均匀，色泽鲜艳，表面紫红色或粉红色，体轻，撕开可见絮状茸毛，气微香，味微苦，黑头不超过 3 听，花柄长不超过 0.5 cm，无开头，无枝秆，无杂质，无虫蛀，无霉变。

2. 二等 开头、黑头不超过 10%，花柄长不超过 1 cm，其余与一等相同。

【性味归经】 辛、温、微苦。归肺经。

【功能主治】 润肺下气，化痰止嗽，治咳逆喘息，喉痹。款冬花入药可治暴发咳嗽，治肺痈嗽而胸满振寒、脉数、咽干、大渴、时出浊唾腥臭、臭久吐脓如粳米粥状者，治喘嗽不已或痰中有血，治久嗽。临床报道款冬花醇浸膏治疗哮喘，复方款冬花注射液治疗慢性气管炎。

【用法用量】 内服：煎汤，5~10 g。

【使用注意】 外感暴咳宜生用，内伤久咳宜炙用。

【化学成分】

1. 倍半萜类 包括款冬花酮、款冬花素、新款冬花内酯、款冬花素内酯、1α-（2-甲基丁酸）款冬花素酯、1α-（2-甲基丁酸）-14-去乙酰基款冬花素内酯、7β-去（3-乙基巴豆油酰氧基）-7β-当归酰氧基款冬花素、7β-去（3-乙基巴豆油酰氧基）-7β-千里光酰氧基款冬花素、14-去乙酰基-3，14-去氢-1α-（2-甲基丁酸）款冬花素内酯等。

2. 三萜类 包括山金车二醇、款冬二醇、款冬巴耳新二醇、巴耳三萜醇和异巴耳三萜。

3. 黄酮类 包括山奈素-3-*O*-芸香糖苷、槲皮素-3-*O*-芸香糖苷、金丝桃苷（槲皮素-3-*O*-半乳糖苷）、芹菜素-7-甲醚、柯伊利素、山奈酚、木犀草素、槲皮素、异槲皮素苷、芸香苷、橙皮苷、芹菜素-7-*O*-β-*D*-葡萄糖苷、山奈 3-*O*-吡喃葡萄糖苷、2，2-二甲基-6-乙酰基苯并二氢吡喃酮等。

4. 甾醇类 包括7β-羟基谷甾醇、7α-羟基谷甾醇、豆甾醇、β-谷甾醇、豆甾醇-β-*D*-葡萄糖苷。

5. 生物碱类 包括千里光碱、千里光宁。

6. 有机酸类 包括正二十七烷酸、正二十六烷酸、反式阿魏酸、异阿魏酸、反式咖啡酸、邻苯二甲酸、对羟基苯甲酸、没食子酸。绿原酸类有 4-*O*-二咖啡酰基奎尼酸甲酯、3，5-*O*-二咖啡酰基奎尼酸甲酯、4，5-*O*-二咖啡酰基奎尼酸甲酯、3，5-*O*-二咖啡酰基奎尼酸、3-*O*-二咖啡酰基奎尼酸甲酯、3-*O*-二咖啡酰基奎尼酸。

7. 挥发油类 主要是倍半萜及链状烯烃，含量在 3% 以上的化合物有 α-十一烯（12.93%）、β-红没药烯（9.12%）、1，10-十一碳二烯（7.56%）、环十一烯（5.66%）、斯巴醇（5.26%）、二表-α-香松烯环氧化物（4.99%）、榄香烯（4.32%）、反-10-甲基-内-三环 [5.2，1.0（2.6）] 癸烷（3.36%）等。

8. 其他 此外还含有尿嘧啶核苷、腺嘌呤核苷、蔗糖及胡萝卜苷等成分。

【药理作用】

1. 镇咳、祛痰、平喘作用 采用浓氨水喷雾法和毛细玻管法，研究款冬花生品与蜜炙品不同溶媒提取物的镇咳、祛痰作用。将小鼠置于特制的玻璃钟罩内，使用超声雾化喷雾器进行 25% 浓氨水定量喷雾，5 s 后立即取出，记录小鼠从接受喷雾开始到出现咳嗽的潜伏期，以及 2 min 内的咳嗽次数。剔除喷雾后 2 min 不咳嗽者。合格小鼠 2 d 后随机分成空白组、阴性（溶剂）对照组、阳性柠檬酸喷托维林对照组（0.01 g/kg），生品和蜜炙款冬花水提物高、低剂量组（6.20、3.10 g/kg），醇提取物高、低剂量组（6.0、3.0 g/kg），乙酸乙酯和石油醚提取物高、低剂量组（0.5、0.25 g/kg）。水提取物以生理盐水为阴性对照，有机溶剂提取物以精制植物油为阴性对照，以柠檬酸喷托维林为阳性对照。给药体积为 25 mL/kg，连续灌胃给药 5 d，每日称重。于末次给药后 1 h，25% 浓氨水定量喷雾，5 s 后立即取出。记录小鼠从接受喷雾开始到出现咳嗽的潜伏期及 2 min 内的咳嗽次数。给药各组可明显延长首次出现咳嗽的潜伏期、明显减少 2 min 内的咳嗽次数。

再将 SD 大鼠随机分成空白组、阴性组、阳性药氯化铵对照组（0.16 g/kg），生品和蜜炙款冬花水提物高、低剂量组（2.70、1.35 g/kg），醇提物高、低剂量组（3.0、1.5 g/kg），乙酸乙酯和石油醚提取物高、低剂量组（0.25、0.125 g/kg）。给药体积为 25 mL/kg，连续灌胃给药 3 d。末次给药 1 h 后腹腔注射乌拉坦（1 g/kg）麻醉大鼠，然后将其仰卧位固定，剪开颈中皮肤，分离气管，插入毛细管，吸取气管内痰液。以毛细管吸取痰液的长度作为评价药物的祛痰效果。记录 2 h 大鼠痰液分泌量。结果显示，生品和蜜炙款冬花水提物组、醇提物组、乙酸乙酯和石油醚提取物组均可明显减少大鼠痰液的分泌。

2. 抗肿瘤 通过 CCK-8 法测细胞增殖抑制效应和流式细胞术检测人非小细胞肺癌（A549）细胞中 P53 和 Bcl-2 蛋白表达情况，观察款冬花多糖对 A549 生长及凋亡的影响，探讨其体外的抗肿瘤效应。A549 细胞种 96 孔板，密度为 $5×10^4$/孔，隔夜贴壁。分药物组和对照组，药物组浓度为 10、30、50、70、90 mg/L，每孔加入 100 μL；对照组加入等量的培养液。孵育 24 h，各孔加 CCK-8 试剂 20 μL 后 4 h，检测吸光度，计算抑制率。

另取对数生长期 A549 细胞（密度为 $1×10^6$/mL）分别接种于 4 个 50 mL 的培养瓶中，贴壁后换不同浓度的款冬花粗糖（30、50、70 mg/L）；对照组加入等量培养液。培养 24 h 后，收集细胞，分别加入 20 μL FITC-P53 及 PE-Bcl-2 孵育 20 min，上流式细胞仪检测。检测结果表明，款冬花多糖可抑制 A549 细胞的生长且增殖抑制效应具有剂量依赖性，并可诱导肿瘤细胞凋亡。

以小鼠肉瘤（S180）和小鼠肝癌（H22）瘤株造模，研究款冬花多糖对荷瘤小鼠的抑瘤率。取小鼠 60 只，分别取接种 7~9 d 的 S180、H22 瘤株小鼠，无菌条件下抽取腹水，用生理盐水溶液（3∶1）稀释，置无菌容器内混匀。于每只小鼠右前腋下接种 0.2 mL，待其长为实体瘤，阳性率为 100%。所有被接种小鼠均给青霉素 2000 U，腹腔注射，然后随机分组。24 h 后将荷瘤小鼠随机分为正常对照组（以等温等容积水灌胃），1.5 mg/mL 环磷酰胺溶液给药组，款冬花多糖 25、50 mg/次给药组，每组 15 只小鼠。以上小鼠在生存期内每日给药 2 次，每次每只灌胃 0.4 mL，连续给药 7 d，末次给药 24 h 后处死小鼠，称取小鼠体质量，剥离瘤体，计算抑瘤率。结果表明，款冬花多糖是抗肿瘤的有效药物，可干扰肿瘤细胞的有丝分裂过程和提高机体免疫力。

以小鼠肺腺癌 LA795 细胞为体外抑瘤筛选模型，利用四甲基偶氮唑盐（MTT）比色法，分析款冬花中具有抑制肺癌细胞增殖的活性成分。小鼠肺腺癌 LA795 细胞株为贴壁细胞，将其培养于含 10% 灭活胎牛血清，100 U/mL 青霉素，100 μg/mL 链霉素的 RPMI 1640 培养基中，37 ℃ 5% CO_2 培养箱及饱和湿度条件下培养，3~4 d 传代 1 次。将对数生长期细胞用胰酶消化后配制成浓度为 $3×10^4$/mL 的细胞悬液，接种于 96 孔酶标板，每孔加 200 μL。24 h 后换不含血清培养液使细胞同步化生长，每孔 200 μL。第 3 天加含不同浓度药物及相应溶剂对照的新鲜培养液，每孔加 200 μL，受试药设 5 个剂量组，每组设 8 个平行孔，于 37 ℃ 培养 24 h 后，每孔加无血清无酚红培养液新鲜配制的 0.5 mg/mL MTT 100 μL，继续培养 4 h，然后每孔加 100 μL DMSO 溶解 MTT 甲臜颗粒，用微型振荡器振荡混匀后，于酶标仪上测定光密度（OD）值，实验重复 3 次，取平均值。以溶剂对照处理肿瘤细胞为对照组，5-氟尿嘧啶注射液（5-FU）为阳性对照组，由 OD 值计算对肿瘤细胞增殖的抑制率，以半数抑制浓度 IC_{50} 表示。结果表明，款冬花中的槲皮素对肺癌细胞 LA795 增殖的抑制作用最为显著。

3. 抗炎 采用脂多糖（LPS）诱导 RAW264.7 细胞活化模型，分别用 Griess 法、ELISA 法、Western 印迹法检测一氧化氮（NO）的释放、肿瘤坏死因子-α（TNF-α）的白介素-6（IL-6）的含量、磷酸化 NF-κB P65 的表达，研究款冬花乙酸乙酯部位（FF-EtOAc）对炎症因子释放的影响。选用生长良好的 RAW264.7 细胞，用 0.25% 胰蛋白酶消化，含 10% 新生小牛血清（NCS）的 DMEM 培养液重悬，接种于 96 孔培养板

（每孔 5×10⁴ 个细胞），孵育 4 h 贴壁后，换用无血清 DMEM 培养基。实验分组为：正常对照组，FF-EtOAc 30、100、300 μg/mL 组，水杨酸钠组。每组设 4 孔。正常对照组、FF-EtOAc 各组、水杨酸钠组每孔加无血清 DMEM 160 μL，再分别对应加磷酸盐缓冲生理盐水（PBS），质量浓度为 300、1000、3000 μg/mL FF-EtOAc，浓度为 50 mmol/L 水杨酸钠各 20 μL。孵育 20 h 后，每孔加 MTT（5 mg/mL）20 μL，继续培养 4 h 后，每孔加入 DMSO 150 μL，用酶标仪于 490 nm 处测定吸收度。另取 RAW264.7 细胞培养后，实验分组为：正常对照组，LPS 模型对照组，FF-EtOAc 30、100、300 μg/mL 组，水杨酸钠组。每组设 4 孔。各组每孔加无血清 DMEM 160 μL，再分别对应加 PBS，PBS 浓度为 300、1000、3000 μg/mL FF-EtOAc，浓度为 50 mmol/L 水杨酸钠各 20 μL。1 h 后，正常对照组加 PBS 20 μL，其余加 50 μg/mL LPS 20 μL。继续孵育 20 h，取上清液 100 μL 加入 96 孔板中，等体积加入 Griess 试剂，混匀后 10 min 于 540 nm 处测定各孔吸收度，并计算 NO 的含量。按 ELISA 试剂盒说明进行测试。结果表明，FF-EtOAc 能够显著抑制炎性因子的释放，缓解炎症的病理过程。

4. 抗过敏　采用透明质酸酶抑制试验和豚鼠离体回肠试验，探讨款冬花的抗过敏作用。对款冬花提取物 A、B、C、D 四个样品进行透明质酸酶抑制试验。其中 A 为 95% 乙醇提取物、B 为 8% 乙醇提取物、C 为 65% 乙醇提取物、D 为 50% 乙醇提取物。将 0.1 mL 的 2.5 mmol/L CaCl₂ 加入 0.5 mL 透明质酸酶（500 U/mL）中，37 ℃ 保温 20 min；加入样品液 0.5 mL，37 ℃ 保温 20 min；加入透明质酸钠（0.4 mg/mL）2 mL，37 ℃ 保温 40 min，加入乙酰丙酮溶液（乙酰丙酮 1.5 mL，溶于 50 mL 1.25 mol/L 碳酸钠溶液中，用时配）1 mL，90 ℃ 保温 1 h，用水冷却，慢慢加入 96% 的乙醇 10 mL，然后加入 Ehrlich 试剂［1.6 g 二甲氨基苯甲醛（DMAB）溶于 30 mL 浓盐酸和 30 mL 96% 乙醇中］1.0 mL，混合均匀，室温放置 1 h 后于 530 nm 处测定吸光度。结果显示，款冬花提取物经过硅胶柱色谱分离后的物质对透明质酸酶抑制率达到 70.26%，表明款冬花具有强抗过敏作用。

【毒理研究】

1. 急性毒性　款冬花水溶性部位和脂溶性部位短期低剂量给药毒性较小，但大剂量长期用药有肝毒性。款冬花中的肝毒性成分是吡咯里西啶生物碱，如千里光宁、肾形千里光碱、千里光非灵、全缘千里光碱等。肾形千里光碱、千里光宁的大鼠腹腔注射的 LD₅₀ 分别为 220、85 mg/kg。

2. 其他毒性　一次腹腔注射千里光宁 1/5LD₅₀ 剂量，就足以导致动物肝损伤，大鼠喂食含 32% 款冬花的饲料 4 d，以后改为 16% 款冬花饲料饲养超过 380 d，2/3 大鼠肝产生血管内皮肉瘤；大鼠喂食 8% 款冬花饲料饲养 600 d，1/10 大鼠肝发生血管内皮肉瘤，而喂食 4% 款冬花饲料饲养 600 d 的大鼠未发生肿瘤。肾形千里光碱 22 mg/kg 给大鼠腹腔注射，每周 2 次，共 4 周，之后每周给药 1 次，共 52 周，发现 9/20 产生肝细胞腺瘤。肝毒性成分多是脂溶性，在水提取物中的含量很少，故水提取物毒性较小。但长期大量应用时应注意检查肝功能。鉴于款冬花等含有肝毒性吡咯里西啶生物碱的草药的潜在毒性，德国卫生行政部门规定：此类生物碱每日内服不得超过 1 μg，外用不得超过 100 μg。草药如遵医嘱，日剂量 0.1~1 μg 内服或 10~100 μg 外用时，年使用期不得超过 6 周，妇女妊娠期和哺乳期不得服用。

【临床应用】

1. 临床配伍

（1）暴发咳嗽：款冬花二两，桑根白皮（锉）、贝母（去心）、五味子、甘草（炙，锉）各半两，知母一分，杏仁（去皮尖，炒，研）三分。上七味，粗捣筛，每服三钱，水一盏，煎至七分，去滓温服。（《圣济总录》款冬花汤）

（2）久嗽不止：紫菀三两，款冬花三两。上药粗捣罗为散，每服三钱，以水一中盏，入生姜半分，煎至六分，去滓温服，日三四服。（《太平圣惠方》紫菀散）

（3）肺痈嗽而胸满振寒，脉数，咽干，大渴，咯吐腥臭浊痰：款冬花（去梗）一两五钱，甘草（炙）一两，桔梗二两，薏苡仁一两。上作十剂，水煎服。（《疮疡经验全书》款花汤）

（4）喘嗽不已，或痰中有血：款冬花、百合（蒸，焙）。上等分，为细末，炼蜜为丸，如龙眼大。每服一丸，饭后临睡前细嚼，姜汤咽下，含化尤佳。（《济生方》百花膏）

2. 现代临床

（1）哮喘：将款冬花制成醇浸膏，每次 5 mL（相当于生药 6 g），日服 3 次。观察 36 例，其中支气管哮喘 21 例，哮喘性支气管炎合并肺气肿者 15 例。结果显效（服药后 1~2 d 内即见喘平、咳减，最大呼气中期流速有明显改进者）8 例，好转（服药 3 d 以上喘咳减轻，或虽减轻而持久未平复者）19 例，无效 9 例。据观察，款冬花醇浸膏对哮喘有缓解之效，但作用较弱，远期疗效亦不理想。在治程中，较普遍的反应为恶心，少数有心烦、失眠等现象。

（2）慢性气管炎：取款冬花和地龙加工制成复方款冬花注射液，每次肌内注射 2 mL，连续用药 10 d。经治 68 例，临床痊愈 8 例，显效 32 例，好转 24 例，无效 4 例。初步观察在注射 3~4 次后，咳嗽、咯痰、喘息即明显减轻，食欲、睡眠亦有改善，同时还有一定的降压作用。

（3）婴幼儿肺炎：临床主要表现为气管、支气管腔狭窄，黏液分泌少，纤毛运动差，肺弹力组织发育差，易于充血，间质发育旺盛，肺泡数少，肺含气量少，易为黏液阻塞等。病例选择：治疗组 120 例，男 78 例，女 42 例；年龄 0~6 个月 54 例，6~12 个月 35 例，1~3 岁 31 例；伴发热者 98 例，喉中痰鸣音及气喘者 74 例，腹胀者 38 例，心力衰竭者 26 例。对照组 112 例，男 76 例，女 36 例；年龄 0~6 个月 49 例，6~12 个月 34 例，1~3 岁 29 例；伴发热者 94 例，喉中痰鸣音及气喘者 72 例，腹胀者 37 例，心力衰竭者 24 例。两组年龄、症状、体征及病情和伴随症状等情况均相似。治疗方法：对照组首选青霉素 5 万~10 万 IU/（kg·d）分 2 次静脉推注，利巴韦林针剂 8~15 mg/（kg·d）加入液体中静脉滴注。对青霉素过敏者选用红霉素 15~30 mg/（kg·d）及甲氧苄啶 10 mg/（kg·d）加入液体中静脉滴注，经治疗 3~5 d 无效者改用先锋霉素 V 或其他抗生素。伴有痰喘者加用氨茶碱 4~5 mg/（kg·d）加入 10% 葡萄糖液体内静脉滴注，亦可加用地塞米松 5 mg、生理盐水 20 mL、庆大霉素 4 万 IU、α 糜蛋白酶 5 mg 雾化吸入。合并心力衰竭者使用去乙酰毛花苷，首次 0.02 mg/kg 静脉推注，若不能纠正者于首次用药4~6 h后再予0.01 mg/kg静脉推注，每6 h 1次，共2次。同时予呋塞米1 mg/kg及5%碳酸氢钠3 mL/kg静脉推注。伴有发热及腹胀者予以对症处理。治疗组在上述疗法的基础上，加用款冬花与等量的紫菀及2倍质量的冰糖加水煎服。款冬花及紫菀用量为0~6个月3 g/d，6个月~1岁6 g/d，1~3岁9 g/d。加水量按患儿每日饮水量多少而酌情加减。煮沸后继续煎煮3~5 min，然后用双层纱布滤去药渣及杂质，滤出液分2~3次服用，每日1剂，疗程3~5 d。疗效标准如下，显效：用药后48 h患儿咳嗽明显减轻，呼吸平稳，痰鸣音消失，肺部湿啰音明显减少或消失；有效：用药72 h后上述症状较前减轻；无效：用药72 h后上述症状及体征无改善甚至加重。治疗结果：两组患儿疗效比较有显著性差异，治疗组疗效明显优于对照组。

【不良反应】 服用款冬花醇浸膏出现胃肠道反应较多，主要表现为恶心。但值得注意的是，本品所含克氏千里光碱和千里光宁均为大环双酯型不饱和吡咯双烷生物碱，对肝极大的毒性，且有致癌性。所以，对本品的肝潜在毒性应引起重视，应用这类草药在剂量和用药时间上应严格规定。款冬花由于产地来源不同，其干燥药材中所含克氏千里光碱和千里光宁的量差别较大。

【综合利用】 款冬花传统用于止咳、平喘、祛痰，在中成药生产中，款冬花是通宣理肺丸、百花定喘丸、止咳青果丸、气管炎丸、半夏止咳片、川贝雪梨膏、款冬止咳糖浆等中成药的重要原料。现代药理作用表明，款冬花还具有抗炎、升压、抑制血小板活化因子聚集和降血糖等作用。今后应加强对款冬花化学成分、药理作用、质量控制、毒性等研究，使款冬花的药用价值得到更好的推广。

■参考文献

[1] 刘毅，王允，万德光，等. 款冬花本草考证 [J]. 中药材，2010，33（4）：634-636.

[2] 王金凤，杨苏蓓. 款冬花研究进展 [J]. 中国实用医药，2009，4（32）：221-224.

[3] 刘毅，万德光，王允，等. 款冬花质量标准研究 [J]. 中药材，2008，31（5）：761-763.

[4] 熊飞. 款冬花种植及其采收加工技术 [J]. 四川农业科技，2013（10）：50-51.

[5] 邵忠胜. 款冬花的栽培技术 [J]. 农业科技与信息，2007（11）：43.

[6] 崔国静，玉婷，贺蕾. 款冬花的鉴别与炮制 [J]. 首都医药，2013，20（9）：43.

[7] 丁立威. 款冬花减产严重价格连续上涨 [N]. 中国医药报，2010-01-21（B07）.

[8] 刘可越，张铁军，高文远，等. 款冬花的化学成分及药理活性研究进展 [J]. 中国中药杂志，2006，31（22）：1837-1841.

[9] 陈雪园，张如松，杨苏蓓. 款冬花化学成分及药理毒理研究进展 [J]. 亚太传统医药，2012，8（1）：173-174.

[10] 吴笛，张朝凤，张勉，等. 中药款冬花的化学成分研究 [J]. 中国药学杂志，2008，43（4）：260-263.

[11] 刘玉峰，杨秀伟，武滨. 款冬花化学成分的研究 [J]. 中国中药杂志，2007，32（22）：2378-2381.

［12］吕培霖，李成义，翟丽芳．款冬花化学成分和药理作用研究进展［J］．中国药房，2007，18（12）：948-952.

［13］罗强，李迎春，任鸿，等．款冬花多糖对肺腺癌 A549 细胞生长及凋亡的影响［J］．河北北方学院学报（自然科学版），2013，29（4）：63-66.

［14］余涛，宋逍，赵鹏，等．款冬花多糖对荷瘤小鼠的抑瘤率及对白血病小鼠生存期的影响［J］．中南药学，2014，12（2）：125-128.

［15］徐玲杰，李聪，张勉，等．款冬花乙酸乙酯部位对炎症因子释放的影响［J］．中国药科大学学报，2011，42（1）：64-67.

［16］凌珊，易炳学，龚千锋，等．生品和蜜炙款冬花不同提取物的镇咳祛痰作用［J］．中国实验方剂学杂志，2013，19（11）：187-190.

［17］李仪奎．中药药理实验方法学［M］．2 版．上海：上海科学技术出版社，2006.

［18］陈燕，滕宝霞，刘玉玲．止咳祛痰糖浆镇咳、祛痰及平喘的药效学研究［J］．中国实验方剂学杂志，2007，13（2）：20，69.

［19］张建亚．款冬花、紫菀冰糖饮佐治婴幼儿肺炎 120 例［J］．现代中西医结合杂志，2009，18（14）：1630.

葛 根

【道地沿革】 葛根别名野葛、甜葛、粉葛、葛麻藤等，首载于东汉《神农本草经》，但只有性味功效，而无形态学描述。梁代陶弘景《本草经集注》云："即今之葛根，人皆蒸食之，当取入土深大者，破而日干之，生者捣取汁饮之……南康、庐陵间最胜，多肉而少筋，甘美。但为药用之，不及此间尔。"唐代的《食疗本草》云："葛根，蒸食之，消酒毒。其粉亦甚妙。"《本草拾遗》云："根堪作粉。"至宋代，苏颂《本草图经》曰："葛根生汶山川谷，今处处有之，江浙尤多，春生苗，引藤蔓长一、二丈，紫色，叶颇似楸叶而青，七月着花似豌豆花，不结实，根形如手臂，紫黑色。五月五日午时采根曝干，以入土深者为佳。今人多以作粉，食之甚益人。下品有葛粉条，即谓此也。"描述的葛根"引藤蔓长一、二丈""叶似楸叶""花似豌豆花"等应是葛属野葛 Pueraria lobata（Willd.）Ohwi 的形态特征。但提及它的食用性，则又指该属甘葛藤（粉葛）Pueraria thomosonii Benth. 和食用葛藤 P. edulis Pamp. 。这说明在当时人们对葛根的品种从原植物上区别得并不是很清楚。《证类本草》首次附有"成州葛根"及"海州葛根"图。其中"海州葛根"似是指野葛。北宋寇宗奭《本草衍义》云："葛根澧、鼎之间，冬月取生葛，以水中揉出粉，澄成垛，先煎汤使沸，后擘成块下汤中，良久，色如胶，其体甚韧，以蜜汤中拌食之。擦少生姜尤佳……彼之人，又切入煮茶中以待宾，但甘而无益。又将生葛根煮熟者，作果卖。虔、吉州、南安军亦如此卖。"这其中描述的葛根无疑是甘葛藤和食用葛藤块根。明代朱橚《救荒本草》附有葛根图，并云："葛根今处处有之，苗引藤蔓，长二、三丈，茎淡紫色，叶颇似楸叶而小色青，开花似豌豆，花粉紫色，结实如皂角而小，根形如手臂……蒸食之，或以水中揉出粉澄滤成块，蒸煮皆可食。"根据葛根图及形态描述，指的是野葛，而食用性则指甘葛藤和食用葛藤。李时珍《本草纲目》曰："葛有野生，有家种，其蔓延长，取治可作。其根外紫内白，长者七八尺。其叶有三尖，如枫叶而长。面青背淡，其花成穗，累累相缀、红紫色。其荚如小黄豆荚，亦有毛。其子绿色，扁扁如盐梅子核，生嚼腥气，八九月采之。"在此李时珍明确指出了葛有野生和家种之分，但他并未从形态上分别加以描述。根据"其叶有三尖，如枫叶而长"的特征，此种即是指食用葛藤。清代《植物名实图考》载"有种生野生2种"并附有"葛一""葛二"两图，根据图中所描绘的叶子的外形及茎上粗毛的多少来分析，"葛一"图应为甘葛，即粉葛；而"葛二"图是野葛而无疑。综上所述，可知古代药用的葛根不是一种，在唐代以前认为野葛入药最好，而食用葛和甘葛主要用作食疗方面，也可入药用，品质不及野葛；但在民间应用葛根在食疗及提取葛粉的情况相当普遍，又因为食用葛和甘葛的口感好、出粉率高，所以用量比较大。这种习惯经唐代、宋代，一直延续到明代。自李时珍首次明确指出葛有家种和野生之分，但其所描述的品种为家种的粉葛，及至清代《植物名实图考》将家种和野生两品种并列的情况分析，表明在明清以来，甘葛（粉葛）、食用葛及野葛均可作为葛根的入药正品。除了以上3种主流品种外，同属植物中，部分地区也做葛根的有：三裂叶野葛藤 *P. phaseoloides*（Roxb.）（浙江部分地区）；峨眉葛藤 *P. omeiensis* Wanget Tang（贵州、四川部分地区）；山葛藤 *P. montana*（Lour）Merr.［*P. tonkinensis Gagnep.*］（广西部分地区）；华葛 *P. chinensis* Ohwi（台湾部分地区）。

【来源】　本品为豆科植物野葛 *Pueraria lobata*（Willd.）Ohwi 的干燥根，习称野葛。

【原植物、生态环境、适宜区】　野葛为多年生落叶藤本，全株被黄褐色粗毛。块根圆柱状，肥厚，外皮灰黄色，内部粉质，纤维性很强；茎基部粗壮，上部多分枝。三出复叶。顶生小叶菱状卵形，长 5.5~19 cm，宽 4.5~18 cm，先端渐尖，基部圆形，有时浅裂；侧生小叶宽卵形，两边不等，背面苍白色，有粉霜，两面均被白色伏生短柔毛；托叶盾形，小托叶针状。总状花序腋生或顶生，花冠蓝紫色或紫色。花萼钟状，长 0.8~1 cm，萼齿 5，披针形，上面 2 齿合生，下面 1 齿较长。雄蕊 10，二体。荚果线形，子房卵圆形，赤褐色有光泽。花期 4~8 月，果期 8~10 月。

野葛生于山坡草丛中或路旁及较阴湿的地方，分布于华北、华东、华南等地。全国大部分地区有产，主产于河南、湖南、浙江、四川等地。

【生物学特点】　野葛为阳生植物，喜生于森林边缘或河溪边的灌木丛中，常成片生长于向阳坡面上，适应性较强，无论是土层深厚的荒山荒地，或是森林采伐基地，还是河边堤岸、田头地角等，甚至在瘠薄的沙石地都能生长，但是相对而言，葛根的种植以土层深厚、肥沃、松沙的土壤生长最佳。

1. 栽培技术

（1）繁殖：野葛为多年生藤本植物，但一般做一年生栽培。在我国有广泛的分布，广西是主要产地之一，全区各县均有种植。葛根喜温暖，耐热，茎叶生长温度以 20~30℃为宜，15℃以下生长不良。块根形成的最适温度为 25~30℃，而块根的淀粉转化和积累以 15~20 ℃为最适宜。块根产量的高低取决于栽培管理技术，如果栽培管理得当，亩产可在 300 kg 以上。

（2）育苗：在 1 月底至 2 月初将收回的葛根藤枝砍成段状，每段含 1~2 个节，然后用生根粉 5 g 对水 2~4 kg，将插条基部 2~3 cm 浸泡于药液中，12~24 h 后即可插到苗床或者营养杯中。如果没有生根粉，可用 NAA（萘乙酸）2 mg、6-BA（6-苄基腺嘌呤）0.2 mg、KT（6-糠基腺嘌呤）0.2 mg 对水 2 kg 代替，浸泡方法同上。苗床用农用薄膜盖好保温，采取湿润管理，待苗长出后在移栽前 10 d 炼苗，结合施一次淡的人粪尿或者尿素。

（2）整地：野葛对土壤的适应性较广，沙质土至黏土都可以栽培，但最好选用土层深厚的砂壤土或壤土，经一犁两耙后，每隔 1~1.2 m 挖一条宽 15 cm、深 30 cm 的施肥沟。基肥与从施肥沟挖起的碎土充分混合，然后再填回沟内起畦，畦高 50 cm，宽 1~1.2 m。

（3）移栽：葛苗的移栽期应在 3 月上旬至中旬，每畦单行种植，株距 33~36 cm，亩植 1500~2000 株。种苗移栽应尽量浅种（3~4 cm），如种茎过长应斜插。移栽最好选择阴雨天气或傍晚进行。植后 3~5 d 于早、晚淋定根水，如果是营养杯苗每天淋水一次，以后不定期淋水，保持湿润即可。

2. 田间管理

（1）生长前期（3~5 月）：主要是促苗、修枝、打顶。当移栽苗回青进入正常生长后，每株只留 1~2 条芽生长，多的要剪掉。然后施一次淡的人畜粪尿，或者每亩用 7.6 kg 尿素对水淋施。当葛苗长到 35 cm 左右时即可搭架，搭架方法与黄瓜和豆角相同；待葛苗长到 1.2~1.5 m 时打顶，并结合除草施用 4~5 kg 的复合肥（掺兑淡的人畜粪尿淋施）。待侧芽长到 20 cm 左右就进行剪枝。

（2）生长中期（6~8 月）：以疏根为主，结合培土追肥。当葛苗的叶片颜色由淡绿色转为深绿色，块根开始膨大至拇指大小时，块根的淀粉开始积累，应进行理根留苗（6 月底至 7 月初）。具体方法是：挖开根部土壤，选留 2~3 条较粗壮的根，其余剪除，然后覆土。疏根结合除草、培土和追肥，追肥以淡的人畜粪尿、土杂肥或者复合肥为宜，用量视苗情而定。因葛根不耐肥，故施肥浓度不宜高，且不宜放于近根处以免烧苗。

（3）生长后期（9~12 月）：以保叶、防渍为主。最后一次施肥应在 9 月进行，以淡的人畜粪尿淋施或做根外追肥。10 月可进行 1~2 次的除草松土，但不宜灌水、施肥，如雨水过多，要挖好排水沟以免烂苗。

3. 病虫害防治　野葛的病虫害主要是霜霉病和螨类，但为害不大，一般不需特别防治。如果在育苗期有霜霉病发生，可用 58%的瑞毒霉锰锌可湿性粉剂进行防治。

【采收加工】　优质葛根以 2~3 年生收获，每年在叶片枯黄至次年春萌动前采收为好。野葛多在 3 月中下旬开始萌芽生长，5、6 月上部藤蔓生长旺盛，开花期为 7 月中下旬至 8 月上旬，荚果成熟期则在 9 月下旬至 10 月中旬，11~12 月由于葛根进入休眠期，基本停止生长，此时养分积累多，品质较优，因此多在此时期内采收。采收时多先拔除支架，去除地上藤蔓，并将植株周围的土挖开，见到块根后，注意避免损伤块根，小心挖出块根，除去泥土，不能用水清洗，否则会加快葛根溃烂。加工时切下根头做种，用水将根表面的泥沙洗掉，刮去粗皮，切成 1.5~2 cm 厚的斜片，或对剖切开后再切成 1.5~3 cm 厚的块，随切随上炕床，用无烟煤火迅速烘干，即为葛根药材。

【炮制储藏】

1. 炮制

（1）净制：除去杂质。

（2）切制：除去杂质，洗净，润透，切厚片，晒干。

（3）煨制：

1）麸煨。取麦麸置锅内，用文火加热，投入葛根片，适当翻动，至葛根片呈焦黄色，取出筛去麦麸，放凉。每葛根片 100 kg，用麦麸 30 kg。

2）滑石粉煨。取滑石粉，置锅内加热，倒入净葛根片，文火微炒至表面呈黄色，取出，筛净滑石粉。

3）纸煨。取葛根块，用纸裹煨法煨至纸呈焦黑色为度。

4）米汤煨。取葛根片用米汤拌浸，以吸润为度；连药和米汤一同入锅内炒干，至色转深黄褐色，即称煨葛根。每葛根 16 kg，用米汤 6 kg。

（4）炒制：取净葛根片或块，用文火炒至表面呈黄色，稍带焦斑，取出，筛去灰屑。

2. 储藏 置通风干燥处储藏，防蛀。

【药材性状】 野生葛根呈长圆柱形，直径（0.5）1~6 cm。表面灰棕色，有纵皱纹。横切面棕褐色，纤维性，可见棕色同心性环纹。质韧，纤维性。葛根片呈纵切的长方形厚片或横切片，长 2~3 cm，厚 0.5~1 cm。外皮灰棕色，有纵皱纹。切面淡棕色，纵切面有由纤维形成的纵条纹，粗糙；横切面可见棕色同心性环纹。质韧，纤维性强。无臭，味微甜。

栽培葛根呈长纺锤形或长圆柱形，直径 2~12 cm，表面黄棕色，见长横向皮孔。横切面黄白色，可见淡棕色同心性环纹。体重，有粉性。1 年生栽培品葛根片，多呈圆横切片，直径 2~3 cm，厚 0.5~1 cm。外皮浅棕色，有纵皱纹。横切面黄白色或淡棕色，可见淡棕色同心性环纹。体重，质硬，有粉性。无臭，味微甜。2 年生栽培品葛根片，呈四分或多分横切片，直径 2~3 cm，厚 0.5~1 cm，与 1 年生的不同还在于：药材直径较大，横切面可见较多层淡棕色同心性环纹。3 年生栽培品葛根片，药材性状与 2 年生者大致相似。

【质量检测】

1. 显微鉴别

（1）根横切面：

1）葛根野生品。木栓细胞多层，细胞扁平，切向延长，长方形，排列整齐。维管束占大部分，呈异型构造。韧皮部与木质部相间排列，形成多个同心环。射线较窄，4~5 细胞宽。韧皮部有众多晶鞘纤维束，径向排列；可见切向排列的分泌道群，细胞内含棕色块状物。木质部导管密集，粗大，直径 100~455 μm；导管间有晶鞘纤维束及较少分泌道群。纤维束中纤维极长，壁厚；周围细胞含草酸钙方晶，形成晶鞘纤维束。

薄壁细胞中含少量淀粉粒，或极少见。

2）葛根栽培品。葛根1年生栽培品与野生品不同之处：韧皮部与木质部相间排列同心环1~2个。木质部导管排列稀疏，导管直径较小，直径56~178 μm，与纤维束均呈径向相间排列。晶鞘纤维束较少。分泌道群少见。薄壁细胞含众多淀粉粒，淀粉粒单粒球形、半圆形或多角形，直径3~37 μm，脐点点状、裂缝状或星状；复粒由2~10分粒组成。葛根2年生栽培品：韧皮部与木质部相间排列同心环3~4个。导管直径67~222 μm，分泌道群径向排列。葛根3年生栽培品：与2年生栽培品相似，导管直径111~333 μm。

（2）解离组织和粉末特征：

1）葛根野生品。粉末棕色至浅棕色。淀粉粒较少，单粒球形、半圆形或多角形，直径5~25 μm，脐点点状、裂缝状或星状；复粒由2~10分粒组成。纤维多成束，直径7.5~25 μm，壁厚，木化，周围细胞大多含草酸钙方晶，形成晶纤维，含晶细胞壁木化增厚。草酸钙方晶长径13~25 μm，短径10~23 μm。石细胞少见，类圆形或多角形，直径38~70 μm。具缘纹孔导管较大，多破碎，具缘纹孔六角形或椭圆形，排列极为紧密。

2）葛根栽培品。粉末黄白色或淡棕色。淀粉粒众多，单粒球形、半圆形或多角形，直径5~25 μm，脐点点状、裂缝状或星状；复粒由2~10分粒组成。纤维多成束，直径7.5~27.5 μm，壁厚，木化，周围细胞大多含草酸钙方晶，形成晶纤维，含晶细胞壁木化增厚。草酸钙方晶长径10~22 μm，短径12.5~27.5 μm。具缘纹孔导管较大，多破碎，具缘纹孔六角形或椭圆形，排列极为紧密。

2. 理化鉴别

（1）颜色反应：取本品粉末0.5~1 g，加乙醇25 mL，80 ℃热浸30 min，放冷，滤过，滤液点于滤纸上，喷洒1%三氯化铝乙醇液，干燥后在紫外光灯下（254 nm）显蓝色荧光，用氨水熏后颜色更亮。（检查异黄酮）

（2）薄层色谱法：取葛根粉末0.8 g，加甲醇10 mL，放置2 h，滤过，滤液蒸干，残渣加甲醇0.5 mL使溶解，作为供试品溶液。另取葛根对照药材0.8 g，同法制成对照药材溶液。再取葛根素对照品，加甲醇制成每1 mL含1 mg的溶液，作为对照品溶液。照薄层色谱法试验，吸取上述三种溶液各10 μL，分别点于同一以羧甲基纤维素钠为黏合剂的硅胶H薄层板上，使成条状，以氯仿-甲醇-水（7:2.5:0.25）为展开剂，展开，取出，晾干，置紫外光灯（365 nm）下检视。供试品色谱中，在与对照品药材色谱和对照品色谱相应的位置，显相同颜色的荧光条斑。

（3）傅里叶变换红外光谱：取供试品于60 ℃下干燥至恒重，除尘、粉碎（过200目筛），备用。取供试品约3 mg，溴化钾（KBr）压片，用红外光谱仪测定。根据主要指纹表征同对照品峰形、峰位及峰强比较。

3. 含量测定

（1）HPLC测定葛根素含量：以甲醇-水（25:75）为流动相，250 nm为检测波长，用十八烷基硅烷键合硅胶为填充剂，色谱柱为C18（150 mm×4.6 mm，5 μL），理论板数按葛根素峰计算应不低于3000。称取一定量葛根素对照品，用30%乙醇溶解配制成浓度为 0.13 mg/L 的葛根素标准液。取葛根样品，按步骤操作，在上述色谱条件下，精密吸取标样溶液 10 μL 注入液相色谱仪，测定。

（2）RP-HPLC 测定栽培粉葛中葛根素、大豆苷和大豆苷元含量：采用 Diamonisl C18 柱（150 mm×4.6 mm，5 μm），流动相为 A-B 二元体系，A 相为甲醇，B 相为 1% 醋酸。梯度洗脱程序为：0~13 min，保持 25% A；13~15 min，A 线性增至 40%；15~30 min，A 线性增至 60%；30~40 min，A 线性至 25%，洗脱时间为 40 min。流速为 1 mL/min，进样量 5 μL，柱温为室温，检测波长 250 nm。

（3）紫外分光光度计法测定葛根异黄酮含量：以葛根素为标准品，在 249 nm 测量样品吸光值，根据标准曲线计算异黄酮含量。

【商品规格】 粉葛根：野葛根：为统货，鲜时切成块或片。

1. 一等 粉白色，断面显环纹，粉性足，纤维少。剖瓣长 13~17 cm，中部直径 5 cm 以上。

2. 二等 表皮货白色。断面色白，有环纹，纤维较多，有粉性。中部直径 1.5 cm 以上。间有断根、碎破小块。

【性味归经】 性味甘、辛，凉，归脾、胃、肺经。

【功能主治】 升阳解肌，透疹止泻，除烦止温。治伤寒、温热头痛项强，烦热消渴，泄泻，痢疾，麻疹不透，高血压，心绞痛，耳聋。

【用法用量】 内服：煎汤，4.5~9 g；或捣汁。外用：捣敷。

【注意事项】

（1）张元素："不可多服，恐损胃气。"

（2）《本草正》："但其性凉，易于动呕，胃寒者所当慎用。"

（3）《本草从新》："夏月表虚汗多，尤忌。"

【化学成分】

1. 异黄酮类 异黄酮是以 3-苯基苯并吡喃酮为母体的多羟基酚类，由于此类化合物具有与雌二醇相似的结构，能与雌激素受体结合，具有微弱雌激素活性，又被称为植物雌激素。异黄酮包括游离态的苷元和结合态的葡萄糖苷两类化合物。目前，已从葛根中分离出 20 余种异黄酮类化合物，为大豆素、大豆苷、染料木素、染料木苷、3′-羟基葛根素、3′-甲氧基葛根素、大豆苷元 7，4′-二葡萄糖苷、8-甲基雷杜辛-7-O-葡萄糖苷、大豆苷元 4′-葡萄糖苷、葛根素芹菜糖苷、芒柄花苷、尼泊尔鸢尾异黄酮、尼泊尔鸢尾素 7-O-β-D-葡萄糖苷、鸢尾苷、葛花苷、鹰嘴豆素甲、印度黄檀苷、大豆苷元 8-C-芹菜糖基-（1→6）葡萄糖、葛根素、芒柄花素、6，7-二甲氧基-3′，4′次甲二氧基异黄酮、染料木素 8-C-葡萄糖苷、葛根素-木糖苷、葛根素 4′-O-葡萄糖苷和染料木素 8-C-芹菜糖基-（1→6）葡萄糖苷等。

2. 葛根苷类 包括葛根苷 A、葛根苷 B 和葛根苷 C，这些被认为是二氢查耳酮的衍生。

3. 三萜皂苷 从葛根中得到 20 个三萜类皂苷：槐二醇、21β-羟基槐二醇、大豆苷元（A、B）、葛根苷元（A、B、C）、葛根皂苷（SA1~SA4）、葛根皂苷 SB1、葛根皂苷（A1~A5）和葛根皂苷 C1 等。

4. 其他　从葛根中还分离得到花生酸、棕榈酸、二十八烷酸、尿囊素、木蜡酸-α-甘油酯、β-谷甾醇和二十五烷酸甘油酯等成分。

【药理作用】

1. 降血压　大鼠 70 只，雌雄各半，采用两肾一夹方法（2K1C）制成肾性高血压动物模型，腹腔注射葛根素 200、100、50 mg/kg，另设假手术组，每组 8 只大鼠。给药 6 周，每 2 周测一次血压，给药 6 周后处死取双肾，放免法测肾脏组织匀浆中血管紧张素（Ang II）含量，将肾切片做 HE 染色观察纤维化程度。结果显示，葛根素均有降血压作用，且随剂量升高血压下降越来越明显。随着 Ang II 浓度增加肾脏纤维化程度加剧，葛根素高、中剂量均能显著降低肾脏组织中血 Ang II 含量，低剂量葛根素则影响不显著；葛根素各组对肾脏均有抗纤维化作用。表明葛根素具有降压作用，对肾脏有抗纤维化作用，机制可能与葛根素减少肾脏局部 Ang II 含量及降压作用有关。

将 SD 大鼠 65 只随机抽取 8 只作为假手术组，其余采用两肾一夹法造成肾性高血压大鼠模型。将造模成功大鼠随机分成 5 组：葛根素高、中、低剂量组，卡托普利组和模型组。给药 6 周，每 2 周测 1 次血压。给药 6 周后取血，取肾。采用 ELISA 法测肾、血清中 apelin-12 含量，放射免疫法测肾、血浆中 Ang II 含量，硝酸还原酶法测血清中 NO 含量。结果发现，葛根素具有降压作用，并且随着剂量的升高血压下降越明显。葛根素高、中剂量组血清中 apelin-12 含量显著下降，葛根素低剂量组则下降不明显。肾中 apelin-12 含量随着葛根素剂量的升高而逐渐降低。葛根素高、中剂量均能显著降低血浆中 Ang II 含量，低剂量葛根素则影响不显著。葛根素高、中剂量均能显著升高血清中 NO 含量，低剂量葛根素则影响不明显。研究表明，葛根素具有降压作用，其机制可能与其改变大鼠体内 apelin-12、Ang II 和 NO 的含量及调节它们之间的平衡有关。

葛根总黄酮、葛根素静脉注射后，对外周血管具有一定的扩张作用。葛根水煎剂、醇浸膏、葛根总黄酮、葛根素、大豆苷元对高血压模型动物均有一定的降压效果。葛根素、大豆苷元能降低血浆肾素及血管紧张素水平，葛根素尚可减少血浆儿茶酚胺含量。目前认为葛根降压机制可能在于：β 受体阻滞效应；抑制肾素-血管紧张素系统；影响血浆儿茶酚胺代谢；改善血管的反应性。另外，葛根醇浸膏及葛根素能减弱去甲肾上腺素或醋甲胆碱对高血压犬的升压或降压反应。

2. 抑制抗动脉硬化　观察葛根素对动脉粥样硬化兔髂动脉分泌和表达金属蛋白酶（MMP-9）及组织抑制物-1（TIMP-1）的影响。结果显示，葛根素可抑制 MMP-9 蛋白表达，但对 TIMP-1 蛋白的表达无影响。研究结果表明，葛根素可能是通过调节兔动脉粥样斑块分泌 MMP-9 途径发挥稳定动脉粥样硬化斑块的作用。

研究葛根素对实验性动脉粥样硬化兔炎症因子的影响，与模型组相比，葛根素组血清总胆固醇（TC）、低密度脂蛋白胆固醇（LDL-C）、C 反应蛋白（CRP）、细胞间黏附分子（ICAM-1）明显降低，动脉粥样硬化病变进展明显延缓。提示葛根素有抗动脉粥样硬化的作用，该作用与抑制动脉粥样硬化过程中的炎症反应密切相关。

3. 抗心律失常　葛根乙醇提取物、黄豆苷元灌胃后能明显对抗氯化钡、乌头碱所致大鼠心律失常，预防氯化钡所致大鼠室颤，降低氯仿所致小鼠室颤发生率，缩短大鼠结扎冠状动脉后室颤发作时间。葛根素及静脉注射能明显对抗乌头碱、氯化钡所致心律失常。静脉注射后，可明显延长心肌动作电位时程及有效不应期。葛根抗心律失常机制可能通过影响心肌细胞膜对 K^+、Na^+、Ca^+ 通透性，而降低心肌兴奋性、自律性及传导性，也与 β 受体阻滞效应有关。

采用 Langendorff 胶原酶灌注加浸泡法分离大鼠心室肌细胞，研究葛根素对大鼠心肌细胞离子通道瞬时外向钾电流（I_{to}）、L-型钙电流（I_{Ca-L}）、钠电流（I_{Na}）的影响。用膜片钳全细胞记录各组 I_{to}、I_{Ca-L}、I_{Na}。结果显示，1.2~9.6 mmol/L 葛根素对 I_{to} 通道没有明显的抑制效应，在高浓度（19.2 mmol/L）时，葛根素可抑制 I_{to} 电流，达到正常对照组的（21±6）%。低浓度 E-4031 对 I_{to} 通道没有抑制效应，但高浓度（19.2 mmol/L）E-4031 可抑制 I_{to} 电流的（19±4）%；葛根素（1.2~19.2 mmol/L）和 E-4031（1.2~19.2 mmol/L）对 I_{Ca-L} 和 I_{Na} 无明显的抑制作用。研究表明，大剂量葛根素对大鼠心肌细胞 I_{to} 有抑制作用。

采用大鼠尾静脉注入垂体后叶素 1 μg/kg 复制心肌缺血模型，并应用葛根素及其衍生物进行治疗。研究发现，葛根素衍生物 4ac 能明显对抗垂体叶素致大鼠心肌缺血及抗氯仿所致的小鼠心律失常。研究证实，葛根素对大鼠心肌细胞离子通道的作用主要是抑制内向整流钾离子通道，且抑制呈浓度依赖性。

4. 扩张冠状血管、改善心肌代谢　葛根总黄酮、葛根素是影响心脏功能的成分。研究认为葛根素是一种 β 受体阻滞剂，给麻醉犬静脉注射后，可使心率明显减慢，心排血量减少；能使正常和痉挛状态的冠状动脉扩张，增加冠状动脉血流量；改善心肌缺血反应。葛根的多种制剂均能对抗垂体后叶素引发的动物心肌缺血。葛根素对缺血心肌及缺血再灌注心肌有保护作用，可减少心肌乳酸生成，降低耗氧量和肌酸激酶释放量，保护心肌超微结构，改善微循环障碍，减少血栓烷 A_2（TXA_2）生成。

5. 改善脑循环　葛根素可以增加兔脑血流量，并显著提高兔脑耗氧量和葡萄糖摄取量，且呈剂量依赖性。提示葛根素具有改善脑循环和脑代谢的双重作用。

6. 保护神经组织　利用脂多糖（LPS）激活 N9 细胞建立细胞模型，来研究葛根素对小胶质细胞激活的抑制作用。用 MTT 法检测脂多糖和葛根素对小胶质细胞的细胞毒性作用；用流式细胞术（FCM）检测葛根素对 LPS 诱导 N9 细胞内活性氧（ROS）产生的抑制作用；分别用 Griess 法和 FCM 检测细胞培养液和细胞内一氧化氮（NO）含量；用 HE 染色法观察 LPS 激活 N9 细胞及葛根素恢复细胞静息状态下细胞的形态；以 FCM 检测细胞凋亡和细胞周期。结果显示，葛根素（100~200 μmol/L）能使 LPS 激活的 N9 细胞，从阿米巴样的活化形状明显恢复至静息态的圆形；LPS 激活的 N9 细胞能产生大量的 NO 到培养液中，葛根素（50~200 μmol/L）能使 NO 的产生减少，其中，高浓度组（200 μmol/L）与 LPS 模型组相比，NO 从（23.45±0.19）μmol/L 降至（12.43±0.11）μmol/L。胞内 ROS 检测表明，葛根素（200 μmol/L）同样明显降低 ROS 的产生。葛根素对激活的 N9 细胞内 ROS 的产生具有抑制作用，高浓度组（200 μmol/L）能使其恢复至对照组水平；此外，葛根素能显著抑制 LPS 诱导的细胞凋亡，并恢复 LPS 对 N9 细胞 G_0/G_1 期的阻滞作用。由此可见，葛根素具有抑制小胶质细胞激活的作用。

取 72 只雄性 SD 大鼠，随机分为假手术组、缺血对照组、葛根素组、曲克芦丁组 4 组，各 18 只。用线栓法制作大脑中动脉局灶性脑缺血模型，阻断大脑中动脉血流 2 h 再灌注 24 h。假手术组不栓塞血管，葛根素组在术后即刻和术后 12 h 腹腔注射葛根素 150 mg/kg（溶于 3 mL 生理盐水中），曲克芦丁组在上述时间腹腔注射曲克芦丁 125 mg/kg，假手术组和缺血对照组在术后给予 3 mL 生理盐水。再灌注 24 h 时进行神经行为学评分（5 分制，评分越高，说明神经功能缺损越严重）；2，3，5-氯化三苯基四氮唑（TTC）染色测量脑梗死体积；免疫组化染色观察 Bcl-2 和 TGF-β_1 蛋白的表达。对 60 只大鼠进行结果分析。神经行为学评分结果：缺血对照组明显高于葛根素组和曲克芦丁组，葛根素组低于曲克芦丁组。Bcl-2 阳性细胞率：葛根素组高于曲克芦丁组和缺血对照组。TGF-β_1 阳性细胞率：葛根素组高于曲克芦丁组和缺血对照组。脑梗死体积：缺血对照组明显大于其他组葛根素组，小于曲克芦丁组。结果显示，葛根素对短暂性局灶性脑缺血损伤有明显的保护作用，其效果优于曲克芦丁。其主要作用机制可能是通过上调 TGF-β_1 和 Bcl-2 蛋白的表达，发挥神经保护作用。

用 7 日龄 SD 大鼠制备缺氧缺血脑损伤（HIBD）模型，治疗组在缺氧缺血（HI）后早期腹腔注射葛根素 50 mg/kg 两次。在 HI 后不同时间测定脑组织匀浆 NO 和一氧化氮合成酶（NOS）含量以及神经元凋亡数量。结果：HIBD 组在 HI 后 24 h 脑组织 NO、NOS 明显高于对照组；HI 后 6 h 海马 CA1 区凋亡细胞增多，24 h 达高峰；葛根素组 24 h 脑组织 NO、NOS 较 HIBD 组相比，显著下降，同时海马 CA1 区的凋亡细胞数在 24 h 较 HIBD 组明显减少。结果显示，葛根素可通过抑制 NOS 的表达，减少 NO 的过量生成，从而减轻 HIBD 后的神经元凋亡，表明葛根素对新生大鼠 HIBD 有保护作用。

7. 降糖、降脂 将 SD 大鼠随机分成 6 组：正常对照组，糖尿病模型组，葛根素高（160 mg/kg）、中（120 mg/kg）、低（80 mg/kg）剂量治疗组，氨基胍（AG，100 mg/kg）治疗组。各组大鼠每天腹腔注射相应药物一次，正常对照组及糖尿病模型组腹腔注射等体积丙二醇。治疗 12 周后，用生化、免疫学方法测定血糖、胰岛素及血清、脑垂体、胰腺组织 β-内啡肽（β-endorphin，β-EP）含量，采用 RT-PCR 方法检测脂肪、骨骼肌组织过氧化物酶体增殖物激活受体 γ（PPAR-γ）、葡萄糖转运体 4（GLUT-4）mRNA 的表达水平。结果：糖尿病模型组大鼠血糖含量明显高于正常对照组，而胰岛素和血清、脑垂体、胰腺组织 β-EP 含量及脂肪、骨骼肌组织 PPAR-γ、GLUT-4 mRNA 表达明显低于正常对照组。经葛根素治疗后，血糖水平明显降低，而胰岛素和血清、脑垂体、胰腺 β-EP 含量及脂肪、骨骼肌 PPAR-γ、GLUT-4mRNA 表达明显升高。由此可见，葛根素对糖尿病大鼠血糖有降低作用，其机制可能与增加脑垂体、胰腺组织 β-EP 合成，增加胰岛素分泌，上调脂肪、骨骼肌组织 GLUT-4 基因的表达，促进葡萄糖的摄取利用有关。

以一次性注射链脲佐菌素（STZ）150 mg/kg 建立糖尿病小鼠模型；动物包括正常对照组、模型组、葛根素组（100 mg/kg），其中葛根素组灌胃给药，模型组及对照组给予 0.2%CMC-Na，每日 1 次，4 周后检测小鼠空腹血糖、空腹血浆胰岛素（FINS）和口服糖耐量（OGTT）；显微镜观察 HE 染色及免疫荧光染色胰腺组织形态学的改变；Western 印迹法检测肝组织中磷酸化蛋白激酶 β（p-AKT），磷酸化糖原合成酶激酶-3β

（p-GSK-3β）蛋白水平；实时荧光定量 PCR 检测解偶联蛋白-2（UCP2）mRNA 表达变化。结果：与模型组比较，葛根素组小鼠的空腹血糖明显降低，FINS 含量升高，OGTT 有所改善；模型组胰岛形态结构被破坏，而葛根素组有明显改善，B 细胞数目增加，并且肝中 p-AKT、p-GSK-3β 水平上调，而 UCP2 mRNA 表达降低。由此可见，葛根素的降糖作用机制可能与保护胰岛 B 细胞，改善肝功能，调控 UCP2 mRNA 水平，激活胰岛素受体下游 AKT 通路相关。

以葛根素预孵胰岛细胞 48 h 能明显抑制胰岛细胞特别是 B 细胞凋亡，恢复胰岛细胞的基础和葡萄糖刺激分泌功能，其机制可能与清除活性氧、保护线粒体功能以及提高细胞在氧化应激下的抗氧化酶（CAT、SOD）活性相关。实验表明，葛根素能够使四氧嘧啶诱发小鼠高血糖明显降低，与阿司匹林合用可加强降血糖作用；能够明显降低链脲佐菌素诱导的糖尿病小鼠的血糖和胰岛素水平，使胰岛素敏感性指数显著升高；对氢化可的松琥珀酸钠诱导的小鼠胰岛素抵抗也有明显的改善作用。研究发现，0.01～1.0 mmol 的葛根素可浓度依赖性地抑制紫外照射和硫酸铜氧化低密度脂蛋白（LDL）导致的丙二醛（MDA）增加，抑制 LDL 的氧化修饰。葛根素能显著抑制高脂饲料诱导的大鼠血浆甘油三酯、总胆固醇、低密度脂蛋白胆固醇及血栓素 A_2 升高，降低血栓素 A_2/前列环素（TXA_2/PGI_2）值。

以 RT-PCR 法检测脂肪组织脂肪分化相关蛋白（ADRP）基因 mRNA 水平，观察葛根素对 2 型糖尿病大鼠脂代谢及 ADRP 基因 mRNA 表达的影响。结果表明，经过葛根素治疗后，大鼠血糖水平和胰岛素抵抗水平下降，且大鼠大网膜脂肪组织 ADRP 基因 mRNA 的表达明显降低，提示葛根素可能是通过抑制脂肪组织 ADRP 基因的表达，降低胰岛素抵抗水平，从而降低 2 型糖尿病大鼠血糖和改善体内脂代谢紊乱，达到治疗糖尿病的目的。用葛根膳食纤维给正常小白鼠和四氧嘧啶所致的高血糖小白鼠灌胃 17 d 后，结果发现，葛根膳食纤维对正常小鼠血糖无显著影响，但能显著降低四氧嘧啶所致的高血糖。提示葛根膳食纤维可以用来预防糖尿病。采用终末糖基化产物、高脂共同诱导内皮细胞凋亡建立模型，用葛根素进行干预，结果发现，葛根素可以抑制高糖高脂诱导的人脐静脉内皮细胞凋亡，并认为这一机制在防治糖尿病及动脉硬化并发症过程中发挥了作用。通过动物模型实验发现葛根黄酮能明显改善糖尿病小鼠的病理症状，降低血糖水平，降低血液中果糖胺、山梨醇、醛糖还原酶和糖基化终产物（AGEs）的含量，使血液中山梨醇脱氢酶的含量升高。

8. 改善血流动力学 在原发性高血压病、视网膜动脉阻塞的治疗中，葛根素可明显改善全血黏度、红细胞聚集指数、红细胞电泳、血细胞比容和纤维蛋白原等血流动力学异常项目。以"四动脉闭塞法"建立家兔全脑缺血再灌注损伤模型，测定家兔动脉血血流动力学指标，电镜观察前脑皮质血管内皮细胞超微结构。研究发现，葛根素可显著降低动物血液黏滞度，增加红细胞变形性，减轻血管内皮细胞线粒体、粗面内质网、核膜等膜性结构损伤，促进内皮细胞修复和再生。在体外葛根素能抑制腺苷二磷酸（ADP）诱导的人及动物血小板聚集。给动物灌服葛根总黄酮能降低全血黏度和血小板黏附率，明显抑制 ADP 诱导的体内血栓形成。

给大鼠注射大剂量盐酸肾上腺素和施以冰水浸泡，制作急性血瘀模型大鼠；采用全自动血流变学仪测定不同切变率的全血黏度、血浆黏度、血液屈服应力和红细胞聚集指数等指标；以比浊法测定各组的血小板最大聚集率。结果：急性血瘀模型大鼠的血流动力学指标呈异常改变，血小板聚集明显增高，结果表明，葛根素注射液可明显改善急性血瘀模型大鼠的血流动力学指标和抑制异常增高的血小板聚集功能，且呈现一定的量效关系。

9. 解热 葛根所含黄酮类物质是其解热作用的成分。葛根煎剂、葛根乙醇浸膏、葛根素等对实验性发热模型的动物均有解热作用，葛根素作用较突出，野葛也有相应的解热作用，与阿司匹林相似，特点为起效快，解热作用在用药后 3~5 h 最明显。野葛和葛根素可使体温降至正常以下。葛根解热机制可能与以下环节有关：葛根使皮肤血管扩张，促进血液循环而增加散热；葛根素通过阻断中枢部位的 β 受体而使环腺苷酸（cAMP）生成减少，产生解热效应。

用副伤寒三联菌苗致家兔发热和酵母致大鼠发热实验观察，葛根麻黄颗粒生药 9、18、36 g/kg 对酵母所致大鼠发热有明显的解热作用，生药 36 g/kg 对副伤寒三联菌所致家兔发热有明显的解热作用。

采用水提-壳聚糖澄清-大孔树脂纯化法，制备了葛根总黄酮有效部位，采用醇提-大孔吸附树脂纯化法和水蒸气蒸馏法从柴胡中提取柴胡总皂苷和柴胡芳香水；将 36 只雄性家兔随机分为模型组、葛根总黄酮组、柴胡有效部位组、柴葛合用组、对乙酰氨基酚（阳性对照）组及柴胡注射液组，采用脂多糖 0.5 μg/kg 耳缘静脉注射建立家兔发热模型，研究葛根总黄酮及柴胡有效部位配伍前后的退热作用。以平均发热曲线及体温反应指数为指标，观察葛根总黄酮及柴胡有效部位配伍前后的退热作用。结果柴葛合用时，退热效果显著（与模型组比较），持续时间长（与柴胡组比较）。提示柴胡、葛根有效部位合用时解热效果佳。

采用角叉菜胶致大鼠发热，考察葛根芩连汤药效组分的解热作用。SD 大鼠，雌雄各半，体重 190~210 g，每日用数字温度计测肛温 2 次，连续 3 d，选取体温波动不超过 0.3 ℃大鼠随机分为 7 组，每组 10 只。空白组及阴性对照组给予等容量生理盐水；阳性对照组给予阿司匹林 0.14 g/kg；葛根芩连汤组给予葛根芩连汤 4.32 g/kg；药效组分高、中、低剂量组分别给予葛根芩连汤药组分 0.24、0.12、0.06 g/kg，灌胃给药，每日 1 次，连续 7 d。给药第 7 天，测定大鼠肛温，用数字温度计的热敏探头插入大鼠肛门 1.5~2 cm，每隔 30 min 记录 1 次体温，记录 3 次，以平均值作为其基础体温，灌胃给药后、1、2、4、6、8、10 h 分别记录其肛温。试验结果表明，大鼠在给药 6 h 左右体温达到最高，之后体温开始下降，葛根芩连汤其药效组分均能不同程度抑制大鼠发热；在给药 1 h 左右葛根芩连汤及其药效组分高、中剂量可明显抑制大鼠发热，与阴性对照组比较有显著性差异；在给药 10 h 左右葛根芩连汤及其药效组分与阴性对照组相比具有极显著性差异；可见，葛根芩连汤及其药效组分对抑制大鼠发热起到一定的作用。

10. 保肝 葛根制剂对小鼠乙醇性肝损伤有保护作用。葛根制剂中、高剂量组均可降低乙醇诱发肝损伤小鼠 MDA 含量，升高还原型谷胱甘肽（GSH）水平，低、中剂量组对小鼠的肝病理损害均有一定的改善作用。研究发现，葛根水提液对大鼠有显著的抗慢性酒精性肝损伤的作用，显示葛根有保肝护肝的作用。

通过建立大鼠肝局部缺血再灌注模型，并经葛根素预处理，检测大鼠肝细胞凋亡率的变化。结果表明，葛根素可能通过调节 P21 蛋白的表达，抑制肝细胞的凋亡，发挥对肝缺血再灌注损伤的保护作用。

采用四氯化碳所致大鼠慢性肝损伤动物模型，测定血清天冬氨酸转氨酸（AST）和丙氨酸转氨酶（ALT）、透明质酸（HA）含量，并观察肝组织形态学变化。结果显示，葛根总黄酮能显著降低四氯化碳所致大鼠血清 AST、ALT 和 HA 含量的升高，减轻对肝细胞的病理性损害。研究认为，葛根总黄酮对慢性肝损伤有一定的保护作用，其机制可能与清除氧自由基、抗脂质过氧化和抗纤维化相关。

11. 抗炎　葛根异黄酮（2 mg/只）可抑制小鼠耳郭消肿，具有一定的抗炎作用。研究表明，葛根素和葛根总异黄酮具有雌激素受体部分激动剂的特性，能明显增加去卵巢大鼠阴道涂片中角化细胞数量，部分恢复去卵巢大鼠的性周期；使去卵巢大鼠和幼年小鼠子宫重量明显增加，这种作用呈明显的剂量依赖性。葛根的醇提取物及总黄酮对东莨菪碱和乙醇引起的记忆障碍有对抗作用。通过建立大鼠创伤应激模型，检测大鼠血浆皮质醇和促肾上腺皮质激素含量，发现葛根制剂可以有效地改善创伤应激大鼠的抑郁表现，对内分泌有调节作用。

12. 抗肿瘤　以 10 g/kg（以原生药量计）剂量的葛根提取物给小鼠灌胃数日，对 ECS 癌、S180 肉瘤及 Lewis 肺癌有一定抑制作用，与环磷酰胺或 OK_{432} 作用，对肿瘤生长的抑制有相加作用，能使小鼠肺中 Lewis 转移癌组织减少，瘤细胞内炎性细胞与瘤细胞比例增多。采用 MTT 法、末端脱氧核苷酸转移酶介导的 dUTP 缺口末端标记测定法（TUNEL 法）及免疫细胞化学方法，观察葛根素对结肠癌 HT-29 细胞增殖的量效和时效关系、增殖与细胞凋亡的影响及细胞核因子-κB（NF-κB）p65 蛋白表达的影响。研究发现，随着葛根素作用时间和剂量的增加，药物对 HT-29 细胞的抑制率逐渐增高。TUNEL 法和免疫细胞化学染色显示，不同剂量组葛根素可使 HT-29 细胞凋亡明显增加，增殖细胞核抗原（PCNA）表达显著降低，同时细胞内 NF-κB p65 蛋白表达显著降低。认为葛根素具有抗 HT-29 细胞增殖作用，其机制可能与阻断 NF-κB p65 蛋白通路，抑制氧化损伤有关。观察葛根素对人小细胞肺癌 H446 细胞增殖抑制与凋亡诱导的作用及其机制的实验研究，发现 435 μg/mL 的葛根素可以诱导 H446 细胞凋亡，并能显著上调 Bax 蛋白表达水平，显著下调 Bcl-2 蛋白表达水平，显著降低 Bcl-2/Bax 的比值，并认为这可能是葛根素诱导 H446 细胞凋亡的重要机制。此外，葛根提取物对 ESC 癌、S180 肉瘤、Lewis 的肺癌亦有一定的抑制作用。

13. 抑制酪氨酸酶活性　酪氨酸酶是黑色素生成途径中的主要限速酶，抑制酪氨酸酶的活性，可改善皮肤中色素细胞的酪氨酸酶的代谢，阻止色素沉着。将葛根用 75%（体积分数）的乙醇水溶液回流提取，用不同极性的溶剂萃取，经硅胶柱层析和重结晶后，分别检测各部分的酪氨酸酶抑制率。结果发现，在萃取物中，葛根的乙酸乙酯萃取物对酪氨酸酶的抑制率最高，为 61.2%；硅胶柱层析分离得到的一部分层析物对酪氨酸酶的抑制率为 89.2%。这一研究为进一步开发葛根中的美白成分提供了依据。

14. 益智　葛根总黄酮和醇提物能提高大鼠大脑皮层和海马乙酰胆碱含量，并降低海马乙酰胆碱转移酶活性，对抗东莨菪碱所致的大鼠记忆获得性障碍，这说明葛根具有一定的改善学习记忆的能力。在避暗法实验中，小鼠口服葛根总黄酮 400、800、1200 mg/kg 连续 7 d，均能对抗东莨菪碱、亚硝酸钠、乙醇、氮气吸入及双侧颈总动脉阻断再灌流引起的记忆障碍；口服葛根总黄酮 500、1000 mg/kg 连续 42 d，均可显著改善 D-半乳糖所致亚急性衰老小鼠的记忆功能。

15. 解酒　葛根的解酒机制主要集中在影响酒精的吸收、保肝、抗氧化、保护中枢神经系统等方面。现代研究证明，黄豆苷与酒精同时给大鼠灌胃或先于酒精灌胃均能使血液酒精含量峰值降低，并能推迟出峰时间，但腹腔注射无此效果。酒精的一些药理作用是通过脑细胞苯二氮䓬就受体发挥的，有人发现葛根素和黄豆苷元在体外是苯二氮䓬受体的拮抗剂。实验表明，葛根总黄酮可以对抗啤酒所致小鼠中枢的抑制作用，缩短小鼠大剂量酒精中毒时翻正反射消失的时间，并缩短睡眠潜伏期，降低血中酒精含量。

16. 抗氧化　采用 RT-PCR 和 Western 印迹法，观察不同剂量的葛根粗提物和葛根素对乙醇引起的胎鼠海马细胞 HSP70mRNA 及蛋白质的表达情况。结果显示，15 mg/L 的葛根粗提物和 10 mg/L 葛根素均可部分拮抗 50~350 mmol/L 不同浓度乙醇引起的胎鼠海马细胞 HSP70 表达量升高，且两者具有相同的抗氧化作用。采用 D-半乳糖制备亚急性衰老模型小鼠，观察葛根黄酮对衰老模型小鼠抗氧化能力的影响。结果显示，葛根黄酮能显著降低衰老小鼠血清 MDA 水平，同时可使 SOD 和 GSH-Px 活力水平升高。研究表明，葛根黄酮对亚急性衰老模型小鼠具有抗氧化作用。

17. 调节免疫功能　葛根使巨噬细胞的异物吞噬功能活化，而使初期感染状态下的异物排除功能增强，同时通过活化的巨噬细胞对细胞性免疫施以影响。用炭粒廓清试验和羊红细胞（SRBC）致小鼠Ⅳ型超敏反应（DTH）试验评价其对免疫功能的影响。结果显示，葛根麻黄颗粒生药 18、36 g/kg 可明显增强小鼠的吞噬细胞的功能及吞噬速率，生药 36 g/kg 明显抑制 SRBC 致小鼠Ⅳ型超敏反应。

【毒理研究】

1. 急性毒性　葛根是一种低毒性、高安全性的野生植物。临床上葛根的用量高达 45~60 g/d，也未见任何毒副作用。葛根总黄酮的半数致死剂量高达 0.738~1.000 g/kg，无致突变、致畸作用。葛根在方剂中用量可达 56 g，说明葛根是一种低毒性、高安全性的野生植物。

2. 一般毒性　对葛根素注射液进行药物试验，结果表明短期无致突变、致畸毒副作用。给大鼠连续大剂量 2.5 g/kg（相当于人体临床用量的 8 倍）静脉滴注葛根总黄酮 90 d，其一般情况、体质量、血常规、肝肾功能及各主要脏器的病理组织学均未产生明显影响，与对照组相比无差异，提示葛根总黄酮对大鼠无蓄积性毒性。

通过研究葛根对中国仓鼠肺细胞（CHL）形态学、细胞增殖活性及细胞相对存活率的影响，发现不同浓度的葛根作用一定时间后，中国仓鼠肺细胞存活率下降，细胞增殖受到抑制并出现细胞脱落，提示葛根可能抑制中国仓鼠肺细胞生长，降低其线粒体代谢活性。

【临床应用】

1. 临床配伍

(1) 太阳病，项背强几几，无汗恶风：葛根四两，麻黄（去节）二两，桂枝（去皮）二两，生姜（切）三两，甘草（炙）二两，芍药二两，大枣（擘）十二枚。上七味，以水一斗，先煮麻黄、葛根，去白沫，纳诸药，再煮取适量，去滓，分两次温服，食取微似汗。（《伤寒论》葛根汤）

(2) 太阳病桂枝证，医反下之，利遂不止，脉促（表未解也），喘而汗出：葛根半斤，甘草（炙）二两，黄芩、黄连三两。上药四味，以水八升，先煮葛根，减至再纳入诸药，去滓，分温再服。（《伤寒论》葛根黄芩黄连汤）

(3) 伤寒温疫，风热壮热，头痛、肢体痛，疮疹已发未发：升麻、葛根（细锉）、芍药、甘草（锉，炙）各等分。同为粗末，每服四钱，水一盏半，煎至一盏，量大小与之，温服无时。（《阎氏小儿方》升麻葛根汤）

(4) 金疮中风，痉欲死：捣生葛根一斤，细切，以水一斗，煎取五升，去滓，取一升服。（《肘后备急方》）

(5) 心热吐血不止：生葛根汁半大升，顿服。（《广利方》）

(6) 妊娠热病心闷：取葛根汁二升，分三服。（《伤寒类要》）

(7) 卒干呕不息：捣葛根，绞取汁，服一升差。（《补缺肘后方》）

(8) 食诸菜中毒，发狂烦闷，吐下欲死：煮葛根饮汁。（《补缺肘后方》）

(9) 服药失度，心中苦烦：饮生葛根汁。无生者，干葛根为末，水服五合，亦可煮服之。（《补缺肘后方》）

(10) 急性肠梗阻：葛根、皂角各 500 g，加水 4000 mL，煎煮 40 min，去渣，用布浸以药液后，稍稍除去水分，交替置腹部做持续热敷，每次 1 h，每日 2~3 次。[《河南医学院学报》1965，9（4）：203.]

(11) 时气头痛壮热：生葛根洗净，捣汁一大盏，豉一合，煎六分，去滓分服，汗出即瘥。未汗再服。若心热，加栀子仁十枚。（《太平圣惠方》）

(12) 热病、急黄贼风预防：葛粉二升，生地黄一升，香豉半升。为散。每食后米饮服方寸匕，日三服。有病五服。（《伤寒论》）

(13) 辟瘴不染：生葛捣汁一小盏服，去热毒瓦斯也。（《太平圣惠方》）

(14) 烦躁热渴：葛粉四两，先以水浸粟米半升，一夜漉出，拌匀，煮粥食之。（《太平圣惠方》）

(15) 干呕不息：捣葛根，绞取汁，服一升，瘥。（《肘后备急方》）

(16) 糖尿病肾病气阴两虚夹瘀证：桂枝 6 g，地龙、三七各 10 g，生地黄、枸杞、麦冬、葛根、丹参、当归各 15 g，山药、黄芪各 30 g。每日 1 剂，水煎 2 次，每次煎取 150 mL，两煎混合，早、晚餐后 30 min 各服用 1 次，持续用药 60 d。[《中国城乡企业卫生》2019，34（4）：164−165.]

(17) 梅尼埃病：半夏 15 g，炒白术 15 g，天麻 10 g，陈皮 10 g，川芎 10 g，炒枣仁 20 g，泽泻 15 g，煅龙骨 15 g（先煎），煅牡蛎 15 g（先煎），葛根 15 g，生磁石 15 g，丹参 20 g，炙甘草 10 g，大枣 5 枚，浮小麦 30 g。浸泡 30 min，水煎 2 次，合一煎。发

作期每日服 1 剂，早、晚饭后 1 h 温服；间歇期可视病情隔日服或隔 2 d 服 1 剂。1 个月为 1 个疗程。[《实用中医药杂志》2019，35（4）：399-400.]

（18）慢性乙型病毒性肝炎重度黄疸：茵陈、赤芍各 100 g，丹参 50 g，茯苓 30 g，葛根、大黄各 15 g。水煎煮，每日饮用 2 次，早、晚各 1 次，治疗 4 周。[《中国医药指南》2019，17（8）：187-188.]

2. 现代临床

（1）冠心病、心绞痛：用葛根酒浸膏片每日 6~12 片，分 2~3 次服，总疗程 4~22 周。治疗冠心病、心绞痛 71 例，对心绞痛症状显效 29 例，改善 20 例，基本无效 22 例。心电图有效率为 41.3%，血清胆固醇及 β-脂蛋白在服药期间无明显变化。又据 75 例用酒浸膏片（每片含葛苷 100 mg，每日量 900~1200 mg，少数用至 1600 mg；13 例加用葛根注射液，每日 2~4 mL，每毫升含黄酮 200 mg）治疗 2~9 个月的结果，心绞痛的有效率为 86.7%，其中显效率为 36%，心电图的好转率为 44.4%。一般在 1 个月左右生效，2 个月疗效较明显，此后疗效与疗程并不成正比，加用葛根注射液可提高部分患者疗效。对缓解憋气的效果较差。胆固醇治疗前后有显著差异性，但可能是受季节、饮食等改变所影响，因此本品是否能降低胆固醇尚待研究。还有用葛根糖浆（每毫升相当生药 1 g）每次 20 mL，日服 3 次，疗程 4~12 周，观察 19 例。用药后 6 例症状消失或基本消失，8 例心绞痛发作次数、程度及持续时间均有明显减轻，无效 5 例。生效时间多在服药后 1~2 周。疗程达 8 周或以上者疗效较好。心电图复查，显效 5 例，好转 5 例，无效 9 例。血清胆固醇检查有 10 例明显降低，但对血压无明显影响。治疗中除 1 例胃溃疡患者于服药第 1 周内有轻度腹胀及上腹部不适外，未见明显副作用。

应用葛根素联合辛伐他汀治疗冠状动脉粥样硬化性心脏病 65 例，与单用辛伐他汀的对照组相比，联合治疗组对患者血清内皮素及一氧化氮的改善作用更为明显，心肌缺血总负荷、心肌耗氧指数降低明显。提示葛根素联合辛伐他汀治疗冠状动脉硬化性心脏病，能改善患者血管内皮细胞功能，保护心肌。

对 68 例冠心病患者进行葛根素治疗，葛根素 400 mg 加入 5% 葡萄糖注射液 250 mL 中静脉滴注，每日 1 次，共 15 d，并进行治前后血流动力学观察。同时选取 49 名查体健康者进行对照研究。结果显示，冠心病患者存在血流动力学指标异常，葛根素治疗后血流动力学各项指标有显著改善。表明血流动力学异常可促进冠心病的发生发展，葛根素治疗后可显著改善冠心病患者血液黏稠度。

（2）糖尿病并发症：葛根素对四氧嘧啶致高血糖有明显降糖作用，且能够降低尿白蛋白，改善肾功能。将 40 例糖尿病肾病（DN）患者，随机分为对照组 18 例和治疗组 22 例。在常规降糖治疗的同时，治疗组静脉注射葛根素 400 mg，1 次/d，并口服洛丁新 10 mg/d；对照组单纯口服洛丁新 10 mg/d，两组均以 4 周为 1 个疗程，比较两组治疗前后尿白蛋白排泄率（UAER）的变化。结果：两组治疗后 UAER 较治疗前明显下降，且治疗组 UAER 下降幅度明显大于对照组。结果表明，葛根素联合洛丁新用于治疗 DN，在降低尿白蛋白方面有显著的协同作用，两药合用对减少尿白蛋白的临床疗效显著强于单独应用洛丁新，且未见明显的不良反应。

临床研究将 80 例 DN 患者随机分为对照组 38 例和观察组 42 例。对照组接受西药常规治疗，观察组在常规治疗的基础上静脉注射葛根素 400 mg，每日 1 次，两组均连用 30 d，并观察治疗前后临床症状、肾功能、血脂、24 h 尿总蛋白的变化情况。结果：观察组显效率和总有效率显著高于对照组；两组的血尿素氮、血肌酐、血清总胆固醇、血清甘油三酯、24 h 尿蛋白等 5 项指标均比治疗前有显著降低，且未见不良反应。

（3）慢性咽炎：2 mL 葛根素注射液于扁桃体穴（双侧）快速进针，针感放射到咽喉部，回抽无回血后，将药液缓慢推入各 1 mL，隔日 1 次，5 次为 1 个疗程，治疗 1~3 个疗程，并加金银花 1.5 g，桔梗、玄参、麦冬、甘草各 2 g 泡饮治疗慢性咽炎 168 例，结果总有效率为 89.9%，取得满意疗效。另将 50 例慢性咽炎患者随机分为 2 组：治疗组 38 例，抽取葛根素注射液 4 mL，分别于双侧扁桃体穴处快速进针，回抽无血，慢慢推注 1 mL，隔日 1 次，3 次为 1 个疗程，治疗 1~3 个疗程；对照组 12 例，予以玄参 5 g，生地黄 5 g，麦冬 5 g，金银花 5 g，生甘草 5 g，木蝴蝶 3 g，胖大海 1 枚，泡饮口服。结果治疗组有效率为 86.8%，对照组有效率为 75%。

（4）眼部疾病：用葛根黄酮注射液（每毫升含黄酮 40 mg）局部注射。一般均采用结膜下注射法，遇局部反应重时，可交替使用球后注射法。前者每次 0.2~0.4 mL，后者每次 0.3~0.5 mL。初次宜用小剂量，以后可渐增。每周注射 2 次，2 周为 1 个疗程。病程超过半年者可加用胎盘组织液肌内注射；视神经萎缩病例加用维生素 B_1 肌内注射。尽量不与激素同用。共观察中心性视网膜炎 35 例，痊愈 26 例，显效 5 例，进步 1 例，无效 3 例。视神经萎缩 12 例，显效 6 例，进步 2 例，无效 4 例。妊娠毒血症性视网膜病变 2 例均无效。陈旧性脉络膜炎 3 例，视网膜中央动脉栓塞、视网膜剥离手术后各 1 例，均有进步。黄斑发育不良及高度近视合并黄斑变性各 1 例均无效。葛根黄酮对因视网膜血管痉挛引起的中心性视网膜炎的疗效比较显著，治疗不能少于 4 次，视力恢复正常或病变已经吸收后，可以本品肌内注射或片剂内服以巩固疗效，防止复发。

（5）脑梗死：脑梗死、脑损害是由于多种因素作用的结果，及时改善脑供血和恢复脑缺血有利于减少缺血后可逆性神经元损伤。葛根素通过改善脑缺血状态，改善患者神经功能缺损，治疗脑梗死。采用葛根素注射液治疗 30 例脑梗死患者，观察治疗前后症状与体征的变化。全部患者静脉注射葛根素注射液 500 mg 加入 0.9% 氯化钠溶液 250 mL 中，每日 1 次，20 d 为 1 个疗程，治疗过程中不使用其他血管抗凝剂和扩张剂。结果 10 例基本痊愈，8 例显著进步，8 例进步，4 例无效，无恶化者，总有效率为 86.6%。选择发病 72 h 内的脑梗死患者 68 例，随机分为 2 组，每组 34 例。其中治疗组常规治疗加静脉注射葛根素氯化钠注射液（葛根素 400 mg）和阿魏酸钠 200 mg，每日 1 次，连用 15 d；对照组仅常规治疗加同剂量、同疗程的葛根素注射液。治疗前后观察患者神经功能缺损评分、生活能力状态评分、血流动力学指标（包括全血黏度、纤维蛋白原、血小板聚集指数等）的变化。结果：治疗组总有效率 97%、显效率 85.2%，对照组总有效率 85.2%、显效率 64.7%；治疗组与对照组比较，神经功能缺损评分和生活能力状态评分有统计学意义，血流动力学指标改善明显。因此认为，葛根素联合阿魏酸治疗脑梗死疗效较好，安全性高。葛根 30 g，并配伍黄芪 60 g、石菖蒲 15 g、广郁金 15 g，治疗脑梗死及其后遗症而伴有头晕耳鸣者，20 d 为 1 个疗程，总有效率达

92%。

（6）脑卒中后并发抑郁/焦虑症：采用常规治疗脑梗死基础上加松龄血脉康胶囊（葛根、珍珠粉及松叶等）治疗脑梗死后抑郁患者32例，治疗3个月后汉密尔顿抑郁量表（HAMD）评分与美国国立卫生研究院卒中量表（NIHSS）评分明显降低，Barthel指数（B1）评分明显提高，全血黏度及血浆黏度明显降低，患者睡眠质量明显提高。采用解郁除烦汤（葛根、当归、郁金、远志、茯神、石菖蒲、半夏、合欢花、竹茹、首乌藤、枳实、牡蛎）治疗中风后抑郁53例，对运动功能水平和日常生活能力的改善均明显高于氟哌噻吨美利曲辛片对照组，抗抑郁作用两组相当。采用活络解郁汤（葛根、川芎、鸡血藤、合欢皮、生酸枣仁、当归、红花、柴胡、伸筋草、全蝎等）治疗脑出血术后抑郁症50例，总有效率为78.0%，显著优于氟哌噻吨美利曲辛片对照组（50.0%）。采用益气温阳活血法（黄芪、葛根、川芎、当归、淫羊藿、巴戟天、合欢皮等）治疗脑卒中后抑郁34例，运用HAMD总分减分率、神经功能缺损量表（SSS）减分值和日常生活能力量表（B1）增分值进行疗效评定，在2周、4周时的总体疗效与氟西汀相当；在8周时总有效率为91.18%，显著高于氟西汀对照组（71.87%），对神经功能缺损和日常生活能力改善情况均优于对照组。采用随机、双盲双模拟、单中心探索性试验设计，用脑脉泰（葛根、三七、银杏叶、丹参、当归、红花、石菖蒲等）治疗中风后抑郁30例，治疗6周后，经HAMD量表评定，有效率为66.67%，显著高于氟西汀对照组40.00%。采用温通汤（淡附片、桂枝、葛根、三七、水蛭、益智仁、红参等）结合心理干预治疗脑卒中后并发抑郁/焦虑症30例，2~6周末疗效明显优于单纯心理干预对照组。

（7）帕金森综合征：帕金森综合征又称震颤麻痹，是中老年人最常见的中枢神经系统变性疾病。该病主要表现为患者动作缓慢，手脚或身体其他部分的震颤，身体失去柔软性，变得僵硬。将60例帕金森综合征患者随机分为治疗组30例，对照组30例。治疗组静脉注射葛根素注射液200mg/d，每周一至周五上午给药，周六、周日停用，连用3个月，同时早、中、晚分别口服美多芭（多巴丝肼片）250、125、125mg；对照组只口服相同剂量的美多芭。观察2组患者治疗前后进步率、生活质量的变化。治疗组治疗后生活质量评分均有明显改善，与治疗前比较，差异有非常显著性或显著性；在生活质量改善方面，治疗组效果明显优于对照组，两组比较差异有显著性。

（8）突发性耳聋：将120例突发性耳聋患者随机分为2组，葛根素治疗组70例，静脉注射葛根素400mg，川芎嗪治疗组50例，静脉注射川芎嗪120mg加入低分子右旋糖酐500mL，两组均加醋谷胺注射液0.5g、腺苷三磷酸（ATP）40mg、胞磷胆碱注射液0.5g、辅酶A100U。10d为1个疗程，若1个疗程效果不佳可再追加1个疗程，若2个疗程后症状无改善则视为无效。结果显示，葛根素治疗组总有效率为90.0%，川芎嗪治疗组总有效率为78.0%。应用葛根素治疗突发性耳聋30例，静脉注射5%葡萄糖注射液500mL加葛根素注射液500mg，每日1次，15d为1个疗程，结果疗效较好，总有效率81%。日服葛根（总黄酮体）2~3次，每次20mg；同时配合复合维生素B口服。观察33例，年龄15~64岁。根据EAG（电听阈曲线）和症状判断疗效，痊愈9例，显效6例，进步9例，无效9例。

（9）小儿病毒性心肌炎：葛根素注射液 300 mg/支，静脉滴注，20 d 为 1 个疗程，可明显缓解心肌炎患儿的胸闷、心悸等症状，促进心肌代谢及改善心脏功能，总有效率为 87.04%。

（10）高血压病颈项强痛：根据用葛根治疗外感病项背强痛的经验，试用于治疗高血压病的颈项强痛，亦取得疗效。煎剂：每日 10~15 g，水煎分两次服，连服 2~8 周。观察 52 例，颈项强痛消失 17 例，明显减轻 30 例。总黄酮每日量 100 mg，两次分服，疗程同上。治疗 40 例，项痛消失 9 例，明显减轻 27 例。同时对高血压病的头痛、头晕、耳鸣及肢麻等症状也有一定改善作用，但降压不明显。多数患者在用药第 1 周即可出现疗效，作用持续 1~2 周。无明显副作用。

（11）消化系统疾病：采用加减升麻葛根汤（升麻、葛根、茯苓、车前子、乌梅、白芍、防风、苍术等）治疗婴幼儿秋季腹泻 39 例，与西药对照组（按西医常规方法处理）比较，结果治疗组总有效率 92.3%，对照组为 52%，组间差异非常显著。

（12）椎基底动脉供血不足：将 60 例患者随机分成治疗组和对照组，治疗组 40 例给予葛根素注射液 300 mg 静脉滴注，每日 1 次；对照组 20 例应用丹参注射液 30 mL 静脉滴注，每日 1 次；均以 2 周为 1 个疗程。结果：治疗组痊愈 25 例，好转 13 例，无效 2 例，总有效率 95.0%，对照组治愈 8 例，好转 7 例，无效 5 例，总有效率 75.0%，两组总有效率比较差异有显著性。

（13）其他：临床上葛根素还用来治疗精神分裂、代谢综合征等。葛根异黄酮（葛根素、大豆异黄酮及金雀异黄素）通过蛋白酶-3 依赖途径和介导细胞周期阻滞于 G_2/M 期来诱导细胞凋亡，从而能够抑制乳腺癌细胞 HS578T、MDA-MB-231 和 MCF-7 细胞系增殖，并呈现剂量相关，预示葛根异黄酮可作为乳腺癌化学预防或化疗药物。

【不良反应】 本品所致的可疑不良反应主要表现为各种类型的过敏反应，以药物热、皮疹、过敏性哮喘、全身性过敏反应包括过敏性休克等表现为主。发生过敏反应的潜伏期从十几分钟到 13 d 不等，多数在连续用药过程中出现，经停药及抗过敏治疗后恢复。葛根素注射液还可引起溶血性贫血，出现腰痛、排尿困难和血尿，一般停药和经对症药物治疗后缓解，但有因溶血性贫血致死病例。此外，本品还可引起肝、肾损害，患者出现四肢乏力，食欲不振，黄疸以及转氨酶和血钾、尿素氮等明显升高，经过对症治疗后肝、肾功能恢复正常。鉴于静脉滴注葛根素注射液可能引起一些不良反应，提醒广大医务人员严格掌握适应证，加强临床用药监护，防止严重不良反应的发生。对老年体弱患者，应注意血常规和肝、肾功能等方面的监测，并注意疗程不宜过长。因此，在临床合理安全地使用葛根素、加强对其不良反应监测及药物上市后评价更显其重要性、必要性。

【综合利用】 葛根是一种尚未完全开发的天然野生资源，随着其药理、药化、临床应用、有效成分提取、检测等方面研究的不断深入，其药理功能、保健作用和应用价值将会日益引起人们的重视。随着生活节奏的不断加快，心脑血管疾病的产生也有所升高，在心脑血管疾病高发的今天，加强对葛根的研究，必将会有更重要的社会意义和经济价值。葛根加水粉碎后，分离出葛渣，再将滤液中的淀粉分离出来。葛根淀粉是一种营养丰富的高级淀粉，历代被人们食用。《开宝本草》载："去烦热，利大小便，止渴。"《医林纂要》载："除烦，解热，醒酒，治喉痹、齿痛。"现在已有葛粉、营养葛粉等保健食品，还可加工成葛根面条、面包、蛋糕、饼干等。葛根淀粉还可以通过发酵来生产乙醇。葛根异黄酮类物质被国际化妆品界誉为又一种源于绿色植物的皮肤脱色组分，日本花王公司已将其作为活性物质应用于增白霜中。由此可见，葛根的开发前景十分广阔。葛根在我国资源丰富、价格低廉，应很好地利用这一资源，将其用在医药、食品、化妆品行业中。

■参考文献

[1] 格小光，冯学锋，付桂芳，等．野生葛根与栽培葛根药材性状显微组织差异比较研究［J］．时珍国医国药，2010，21（5）：1194-1196.

[2] 周红英，王建华，严凤云．RP-HPLC 法测定不同栽培品种粉葛中葛根素、大豆苷和大豆苷元的含量［J］．药物分析杂志，2006，26（11）：1668-1670.

[3] 徐蓓蕾，崔向微，孙素琴，等．葛根芩连汤及其药效组分红外光谱表征分析［J］．中国实验方剂学杂志，2012，18（7）：142-145.

[4] 吴昱景，张黎莉．近红外漫反射光谱法鉴别不同厂家注射用葛根素的真伪［J］．海峡药学，2012，24（3）：75-77.

[5] 钟凌云，马冰洁，叶喜德，等．中药葛根研究现状分析及展望［J］．亚太传统医药，2014，10（17）：18-21.

[6] 李洪玉，戴诗文，寿旦，等．采用 HPLC 法测定不同栽培品种粉葛中葛根素的含量［J］．中国实用医药，2009，4（4）：37-38.

[7] 葛根异黄酮与葛根素提取技术［J］．技术与市场，2011，18（9）：352.

[8] 罗琼，郝近大，杨华，等．葛根的本草考证［J］．中国中药杂志，2007，32（12）：1141-1144.

[9] 尹丽红，李艳枫，孟繁琳．葛根的化学成分、药理作用和临床应用［J］．黑龙江医药，2010，23（3）：371-373.

[10] 李国辉，张庆文，王一涛．葛根的化学成分研究［J］．中国中药杂志，2010，35（23）：3156-3160.

[11] 柳航，李占林，郭婕，等．葛根的化学成分［J］．沈阳药科大学学报，2009，26（11）：882-885.

[12] 张东华，董强波，彭曙光．葛根的化学成分、药理作用和临床应用研究［J］．首都医药，2007，14（12）：44-45.

[13] 宋玮，李艳姣，乔雪，等．中药葛根的化学成分研究进展（英文）［J］．Journal of Chinese Pharmaceutical Sciences，2014，23（6）：347-360.

[14] 蔡琳．葛根的化学成分、药理及临床作用的研究进展［J］．山东化工，2014，48（8）：40-41.

[15] 姚娜．接骨丹、葛根和绵大戟的化学成分研究［D］．昆明：云南中医学院，2013.

[16] 付爱珍，吴学芹，董娟，等．葛根正丁醇部位的化学成分研究［J］．现代药物与临床，2013，28（4）：484-486.

[17] 张华，周筠，张力，等．葛根素对大鼠心肌细胞 I_{to}、I_{Ca-L}、I_{Na} 离子通道的影响 [J]．心脏杂志，2007，19（5）：524-527．

[18] 张年宝，程慧珍，崔卫东，等．葛根素对肾性高血压大鼠的降压作用及对肾组织 ANG Ⅱ 的影响 [J]．中药药理与临床，2010，26（2）：26-29．

[19] 黄帧桧，张培，杨帆，等．葛根素对肾性高血压大鼠 apelin-12、Ang Ⅱ 及 NO 含量与血压的影响 [J]．中国病理生理杂志，2011，27（12）：2323-2327．

[20] 孙烈，胡文志，杨季明，等．葛根素对兔动脉粥样硬化基质金属蛋白酶-9 及其组织抑制物-1 表达的影响 [J]．心血管康复医学杂志，2008，17（4）：345-348，350．

[21] 沈晓君，魏群，陈芳，等．葛根素对血管平滑肌细胞周期相关蛋白表达的影响 [J]．中国中医基础医学杂志，2011，17（1）：69-70，79．

[22] 赵君玫，魏群，毕红征，等．葛根素对兔血管内皮细胞凋亡及凋亡基因 GRP 78 表达水平的影响 [J]．时珍国医国药，2011，22（5）：1177-1179．

[23] 魏群，陈芳，沈晓君，等．葛根素对兔动脉粥样硬化炎症因子的影响 [J]．中国老年学杂志，2011，31（18）：3541-3543．

[24] 董贵生．葛根素联合辛伐他汀治疗冠状动脉粥样硬化性心脏病 65 例疗效观察 [J]．中国医药指南，2013，11（24）：644-645．

[25] 白群华，李文明，刘洪涛，等．葛根素对脂多糖诱导 N9 小胶质细胞激活的抑制作用 [J]．细胞与分子免疫学杂志，2010，26（3）：227-230．

[26] 郑王巧，郭春花，张晓一，等．葛根素对大鼠局灶性脑缺血再灌注线粒体损伤的保护作用 [J]．中华中医药学刊，2009，27（5）：1072-1073．

[27] 姜泓，王玲，张义和，等．葛根素在新生鼠缺氧缺血性脑损伤中的神经保护作用 [J]．第四军医大学学报，2008，29（3）：245-247．

[28] 陈秀芳，董敏，雷康福，等．葛根素对高血糖模型大鼠降糖作用的机制研究 [J]．中国药学杂志，2010，45（16）：1242-1246．

[29] 庆方，潘竞锵，肖柳英，等．葛根素对胰岛素抵抗-高血压大鼠胰岛素敏感性的增强作用和降糖降脂作用 [J]．中医研究，2006，19（3）：14-17．

[30] 黄世敬，吴巍，王彦云．葛根抗抑郁研究与应用 [J]．辽宁中医杂志，2014，41（7）：1333-1336．

[31] 王海岭，师天元．葛根异黄酮抗抑郁作用的实验研究 [J]．中国实验方剂学杂志，2012，18（21）：268-271．

[32] 杨杰忠．葛根素的临床应用进展 [J]．中国医药指南，2012，10（21）：465-466．

[33] 龚金炎，吴晓琴，毛建卫，等．黄酮类化合物抗抑郁作用的研究进展 [J]．中草药，2011，42（1）：195-200．

[34] 陈爱春，顾宗欣．葛根异黄酮治疗更年期抑郁症的临床疗效观察 [J]．数理医药学杂志，2011，24（5）：604-605．

[35] 李婷，杨骏，张彤，等．柴胡葛根有效部位对脂多糖诱导家兔发热模型的解热作

用研究 [J]. 中成药, 2012, 34 (2): 221-225.

[36] 毛莹, 张贵君, 彭慧, 等. 葛根芩连汤药效组分解热抗炎药效学研究 [J]. 辽宁中医药大学学报, 2014, 16 (1): 30-32.

[37] 张环宇, 李大伟, 史彩虹. 葛根素的临床应用研究进展 [J]. 现代药物与临床, 2012, 27 (1): 75-78.

[38] 李春梅, 王斌, 孙占军. 葛根素的临床应用 [J]. 疾病监测与控制, 2010, 4 (9): 515-517.

[39] 赵莹莲. 葛根素的药理作用及临床应用进展 [J]. 安徽医药, 2010, 14 (12): 1377-1379.

[40] 李誉海, 刘爱芬, 孙慧博. 葛根素治疗冠心病的研究进展 [J]. 中国医疗前沿, 2013, 8 (13): 10-11.

[41] 张洁函, 夏静雯, 佟士骅, 等. 葛根素治疗动脉硬化的研究进展 [J]. 上海中医药杂志, 2014, 48 (9): 96-97.

[42] 邹宝生. 葛根的临床应用 [J]. 陕西中医, 2009, 30 (1): 87-88.

[43] 陈平, 蒋世翠, 雷燕, 等. 药用植物葛的研究进展及综合开发利用 [J]. 海峡药学, 2012, 24 (9): 25-27.

紫 苏 子

【道地沿革】 紫苏子又称黑苏子、铁苏子、苏子等。入药始载于魏晋《名医别录》。唐代《食疗本草》中记载"紫苏, 除寒热, 治冷气"。至宋代, 对紫苏子有了较详细的描述。《本草图经》中指出, "苏, 紫苏也, 今处处有之, 叶下紫色, 而气甚香, 夏采茎叶, 秋果实。"《本草衍义》谓"苏, 此紫苏也, 背面皆紫色佳……子治肺气喘急"。《本草纲目》记载: "……九月半枯时收子, 子细如芥子而色黄赤, 亦可取油如荏油。"并载: "苏子与叶同功, 发散风气宜用叶, 清利下气宜用子也。"

【来源】 本品为唇形科植物紫苏 *Perilla frutescens* (L.) Britt. 的干燥成熟果实。秋季果实成熟时采收, 除去杂质, 晒干。

【原植物、生态环境、适宜区】 紫苏是一年生直立草本植物。茎高 0.3~2 m, 绿色或紫色, 钝四棱形, 具四槽, 密被长柔毛。叶阔卵形或圆形, 长 7~13 cm, 宽 4.5~10 cm, 先端短尖或突尖, 基部圆形或阔楔形, 边缘在基部以上有粗锯齿, 膜质或草质, 两面绿色或紫色, 或仅下面紫色, 上面被疏柔毛, 下面被贴生柔毛, 侧脉 7~8 对, 位于下部者稍靠近, 斜上升, 与中脉在上面微突起下面明显突起, 色稍淡; 叶柄长 3~5 cm, 背腹扁平, 密被长柔毛。

轮伞花序 2 花, 组成长 1.5~15 cm、密被长柔毛、偏向一侧的顶生及腋生总状花序; 苞片宽卵圆形或近圆形, 长宽约 4 mm, 先端具短尖, 外被红褐色腺点, 无毛, 边缘膜质; 花梗长 1.5 mm, 密被柔毛。花萼钟形, 10 脉, 长约 3 mm, 直伸, 下部被长柔毛，夹有黄色腺点，内面喉部有疏柔毛环，结果时增大，长至 1.1 cm，平伸或下垂，基部一边肿胀，萼檐二唇形，上唇宽大，3 齿，中齿较小，下唇比上唇稍长，2 齿，齿披针形。花冠白色至紫红色，长 3~4 mm，外面略被微柔毛，内面在下唇片基部略被微柔毛，冠筒短，长 2~2.5 mm，喉部斜钟形，冠檐近二唇形，上唇微缺，下唇 3 裂，中裂片较大，侧裂片与上唇相近似。雄蕊 4，几不伸出，前对稍长，离生，插生喉部，花丝扁平，花药 2 室，室平行，其后略叉开或极叉开；雌蕊 1，子房 4 裂，花柱基底着生，柱头 2 室；花盘在前边膨大；柱头 2 裂。果萼长约 10 mm。花柱先端相等 2 浅裂。花盘前方呈指状膨大。小坚果近球形，灰褐色，直径约 1.5 mm，具网纹。花期 8~11月，果期 8~12 月。

紫苏适应性很强，对土壤要求不严，在房前屋后、沟边地边肥沃的土壤栽培，生长良好。前茬作物以蔬菜为好，果树幼林下均能栽种。主产于河南、江苏、浙江、河北等地。

【生物学特点】

1. 栽培技术

（1）种子繁殖：分直播和育苗移栽。春播，南北方播种时间差 1 个月，南方 3 月，北方 4 月中下旬。直播在畦内进行条播，按行距 60 cm 开沟深 2~3 cm，把种子均匀撒入沟内，播后覆薄土。穴播：行距 45 cm，株距 25~30 cm 穴播，浅覆土。播后立刻浇水，保持湿润，播种量每公顷 15~18.75 kg，直播省工，生长快，采收早，产量高。

（2）育苗移栽：在种子不足、水利条件不好、干旱地区采用此法。苗床应选择光照充足暖和的地方，施农家肥料，加适量的过磷酸钙或草木灰。4 月上旬畦内浇透水，待水渗下后播种，覆浅土 2~3 cm，保持床面湿润，1 周左右即出苗。苗齐后间过密的苗子，经常浇水除草，苗高 3~4 cm，长出 4 对叶子时，麦收后选阴天或傍晚，栽在麦地里，栽植头一天，育苗地浇透水。做移栽时，根完全的易成活，随拔随栽。株距 30 cm，开沟深 15 cm，把苗排好，覆土，浇水或稀薄人畜粪尿，1~2 d 后松土保墒。每公顷栽苗 15 万株左右，天气干旱 2~3 d 浇一次水，以后减少浇水，进行蹲苗，使根部生长。

2. 田间管理　紫苏对气候、土壤适应性都很强，最好选择阳光充足、排水良好的疏松肥沃的沙质壤土或壤土，在重黏土生长较差。整地：把土壤耕翻 15 cm 深，耙平，整细、做畦，畦和沟宽 200 cm，沟深 15~20 cm。

植株生长封垄前要勤除草，直播地区要注意间苗和除草，条播地苗高 15 cm 时，按 30 cm 定苗，多余的苗用来移栽。直播地的植株生长快，如果密度高，造成植株徒长，不分枝或分枝的很少。虽然植株高度能达到，但植株下边的叶片较少，通光和空气不好造成脱落，影响叶子产量和紫苏油的产量。同时，茎多叶少，也影响全草的规格，故不早间苗。育苗田从定植至封垄，松土除草 2 次。紫苏性喜温暖湿润的气候。种子在地温 5 ℃ 以上时即可萌发，适宜的发芽温度 18~23 ℃。苗期可耐 1~2 ℃ 的低温。植株在较低的温度下生长缓慢。夏季生长旺盛。开花期适宜温度是 22~28 ℃，相对湿度 75%~80%。较耐湿，耐涝性较强，不耐干旱，尤其是在器官形成期，如空气过于干燥，茎叶粗硬、纤维多、品质差。对土壤的适应性较广，在较阴的地方也能生长。追肥：紫苏生长时间比较短，定植后两个半月即可收获全草，又以全草入药，故以氮肥为主。在封垄前集中施肥。直播和育苗地，苗高 30 cm 时追肥，在行间开沟每公顷施人粪尿 15 000~22 500 kg 或硫酸铵 112.5 kg，过磷酸钙 150 kg，松土培土把肥料埋好。第二次在封垄前再施一次肥，方法同上。但此次施肥注意不要碰到叶子。播种或移栽后，数天不下雨，要及时浇水。雨季注意排水，疏通作业道，防止积水乱根和脱叶。

3. 病虫害防治

（1）斑枯病：从 6 月到收获都有发生，为害叶子。发病初期在叶面出现大小不同、形状不一的褐色或黑褐色小斑点，往后发展成近圆形或多角形的大病斑，直径 0.2~2.5 cm。病斑在紫色叶面上外观不明显，在绿色叶面上较鲜明。病斑干枯后常形成孔洞，严重时病斑汇合，叶片脱落。在高温高湿、阳光不足以及种植过密、通风透光差的条件下，比较容易发病。

防治方法：从无病植株上采种。注意田间排水，及时清理沟道。避免种植过密。药剂防治：在发病初期开始，用 80% 可湿性代森锌 800 倍液，或者 1:1:200 波尔多液喷雾。每隔 7 d 喷 1 次，连喷 2~3 次。但是，在收获前半个月就应停止喷药，以保证药材不带农药。

（2）红蜘蛛：为害紫苏叶子。6~8 月天气干旱、高温低湿时发生最盛。红蜘蛛成虫细小，一般为橘红色，有时黄色。红蜘蛛聚集在叶背面刺吸汁液，被害处最初出现黄白色小斑，后来在叶面可见较大的黄褐色焦斑，扩展后，全叶黄化失绿，常见叶子脱落。防治方法：收获时收集田间落叶，集中烧掉；早春清除田埂、沟边和路旁杂草。发生期及早用 40% 乐果乳剂 2000 倍液喷杀。但要求在收获前半个月停止喷药，以保证药材上不留残毒。

（3）银纹夜蛾：7~9 月幼虫为害紫苏，叶子被咬成孔洞或缺刻，老熟幼虫在植株上作薄丝茧化蛹。防治方法：用 90% 晶体敌百虫 1000 倍液喷雾。

【采收加工】 9 月下旬至 10 月中旬种子果实成熟时采收。割下果穗或全株，扎成小把，晒数天后，脱下种子晒干，每公顷产 1125~1500 kg。

【炮制储藏】

1. 炮制

（1）苏子：除去杂质，洗净，干燥。

（2）炒紫苏子：取净紫苏子，用文火炒至有爆裂声逸出香气时，取出放凉。

（3）蜜苏子：取炼蜜用适量开水稀释后，加入净苏子拌匀，闷透，置锅内，用文火炒至深棕色，不粘手为度，取出放凉。每 100 kg 苏子，用炼蜜 10 kg。蜜炙苏子偏于润肺止咳。

（4）苏子霜：取净苏子炒至爆裂，取出碾碎，用洁布或吸油纸包裹，压榨去油，至油几净，手捏松散成粉，取出研细。苏子霜用于脾虚患者。

2. 储藏 置通风干燥处，防蛀。

【药材性状】 本品呈卵圆形或类球形，直径约 1.5 mm。表面灰棕色或灰褐色，有微隆起的暗紫色网纹，基部稍尖，有灰白色点状果梗痕。果皮薄而脆，易压碎。种子黄白色，种皮膜质，子叶 2，类白色，有油性。压碎有香气，味微辛。

【质量检测】

1. 显微鉴别

（1）果实横切面：紫苏子中果皮为 2~3 列薄壁细胞，有维管束散在，其内为 1 列色素细胞，表面观呈多角形，棕色，其下为 1 列内果皮异形石细胞，长 120~140 μm，石细胞顶端有 8~10 个柱状突起，外壁有圆钩状突起，孔沟细窄，木化。果皮的内表皮细胞壁微木化，有密集的小单纹也。种皮外层为 1 列壁呈条纹或网纹增厚的细胞，表面观圆形或椭圆形，前者直径 40~52 μm，后者长径 48~80 μm，其下为 2~3 列薄壁细胞。子叶含油滴。

（2）粉末：灰棕色。种皮表皮细胞断面观细胞极扁平，具沟状增厚壁；表面观呈类椭圆形，壁具致密雕花钩纹状增厚。外果皮细胞黄棕色，断面观细胞扁平，外壁呈乳突状；表面观呈类圆形，壁稍弯曲，表面具角质细纹理。内果皮组织断面观主为异型石细胞，呈不规则形；顶面观呈类多角形，细胞间界限不分明，胞腔星状。内胚乳细胞大小不一，含脂肪油滴，有的含细小草酸钙方晶。子叶细胞呈类长方形，充满脂肪油滴。

2. 理化鉴别

（1）化学定性：取该品粉末 2 g，加乙醚 20 mL，温浸 0.5 h 后滤过。取乙醚提取液 2 mL，置玻璃皿上，室温挥去乙醚，将残液与无水硫酸钠 1~2 粒直接加热，产生气泡并有刺激性特臭的白色气体（丙烯醛）。（检查油脂类化合物）

（2）薄层色谱：取本品粉末 1 g，加甲醇 25 mL，超声处理 30 min，滤过，滤液蒸干，残渣加甲醇 1 mL 使溶解，作为供试品溶液。另取紫苏子对照药材，同法制成对照药材溶液。照《中国药典》薄层色谱法试验，吸取上述两种溶液各 2 μL，分别点于同一硅胶 G 薄层板上，以正己烷-甲苯-乙酸乙酯-甲酸（2：5：2.5：0.5）为展开剂，展开，取出，晾干，喷以三氯化铝试液，置紫外光灯（365 nm）下检视。供试品色谱中，与对照药材色谱相应的位置上，显相同颜色的斑点。

3. 含量测定 测定迷迭香酸的含量。以十八烷基硅烷键合硅胶为填充剂，以甲醇-0.1%甲酸溶液（40：60）为流动相，检测波长为 330 nm。理论板数按迷迭香酸峰计算应不低于 3000。对照品溶液的制备：取迷迭香酸对照品适量，精密称定，加甲醇制成每 1 mL 含 80 μg 的溶液，即得。供试品溶液的制备：取本品粉末（过二号筛）约 0.5 g，精密称定，置具塞锥形瓶中，精密加入 80%甲醇 50 mL，密塞，称定重量，加热回流 2 h，放冷，再称定重量，用 80%甲醇补足减失的重量，摇匀，滤过。精密量取续滤液，即得。分别精密吸取对照品溶液 10 μL 与供试品溶液 20 μL，注入液相色谱仪，测定。本品按干燥品计算，含迷迭香酸（$C_{18}H_{16}O_8$）不得少于 0.25%。

【性味归经】 辛，温。归肺经。

【功能主治】 降气化痰，止咳平喘，润肠通便。用于痰壅气逆，咳嗽气喘，肠燥便秘。

【用法用量】 内服：煎汤，3~10 g；或捣汁，或入丸、散。

【化学成分】

1. 脂肪油 紫苏子因产地不同，含油率在 30%~50%，主要含不饱和脂肪酸，其中以多烯不饱和脂肪酸-α-亚麻酸（十八碳三烯酸，α-LNA）为主。采用 GC-MS 法对脂肪酸的组成进行鉴定，结果表明紫苏子油主要含 α-亚麻酸、亚油酸、硬脂酸、软脂酸等 4 种脂肪酸。

2. 氨基酸 紫苏子约含有 18 种氨基酸，其总氨基酸含量可达到 18.67%，必需氨基酸的含量占 8.04%。紫苏子中动物必需氨基酸含量较高，尤其是赖氨酸和甲硫氨酸，均高于玉米、小麦等常见能量食物。

3. 微量元素 紫苏子中还含有钾、钙、镁、磷等 18 种微量元素，其中生物必需微量元素如铁、锰、铜、锌等含量较丰富。

4. 其他 紫苏子中还含有芹菜素、木犀草素等黄酮类成分，以及谷维素、β-胡萝卜素、抗过敏的多元酚、维生素 B_1、维生素 B_2、维生素 E 等。

【**药理作用**】 紫苏子具有多种药理作用，主要有增强免疫功能、益智、抗过敏、止咳、平喘、抗应激、抗血小板聚集、抗氧化、保肝、降血脂等作用。

1. 增强免疫 通过测定血清白介素-2（IL-2）、干扰素-γ（IFN-γ）、溶菌酶和溶血素水平及脾细胞悬液 T 淋巴细胞转化能力，观察炒紫苏子醇提物对小鼠特异免疫功能、非特异免疫功能的影响。取昆明种小鼠 60 只，雌雄兼有，分为炒紫苏子醇提物高、中、低及十全大补阳性对照和阴性对照 5 组，按 20 mL/kg 分别灌胃 269、134、67 mg生药/kg 炒紫苏子醇提取物、十全大补阳性药物（按体型系数换算等效剂量）和生理盐水。每日灌胃 1 次，连续灌胃 16 d。最后一次灌胃后腹腔注射 5% 抗羊红细胞（SRBC）悬液 0.2 mL，4 d 后摘眼球取血，离心取上清并无菌处死小鼠取脾脏，制备脾细胞悬液。测定血清 IL-2、IFN-γ、溶菌酶和溶血素水平及脾细胞悬液 T 淋巴细胞转化能力。实验结果表明，炒紫苏子醇提物对小鼠细胞免疫功能、体液免疫功能和非特异免疫功能具有增强作用，刺激 IL-2 和 IFN-γ 产生和释放，并有明显的量效关系。

2. 益智 将 100 只 15 月龄的老年小鼠与 20 只 25 日龄的青年小鼠随机分 6 组：青年组，老年衰老模型组，炒紫苏子醇提物 268、134、67 mg/kg 剂量组，吡拉西坦（脑复康）组。每组雌、雄各 10 只。各组按 0.1 mL/10 g 体重给药，阳性对照药按体型系数换算等效剂量。连续灌胃 21 d 后对各组小鼠的学习记忆能力用 Y 迷宫和跳台法对大鼠的学习记忆能力进行测定。实验结果表明，炒紫苏子醇提物小、中、大剂量组 Y 迷宫错误反应率分别为 24.30、22.88、20.02，跳台错误反应率分别为 10.00、7.14、5.72。青年对照组、老年衰老模型组 Y 迷宫错误反应率和跳台错误反应率分别为 2.86 和 2.86、35.17 和 17.14。提示炒紫苏子醇提取物具有较强的益智作用。

3. 抗过敏 制备致敏大鼠腹腔肥大细胞悬液，体外和不同浓度炒紫苏子醇提取物作用，观察脱颗粒百分率和组胺释放水平，判断炒紫苏子醇提取物的抗过敏作用。将 SD 大鼠分为 7 组：正常对照（非致敏）组，空白对照组，炒紫苏子醇提取物 320、640、1280 μg/mL 各剂量组，色甘酸钠阳性对照组，木犀草素组。在第 1 天和第 5 天 2 次致敏，每只大鼠腹腔注射含 150 μg 卵清蛋白（OVA）、15 mg Al（OH）$_3$ 致敏液 1.5 mL；正常对照组注射等量生理盐水。末次致敏后第 14 天断颈法处死大鼠，腹腔注射 10 mL RMPI-1640 培养液，轻轻按摩腹部 2 min，然后在腹白线位置做一小切口，用吸管吸取腹腔液体，1000 r/min 离心 10 min，弃上清，沉淀即为粗提肥大细胞悬液。加入

10 mL RMPI-1640 培养液在培养皿中培养 30 min，贴附并除去腹腔液中的巨噬细胞，然后轻轻将培养皿中的肥大细胞悬液吸至离心管中。取 50 μL 细胞悬液加 50 μL 台盼蓝染液，混匀，染色 5 min，冲入细胞计数板中镜检，死细胞染成蓝色，活细胞不着色，可观察到细胞成活率大于 98%，计数四个大方格细胞数，调整细胞数为 $5\times10^7\sim7\times10^7$/mL。用 10 μg/mL ConA 分别触发紫苏子提取物 320、640、1280 μg/mL 三种不同浓度作用过的肥大细胞，观察肥大细胞脱颗粒情况，计算脱颗粒率。正常对照组 [未致敏大鼠肥大细胞（PMC）悬液 1 mL+10 μL 1640 培养液]、空白对照组（致敏大鼠 PMC 悬液 1 mL+10 μL 1640 培养液）、阳性对照组（致敏大鼠 PMC 悬液 1 mL+20 mg/L 色甘酸钠 10 μL）、木犀草素组（致敏大鼠 PMC 悬液 1 mL+18 μg/mL 木犀草素 10 μL）、紫苏子低浓度组（致敏大鼠 PMC 悬液 1 mL+320 μg/mL 紫苏子提取物 10 μL）、紫苏子中浓度组（致敏大鼠 PMC 悬液 1 mL+640 μg/mL 紫苏子提取物 10 μL）、紫苏子高浓度组（致敏大鼠 PMC 悬液 1 mL+1280 μg/mL 紫苏子提取物 10 μL），混匀，放置 5 min，除正常对照组外，每组加 2 mg/mL OVA 10 μL（致敏），放置 20 min，37 ℃水浴 5 min，离心 5 min（1500 r/min），冰浴冷却，取上清液 0.6 mL 测组胺；剩余部分加入 0.4 mL 0.5% 的中性红染液，37 ℃染色 3 min，计数 100 个肥大细胞中脱颗粒细胞的个数，计算出脱颗粒百分率及药物对肥大细胞脱颗粒抑制百分率。实验结果显示，炒紫苏子醇提物小、中、大剂量组肥大细胞脱颗粒率分别为 36.00%、33.80%、31.13%，释放组胺量抑制率分别为 34.77%、52.25%、55.81%。炒紫苏子醇提取物具有明显的肥大细胞脱颗粒及组胺释放等抗过敏作用。

4. 抗应激 将 15 月龄小鼠随机分 5 组，每组雌雄各 20 只。分别为炒紫苏子醇提物 269、134、67 mg/kg（大、中、小剂量）组，十全大补丸阳性对照组和溶媒 15 月龄小鼠阴性对照组（简称 15 月龄组）。另取 25 日龄小鼠雌雄各 20 只，为溶媒 25 日龄小鼠阴性对照组（简称 25 日龄组）。按容量 0.1 mL/10 g 体重分别灌胃炒紫苏子醇提物和十全大补药溶液；溶媒阴性对照组按 0.1 mL/10 g 剂量给予炒紫苏子醇提物的溶媒——精制豆油。灌胃 21 次，每日 1 次。炒紫苏子醇提物对小鼠耐脑缺氧能力的影响：随机取每组小鼠雌雄各 5 只，于末次给药 1 d 后，在小鼠耳后部迅速断头，造成全脑急性缺血缺氧，立即记录断头小鼠的张口动作次数，观察小鼠耐脑缺氧能力。炒紫苏子醇提物对小鼠抗疲劳能力的影响：另随机取每组小鼠雌雄各 5 只，于末次给药 1 d 后，将小鼠放于铁环上，以小鼠四爪均抓住铁环开始，记录悬吊时间。每只小鼠均实验 2 次，取 2 次平均值。炒紫苏子醇提物对小鼠常压耐缺氧的影响：再取每组小鼠雌雄各 5 只，将小鼠放入 500 mL 广口瓶中，加入 30 g 钠石灰，瓶盖周围涂以凡士林密闭，每瓶一鼠。以小鼠蹬腿、闭眼、身体倒下的濒死期为记录终点，记录时间。炒紫苏子醇提物对小鼠耐高温能力的影响：再取每组小鼠雌雄各 5 只，放入（60±1）℃恒温干燥箱内，开始计时，观察并记录小鼠存活时间。实验结果表明，炒紫苏子醇提物组大、中、小剂量组呼吸次数、悬吊时间、耐缺氧时间、耐高温时间均升高，提示炒紫苏子醇提取物能显著提高小鼠抗不良应激的能力。

5. 抗血小板聚集 用诱导剂腺苷二磷酸（ADP）（终浓度 3 μmol/L）、血小板活化因子（PAF）（终浓度 7.2 nmol/L）、花生四烯酸（AA）（终浓度 0.35 mmol/L）分别激发血小板聚集，观察炒紫苏子醇提取物对血小板聚集的抑制作用。将富含血小板血浆（PRP）和贫血小板血浆（PPP）的制备兔自颈动脉放血，以3.8%的柠檬酸钠9：1抗凝收集于塑料离心管中，室温，1000 r/min离心10 min，取上层液即为PRP，剩余血液再以3000 r/min离心15 min，取上层液为PPP，作为测定时调零或用于调整PRP中的血小板。实验过程中，PRP中的血小板数控制在约20万~30万/mm^3。按Born氏比浊法原理采用LBY-N J2四通道血小板聚集仪进行测定。实验结果显示，炒紫苏子醇提取物具有明显的抗血小板聚集作用。

6. 抗氧化 采用MDA、SOD试剂盒，测定血浆中丙二醛（MDA）、超氧化物歧化酶（SOD）值，采用紫外分光光度法测定小鼠脑匀浆中单胺氧化酶（MAO），研究炒紫苏子提取物的抗氧化作用。炒紫苏子醇提物和炒紫苏子水提物制备：炒紫苏子经粉碎后，分别以8倍量、6倍量、4倍量石油醚（沸点60~90℃）常温下浸泡脱脂3次，每次24 h。残渣晾干无醚味后，分别以8倍量、6倍量、4倍量工业乙醇加热（90℃）回流提取3次，每次1.5 h，合并提取液浓缩得醇提物。剩余残渣晾干无醇味后，分别以4倍量、3倍量、2倍量水常压煎煮3次，合并提取液浓缩得水提物。将15月龄鼠分为药物组（炒紫苏子醇提物269、134、67 mg/kg剂量组每组雌雄各10只，炒紫苏子水提物组213、106、53 mg/kg剂量组每组雌性10只）、十全大补丸阳性对照组（雌雄各10只）、溶媒对照组（灌胃精制豆油或水，分别作为炒紫苏子醇提物和炒紫苏子水提物的阴性对照，灌胃油组雌、雄各10只，灌服水组雌性10只），另取25日龄鼠作为对照组（雌雄各10只）。各组按容量10 mL/kg体重给药；灌服给药21 d，第22天杀鼠取血，分离血浆；低温取脑，制成脑匀浆。按试剂盒说明检测MDA、SOD。另取匀浆液在24 KCF超声（2次），每次30 s，间隔30 s，再在1000 r/min下离心30 min（4℃），弃去沉淀，上清液在1000 r/min下离心30 min（4℃），弃去上清液，沉淀用0.2 mol/L磷酸缓冲液悬浮（0.6 mL），加8 mmol/L苄胺0.3 mL，用0.2 mol/L磷酸缓冲液（pH7.4）补足到3 mL，在37℃下振荡保温2.5 h，取出，加入60%过氯酸以终止反应，再加入3 mL环己烷，3000 r/min离心10 min。取上层液，在242 nm处测定吸光度值。实验结果显示，炒紫苏子醇提取物和水提取物具有较强的抗氧化作用。

7. 肝保护 采用四氯化碳（CCl$_4$）复制小鼠急性肝损伤模型，研究紫苏子对小鼠急性肝损伤的保护作用。取小鼠常规饲养3 d适应环境后随机分为正常对照组、CCl$_4$急性肝损伤模型组、病理模型紫苏子醇提物给药组及病理模型联苯双酯给药组，每组8只。除正常对照组外，其他每组小鼠按20 mL/kg体重腹腔注射0.1%（V/V）的CCl$_4$花生油造模；造模同时灌胃给药，紫苏子醇提物给药剂量按生药材计为20 g/（kg·d）；联苯双酯组每日给药3.5 mg/（kg·d）；正常对照组及模型组则灌胃等容量的生理盐水。造模后，连续给药治疗3 d，于第3天给药后3 h采集样本。各组动物于末次给药3 h摘眼球取血。部分血液样本4℃静置过夜，3000 r/min离心10 min取血清，检测ALT、AST。实验结果显示，紫苏子醇提物给药组ALT活力57.05 U/L、AST活力59.91 U/L，模型组ALT活力86.68 U/L、AST活力103.06 U/L。提示紫苏子对小鼠急性肝损伤具有保护作用。

8. 降血脂 采用高脂饮食法建立大鼠高脂血症模型，分别测定血清中的总胆固醇

（TC）、甘油三酯（TG）、低密度脂蛋白胆固醇（LDL-C）、高密度脂蛋白胆固醇（HDL-C）含量，研究紫苏子提取物（EPS）对大鼠模型高脂血症血清血脂水平的影响。准确称取紫苏子适量，置于小三角瓶中，按 40∶1 加入水，在 90 ℃水浴中浸提 2次，每次 45 min，用纱布粗滤；合并浸提液，用 18%的 HCl 调节 pH 值至 2.0~2.5，抽滤；上清液用乙酸乙酯（溶剂比为 1∶2）萃取 3 次，合并萃取液，旋转蒸发除去乙酸乙酯，最后定容至 1.0 mL 提取液含原生药 1.0 g，即苏子提取物标准液浓度为 1.0 g/mL。取标准液用蒸馏水分别做 2、10 倍稀释，分别标记为中剂量浓度溶液（EPS Ⅱ 溶液，0.5 g/mL）、低剂量浓度溶液（EPS Ⅰ 溶液，0.1 g/mL），原标准溶液标记为高剂量浓度溶液（EPS Ⅲ 溶液，1.0 g/mL）。取清洁级大鼠模型 30 只，雌雄各半，第 11 天空腹称重，耳动脉采血检测血脂各项指标（TG、TC、LDL-C、HDL-C）。按血脂水平和体重随机分为正常对照组（NC）、高脂模型组（HLM）、EPS Ⅰ 组（0.1 g/mL）、EPS Ⅱ 组（0.5 g/mL）、EPS Ⅲ 组（1.0 g/mL）。每组 6 只，均单笼饲养。NC 组饲喂基础饲料，HLM 组饲喂高脂饲料，EPS 各组饲喂高脂饲料并分别灌胃 EPS 低（0.1 g/mL）、中（0.5 g/mL）、高剂量（1.0 g/mL）相应浓度的药物，同时 HLM 组与 NC 组均以等量蒸馏水灌胃。灌胃量为每只 2 mL/d，共 77 d。试验第 11 周末，禁食 12 h，自由饮水，清晨空腹耳中动脉采血 3.0 mL，分离血清，利用全自动生化检测仪测定血清 TC、TG、HDL-C、LDL-C。实验结果显示，EPS 能显著降低大鼠血清中的 TC、TG、LDL-C 水平，提高血清中 HDL-C 的含量，提示 EPS 具有一定的调节血脂作用。

取 SD 雄性大鼠，禁食 16 h，尾部取血（每只约 2 mL）测定血清 TC、TG、HDL-C 水平。根据大鼠的总胆固醇水平随机分为 4 组，每组 10 只，分别是溶剂对照组、低剂量样品组、中剂量样品组和高剂量样品组。各组动物除喂饲高脂饲料（78.8%基础饲料，1%胆固醇，10%猪油，0.2%胆盐，10%蛋黄粉）外，在每天相对固定的时间均以灌胃方式给予受试物或苏子油。试验期间每周称重 1 次，实验期为 30 d。实验结束时，大鼠禁食 16 h 后测定 TC、TG、HDL-C 的水平。实验结果显示，实验前对照组 TC、TG、HDL-C 为 2.02、0.69、0.64，实验后对照组 TC、TG、HDL-C 为 3.03、1.32、0.72；实验前低中高剂量组的 TC、TG、HDL-C 分别为 2.02、0.65、0.69，2.02、0.67、0.66 和 2.02、0.66、0.70；实验后低中高剂量组的 TC、TG、HDL-C 分别为 2.70、1.04、0.70，2.62、1.01、0.69 和 2.45、0.96、0.74。提示苏子油有较明显的降脂功效。

【临床应用】

1. 临床配伍

（1）小儿久咳嗽，喉内痰声如拉锯，老人咳嗽吼喘：紫苏子一钱，八达杏仁（去皮尖）一两，年老人加白蜜二钱。共为末，大人每服三钱，小儿服一钱，白滚水送下。（《滇南本草》苏子散）

（2）气喘咳嗽，食痞兼痰：紫苏子、白芥子、萝卜子。上三味，各洗净，微炒，击碎，看何证多，则以所主者为君，余次之。每剂不过三钱，用生绢小袋盛之，煮作汤饮。若大便素实者，临服加熟蜜少许；若冬寒，加生姜三片。（《韩氏医通》三子养亲汤）

（3）食蟹中毒：紫苏子捣汁饮之。（《金匮要略》）

（4）大便干结难解：紫苏子、麻子仁。上二味适量，研烂，水滤取汁，煮粥食之。（《重订严氏济生方》紫苏麻仁粥）

（5）梦遗：紫苏子一升，炒为末，酒调方寸匕，日再服。（《外台秘要》）

（6）消渴变水，服此令水从小便出：紫苏子（炒）三两，萝卜子（炒）三两。为末，每服二钱，桑根白皮煎汤服，日二次。（《圣济总录》）

（7）积痰宿滞：紫苏子（微焙）一两，白芥子（微焙）一两，韭菜子（微焙）一两。上共研为末，用河水三碗，煎一碗，如稀粥样，带热服下，候腹中声响，大解去积痰宿滞为验。（《医学正印》三子散）

2. 现代临床

（1）痰浊壅肺：患者年龄 56~85 岁，男 42 例，女 28 例，平均 68.6 岁。根据治疗方案不同将 70 例患者随机分为治疗组和对照组各 35 例，两组患者在年龄、性别、病程、病因、肺部体征、胸部 X 片等方面比较无显著差异，具有可比性。治疗方法：对照组 35 例患者均给予西医常规治疗，包括合理使用抗生素抗感染，平喘祛痰，吸氧及其他对症处理。治疗组 35 例在此基础上加用中药汤剂加减苏子降气汤水煎口服，每日 1 剂，分 3 次服用。方药组成：紫苏子 10 g、半夏 10 g、川当归 10 g、桔梗 15 g、前胡 10 g、厚朴 10 g、肉桂 8 g、陈皮 10 g、甘草 6 g、瓜蒌壳 15 g、白芥子 10 g、紫苏叶 10 g。煎、服药方法：第一煎，加水至完全覆盖饮片，泡 20 min，煎煮 30 min；第二煎，无须浸泡，煎煮时间可稍短，将两次药液混匀后服用，每日 1 剂，治疗 10 d 后观察 2 组治疗效果。疗效判断标准为，临床控制：咳嗽、咯痰、喘息症状基本消失，肺部体征恢复到发作前水平，其余各项检查指标均正常；显效：咳嗽明显减轻，痰量减少，喘息症状明显改善，肺部体征及各项检查结果明显改善；有效：咳嗽、喘息有所减轻，咯痰量减少，肺部体征及各项检查结果有所改善；无效：患者咳嗽、咯痰、喘息症状无改善，肺部体征及各项检查结果无改善或病情加重。治疗组：临床控制 18 例，显效 15 例，有效 1 例，无效 1 例，总有效率为 97.1%；对照组：临床控制 12 例，显效 10 例，有效 4 例，无效 9 例，总有效率为 74.3%。治疗组有效率明显高于对照组，组间比较有显著差异。

（2）便秘：经检查确定为特发性面神经麻痹患者 46 例，其中男性 25 例，女性 21 例，男女比例 1.19：1，年龄范围 26~65 岁，平均年龄 33.6 岁，所选患者在年龄、性别、发病时间等方面无统计学意义，治疗期间禁止服用与治疗有关的其他药物。随机分为试验组和对照组，每组 23 例。治疗方法：试验组采用加味苏子降气汤联合西沙必利片进行治疗，对照组单独采用西沙必利片进行治疗，记录试验结果，将所有试验结果进行统计学处理。苏子降气汤（苏子、半夏、前胡、厚朴、橘红、当归、甘草、肉桂或沉香）为主方，可加莱菔子、瓜蒌、枳壳、杏仁，每日 1 剂，水煎服，14 d 为 1 个疗程。合西沙必利片（smg），每次 1 片，每日 3 次，14 d 为 1 个疗程。疗效判断标准为，痊愈：2 d 内排便 1 次，便质转润，排便通畅，短期内无复发。有效：3 d 内排便 1 次，便质转润，排便欠畅。无效：治疗 1 周后症状无改善。治疗效果：试验组 23 例痊愈 12 例，有效 10 例，无效 1 例，总有效率为 95.65%；对照组 23 例痊愈 7 例，有效

11 例，无效 5 例，总有效率为 78.26%。试验组总有效率（95.65%）大于对照组（78.26%）。

（3）慢性支气管炎：治疗组 35 例，其中男性 19 例，女性 16 例；年龄为 40~75 岁。对照组 35 例，其中男性 23 例，女性 12 例；年龄为 45~73 岁。两组性别、年龄等一般资料经统计学处理差异无显著性，具有可比性。治疗方法：对照组根据情况给予抗感染、祛痰、止咳、解痉平喘及维持水电解质平衡等西药常规对症处理。治疗组在对照组基础上，加用加味苏子降气汤，方药组成为：炙麻黄 5 g，生石膏 15 g，紫苏子、姜半夏、厚朴、前胡各 15 g，苦杏仁、紫菀、款冬花各 10 g，炙甘草 6 g。气虚者加黄芪，血虚者加当归，痰色偏黄者加黄芩，痰白稀薄加细辛。采用自动煎药机煎取中药汤液，每袋 150 mL。早、晚各服 1 袋。两组均以 7 d 为 1 个疗程，疗程结束后评定疗效。用药期间饮食宜清淡，忌肥甘厚味；避免烟尘刺激，有吸烟嗜好者应戒烟。疗效判断标准为，显效：临床症状、肺部体征及胸部 X 线征象消失，排痰效果显著，分泌物量明显减少，咳喘症状消失，肺部音消失；有效：临床症状、肺部体征及胸部 X 线征象明显改善，排痰效果好，分泌物量减少，咳喘症状减轻，肺部音减少；无效：临床症状、肺部体征及胸部 X 线征象无改善，甚至恶化，排痰效果不明显，分泌物量无改变或增多，咳喘症状无减轻，肺部音增多。有效率以显效加有效计算。经 7 d 药物治疗后，试验组显效 19 例，有效 13 例，无效 3 例，总有效率 91.43%；对照组显效 15 例，有效 9 例，无效 11 例，总有效率 68.57%。两组临床疗效比较差异有统计学意义。

（4）慢性阻塞性肺疾病急性加重期：62 例，随机分为两组。治疗组 32 例，男 22 例，女 10 例，年龄 40~75（66.1±8.6）岁，病程 3~17（9.7±3.7）年；对照组 30 例，男 21 例，女 9 例，年龄 42~76（67.8±7.1）岁，病程 4~16（10.2±4.1）年。两组入选均查肺功能，依据第 1 秒用力呼气容积占预计值的百分比对慢性阻塞性肺疾病（COPD）进行分级。其中治疗组 I 级（轻度）者 15 例，II 级（中度）者 14 例，III 级（重度）者 3 例。对照组中 COPD I 级者 13 例，II 级者 13 例，III 级者 4 例。两组性别、年龄、病程、病情等方面经统计学比较，差异无显著性意义，具有可比性。对照组：采用西医常规治疗。予以卧床休息，持续低流量吸氧，营养支持，维持水、电解质平衡，积极抗感染（根据痰细菌培养及药敏结果选用抗生素），扩张支气管及止咳祛痰药应用等综合治疗。抗感染一般选用头孢拉定 2.0 g 加入 100 mL 0.9% 生理盐水中静脉滴注，每日 2 次；解痉选用氨茶碱，每次 0.1 g，每日 3 次，口服；祛痰选用氨溴索，每次 30 mg，每日 3 次，口服。治疗组：在对照组的基础上加用中药汤剂口服。方选苏子降气汤合三子养亲汤加减：紫苏子 10 g，莱菔子 10 g，白芥子 10 g，半夏 9 g，前胡 10 g，厚朴 10 g，肉桂 3 g，陈皮 9 g，甘草 6 g。加减法：若属外感风寒诱发，痰从寒化为饮，痰多黏白有泡沫者加麻黄、桂枝、细辛；痰多、胸满不能平卧，加葶苈子；脾肺气虚，易出汗，短气乏力，痰量不多者加党参、黄芪、防风；中焦阳虚，痰多而稀，呕吐恶心，胸膈满闷者，加干姜、砂仁；痰浊夹瘀，唇甲紫黯者加丹参、地龙、桃仁、红花等。中药每日 1 剂，水煎，分 2 次服。两组疗程均为 3 周。疗效判断标准为，显效：咳、痰、喘症状明显好转，肺部哮鸣音明显好转，生活自理能力改善 2/3 以上；有效：咳、痰、喘症状好转，肺部哮鸣音减轻，生活自理能力改善 1/3 以上；无效：

咳、痰、喘症状及哮鸣音无变化或加重，生活自理能力改善 1/3 以下。治疗组总有效率为 93.8%，对照组总有效率为 86.7%，两组疗效比较差异有统计学意义，治疗组优于对照组。治疗后两组肺功能指标。用力肺活量（FVC）、第 1 秒用力呼气量（FEV$_1$）以及 FEV$_1$/FVC 均较治疗前有改善，其中治疗组 FEV$_1$ 及 FEV$_1$/FVC 指标的改善优于对照组。

（5）顽固性咳嗽：98 例，男 62 例，女 36 例，年龄 3~76 岁，病程均在 3 周以上。症见咳嗽频作、缠绵不愈、咽痒即咳、声音嘶哑、干咳无痰或少痰，异味刺激或感受风寒往往咳嗽加剧增重。舌质淡红、苔薄白或薄黄，脉浮或濡。肺部听诊：两肺呼吸音增粗或闻及干啰音，X 线检查、胸片显示正常或两肺纹理增粗。98 例患者均经 X 线检查，排除胸部其他疾患。治疗方法：顽固性咳嗽治宜清热泄肺、化痰止咳。方选苏子杏仁汤加减。方药组成：紫苏子、杏仁、桔梗、枳壳、防风、半夏、瓜蒌等。若因情志郁结者，加柴胡、郁金、木蝴蝶；若兼气滞血瘀者加桃仁、赤芍、红花、仙鹤草等；若兼阴虚者加沙参、麦冬、玉竹等。每日 1 剂，7 d 为 1 个疗程。临床治愈：咳嗽及其他临床症状、体征消失；内伤咳嗽在 2 周以上未发作者 62 例，其中 2 个疗程治愈者 42 例，3 个疗程治愈者 20 例。好转：咳嗽减轻，痰量减少 36 例；其中 2 个疗程好转者 26 例，3 个疗程以上好转者 10 例。

【综合利用】 紫苏子的研究主要集中在低极性脂肪酸上，但对中、高极性的化学成分的研究较少，所以，应对中、高极性部位的成分加以研究，同时结合紫苏子的降气消痰等药效学进行研究，从中发现新的药理活性物质，从而拓宽紫苏子的临床应用，并为合理用药提供物质基础。

■参考文献

[1] 倪世美. 紫苏子药名沿革 [J]. 河南中医，2005，25（5）：62-63.

[2] 国家药典委员会. 中华人民共和国药典：2010 年版. 一部 [M]. 北京：中国医药科技出版社，2010.

[3] 谷丽华，林晨，吴弢，等. 紫苏子药材质量标准研究 [J]. 中国中药杂志，2010，35（16）：2087-2090.

[4] 蔡红梅，宋宁. 紫苏籽油理化特性及脂肪酸组成的研究 [J]. 青海科技，2002（4）：48-49.

[5] 谭亚芳，赖炳森，颜晓林，等. 紫苏子油中脂肪酸组成的分析 [J]. 中国药学杂志，1998，33（7）：400-402.

[6] 张卫明，刘月秀，王红. 紫苏子的化学成分研究 [J]. 中国野生植物资源，1998，17（1）：42-44.

[7] 林文群，刘剑秋，林文群，等. 紫苏子化学成分初步研究 [J]. 海峡药学，2002，14（4）：26-28.

[8] 刘月秀，张卫明. 紫苏化学成分分析 [J]. 广西植物，1999，19（3）：285-288.

[9] 朱正明. 紫苏油的质量分析及其保健功能 [J]. 林产化工通讯，2000，34（6）：25-26.

[10] 刘洪旭，陈海滨，吴春敏. 紫苏子的研究进展 [J]. 海峡药学，2004，16（4）：

5-8.

[11] 王钦富，于超，张巍峨，等．炒紫苏子醇提取物对小鼠免疫功能的影响 [J]．中国自然医学杂志，2004，6（1）：16-18.

[12] 张巍峨，于超，王钦富，等．炒紫苏子醇提取物对小鼠智力的影响 [J]．中国中医药科技，2004，11（3）：162-163，128.

[13] 王钦富，王永奇，于超，等．炒紫苏子醇提物对肥大细胞脱颗粒及组胺释放的影响 [J]．中国中医药信息杂志，2006，13（1）：30-32.

[14] 王钦富，邢福有，张巍峨，等．炒紫苏子醇提物对小鼠抗应激作用的影响 [J]．中国中医药信息杂志，2004，11（10）：859-860.

[15] 董敏，吕丽，陆继辉，等．炒紫苏子醇提物对血小板聚集活性的影响 [J]．中国误诊学杂志，2007，7（26）：6218-6219.

[16] 王钦富，王永奇，于超，等．炒紫苏子提取物的抗氧化作用研究 [J]．中国药学杂志，2004，39（10）：745-747.

[17] 耿芹，郑床木，管政，等．代谢组学法评价紫苏子抗小鼠急性肝损伤的作用 [J]．食品科学，2014，35（17）：260-265.

[18] 陈汀，姚卫峰，张丽，等．基于超高效液相色谱-飞行时间质谱的 CCl_4 诱导肝损伤小鼠血浆代谢组学研究 [J]．中国实验方剂学杂志，2010，16（18）：98-101.

[19] HWANG Y P, CHOI J H, JEONG H G. Protective effect of the Aralia continentalis root extract against carbon tetrachloride-induced hepatotoxicity in mice [J]. Food and Chemical Toxicology, 2009, 47（1）：75-81.

[20] 朱楼英，余建国，方远书．苏子提取物对高脂血症大鼠模型血脂水平的影响 [J]．中兽医医药杂志，2012，31（3）：52-54.

[21] 张荣标，林蔚，林健．苏子油对大鼠血脂水平影响的研究 [J]．预防医学论坛，2006，12（2）：184-186.

[22] 赵丽．加减苏子降气汤治疗痰浊壅肺证 70 例疗效观察 [J]．中国卫生产业，2012，9（1）：158.

[23] 白勇刚，白智刚．加味苏子降气汤联合西沙必利治疗 46 例便秘临床疗效观察 [J]．内蒙古中医药，2011（1）：58-59.

[24] 曹晖．加味苏子降气汤治疗慢性支气管炎急性发作 35 例疗效观察 [J]．中国医药指南，2010，8（34）：79-80.

[25] 康瑾婕，傅丽琼．三子养亲汤配合超短波治疗慢性支气管炎发作期的临床观察 [J]．中国煤炭工业医学杂志，2010，13（5）：785.

[26] 黄家聪，刘硕年．加用苏子降气汤合三子养亲汤加减治疗慢性阻塞性肺疾病急性加重期 32 例 [J]．广西中医药，2010，33（5）：33-34.

[27] 李晓云．苏子杏仁汤加减治疗顽固性咳嗽 98 例 [J]．河南中医，2008，28（11）：65-66.

紫 苏 叶

【道地沿革】 紫苏入药最早见于魏晋《名医别录》，分"苏"和"荏"记载。"苏"即现代俗称的"紫苏"，"荏"即现代俗称的"白苏"。"紫苏"又称"黑苏"（江苏）、"红苏"（河北、河南、江苏、两广）、"青苏"（浙江）、"白紫苏"（西藏）、"臭苏"（广东、福建）、"香苏"（河北、河南、福建、广东及东北）、"野苏"（湖南、江西、四川、云南）等。

【来源】 本品为唇形科紫苏属植物紫苏 *Perilla frutescens*（L.）Britt. 的带枝嫩叶。9月上旬花序将长出时，割下全株，倒挂通风处阴干备用。

【原植物、生态环境、适宜区】 具体内容同"紫苏子"部分。

【生物学特点】 具体内容同"紫苏子"部分。

【采收加工】 采收紫苏应在7月下旬至8月上旬，紫苏未开花时进行。要注意选择晴天收割，此时香气足，易于干燥。收获后，置阴凉干燥处摊开阴干，防阳光直射。

【炮制储藏】

1. 炮制 紫苏叶：除去杂质，稍浸，润透，切厚片，干燥。

2. 储藏 因挥发油为其主要有效成分，储藏时应置阴凉、干燥处，以防受潮、发霉、变色及受热时挥发性成分的散失。本品不宜久藏，若储藏日久则香气逐渐变淡，甚至消失，影响质量。本品又因质薄而脆，容易破碎，储藏时应防重压，防止叶片破碎，影响质量。

【药材性状】 具有特异的芳香，叶片多皱缩卷曲，完整者展平后呈卵圆形，长4~11 cm，宽2.5~9 cm，先端长尖或急尖，基部圆形或宽楔形，边缘具圆锯齿，两面紫色或上面绿色，下表面有多数凹点状腺鳞，叶柄长2~5 cm，紫色或紫绿色，质脆。嫩枝紫绿色，断面中部有髓，气清香，味微辛。

【质量检测】

1. 显微鉴别 粉末：非腺毛较粗大，1~7细胞，常呈镰刀状弯曲，顶端细胞锐尖或稍钝，表面有角质条状纹理或细小疣状突起。腺鳞多存在于叶下表皮或单个散离，头部类圆形，以8个细胞为多，常含黄色分泌物，柄极短，单细胞。小腺毛头部类圆形或扁球形，1~2细胞，柄短，单细胞。草酸钙簇晶分布于叶肉组织中。表皮细胞呈不规则形，垂周壁波状弯曲。上表皮细胞壁连珠状增厚，表面有角质纹理，下表皮气孔及毛茸较多，气孔直轴式。纤维多成束或单个散在，有的胞腔内含细小草酸钙结晶。厚角组织细胞呈长条形，胞腔内有细小草酸钙结晶，常聚集于细胞的一端。

2. 理化鉴别

（1）化学定性：本品叶的表面制片，表皮细胞中某些细胞内含有紫色素，滴加10%盐酸溶液，立即显红色；或滴加5%氢氧化钾溶液，即显鲜绿色，后变为黄绿色。

（2）薄层色谱：取本品粗粉0.5 g，加甲醇25 mL，超声处理30 min，滤过，滤液浓缩至干，加甲醇2 mL使溶解，作为供试品溶液。另取紫苏叶对照药材0.5 g，同法制成对照药材溶液。照《中国药典》薄层色谱法试验，吸取上述两种溶液各 3 μL，分别点于同一硅胶 G 薄层板上，以乙酸乙酯-甲醇-甲酸-水（9∶0.5∶1∶0.5）为展开剂，展开，取出，晾干，喷以 10% 硫酸乙醇试液，在 105 ℃ 加热至斑点显色清晰，置紫外光灯（365 nm）下检视。供试品色谱中，与对照药材色谱相应的位置上，显相同颜色的荧光斑点。

取紫苏挥发油，加正己烷制成每 1 mL 含 10 μL 的溶液，作为供试品溶液。另取紫苏醛对照品，加正己烷制成每 1 mL 含 10 μL 的溶液，作为对照品溶液。照《中国药典》薄层色谱法试验，吸取上述两种溶液各 2 μL，分别点于同一硅胶 G 薄层板上，以正己烷-乙酸乙酯（15∶1）为展开剂，展开，取出，晾干，喷以二硝基苯肼乙醇试液。供试品色谱中，与对照品色谱相应的位置上，显相同颜色的斑点。

3. 含量测定

（1）采用 HPLC 测定紫苏叶中迷迭香酸的含量。色谱条件如下，色谱柱：RP-18（4 mm×25 cm，7 μm）；流动相：0.05 mol/L 磷酸-0.05 mol/L 磷酸二氢钾-乙醇-醋酸乙酯（15∶15∶8∶2）；流速：1.0 mL/min；检测波长：280 nm。标准曲线：精密称取迷迭香酸对照品 8.5 mg，甲醇溶解，并稀释至 25 mL，作为对照品溶液。分别吸取对照品溶液 2、4、6、8、10 μL 进样，按上述色谱条件测定，并绘制标准曲线。样品测定：将紫苏叶于 40 ℃ 干燥，取 1 g 准确称重。以乙醇在 80 ℃ 水浴上提取两次，合并提取液，加乙醇稀释至 50 mL，吸取该溶液 5 μL，进样，测定。紫苏叶中迷迭香酸含量不小于 3.98%。

（2）挥发油含量的测定。取供试品适量（相当于含挥发油 0.5~1.0 mL），称定重量（准确至 0.01 g），置烧瓶中，加水 300~500 mL（或适量）与玻璃珠数粒，振摇混合后，连接挥发油测定器与回流冷凝管。自冷凝管上端加水使充满挥发油测定器的刻度部分，并溢流入烧瓶时为止。置电热套中或用其他适宜方法缓缓加热至沸，并保持微沸约 2.5 h，至测定器中油量不再增加，停止加热，放置片刻，开启测定器下端的活塞，将水缓缓放出，至油层上端到达 0 刻度线上面 5 mm 处为止。放置 1 h 以上，再开启活塞使油层下降至其上端恰与 0 刻度线平齐，读取挥发油量，并计算供试品中挥发油的含量（%）。本品含挥发油不少于 0.40%（mL/g）。

【商品规格】 紫苏叶商品一般不分等级，均为统货。

【性味归经】 辛，温。归肺、脾经。

【功能主治】 解表散寒，行气和胃。用于风寒感冒，咳嗽呕恶，妊娠呕吐，鱼蟹中毒。

【用法用量】 内服：煎汤，5~9 g，不宜久煎。

【化学成分】

1. 挥发油类 挥发油是紫苏叶中主要的化学活性成分，紫苏具有特异的香气并可作香辛料主要是因其含有挥发油。挥发油中含量较高的有紫苏醛、柠檬烯和 β-丁香烯，其中紫苏醛含量可占 50% 以上，其含量随生长季节变化。挥发油中还含有一些烷烃类、酯类及多环杂烯类等化合物。

2. 黄酮类 紫苏黄酮是抗氧化、抗炎、抗过敏和抑菌的主要活性成分，紫苏叶中黄酮主要为芹黄素和木犀草素，黄酮苷主要是这两种黄酮的糖苷，其中含量较多的是芹菜素-7-咖啡酰葡萄糖苷和木犀草素-7-咖啡酰葡萄糖苷，还有花色苷等。黄酮含量以紫苏中含量较高。

3. 苷类 主要有紫苏苷 A~E、苯甲醇葡萄糖苷、野樱苷、接骨木苷、苯戊酸 3-β-D-吡喃葡萄糖苷、3-β-D-吡喃葡萄糖氧基-3-表-2-异戊酸、癸烯酸 5-吡喃葡萄糖苷、5′-β-D-吡喃葡萄糖氧基茉莉酸、胡萝卜苷、苦杏仁苷异构体等。

【药理作用】

1. 抗炎 取雄性大鼠 50 只，在无菌条件下手术摘除双侧肾上腺。术后肌内注射庆大霉素，每日 1 次，共抗感染 3 d，并以糖盐水代替自来水饲养。按动物体重随机分为 5 组，术后第 5 天开始灌胃给药，每日 1 次，连续 5 d，末次给药后 30 min，于每只大鼠左后肢足跖注射 1% 角叉菜胶 0.1 mL，于致炎后 3 h，测定致炎足容积，计算各大鼠致炎前后右后足趾容积变化值。实验结果显示，紫苏叶挥发油能显著减轻角叉菜胶致去肾上腺大鼠足跖肿胀，大、中小剂量紫苏叶挥发油对足趾肿胀的抑制率分别为 25.42%、18.44%、5.08%，可明显降低炎症组织前列腺素 E_2（PGE_2）含量。对角叉菜胶致大鼠胸膜炎的影响：取大鼠 60 只，随机分为 6 组：空白组，模型组，阳性对照组及紫苏叶挥发油高、中、低剂量组。除空白组和模型组给予等体积生理盐水外，其余各组动物均连续灌胃给药 6 d。于末次给药后 30 min，模型对照组及各给药组动物分别用乙醚轻度麻醉后，向右胸膜腔内注入 1% 角叉菜胶 0.2 mL/100 g 体重。正常对照组注入等体积生理盐水，致炎后 4 h 各组动物灌胃给予相应药物或生理盐水，致炎 8 h 后处死动物，将大鼠四肢展开钉在解剖板上，分离胸部肌肉和软骨，用剪刀将软骨剪开一小口。用微量移液器将胸腔内全部渗出液吸出并计量，再用冰生理盐水冲洗胸腔，冲洗液与渗出液合并，至离心管内（冰浴），4 ℃，3000 r/min 离心 10 min，取上清储存于-20 ℃待测蛋白质、MDA 含量及 SOD 活性，显微镜计数白细胞数。结果表明，紫苏叶挥发油对大鼠胸膜炎模型炎症渗出有明显抑制作用，使渗出液蛋白含量明显减少、白细胞数明显减少，也使 NO 含量减少。对正常小鼠肾上腺重量和维生素 C 含量的影响：取 ICR 小鼠 40 只，雌雄各半，随机分成 4 组。灌胃给药，每日 1 次，连续 5 d。于第 6 天时颈椎脱白处死小鼠，取其肾上腺精密称重（mg），按试剂盒要求测定每个肾上腺中维生素 C 的含量。结果表明，紫苏叶挥发油高、中、低剂量对正常小鼠肾上腺重量和维生素 C 含量影响不大。紫苏叶挥发油具有明显的抗炎作用，其抗炎作用可能与其抑制白细胞游走、减少蛋白质渗出、清除氧自由基、抑制 PGE_2 等炎症介质生成有关，而与肾上腺皮质系统无关。

取小鼠 40 只，雌雄各半，随机分成 4 组：对照组，地塞米松（20 mg/kg）组，紫苏总黄酮高、低剂量（400、100 mg/kg）组，对照组给予同体积生理盐水，灌胃给药，每日 1 次，连续 5 d，末次给药 30 min 后，于小鼠右耳两面涂二甲苯 0.05 mL 致炎，左耳不涂为正常耳；1 h 后处死小鼠，沿耳郭基线剪下双耳，用直径 6 mm 打孔器在同一部位取下耳片，称质量，以左右耳片质量差值表示肿胀程度。结果：对照组耳郭肿胀度为（21.05 ±4.37）mg/g，紫苏总黄酮高、低剂量肿胀度为（13.17 ±5.43）mg/g、（17.54 ±6.45）mg/g，表明紫苏总黄酮可明显抑制耳郭肿胀。对醋酸致小鼠毛细血管通透性的影响：末次给药后1 h，尾静脉注射0.5%伊文思蓝生理盐水溶液0.1 mL/10 g，同时腹腔注射0.6%醋酸溶液0.1 mL/10 g，20 min后处死，用5 mL生理盐水冲洗腹腔，洗液以1500 r/min离心5 min，取上清液于590 nm处，测定吸光度值。结果显示，紫苏总黄酮高、低剂量组可明显抑制醋酸致小鼠毛细血管通透性的增加，使渗出明显减少。对棉球诱导大鼠肉芽肿的影响：大鼠40只，雌雄各半，随机分成4组：模型组，氢化可的松（20 mg/kg）组，紫苏总黄酮高、低剂量（400、100 mg/kg）组，模型组给予同体积生理盐水。10%水合氯醛（350 mg/kg）腹腔注射麻醉大鼠，在无菌条件下操作，将棉球［（50±1）mg/个］121℃高压灭菌30 min，每个棉球滴加10 mg/mL氨苄青霉素（氨苄西林）2滴，50℃烘箱烘干，分别植入大鼠左侧腹股沟皮下，手术后每鼠每日伤口滴注青霉素防止感染。手术当天开始灌胃给药，每日1次，连续7 d。第8天颈椎脱臼处死，取出棉球，置60℃烤箱烤至恒重，减去原棉球净质量，即为肉芽肿净质量。结果显示，对照组肉芽肿质量为（574.3±133.2）mg/kg，紫苏总黄酮高、低剂量组为（392.1±95.2）mg/kg、（449.5±116.4）mg/kg。紫苏总黄酮可明显抑制大鼠肉芽肿的形成。对角叉菜胶致小鼠气囊炎的影响：取小鼠50只，随机分为5组：对照组，模型组，地塞米松（50 mg/kg）组，紫苏总黄酮高、低剂量（400、100 mg/kg）组，对照组和模型组给予同体积生理盐水。每日灌胃给药，每日1次，连续6 d。除对照组外，其余各组于给药当天在小鼠背部肩胛区皮下注入空气10 mL，于第3天、第6天再次注入空气各5 mL，维持气囊的膨胀度，并于末次给药后在小鼠背部气囊内注入2%角叉菜胶2 mL诱发炎症，对照组注入等体积生理盐水，3 h后再给药1次，于致炎6 h后麻醉，心脏取血5 mL，3000 r/min离心取血清，−20℃保存，待测白介素-6（IL-6）和肿瘤坏死因子-α（TNF-α）水平。处死动物，气囊内注入5 mL冰生理盐水（含肝素50 U/mL）进行灌洗，收集灌洗液，按试剂盒要求，采用考马斯亮蓝法测定总蛋白、MDA和NO量，显微镜计数白细胞数。结果与模型组比，紫苏总黄酮可使渗出液中总蛋白含量明显减少，渗出液中NO、MDA、WBC、IL-6、TN F-α水平均明显降低，呈现很好的抗炎作用。实验结果显示，紫苏总黄酮具有明显的抗炎作用，其抗炎作用可能与其降低血管通透性、抑制IL-6和TNF-α等炎症介质生成及增强清除氧自由基、抗脂质过氧化能力有关。

2. 保肝　取昆明种小鼠60只，随机分为6组，分别设为正常组、模型组、水飞蓟素组、紫苏多糖低剂量组（100 mg/kg）、紫苏多糖中剂量组（300 mg/kg）、紫苏多糖高剂量组（500 mg/kg）。其中水飞蓟素组在造模前以200 mg/kg体重灌胃（水飞蓟素浓度为20.0 mg/mL，每只小鼠按0.1 mL/10 g灌胃），每日1次，连续7 d。而正常组和模型组均灌胃同等体积的生理盐水，于最后一次给药后1 h，除正常对照组外，其他各组均腹腔注射0.125%四氯化碳溶液（每只小鼠按0.1 mL/10 g注射），24 h后摘眼球取血，分离制备血清后测定相应指标（全血静置2 h后，3000 r/min离心15 min，吸取上层血清）。通过赖氏法试剂盒测定血清中丙氨酸转氨酶（ALT）和天冬氨酸转氨酶（AST）活性。实验结果显示，紫苏多糖可明显降低血清中ALT、AST活性，对急性肝损伤小鼠具有保肝作用。

将小鼠适应性喂养1周后随机分为8组：正常对照（NC）组，肝损伤模型对照

（MC）组，阳性药联苯双酯（DDB）组：200 mg/kg，迷迭香酸（RAD）低剂量组（11 mg/kg）、RAD 高剂量组（44 mg/kg），紫苏提取物（PE）低剂量组（30 mg/kg）、PE 中剂量组（60 mg/kg）和 PE 高剂量组（120 mg/kg）。NC 组和 MC 组灌胃 10 mL/kg 生理盐水，其他各组灌胃等容量的相应药物。每日给药 1 次，连续 20 d。末次给药后，除 NC 组外，各组小鼠腹腔注射 0.5% 的 CCl_4 橄榄油溶液（10 mL/kg）制作急性肝损伤模型，NC 组腹腔注射等量橄榄油。造模后禁食不禁水，各预防组小鼠于造模后 6 h 和 12 h 再分别给药 1 次，24 h 后眼眶取血，离心制备血清。取肝制备 10% 肝组织匀浆，离心取上清液。测定血清 ALT、AST 活性，甘油三酯（TG）含量，肝组织匀浆 SOD、谷胱甘肽过氧化物酶（GSH-Px）活性和 MDA 含量。实验结果显示，PE（120 mg/kg）能显著降低 CCl_4 诱导的肝损伤小鼠血清 ALT、AST 活性和 TG 含量，升高肝 SOD、GSH-Px 活性，降低 MDA 含量能明显减轻肝组织损伤程度；PE 对正常小鼠血清 ALT、AST、TG 无影响。表明 PE 对 CCl_4 诱导的小鼠急性化学性肝氧化损伤具有显著的保护作用。

3. 改善学习记忆　取昆明种小鼠随机分为 9 组：空白对照组，模型组，脑复康（吡拉西坦）阳性药对照组（500 mg/kg），紫苏提取物低、中、高剂量组（150、300、600 mg/kg），迷迭香酸低、中、高剂量组（55、110、220 mg/kg）。除空白组外，其余各组小鼠每日颈背部皮下注射 10% 的 D-半乳糖生理盐水溶液 0.1 mL/10 g，空白组注射同等容量生理盐水，每日 1 次，连续 6 周，建立亚急性衰老小鼠模型。造模的同时，各给药组每日分别灌胃相应剂量药物，空白组与模型组灌胃等量蒸馏水。42 d 后采用跳台、Y 迷宫、Morris 水迷宫法测试小鼠学习记忆能力，检测小鼠脑组织 SOD、MDA、GSH-Px、一氧化氮（NO）、一氧化氮合酶（NOS）、乙酰胆碱酯酶（AChE），对海马 CA1 区神经细胞形态学观察。实验结果显示，紫苏提取物和迷迭香酸能改善 D-半乳糖衰老模型小鼠学习记忆障碍。

取雄性 SD 大鼠在术前禁食 12 h，禁水 6 h。用 10% 水合氯醛（0.3 mL/100 g）腹腔注射麻醉大鼠，去颈前部毛，用碘伏消毒后，沿腹侧颈正中切开，于气管旁分离出双侧颈总动脉，以 0 号线双重结扎颈总动脉。假手术组大鼠行颈前切开，分离但不结扎颈总动脉。将造模成功的 SD 大鼠随机分为假手术组、模型组和紫苏油高、中、低剂量组。术后第 30 天开始治疗，紫苏油高、中、低剂量组分别灌胃 0.8、0.4、0.2 mL/100 g 紫苏油；假手术组及模型组灌胃生理盐水 0.4 mL/100 g，各组均每日给药 1 次，连续给药 60 d。Morris 水迷宫试验检测其空间记忆能力；水迷宫试验后，将各组大鼠断头取脑，剥离海马及皮层组织，加入氯化钠溶液制成 10% 组织匀浆。于 3500 r/min 离心 15 min 后取上清液，用紫外分光光度计测定乙酰胆碱酯酶（AChE）、乙酰胆碱转移酶（ChAT）的活力。实验结果表明，紫苏油能明显减轻大鼠慢性脑缺血所致的认知功能障碍，抑制海马及皮层 AChE 的活性、增加 ChAT 的活性。

4. 增强免疫　将 40 只体重 18~20 g 的健康小鼠，随机分为对照组和精油低、中、高浓度的 3 个试验组，每组 10 只，自由采食与饮水，做好详细记录，包括小鼠的精神状态和进食量等。分别给对照组和 3 个试验组按照 250 μL/只的剂量灌注 0.2% 吐温-80、0.02、0.03、0.04 mL/kg 的紫苏精油，连续灌注 21 d。末次给药 24 h 后摘眼球采血并收集脾脏，血样于 37 ℃水浴孵育 1 h，4 ℃下 3000 r/min 离心 10 min，血清分装后置于-20 ℃冰箱中，采用微量酶标法、空白对照法、硝酸还原酶法、测定放免法和免疫抑制法，分别测定血清中碱性磷酸酶（ALP）活性、溶菌酶含量、NO 水平、IL-2 和 IgM 的含量。实验结果显示，紫苏精油对小鼠免疫功能具有增强作用，能刺激 IL-2 和 IgM 的产生和释放，并存在一定的量效关系。

5. 促进胃肠蠕动　将 64 只大鼠随机分为 8 组：阴性对照组（给予生理盐水），阳性对照组［灌食健胃消食片（1.4 g/kg）］，紫苏叶石油醚提取物高剂量组（60 g/kg）、中剂量组（30 g/kg）和低剂量组（15 g/kg），乙醇提取高剂量组（30 g/kg）、中剂量组（20 g/kg）与低剂量组（10 g/kg）。给药前对各组大鼠进行称重，确定各自灌胃剂量，每日给药 1 次，连续灌胃 10 d，最后一天给药后立即称重，小鼠禁食 24 h 后，用 5%的活性阿拉伯胶（0.2 mL/20 g）混悬液灌肠，经过 20 min 后将其处死，剖腹后取出肠管，铺平，测量幽门至回盲部位与幽门至炭末前沿的距离，计算炭末推进率。结果提示，紫苏叶石油醚提取物与乙醇提取物可明显促进肠蠕动。

以葡聚糖蓝 2000 为标记物，观察紫苏叶、梗挥发油及水提物对阿托品所致胃肠动力障碍模型小鼠肠推进及胃排空的影响。结果表明，紫苏叶挥发油组、紫苏梗挥发油组、紫苏叶水提物组、紫苏梗水提物组可促进小肠蠕动及胃排空。

6. 抗癌　用不同稀释度的紫苏油处理人乳腺癌细胞系 MCF7，做肿瘤细胞生长抑制的噻唑蓝（MTT）实验，探讨紫苏油对人乳腺癌系 MCF7 细胞的生长抑制和凋亡诱导作用。取对数生长期的人乳腺癌细胞系 MCF7，以 $1×10^5$/mL 的密度接种于 96 孔板，每孔 0.1 mL 细胞悬液。5% CO_2 培养箱 37 ℃培养 24 h，弃去培养液。用 MEM 培养基稀释紫苏油（5、10、20、40、80、160 μg/mL），将含有不同稀释度的紫苏油分别加入培养孔，每个浓度设 5 个复孔，以不加紫苏油的细胞孔做正常对照，以只含 MEM 细胞培养基的孔作为空白对照，在 37 ℃、5% CO_2、饱和湿度的无菌条件下培养。用以上同样方法以 80 μg/mL 的大豆油处理 MCF7 细胞做对比研究（亦设 5 个复孔）。24 h 后的人乳腺癌细胞系 MCF7 用 PBS 洗 3 遍，加入 5% MTT 溶液，20 μL/孔，置 37 ℃、5% CO_2饱和湿度的培养箱培养 4 h 后，吸去含 MTT 的上清液，每孔加入 150 μL DMSO，水平振荡器缓慢振荡 10 min，使结晶充分溶解（实验孔），用酶标仪在 570 nm 波长处读取光密度。以无菌蒸馏水做调零孔，以未用紫苏油处理（只有 MEM 细胞培养基）的人乳腺癌细胞系 MCF7 和人肺癌细胞株 A_{549}孔的光密度为 100%对照，取 5 个复孔的算术平均值绘制曲线，计算细胞增殖抑制率。另将对数生长期的人乳腺癌细胞系 MCF7 用 0.25%胰蛋白酶消化，以 $1×10^5$/mL 的密度接种于 6 孔培养板中，2 mL/孔，置 37 ℃ 5% CO_2饱和湿度培养箱培养 24 h 至细胞单层铺满孔底 80%左右，弃去培养液，把用 MEM 培养基稀释的紫苏油加入培养孔（终浓度为 30 μg/mL），以不加紫苏油的细胞孔做正常对照，5% CO_2 培养箱培养 24 h 后收集细胞，按照试剂盒说明书进行 Hoechst 33258 的染色，用激发紫外光的荧光显微镜观察细胞核的形态改变。实验结果显示，紫苏油具有抑制人乳腺癌 MCF7 细胞增殖和诱导细胞凋亡的作用。

7. 抑菌

（1）采用药敏纸片法分别测定紫苏子油、紫苏叶和紫苏子皮不同提取物对大肠埃希氏菌、枯草芽孢杆菌、八叠球菌、金黄色葡萄球菌的抑菌圈直径，采用二倍稀释法测定最低抑菌浓度（MIC），研究紫苏不同部位、不同提取物的体外抑菌试验效果。将LB 固体琼脂培养基 15 mL 溶化后，倾注于培养皿上，待冷凝固后，加入供试菌悬液0.4 mL 于平板中央，用涂布棒将菌液均匀涂布，无菌操作。将药敏纸片置于药液中浸泡 4 h 灭菌阴干，贴于含菌培养基上，每皿放置 4 片，各纸片间的距离均等，每一样品重复 3 次，同时用浸有溶剂的滤纸片做阴性对照，用浸泡过庆大霉素注射液的纸片做阳性对照。将放置过药敏片的培养皿盖上平皿盖，置于 37 ℃ 倒置培养 24 h，观察结果。用十字交叉法测量抑菌圈直径，实验重复 3 次取平均值。另取制备好的提取液，原液浓度为 2000 mg/mL。取 11 支无菌试管，于每管先加入 LB 培养基 1 mL，然后向第 1 管加入灭菌的提取物原液 1 mL，混匀后吸取 1 mL 加入第 2 管中，混匀后吸取 1 mL 加入第 3 管中，依次类推，对药液进行 2 倍倍比稀释，直至第 9 管，第 9 管吸取 1 mL 弃去，使各管提取物浓度依次为原液浓度的 1/2、1/4、1/8、1/16、1/32、1/64、1/128、1/256、1/512。试管中提取物浓度依次为 1 000、500、250、125、62.5、31.3、15.6 mg/mL……第 10 管仅加受试中草药提取物 1 mL，以便观察受试中草药是否被污染；第 11 管仅加菌液作为对照，以观察细菌的生长情况。取培养好的菌液 100 μL 接种于前 9 支试管中，37 ℃下培养 24 h 观察结果。实验重复 3 次，取平均值。用肉眼观察，不发生浑浊、沉淀、表面生长任一现象的最高提取物稀释倍数为该提取物的最低抑菌浓度（MIC）。实验结果显示，紫苏叶和紫苏子皮水浸液对枯草芽孢杆菌的抑菌效果最强，MIC 分别为 62.5 mg/mL 和 125 mg/mL。

（2）采用滤纸片法和平板稀释法研究紫苏乙醇提取物的抗菌性能。将滤纸制成直径为 8 mm 的圆片，160 ℃ 干热灭菌 2 h，浸入各提取液及乙醇中，4 h 后取出，无菌条件下晾干备用。抑菌效力的测定：将滤纸片放到涂布了菌悬液的平板培养基表面，恒温培养后，量取抑菌圈直径，直径越大抗菌活性越强。再取适量提取液原液加入无菌培养皿中与培养基混合均匀，使提取液的浓度分别为 10%、5%、2.5%、1.25%、0.625%、0.313%。吸取适宜浓度的菌悬液，恒温培养。以完全无菌生长的最低浓度作为紫苏提取液的最低抑菌浓度（MIC），以乙醇做对照。实验结果显示，紫苏提取物抑菌谱较广，能较好抑制食品中常见细菌、霉菌和酵母菌；对细菌、霉菌和酵母菌的MIC 分别为 0.625% 和 1.25%。

（3）通过体外抑菌试验，研究紫苏甲醇提取物的抑菌活性。将保存的各种指示菌种接种于营养琼脂斜面培养基中，37 ℃ 恒温培养 24 h 活化。用接种环挑取少量活化管中的指示菌于 50 mL 营养肉汤培养基的三角瓶内，37 ℃ 振荡培养 24 h，取适量菌液用无菌水稀释，使菌悬液浓度达到 10^8 CFU/mL 备用。取浓度 10^8 CFU/mL 的各菌液 1.0 mL分别加入 25 mL 营养琼脂培养基中，混匀倒入平皿中，待培养皿中的含菌培养基凝固后，用无菌镊子在每个培养基的表面均匀垂直地放上直径为 8 mm 的牛津杯，将甲醇提取物各 0.2 mL 加入牛津杯中，置于 37 ℃ 恒温箱内培养 24 h 后观察，并测定抑菌圈的直径。采用倍比稀释法将样液稀释成不同浓度的稀释液，然后取 0.1 mL 加入含有 0.1 mL 菌悬液和 4.8 mL 液体培养基的试管中，充分混匀使提取物的最终质量浓度为 640～645 μg/mL。观察菌体的生长情况，以不长菌提取物的最小浓度为该提取物的 MIC 值。

将提取物的浓度高于及等于 MIC 的试管继续培养 24 h，观察生长情况，以仍无菌生长的提取物浓度为该提取物的最低杀菌浓度（MBC）。实验结果表明，紫苏叶提取物的抑菌效果最好，对敏感菌株大肠杆菌的 MIC、MBC 值分别为 40、80 μg/mL。

8. 抗氧化　通过体外氧化试验，研究紫苏甲醇提取物的抗氧化作用。DPPH 自由基清除能力测定：将甲醇提取物样品配制成系列浓度的溶液，分别取 0.5 mL 样品溶液和 2.5 mL 60 μmol/L DPPH 甲醇溶液，混匀后避光静置 30 min，在 517 nm 下测吸光度。DPPH 自由基清除率计算公式为：清除率（%）= $[A_0 - (A_1 - A_2)]/A_0 \times 100$，式中：$A_0$ 为 0.5 mL 甲醇 + 2.5 mL DPPH 溶液的吸光度值；A_1 为 0.5 mL 样品溶液 + 2.5 mL DPPH 溶液的吸光度；A_2 为 0.5 mL 样品溶液 + 2.5 mL 甲醇的吸光度值，以消除不同样品颜色的误差。甲醇提取物清除 DPPH 自由基的能力用 IC_{50} 值（清除率为 50% 时提取物中物质的浓度）表示。2，2-联氮-3-乙苯-二噻唑-6-磺酸（ABTS）自由基清除能力测定：将 7 mmol/L ABTS 溶液与 2.45 mmol/L 过硫酸钾溶液混合，室温避光放置 16～24 h，制得 $ABTS^+$ 自由基溶液。用甲醇稀释，制得在 734 nm 处吸光度为 0.700 左右的应用液。移取 50 μL 样品溶液，加入 1.9 mL ABTS 应用液，混合，室温下避光反应 6 min，立即测定其在 734 nm 处吸光度。ABTS 自由基清除率计算公式为：清除率（%）= $(A_0 - A_1)/A_0 \times 100$，式中：$A_0$ 为空白管的吸光度值；A_1 为样品管的吸光度值。提取物清除 ABTS 自由基的能力用 IC_{50} 值表示。实验结果显示，紫苏叶甲醇提取物清除 DPPH 自由基能力最强；紫苏梗甲醇提取物对 ABTS 自由基具有较好的清除效果。

9. 抗衰老　通过对 D-半乳糖亚急性衰老模型大鼠的抗衰老作用，初步探讨紫苏油抗衰老的可能机制。将 4 周龄 SD 大鼠 40 只，喂养 1 周以适应环境，利用随机数字表法随机分为 5 组：阴性对照组、模型组、紫苏油小剂量组（0.815 mL/kg）、紫苏油中剂量组（2.445 mL/kg）和紫苏油大剂量组（7.337 mL/kg）。除阴性对照组外，其余各组每天均颈部皮下注射 D-半乳糖。D-半乳糖剂量为 125 mg/kg，皮下注射体积应控制在 0.2 mL/100 g。阴性对照组注射同体积生理盐水，连续注射 8 周。大鼠每日经口灌胃给药 8 周，阴性对照组给予同体积的 0.5% 羧甲基纤维素钠溶液。实验结束后，进行负重游泳测试和水迷宫测试，期间持续给药。大鼠最后一天给药结束后禁食 12 h，断头处死，15 mL 离心管取血。血液室温放置 30 min 后离心，3000 r/min 4 ℃ 离心 10 min，取上层血清，进行超氧化物歧化酶（SOD）和丙二醛（MDA）的检测。大鼠断头处死，将大鼠头部置于冰盘上，迅速剥离大脑，用预冷的生理盐水冲洗，制成 10% 的组织匀浆，3000 r/min 4 ℃ 离心，取上清，进行总蛋白、一氧化氮（NO）、一氧化氮合酶（NOS）的检测。实验结果显示，紫苏油对衰老大鼠的体能和学习记忆能力有促进作用，并提高机体 SOD 活力，降低 MDA 含量，提示紫苏油确有抗衰老功效。

【毒理研究】　紫苏叶毒性较小，紫苏水提物小鼠灌胃的最大给药量为 187.5 g/kg；紫苏挥发油小鼠灌胃的 LD_{50} 为 10.68 g/kg。不同产地紫苏叶的毒性有明显差异。

以 4 g 生药/kg 为最高剂量，按 1：0.85 比例，分别给 5 组小鼠一次性灌胃给予紫苏叶挥发油（给药量分别为 4.0、3.4、2.9、2.46、2.0 g 生药/kg），观察小鼠的死亡率。结果显示，一次性灌胃紫苏叶挥发油就引起小鼠产生了急性毒性甚至出现先后死亡现象，LD_{50} 为 3.10 g 生药/kg（99% 的可信限为 2.83～3.39 g 生药/kg）。表明紫苏叶挥发油对小鼠有较大的急性毒性。

【临床应用】

1. 临床配伍

（1）伤风发热：苏叶、防风、川芎各一钱五分，陈皮一钱，甘草六分。加生姜二片煎服。（《不知医必要》苏叶汤）

（2）卒得寒冷上气：干苏叶三两，陈橘皮四两，酒四升煮取一升半，分为再服。（《补缺肘后方》）

（3）咳逆短气：紫苏茎叶（锉）一两，人参半两。上二味，粗捣筛，每服三钱匕，水一盏，煎至七分，去滓，温服，日再。（《圣济总录》紫苏汤）

（4）伤寒哕不止：赤苏一把，水三升，煮取二升，稍稍饮。（《补缺肘后方》）

（5）金疮出血：嫩紫苏叶、桑叶，同捣贴之。（《永类钤方》）

（6）跌打损伤：紫苏捣敷之，疮口自合。（《谈野翁试验方》）

（7）蛇虺伤人：紫苏叶捣汁饮之。（《千金要方》）

（8）胎气不和，凑上心腹，胀满疼痛，谓之子悬：大腹皮、川芎、白芍药、陈皮（去白）、紫苏叶、当归（去芦，酒浸）各一两，人参、甘草（炙）各半两。上细切，每服四钱，水一盏半，生姜五片，葱白七寸，煎至七分，空心温服。（《济生方》紫苏饮）

（9）乳痈肿痛：紫苏煎汤频服，并捣封之。（《海上仙方》）

（10）伤寒胸中痞满，心腹气滞，不思饮食：紫苏茎叶（锉）一两，陈橘皮（汤浸去白，焙）二两，赤茯苓（去黑皮）一两半，大腹皮（锉）、旋覆花各一两，半夏（汤洗七遍，焙）半两。上六味，细切如麻豆大，每服五钱匕，水一盏半，入生姜（拍碎）一分，枣三枚（擘破），同煎至七分，去渣，温服。（《圣济总录》苏橘汤）

（11）慢性阻塞性肺病稳定期痰湿阻肺证：法半夏12 g，厚朴12 g，紫苏叶6 g，茯苓12 g，生姜6 g。1个月为1个疗程。[《世界最新医学信息文摘》2019，19（12）：152.]

（12）老年慢性阻塞性肺疾病缓解期：紫苏子12 g，半夏9 g，厚朴15 g，前胡9 g，紫苏叶10 g，杏仁10 g，白术15 g，肉桂9 g，益智仁10 g，当归15 g，全蝎6 g，地龙15 g，生姜3片，大枣3枚，甘草6 g。每日1剂，水煎取汁30 mL，早、晚分服。[《中医学报》2019，34（2）：361-365.]

（13）小儿干咳夜咳：麻黄15 g，苦杏仁10 g，蝉蜕5 g，紫苏叶10 g，玉竹10 g，甘草6 g。每日1剂，水煎2次，分3次口服。[《吉林中医药》2019，39（1）：64-65，71.]

2. 现代临床

（1）扁平疣：扁平疣为常见的病毒性皮肤病之一，好发于青壮年。大多骤然出现，皮疹呈米粒至高粱米大小，表面光滑，为孤立散在浅褐色或正常皮肤颜色的扁平丘疹，有轻度瘙痒或无明显症状。病例选择：两组102例，治疗组56例中，男20例，女36例；年龄9~43岁，平均23.6岁；病程最短10个月，最长3年，平均21个月；皮损程度：轻度16例，中度30例，重度10例。对照组46例中，男16例，女30例；年龄 8~43.5 岁，平均 22.8 岁；病程最短 9.5 个月，最长 3 年，平均 20 个月；皮损程度：轻度 13 例，中度 24 例，重度 9 例。对照组采用斯奇康注射液 1 支肌内注射，隔天 1 次。治疗组：在对照组治疗基础上加新鲜紫苏反复揉擦患处，首次至疣体表皮擦破为宜，以后至疣体表面微红为佳，每日 3 次。疗效标准如下，痊愈：皮疹完全消退（无新的皮疹及色素沉着）；显效：皮疹消退 70% 以上；有效：皮疹消退 30% 以上；无效：皮疹消退 30% 以下或无变化。治疗结果：治疗组 56 例，痊愈 40 例，显效 9 例，有效 2 例，无效 5 例；对照组 46 例，痊愈 14 例，显效 6 例，有效 5 例，无效 21 例；治疗组治愈率为 71.43%，对照组为 30.43%；治疗组总有效率为 91.1%，对照组为 54.35%。

(2) 带状疱疹：选择 54 例患者，治疗组 28 例中男 12 例，女 16 例；年龄最大 40 岁，最小 3 岁，平均 15.2 岁。对照组 26 例中男 12 例，女 16 例；年龄最大 39 岁，最小 5 岁，平均 13.6 岁。治疗方法：两组在相同常规治疗的情况下（口服 B 族维生素、龙胆泻肝丸，对疼痛剧烈者酌用糖皮质激素），治疗组用新鲜紫苏叶捣烂，取汁外搽患处。对照组用阿昔洛韦软膏（浓度为 3%）外搽患处。两组药用法均为每日 6 次，隔 2 h 用药一次。一般治疗 1 周左右。疗效评定标准如下，痊愈：皮肤无红肿，疱疹干涸，创面结痂愈合；显效：局部疼痛减轻，红肿消退，疱疹部分干涸；无效：临床症状无任何改善。治疗结果：治疗组中治愈 20 例，显效 6 例，无效 2 例，总有效率为 92.8%。对照组中治愈 17 例，显效 6 例，无效 3 例，总有效率为 88.5%。两组疗效比较，治疗组明显优于对照组。

(3) 阴囊湿疹：选择 19 例患者，病程最短 3 个月，最长 20 年。治疗方法：鲜紫苏茎叶或干紫苏。鲜紫苏每次 250 g，或干紫苏 50 g 左右，加水 500 mL，煎沸后 10 min（干紫苏煎 12 min 左右），倒在干净的洗盆里，凉到 40 ℃ 左右，用干净纱布浸湿后轻轻拍打患处，轻者每日 1 次，重者每日早、晚各 1 次。洗后局部皮肤擦干，保持清洁干燥，并卧床休息 0.5~1 h，仰卧屈膝两腿分开，保证充分睡眠，禁手抓、热水烫、戒烟酒，避免辛辣等刺激性食物。治疗结果：全部患者经 3~5 d 治疗症状消失，巩固治疗 1 周后痊愈，未再复发，无任何其他不良反应。

【综合利用】

1. 食疗

(1) 胃痛：取紫苏老梗 30 g，生姜 15 g，花椒 20 粒，放入一猪肚内炖熟服用。此方可暖胃止痛，对气郁呃逆也有效。

(2) 痰喘：老年性慢性支气管炎发作时，用紫苏子（布包）30 g，炖瘦肉服用，可使痰涎减少，气喘渐平。

(3) 孕吐：孕妇呕吐不止，取紫苏 20 g，竹茹 30 g，生姜 15 g，煎水加红糖服，效果较好。

(4) 下肢水肿：紫苏梗 25 g，老姜皮 15 g，冬瓜皮 30 g，大蒜 10 g，水煎，分 2 次服，每日 1 剂，连服 3~5 d。

(5) 鱼蟹中毒，腹痛、呕吐、腹泻：取紫苏叶 30 g，生姜 9 g，大蒜头 10 g，水煎服。

2. 其他 紫苏资源丰富，分布广泛，作为药食两用的药用植物，毒副作用很小。随着近年来人们崇尚天然绿色产品，紫苏具有很大的开发潜力。紫苏可以解鱼蟹毒，又可调味，色彩诱人，香气浓郁，还可将其嫩叶洗净，腌渍成咸菜，做配料使用；也可将紫苏叶做成饮料，或直接做茶饮用，味醇清香，可除暑解毒，提神镇痛，爽口润喉；紫苏具有抗氧化、抗自由基活性，还有抗黑素瘤及美白的功效，在开发养颜美白抗皱的化妆品方面具有潜力；紫苏挥发油气味芳香持久，可应用于香水制造业；在药物开发方面，其降血脂、抗过敏等活性成分具有新药开发的潜力与价值。

■参考文献

[1] 国家药典委员会. 中华人民共和国药典：2010 年版. 一部 [M]. 北京：中国医药科技出版社，2010.

[2] 刘信平，张弛，余爱农，等. 紫苏挥发活性化学成分研究 [J]. 时珍国医国药，2008，19（8）：1922-1924.

[3] 韦保耀，黄丽，滕建文，等. 紫苏香气的化学成分分析及评价 [J]. 食品科学，2007，28（3）：301-305.

[4] 任淑清，孙长海，方洪壮，等. 紫苏梗挥发油的 GC-MS 定性分析 [J]. 中国药房，2008，19（9）：683-685.

[5] 管日新，李晓君，彭焕玉，等. 紫苏保健饮料的研制与抗氧化功能研究 [J]. 食品科学，2009，30（1）：268-270.

[6] 上官海燕，吴巧凤. 紫苏叶与白苏叶的总黄酮和微量元素的比较分析 [J]. 广东微量元素科学，2008，15（4）：29-32.

[7] MENG LING-HUA, LOZANO Y, BOMBARDA I, et al. Anthocyanin and flavonoid production from Perilla frutescens: pilot plant scale processing including cross-flow microfiltration and reverse osmosis [J]. J Agric Food Chem, 2006, 54 (12): 4297.

[8] 刘娟，雷焱霖，唐友红，等. 紫苏的化学成分与生物活性研究进展 [J]. 时珍国医国药，2010，21（7）：1768-1769.

[9] 魏雯，高婷婷，谭勇，等. 紫苏不同部位的体外抑菌作用 [J]. 医药导报，2014，33（2）：149-151.

[10] 李冲伟，宋永，孙庆申. 微波辅助提取紫苏多糖及保肝降酶活性的研究 [J]. 中国农学通报，2014，30（9）：285-290.

[11] 段江莲，李琴，李为琴，等. 紫苏甲醇提取物的体外抗氧化及抑菌活性研究 [J]. 实验室科学，2014，17（2）：8-11.

[12] 严芳，黄丹，刘达玉，等. 紫苏水提取物抑菌作用的研究 [J]. 中国食品添加剂，2010（2）：148-152.

[13] HU QING-PING, XU JIAN-GUO. Profiles of carotenoids, anthocyanins, phenolics, and antioxidant activity of selected color waxy corn grains during maturation [J]. Journal of Agricultural and Food Chemistry, 2011, 59: 2026-2033.

[14] 应艳杰，洪台，何佳杰，等. 神经网络优化紫苏叶黄酮微波提取及抗氧化活性比较研究 [J]. 中国食品学报，2011，11（3）：36-42.

[15] 蔡宁晨，苏平，刘晓霞，等．紫苏叶花色苷抗氧化作用的研究 [J]．中国食品学报，2012，12（11）：32-36．

[16] 周美玲，赵国琦，夏晨，等．紫苏精油对小鼠血清免疫指标的影响 [J]．中国畜牧杂志，2014，50（11）：62-65．

[17] 王虹，顾建勇，张宏志．紫苏提取物对 D-半乳糖衰老小鼠学习记忆障碍的改善作用 [J]．中成药，2011，33（11）：1859-1864．

[18] 岳鉴，郝靖，杜天宇，等．紫苏叶促进大鼠肠胃消化吸收作用的研究 [J]．武汉轻工大学学报，2014，33（1）：21-25．

[19] 朱伟，张丹，李志．紫苏叶梗对小鼠胃排空和小肠推进功能的影响 [J]．陕西中医，2011，32（8）：1081-1083．

[20] 冯劼，王薇，余陈欢．紫苏叶挥发油化学成分分析及其抗炎机制研究 [J]．海峡药学，2011，23（5）：45-48．

[21] 程道梅，王中凤，曾凡坤，等．紫苏乙醇提取物抑菌活性研究 [J]．成都医学院学报，2011，6（3）：222-225．

[22] 吴璟，李红兵，杨洋．紫苏油对大鼠慢性脑低灌注损伤所致认知损害的保护作用 [J]．华西药学杂志，2012，27（6）：639-640．

[23] 王丽梅，叶诚，吴晨，等．紫苏油对衰老模型大鼠的抗衰老作用研究 [J]．食品科技，2013，38（1）：280-284．

[24] 杜雨柔，赵菊梅，张生军，等．紫苏油诱导人乳腺癌细胞系 MCF7 凋亡的研究 [J]．重庆医学，2014，43（21）：2753-2755，2758．

[25] 郎玉英，张琦．紫苏总黄酮的抗炎作用研究 [J]．中草药，2010，41（5）：791-794．

[26] 文莉．湖北紫苏叶挥发油的小鼠急性毒性试验 [J]．中国药师，2006，9（11）：1034-1035．

[27] 王海亭．紫苏的食疗验方 [J]．大众健康，2013（9）：54-55．

紫　菀

【道地沿革】　紫菀别名夹板菜、驴耳朵菜、软紫菀、小辫儿等。紫菀载于《神农本草经》，从陶弘景的描述及《证类本草》药图来看，紫菀品种古今变化不大。《名医别录》谓紫菀"生房陵及真定、邯郸"，房陵在今湖北十堰市附近，真定即正定，与邯郸都在河北省。紫菀分布于南北广大地区，《本草图经》说："今耀、成、泗、寿、台、孟州，兴国军皆有之。"《方舆胜览》卷二十六记武冈军（今湖南武冈）有"紫菀洲，洲上产此药"。《本草纲目》说："沂兖以东皆有之。"紫菀道地性不太强，《药物出产辨》云："产安徽亳州，河南禹州。"这大约是指药材集散地，如赵橘黄先生在《祁州药志》中也提到紫菀，有"自本帮所得者，乃亳州（亳紫菀）移植于祁州之种"。现时本品主产于河南、河北、安徽、陕西等地。

【来源】 本品为菊科植物紫菀 *Aster tataricus* L. f. 的干燥根和根茎。

【原植物、生态环境、适宜区】 紫菀为多年生草本，高 1~1.5 m。根茎短，密生多数须根；茎直立，粗壮，多不分枝，被糙毛，基部具有残存的叶柄残迹。基生叶丛生，花期枯萎，叶片长圆形或椭圆状匙形，下部渐狭成长柄，连柄长 20~50 cm，宽 3~13 cm，先端尖或渐尖，边缘具小尖头的圆齿或浅齿；茎下部叶匙状长圆形，较小；茎上部生叶长椭圆形或披针形，表面粗糙，无柄。头状花序多数，伞房状排列，花序有长柄，柄上被短刚毛；总苞半球形，总苞片 3 层；边缘花为舌状花，雌性，蓝紫色；盘花为管状花，两性，黄色；雄蕊 5；子房下位，柱头 2 分叉。瘦果有短毛，冠毛灰白色或带红色。花期 7~8 月，果期 8~10 月。

紫菀耐寒力强，冬季气温达-20 ℃，地下根茎露地越冬。喜湿润、怕干旱，在地势高、缺水的土壤生长较差。对土地要求不严，但以土层深厚、疏松、肥沃的砂壤土为宜。土壤过载或过沙及盐碱地不宜种植，以土壤的 pH7 左右为好，忌盐碱土。

紫菀分布于全国各地。以河南商丘、鹿邑、虞城、柘城、永城、宁陵，湖北宜昌、荆州、黄冈，湖南桑植，青海门源、祁连、民和、海东，河北安国、安平、定州、沙河、望都、深泽、藁城、邯郸、宁晋，安徽亳州、涡阳、利辛等地最为适宜。

【生物学特点】

1. 栽培技术 紫菀喜肥，故宜选疏松肥沃的壤土或砂壤土，排水不良的洼地不宜栽培。冬季栽下根状茎，先发芽后生根。第 2 年惊蛰萌芽，长 0.5~2.5 cm，白色，但未生根。春分开始出苗，随着气温回升，生长加快，谷雨后迅速发棵，至 5 月底，叶片已经长达 20~30 cm，以后继续增大。霜降后紫菀叶完全枯萎。种茎选择与处理：在刨收时，选择粗壮的根状茎，色白较嫩带有紫红色，无虫伤斑痕，接近地面的根状茎作种栽，不采用芦头部的根状茎作种栽，因这样的根状茎栽植后容易抽薹开花，影响根的产量和质量。以根状茎新鲜、芽眼明显的发芽力强。

2. 田间管理 每年进行 3~4 次中耕除草。第 1 次在齐苗后，宜浅松土，避免伤根；第 2 次在苗高 7~9 cm；第 3 次在植株封行前进行，封行之后，如有杂草用手拔除。

紫菀需肥较多，所以要结合锄草松土及时追肥，每年进行 2~3 次，第 1 次在齐苗后结合中耕每亩施人畜粪水 1500 kg；第 2 次在苗高 10 cm 时再施入人畜粪水 1500~2000 kg，第 3 次在封行前每亩施堆肥 500~1000 kg 加饼肥 50 kg 混合堆沤后，于株旁开沟施入，施后盖土。立秋前后，每亩追尿素 10~15 kg，随水灌入畦内。第 2 次和第 3 次可增施过磷酸钙每亩 12~15 kg，灰肥 250~500 kg，开浅沟将肥料撒入沟内，覆土，浇水。氮肥不宜过多，以免茎叶徒长，影响根的生长。

生长期间应经常保持土壤湿润，尤其在北方干旱地区栽种应注意灌水，无论秋栽或春栽，在苗期均应适当灌水，但地面不能过于潮湿，以免影响根系生根。春栽的如遇干旱，出苗前浇水 1~2 次，如墒情适宜，10~15 d 即可出苗。秋栽的封冻前浇一次水，并盖上一层土杂肥或马粪以防寒保墒，安全越冬。6 月是叶片生长茂盛时期，需要大量水分，也是北方的旱季，应注意多灌水、勤松土、保持水分；7~8 月间北方雨季，紫菀虽然喜湿但不能长时间积水；否则易造成烂根，应加强排水；9 月间雨季过后，正值根系发育期需适当的灌水。总之，紫菀的灌排水应根据生长发育期和地区不同而异。

紫菀宜采用具腋芽的紫红色根状茎做繁殖材料，不抽薹开花。若用芦头繁殖，则会抽薹开花结籽，需消耗大量养分。除留种外，生产上采用剪除花薹的方法以利根茎生长发育，因此 8~9 月发现抽薹时，选晴天将花薹全部剪除。

3. 病虫害防治

（1）立枯病：为害茎，发病初期茎基部发生褐色斑点。发病严重时，病斑扩大呈棕褐色，茎基病部收缩、腐烂，在病部及株旁表土可见白色蛛丝状菌丝。最后，苗倒伏枯死。防治方法：选地势高燥、排水良好的地块种植；用饱满优质种子；病前喷 1：1：100 波尔多液，每隔 10~14 d 喷一次。

（2）斑枯病：为害叶，叶部病斑呈不规则形，初期为水渍状，后期为褐色，严重时造成叶片枯死。防治方法：实行轮作；发病前和发病初期用 1：1：120 波尔多液或 200 倍液多抗霉素喷雾；收获后清园，清除枯枝落叶、残体。

（3）白粉病：为害叶，发病初期叶片正反面产生白色圆形粉状斑点，以后逐渐扩展为边缘不明显的连片白斑，上面布满粉状霉，是病菌的菌丝体。病害一般由下部叶片向上发展。病菌在病株残体和土中越冬，越冬的子囊壳放出子囊孢子，或由菌丝产生孢子，条件适宜即侵入寄主，造成初次侵染。防治方法：收获后清除田间枯枝落叶和残叶；用石硫合剂防病；用 75% 百菌清浸入 500~800 倍液喷雾。

（4）黑斑病：为害叶，主要症状为初期叶片上产生不规则的褐色斑，随病斑扩大，叶片黑褐色枯死，茎部、茎梢呈褐色，茎逐渐变细，头部下垂或折倒。潮湿时病部可见灰色霉状物。防治方法：选地势高燥，排水良好的地块种植；拔除病株，集中处理，并在病株处撒生石灰粉消毒，防止蔓延；病前喷 1：1：10 波尔多液，每隔 10~14 d 喷一次。

（5）虫害：有小地老虎、紫苏野螟、银纹夜蛾，应及时清园，处理枯枝落叶；收获后翻耕土地，减少过冬虫源。用糖醋液、杨树捆把进行诱杀成虫。或用 90% 美曲膦酯 1000 倍液喷杀，喷雾时要注意喷到叶片背面。

【采收加工】 霜降前后是紫菀的最佳采收时间，如秋季来不及采收，春季 2 月萌发前采挖。采挖时先割去地上枯萎茎叶，稍浇水湿润土壤，使土壤稍疏散，然后小心挖出地下根及根状茎，切勿弄断须根，挖出后抖净泥土，选出部分健壮根茎剪下做种材。然后将刨出紫菀的根茎顺割数刀，放干燥处晒至半干，编成辫子或切成段后再晒至全干，即为"辫紫菀"。

【炮制储藏】
1. 炮制 紫菀除去杂质，洗净，稍润，切厚片或段，干燥。
2. 储藏 置阴凉干燥处，防潮。

【药材性状】 紫菀根茎呈不规则块状，大小不一，顶端有茎、叶的残基；质稍硬。根茎簇生多数细根，长 3~15 cm，直径 0.1~0.3 cm，多编成辫状；表面紫红色或灰红色，有纵皱纹；质较柔韧。气微香，味甜、微苦。药材饮片呈不规则的厚片或段。根外表皮紫红色或灰红色，有纵皱纹。切面淡棕色，中心具棕黄色的木心。气微香，味甜，微苦。

【质量检测】

1. 显微鉴别 根横切面表皮细胞类圆形或类方形，多脱落或皱缩，内含紫红色色素。下皮细胞 1 列，略切向延长，侧壁及内壁增厚，有的内含紫红色色素。皮层宽广，有少数厚壁细胞散在；油管呈类圆形或扁圆形，直径 30~75 μm，位于皮层内侧，常与韧皮部束同数并相对；内皮层明显。中柱小，中柱鞘 1~2 列细胞；初生木质部 4~6 原型。中央常有髓。本品薄壁细胞含菊糖。

2. 理化鉴别 薄层色谱鉴别：取本品粉末 1 g，加甲醇 25 mL，超声处理 30 min，滤过，滤液挥干，残渣加乙酸乙酯 1 mL 使溶解，作为供试品溶液。另取紫菀酮对照品，加乙酸乙酯制成每 1 mL 含 1 mg 的溶液，作为对照品溶液。吸取上述两种溶液各 3 μL，分别点于同一硅胶 G 薄层板上，以石油醚（60~90 ℃）-乙酸乙酯（9:1）为展开剂，展开，取出，晾干，喷以 10% 硫酸乙醇溶液，在 105 ℃ 加热至斑点显色清晰，分别置日光和紫外光灯（365 nm）下检视。供试品色谱中，在与对照品色谱相应的位置上，显相同颜色的斑点或荧光斑点。

3. 含量测定

（1）紫菀酮：采用 HPLC 测定。填充剂：十八烷基硅烷键合硅胶；流动相：乙腈-水（96:4）；柱温：40 ℃；检测波长：200 nm。理论板数按紫菀酮峰计算应不低于 3500。对照品溶液的制备：精密称取紫菀酮对照品适量，加乙腈制成每 1 mL 含 0.1 mg 的溶液。供试品溶液的制备：取本品粉末（过三号筛）约 1 g，精密称定，置具塞锥形瓶中，精密加入甲醇 20 mL，称定重量，40 ℃ 温浸 1 h，超声处理（功率 250 W，频率 40 kHz）15 min，取出，冷却至室温，再称定重量，用甲醇补足减失的重量，摇匀，滤过，取续滤液。分别精密吸取对照品溶液与供试品溶液各 20 μL，注入液相色谱仪，测定。本品按干燥品计算，含紫菀酮（$C_{30}H_{50}O$）不得少于 0.10%。

（2）总三萜类成分：采用紫外-可见分光光度法测定。对照品溶液的制备：取在五氧化二磷中干燥至恒重的紫菀酮对照品约 11 mg，精密称定，置 100 mL 量瓶中加乙腈溶解并稀释至刻度，摇匀（每毫升中含紫菀酮 0.111 mg）。供试品溶液的制备：称取本品粉末 2 g，精密称定。放入索氏提取器中，加入一定量的乙酸乙酯，提取 8 h 放冷，转移到 100 mL 量瓶中，用乙酸乙酯稀释至刻度，摇匀。精密量取对照品溶液 0.1、0.2、0.4、0.6、0.8、1.0、1.2 mL，分别置具塞试管中，水浴挥去溶剂，冷却，准确加入 0.2 mL 5% 香草醛-冰醋酸溶液和 0.8 mL 高氯酸，混匀，密塞。置 65 ℃ 恒温水浴中加热 20 min 后放冰水浴中，并加入冰醋酸 5 mL，摇匀后置于室温。以试剂为空白，在 550 nm 处测定吸光度。以吸光度为纵坐标、紫菀酮微克数为横坐标作标准曲线。精密量取供试品溶液 0.4 mL，置 20 mL 具塞试管中，按标准曲线制作方法的操作，在 550 nm 波长处测定吸光度，将测定结果代入标准曲线方程，计算含量。

（3）槲皮素：采用 HPLC 测定。色谱柱：C18（4.6 mm×250 mm，5 μm）；流动相：乙腈-5 g/L 磷酸溶液（1:2.5）；流速：1.0 mL/min；柱温：室温；检测波长：371 nm；进样量：20 μL。对照品溶液的制备：精密称定槲皮素对照品 4.5 mg，用甲醇溶解，定容至 50 mL，作为槲皮素储备液（90 mg/L）。供试品溶液的制备：精密称取本品粉末 1.00 g，置于具塞锥形瓶中，加入 20 mL 甲醇，超声提取 50 min，2200 r/min 离心

10 min，取上清液 10 mL，水浴浓缩至约 3 mL，转移至 5 mL 量瓶中，加甲醇至刻度，摇匀，0.45 μm 滤膜过滤，即得。分别精密吸取对照品溶液与供试品溶液各 20 μL，注入液相色谱仪，测定。

【商品规格】 紫菀商品均为统货，不分等级。要求干货，无苗芦、杂质。

【性味归经】 辛、苦，温。归肺经。

【功能主治】 润肺下气，消痰止咳。用于痰多喘咳，新久咳嗽，劳嗽咳血。

【用法用量】 内服：煎汤，5~10 g。

【注意事项】 有实热者慎服。

【化学成分】

1. 萜类及其皂苷 萜类是紫菀中主要的化学成分，并且已被证明，萜类是紫菀中具有祛痰止咳作用的主要活性成分。目前分离鉴定的化合物为单萜和三萜及其皂苷。早在 1988 年便从紫菀根中分离获得了紫菀酮苷 A 和 B，1994 年又从紫菀根中分离得到一个新的单萜苷紫菀酮苷 C。

紫菀中三萜类成分丰富，具有多种类型。已经分离鉴定的三萜苷类数目极多，已经分离鉴定的三萜类成分有以下几类。羊毛脂烷型：紫菀酮、表紫菀酮；木栓烷型：木栓酮和表木栓醇；齐墩果烷型：β-香树脂、β-香树脂醇醋酸酯、蒲公英萜醇和蒲公英醇醋酸酯；乌苏烷型：ψ-蒲公英醇。

2. 肽类 该类成分是紫菀中的特有成分，已有研究表明，该类成分具有较强的抗肿瘤活性，已经分离鉴定出 24 个肽类化合物，包括 6 个寡肽、1 个二肽、6 个非环状五肽、10 个环状五肽、1 个卤代环状五肽。

3. 甾醇类 已经分离鉴定的甾醇类化合物有 3 个：豆甾醇、β-谷甾醇和胡萝卜苷。

4. 香豆素、蒽醌类 香豆素类为东莨菪素；蒽醌类有大黄酚、大黄素、大黄素甲醚和芦荟大黄素。

5. 黄酮类 紫菀中分离鉴定出多种黄酮类成分，分别为槲皮素、木犀草素、木犀草素-7-O-β-D-吡喃葡萄糖苷、芸香苷、山奈酚、3-甲氧基山奈酚、山奈酚-3-O-β-D-吡喃葡萄糖苷、橙皮苷、芹菜素（apigenin）和芹菜素-7-O-β-D-葡萄糖苷。

6. 有机酸及酚类 有机酸类分离鉴定出苯甲酸、对羟基苯甲酸、咖啡酸、对羟基肉桂酸十六烷酯、齐墩果酸、阿魏酸、阿魏酸二十六烷酯和二十二碳酸。酚类有 3-O-阿魏酰基奎尼酸甲酯和（+）-异落叶松酯素-9-β-D-吡喃葡萄糖苷。

7. 挥发油 从紫菀根中提取挥发油，用气-质联用及分离的方法分析鉴定了 8 个挥发油成分。

【药理作用】

1. 镇咳、祛痰 紫菀为镇咳祛痰之要药，现代药理学研究也验证了这一点。通过系统实验研究，发现紫菀水煎剂、石油醚及醇提液中乙酸乙酯提取物部分都明显增加小鼠呼吸道酚红排泄，而醇提液中正丁醇提取及剩余母液却无明显影响，提示紫菀祛痰作用的有效部位为石油醚、乙酸乙酯部分。从以上两部位中分得的紫菀酮、表木栓醇单体亦表现出明显祛痰作用，表明紫菀祛痰作用的有效成分至少包括紫菀酮、表木栓醇。阴性对照组光吸收（OD）值 0.258±0.041，紫菀酮剂量 0.3 g/kg 组 OD 值 0.368

±0.050，增加 42.6%；表木栓酮 0.3 g/kg 组 OD 值 0.325±0.070，增加 26%。结果显示，紫菀水煎剂对小鼠氨水致咳未表现出明显镇咳作用，而紫菀酮、表木栓醇却显著抑制小鼠的咳嗽反应。

对紫菀挥发油中的化学成分进行了分离鉴定，并通过酚红法研究了所得单体的祛痰活性，发现紫菀挥发油中的 1-乙酰基-反式-2-烯-4，6-癸二炔也具有明显的祛痰功效。这表明紫菀中祛痰的有效部位和有效成分并不唯一。

研究不同炮制方法得到的紫菀饮片的祛痰作用，发现以蜜炙饮片祛痰效果最为明显，说明炮制方法影响紫菀的祛痰疗效。

而就其镇咳作用，紫菀水煎剂的疗效并不明显，但从中分离出的紫菀酮、表木栓醇对小鼠因氨水所致的咳嗽起到显著的抑制作用。另外，在紫菀和款冬花配伍应用于止咳的研究中发现，紫菀 30%的乙醇提取物对款冬花止咳的增效作用优于其他溶剂提取物，且其 90%醇提取液部分与款冬花配伍止咳作用更为显著。

2. 抗肿瘤 紫菀中的表木栓醇对小鼠的艾氏腹水癌及 P388 淋巴细胞、白血病细胞均有较明显的抑制作用。制作两种小鼠肿瘤模型，设置 3 种浓度的紫菀水提物（AWE），研究紫菀水提物抗肿瘤活性。结果证明，紫菀的水提物能选择性地抑制荷 S180 小鼠肿瘤生长。进行小鼠体内抗肿瘤试验，结果紫菀水提取物 2.50 g/(kg·d) 和 5.00 g/(kg·d) 组瘤重明显低于阴性对照组，抑瘤率分别是 18.94%、57.71%，有量效依存关系。

3. 抑菌 对紫菀中生物碱的体外抑菌研究中发现，紫菀乙醇提取物对金黄色葡萄球菌、猪巴氏杆菌、链球菌、沙门氏杆菌均有较强的抑制作用。

4. 抗氧化 紫菀中的槲皮素和山奈酚对细胞溶血、脂质过氧化物和超氧化自由基的产生均有很高的抑制作用，在剂量 1 g/L 时，对超氧化自由基产生的抑制率分别约为 98.6%和 97.3%。此外紫菀中的东莨菪素和大黄素对超氧化自由基的产生有抑制作用，二肽乙酸橙酰胺具有阻断超氧化自由基和羟基增加的作用。

5. 其他 实验表明，紫菀能抑制组胺和乙酰胆碱对气管的收缩作用，而抑制气管痉挛，达到平喘的作用。临床应用中发现，紫菀还具有止痛作用，对寒热错杂引起的头痛、胸胁脘腹疼痛的止痛效果比一般止痛药的效果好。

此外，紫菀中一种活性酰胺物质具有钙拮抗活性。紫菀中的特有成分 Astin C 还能够治疗 T 细胞介导的疾病，包括肠炎，研究发现该物质能够诱导激活的 T 细胞凋亡。

【毒理研究】 紫菀水、醇提取液的急性毒性反应结果显示，选择昆明种小鼠为受试对象，采用急性毒性试验测定紫菀水、醇提取液的 LD_{50}。结果：紫菀水提液 LD_{50} 为 31.61 g 生药/kg，95%可信限为 30.04~33.26 g 生药/kg；紫菀 80%乙醇提取液的 LD_{50} 为 19.19 g 生药/kg，95%可信限为 17.17~21.44 g 生药/kg。提示紫菀水、醇提取液的毒性较低，临床给药安全可靠。

【临床应用】

1. 临床配伍

（1）久咳不瘥：紫菀（去芦头）、款冬花各一两，百部半两。三物捣罗为散，每服三钱匕，生姜三片，乌梅一个，同煎汤调下，食后、欲卧各一服。（《本草图经》）

（2）吐血、咯血、嗽血：真紫菀、茜根等分。为细末，炼蜜为丸，如樱桃子大，含化一丸，不以时。（《鸡峰普济方》紫菀丸）

（3）妇人卒不得小便：紫菀末，井华水服三指撮。（《千金要方》）

（4）伤寒后肺痿劳嗽，唾脓血腥臭，连连不止，渐将羸瘦：紫菀一两，桔梗一两半（去芦头），天门冬一两（去心），贝母一两（煨令微黄），百合三分，知母三分，生干地黄一两半。上药捣筛为散，每服四钱，以水一中盏，煎至六分，去滓，温服。（《太平圣惠方》紫菀散）

（5）小儿咳逆上气，喉中有声，不通利：紫菀（去苗土）一两，杏仁（去皮尖）、细辛（去苗叶）、款冬花各一分。上四味，捣罗为散，二三岁儿，每服半钱匕，米饮调下，日三，更量大小加减。（《圣济总录》紫菀散）

（6）妊娠咳嗽不止，胎动不安：紫菀一两，桔梗半两，甘草、杏仁、桑白皮各二钱半，天门冬一两。上细切，每服三钱。竹茹一块，水煎，去滓，入蜜半匙，再煎二沸，温服。（《伤寒保命集》紫菀汤）

2. 现代临床

（1）慢性阻塞性肺疾病：用雾化吸入远志、紫菀提取物紫菀皂苷及远志皂苷，每次6 mL，治疗慢性阻塞性肺疾病40例。结果：患者痰量增多、痰液干/湿比下降、黏度下降及中性粒细胞膜结合弹力酶表达降低。

（2）间质性肺炎：以加味止嗽散为基础方治疗间质性肺炎30例。组成：桔梗、紫菀、白前、陈皮、桃仁各9 g，荆芥6 g，百部12 g，瓜蒌15 g，甘草3 g，随症加减。每日1剂。水煎，分2次服，10 d为1个疗程。结果总有效率为100%。

（3）婴幼儿肺炎：在西医常规治疗的基础上，用款冬花、紫菀冰糖饮佐治婴幼儿肺炎120例。款冬花与紫菀各3~9 g及2倍质量的冰糖加水煎服，每日1剂，疗程3~5 d。结果显效64例，有效38例，无效18例，总有效率85%。

（4）晚期肺癌：用口服复方紫菀饮（沙参、黄芩、紫菀、半枝莲、白花蛇舌草等），每次150 mL，每日2次，30 d为1个疗程，加化疗MVP方案（丝裂霉素6 mg/m^{2}静脉注射，第1天；长春花碱3 mg/m^{2}第1天、第8天；顺铂40 mg/m^{2}静脉注射，第3天、第4天；3~5周为1个周期，3个周期为1个疗程），治疗晚期非小细胞肺癌32例。结果：复方紫菀饮能缓解患者症状，提高化疗近期疗效，提高患者生活质量；完全缓解1例，部分缓解11例，轻度缓解16例，无效4例；总有效率87.5%。

（5）其他：紫菀也可以用于治疗呼吸道感染、支气管哮喘、习惯性便秘等疾病。

【综合利用】 紫菀在我国有悠久的应用历史，作为止咳化痰的要药，近年应用量不断增加。紫菀中化学成分丰富，活性物质较多，用途广泛且多种中成药中含有紫菀提取物，药材需求量不断增长。紫菀的内生真菌极其丰富，种类多、分离率和定植率高，活性较好，某些菌株能够促进紫菀无菌苗的炼苗成活，可以提高栽培紫菀药材的产量和品质，使其疗效更显著。

■参考文献

[1] 黄珊珊，高英，李卫民，等. 分光光度法测定紫菀中总三萜类成分的含量［J］. 时珍国医国药，2008，19（6）：1406-1407.

[2] 周军辉，王答祺，孙文基．HPLC 法测定不同产地紫菀中槲皮素的含量 [J]．西北药学杂志，2006，21（1）：12-13.

[3] 金晶，张朝凤，张勉．紫菀的化学成分研究 [J]．中国现代中药，2008，10（6）：20-22.

[4] 刘可越，张铁军，高文远，等．紫菀化学成分的研究 [J]．中草药，2006，37（1）：31-33.

[5] 刘可越，张铁军，高文远，等．紫菀中三萜及甾体化合物的研究 [J]．天然产物研究与开发，2006，18（1）：4-6.

[6] 杨滨，肖永庆，梁日欣，等．紫菀挥发油中祛痰活性化学成分研究 [J]．中国中药杂志，2008，33（3）：281-283.

[7] 唐小武，刘湘新，唐宇龙，等．紫菀有效成分分析及生物碱的提取与体外抑菌研究 [J]．中兽医医药杂志，2006，25（1）：16-18.

[8] 吴弢，陈子珺，胡月娟，等．不同炮制方法的紫菀饮片祛痰作用的实验研究 [J]．上海中医药大学学报，2006，20（3）：55-57.

[9] 张巧真，张燕，张勉，等．款冬花止咳有效部位和紫菀配伍"相须"部位的研究 [J]．时珍国医国药，2009，20（5）：1042-1044.

[10] 贺志安，马兴科，白素平．紫菀水提取物体内抗肿瘤作用 [J]．新乡医学院学报，2006，23（4）：332-334.

[11] 房慧勇，单高威，秦桂芳，等．紫菀的化学成分及其药理活性研究进展 [J]．医学研究与教育，2012，29（5）：73-77.

[12] 刘芳，李兰芳，刘广杰，等．紫菀水、醇提取液的急性毒性实验研究 [J]．现代中药研究与实践，2013，27（6）：38-39.

[13] 张建亚．款冬花、紫菀冰糖饮佐治婴幼儿肺炎 120 例 [J]．现代中西医结合杂志，2009，18（14）：1630.

[14] 邵世祥，邵泽蓉，王子鑫．复方紫菀饮治疗晚期非小细胞癌临床观察 [J]．辽宁中医杂志，2006，33（5）：570-571.

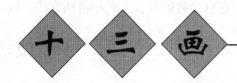

蒺 藜

【道地沿革】 蒺藜又称白蒺藜、刺蒺藜、沙苑子等,首载于《神农本草经》:"性苦,温。主恶血,破症结积聚,喉痹,乳难。久服,长肌肉,明目、轻身。"《本草再新》有"益气化痰,散湿破血"。《本草汇言》谓其"去风下气,行水化瘀之药也"。由于古今本草中刺蒺藜和沙苑子都称为蒺藜或白蒺藜,二者同名异物以致互相混淆。蒺藜果实五角十刺,触之伤人,疾而且利,以刺蒺藜为名。

【来源】 本品为蒺藜科植物蒺藜 Tribulus terrestris L. 的干燥成熟果实。秋季果实成熟时采割植株,晒干,打下果实,除去杂质。

【原植物、生态环境、适宜区】 一年生草本。茎平卧,无毛,被长柔毛或长硬毛,枝长 20~60 cm,偶数羽状复叶,长 1.5~5 cm;小叶对生,3~8 对,矩圆形或斜短圆形,长 5~10 mm,宽 2~5 mm,先端锐尖或钝,基部稍偏斜,被柔毛,全缘。花腋生,花梗短于叶,花黄色;萼片 5,宿存;花瓣 5;雄蕊 10,生于花盘基部,基部有鳞片状腺体,子房 5 棱,柱头 5 裂,每室 3~4 胚珠。果有分果瓣 5,硬,长 4~6 mm,无毛或被毛,中部边缘有锐刺 2 枚,下部常有小锐刺 2 枚,其余部位常有小瘤体。花期 5~8月,果期 6~9 月。

蒺藜适应性广,对土壤要求不严,多生于田野、路旁及河边草丛。但以土质疏松、质地肥沃的砂壤土为佳。各地均产,主产于河南、河北、山东、安徽、江苏、四川、山西、陕西。

【生物学特点】

1. 栽培技术 采用种子繁殖。8~9 月种子成熟时选个大、充实、饱满的绿白色的果实,晒干备用。播前将种子摊于石碾上碾,使果瓣分开,簸去果刺和壳渣,留下纯净种子播种。也可将种子在碾米机上碾两遍,筛选出种子。在春季 3 月下旬至 4 月上旬,将畦面浇透,撒上种子,覆盖严。点播时可按行距 50 cm,株距 30~40 cm 挖穴,每穴丢种子 4~5 粒,覆土后浇水,每亩播量 1~2 kg。也可把种子催芽,置于用保水剂为基质配制的流体悬浮胶状液中,用流体播种机播下,更有利于发芽。蒺藜最佳种植密度为 60 cm 垄作下大约 10 cm 株距,最佳采收期 8 月下旬,产量可达到 1400~2000 kg/hm²。

2. 田间管理

(1) 间苗:在苗高 4~7 cm 时,拔掉弱苗和过密苗,在苗高 10 cm 左右时。撒播按株距 30~40 cm 留苗，点播每穴留壮苗 2~3 株。如发现缺株缺穴，应带土移栽补齐。

（2）中耕除草：出苗后有杂草发生时，及时进行中耕除草，锄时小苗期宜浅，以 1~2 cm 为宜。

（3）追肥：在施足底肥的基础上，应视地力情况，进行适当的追肥，一般应追施 2 次。

（4）掐顶：在 8 月中旬后，为了使种子能集中成熟，可掐去各枝的生长点，可使枝蔓上多生短枝，多结果，并能提早成熟。

3. 病虫害防治

（1）病害：野生蒺藜病害很轻，人工栽培蒺藜常见病害有白锈病、黑斑病、白粉病和锈病及苗期猝倒病。

（2）虫害：常发生虫害有蟋蟀、豆蚜、红蜘蛛等。

【采收加工】 最佳采收期 8 月下旬，割取全草，晒干，打下果实，碾去硬刺后备用。

【炮制储藏】

1. 炮制

（1）蒺藜：除去杂质。

（2）炒蒺藜：取净蒺藜，炒至微黄色，碾去刺即可。

（3）盐蒺藜：取去刺蒺藜，用盐水拌匀，闷透，用小火炒至微黄色，取出晾干。

2. 储藏 置干燥处，防霉。

【药材性状】 由 5 个分果瓣组成，呈放射状排列，直径 7~12 mm。常裂为单一的分果瓣，分果瓣呈斧状，长 3~6 mm；背部黄绿色，隆起，有纵棱及多数小刺，并有对称的长刺和短刺各 1 对，两侧面粗糙，有网纹，灰白色。质坚硬。无臭，味苦、辛。

【质量检测】

1. 显微鉴别

（1）横切面：外果皮为 1 列细胞，有单细胞非腺毛。中果皮薄细胞中偶见草酸钙簇晶，靠近内果皮的 1 列细胞含有草酸钙方晶，形成结晶层。维管束细小，纵横散布。分果刺的部位有圆锥形纤维束，纤维壁极厚，木化，基部有石细胞群。内果皮为纵横交错排列的纤维层。种皮细胞 1 层，排列紧密，细胞壁网状增厚。子叶薄壁细胞内含有油滴。

（2）粉末：本品粉末黄绿色。内果皮纤维木化，上下层纵横交错排列，少数单个散在，有时纤维束与石细胞群相联结。中果皮纤维多成束，多碎断，直径 15~40 μm，壁甚厚，胞腔疏具圆形点状纹孔。石细胞长椭圆形或类圆形，黄色，成群。种皮细胞多角形或类方形，直径约 30 μm，壁网状增厚，木化。草酸钙方晶直径 8~20 μm。

2. 理化鉴别

（1）化学定性：

1）取粉末 0.5 g，加水 20 mL 水浴上加热 15 min，滤过，取水提液 5 mL，置具塞试管中，强烈振摇后，产生大量泡沫，放置 15 min，泡沫无明显减少。（检查皂苷）

2）取粉末 5 g，加 70% 乙醇 20 mL，浸泡 3 h，滤过，取滤液 5 mL，挥去乙醇，放

冷，残渣溶于少量乙酸酐中，加入浓硫酸数滴，呈红紫色。(检查皂苷)

(2) 薄层色谱：取本品粉末 3 g，加三氯甲烷 50 mL，超声处理 30 min，滤过，弃去三氯甲烷液，药渣挥干，加水 1 mL，搅匀，加水饱和的正丁醇 50 mL，超声处理 30 min，分取上清液，加 2 倍量的氨试液洗涤，弃去洗液，取正丁醇液，蒸干，残渣加甲醇 1 mL 使溶解，作为供试品溶液。另取蒺藜对照药材 3 g，同法制成对照药材溶液。照《中国药典》薄层色谱法试验，吸取上述两种溶液各 5 μL 分别点于同一硅胶 G 薄层板上，以三氯甲烷-甲醇-水 (13：7：2) 10 ℃ 以下放置的下层溶液为展开剂，展开，取出，晾干，喷以改良对二甲氨基苯甲醛溶液 (取对二甲氨基苯甲醛 1 g，加盐酸 34 mL，甲醇 100 mL，摇匀，即得)，在 105 ℃ 加热至斑点显色清晰。供试品色谱中，在与对照药材色谱相应的位置上，显相同颜色的斑点。

(3) 荧光鉴别：取本品 1 g，捣碎加乙醚 10 mL，置温水浴上回流 10 min，过滤，弃去醚液，残渣挥尽，加甲醇 5 mL，置热水浴上回流 10 min，过滤，取滤液 1 滴，点于层析滤纸上，置 365 nm 紫外光灯下观察呈浅蓝色荧光，再加甲醇 2 滴使斑点扩散，置 365 nm 紫外灯下观察呈蓝色环。

3. 含量测定

(1) 薄层扫描法测定蒺藜中薯蓣皂苷元的含量：取本品约 2 g，精密称定，置索氏提取器中，加氯仿 60 mL，回流提取 2 h。弃去氯仿液，药渣挥干，置三角烧瓶中，加 10% 硫酸 50 mL，加热回流 4 h，放冷，滤过。滤渣用水洗至中性，低温干燥，置索氏提取器中，加氯仿 60 mL，回流提取 6 h。氯仿液挥干，加氯仿溶解，并转移至 5 mL 量瓶中，加氯仿稀释至刻度，摇匀，作为供试品溶液。分别吸取对照品溶液、供试品溶液各 1 μL，点于同一硅胶 G 薄层板上，以氯仿-乙酸乙酯 (9：1) 为展开剂，展开，取出，晾干，喷以茴香醛-冰醋酸-硫酸 (1：100：2) 溶液，于 105 ℃ 烘约 3 min。封板，进行扫描。波长 $\lambda_S = 433$ nm，$\lambda_R = 480$ nm，测量供试品吸收度积分值与对照品吸收度积分值，计算，即得。

(2) RP-HPLC 测定蒺藜中黄酮苷元的含量：以 Hgpersil-ODS (5 μm，200 mm×4.6 mm) 为色谱柱；流动相为甲醇-0.4% 磷酸，梯度洗脱，0~20 min，甲醇由 37% 至 59%；流速为 1 mL/min；检测波长为 360 nm；灵敏度为 0.1 AUFS (全方位吸光度单位)；记录纸速 2 mm/min；色谱分析时间 20 min。对照品溶液：取槲皮素约 14 mg、山奈酚约 5 mg 及异鼠李素约 5 mg，精密称定，置于 100 mL 容量瓶中，甲醇定容至刻度，溶液浓度分别为槲皮素 134.8 μg/mL、山奈酚 42.60 μg/mL、异鼠李素 51.90 μg/mL。供试品溶液：样品粉碎过 40 目筛，精密称取 2 g，置索氏提取器中，加石油醚 25 mL 脱 3 h，挥尽石油醚，然后加入甲醇 20 mL 及 1.5 mol/L 盐酸 10 mL，沸水浴中加热回流 2 h，冷却，用甲醇定量转入 50 mL 量瓶中，稀释至刻度，摇匀，即得。分别精密吸取对照品与供试品溶液各 15 μL，注入高效液相色谱仪，测定。

【**性味归经**】 辛、苦，微温；有小毒。归肝经。

【**功能主治**】 平肝解郁，活血祛风，明目，止痒。用于头痛眩晕，胸胁胀痛，乳闭乳痈，目赤翳障，风疹瘙痒。

【**用法用量**】 内服：煎汤，6~9 g；或入丸、散。外用适量。

【使用注意】 孕妇慎用。使用本品应注意宜忌，把握剂量，不可过量服用。

【化学成分】

1. 甾体皂苷类 甾体皂苷是蒺藜的主要有效成分，分为螺甾醇和呋甾醇两类。螺甾醇含量较高，极性小，易结晶；呋甾醇含量较低，水溶性较大，不易结晶。

2. 生物碱类 生物碱有哈尔满、哈尔碱、哈尔醇、N-对羟基苯乙酮基-3 甲氧基-4 羟基取代桂皮酰胺等。

3. 黄酮类 蒺藜中黄酮类的含量是皂苷含量的 1.5 倍左右，且以槲皮素为母核的黄酮类成分含量最高。

4. 氨基酸类 以谷氨酸、谷酰胺、天冬氨酸和天冬素为主。蒺藜叶、籽、仁各器官中分别含有 15 种游离的氨基酸，其中 7 种是人体必需氨基酸。

5. 多糖类 蒺藜全草、果实、根中都含有多糖，且全草中糖的含量略高于果实，炮制后的果实（碾去刺、清炒）多糖含量则较低。蒺藜多糖对环磷酰胺（CTX）造成的遗传损伤有明显的防护作用，其机制可能是通过清除自由基、抗脂质氧化作用来保护细胞膜，防止 CTX 的代谢产物进入细胞内直接损伤 DNA，或减少产生的自由基直接攻击 DNA。

【药理作用】

1. 抗衰老 颈背部皮下注射 5%D-半乳糖连续 6 周，建立小鼠亚急性衰老模型，探讨蒺藜皂苷对 D-半乳糖所致衰老小鼠皮肤形态结构的影响。衰老模型组、蒺藜皂苷组和维生素 E 组，每日经颈背部皮下注射 5%D-半乳糖 25 mL/kg，建立小鼠亚急性衰老模型；正常对照组每日经颈背部皮下注射等体积的生理盐水。同时，蒺藜皂苷组每日灌胃给予蒺藜皂苷 600 mg/kg；维生素 E 组每日灌胃给予维生素 E 500 mg/kg；正常对照组和衰老模型组每日灌胃给予等体积纯净水。各组均连续给药 6 周。第 7 周处死动物前 1 d，所有动物两肩胛至两髂骨之间背部皮肤以 10% Na_2S 溶液对称脱毛（面积为 3 cm×3 cm）；第 2 天处死动物，取背部正中皮肤 0.5 cm×0.5 cm 大小，迅速放入 10%中性甲醛溶液中固定。常规脱水、透明，石蜡包埋；石蜡切片机切片，5 μm，HE 染色，光学显微镜观察。采用皮肤弹性、胶原纤维双重组合染色法，弹性纤维呈蓝绿色，胶原纤维呈红色，背景呈淡黄色，观察皮肤胶原纤维和弹性纤维。采用 TUNEL 法（末端脱氧核苷酸转移酶介导的 dUTP 缺口末端标记测定法）进行凋亡细胞检测。染色步骤按试剂盒说明书进行，阴性对照以 PBS 代替末端脱氧核糖核酸转移酶（TdT 酶）反应液，荧光素标记，激光共聚焦扫描显微镜下观察，细胞核呈黄绿色为凋亡阳性细胞。实验结果表明，蒺藜皂苷可明显改善老化皮肤的形态结构，对皮肤具有一定的抗衰老作用。

2. 增强性腺机能 通过对未性成熟健康雄性小鼠给予蒺藜提取物，探讨蒺藜提取物对未性成熟小鼠睾丸发育的影响。实验中每隔 1 d 测量小鼠体重，同时每日给药组灌服蒺藜提取物溶液，390 mg/kg，对照组 A 灌服睾酮溶液，32 mg/kg，对照组 B 灌服等量生理盐水。连续灌胃 21 d。对小鼠麻醉后用 4% 多聚甲醛心脏灌流固定，然后摘取睾丸，放入 25% 戊二醛继续固定，制作光镜标本。生精小管管腔直径（TD）、上皮高度（SEH）测定与生精上皮细胞计数：每只小鼠随机选取 5 张切片，每张切片随机挑选 10

个视野，然后测定每个视野中 TD 和 SEH，统计每个视野中生精上皮细胞数量。实验结果表明，蒺藜提取物可促进未性成熟小鼠睾丸的发育。

3. 降血糖 取大鼠 60 只，均分为正常对照组、模型组、阳性药二甲双胍组（200 mg/kg）及蒺藜两地汤低、中、高（含生药 16.2、32.4、64.8 g/kg）剂量组，每只大鼠均经尾尖采血 1 滴，测定血糖水平。除正常对照组外，各组大鼠链脲佐菌素（STZ）70 mg/kg 造大鼠 2 型糖尿病模型，大鼠血糖 ≥19 mmol/L 即为造模成功。造模成功后，各组连续灌胃相应药物 4 周，正常对照组以及模型组大鼠灌胃等容量蒸馏水。每隔 7 d 记录大鼠体重，24 h 内饮食、饮水量和尿量，分别于给药前以及在之后每隔 7 d 尾尖采血检测空腹血糖。每隔 7 d 末次给药后 30 min，尾尖取血用 ELISA 法检测血清胰岛素。实验结果显示，蒺藜两地汤对糖尿病模型大鼠的相关症状具有一定的改善作用，可以升高大鼠体内胰岛素水平。

通过研究蒺藜提取物对自发性 2 型糖尿病模型 KK^{Ay} 小鼠空腹血糖、血胰岛素（Ins）、肿瘤坏死因子-α（TNF-α）、干扰素-β（IFN-β）含量及其胰岛细胞 TLR2、TLR4 mRNA 含量的影响，初步探讨其可能降糖机制。将 50 只 KK^{Ay} 小鼠按血糖值随机分为 5 组，分别为模型组，蒺藜提取物大（20 mg/kg）、中（10 mg/kg）、小（5 mg/kg）剂量组，阳性药二甲双胍组（400 mg/kg），每组 10 只。另以 10 只正常 C$_{57}$BL/6 小鼠为正常对照组。其中 KK^{Ay} 小鼠喂饲特殊高脂饮料，正常对照组喂饲正常饲料。除正常对照组外，其余各组小鼠均每天灌胃不同浓度的药物，0.1 mL/10 g。连续 4 周。分别于给药前及给药后 1、2、3 周，剪尾取血，血糖仪测定并记录空腹血糖。第 4 周，于末次给药的第 2 天，禁食 8 h，摘眼球取血，3500 r/min 离心 15 min 分离血清，分别测定 FPG、Ins 及炎症因子 TNF-α、IFN-β 含量。并计算胰岛素敏感性指数（ISI）。另取部分胰腺组织，生理盐水洗净血液，滤纸吸干水分后称重，Trizol 法提取 mRNA，行逆转录，荧光定量 PCR 测定 TLR2、TLR4 mRNA 的表达。实验结果显示，蒺藜提取物有较好的降血糖、增强胰岛素敏感性等作用，并能明显改善多饮、多食的临床症状。

将 SD 大鼠大腿肌内注射戊巴比妥钠麻醉后消毒固定，在超净工作台上做胆总管插管，注射 8 mL 胶原酶；分离大鼠胰腺，放入细胞培养瓶中，37 ℃ 水浴消化 10 min；分离去除胰腺上的脂肪，将消化过的组织撕碎，振摇至呈细沙状；过 20 目筛，筛下物移入 50 mL 离心管，Hank's 液洗涤 2 次（4 ℃，2000 r/min，2 min）；所得细胞移入 15 mL 离心管中，Hank's 液洗涤（4 ℃，2000 r/min，2 min）；然后采用 Ficoll 密度梯度离心（4 ℃，3000 r/min，20 min）取第二、第三分界面细胞移入 50 mL 离心管，Hank's 液洗涤，1640 培养液洗涤（4 ℃，2000 r/min，2 min），将所得细胞移入培养瓶或培养板。将培养瓶放置过夜（12 h），观察胰岛细胞是否污染。其后将未污染的胰岛细胞转入 24 孔培养板继续培养 48 h 后将原液吸出，分为对照组和蒺藜皂苷给药组。给药组分别加入含有 1、0.1、0.01 mg/mL 的蒺藜皂苷药液孵育 24 h 后将药液吸出，加入含糖 11.1 mol/L 培养液刺激 20 min，分别收集胰岛细胞采用胰岛素免疫放射试剂盒进行胰岛素含量测定。实验结果显示，低浓度（0.01 mg/mL）蒺藜皂苷能够增加体外培养的胰岛细胞胰岛素的分泌，但效果不明显；中浓度（0.1 mg/mL）蒺藜皂苷能够明显增加胰岛素分泌量；高浓度 1 mg/mL 蒺藜皂苷胰岛素分泌不增加，反而减少。

大鼠（180±10）g 饲喂高糖高脂饲料（由常规饲料加 20% 蔗糖、10% 猪油、2.5% 胆固醇配制而成）4 周后，腹腔注射四氧嘧啶（100 mg/kg），继续饲喂高脂高糖饲料 2 周，禁食 12 h，灌胃葡萄糖（2 g/kg），0、120 min 后尾静脉采血，酶法测定血糖浓度。选取 0 min 血糖浓度≥7.0 mmol/L 而<10 mmol/L，同时 120 min 血糖浓度≥11.1 mmol/L 而< 20 mmol/L 的为 2 型糖尿病模型鼠。糖尿病鼠随机分为 6 组，每组 8 只，继续饲喂高脂高糖饲料 1 周后，禁食 12 h，1~3 组灌胃葡萄糖（2 g/kg），同时分别灌胃蒸馏水（对照）、蒺藜皂苷（100 mg/kg）和阿卡波糖（25 mg/kg）；4~6 组灌胃蔗糖（2 g/kg），同时分别灌胃蒸馏水（对照）、蒺藜皂苷（100 mg/kg）和阿卡波糖（25 mg/kg）。60 min 后尾静脉采血，分离血清，测定血糖浓度。结果表明，蒺藜皂苷能够显著降低正常和 2 型糖尿病大鼠餐后血糖水平的升高。

4. 强壮、抗疲劳 取清洁级雄性 Wistar 大鼠 65 只，42 日龄，适应性饲养 4 d 后，以 20 min/d 的运动量对其进行为期 3 d 的筛选，淘汰个别不适应游泳训练者，将剩余大鼠以数字随机分组法分为 5 组：静止对照组（C 组）、运动对照组（T 组）、运动+ 低剂量蒺藜组（TML 组）、运动+ 中剂量蒺藜组（TMM 组）、运动+ 高剂量蒺藜组（TMH 组），每组 12 只。实验时间为 56 d，正式训练时间为 49 d。正式训练期间，各组每日自由摄食饮水，每日灌胃 1 次。蒺藜低、中、高剂量组灌胃剂量分别为 0.5、1、3 g/（kg·d），相当于成人推荐剂量的 5、10、30 倍。蒺藜各组灌胃体积为 5 mL/kg，对照组灌胃等量生理盐水。C 组不进行任何训练。其他组进行负重游泳训练，均采用 100 cm×50 cm×60 cm 的玻璃泳槽作为大鼠游泳训练装置，水深 50 cm，水温（31±2）℃。为防止大鼠在水面漂浮不动，特在游泳箱底部放置水泵形成流动水。训练 49 d，第 1 周不负重，第 2 周负 2% 体重，第 3 周负 4% 体重，第 4~7 周负 5% 体重，每次游泳训练至力竭。大鼠开始游泳至力竭所用时间为大鼠力竭运动能力。力竭标准以大鼠下沉后 10 s 不露出水面为度。处死前的最后一次为无负重力竭游泳训练，记录力竭时的游泳时间。各组在末次训练 24 h 后称重，乙醚适度麻醉，从颈总动脉处取 20 μL 全血测定血红蛋白含量，取 0.5 mL 全血测定尿素氮含量，取 2~3 mL 全血测定血清睾酮和血清皮质醇含量。加入柠檬酸钠溶液抗凝，37 ℃ 水浴中 30 min 后，4 ℃ 3000 r/min 离心 10 min，分离制备血清，并迅速取肝、双侧睾丸和深层股四头肌，剔除筋膜，置于预冷的生理盐水中洗净血污，滤纸吸干后置于-20 ℃冰箱保存备用。组织匀浆制备：精确称取 100 mg 肝组织、500 mg 肌组织，按组织块质量 W（g）/匀浆介质 V（mL）为 1∶9 的比例加预冷的匀浆介质（0.9% 的 NaCl 溶液）于烧杯中，迅速剪碎组织块（以上全部操作在冰水浴中进行）。匀浆经 3000 r/min 低温离心 15 min，分离提取上清液，在 4 ℃冰箱冷藏即用或 -20 ℃冰箱冰冻备用。血清睾酮、血清皮质酮、促黄体生成素和卵泡刺激素采用放射免疫分析法测定。肝糖原、肌糖原采用试剂盒所提供的方法测定。血清尿素采用 UV-GLDH 法（尿素诊断试剂盒）测定。血红蛋白采用高铁氰化钾氧法测定，蛋白质定量采用双缩脲法。以上各指标的测定严格按照试剂盒说明书进行。实验结果表明，蒺藜可以减轻大鼠血睾酮受高强度运动量的影响，并维持在正常生理水平；可以促进蛋白质合成，抑制氨基酸和蛋白质分解，提高运动训练大鼠血红蛋白含量和糖原的储备。

5. 抗肿瘤 选择对数生长的卵巢癌细胞株 SKOV3 分为空白对照组，实验组加蒺藜皂苷。采用 MTT 法检测细胞活性，流式细胞术（FCM）测定各组 SKOV3 肿瘤细胞凋亡率及细胞周期变化，免疫组化检测 SKOV3 Bcl-2 和 Bax 蛋白表达变化。探讨蒺藜皂苷对体外培养的卵巢癌细胞株 SKOV3 增殖的影响及机制。MTT 法检测细胞活性：取处于对数生长期的细胞，调细胞浓度至 $1 \times 10^5/mL$，加入 96 孔细胞培养板中，每孔 $100\ \mu L$，待细胞贴壁后环磷酰胺组加 100 mg/L 环磷酰胺 $200\ \mu L$；实验组加入 100 mg/L 蒺藜皂苷药液 $200\ \mu L$，对照组加入等体积的无菌注射用水。在 37 ℃、50% CO_2、饱和湿度条件下培养，分别于 24、48、72 h 终止培养。在培养终止前 4 h 加入 MTT $10\ \mu L/$孔，继续培养 4 h，每孔加入 100 g/L 十二烷基硫酸钠（SDS）$100\ \mu L$ 终止培养，37 ℃ 过夜，全自动酶标仪测定 570 nm 波长处吸光度，计算细胞生长抑制率（IR）。流式细胞术（FCM）检测蒺藜皂苷对卵巢癌细胞周期的影响：取 70% 冷乙醇固定的细胞样品，用 PBS 洗 2 次去除残留的乙醇，加碘化丙啶染液（4 ℃、避光 30 min），用流式细胞仪检测细胞周期的变化，测定凋亡率。免疫组化测定 Bcl-2 及 Bax 蛋白表达：取各组对数生长细胞 $1 \times 10^5/mL$ 涂片，3% H_2O_2 室温封闭 10 min，PBS 冲洗，浸泡于 0.01 mol/L 柠檬酸缓冲液，高压后冷却至室温。具体按常规 SP 法（链霉菌抗生素蛋白-过氧化物酶联结法）操作。Bcl-2、Bax 抗体为单克隆抗体（1∶100），以 PBS 代替一抗作为阴性对照。用 Image-Pro Plus 分析软件进行图像分析，每组涂片取 10 个视野测定肿瘤细胞 Bcl-2 和 Bax 蛋白阳性产物的积分吸光度，取平均值代表 Bcl-2 和 Bax 蛋白表达强度，吸光度值越大表示阳性产物表达越强。实验结果表明，蒺藜皂苷能明显抑制卵巢癌细胞的增殖，其机制可能与细胞周期发生停滞有关，并通过影响细胞周期及下调 Bcl-2 蛋白和增加 Bax 蛋白的表达而诱导细胞凋亡。

【**毒理研究**】 常见有药疹，出现全身皮肤瘙痒，有针刺感，皮肤潮红或见红色丘疹、红斑。

【**临床应用**】

1. 临床配伍

（1）身体风痒，燥涩顽癣：蒺藜四两（带刺炒，磨为末），胡麻仁二两（泡汤去衣，捣如泥），玉竹三两，金银花一两（炒磨为末）。四味炼蜜为丸。早、晚各服三钱，白汤下。（《方龙潭家秘》）

（2）眼疾，翳障不明：蒺藜（带刺炒）四两，玉竹（炒）三两。共为散。每早服食后三钱，白汤调服。（《方龙潭家秘》）

（3）胸痹，膈中胀闷不通或作痛：蒺藜一斤，带刺炒，磨为细末。每早、午、晚各服四钱，白汤调服。（《方龙潭家秘》）

（4）通身浮肿：杜蒺藜日日煎汤洗之。（《太平圣惠方》）

（5）气肿痛：蒺藜子一升，熬令黄，研为末，以麻油和之如泥，炒令焦黑，外敷故熟布上，如肿大小，勿开孔贴之。干易之。（《千金要方》蒺藜散）

（6）乳胀不行，或乳岩作块肿痛：蒺藜二三斤，带刺炒，为末。每早、午、晚，不拘时，服用三钱，白汤作糊调服。（《方龙潭家秘》）

（7）奔豚疝瘕：蒺藜（带刺炒）十两，小茴香（炒）三两，乳香、没药（瓦上焙

出汗）各五钱。俱为末，每服三钱，白汤调服。（《方龙潭家秘》）

（8）急引腰脊痛：捣蒺藜子末，蜜和丸。酒服如胡豆大二丸，日三服。（《外台秘要》）

（9）血虚风燥型老年皮肤瘙痒症：知母 10 g，炒黄柏 15 g，熟地黄 30 g，山茱萸 10 g，牡丹皮 15 g，泽泻 15 g，茯苓 20 g，淮山药 20 g，制何首乌 15 g，鸡血藤 30 g，刺蒺藜 15 g，白鲜皮 15 g，地肤子 30 g，龙骨 15 g，珍珠母 15 g，酸枣仁 15 g，合欢皮 10 g，夜交藤 30 g。上药冷水煎服，每日 3 次，每 2 d 一剂，每次口服 150 mL。[《中国社区医师》2017，33（20）：103，105.]

（10）结节性痒疹：生地黄 30 g，红花 15 g，赤芍 9 g，三棱 9 g，莪术 9 g，金银花 15 g，土茯苓 30 g，大贝 15 g，丹参 30 g，刺蒺藜 15 g，夏枯草 30 g，甘草 3 g。每日 1 剂，早、晚两煎，每次煎汁 200 mL，饭后温服。[《中医临床研究》2014，6（26）：77-78.]

（11）新生儿脓疱疮：紫草 9 g，黄连 6 g，地丁 15 g，刺蒺藜 9 g，白鲜皮 9 g，僵蚕 15 g，防风 15 g，大黄 9 g。一起用清水浸透 20 min，文火煮沸，过滤去渣后加入菜油 400 mL 混匀，制成每瓶 50 mL 装的紫草油备用。治疗中对大脓疱需用无菌针头刺破排出分泌物，再涂紫草油。5 d 为 1 个疗程。[《基层医学论坛》2018，22（18）：2593-2594.]

2. 现代临床

（1）偏头痛：选择 60 例患者，随机分为 2 组，各 30 例。治疗组：男性 5 例，女性 25 例；年龄 32~57 岁；病程最长 23 年，最短 5 个月。对照组：男性 6 例，女性 24 例；年龄 34~57 岁；病程最长 19 年，最短 3 个月。治疗方法：治疗组予以通窍蒺藜汤治疗。方药组成：抚川芎 15~20 g，刺蒺藜 30 g，白芷 10 g，钩藤（后下）15 g，紫丹参 15~20 g，藏红花 6 g，细辛 1~3 g，降香 10 g，姜黄 10 g，延胡索 15 g，全蝎 3 g，地龙 10 g，当归 10 g。肝风化火者，加夏枯草、石决明、牡蛎、菊花；挟有外风者，加蝉蜕、蔓荆子、薄荷；痰浊壅盛者，加石菖蒲、天竺黄、陈皮、半夏。每日 1 剂，水煎分 2 次服。3 周为 1 个疗程，治疗 1~2 个疗程。对照组：予盐酸氟桂利嗪口服，5~10 mg/次，每日 1 次，3 周为 1 个疗程，治疗 1~2 个疗程。2 个疗程后判断疗效。疗效标准如下，显效：头痛及伴随症状基本消失，停药后头痛控制在半年以上不复发者；有效：停药后头痛减轻，或发作次数减少持续时间缩短；无效：症状无改善者。治疗结果：治疗组 30 例，显效 16 例，有效 11 例，无效 3 例，总有效率 90%。对照组 30 例，显效 12 例，有效 9 例，无效 9 例，总有效率 70%。治疗组的临床疗效明显优于对照组。

（2）白癜风：选择 139 例患者，随机分为试验组和对照 I 组、对照 II 组。试验组给予白蒺藜散 6 g，每日 3 次口服；并以氮芥乙醇外涂患处，每日 2 次。对照 I 组给予氮芥乙醇外涂患处，每日 2 次。对照 II 组仅给予白蒺藜散 6 g，每日 3 次口服。1 个月为 1 个疗程，共 6 个疗程。每个疗程观察疗效 1 次。3 组患者治疗前后分别检测血、尿常规和肝、肾功能。疗效标准如下，痊愈：白斑全部消退，皮肤恢复正常肤色；显效：白斑部分消退或缩小，恢复正常肤色的面积占皮损面积≥50%；有效：白斑部分消退或缩小，恢复正常肤色的面积占皮损面积 10%~49%；无效：白斑无变化或缩小，恢复正常肤色的面积占皮损面积<10%。治疗效果：实验组 42 例，痊愈 15 例，显效 15 例，好转 8 例，无效 4 例，总有效率为 90.48%；对照Ⅰ组 40 例，痊愈 9 例，显效 8 例，好转 8 例，无效 15 例，总有效率为 62.5%；对照Ⅱ组 39 例，痊愈 6 例，显效 8 例，好转 10 例，无效 15 例，总有效率为 61.54%。

（3）膀胱刺激征：选择 380 例患者，随机分为两组。治疗组 260 例，男性 65 例，女性 195 例；年龄 15~70 岁，平均年龄为 35.2 岁；病程 1~8 d，平均 2.3 d，其中 1~3 d 者为 210 例，4 d 以上者为 50 例。对照组 120 例，男性 30 例，女性 90 例；年龄 15~70 岁，平均年龄 34.2 例；病程 1~9 d，平均 2.5 d，其中 1~3 d 者为 92 例，4 d 以上者为 28 例。两组在年龄、性别、临床症状、体征、病程等方面无显著差别，具有一定的可比性。治疗组应用蒺藜合八正散方：蒺藜 15 g，木通 6 g，瞿麦、山栀、滑石各 9 g，车前子、萹蓄各 12 g，白茅根 30 g，生地黄、竹叶各 10 g。对照组不用蒺藜，仅用以上其他药味予以治疗。水煎服，每日 1 剂，早、晚各分服 200 mL。疗效标准如下，治愈：尿急、尿痛、尿频症状消失，尿常规正常；好转：尿急、尿痛、尿频症状减轻，尿常规有改善；无效：各项观察指标无变化。治疗结果：治疗组与对照组治疗 3 d 的治愈率分别为 63.7%、16.4%，好转率分别为 25.7%、67.7%，无效率分别为 10.6%、15.9%。治疗组高于对照组。

（4）跟骨刺所致跟痛症：选择 74 例患者，随机分为治疗组和对照组。治疗组 38 例，男 17 例，女 21 例；年龄 39~64 岁，平均 52.65 岁。对照组 36 例，男 16 例，女 20 例；年龄 38~65 岁，平均 51.97 岁。治疗组：将干燥的 6~8 月刺蒺藜地上全草 250 g，纱布包裹，加水 3000~4000 mL 浸泡 30 min 后，放入锅中加热煮沸，再文火煎煮 30 min 后，倒入洗脚盆中，待药液不十分热时，泡洗双脚（药液以没过脚跟为度）60 min 左右，边泡、边洗、边按摩足跟，每晚 1 次，泡洗完毕后剩余药液及刺蒺藜放在洗脚盆中，再用时加适量水，加热，重复泡洗脚，连用 5 d 后弃去，上法重复。14 d 为 1 个疗程。在泡洗脚过程中，药液温度不可过高以免烫伤，亦不可太低，太低效果不佳。对照组：布洛芬缓释胶囊 300 mg，早、晚各 1 次，共服用 14 d。两组在治疗过程中均避免长时站立、行走，避免劳累，适当保暖，避免寒冷环境和潮湿环境。治疗结束后 2 周，观察评定治疗效果。疗效评定标准如下，显效：治疗前轻、中度疼痛者，治疗后降至正常或重度疼痛者降至正常或轻度者；有效：治疗前呈中、重度疼痛者，治疗后分别降至轻度或中度者；无效：疼痛治疗前后无明显改善或加重者。治疗效果：治疗组 38 例，显效 28 例，有效 8 例，无效 2 例，治疗组总有效率 94.7%；对照组 36 例，显效 12 例，有效 13 例，无效 11 例，对照组总有效率 69.4%；治疗组对疼痛治疗效果明显优于对照组。

（5）流行性角结膜炎：临床初期表现为结膜高度水肿充血，随后结膜出现大量滤泡，继而出现角膜损害，表现出典型的畏光、流泪等角膜刺激症状。病例选择 247 例，其中男 146 例，女 101 例，年龄 12~53 岁，20~40 岁占 71%。单眼发病 48 例，双眼发病 199 例。表现为双眼结膜高度水肿充血、畏光流泪，荧光素角膜染色呈点状弥漫性着色或稀疏的点片状着色。175 例有与"红眼病"患者接触史。治疗方法：应用明目蒺藜丸 9 g，每日 2 次，口服，服药期间禁食辛辣食物，7 d 为 1 个疗程；并辅以维生素 B$_2$ 10 mg，每日 3 次，口服。鱼肝油胶丸 1 粒，每日 2 次，口服。结膜囊分泌物多时用 250 mL 生理盐水内加入庆大霉素 8 万 U 冲洗。妥布霉素滴眼液、重组人上皮生长因子滴眼液及阿昔洛韦滴眼液频繁滴眼以辅助治疗。疗效标准如下，治愈：临床症状消失，结膜充血消失，角膜染色转阴；好转：临床症状明显改善，结膜轻度充血，角膜染色有少量细点状着色；未愈：临床症状无明显改善，结膜充血明显，角膜染色阳性。治疗效果：本组病例治疗第一疗程治愈 171 例、好转 76 例；76 例经第二疗程治疗后，71 例治愈，5 例特重病例好转，角膜留有片状灰白色斑翳，观察 2 年无变化。本组病例总治愈率为 97.8%。

【不良反应】 蒺藜具有一定的毒性，其植物中含有硝酸钾，摄入体内后会被酶还原成亚硝酸钾，中毒后可见乏力、思睡、头晕、恶心、呕吐、心悸、唇甲及皮肤黏膜呈青紫色，严重者出现肺水肿、呼吸衰竭，以及引起高铁血红蛋白而产生窒息。国内报道，白癜风患者口服蒺藜 6 g，引起猩红热样药疹。中毒救治：早期催吐、洗胃、导泻；如过敏者，可给予抗过敏药物；若中毒出现高铁血红蛋白血症时，可予氧、静脉注射细胞色素 C 等。

【综合利用】 蒺藜具有多方面的药用价值，对其化学成分和药理作用的深入研究将有助于多种疾病的临床治疗，具有重要的实践意义。但目前国内外对蒺藜的研究方向主要集中在改善性能力、强壮作用及心脑血管等领域，且已显示出良好的应用前景。在其他领域的研究尚处于起步阶段，需要进一步研究。

■参考文献

[1] 李景武，布日额. 蒙药材蒺藜的本草考证 [J]. 中药材，2008，31（7）：1095-1096.

[2] 官仕杰，闫小平. 两种蒺藜的鉴别 [J]. 中国药业，2007，16（20）：62-63.

[3] 杨莉，王国栋，韩梅. 加工方式及贮存条件对蒺藜药材质量的影响 [J]. 北方园艺，2013（7）：154-156.

[4] 韩梅，杨利民，韩大勇，等. 蒺藜适宜种植密度与最佳采收期研究 [J]. 中国中药杂志，2008，33（7）：750-753.

[5] 王鹏，黄伟，彭宇生. 蒺藜炮制工艺研究 [J]. 内蒙古中医药，2007，16（8）：15-16.

[6] 李毓群. 蒺藜考辨 [J]. 中草药，2008，39（4）：641-642.

[7] 苏卫东，徐雅娟. 蒺藜的研究进展 [J]. 长春中医药大学学报，2006，22（3）：72-74.

[8] 卢军. 白蒺藜的药理作用及临床应用 [J]. 现代医药卫生，2008，24（17）：2670-2673.

[9] 崔笑梅，曹建民，周海涛. 蒺藜对运动训练大鼠睾酮含量、物质代谢及抗运动疲劳能力的影响 [J]. 中国实验方剂学杂志，2014，20（3）：157-161.

[10] 周志勇. 蒺藜两地汤对糖尿病模型大鼠的降血糖作用及外周神经保护作用 [J]. 中国实验方剂学杂志，2013，19（9）：249-252.

[11] 李金泽，王宇，奚雯，等．蒺藜提取物对小鼠睾丸发育的影响 [J]. 吉林医药学院学报，2012，33（3）：138-140.

[12] 石昌杰，瞿伟菁，王捷思，等．蒺藜皂苷对大鼠动脉粥样硬化形成的影响 [J]. 天然产物研究与开发，2009，21（4）：53-57，72.

[13] 李明娟，杨兰，赵俊梅．蒺藜皂苷对体外培养胰岛细胞胰岛素分泌的影响 [J]. 中国现代药物应用，2010，4（16）：158-159.

[14] 朱辛为，李质馨，徐冶，等．蒺藜皂苷对 D-半乳糖所致衰老小鼠皮肤形态结构的影响 [J]. 中国老年学杂志，2011，31（23）：4628-4630.

[15] 陈志伟，梅庆步，张琪，等．蒺藜皂苷对人卵巢癌细胞 SKOV3 增殖的影响 [J]. 中国老年学杂志，2013，33（18）：4485-4487.

[16] 张素军，冯尚彩．蒺藜皂苷对正常和 2 型糖尿病大鼠餐后血糖水平的影响 [J]. 实用药物与临床，2012，15（1）：1-3.

[17] 吕阿丽，张囡，马宏宇，等．蒺藜果实的化学成分研究 [J]. 中国药物化学杂志，2007，17（3）：170-172.

[18] 陆素琴，付玉，毛玉娥．"通窍蒺藜汤"治疗偏头痛发作期 30 例临床观察 [J]. 江苏中医药，2010，42（10）：43-44.

[19] 李昌吉．白蒺藜散联合氮芥乙醇治疗白癜风疗效观察 [J]. 中国中医药信息杂志，2011，18（2）：76-77.

[20] 雷攀峰．刺蒺藜八正散治疗膀胱刺激症 260 例 [J]. 陕西中医，2010，31（2）：193-194.

[21] 刘毅，张风莉．明目蒺藜丸治疗流行性角结膜炎 247 例临床分析 [J]. 西北国防医学杂志，2013，34（3）：264.

[22] 赵保胜，李朋收，张舒媛，等．蒺藜提取物治疗 2 型糖尿病药效及其机制研究 [J]. 中国临床药理学与治疗学，2014，19（9）：1006-1010.

蒲　黄

【道地沿革】　蒲黄又称蒲花、蒲黄草、蒲厘花粉、蒲棒花粉等，始载于《神农本草经》，列为上品。《名医别录》云："生河东。四月采。"《本草经集注》载："此即蒲厘花上黄粉也，伺其有，便拂取之，甚治血。"《本草图经》谓："生河东地泽。香蒲，蒲黄苗也……而泰州者为良。春初生嫩叶，未出水时，红白色，茸茸然……至夏抽梗于丛叶中，花抱梗端，如武士棒杵……花黄。即花中蕊屑也。细若金粉，当其欲开时，有便取之。"《本草纲目》谓："蒲丛生水际，似莞而褊，有脊而柔。"综上所述，古本草所载蒲黄原植物应为香蒲属植物。《本草衍义》载："蒲黄处处有，即蒲槌中黄粉也。初得黄，细罗，取萼别贮，以备他用。将蒲黄水调为膏，譬为块，人多食之，以解心脏虚热，小儿尤嗜。涉月则燥，色味皆谈，须蜜水和。"主产于河南、湖南、湖北、广东、广西等地。

【来源】 本品为香蒲科植物水烛香蒲 *Typha angustifolia* L. 、东方香蒲 *Typha orientalis* Presl 或同属植物的干燥花粉。夏季采收蒲棒上部的黄色雄花序，晒干后碾轧，筛取花粉。剪取雄花后，晒干，成为带有雄花的花粉，即为草蒲黄。

【原植物、生态环境、适宜区】 蒲黄为香蒲科植物狭叶香蒲、宽叶香蒲、东方香蒲和长苞香蒲的花粉。

狭叶香蒲，多年生草本，高 1.5~3 m。根茎匍匐，须根多。叶狭线形，宽 5~8 mm，稀达 10 mm。花小，单性，雌雄同株；穗状花序长圆柱形，褐色；雌雄花序离生，雄花序在上部，长 20~30 cm，雌花序在下部，长 9~28 cm，具叶状苞片，早落；雄花具雄蕊 2~3，基生毛较花药长，充端单一或 2~3 分蕊，花粉粒单生；雌花具小苞片，匙形，较柱头短，茸毛早落，约与小苞片等长，柱头线形或线状扁圆形。果穗直径 10~15 mm，坚果细小，无槽，不开裂，外果皮下分离。花期 6~7 月，果期 7~8 月。

宽叶香蒲：叶阔线形，长约 1 m，宽 10~15 mm，基部鞘状，抱茎。穗状花序圆柱形，雌雄花序紧相连接，雄花序在上长 8~15 cm，雌花序长约 10 cm，直径约 2 cm，具 2~3 片叶状苞片，早落；雄花具雄蕊 3~4，花粉粒为 4 合体；雌花基部无小苞片，具多数基生的白色长毛。果穗粗，坚果细小，外果皮分离。

东方香蒲，与前两种的不同点在于：叶条形，宽 5~10 mm，基部鞘状，抱茎。穗状花序圆柱状，雄花序与雌花序彼此连接；雄花序在上，长 3~5 cm，雄花有雄蕊 2~4，花粉粒单生；雌花序在下，长 6~15 cm，雌花无小苞片，有多数基生的白色长毛，毛与柱头近等长，柱头匙形，不育雌蕊棍棒状。小坚果有一纵沟。

长苞香蒲，与以上种类区别在于：叶条形，宽 6~15 mm，基部鞘状，抱茎。穗状花序圆柱状，粗壮，雌雄花序共长达 50 cm，雌花序和雄花序分离；雄花序在上，长 20~30 cm，雄花具雄蕊 3，毛长于花药，花粉粒单生；雌花序在下，比雄花序为短，雌花的小苞片与柱头近等长，柱头条状长圆形，小苞片及柱头均比毛长。小坚果无沟。

香蒲生于浅水、河流两岸、池沼等地水边，以及沙漠地区浅水滩中，生于水旁或沼泽中。中国各地均产，河南、浙江、江苏、山东、安徽、湖北等地产量为多。

【生物学特点】 喜温暖湿润气候及潮湿环境。以选择向阳、肥沃的池塘边或浅水处栽培为宜。

1. 栽培技术 分株繁殖。3~4 月，挖起香蒲发新芽的根茎，分成单株，每株带有一段根茎或须根，选浅水处，按行株距 50 cm×50 cm 栽种，每穴栽 2 株。

2. 田间管理 栽后注意浅水养护，避免淹水过深和失水干旱，经常清除杂草，适时追肥。4~5 年后，因地下根茎生长较快，根茎拥挤，地上植株也密，需翻兜另栽。栽后第 2 年开花增多，产量增加，即可开始收获。6~7 月花期，待雄花花粉成熟，选择晴天，用手把雄花勒下，晒干搓碎，用细筛筛去杂质即成。

【采收加工】 采收时期在 6~7 月花刚开时，剪取蒲棒顶端雄花序，晒干，碾碎，除去花茎等杂质，所得带雄花的花粉，习称"草蒲黄"；细筛后所得纯花粉，称"蒲黄"。蒲黄为鲜黄色细粉，质轻松，易飞扬，手捻之有润滑感，入水不沉，气微，味淡。对以花粉入药的中药材，如蒲黄等，其采收时间须于花朵盛开时采收，但不宜迟收，过迟则花粉会自然脱落，影响产量。夏季采收蒲棒上部的黄色雄花序，晒干后碾轧，筛取花粉。蒲黄以粉细、质轻、色鲜黄、滑腻感强者为佳。

【炮制储藏】

1. 炮制

（1）蒲黄炭：取净蒲黄，照《中国药典》炒炭法炒至棕褐色。

（2）炒蒲黄：将净蒲黄用文火炒成黄色时，出锅，摊开，晾凉，形如蒲黄，表面黄红色。炒蒲黄用于湿热下注、瘀血凝滞的膀胱肿瘤。

（3）酒蒲黄：每取净蒲黄 5000 g，加酒 625 g，喷洒拌匀，文火炒干为度，形如蒲黄，表面颜色加深，略具酒气。

（4）醋蒲黄：每取净蒲黄 5000 g，加醋 625 g，喷洒拌匀，文火炒干为度，形如蒲黄，表面颜色加深，略具醋味。

2. 储藏 置通风干燥处，防潮，防蛀。

【药材性状】 蒲黄为鲜黄色的细小花粉。质轻松，遇风易飞扬，粘手而不成团，入水则漂浮水面。用放大镜检视，为扁圆形颗粒，或杂有绒毛。无臭，无味。以色鲜黄、光滑、纯净者为佳。

【质量检测】 本品粉末黄色。花粉粒类圆形或椭圆形，直径 17~29 μm，表面有网状雕纹，周边轮廓线光滑，呈凸波状或齿轮状，具单孔，不甚明显。

1. 显微鉴别 花粉粒单生（东方香蒲，花粉粒集为 4 合体），花粉粒类圆形、椭圆形或三角形，直径 24~30 μm，具单孔，表面具网状雕纹。单萌发孔不明显。其中的草酸钙针晶、花粉囊内壁细胞、苞片碎片，一般为蒲黄的非药用部分。

2. 理化鉴别

（1）颜色反应：

1）氯化铁（$FeCl_3$）反应。取样品 0.2 g，加水 10 mL，温浸，滤过。取滤液 1 mL，加 $FeCl_3$ 试液 1 滴，呈黄棕色。

2）盐酸-镁粉反应：取蒲黄 0.1 g，加乙醇 5 mL，温浸，滤过。取滤液 1 mL，加镁粉少量与盐酸 3 滴，结果蒲黄溶液渐显樱红色。

（2）薄层色谱鉴别：

1）取本品粉末 2 g，加 80% 乙醇 50 mL，冷浸 24 h，滤过，滤液蒸干，残渣加水 5 mL 使溶解，滤过，滤液加水饱和的正丁醇提取 2 次（每次 5 mL），合并提取液，浓缩至干，残渣加乙醇 2 mL 使溶解，作为供试品溶液。另取异鼠李素-3-*O*-新橙皮苷和香蒲新苷对照品，加乙醇制成每 1 mL 各含 1 mg 的溶液，作为对照品溶液。照《中国药典》薄层色谱法试验，吸取供试品溶液 5~10 μL、对照品溶液 5 μL，分别点于同一硅胶 GF254 薄层板上，以醋酸乙酯-丁酮-甲酸-水（5∶3∶1∶1）为展开剂，展开，取出，晾干，置紫外光灯（254 nm）下检视。供试品色谱中，在与对照品色谱相应的位置上，显相同颜色的斑点。

2）取蒲黄粉末 0.2 g，分别加甲醇 2 mL，冷浸 6 h，滤过，滤液供点样用。吸附剂：硅胶 G（青岛海洋化工厂）铺板，105 ℃ 活化 0.5 h。展开剂：乙酸乙酯-丙酮-水（50∶40∶10）。点样量：样品各 10 μL。展距：12 cm。紫外光灯（365 nm）下观察，结果蒲黄呈现 3 个淡黄色荧光斑点。

3）取本品粉末 2 g，加 80%乙醇 30 mL，加热回流 1 h，滤过，滤液蒸干，残渣加醋酸乙酯 10 mL，加热使溶解，滤过，滤液浓缩至约 2 mL，作为供试品溶液。另取异鼠李素对照品，加醋酸乙酯制成每 1 mL 含 1 mg 的溶液，作为对照品溶液。照《中国药典》薄层色谱法试验，吸取供试品溶液 10~15 μL、对照品溶液 5 μL，分别点于同一硅胶 GF254 薄层板上，以甲苯-醋酸乙酯-甲酸（5∶2∶1）为展开剂，展开，取出，晾干，置紫外光灯（254 nm）下检视。供试品色谱中，在与对照品色谱相应的位置上，显相同颜色的斑点。

3. 性状鉴别　从性状鉴别来看，正品蒲黄为鲜黄色细粉，质轻松，手捻之滑腻，易附着在手指上，入水不沉，水试后静置一定时间依然不沉，且水的颜色无明显变化，依药典法炒炭后呈棕褐色。伪品及掺伪品的颜色暗黄或淡黄色，颗粒不均匀，质较重，手捻之较涩，不易附着在手指上，入水则有大量的沉降物出现，水试后静置一定时间，水的颜色有明显变化，炒炭时同样条件下很快成棕灰色或灰褐色。

【商品规格】

1. 蒲黄粉　天然粉，优质粉，精粉。

2. 蒲黄饮片　一般为统一规格，片状。

【性味归经】　甘，平。入肝、心包经。

【功能主治】　止血，化瘀，通淋。用于吐血、衄血、咯血、崩漏、外伤出血、经闭、痛经、脘腹刺痛、跌打肿痛、血淋涩痛。

【用法用量】　内服：煎汤，5~10 g，包煎。外用：适量，敷患处。止血多炒炭用，化瘀、利尿多生用。

【使用注意】　蒲黄生用性滑，长于行血，炒用味涩，善能止血，故肿瘤患者症属瘀血停滞为主，宜生用；若以失血之症为主，则宜炒用。

（1）孕妇慎服蒲黄。

（2）蒲黄不可多食，令人自利，不益极虚人。（《本草衍义》）

（3）妊娠不可生用蒲黄。（《品汇精要》）

（4）一切劳伤发热，阴虚内热，无瘀血者禁用蒲黄。（《本草经疏》）

【化学成分】

1. 甾类　包括长苞香蒲、宽叶香蒲、东方香蒲均含 β-谷甾醇。另外，长苞香蒲中还含有 β-谷甾醇棕榈酸酯、5α-豆甾烷-3，6-二酮，狭叶香蒲中含 β-谷甾醇棕榈酸酯和 β-谷甾醇葡萄糖苷，宽叶香蒲含（20S）-4α-甲基-24-亚甲基胆甾-7-烯-3β-醇和 3 种酰基葡萄糖基甾醇。

2. 黄酮类　黄酮类化合物是蒲黄中的主要有效成分，对此类成分的研究较多。主要含有柚皮素、槲皮素、山奈素、水仙苷、异鼠李素、异鼠李素-3-O-芸香糖苷、槲皮素-3-O-芸香糖苷、山奈酚-3-O-芸香糖苷、槲皮素-3-O-新橙皮糖苷、异鼠李素-3-O-新橙皮糖苷等。

3. 酸性成分　主要含有棕榈酸、硬脂酸、花生四烯酸、丙酮酸、乳酸、苹果酸、琥珀酸、柠檬酸和 5-反式咖啡酰莽草酸。

4. 氨基酸类 氨基酸自动分析仪分析测定了长苞香蒲、狭叶香蒲、宽叶香蒲和蒙古香蒲中的氨基酸，结果发现 4 个品种均含有天冬氨酸、苏氨酸、丝氨酸等 18 种氨基酸，其中狭叶香蒲总氨基酸含量最高（1087.99 mg/100 g），蒙古香蒲含量最低（773.57 mg/100 g）。

5. 多糖类 从蒲黄中分离出一种由阿拉伯糖、木糖、4-O-甲基葡萄糖醛酸、半乳糖和葡萄糖组成的多糖。此多糖既有促凝血活性，又有抗凝血活性。表现为浓度低于 100 μg/mL 时，可加速血浆复钙时间，较高浓度时则抑制血浆复钙时间。多糖则是由 $β$-D-半乳糖、$α$-L-呋喃阿拉伯糖、$α$-D-半乳糖和少量木糖组成。宽叶香蒲中含 D-儿茶精、表儿茶精、blumenol A（3R, 5R, 6S, 9E）-5, 6-环氧-3-羟基-$β$-紫罗兰醇，以及 UDP-葡萄糖焦磷酸化酶、UDP-葡萄糖醛酸焦磷酸化酶和焦磷酸依赖的磷酸果糖激酶。

6. 无机成分 以等离子体分析仪对长苞香蒲、狭叶香蒲、宽叶香蒲和蒙古香蒲进行了微量元素测定，发现均含铝、硼、钡、钙等多种元素，宽叶香蒲中含钴和铅，长苞香蒲含砷，除宽叶香蒲外的 3 个品种均含钛。

7. 其他 不同来源的蒲黄有的尚含有长链脂肪烃类化合物，长苞香蒲中含二十五烷、三十一烷-6-醇、二十九烷-6, 21-二醇、二十九烷-6, 8-二醇、二十九烷-6, 10-二醇，狭叶香蒲中含 7-甲基-4-三十烷酮、三十三烷-6-醇和二十五烷醇。

【药理作用】

1. 镇痛 将小白鼠分成 A 组、B 组、C 组，分别腹腔注射蒲黄的溶液、吗啡、生理盐水，30 min 后分别注射酒石酸锑钾，用扭体法和热板法测定蒲黄溶液对疼痛的抑制率。实验结果表明，蒲黄具有镇痛作用并且比吗啡更长久。

2. 调节凝血功能 比较蒲黄不同炮制品对小鼠凝血时间的影响和对纤溶酶原的激活作用。结果表明，生蒲黄具有延长小鼠凝血时间和较大剂量下的促纤溶活性，而炒蒲黄和蒲黄炭则能明显缩短小鼠凝血时间，无促进纤溶活性，认为蒲黄炮制前后这种药理活性的变化与古人对蒲黄炮制前后临床疗效的认识基本一致。将实验小鼠分为 5 组，即生蒲黄大、小剂量组，炒蒲黄大、小剂量组及对照组（给予等量蒸馏水），给药后迅速摘眼球取血，观察其凝血时间。结果显示，与对照组相比，大、小剂量生蒲黄组均有很好的止血效果，而炒蒲黄小剂量组无止血效果，大剂量组反而显示一定的活血作用，蒲黄生品止血、炒后不止血的作用机制有待进一步研究，临床须重视两者的区别。通过对小鼠、大鼠的凝血时间、凝血酶原时间及血小板聚集性等试验表明，4 种蒲黄均具有促凝血的作用，其中以长苞香蒲作用最强，其次为蒙古香蒲、宽叶香蒲、窄叶香蒲。它们的作用机制也不完全一致，长苞香蒲主要促进凝血酶原活性，蒙古香蒲则主要在于促进血小板聚集，宽叶香蒲和窄叶香蒲介于两者之间。同时研究也发现，蒲黄含有促凝和抗凝的不同活性成分，随机体所处的生理病理状态不同而表现出不同作用倾向，但仍以促凝血、止血为主。从香蒲科香蒲属植物狭叶香蒲提取的蒲黄有机酸对腺苷二磷酸（ADP）、胶原、花生四烯酸（AA）诱导的家兔体外血小板聚集性有明显抑制作用，且抑制强度 AA>胶原>ADP。给家兔耳缘静脉注射蒲黄有机酸，对 AA、胶原、ADP 诱导的血小板聚集性也有一定的抑制作用，且效果与体外试验结果基本一致。这说明蒲黄有机酸是一种较好的血小板聚集抑制剂，有机酸是蒲黄抑制血小板聚集的有效成分之一。当前，对于蒲黄对凝血系统的作用争论较大，蒲黄可能有抗凝血和促进凝血的双重功能，尚需进一步研究。

3. 强心 高浓度蒲黄醇提液抑制蟾蜍体外心收缩力，蒲黄水提液能显著提高大鼠的存活率。蒲黄有强心作用，可增加体外兔心脏、冠状动脉血流量，增加小鼠耐低气压、低氧的能力，改善小鼠心肌营养性血流量。

4. 降脂、抗动脉硬化 把兔随机分为正常对照组（NC组）、高脂组（HL组）及蒲黄组（PT组），均喂普通颗粒饲料，后两组加喂胆固醇和猪油［含胆固醇10%的猪油、5 mL/（只·d）］，其中，PT组增喂蒲黄16 g/（只·d），饲养5周，测血脂、血管性血友病因子（vWF）、NO、MDA水平，并观察主动脉弓血管壁组织形态学改变和测胸主动脉血管环的张力。结果显示，对照组血浆vWF、MDA水平升高，NO水平降低；蒲黄组除MDA显著高于正常组外，其他指标无明显差异，HL组、PT组胸主动脉血管环对乙酰胆碱舒张反应、对去甲肾上腺素（NE）的缩血管反应明显小于NC组，但PT组显著大于HL组；组织学检查各组均未见明显的主动脉壁结构异常，认为蒲黄对高脂血症所致的血管内皮损伤有明显的保护作用，可能是通过调节血脂代谢、改善血流动力学指标而实现的。通过建立兔试验性AS（动脉粥样硬化）模型，观察蒲黄对AS兔模型的血脂和循环内皮细胞变化的影响。结果显示，蒲黄对血清（TC）、甘油三酯（TG）、低密度脂蛋白、血清总胆固醇/高密度脂蛋白比值有显著降低作用，具有抗内皮细胞损伤作用；认为蒲黄是通过降血脂保护血管内皮而实现抗AS作用的。

采用喂高脂饲料（基本饲料85%、猪油14%、胆固醇1%）复制高血脂动物模型，蒲黄粉高、中、低剂量按4.0、2.0、1.0 g/kg 3个剂量灌胃给药，每日1次，连续8周，同时喂高脂饲料，第4周、8周分别测定TC、TG、内皮素（ET）、NO。结果发现，第4周测定TC、TG值，高、中、低剂量组与模型组比较差异有显著性意义。第8周测定TC、TG，高、中、低剂量组与模型组比较均明显地降低，但对ET、NO差异无显著意义。结论提示，蒲黄粉有较好的降血脂作用、抗动脉粥样硬化作用。

5. 兴奋子宫 蒲黄水煎剂对未孕大鼠离体子宫平滑肌运动的影响。利用Biolap410生物信号显示与处理软件记录平滑肌条的等长收缩活动。结果发现，蒲黄水煎剂能使子宫平滑肌收缩波的持续时间延长，其作用可被L型Ca^{2+}通道阻滞剂异搏定（维拉帕米）阻断。实验方法：猛击大鼠头部致昏，取卵巢及子宫叉处之间的子宫角，剪除周围组织，沿系膜纵轴部开子宫角，在Krebs缓冲液中漂洗干净，将肌条平铺固定在充满Krebs液的石蜡盘中，并持续供给95%氧气和5%二氧化碳，混合气体。在石蜡盘中按平滑肌纤维的方向取宽2 mm的纵形肌条并用大头针将肌条的两端固定，以肌条平展为宜。内膜面朝上，用眼科剪仔细剪除内膜层，用手术缝线将肌条一端扎紧，另一端打结后再扎一个直径为0.5 cm的环。两扎线间的肌条长约5 mm，将肌条固定在恒温（37℃）含Krebs液的平滑肌槽中持续供给上述混合气体，给予1 g的前负荷温育1 h，记录肌条的等长收缩。蒲黄水煎剂$2×10^{-3}$ g/mL给予。另取肌条在自发收缩的基础上，滴加蒲黄水煎剂$2×10^{-3}$ g/mL，记录5 min作为对照，后反复冲洗标本，待自发活动稳定后加入受体阻滞剂，记录5 min，再加入同浓度蒲黄，记录5 min，观察加入阻滞剂前后，蒲黄水煎剂对大鼠离体子宫平滑肌运动的影响。结果发现，蒲黄能增加子宫平滑肌条收缩活动，使收缩波的持续时间延长，在加入 L 型 Ca^{2+} 通道阻滞剂维拉帕米后使蒲黄兴奋子宫平滑肌作用明显减弱。结论：蒲黄能增加子宫平滑肌条收缩活动，其作用可被 L 型 Ca^{2+} 通道阻滞剂抑制。

分别采用蒲黄煎剂、酊剂或乙醚浸出物静脉注射麻醉犬及兔，均有兴奋子宫的作用。中药蒲黄注射液腹腔注射对豚鼠、小鼠中期引产有效率在 80% 以上。

蒲黄对不同动物的离体子宫平滑肌，均有直接使其收缩或增强收缩和紧张性的作用。临床应用于产褥期，于产后开始口服生蒲黄末，每日 3 次，每次 3 g，连续 3 d，以观察其对子宫的收缩作用。据 31 例产妇的服药结果，产后 3 d 子宫底平均下降 4.71 cm，而对照组（未服药）30 例平均下降 3.64 cm；同时服用生蒲黄后产妇的恶露亦渐减少。

6. 调节免疫系功能　蒲黄可使大鼠胸腺、脾明显萎缩，并抑制免疫应答反应。蒲黄还能显著抑制体液及细胞免疫。灌胃给予蒲黄能提高大鼠巨噬细胞的吞噬率，提高血清溶菌酶活性，促进动脉粥样硬化病变的消退。

7. 抗心肌缺血　蒲黄提取液对离体兔心有明显增加冠状动脉脉流量的作用。蒲黄水煎剂及以蒲黄为主的复方心舒 Ⅲ 号水煎剂，均可使金黄地鼠夹囊微循环小动脉血流速度加快、毛细血管开放数增加，对小鼠心肌微循环也有改善作用。蒲黄对家兔心肌损害有防护作用，家兔左室支动脉结扎形成急性心肌梗死模型，术后经用蒲黄治疗，可使家兔心肌梗死范围缩小，病变减轻，还可使该模型家兔体内循环血小板比率升高，说明蒲黄抗血小板聚集作用可能是其抗心肌缺血作用的机制之一。从长苞香蒲花粉中提取分离的水仙苷能明显保护垂体后叶素诱导的大鼠心肌缺血，增加小鼠心肌 ^{86}Rb 摄取率，推测与水仙苷的钙拮抗作用有关。大剂量蒲黄具有抗低压缺氧作用，提高动物对减压缺氧的耐受力。蒲黄醇提物可延长夹闭气管小鼠和结扎颈总动脉小鼠的心电消失时间；可使小鼠应用异丙肾上腺素后的存活时间延长、尾静脉注射空气的存活时间延长；但对 $NaNO_3$ 所致小鼠组织缺氧死亡时间无延长作用。表明蒲黄提高心肌及脑对缺氧的耐受性或降低心、脑等组织的耗氧量，对心脑缺氧有保护作用，其原理可能为阻止心肌中 ATP 及 ADP 含量降低，使大脑皮层细胞膜上钠钾 ATP 酶及钙 ATP 酶活力增强，加速 ATP 分解，并使中枢抑制加强，提高缺氧耐力，还可使缺氧心、肝超氧化物歧化酶恢复或接近正常水平，提高脑组织及动脉血氧分压，降低氧耗量及乳酸含量。

蒲黄提取物对离体蛙心、兔心有可逆性的抑制作用，高浓度时使心脏停搏于舒张状态；并有降低家兔血压的作用。蒲黄对心脏的抑制作用，可能与蒲黄中所含的槲皮素（亦是胆碱酯酶抑制剂）有关。长苞香蒲花粉中的异鼠李素和槲皮素有提高心肌环腺苷酸（cAMP）水平的活性。通过静脉注射蒲黄醇提取物观察由垂体后叶素引起家兔急性心肌缺血的保护作用，以心室内压峰值、心室内压变化上升最大速率（dp/dt_{max}）、心力环面积及舒张末期左心室内压（EDP）为指标，分析各组分的保护作用。结果显示，一些醇提物可抑制垂体后叶素引起的心室内压峰值下降，而在 2~5 min 之间可使心舒张末压恢复正常，认为在分离的组分中，对急性心肌缺血可产生明显保护作用。

8. 其他

（1）对肠道的作用：蒲黄提取物可使兔体外肠蠕动增强，其中所含的异鼠李素对小白鼠体外肠管有解痉作用。

（2）抗炎作用：蒲黄水煎液外敷对大鼠下肢烫伤有明显的消肿作用，腹腔注射蒲黄水煎醇沉制剂可降低小鼠局部注射组胺引起的血管通透性增加，并对大鼠蛋清性肺水肿有一定的消肿作用。蒲黄改善局部循环，促进重吸收和降低毛细血管的通透性，产生了抗炎消肿作用。

（3）抗微生物作用：蒲黄水溶部分体外对金黄色葡萄球菌、铜绿假单胞菌、大肠埃希氏菌、伤寒杆菌、痢疾杆菌均有较强抑制作用。其高浓度溶液对结核杆菌也有抑制作用。蒲黄还可以预防急性高山反应。

【毒理学研究】 蒲黄的小鼠急性毒性 LD_{50} 为 35.57 g/kg。蒲黄有溶血作用，可减少小鼠白细胞、红细胞总数，还可引起豚鼠过敏的现象。但临床上未见这些毒副作用。临床治疗量口服无明显副作用，但本品可收缩子宫，故孕妇忌服。

【临床应用】

1. 临床配伍

（1）妇人月候经过多，血伤漏下不止：蒲黄（微炒）三两，龙骨二两半，艾叶一两。上三味，捣罗为末，炼蜜和丸，梧桐子大。每服二十丸，煎米饮下，艾汤下亦得，日再。（《圣济总录》蒲黄丸）

（2）产后血不下：蒲黄三两。水三升，煎取一升，顿服。（《梅师集验方》）

（3）产后恶露不快，血上抢心，烦闷满急，昏迷不醒，或狂言妄语，气喘欲绝：干荷叶（炙）、牡丹皮、延胡索、生干地黄、甘草（炙）各三分，蒲黄（生）二两。上为粗末。每服二钱，水一盏，入蜜少许，同煎至七分，去滓，温服，不拘时候。（《太平惠民和剂局方》蒲黄散）

（4）产后心腹痛欲死：蒲黄（炒香）、五灵脂（酒研，淘去砂土）各等分。为末，先用酽醋，调二钱，熬成膏，入水一盏，煎至七分，食前热服。（《太平惠民和剂局方》失笑散）

（5）妇人月候过多，血伤漏下不止：蒲黄（微炒）三两，龙骨二两半。艾叶一两。上三味，捣罗为末，炼蜜和丸，梧桐子大。每服二十丸，煎米饮下，艾汤下亦得，日再。（《圣济总录》蒲黄丸）

（6）产期推迟：蒲黄、地龙（洗去土，于新瓦上焙令微黄）、陈橘皮等分。各为末，如经日不产，各抄一钱匕，新汲水调服。（《证类本草》）

（7）产后烦闷：蒲黄方寸匕，东流水服，极良。（《产宝》）

（8）吐血、唾血：蒲黄一两，捣为散，每服三钱，温酒或冷水调。（《简要济众方》）

（9）肺热衄血：蒲黄、青黛各一钱。新汲水服之。或去青黛，入油发灰等分，生地黄汁调下。（《简便单方》）

（10）儿枕血瘕：蒲黄三钱。米饮服。（《产宝》）

（11）舌胀满口，不能出声：蒲黄频掺。（《普济本事方》）

（12）鼻衄经久不止：蒲黄二三两，石榴花（末）一两。上药，和研为散，每服以新汲水调下一钱。（《太平圣惠方》）

（13）聤耳，脓血出不止：蒲黄末，吹入耳中。（《太平圣惠方》）

（14）耳中出血：蒲黄炒黑研末，掺入。（《简便单方》）

（15）脱肛：蒲黄二两。以猪脂和敷肛上，纳之。（《千金要方》）

（16）丈夫阴下湿痒：蒲黄末敷之。（《千金要方》）

2. 现代临床

（1）心血管疾病：蒲黄片或水煎剂具有明显增加冠状动脉、小动脉的血流量、降血清胆固醇、甘油三酯、抗血小板聚集和黏附作用，大剂量时可产生降压作用。用蒲黄片每日 3 次，每次 3 片（日服量相当于 30 g 生药），对 31 例冠心病、高脂血症、心肌梗死患者的血小板黏附性、聚集性、抗凝血酶活力和血脂、血流动力学及血栓弹力图进行了 2 个月的临床疗效研究。观察到蒲黄具有明显的抑制血小板黏附（黏附率下降 10.94%）和聚集作用，并有轻度增加抗凝血酶活力的作用。以相同剂量观察了 112 例具有血脂增高血小板黏附、聚集增高的患者 3 个月，结果发现，蒲黄不仅显著降低了血清胆固醇、血小板黏附和聚集作用，还能降低颈动脉硬化指数和Ⅷ因子相关抗原指数，且升高高密度脂蛋白。生蒲黄浸膏烘干为末，制成每粒含生药 0.3 g 的胶囊，每日 3 次，每次 6 粒，治疗气滞血瘀型冠心病心绞痛患者 168 例，同时设对照组 60 例（口服复方丹参片），2 个月后，治疗组有效率 91.67%，对照组为 31.67%。心电图变化显示，治疗组有效率 47.02%，对照组 31.67%。

（2）溃疡性结、直肠炎：对 36 例特发性溃疡性结肠炎患者，使用蒲黄 B（蒲黄提取物）制剂分内服和灌肠两组进行了治疗。结果两组痊愈 17 例，总有效率达 94.4%。蒲黄粉通过直肠镜直接撒粉治疗溃疡性直肠炎 56 例，同时另设 34 例同样患者做对照（庆大霉素保留灌肠），15 d 后痊愈和有效数分别为：治疗组 29 例和 12 例，对照组 12 例和 11 例；无效数：治疗组 5 例，对照组 11 例。

（3）泌尿系疾病：用蒲灰散治疗 300 例（急性肾小球肾炎，急慢性肾盂肾炎，急性膀胱炎，泌尿系结石及其他继发性）泌尿系出血症。结果表明，243 例服药 1~2 次，46 例服药 3~4 次，血尿均消失，3~5 d 内镜检红细胞转阴。用蒲灰散加减两次共治疗前列腺肥大急性尿潴留患者 24 例。一般服药 2 剂症状开始好转，尤其是第 2 次治疗的 17 例中有 3 例伴肾积水，4 例继发尿路感染，均治好。17 例随访 2 年未复发。

（4）眼出血：用生蒲黄汤治疗眼底和瞳仁出血共 119 例（134 只眼），服药 5~27 剂，出血均全部吸收，并不同程度地恢复了视力，但对有并发症的视力恢复不理想。用以生蒲黄为主的中药治疗眼底出血 72 例（81 只眼），其中静脉阻塞 55 只，分成中药、西药两组对比治疗。中药组口服含生蒲黄的中药煎剂，西药组口服维生素 C、维生素 K 和肌内注射安络血（卡巴克洛）。结果：中药组有效率为 81.5%，西药组为 75.0%。静脉炎 26 只眼全用中药，有效率为 75%。

（5）妇科疾病：用蒲灰地榆汤治疗各种带下症 20 例，效果满意。用生蒲黄醋制丸和蒲索四物汤分别治疗恶露不绝 46 例和 40 例，前者痊愈 44 例。后者（设 20 例服益母草膏做对照）的临床症状、恶露控制量、血流动力学指标和微循环积分值明显优于对照组。用蒲黄黄连粉（6∶1）研匀，局部用药治疗宫颈肥大，隔日 1 次，5 次为 1 个疗程。所治 12 例中大多数在 1~2 个疗程后，宫颈炎性肥厚、水肿均有不同程度的改善。

腰骶酸坠及带多等症状亦随之减轻或消失，治愈率为 52.5%，总有效率达 93.3%。用蒲索四物汤治疗刮宫不全 24 例，治愈 10 例，好转 14 例。

（6）高脂血症：选择门诊或住院的高脂血症患者，分成 3 组。A 组 26 例，以单味中药生蒲黄 10 g，每日 3 次；B 组 29 例，以脉通 1 片，每日 3 次；C 组 34 例，以生蒲黄+脉通治疗。结果：A 组 26 例，胆固醇下降≥20% 或甘油三酯下降≥40% 12 例，胆固醇下降 10%~19% 或甘油三酯下降 20%~39% 6 例，未达到有效标准者 8 例；B 组 29 例，胆固醇下降≥20% 或甘油三酯下降≥40% 17 例，胆固醇下降 10%~19% 或甘油三酯下降 20%~39% 8 例，未达到有效标准者 4 例；C 组 29 例，胆固醇下降≥20% 或甘油三酯下降≥40% 22 例，胆固醇下降 10%~19% 或甘油三酯下降 20%~39% 9 例，未达到有效标准者 3 例。结果显示蒲黄临床抗高血脂的应用前景广阔。

（7）其他：治疗血精、男性不育，急性黄疸型肝炎，头部血肿等。

综上所述，蒲黄治病作用广，疗效颇佳，且资源丰富，价格便宜，副作用小，可长期服用，是防治中老年人心血管疾病的保健良药。

【不良反应】 在小鼠急性毒性实验中，蒲黄 LD_{50} 的量为 35.57 g/kg，蒲黄在试管内有溶血作用；50% 蒲黄注射液 5 mg/kg 可使小鼠白细胞、红细胞总数减少。蒲黄还有引起豚鼠变态反应作用，但临床应用时未见以上不良反应。小鼠静脉注射蒲黄醇提物 500 mg/kg，不会引起小鼠死亡。在犬心肺制备实验中，当蒲黄阳树脂吸收部分总剂量达每 800 mL 血液含 152 g 生药，观察 2 h 未见心肌抑制或心律失常。提示蒲黄毒性较低，安全范围较大。

【综合利用】 蒲黄具有多种药理作用，其镇痛作用、对高脂血症所致内皮损伤的保护作用等都是近年来新发现的药理活性，随着对蒲黄研究的深入，对其药理活性的认识将会越来越全面。而且蒲黄不良反应较少，可长期使用，是一种很有发展前途的药物，尤其在心血管疾病中应用前景广阔。

■参考文献

[1] 李芳，陈佩东，丁安伟．蒲黄化学成分研究 [J]．中草药，2012，43（4）：667-669.

[2] 张淑敏，曲桂武，解飞霞，等．蒲黄化学成分研究 [J]．中草药，2008，39（3）：350-352.

[3] 刘斌，张桂燕，马红飞，等．蒲黄和蒲黄炭化学成分对比研究 [C] //中华中医药学会中药炮制分会．中华中医药学会中药炮制分会 2008 年学术研讨会论文集，2008.

[4] 张晓东，姚映芷，张丽，等．基于方剂文献的蒲黄生熟异用分析 [J]．中国中医基础医学杂志，2012，18（8）：895-897.

[5] 张亚锋，艾芸，谢志民．中国药典蒲黄薄层鉴别方法的验证考察 [J]．中药材，2009，32（2）：206-208.

[6] 钟建理，饶伟文，张治军．蒲黄近红外光谱法鉴别初探 [J]．中国药业，2009，18（4）：32-33.

[7] 莫文电，覃忠于，黄月莉，等．蒲黄的研究进展 [J]．今日药学，2009，19（8）：

25-29.

[8] 王敏春, 王云霞, 王苑桃, 等. 市售草蒲黄的质量考察及质量控制标准的探讨 [J]. 中草药, 2010, 41 (1): 132-134.

[9] 孙全峰, 周建理, 杨青山. 市售蒲黄商品的品质考察与鉴别 [J]. 安徽医药, 2010, 14 (6): 656-657.

[10] 谢绍宏, 吴平安, 刘峰林, 等. 不同炮制方法对蒲黄总黄酮的影响 [J]. 甘肃中医, 2010, 23 (7): 26-28.

[11] 严辉, 陈佩东, 丁安伟. 蒲黄炭饮片炮制工艺的规范化研究 [J]. 中草药, 2006, 37 (12): 1796-1798.

[12] 高宇勤, 郝霁萍. 蒲黄对未孕大鼠离体子宫平滑肌运动的影响及机理探讨 [J]. 时珍国医国药, 2006, 17 (10): 1969-1970.

[13] 李景辉, 王丽, 黄昊, 等. 中药蒲黄药理活性研究进展 [J]. 科技信息 (学术研究), 2008 (36): 383-384.

[14] 刘成彬, 张少聪. 中药蒲黄的药理与临床研究进展 [J]. 世界中西医结合杂志, 2009, 4 (2): 149-152.

[15] 朴忠万, 文景爱, 李颖. 蒲黄煎液对鼠子宫平滑肌电活动的影响 [J]. 中国实验方剂学杂志, 2010, 16 (2): 44, 47.

[16] 张启荣, 黎媛, 袁美春. 蒲黄对兔离体胸主动脉条作用的实验研究 [J]. 中国中医药科技, 2013, 20 (3): 261.

[17] 冯源, 高海燕, 魏爽, 等. 蒲黄在眼底出血性疾病中应用的研究现状 [J]. 甘肃中医, 2006, 19 (2): 14-16.

[18] 刘晓谷, 王莉, 钱鹏, 等. 蒲黄小复方治疗老年不稳定型心绞痛临床观察 50 例 [J]. 同济大学学报 (医学版), 2012, 33 (6): 87-89, 107.

[19] 任钰萍. 蒲黄在眼科血症中应用 [J]. 江西中医药, 2008, 39 (10): 15-16.

[20] 孔祥鹏, 陈佩东, 张丽, 等. 蒲黄与蒲黄炭对血瘀大鼠血液流变性及凝血时间的影响 [J]. 中国实验方剂学杂志, 2011, 17 (6): 129-132.

[21] 姜利鲲, 黄文权. 蒲黄对高脂血症致动脉粥样硬化大鼠作用的实验研究 [J]. 中国中医急症, 2009, 18 (5): 770-773.

[22] 王秋凤, 陈朝峰. 黑蒲黄汤治疗宫环出血 60 例 [J]. 光明中医, 2009, 24 (7): 1287-1288.

[23] 马长振, 陈佩东, 张丽, 等. 蒲黄炭对大鼠凝血系统影响的实验研究 [J]. 南京中医药大学学报, 2010, 26 (1): 42-43.

[24] 王景祥, 吕文伟, 于静, 等. 蒲黄总黄酮对犬急性心肌缺血的保护作用 [J]. 中国实验方剂学杂志, 2008, 14 (1): 39-42.

[25] 刘瑀曦, 齐文, 张锦红, 等. 蒲黄总黄酮和多糖与其炭品凝血作用的相关性研究 [C] //中华中医药学会中药炮制分会. 中华中医药学会中药炮制分会 2011 年学术年会论文集, 2011.

[26] 冯晓桃, 王文健. 蒲黄治疗糖尿病的药理机制研究进展 [J]. 上海中医药杂志, 2013, 47 (4): 94-96.

蒲 公 英

【道地沿革】　蒲公英又称黄花地丁、华花郁、婆婆丁等。《新修本草》有"叶似苦苣，花黄，断有白汁，人皆啖之"的记载；宋代《本草衍义》有"蒲公英今地丁也，四时常有花，花罢飞絮，絮中有子，落处即生。所以庭院间亦有者，盖因风而来也"之说；宋代《本草图经》更有"蒲公英，旧不看所出州土，今处处平泽田园中皆有之。春初生苗，叶如苦苣，有细刺；中心抽一茎，茎端出一花，色黄如金钱；断其茎有白汁出，人亦啖之。俗呼为蒲公英，语讹为仆公罂是也。水煮汁以疗妇人乳痈，又捣以敷疮，皆佳"的记载；明代李时珍在《本草纲目》中亦有"地丁，江之南北颇多，他处亦有之，岭南绝无，小科布地，四散而生，茎、叶、花、絮并似苦苣，但小耳。嫩苗可食"的说法。

【来源】　本品为菊科植物蒲公英 *Taraxacum mongolicum* Hand. -Mazz.、碱地蒲公英 *Taraxacum borealisinense* Kitam. 或同属数植物的干燥全草。

【原植物、生态环境、适宜区】　多年生草本。根略呈圆锥状，弯曲，长 4~10 cm，表面棕褐色，皱缩，根头部有棕色或黄白色的毛茸。叶呈倒卵状披针形、倒披针形或长圆状披针形，长 4~20 cm，宽 1~5 cm，先端钝或急尖，边缘有时具波状齿或羽状深裂，有时倒向羽状深裂或大头羽状深裂，顶端裂片较大，三角形或三角状戟形，全缘或具齿，每侧裂片 3~5 片，裂片三角形或三角状披针形，通常具齿，平展或倒向，裂片间常夹生小齿，基部渐狭成叶柄，叶柄及主脉常带红紫色，疏被蛛丝状白色柔毛或几无毛。花葶一至数个，与叶等长或稍长，高 10~25 cm，上部紫红色，密被蛛丝状白色长柔毛；头状花序直径 30~40 mm；总苞钟状，长 12~14 mm，淡绿色；总苞片 2~3 层，外层总苞片卵状披针形或披针形，长 8~10 mm，宽 1~2 mm，边缘宽膜质，基部淡绿色，上部紫红色，先端增厚或具小到中等的角状突起；内层总苞片线状披针形，长 10~16 mm，宽 2~3 mm，先端紫红色，具小角状突起；舌状花黄色，舌片长约 8 mm，宽约 1.5 mm，边缘花舌片背面具紫红色条纹，花药和柱头暗绿色。瘦果倒卵状披针形，暗褐色，长 4~5 mm，宽 1~1.5 mm，上部具小刺，下部具成行排列的小瘤，顶端逐渐收缩为长约 1 mm 的圆锥至圆柱形喙基，喙长 6~10 mm，纤细；冠毛白色，长约 6 mm。花期 4~9 月，果期 5~10 月。

蒲公英广泛生于中、低海拔地区的山坡草地、路边、田野、河滩。全国大部分地区均产，主产于河南、山西、山东及东北各省。

【生物学特点】

1. 栽培技术

（1）整地：选择地势平坦、背风向阴的壤土地块。播前将地翻一遍，同时施入腐熟的农家肥，或施用磷酸二铵、硫酸铵 7~20 kg/hm²。将土块打碎整平，浇透底水，深翻、耙平，作畦，畦宽 1 m。畦内开沟，多年栽培田沟距选择 10~12 cm，移栽田沟距 6~8 cm，沟宽 5 cm、深 1 cm 左右。

（2）播种：蒲公英种子没有休眠期，采收后即可播种。播种前先将种子搓一搓去掉种毛，防止因种毛而使种子纠集在一起。种子在土温 15 ℃ 左右时发芽较快，蒲公英在初春 3 月至秋季 10 月都可在露地进行种子直播。将种子播入沟内，覆土厚 0.3~0.5 cm。播种量一般为 3 g/m² 左右，可保留 700~1000 株。为易于掌握播量，可以把细土与种子混均匀，用种量为 1.5 g/m²，将沟内浇透水，然后将上述混合好的种子均匀地撒入沙中，覆土 0.5 cm 厚左右。

（3）出苗前管理：由于播种是在 7 月上中旬进行，此时的温度高，光照强，地面蒸发量很大，为促进出早苗，壮苗，最好在畦上盖一层草苫，将草苫浇水湿透。早、晚观察出苗情况，8：00~9：00 观察土壤缺水情况，如果缺水可再盖上草苫并向草苫上浇水。16：00~17：00 揭开草苫，一般 1~2 d 即可出苗。小苗刚出土时即可去掉草苫。

2. 田间管理　出苗后见土干时，要在傍晚盖上草苫后浇水，过 1~2 次水揭开草苫。出苗期只要保证水分的正常供应，即可成活 90% 以上。长到 4~5 片叶时进行叶面追肥，用 0.1% 磷酸二氢钾或 0.3% 尿素喷雾。以后视情况追肥 1~2 次，每次用尿素 75 kg/hm² 随水施入。

封冻前浇透水 1 次，用草苫麦秸等覆盖越冬。第 2 年 4~5 月可陆续采收上市。

3. 病虫草害防治　蒲公英的病虫害较少，其防治方法可以同其他蔬菜一样。苗期草害可以通过人工拔除，蒲公英生长后期很少出现杂草。

（1）叶斑病：叶面初生针尖大小褪绿色至浅褐色小斑点，后扩展成圆形至椭圆形或不规则状，中心暗灰色至褐色，边缘有褐色线隆起，直径 3~8 mm，个别病斑 20 mm。斑枯病：初于下部叶片上出现褐色小斑点，后扩展成黑褐色圆形或近圆形至不规则形斑，大小 5~10 mm，外部有一不明显黄色晕圈。后期病斑边缘呈黑褐色。锈病：主要为害叶片和茎。初在叶片上现浅黄色小斑点，叶背对应处也生出小褪绿斑。后产生稍隆起的疱状物，疱状物破裂后，散出大量黄褐色粉状物，叶片上病斑多时，叶缘上卷。

叶斑病、斑枯病和锈病的防治方法：注意田间卫生，结合采摘收集病残体携出田外烧毁；清沟排水，避免偏施氮肥，适时喷施植宝素等，使植株健壮生长，增强抵抗力；发病初期开始喷洒 42% 福星乳油 8000 倍液，或 20.67% 万兴乳油 2000~30 000 倍液，或 40% 多硫悬浮剂 500 倍液，或 50% 扑海因可湿性粉剂 1500 倍液，每 10~15 d 喷 1 次，连续防治 2~3 次。采收前 7 d 停止用药。

（2）枯萎病：初发病时叶色变浅发黄，萎蔫下垂，茎基部也变成浅褐色。横剖茎基部可见维管束变为褐色，向上扩展枝条的维管束也逐渐变成淡褐色，向下扩展至根部外皮坏死或变黑腐烂。有的茎基部裂开，湿度大时产生白霉。

防治方法：提倡施用酵素菌沤制的堆肥或腐熟有机肥；加强田间管理，与其他作物轮作；选种适宜本地的抗病品种；选择易排水的沙性土壤栽种；合理灌溉，尽量避免田间过湿或雨后积水；发病初期选用 50% 多菌灵可湿性粉剂 500 倍液，或 40% 多硫悬浮剂 600 倍液，或 50% 琥胶肥酸铜可湿性粉剂 400 倍液，或 30% 碱式硫酸铜悬浮剂

400 倍液灌根，每株用药液 0.4~0.5 L，视病情连续灌 2~3 次。

【采收加工】 蒲公英的采收可分批采摘外层大叶供食，或用镰刀割取心叶以外的叶片食用，每隔 30 d 割一次。采收时可用镰刀或小刀挑割，沿地表 1~2 cm 处平行下刀，保留地下根部，以长新芽。先挑大株收，留下中、小株继续生长。也可一次性整株割取上市，一般每亩地每次可收割 2000~2500 kg。蒲公英整株割取后，根部受损流出白浆，10 d 内不宜浇水，以防烂根。蒲公英做中药材用时可在晚秋时节采挖带根的全草，除去杂质，洗净，切段，晒干。鲜用或生用。

【炮制储藏】

1. 炮制 除去杂质，洗净，切段，干燥。

2. 储藏 置通风干燥处，防潮，防蛀。

【药材性状】 药材呈皱缩卷曲的团块。根呈圆锥形，多弯曲，长 3~7 cm；表面棕褐色，抽皱；根头部有棕褐色或黄白色的茸毛，有的已脱落。叶基生，多皱缩破碎，完整叶片呈倒披针形，绿褐色或暗灰绿色，先端尖或钝，边缘浅裂或羽状分裂，基部渐狭，下延呈柄状，下表面主脉明显。花茎一至数条，每条顶生头状花序，总苞片多层，内面一层较长，花冠黄褐色或淡黄白色。有的可见多数具白色冠毛的长椭圆形瘦果。

【质量检测】

1. 显微鉴别

(1) 叶表面观：上下表皮细胞垂周壁波状弯曲，表面角质纹理明显或稀疏可见。上下表皮均有非腺毛，3~9 细胞，直径 17~34 μm，顶端细胞甚长，皱缩呈鞭状或脱落。下表皮气孔较多，不定式或不等式，副卫细胞 3~6 个，叶肉细胞含细小草酸钙结晶。叶脉旁可见乳汁管。

(2) 根横切面：木栓细胞数列，棕色。韧皮部宽广，乳管群断续排列成数轮。形成层成环。木质部较小，射线不明显；导管较大，散列。

(3) 粉末：腺毛两种，一种为头部多细胞柄多细胞腺毛，另一种为头部单细胞柄多细胞腺毛；具横纹、网纹导管；乳管内有节乳管，于侧面能察见乳细胞间的溶合横臂，内含有浅黄色油滴及颗粒物；气孔不等式，副卫细胞多个。

2. 理化鉴别

(1) 化学定性：取本品甲醇提取液 1 mL，置水浴上蒸干。用冰醋酸 1 mL 溶解残渣，加入乙酸酐-浓硫酸 19：1 试剂 1 mL，观察颜色由黄色很快变为红色→紫色→青色→污绿色。

取本品粉末 1 g，加乙醇 10 mL 冷浸过夜，滤过。滤液蒸干，残渣加稀盐酸 4 mL 溶解，滤过。取滤液 1 mL，加改良碘化铋钾试液 2 滴，产生橙色沉淀。（检查水溶性生物碱）

(2) 薄层色谱：取本品粉末 1 g，加甲醇 30 mL，加热回流 1 h，滤过，滤液蒸干，残渣加甲醇 0.5 mL 使溶解，作为供试品溶液。另取酸枣仁皂苷 A、B 对照品，分别加甲醇制成每 1 mL 各含 1 mg 的混合液，作为对照品溶液。吸取上述两种溶液各 5 mL，分别点于同一硅胶 G 薄层板上，以水饱和的正丁醇为展开剂，展开，取出，晾干，喷以

1%香草醛硫酸溶液，立即检视。供试品色谱中，在与对照品色谱相应的位置上，显相同颜色的斑点。

3. 含量测定

（1）HPLC测定蒲公英中绿原酸的含量：取本品60 ℃干燥后粉碎成100目细粉0.5 g，精密称定，置10 mL具塞试管中，精密加入5%HCl甲醇液5 mL，超声提取30 min，用脂溶性滤膜滤过取5 mL。色谱柱为HPHypersic C18，200 mm×2.1 mm，5 μm；柱温40 ℃；流动相为甲醇-pH 4.2磷酸盐缓冲液（23∶77）；检测波长：323 nm，绿原酸相对保留时间t_R＝12.01 min。绿原酸线性范围为0.25~25 mg。

（2）HPLC测定蒲公英中咖啡酸的含量：用十八烷基硅烷键合硅胶为填充剂；以甲醇-磷酸盐缓冲液（取磷酸二氢钠1.56 g，加水使溶解成1000 mL，再加1%磷酸溶液调节pH至3.8~4.0，即得）（23∶77）为流动相；检测波长为323 nm；柱温40 ℃，理论板数按咖啡酸峰计算应不低于3000。对照品溶液：精密称取在110 ℃干燥至恒重的咖啡酸对照品7.5 mg，置50 mL量瓶中，加甲醇至刻度，摇匀；精密量取2 mL，置10 mL量瓶中，加甲醇至刻度；摇匀，即得（每1 mL中含咖啡酸30 μg）。供试品溶液：取本品粗粉约1 g，精密称定，置50 mL具塞锥形瓶中，精密加5%甲酸的甲醇溶液10 mL，密塞，摇匀，称定重量，超声处理30 min，取出，放冷，再称定重量，用5%甲酸的-甲醇溶液补足减失的重量，摇匀，离心，取上清液，以微孔滤膜（0.45 μm）滤过，滤液置棕色量瓶中即得。分别精密吸取对照品溶液10 μL与供试品溶液5~20 μL，注入液相色谱仪，测定。本品按干燥品计算，含咖啡酸$C_9H_8O_4$不得少于0.020%。

【性味归经】　苦、甘，寒。归肝、胃经。

【功能主治】　清热解毒，消肿散结，利尿通淋。

【用法用量】　内服：煎汤，9~15 g。外用：鲜品适量，捣碎或煎汤熏洗患处。

【使用注意】　用量过大可致缓泻。

【化学成分】

1. 黄酮类　蒲公英中黄酮的含量约为1.35%，以木犀草素含量最高，其他分别为槲皮素、木犀草素-7-O-β-D-葡萄糖苷、木犀草素-7-β-龙胆糖苷、木犀草素-3'-O-β-D-葡萄糖苷、木犀草素-4'-O-β-D-葡萄糖苷、木犀草-7-O-β-D-芸香糖苷、木犀草-7-O-β-D-龙胆糖苷、槲皮素-7-O-β-D-葡萄糖苷、异鼠李素-3-O-β-D-葡萄糖苷、异鼠李素-3，7-O-β-D-双葡萄糖苷。

2. 酚酸类　从蒲公英中分离出来的酚酸类物质主要有对羟基苯甲酸、对羟基苯乙酸、原儿茶酸、香荚兰酸、对香豆酸、咖啡酸、阿魏酸、2，4-二羟基苯甲酸、绿原酸、菊苣酸、单咖啡酒石酸。

3. 萜类　从蒲公英中分离得到的五环三萜类化合物有蒲公英赛醇、伪蒲公英甾醇、蒲公英甾醇和β-香树脂醇、羽扇豆醇、蒲公英羽扇豆醇等。

4. 色素类　蒲公英的花中含有大量的四萜色素，以叶黄素环氧化物为主，如菊黄素、毛茛黄素、新叶黄素，还有叶黄素、堇菜黄素、叶绿醌、蒲公英黄素及其酯。

5. 植物甾醇类　从蒲公英的花粉中分离得β-谷甾醇、豆甾-7-醇、花粉烷甾醇，根中含β-谷甾醇和豆甾醇，花中分离出β-谷甾醇和β-香树脂醇，全草中分出β-谷甾

醇和 β-谷甾醇-β-D-葡萄糖苷，叶中含菜油甾醇和环木菠萝烯醇。

6. 倍半萜内酯类　主要有四氢日登内酯 B、蒲公英内酯-1′-β-D-葡萄糖苷、蒲公英酸-1′-β-D-葡萄糖苷、11，13-二氢蒲公英-β-D-吡喃葡萄糖苷、蒲公英酸-β-D-吡喃葡萄糖苷、11，13-二氢蒲公英酸-1-O-β-D-吡喃葡萄糖苷等。

7. 挥发油类　在蒲公英挥发油中占挥发油 95% 的成分是 36 种醇和酚类化合物、14 种醛和酮类、7 种酯和醚类、46 种烷烃和 14 种有机酸。主要为 2-呋喃甲醛，其他还含有乙酸丁酯、2-甲基-1-丙醇、正丁醇、4-苯基-1-丁醇、4-羟基-4-甲基-2-戊酮乙酸、4-松油醇、β-桉油醇和 α-桉油醇等。

8. 香豆素类　目前从蒲公英中提取得到的香豆素类有东莨菪素、七叶内酯、野莴苣苷、七叶灵和香豆雌酚。

【药理作用】

1. 抗炎　称取蒲公英全草 200 g，用纱布包裹，蒸馏水浸泡过夜，煎煮 3 次过滤，合并滤液，水浴浓缩至 200 mL，即得 1 g/mL 蒲公英全草水提物。取 100 mL 蒲公英水提物，加 95% 乙醇，使含醇量达 75%，静置 48 h，滤过，回收乙醇浓缩至 100 mL，即得蒲公英全草水提 75% 醇沉物。分离小鼠腹腔巨噬细胞，用细胞培养液洗涤 3 次，台盼蓝染色细胞活率≥95%，调整细胞浓度为 $2×10^5$/mL 备用。在蒲公英提取物无细胞毒性剂量范围内按照试剂盒操作，分别在造模后 3 h 测定细胞上清液中肿瘤坏死因子-α（TNF-α）、白介素-1β（IL-1β），以及在造模后 6 h 测定白介素-6（IL-6）的含量，同时设对照组和脂多糖（LPS）组，每组重复 3 孔。蒲公英提取物能抑制 LPS 激活的小鼠腹腔巨噬细胞促炎因子 TNF-α、IL-6 和 IL-1β 的释放，且呈一定的剂量依赖关系，具有一定体外抗炎活性。

将蒲公英全草加水煎煮，过滤，煎煮 3 次，合并滤液，浓缩至 2 g/mL，备用。取大鼠 25 只，雌雄各半，用 1% 戊巴比妥麻醉，下腹部去毛消毒，将 50 mg 的无菌棉球植入左侧腹股沟皮下，缝合伤口。术后随机分为 5 组，每组 5 只，1 h 后开始给药，阴性对照组给予 0.2 mL/20 g 生理盐水，蒲公英提取物低、中、高剂量组分别给予蒲公英提取物 0.1、0.2、0.4 mL/20 g，连续给药 5 d，阳性对照组一次性腹腔注射给予氢化可的松 0.4 mL/20 g。第 6 天取出棉球肉芽肿组织，于烘干箱中 60 ℃ 烘干，称重，将称得的重量减去原棉球重量即得肉芽肿的重量。另取小鼠 25 只，雌雄各半，随机分为 5 组。分组与给药方法同上。末次给药后 1 h，将二甲苯涂于小鼠右耳郭两面致炎，左耳不涂为对照，4 h 后将小鼠麻醉处死，剪下双耳用直径 9 mm 的打孔器分别在同一部位打下圆耳片，称重，计算肿胀度。取大鼠 25 只，雌雄各半，随机分为 5 组。分组与给药方法同上。末次给药后 1 h，于大鼠左后足趾中部皮下注射 10% 新鲜蛋清 0.05 mL，分别在注入后 0.5、1、2、4、6 h 后测足趾容积，记录各时刻数据。实验结果表明，蒲公英高剂量提取液对棉球肉芽肿形成、二甲苯致小鼠耳部肿胀、蛋清引起的大鼠足趾肿胀有明显的抑制作用，证明蒲公英具有较好的体内抗炎作用。

2. 抗氧化　取 0.15 mol/L、pH 7.4 的磷酸缓冲溶液 1.0 mL，40 μg/mL 番红花 1.0 mL，0.945 mmol/L EDTA-Fe（Ⅱ）（新鲜配制）1.0 mL，不同浓度的样品溶液 0.5 mL，3% 的 H_2O_2 1.0 mL（新鲜配制），混合后在 37 ℃ 水浴中反应 30 min 后在

520 nm处测定吸光度。空白组以 0.5 mL 蒸馏水代替样品测定吸光度，对照组以 1.5 mL 蒸馏水代替 H_2O_2 和样品测定吸光度，用 3.5 mL 蒸馏水代替番红花红、EDTA-Fe（Ⅱ）、H_2O_2、样品，1.0 mL 磷酸盐缓冲溶液，调零。计算清除率。另配制不同浓度的样品溶液。磷钼试剂是终浓度为0.6 mol/L浓硫酸、28 mmol/L 磷酸钠和 4 mmol/L 钼酸铵的溶液。在 10 mL 比色管中，分别加入 4 mL 上述磷钼试剂液、0.4 mL 样品液，95 ℃ 水浴中恒温90 min，在 695 nm 波长下测吸光度。所有测定平行进行 3 次，取平均值。实验结果显示，蒲公英根中脂溶性成分对羟自由基、超氧自由基的清除能力均随浓度的增大而提高，总抗氧化活性也随浓度的增加而提高。

采用分光光度法测定蒲公英根多糖对羟自由基和超氧自由基的抑制作用。取 0.15 mol/L 的磷酸缓冲溶液（pH=7.4）1.00 mL，0.262 mg/L 番红花红 T 溶液 0.20 mL，6 mmol/L 的 EDTA-Na^+-Fe^{2+} 1.00 mL，然后分别加入 7.00 mL 不同质量浓度（0.02、0.04、0.06、0.08、0.10 mg/mL）的多糖，后加入 0.8 mL 的 3%的过氧化氢，放入 40 ℃水浴30 min 后，在 520 nm 处测吸光度。测定结果表明，蒲公英根多糖对羟自由基、超氧自由基和 DPPH 自由基均有良好的清除能力。

3. 抗肿瘤 通过建立肺癌荷瘤小鼠动物模型，处死小鼠，研究不同质量浓度（0、31.3、62.5、125、250、500 mg/mL）的蒲公英提取物对荷瘤小鼠体质量和小鼠瘤重及抑瘤率的影响。无菌条件下，给小鼠体内接种细胞悬液。皮下接种后，待瘤体形成，可以触及皮下直径 3~6 mm 肿块后，开始给药，腹腔注射，分为荷瘤对照组及不同质量浓度蒲公英提取物处理组，每组 10 只。荷瘤组为灭菌水，不同质量浓度蒲公英提取物（31.3、62.5、125、250、500 mg/mL），连续 14 d。每天密切观察小鼠生活状态（精神、进食、毛发色泽、活动、聚集现象）和体质量变化，并用游标卡尺测量肿瘤最长径和最短径，做详细记录。处死小鼠，分离肿瘤组织，称重，计算抑瘤率。结果显示，蒲公英提取物可明显以抑制小鼠体内肺肿瘤的生长，各剂量的抑瘤率分别为 15.8%、23.8%、34.1%、39.7%、46.8%。

采用四甲基偶氮唑蓝（MTT）法，考察蒲公英花提取物的各萃取部位在不同时间内对肝癌细胞 HepG2 增殖的抑制作用。将蒲公英花风干、去掉花托、粉碎，精密称定，加入 10 倍量蒸馏水，在功率为 100 W、55 ℃下超声提取 30 min，提取 3 次，合并提取液，减压浓缩，真空干燥，得到浸膏（水相）备用。滤渣再用 10 倍量75%乙醇做溶剂，在以上条件下超声提取 3 次，合并提取液，于旋转蒸发器中蒸发浓缩至无乙醇味，依次用体积比 1：1 石油醚、乙酸乙酯各萃取 3 次，分别得到萃取液，减压浓缩，真空干燥，得到上述溶剂萃取浸膏，备用。细胞培养：培养液选用 DMEM 高糖细胞培养液，其中包含 10%胎牛血清和 1%青霉素链霉素混合液（青霉素和链霉素各 100 U/mL），于恒温 CO_2 细胞培养箱（37 ℃，体积分数为5%CO_2）中培养，待细胞贴壁生长约90%传代培养。取对数生长期细胞用于实验，实验分为细胞对照组、溶剂对照组和实验组。细胞对照组：将 200 μL HepG2 单细胞悬液接种于 96 孔板中，正常培养。溶剂对照组：将 200 μL HepG2 单细胞悬液接种于 96 孔板中，培养 24 h 后，弃去旧培养液，加入含 3%乙醇的培养基，继续孵育 24、48、72 h 后检测细胞存活率。实验组：同溶剂对照组处理，只是将含 3%乙醇的培养基换为以含 3%乙醇的培养基溶解的不同浓度（0.3、

0.6、0.9、1.2、1.5 μg/μL）的蒲公英花在水相、石油醚相、乙酸乙酯相浸膏稀释液。将各组处理后的细胞孵育完毕后，取出 96 孔板，对各组细胞进行拍照。拍照完成后弃去旧培养液，用磷酸盐缓冲液（PBS）清洗细胞 2 次，向每孔中加入 200 μL 的新培养液及 10 μL 0.01 mol/L 的四甲基偶氮唑蓝（MTT）储存液。继续孵育 4 h 后，于显微镜下可见有紫色结晶生成，弃去原培养液，在每孔中加入二甲基砜（DMSO）200 μL，于摇床上振荡 10 min。待结晶溶解后，将 96 孔板置于酶联免疫检测仪中，以含纯 DMSO 200 μL 的孔为调零孔，492 nm 为检测波长测定各孔的吸光度值。计算 HepG2 细胞的抑制率。24 h 蒲公英提取物对 HepG2 细胞增殖的抑制率：不同浓度乙酸乙酯提取物分别为 14.2%、31.8%、48.7%、65.2%、71.9%，不同浓度水提取物分别为 10.5%、25.3%、41.6%、61.4%、67.2%，不同浓度石油醚提取物分别为 6.9%、21.3%、31.2%、34.3%、35.9%。48 h 蒲公英提取物对 HepG2 细胞增殖的抑制率：不同浓度乙酸乙酯提取物分别为 27.3%、51.3%、63.6%、76.3%、81.3%，不同浓度水提取物分别为 20.9%、371.1%、56.1%、73.4%、78.7%，不同浓度石油醚提取物分别为 13.0%、22.9%、38.5%、40.3%、40.9%。72 h 蒲公英提取物对 HepG2 细胞增殖的抑制率：不同浓度乙酸乙酯提取物分别为 40.0%、63.8%、74.2%、85.7%、89.5%，不同浓度水提取物分别为 24.8%、49.8%、65.8%、77.6%、82.5%，不同浓度石油醚提取物分别为 23.8%、34.2%、40.9%、52.1%、61.9%。

4. 降血糖　对不同时期蒲公英水煮液用四氧嘧啶致糖尿病小鼠进行降血糖实验研究。分别准确称取不同采摘时期的新鲜蒲公英，将 1 kg 的蒲公英平均分成 3 份，每次加 1 L 蒸馏水，充分浸泡 30 min 后，用小火煮沸 30 min 后用水浴浓缩水煮液。将 3 次的蒲公英浓缩液混合，并保证使 3 次总量不超过 1 L，用蒸馏水定容至 1 L，置于 4 ℃ 冰箱中备用。选取糖尿病模型小鼠 10 只，雌雄各半，作为模型对照组，另取质量相似的健康昆明种小鼠 10 只，雌雄各半，作为空白对照组。选取糖尿病模型小鼠 110 只，每组 10 只，雌雄各半，进行蒲公英水煮液的降血糖实验，每天按照 20 mg/（kg·d）的剂量灌胃 1 次，模型对照组和空白对照组分别给予同等剂量的生理盐水，连续 15 d。仔细观察小鼠外貌体征的改变，并于末次灌胃后对其禁食 12 h，然后通过眼眶静脉取血法取血，3500 r/min，离心 10 min，收集血清，测定空腹血糖值，计算血糖变化率。实验结果显示，从 7 月中旬到 8 月末（4 个时期）采摘的蒲公英水煮液均有良好的降血糖效果，在 15 d 内血糖值分别降低了 15.6%、49.3%、38.1% 和 13.9%；其中，7 月末采摘的蒲公英水煮液的降糖效果最好。

将 110 只随机分成 2 组，第一组 10 只为正常对照组，第二组 100 只为造模组。将造模组小鼠禁食不禁水 12 h，以 200 mg/kg 的剂量一次性腹腔注射 2% 的四氧嘧啶溶液（现用生理盐水配制），注射后自由进食，进水。72 h 后，尾尖取血，用血糖仪测定血糖，选择血糖值 > 11.1 mmol/L 的小鼠为造模成功的小鼠。将造模成功的小鼠随机分成 8 组，每组 8 只，分别为：模型对照组；阳性对照组［优降糖片组 2.5 mg/（kg·d）］；超声波提取蒲公英多糖低剂量组［100 mg/（kg·d）］，中剂量组［200 mg/（kg·d）］和高剂量组［400 mg/（kg·d）］；超声波协同酶法提取蒲公英多糖低剂量组［100 mg/（kg·d）］，中剂量组［200 mg/（kg·d）］和高剂量组［400 mg/（kg·d）］。将正常对照组和模型组给予 0.3 mL 的生理盐水；阳性对照组给予等体积的优降糖片药液；蒲公英多糖组给予等体积的蒲公英多糖的溶液。连续灌胃 15 d。分别于给药后的 1、7、14 d 断尾取血，测定空腹血糖值。试验结果表明，超声波提取的蒲公英多糖对正常小鼠的血糖没有明显的作用，血糖仍然维持在相对恒定范围内。给药后蒲公英多糖各剂量组血糖逐渐降低，与模型组相比较，蒲公英多糖的中剂量和高剂量组都在给药后14 d后血糖值明显降低，说明蒲公英多糖对四氧嘧啶所致的糖尿病小鼠具有显著的降糖作用。

5. 抗菌、抗病毒 称取蒲公英样品 100 g，干燥，粉碎至一定粒度，置于圆底烧瓶中，用石油醚在索氏提取器中回流 8 h 脱去脂肪，残渣按一定料液比、提取温度、提取时间、提取次数超声浸提一段时间，提取液用活性炭进行脱色，Sevag 法除蛋白，离心，去上清液浓缩后以 95% 乙醇沉淀，离心取沉淀物，无水乙醇洗涤数次，干燥，即得蒲公英粗多糖。用打孔器将滤纸制成直径为 5 mm 的圆形纸片，灭菌，备用。将蒲公英粗多糖分别配制成 10、20、30 mg/mL 浓度的溶液，以不加多糖为对照，过滤除菌，备用。在超净工作台上，用移液器分别吸取菌量为 0.5 麦氏浊度的菌液，均匀涂布在倒好的平皿培养基上。将蒲公英多糖溶液浸泡圆形滤纸片片刻，取出待略干后等距离贴于培养基平板上，重复 3 次。置于生化培养箱中，37 ℃ 培养细菌 24 h，以上步骤均在无菌条件下操作。测定抑菌圈直径，计算平均值。将蒲公英粗多糖配制成 300、200、100、50、25 mg/mL 浓度的供试液，过滤除菌后按琼脂、多糖质量比为 9∶1 加入融化的 MH 琼脂，混匀倒板，得到含多糖分别为 2.5、5、10、20、30 mg/mL 的琼脂平板。用微量加样器逐个点种供试菌液 10 μL，菌液干后置 37 ℃ 培养 24 h，菌落生长被完全抑制的最低药物浓度为该多糖液对检测菌的最低抑菌浓度（MIC）。每个受试样平行做 4 次试验，以不含多糖的琼脂平板作对照。试验结果显示，蒲公英多糖对各种细菌均有一定的抑制作用。

蒲公英药材粉末用水煎煮以及用不同极性溶剂（正己烷、乙酸乙酯、蒸馏水）依次进行提取，制成 8 种供试液，备用。96 孔细胞培养板经紫外照射 30 min 后，采用微量倍比稀释法制备系列梯度浓度含药培养基，以卡那霉素为阳性对照，以空白培养基为阴性对照，同时设置空白组和体积分数 1% 二甲基亚砜（DMSO）试剂对照组，空白对照不加任何药物。菌液稀释至约含 1×10^5/mL 活菌，每孔接种 100 μL，37 ℃ 静置培养 12 h 观察，未见混浊的最低浓度者即为最低抑菌浓度。实验结果显示，蒲公英水煎液对大肠杆菌有较强的抑菌活性，其最低抑菌浓度（MIC）为 1.95 mg/mL；蒲公英乙酸乙酯提取部位对大肠杆菌的 MIC 为 0.13 mg/mL，相当于含 19.23 mg/mL 生药；正己烷、乙酸乙酯提取部位对大肠杆菌没有明显的抑菌活性。表明蒲公英对大肠杆菌的抑菌作用显著。

6. 保肝 取昆明种小鼠按体重、性别相近原则随机分为 6 组：正常对照组，模型组，联苯双酯组（0.6 g/kg），蒲公英低、中、高剂量组（5、10、20 g/kg）。每组 10 只。喂养适应 1 周后，除正常对照组以等量生理盐水灌胃外，其余各组进行造模，以 56% 体积分数白酒 15 mL/kg 体重每日清晨灌胃 1 次。造模 6 周后，蒲公英治疗组和联苯双酯组在乙醇灌胃之后，各组按体重分别以 0.02 mL/g 给药，每日 1 次，各组小鼠在实验期间均予以饮用水及全价营养颗粒喂养，每周称重2次，造模周期共12周。造模末次给药24 h后（禁食12 h），称重，以3%戊巴比妥麻醉，眼静脉取血并处死。冰箱静置2 h以上，3000 r/min离心15 min，取上清分装于塑料试管中，取出肝，先用磷酸盐缓冲液（PBS）冲洗2遍，然后用双蒸馏水1∶5研磨成组织匀浆，3000 r/min，10 min离心后取上清液。按照试剂盒说明书检测血清中ALT、AST、SOD、MDA、NO、GSH-Px、TNF-α含量。结果显示，蒲公英能通过抑制脂质过氧化反应对肝产生保护作用，减轻乙醇对肝的损伤。

7. 抗疲劳 将新鲜的蒲公英根洗净约10 g，切成小片，迅速放入0.25% Na_2SO_3护色0.5 h。60℃干燥至恒质量，粉碎机磨成粉末，过400目筛备用。取蒲公英粉末用滤纸包好，放入索式提取器，40℃石油醚回流脱脂3 h，并用80%乙醇回流，除去样品中的单糖、寡糖及其他小分子物质。随之沸腾水浴浓缩至100 mL，即每毫升溶液含生药0.1 g。取小鼠40只，1周适应期后按体质量随机分为四组，分笼饲养（每笼10只）。选取0.1、0.3、0.5 g/kg作为本研究的低中高剂量。蒲公英多糖低、中、高剂量组给予相应剂量的蒲公英多糖，灌胃，对照组给予等剂量生理盐水，连续灌胃3周，每日1次，每次20 mL/kg。于末次灌胃0.5 h后进行各项抗疲劳指标的测定。力竭游泳时间：小鼠尾系一质量为小鼠体质量5%的铅块，将小鼠置于水深30 cm的游泳箱中，水温控制在（30±3）℃。强迫小鼠游泳至力竭，记录小鼠开始游泳至沉入水底8 s不动的间隔时间。动物服药3周后进行试验。血清尿素氮、乳酸、乳酸脱氢酶的测定：将小鼠不负重置于水深30 cm的恒温游泳箱中，水温控制在（30±3）℃。游泳1.5 h，休息0.5 h后立刻尾部采血1 mL，不加抗凝剂的情况下置4℃冰箱放置3 h，血凝固后离心取血清液（2500 r/min离心15 min），利用分光光度计测定血清尿素氮值、乳酸、乳酸脱氢酶。肝糖原的测定：动物服药3周后，于末次灌胃0.5 h后小鼠脱颈处死，取肝脏，采用分光光度计蒽酮-浓硫酸法测定肝糖原含量。实验结果表明，蒲公英多糖可促进机体对乳酸能力的清除，促进肝糖原储备，通过增加能量物质的储备，为机体提供更多的能量来增强小鼠抗疲劳的能力。

【毒理研究】 小鼠骨髓细胞微核试验显示，蒲公英水提液2.5、5.0、10.0 g/kg灌胃无诱变性。小鼠静脉注射蒲公英注射液的LD_{50}为（58.88±7.94）g/kg，小鼠、兔亚急性毒性试验对肾可出现少量管型，肾小管上皮细胞水肿。小鼠静脉注射蒲公英注射液的LD_{50}为（58.8±7.9）g/kg。

【临床应用】

1. 临床配伍

（1）乳痈：蒲公英（洗净细锉），忍冬藤同煎浓汤，入少酒佐之服用。（《本草衍义补遗》）

（2）产后不自乳儿，蓄积乳汁，结作痈：蒲公英捣敷肿上，日三四度易之。（《梅师集验方》）

（3）瘰疬结核，痰核绕项而生：蒲公英三钱，香附一钱，羊蹄根一钱五分，山慈菇一钱，大蓟独根二钱，虎掌草二钱，小一支箭二钱，小九古牛一钱。水煎，点水酒服。（《滇南本草》）

（4）疔疮疗毒：蒲公英捣烂覆之，另外取适量捣汁，和酒煎服，取汗。（《本草纲目》）

（5）急性结膜炎：蒲公英、金银花。将两药分别水煎，制成两种滴眼水。每日滴眼三至四次，每次二至三滴。（《全国中草药新医疗法展览资料选编》）

（6）急性化脓性感染：蒲公英、乳香、没药、甘草，煎服。[《中医杂志》1965，（11）：31.]

（7）肝炎：蒲公英干根六钱，茵陈四钱，柴胡、生山栀、郁金、茯苓各三钱。煎服。或用干根、天名精各一两，煎服。（《南京地区常用中草药》）

（8）胆囊炎：蒲公英一两。煎服。（《南京地区常用中草药》）

（9）胃溃疡、慢性胃炎：蒲公英干根、地榆根各等分，研末，每服6g，一日三次，生姜汤送服。（《南京地区常用中草药》）

（10）胃弱、消化不良、慢性胃炎，胃胀痛：蒲公英（研细粉）30g，橘皮（研细粉）18g，砂仁（研细粉）9g。混合共研，每服6~9g，一日数回，饭后开水送服。（《现代实用中药》）

（11）烧伤合并感染：以鲜蒲公英捣烂，加入少许75%乙醇调敷患处。[《中西医结合杂志》1987，（5）：301.]

（12）胃痛：蒲公英20~30g，丹参25~30g，白芍15~30g，甘草10~30g。每日1剂，水煎服，1个月为1个疗程。[《上海中医药杂志》1984，（2）：33.]

（13）急性胆道感染：蒲公英15g，柴胡5g，郁金6g，川楝3g，刺针草15g。水煎服。（《新编常用中草药手册》）

（14）腮腺炎：以鲜蒲公英30g捣碎，加入1个鸡蛋清中搅匀，加冰糖适量，捣成糊状，外敷患处。一日换药1次。（《中药现代临床应用手册》）

（15）噎膈：拣蒲公英高尺许者，掘下数尺，择根大如掌者，捣汁和酒服。（《鲟溪单方选》）

2. 现代临床

（1）早期急性蜂窝组织炎：选择100例患者，随机分为抗生素治疗组（对照组）和抗生素加蒲公英软膏外敷治疗组（治疗组），每组各50例。治疗组：男34例，女16例，年龄（42±17）岁，其中病变部位位于颈部有7例，前额部1例，左侧腰部1例，前臂8例，小腿部20例，足背部13例。对照组：男30例，女20例，年龄（43±12）岁，其中病变部位位于颈部有14例，背部2例，左右侧腰部各1例，前臂4例，上臂3例，小腿部15例，足背及踝部10例。所有入选患者均有局部皮肤片状红、肿、热、痛，但无皮下组织液化、坏死、化脓及局部皮肤破溃、渗液等。所有患者均予静脉应用抗生素治疗。抗生素的种类由医生根据患者的临床情况选择。治疗组患者除常规给予抗生素外，患处皮肤给予75%乙醇消毒后均匀外敷蒲公英软膏，厚度2~3mm，底层覆盖一层消毒凡士林纱布，外覆多层无菌纱布，隔日更换1次。两组患者均热敷患处每日3次，每次20min。疗效评定如下，有效：局部红肿热痛减轻或消退，体温恢复正常；无效：局部红肿热痛无明显减轻，局部张力增高、皮下有波动感，体温无明显下降甚至升高。治疗结果：治疗组50例患者中有48例取得显著效果，有效率为96%。

平均 2.5 d 红肿热痛减轻，体温恢复正常，平均 6.5 d 局部红肿热痛消失；有 2 例患者治疗过程中，局部组织化脓坏死，行切开引流后治愈，其中 1 例位于腰腹部，1 例位于颈部，切开引流后获治愈。对照组 50 例患者中有 41 例患者治疗有效，有效率为 82%，平均 5 d 红肿热痛减轻，体温恢复正常，平均 10 d 局部红肿热痛消失；有 9 例患者因局部组织化脓坏死，行切开引流后治愈，其中 6 例在颈部，1 例在腰部，1 例在小腿部，1 例在足背。

(2) 牙周炎：选择 80 例患者，年龄 35~55 岁，其中男 42 例，女 38 例。将 80 例患者按随机、双盲原则分为两组。观察组 40 例，其中男 22 例，女 18 例，对照组 40 例，其中男 20 例，女 20 例。治疗方法：检查入选患者的口腔状况，行全口腔超声龈上洁治，两组患者均进行口腔卫生指导。观察组患者每天含漱蒲公英水溶液（自制），每日 6 次，每隔 2 h 1 次，每次 10~15 mL，将蒲公英水溶液在口腔内含 5 min，嘱 30 min 内不饮水和进食；对照组不用任何漱口水，两组均不口服任何抗菌药物。所有受试者早、晚各刷牙 1 次，2 周后复诊，记录患牙的相关检测指标，每次检查均由同一名医生完成。疗效判断标准如下，治愈：疼痛、肿胀及牙龈出血等症状完全消失，牙周袋深度（PD）恢复到正常状态；显效：局部疼痛、肿胀及牙龈出血明显好转，牙周袋深度较治疗前减少 1 mm 以上，牙齿松动度（TMD）较治疗前改善 1 度以上，探诊出血（BOP）阴性；有效：局部疼痛、肿胀及牙龈出血减轻，PD、BOP、TMD 较治疗前改善不明显；无效：症状及体征无改变。治疗后 2 周的治疗结果：观察组 40 例，治愈 5 例，显效 22 例，有效 11 例，无效 2 例，观察组患者的辅助治疗总有效率为 95%；对照组 40 例，治愈 2 例，显效 16 例，有效 12 例，无效 10 例，对照组患者的辅助治疗总有效率为 75%。

(3) 流行性腮腺炎：用蒲公英鸡蛋清糊剂外敷治疗流行性腮腺炎 40 例，效果满意。方法：取蒲公英 20~30 g（干品约 20 g，鲜品效果更好）捣碎，加入 1 个鸡蛋清，搅匀，再加冰糖适量，共捣成糊剂，摊于纱布上，外敷耳前区及下颌角区的肿胀处，每 24 h 换药 1 次，一般 2~4 次即愈。退热时间最短 1 d，最长 2 d。肿胀消退时间最短 2 d，最长 4 d。病程最短 3 d，最长 6 d。

(4) 急性黄疸型肝炎：用蒲公英治疗急性黄疸型肝炎 77 例，39 例用注射液，每日肌内注射 2 次，每次 2 mL；38 例用 50% 煎剂，每日口服 3 次，每次 150 mL。结果临床治愈 69 例，无效 8 例。本病例组治愈平均天数 30.5 d，转氨酶恢复正常平均 28.2 d，黄疸消退平均 26.1 d。初步认定此药对黄疸有退黄及降转氨酶的良好作用。

(5) 小面积灼伤合并感染：取新鲜蒲公英用清水洗净，剪碎，加入少许 75% 乙醇，搅拌成稀糊状，直接敷于创面。如无新鲜蒲公英，可用干品，先用清水泡 2 h，水煎 15~20 min，晾凉，捣烂成稀泥状，敷于创面上，厚 0.5~1 cm，并用无菌纱布包扎，每天 2 次，每次用量视创面大小而定。治疗 51 例，治愈 49 例，其余 2 例为Ⅲ度灼伤，炎症消退，分泌物减少，创面生出新的肉芽组织，经植皮后治愈。

(6) 小儿热性便秘：以鲜蒲公英全草或干品全草 60~90 g，水煎取 50~100 mL，鲜品煮 20 min，干品煮 30 min，每日 1 剂顿服。年龄小、服药困难者，可分次服用。可加适量白糖或蜂蜜以调味。共治 30 例，全部治愈。其中服药 3 剂而愈 4 例，5 剂而愈 18

例，9 剂而愈 8 例。

（7）美容：蒲公英 100 g，绿豆 50 g，蜂蜜 10 g。将蒲公英放入锅里煎水，取净汁 500 mL；再往蒲公英汁液中加入绿豆，煮至绿豆开花，调入蜂蜜即成。吃绿豆喝汤，同时将余汤涂脸，30 min 后洗去。连续内服外用 1 周以上，有明显的效果。

【不良反应】 治疗剂量煎剂口服，偶见胃肠道不良反应，如恶心、呕吐、腹部不适及轻度腹泻；蒲公英注射液肌内注射，可致用药局部疼痛；静脉滴注，有个别患者出现寒战、面色苍白、发绀或精神症状；经常接触本品者，可能引起皮炎。

【综合利用】 蒲公英种类繁多、资源丰富，化学成分复杂，药理活性强，临床应用范围广。它不仅含有植物的一般营养成分，还含有较高的维生素 C、胡萝卜素及人体所必需的常量和微量元素钾、钙、镁、钠、磷、铁、锌、锰、铜等，营养价值很高。日本现已利用这一资源，制成糖果、饮料、糕点及不含咖啡因的蒲公英咖啡等系列保健品。今后应结合蒲公英的各类化学成分及其药理作用，对其进行更加深入的研究与开发。

■参考文献

[1] 訾薇. 黑龙江省蒲公英人工栽培技术 [J]. 现代农业科技，2014，2（12）：124.

[2] 孟志云，徐绥绪，沈建平. 蒲公英的研究进展 [J]. 人民军医药学专刊，1997，13（2）：83-87.

[3] 朱立新，赵志琴. 野生蒲公英人工采种技术研究 [J]. 种子，2007，26（3）：67-69.

[4] 张清哲. 我国蒲公英属植物化学成分研究进展 [C] //中国药学会. 2012 年中国药学大会暨第十二届中国药师周论文集，2012.

[5] 谢沈阳，杨晓源，丁章贵，等. 蒲公英的化学成分及其药理作用 [J]. 天然产物研究与开发，2012，24（S1）：141-151.

[6] 屠国昌. 蒲公英化学成分、药理作用和临床应用 [J]. 海峡药学，2012，24（5）：33-35.

[7] 黄昌杰，林晓丹，李娟，等. 蒲公英化学成分研究进展 [J]. 中医现代中药，2006，8（5）：32-33，35.

[8] 刘利本，平家奇，刘婧陶，等. 蒲公英提取物对 LPS 激活小鼠腹腔巨噬细胞炎症因子分泌的影响 [J]. 动物医学进展，2011，32（2）：45-47.

[9] 平家奇，刘利本，邹娟，等. 蒲公英提取物体内抗炎作用研究 [J]. 延边大学农学学报，2010，32（1）：52-55.

[10] 梁引库. 巨大型蒲公英根脂溶性成分的抗氧化活性及抑菌实验研究 [J]. 食品工业科技，2013，34（12）：153-156，160.

[11] 林云，江林，蒋健，等. 蒲公英的药理作用研究进展 [J]. 中国现代中药，2011，13（8）：42-47.

[12] 王会，郭立，谢文磊. 抗氧化剂抗氧化活性的测定方法（一）[J]. 食品与发酵工业，2006，32（3）：92-98.

[13] 葛明明，缪月英，孙丽娜，等. 蒲公英根多糖的抗氧化活性研究 [J]. 黑龙江医

药科学，2014，37（2）：39-41.

[14] 罗江秀，钟超，夏承来，等. 蒲公英对 Lewis 肺癌荷瘤小鼠肿瘤组织干扰素-γ 表达的影响［J］. 中国医院药学杂志，2014，34（7）：512-515.

[15] 陈红林，乔华，孙体健. 蒲公英花提取物的体外抗肿瘤活性研究［J］. 中国药物与临床，2014，14（9）：1179-1182，1309.

[16] 李诗语，姜斌，赵玉娟，等. 不同采摘时期蒲公英功效成分的含量变化规律及降糖作用研究［J］. 食品科学，2014，35（7）：238-242.

[17] 侯丽然，孙丽娜，侯巍，等. 蒲公英多糖的提取及降糖作用的研究［J］. 黑龙江医药科学，2010，33（6）：36-37.

[18] 宋晓勇，刘强，杨磊，等. 蒲公英多糖提取工艺及其抗菌活性研究［J］. 中国药房，2010，21（47）：4453-4455.

[19] 纪晓宇，彭苑霞，刘敏，等. 蒲公英不同提取物对大肠杆菌体外抑菌活性的作用［J］. 广州中医药大学学报，2015，32（1）：116-120，184-185.

[20] 胡宝生. 不同剂量蒲公英多糖对小鼠的抗疲劳作用［J］. 中国老年学杂志，2014，34（19）：5515-5517.

[21] 任丽平，杜钢军，崔新萍. 蒲公英对酒精性肝损伤的影响［J］. 中国实验方剂学杂志，2011，17（11）：179-181.

[22] 范欣芳，王薇，黄桂莲. 蒲公英软膏外敷治疗早期急性蜂窝组织炎 50 例疗效观察［J］. 海南医学，2010，21（8）：135-136.

[23] 安义，张怡，张玉奎. 蒲公英辅助治疗牙周炎的临床效果观察［J］. 现代医药卫生，2012，28（17）：2600，2602.

[24] 栗平. 蒲公英现代药理配伍规律及临床新用［J］. 新中医，2011，43（11）：135-136.

[25] 卢训丛，胡卫. 蒲公英临床配伍新探［J］. 中国中医基础医学杂志，2011，17（11）：1277-1278.

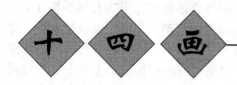

蔓荆子

【道地沿革】 蔓荆子别名荆子、万荆子、蔓青子、蔓荆、白背木耳、小刀豆藤、白背风、白背草等。蔓荆子以"蔓荆实"之名始载于《神农本草经》，列为上品，谓"味苦，微寒。主筋骨间寒热痹、拘挛，明目坚齿，利九窍，去白虫。久服，轻身、耐老"。《新修本草》最早描述蔓荆子植物形态，"蔓荆，苗蔓生，故名蔓荆。生水滨，叶似杏叶而细，茎子为牡荆子也"。根据植物形态及生境，当为马鞭草科牡荆属单叶蔓荆。《本草纲目》将其列为木部第三十六卷，释名"其枝小弱如蔓，故曰蔓生"，并附植物图，按附图所示的对节生枝、三出复叶等形态特征。《本草图经》载："蔓荆实，旧不载所出州土，今近京及秦、陇、明、越州多有之。"

【来源】 本品为马鞭草科植物单叶蔓荆 *Vitex trifolia* L. var. *simphlicifolia* Cham. 或蔓荆 *Vitex trifolia* L. 的干燥成熟果实。

【原植物、生态环境、适宜区】

（1）单叶蔓荆：灌木平卧，常节上生根。小枝四棱柱形，单叶对生，叶倒卵形或卵形，长 2~5 cm，宽 1.5~3.0 cm，全缘，上面绿色，具短毛和腺点，下面灰白色，密生绒毛和腺点。聚伞花序顶生，长 3~6 cm，宽约 2 cm，花萼钟状，外面密被灰白色绒毛；花冠淡紫色，管状，长 1.0~1.5 cm，雄蕊 4，伸出冠筒外，花药个字形分叉；子房球形，密生腺点，花柱外伸，柱头 2 裂，核果球形，直径 5~7 mm，熟后黑色，有增大的宿存花萼包被，花果期 4~12 月。

（2）蔓荆：落叶灌木，稀为小乔木，高约 3 m，小枝四棱柱形，叶为 3 小叶的复叶，叶柄长 3~5 cm，小叶倒卵形或倒披针形，全缘，上面绿色，下面密被粉白色短绒毛，中间小叶长 3~9 cm，宽 1~3 cm；圆锥花序顶生，长 3~15 cm，花萼钟状，花冠蓝紫色，筒部长约 6 mm，先端 5 裂成二唇形，雄蕊 4，伸出花冠外，子房球形，密生腺点，花柱外伸，柱头 2 裂，核果球形或倒卵形，花果期 4~12 月。

蔓荆适应性较强，对环境条件要求不严。但喜温暖湿润，土壤以疏松、肥沃的沙质壤土较好。耐盐碱，在酸性土壤上生长不良。

单叶蔓荆主要分布于河南、山东、安徽、浙江等省。蔓荆主要分布于广东、海南、福建、云南。

【生物学特点】

1. 栽培技术 蔓荆可用种子、扦插、压条、分株等方法繁殖，但一般以扦插繁殖为主。

（1）种子繁殖：秋季将成熟的果实摘下，用湿润细沙拌匀，果实与细沙按 1：2，堆放在阴凉通风的室内，翌年清明至谷雨之间取出播种育苗。先将土地翻耕耙平，做成宽约 130 cm 的畦（长度视地形而定），然后在畦面上按行距 30 cm 开播种沟，沟深 5~7 cm，播幅约 13 cm 并充分淋水湿透播种沟。将果实放在石板上搓去外皮（不可搓碎种子），扬净果壳，置于 40 ℃ 左右的温水中浸泡一昼夜，捞出稍晾后，与混有粪肥的火土灰拌匀，均匀撒播于沟内，每亩播种量 5~7 kg。播种后盖一薄层火土灰或土杂肥，再盖一层细沙，最后盖草。在育苗期间要特别注意浇水，经常保持土壤湿润，经 30~40 d 即可出苗。出苗后，揭去盖草，并适当追施稀薄人畜粪水，促进幼苗健壮生长。经 2~3 年于秋季或春、夏季，选择下过透雨后或连续阴雨的天气移栽。栽时按行距 100 cm、株距 60~70 cm 挖穴，穴深 30~35 cm，每穴适施腐熟厩肥，然后将幼苗边挖边栽，每穴栽苗 2~3 株，填土踏实，浇透定根水，并经常保持土壤湿润，以利成活。

（2）扦插繁殖：春、秋两季均可扦插，但以春季为好。因为春季雨水多，湿度大，易于成活。在春分或立秋前后，选择 1~2 年生健壮枝条，取其中部枝段，剪成长 40~50 cm 的插条。因为中部枝段养分充足，插后发芽早，成活率高；基部枝段则发芽慢，成活率低；枝条嫩梢虽然发芽早，成活快，但一遇干旱则容易枯。插条剪好后，按行距 130 cm、株距 100 cm 开穴，穴深约 18 cm，每穴斜插 3~4 根插条，每根插条应有 2~3 个芽露出土面，然后填土踏实，经常浇水，保持土壤湿润。在风大的沙岗上扦插，因插条易被雨水冲刷流失，可采用长枝埋条。即按行株距 50~60 cm 挖穴，穴深 30 cm，将长枝埋入穴内，仅露出枝梢，填土踏实。填土应低于土面，以利蓄水保墒。

（3）压条繁殖：在 5~6 月间，植株生长旺盛时，选择 1~2 年生的健壮长枝，用波状压条法，将枝条每隔 40~50 cm 处理入土中，深约 15 cm，压实，浇水。待枝条与土壤接触处长出新根后，分段截断，与母体分离后移栽。移栽方法与育苗移栽法相同。

（4）分株繁殖：春、夏两季均可进行。春季在清明前后，夏季在小暑前后，选择阴雨天气，将老兜周围的萌蘖连根挖出，随挖随栽，每穴栽 2~3 株。行株距与扦插法相同。栽植时穴内适施土杂肥，与土壤混匀，增加土壤肥力，以利生长。栽植后也要经常浇水，保持土壤湿润。

2. 田间管理

（1）中耕除草：栽后 1~2 年，植株矮小，尚未封行，杂草容易滋生，应注意中耕除草，以利幼苗生长。一般每年进行 3 次，第一次在春季萌芽前，第二次在 6 月，第三次在冬季，并行培土。

（2）施肥：一般结合中耕除草进行。移栽后的前两年以施人畜粪水为主，促其生长，分枝多。第三、四年植株开花结果后，应增施堆肥或磷肥。每年追肥 2 次。第一次于开花前，在植株根部周围开浅沟，将人畜粪或草木灰、磷肥施于沟内，覆土盖实。第二次在冬季修剪后，用腐熟厩肥、培土。

（3）排水：蔓荆怕水淹，如地内积水，常造成落花落果，影响产量。因此，在雨季要经常检查，注意排除积水。

（4）修剪更新：在立冬前后，将植株上的枯枝、病虫枝、阴枝、老枝剪去，集中处理。对生长多年而生长势衰弱的植株应进行更新，即齐地面将老枝全部铲去。修剪更新后要增施肥料，促其多发健壮新枝。通过修剪更新后，萌发的新枝多，枝条长而粗壮，结果多、果实大，产量要比自然生长的增长 1~3 倍。

3. 病虫害防治 蔓荆抗病虫为害的能力较强，一般不常发生病虫害。但目前有的产区发现吹绵蚧壳虫为害较烈，对蔓荆产量和品质均有一定影响，应注意防治嫩叶及幼果为害。害虫用细长丝状口器刺入植物组织内吸取营养，植株受害后，叶片呈黄色斑点，叶绿素消失；茎秆表皮粗糙、龟裂，甚至枯死，果实表面凹凸不平，干缩；整个植株生长势衰弱，大量枯枝落叶，甚至全株枯死。

吹绵蚧壳虫雌虫体长 5~7 mm，橘红色，背面隆起，腹部平坦，背上有很多黑色短毛并覆盖一层白色蜡质分泌物，四周有银白色纤维状长毛。产卵时分泌白色绵状物构成卵囊附在腹部后面。雄虫体细长，胸部黑色，腹部橘红色；触角黑色，10 节，各节均有一圈刚毛，前翅宽，后翅细小，匙形。卵初为橘黄色，后变为红色，圆形。一龄若虫椭圆形，红色；二龄若虫背面红褐色，上面覆盖黄色蜡层；三龄若虫褐色，触角 2 节，体征更显著。

吹绵介壳虫一年发生 2~3 代，以若虫和雌成虫在枝条上越冬。翌年 3 月开始活动产卵，4~5 月若虫开始为害，5~6 月为害严重，7~8 月出现第二代卵，8~10 月为害猖獗。以若虫爬行传播，分散在幼枝、嫩叶、幼果上为害，二龄以后逐渐下移枝干聚居，以树冠下部荫蔽处发生较多。

防治方法：加强田间管理，注意除草和整枝，使田间通风、透光，减轻为害；冬季喷 8~10 倍松碱合剂或 3~5 °Bé 石硫合剂，杀死越冬虫卵。在发生期间可用 80% 敌敌畏 1000 倍液或氟乙酰胺 1500~2000 倍液喷杀。保护天敌澳洲瓢虫和大红瓢虫。

【采收加工】 蔓荆果呈黄色至黄褐色时便可采摘，过嫩影响产量和质量，过熟时易落果也影响产量。鲜果要立即摊开晾晒，并除去叶片及嫩枝，晒至足干便可交售。种子繁殖的，栽后 3~4 年结果；扦插或压条繁殖的，2~3 年即可结果。由于各地气候差异显著，果实成熟期大不相同。一般从小暑至霜降陆续成熟，应边成熟边采摘。当果实由绿色变至灰褐色时即可采摘。采回的果实先在室内堆放 3~4 d，然后摊开晒干，亦可采摘后直接晒干，扬净枝梗碎叶，筛去泥沙，储藏于干燥通风处。

【炮制储藏】

1. 炮制

（1）蔓荆子：除去杂质。

（2）炒蔓荆子：筛净灰屑，除去残存萼片，置锅内用武火炒至焦黄色，略喷清水，放凉。用时捣碎。

2. 储藏 置阴凉干燥处。

【药材性状】 干燥果实圆球形，直径 4~6 mm。表面灰黑色或黑褐色，被灰白色粉霜，有 4 条纵沟；用放大镜观察，密布淡黄色小点。底部有薄膜状宿萼及小果柄，宿萼包被果实的 1/3~2/3，边缘 5 齿裂，常深裂成两瓣，灰白色，密生细柔毛。体轻，质坚韧，不易破碎，横断面果皮灰黄色，有棕褐色油点，内分四室，每室有种子 1 枚，种仁白色，有油性。气特异而芳香，味淡微辛。

以粒大、饱满、气芳香、无杂质者为佳。

【质量检测】

1. 显微鉴别

（1）单叶蔓荆果实横切面：分为外果皮、中果皮、内果皮、种皮四部分。其中外果皮及其下薄壁细胞呈扁平形，并被有角质层；薄壁细胞2~5列。中果皮的细胞比较大，呈球形或者类圆形，壁厚；有散在维管束，排列规则，呈环状。内果皮的形状多为分枝状或者圆形。1列薄壁细胞构成种皮外表皮，其内为2~5列网纹细胞。

（2）蔓荆果实横切面：和单叶蔓荆相似，但维管束排列与单叶蔓荆叶比较不甚规则，略呈环状。

（3）单叶蔓荆果实粉末：气特异而芳香。石细胞：一般为内果皮石细胞，性状呈类方形、类圆形、梭形或长条形，有的边缘呈分枝状，纹孔比较明显，孔沟较细密，胞腔狭窄小，常含有1~15粒小草酸钙方晶；草酸钙方晶一般为多角形或者类方形；薄壁细胞：常与石细胞相连，无色或黄色。一般为多角形或类方形，壁比较厚，有的呈连珠状，纹孔明显，内常含黄棕色物；果皮表皮细胞外常被角质层，细胞断面观呈长方形，表面观呈类圆形，有的可见毛绒或者圆形毛绒脱落痕，常具有气孔，副卫细胞一般八九个，另外下表皮有色素层；非腺毛：一般1~5细胞，平直，少数弯曲或倒伏，壁较厚，有疣状突起，埋于表皮内；腺鳞：一般头部细胞为4个，常皱缩或破裂，柄较短，单细胞，除此之外还有小的腺毛，柄1~3细胞，头部1~4细胞；网纹细胞：多为种皮表皮细胞，表面类长圆形、多角形，外周具有网状结构，有不同程度的增厚，微木化，纹孔条状，排列整齐。

（4）三叶蔓荆果实粉末：与单叶蔓荆基本相似，不同点在于其非腺毛常弯曲，呈钩状，顶部较钝尖，其疣状突起更为密布。腺毛的结构多头部单细胞、柄1~3细胞，腺鳞较少。

（5）蔓荆叶横切面：上表面表皮细胞一般为2~3列。栅栏细胞与海绵组织间隔排列。下表皮细胞1~2列细胞。主脉维管束多为无限外韧型，内部常为半月形，导管径向排列，维管束上方具3个非木化纤维束。腺毛、腺鳞及非腺毛常密被于叶的上下表皮，内侧为厚角组织。不含或少含草酸钙簇晶。粉末灰绿色。非腺毛比较多，略弯曲，在非腺毛的表面可见疣状突起，单个散在或成簇。表皮细胞多角形或不规则形，常具有气孔，副卫细胞常为平轴式。腺鳞多见，头部由4细胞组成。

（6）蔓荆子粉末特点：灰褐色。花萼表皮细胞类圆形，壁多弯曲；非腺毛2~3细胞，顶端细胞基部稍粗，有疣状突起。外果皮细胞多角形，有角质纹理和毛茸脱落后的痕迹，并有腺毛与非腺毛。腺毛分头部单细胞、柄1~2细胞及头部2~6细胞、柄单细胞两种；非腺毛2~4细胞，长14~68 μm，多弯曲，有壁疣。中果皮细胞长圆形或类圆形，壁微木化，纹孔明显。油管多破碎，含分泌物，周围细胞有淡黄色油滴。内果皮石细胞椭圆形或近方形，直径10~35 μm。种皮细胞圆形或类圆形，直径42~73 μm，壁有网状纹理，木化。

2. 理化鉴别

（1）化学定性：取本品粉末（40目）1 g，加10 mL丙酮冷浸4~6 h，滤过。滤液挥干，加 1 mL 丙酮溶解。取 2 支试管，各加丙酮浸出液 3~5 滴，分别加入镁粉-盐酸、锌粉-盐酸试剂，依次分别呈现深红色和樱红色。（检查黄酮）

（2）薄层色谱：取本品 5 g，加石油醚（60~90 ℃）50 mL，加热回流 2 h，滤过，弃去石油醚，药渣挥干，加丙酮 80 mL，加热回流 1.5 h，滤过，滤液蒸干，残渣加甲醇 2 mL 使溶解，作为供试品溶液。另取蔓荆子黄素对照品，加甲醇制成每 1 mL 含 1 mg 的溶液，作为对照品溶液。照《中国药典》薄层色谱法试验，吸取上述两种溶液各 5 μL，分别点于同一用 1%氢氧化钠溶液制备的硅胶 G 薄层板上，以环己烷-乙酸乙酯-甲醇（3∶2∶0.2）为展开剂，展开，取出，晾干，喷以 10%三氯化铝乙醇溶液。供试品色谱中，在与对照品色谱相应的位置上，显相同颜色的斑点。

3. 含量测定 采用 HPLC 测定。取蔓荆子（中粉，过 4 号筛）2 g，置索氏提取器中，加石油醚（60~90 ℃）适量，回流提取 3 h，弃去石油醚液，挥干，加甲醇适量至水浴上回流提取 4 h，甲醇提取液浓缩至约 25 mL，定量转移至 50 mL 量瓶中，用甲醇稀释至刻度，摇匀用 0.45 μm 滤膜滤过，滤液作为供试品。色谱柱为 C18 柱（4.6 mm×250 mm），流动相为甲醇–0.4%磷酸溶液（60∶40），检测波长 258 mm，流速 1.0 mL/min，进样量 10 μL，柱温 32 ℃。蔓荆子黄素线性范围为 0.15~0.75 μg。

【性味归经】 辛、苦，微寒。归膀胱、肝、胃经。

【功能主治】 疏散风热，清利头目。用于治疗风热感冒，头昏头痛。目赤肿痛，耳鸣耳聋。

【用法用量】 内服：煎汤，5~9 g；或浸酒，或入丸、散。外用：捣敷。

【使用注意】 血虚有火之头痛目眩及胃虚者慎服。

【化学成分】

1. 黄酮类 包括蔓荆子黄素、紫花牡荆素、黄艾素、7-去甲基艾黄素、木犀草素、青蒿黄素、3′,5-二羟基-3,4,7-三甲氧基黄酮等。

2. 挥发油 蔓荆子果实含挥发油 0.056%，是蔓荆子的重要活性成分，主要有茨烯、蒎烯、α-菲兰烯、香桧烯、β-蒎烯、4-甲基-1（1-甲乙基）双环（3,1,0）己烷脱二氢衍生物、3,6,6′-三甲基双环（3,3′,1）-2 庚烯、4-甲基-1-（1-甲乙基）双环（3,1,0）-2-己烯、6,6′-二甲基-2-甲烯基双环（3,1,0）庚烷、1-甲基-4-（1-甲乙基）-1,3-环己二烯、桉树脑、1-甲基-4-（1-甲乙基）-1,4-环己二烯、3,7,7-三甲基双环（4,1,0）-2-庚烯、1-甲氧基-4-（1-丙烯基）苯、1-甲基-3-（1-甲乙基）环己烯、1-甲氧基-4-（2-丙烯基）苯、1-甲烯基-4-（1-甲乙基）环己烷、6-甲基-6-乙基-1-（1-甲乙基）-3-（1-甲乙基二烯）环己烯、4-甲基-1-甲烯基-7-（1-甲乙基二烯）十氢萘、1,2,4,5,8,8α-六氢-4,7-二甲基-1-（1-甲乙基）萘、4-甲氧基吡啶及 1,2,3,4,4,9,10,10-八氢-1,1,4-三甲基-7-（1-甲乙基）菲等。

3. 双萜类 包括牡荆内酯、前牡荆内酯、蔓荆呋喃和前蔓荆呋喃。

4. 氨基酸 单叶蔓荆子中有天冬氨酸、丙氨酸、酪氨酸、苏氨酸、胱氨酸、苯丙氨酸、丝氨酸、缬氨酸、赖氨酸、谷氨酸、甲硫氨酸、色氨酸、脯氨酸、异亮氨酸、组氨酸、甘氨酸、亮氨酸、精氨酸、γ-氨基丁酸共 19 种氨基酸，其含有的脂肪酸有月桂酸、亚麻酸、肉豆蔻酸、花生酸、棕榈酸、十六碳烯酸、硬脂酸、山萮酸、油酸、亚油酸等。

5. 微量元素 包括锰、铁、铜、镍、锌、钴、锂、铬、钼、锶、铯、镉、铅，其中锰、铁、锌含量较高。

6. 其他 如对羟基苯甲酸、香草醛、香草酸、3-甲氧基-4-羟基肉桂醛。

【药理作用】

1. 抗肿瘤 分别取分选后的 $CD133^+$、$CD133^-$ 细胞及非分选细胞用 PBS 洗涤后，调整细胞密度至 $1 \times 10^5/mL$，分装于离心管中，藻红蛋白（PE）标记的抗人 CD133 抗体和 PE 标记的抗 IgG2b 同型对照抗体避光 4 ℃ 孵育 30 min，用流式细胞仪 Calibur 检测分析，每管计数 10 000 个细胞。再取 NCI-H446 细胞系非分选细胞，通过 0.25% 胰蛋白酶消化，同时取从 NCI-H446 细胞系分选得到的 $CD133^+$ 细胞，制备单细胞悬液。细胞以 2000/mL 密度接种于 6 孔超低黏附细胞培养板，用添加蔓荆子总黄酮（VFTF）（0.5、1.0、2.0 μg/mL）或 PI3K 特异性阻断剂（LY294002）（5.0、10.0、20.0 μmol/L）或两者联用的干细胞条件培养基培养 6 d 后，在显微镜下计数肿瘤细胞球的个数，并在倒置显微镜下获得照片。将分散得到的单个 $CD133^+$ 肺癌球形成细胞悬液稀释至细胞密度 500 个/mL，然后用每孔 2 μL 单细胞悬液接种超低黏附 96 孔细胞培养板，再加入 150 μL 干细胞条件培养基。标记每孔只有 1 个细胞的孔，并每天观察，共计 8 d。以 10% SDS-聚丙烯酰胺凝胶电泳分离提取的蛋白质，并转移至聚偏二氟乙烯膜（PVDF 膜）。该膜首先在 PBST 缓冲液中以脱脂牛奶 5% 进行封闭，为了进行探针检测，随后以标示的一抗孵育，轻微振动下，4 ℃ 条件下过夜。冲洗膜 4 次后，以适当的过氧化物酶标记的二抗孵育上述 PVDF 膜 1 h。以增强化学发光试剂盒对信号进行检测。实验结果表明，VFTF 抑制源自 NCI-H446 细胞系肺癌干细胞（LCSCs）自我更新能力的作用与其下调磷酸化蛋白激酶 B（p-Akt）蛋白表达和抑制细胞自我更新相关转录因子 Bmi-1 有关。

2. 解热 取体重为 230~260 g、体温波动不超过 0.5 ℃ 的雄性大鼠 70 只，实验前测正常体温两次，以平均值为该大鼠的基础体温，按基础体温随机分为 7 组。除正常对照组外，各组大鼠均于背部皮下注入 2, 4-二硝基苯酚溶液 30 mg/kg 致热。1 h 后测每只大鼠的肛温，为造模后的体温，同时各组大鼠灌胃相应药物或生理盐水 1 mL/100 g，于药后 1、2、3、4 h 各测肛温一次，所测体温与基础体温的差值（温差）为体温上升的度数，计算各组大鼠在各时间点体温升高度数及温差。实验结果显示，蔓荆子生品及炮制品均有明显的解热作用，以微炒品的解热作用最强。

3. 镇痛 将体重为 18~22 g 小鼠 50 只，雌雄兼有，随机分为 5 组，分别以生理盐水、蔓荆子生品水煎液、炒黄品水煎液、酒炒品水煎液、0.025 g/mL 阿司匹林灌胃，30 min 后，采用醋酸扭体法，各鼠均腹腔注射 0.6% 醋酸 0.2 mL，观察小鼠出现扭体反应的时间。实验结果显示，蔓荆子生品镇痛作用强，炒制后其镇痛效果降低，酒制也未增加其镇痛作用。取其镇痛作用时，建议蔓荆子生用较好。

【毒理研究】 蔓荆子的毒性很小，水煎液小鼠灌胃 270 g/kg，腹腔注射 90 g/kg，全部存活，此剂量相当于临床中药用量 0.3 g/kg 的 900 倍和 300 倍。醇提取物小鼠灌胃 90 g/kg，腹腔注射 60 g/kg，全部存活，此剂量相当于临床中药口服用量 0.3 g/kg 的 300 倍和 200 倍。小鼠的口服 LD_{50} 为 627.78 g/kg，说明毒性很小。

【临床应用】

1. 临床配伍

（1）风寒侵目，肿痛出泪，涩胀羞明：蔓荆子三钱，荆芥、白蒺藜各二钱，柴胡、防风各一钱，甘草五分。水煎服。（《本草汇言》）

（2）头面风，皮肤不仁，头疼心闷，四肢不利：蔓荆子三分，防风（去芦头）半两，枳壳（麸炒微黄，去瓤）三分，山茱萸半两，麻黄三分（去根节），旋覆花三分，甘菊花三两，川芎三分，莽草（微炙）三分，甘草（炙微赤，锉）半两，羚羊角屑三分。上为粗散，每服三钱，以水一中盏，入生姜半分，煎至六分，去滓温服，不拘时候。（《太平圣惠方》）

（3）妊娠卒小便不通：蔓荆子（二两）上捣细罗为散。每服不计时候。煎葱白汤调下一钱。（《普济方》）

（4）中耳炎：单叶蔓荆、十大功劳（十大功劳叶）各 15 g，苍耳子 9 g。水煎服。（《福建药物志》）

（5）须鬓发秃落不生：蔓荆子二两，附子（去皮脐生用）二两。上件药，捣细罗为散，以酒五升令和，于瓷器中密封，二十日药成。用时先以乌鸡脂涂之，后取药汁梳须发，十日后良。（《太平圣惠方》）

（6）高血压头晕病：蔓荆子 9 g，野菊花、钩藤、草决明（决明子）各 12 g。水煎服。（《湖南药物志》）

2. 现代临床

（1）偏头痛：治疗组 120 例，其中，住院 57 例，门诊 63 例；男 42 例，女 78 例；年龄 17~68 岁，平均 38.2 岁；病程 2 h 至 3 年，平均 7 个月。中医辨证分型依据《中医病症诊断疗效标准》。风阳上扰型 26 例，表现为头痛目眩、心烦易怒、夜眠不宁、面红口苦、舌红、苔黄、脉弦有力；痰浊上蒙型 37 例，表现为头痛昏蒙、胸闷作恶、呕吐痰涎、苔白腻、脉弦滑；气血亏虚型 27 例，表现为头晕目眩、面色苍白、神疲乏力、心悸不宁、舌淡苔薄白、脉细弱；气血瘀滞型 30 例，表现为头痛经久不愈、痛如锥刺、痛处固定不移、舌质紫、苔薄白、脉细或细涩。对照组 60 例，其中住院 28 例，门诊 32 例；男 21 例，女 39 例；年龄 18~67 岁，平均 38.7 岁，病程 2 h 至 3 年，平均 6.8 个月。风阳上扰型 12 例，痰浊上蒙型 19 例，气血亏虚型 11 例，气血瘀滞型 18 例。治疗方法：治疗组用自拟蔓荆子头风汤为主，结合辨证和症状表现加味治疗。药物组成：蔓荆子 15 g、菊花 15 g、钩藤 15 g、薄荷 6 g、川芎 10 g、白芷 10 g、白蒺藜 15 g、细辛 3 g、防风 15 g、僵蚕 10 g。恶心、呕吐者加旋覆花 10 g、代赭石 20 g；痰浊重者加法半夏 10 g、陈皮 10 g；血瘀者加红花 12 g、桃仁 12 g；有心烦者加栀子 10 g、豆豉 10 g；自汗恶风者加生黄芪 20 g、羌活 10 g；兼气虚者去薄荷，加党参 20 g；耳鸣、耳聋者加蝉蜕 6 g。水煎 2 次，取汁 300 mL，早、晚 2 次口服，10 d 为 1 个疗程。对照组用盐酸川芎嗪注射液 200 mL 静脉滴注，每日 1 次，10 d 为 1 个疗程。两组患者均配合野木瓜注射液 4 mL，风池穴注射，隔日 1 次。疗效评定标准如下，治愈：头痛终止，症状消失。好转：头痛发作程度明显减轻，频率减少；其他症状好转。未愈：症状、体征无改变。治疗结果：治疗组 120 例，治愈 92 例，好转 26 例，未愈 2 例，总有效率 98.3%；对照组 60 例，治愈 37 例，好转 16 例，未愈 7 例，总有效率 88.3%。治疗组总有效率明显高于对照组。治疗组复发 10 例（10.87%），对照组复发 12 例（32.43%），治疗组复发率明显降低。

（2）眶上神经痛：刺蒺藜 15 g，丹参、蔓荆子各 12 g，蝉蜕、川芎、黄柏、甘草各 6 g，细辛 3 g，治疗眶上神经痛。日服 1 剂，7 d 痊愈，随访半年无复发。

（3）三叉神经痛：采用蔓荆子治疗头痛时，发现本品对三叉神经痛有效。用蔓荆子 60 g，白酒 500 mL，将蔓荆子炒至焦黄，轧为粗末，入酒内浸泡 3~7 d（夏季泡 3 d，冬季泡 7 d），兑凉开水适量，取汁 700 mL，每次服 50 mL，每日 2 次，7 d 为 1 个疗程。共治疗 42 例，男 15 例，女 27 例。治疗 7 d 痊愈者 31 例，占 73.8%。

（4）神经根型颈椎病眩晕：治疗头痛、眩晕分虚实两类。如属实证者，用蔓荆子 50 g、白芷 10 g、川芎 3 g、荆芥 10 g、黄芩 15 g；如属虚证者，用蔓荆子 40 g、防风 5 g、黄芪 15 g、苍术 10 g、山茱萸 15 g、山药 20 g、白豆蔻 3 g。方中蔓荆子需打碎或研碎，生用或微火炒均可用之。

（5）急性乳腺炎：蔓荆子 200~300 g，炒黄后研末，酒调成糊状，将药敷于患处，大青叶覆盖，再盖上纱布，外以胶布固定，12 h 更换 1 次。治疗初中期急性乳腺炎 19 例，疗效满意。

（6）鼻炎：佩兰、蔓荆子、苍耳子、芦根各 10 g，石菖蒲、薄荷各 6 g，鱼腥草 12 g。治疗 50 例，总有效率达 85%。

（7）老年性白内障：药用蔓荆子配伍猪肉可治疗老年性白内障，用蔓荆子 5 g、猪肉 50 g，蔓荆子研粉，猪肉剁细。蔓荆子粉与猪肉拌匀、炖熟，一次服完，每日 1 次，一般服 2~3 d 可见效，疗效可靠。

【综合利用】　蔓荆果实蔓荆子作为中药经典品种应用较广，以往野生资源紧张，价格较高，随着人工种植的推广，价格下降。但远期来看，随着蔓荆子深加工产业的发展，价格肯定有所回升，栽培蔓荆经济效益仍很可观。同时，蔓荆作为优良的园林绿化、防风固沙、改良土壤的物种，具有较高的开发价值。

■参考文献

[1] 刘红燕，彭艳丽，万鹏．蔓荆子本草学考证 [J]．山东中医杂志，2006，25（2）：126-128.

[2] 谭业华，包建华，陈珍，等．中药材蔓荆子研究现状与展望 [J]．海南师范学院学报（自然科学版），2007，10（4）：361-364.

[3] 牟宗慧，彭艳丽，刘红燕，等．近 10 年蔓荆子的研究进展 [J]．食品与药品，2007，9（10）：57-59.

[4] 张志国，欧阳荣，杨广民，等．蔓荆子宜生用 [J]．中国中医药信息杂志，2000，7（9）：48-49.

[5] 赵利新．单叶蔓荆叶化学成分及蔓荆子的质量控制研究 [D]．济南：山东中医药大学，2013.

[6] 陈柳生，康大力．蔓荆子中化学成分的研究 [J]．海峡药学，2008，20（7）：90-92.

[7] 王冬，李秋红，周凯．蔓荆子的化学、药理与炮制研究进展 [J]．中医药学报，2008，36（1）：69-71.

[8] 盛习锋，陈蓉．蔓荆子化学成分及药理活性的研究进展 [J]．湖南中医杂志，2007，23（3）：107-108.

[9] 官扬，胡慧明，潘婷，等．蔓荆子的药理作用及其临床应用研究进展 [J]．江西中医药，2013，44（4）：72-73.

[10] 隋在云，王爱洁．蔓荆子解热作用的实验研究 [J]．中药药理与临床，2007，23（5）：138-139.

[11] 龚拥军，王新军．蔓荆子镇痛作用的炮制方法探讨 [J]．中国现代药物应用，2012，6（4）：134-135.

[12] 曹晓诚，肖立红，肖荞，等．蔓荆子总黄酮抑制 NCI-H446 细胞系肺癌干细胞自我更新 [J]．中草药，2014，45（9）：1284-1287.

[13] 辛海量，秦路平，吴彩华，等．蔓荆的综合应用及开发前景和保护对策 [C] // 中国自然资源学会天然药物资源专业委员会．全国第六届天然药物资源学术研讨会论文集，2004.

[14] 邓毅．蔓荆子在耳鼻喉科应用体会 [J]．甘肃中医学院学报，1999，16（4）：41-42.

[15] 许贺先．蔓荆子头风汤治疗偏头痛临床疗效观察 [J]．中国民康医学，2007，19（20）：862-863.

酸 枣 仁

【道地沿革】 酸枣仁又称枣仁，酸枣核、山枣仁等。《神农本草经》载有 " 酸枣 " 一名，列为上品，曰：" 味酸，平。主心腹寒热，邪结气聚，四肢酸疼，湿痹。久服，安五脏，轻身、延年。" 由于其中未明言是果实还是种仁，故后世医家多有争论，入药有用果实者，也有单用种仁者。至隋唐前后，渐均改用种仁入药，且所论 "酸枣仁" 药性与《神农本草经》中 "酸枣" 药性基本相合。《药性论》言："酸枣仁主筋骨风，炒末作汤服之。"《新修本草》曰："《本经》唯用实，疗不得眠，不言用仁。今方用其仁，补中益气，坚筋大骨，助阴气，皆酸枣仁之功。"《日华子》云："酸枣仁治脐下满痛。"《本草汇言》谓："酸枣仁，均补五脏。" 陶弘景则根据自己的临床经验在《本草经集注》中提出质疑："东人乃啖之以醒睡，与此疗不得眠，正反矣。" 苏敬在《新修本草》中论道："今注陶云醒睡，而《经》云疗不得眠，盖其子肉味酸，食之使人不思睡，核中仁，服之疗不得眠。" 其中明确指出，陶弘景所述有 "醒睡" 之功的是酸枣的果肉，而《神农本草经》所载当为酸枣的种仁。结合《金匮要略》中的酸枣仁汤，

《雷公炮炙论》中酸枣仁的炮制方法等，也足以说明《神农本草经》所载之"酸枣"，即为后世之"酸枣仁"。我国汉代在河南曾置酸枣县（故址在延津县北），即因此地有酸枣山盛产酸枣而得名。《本草经集注》曰："今出东山间，云即是山枣树，子似武昌枣而味极酸。"《新修本草》云："此即枣实也，树大如大枣，实无常形，但大枣中味酸者是。"《开宝本草》谓："此乃棘实，更非他物。若谓是大枣味酸者，全非也。酸枣小而圆，其核中仁微扁；大枣仁大而长，不类也。"《本草图经》言："今近京及西北州郡皆有之，野生多在坡坂及城垒间。似枣木而皮细，其木心赤色，茎，叶俱青，花似枣花；八月结实，紫红色，似枣而圆小，味酸。"华北是其主产区。

【来源】　本品为鼠李科植物酸枣 Ziziphus jujuba Mill. var. spinosa（Bunge）Hu ex H. F. Chou 的干燥成熟种子。秋末冬初采收成熟果实，除去果肉和核壳，收集种子，晒干。

【原植物、生态环境、适宜区】　酸枣树属落叶灌木或小乔木，高 1～3 m，鼠李科枣属植物。老枝褐色，幼枝绿色；枝上有两种刺，一为针形刺，长约 2 cm，一为反曲刺，长约 5 mm。叶互生；叶柄极短；托叶细长，针状；叶片椭圆形至卵状披针形，长 2.5～5 cm，宽 1.2～3 cm，先端短尖而钝，基部偏斜，边缘有细锯齿，主脉 3 条。花 2～3 朵簇生叶腋，小形，黄绿色；花梗极短 1，萼片 5，卵状三角形；花瓣小，5 片，与萼互生；雄蕊 5，与花瓣对生，比花瓣稍长；花盘 10 浅裂；子房椭圆形，2 室，埋于花盘中，花柱短，柱头 2 裂。核果近球形，直径 1～1.4 cm，先端钝，熟时暗红色，有酸味。花期 4～5 月，果期 9～10 月。

酸枣喜欢温暖干燥的环境，耐碱、耐寒、耐旱、耐瘠薄，不耐涝，适应性强。一般在陡峭的山坡上比较常见，酸枣树根能不断分蘖，繁殖很快。

酸枣主产于河南、山东、河北，陕西、辽宁等地也产。以河北邢台为道地产区。

【生物学特点】

1. 栽培技术

（1）种子繁殖：9 月采收成熟果实，堆积，沤烂果肉，洗净。春播的种子须进行沙藏处理，在解冻后进行。秋播在 10 月中下旬进行。按行距 33 cm 开沟，深 7～10 cm，每隔 7～10 cm 播种 1 粒，覆土 2～3 cm，浇水保湿。育苗 1～2 年即可定植，按（2～3）m×1 m 开穴，穴深宽各 30 cm，每穴 1 株，培土一半时，边踩边提苗，再培土踩实、浇水。

（2）分株繁殖：在春季发芽前和秋季落叶后，将老珠根部发出的新株连根劈下栽种，方法同定植。

2. 田间管理　育苗田在苗出齐后进行浅锄松土除草，冬至前要进行 2～3 次。苗高 6～10 cm 时每 1 hm² 追施硫酸铵 225 kg，苗高 30 cm 时每 1 hm² 追施过磷酸钙 180～225 kg。为提高酸枣坐果率，春季须进行合理的整形修剪，或进行树形改造，把主干 1 m 以上的部位锯去，使抽生多个侧枝，形成树冠；也可进行环状剥皮，在盛花期，离地面 10 cm 高的主干上环切一圈，深达木质部，隔 0.5～0.6 cm 再环切一圈，剥去两圈间树皮即可，20 d 左右伤口开始愈合，1 个月后伤口愈合面在 70% 以上。

3. 病虫害防治　虫害有黄刺蛾，幼虫期可喷青虫菌粉 500 倍液。也可使用无公害的生物制剂或具有杀菌灭虫功效的植物制剂来达到防治病虫害的目的。

【采收加工】 采摘后，将鲜枣晒至半干，再放到水池里泡4~5 d，直至果肉稀松，去掉果肉，取出枣核。然后，将枣核晒干放到专用石磨上去磨（此磨齿大、沟深），磨完后用筛子筛出种仁和碎皮，然后放入水缸内淘洗，之后用笊篱随搅随把种仁捞出来，晒干即可。

冬末春初将酸枣冷冻，选择干燥天气，在日出前或日落后将已冻干的酸枣用石碾碾去果肉，吹干，过筛，去其枣肉，然后再碾第二遍，如此反复多次，直至核上大部分的枣肉除去为止。

将果实浸泡1 d，搓去果肉，捞出。用石磨反复研磨，随时打扫过筛，然后放入水中，使碎枣核自然沉下，枣仁漂浮水面，及时捞出，晒至干燥。

采用水漂法取仁，不但容易使色变成乌暗，影响质量，而且还不容易保管，最好在过筛时用机械办法将仁拣出。这样可保持色泽鲜亮，也有利于保管。

【炮制储藏】

1. 炮制

（1）酸枣仁：除去残留核壳。用时捣碎。

（2）炒酸枣仁：取净酸枣仁，清炒法炒至鼓起，色微变深。用时捣碎。炒后增强养血安神作用。

（3）蜜酸枣仁：取净酸枣仁，照蜜炙法炒至不粘手。用时捣碎。蜜炙后增强益阴敛汗作用。

（4）焦酸枣仁：选用加工后的净酸枣仁饮片，置热锅内，用火（150~180 ℃）炒至酸枣仁鼓起，不断搅拌，待其表面呈焦褐色，并有种皮部分破裂时，取出，晾凉，筛除碎屑即得。

2. 储藏 本品受潮容易发霉、虫蛀。若温度高可使内部发热，导致变色，因此宜储于凉爽、干燥处。夏季要日晒或摊晾，以防生霉，如有碎粉和破瓣要筛除去，以免虫蛀。枣仁完整者，防虫性能稍好，破碎者越多，越容易生虫。如发现有生虫现象，可用硫黄熏，但不可久熏，否则使酸枣仁颜色变淡。如储存于密闭的木箱、铁箱或坛中进行保管则更安全。

【药材性状】 呈扁圆形或扁椭圆形，长5~9 mm，宽5~7 mm，厚约3 mm。表面紫红色或紫褐色，平滑有光泽，有的有裂纹。一面较平坦，中间有一条隆起的纵线纹；另一面稍突起。一端凹陷，可见线形种脐；另一端有细小突起的合点。种皮较脆，胚乳白色，子叶2，浅黄色，富油性。气微，味淡。

一般以粒大饱满，整齐，外皮紫红色、光滑油润，种仁黄白色，无杂质、核壳、虫蛀、霉变者为佳。

【质量检测】

1. 显微鉴别

（1）横切面：种皮最外为一列黄色或棕黄色的栅状细胞，长70~90 μm，壁厚，木化，靠外侧有一条明显的光辉带，角质层较厚（约5 μm）；营养层细胞颓废，棕色；最内一列细胞长方形或方形，垂周壁增厚。种脊维管束明显。胚乳细胞类多角形，具较多的糊粉粒及脂肪油。黏液层厚20~30 μm，子叶表皮细胞及其附近的薄壁细胞含草酸钙小簇晶，糊粉粒及脂肪油较多。

（2）粉末：棕红色。种皮栅状细胞棕红色，表面观多角形，直径约15 μm，壁厚，木化，胞腔小。种皮内种皮细胞棕黄色，表面观长方形或类方形，垂周壁连珠状增厚，木化。子叶表皮细胞含细小草酸钙簇晶及方晶。

2. 理化鉴别

（1）泡沫反应：取本品粉末1 g，加水10 mL，浸泡过夜；滤过，取滤液1 mL置试管中，激烈振摇，产生泡沫经久不消。

（2）荧光鉴别：取本品粉末1 g，加乙醇10 mL，回流提取1 h，滤过。滤液滴于滤纸上，置紫外光灯（365 nm）下观察，显黄色荧光；滴加1%三氯化铝乙醇液1滴，置紫外光灯（365 nm）下观察，显深黄色荧光。

（3）颜色反应：

1）取本品粗粉5 g加水50 mL，在60~70 ℃水浴上加热1 h，滤过，取滤液1 mL，加浓盐酸4~5滴，加热3 min，滤液显棕红色；另取上述滤液1 mL，加氢氧化钠试液4~5滴，滤液显黄色，在水浴上加热3 min不变色。

2）取本品粉末1 g，加水20 mL，加热微沸5 min，滤过。取滤液，加15 mL正丁醇分3次萃取，合并正丁醇萃取液。取萃取液5 mL，分别置蒸发皿中蒸干，残渣以1 mL冰醋酸溶解，溶液倾入试管中，沿管壁缓缓加入0.5 mL浓硫酸，在溶液界面上产生淡棕黄色环。

3）取本品粉末0.5 g，加5 mL乙醚，密塞；振摇10 min，滤过。取滤液挥尽乙醚，残渣加0.5 mL冰醋酸使溶解，再加1 mL浓硫酸，轻轻摇匀，结果酸枣仁液渐呈棕黄色。

4）取本品粉末0.5 g，加15 mL乙醇，回流20 min，滤过。取滤液0.5 mL，置试管中，先加10%香草醛无水乙醇溶液0.5 mL，再加72%硫酸溶液2 mL，摇匀，酸枣仁显混浊的黄棕色，久置显灰棕黄色。

（4）薄层色谱：取本品粉末1 g，加甲醇30 mL，加热回流1 h，滤过，滤液蒸干，残渣加甲醇0.5 mL使溶解，作为供试品溶液。另取酸枣仁皂苷A、B对照品，分别加甲醇制成每1 mL各含1 mg的混合液，作为对照品溶液。照薄层色谱法试验，吸取上述两种溶液各5 μL，分别点于同一硅胶G薄层板上，以水饱和的正丁醇为展开剂，展开，取出，晾干，喷以1%香草醛硫酸溶液，立即检视。供试品色谱中，在与对照品色谱相应的位置上，显相同颜色的斑点。

3. 含量测定

（1）薄层色谱-比色法测定白桦脂酸的含量：精密称取样品1 g，用二氯甲烷30 mL在恒温水浴62 ℃中加热回流提取45 min，60 ℃回收溶剂，残留物分次加无水乙醇溶解并转移至2 mL量瓶中，继续加至刻度摇匀。精密吸取此溶液5 μL点于硅胶H-CMCNa薄层上，以石油醚（60~90 ℃）-苯-乙酸乙酯-冰醋酸（10∶20∶6∶0.5）展开，5%磷钼酸乙醇液显色。定位画出白桦脂酸的斑点位置，刮下斑点，并在薄层上刮下与白桦脂酸斑点面积相当的空白硅胶做空白，精密加入10%香草醛的冰醋酸液0.2 mL和高氯酸 0.5 mL，80 ℃加热 5 min，冷却 5 min 后加 4 mL 冰醋酸，摇匀，同法测定空白。在 530 nm 处测吸收度，其线性范围为 10~25 µg。

（2）分光光度法测定酸枣仁中多糖含量：精密称取酸枣仁样品（自然干燥后粉碎，过 80 目筛，70 ℃干燥 24 h）1.0 g 左右，置索氏提取器中用石油醚（60~90 ℃）提取 2 h。将用滤纸包裹的残渣取出自然干燥后，用 80%乙醇提取 3 h，残渣干燥后连同滤纸加 100 mL 水煮提 3 次（30、15、15 min），滤过，合并滤液于 200 mL 量瓶中，残渣再用热水洗 3 次合并于滤液中，摇匀，放冷并加水至刻度为储备液。取此储备液 25 mL，加 10%醋酸铅 1.5 mL，摇匀，3000 r/min 离心 10 min，倾出上层液并转移到 50 mL 量瓶中，加水稀释至刻度，摇匀，作为样品溶液。取制备的样品溶液 2.0 mL，加苯酚 1.0 mL，摇匀，加 5.0 mL 浓硫酸放置 5 min，沸水浴 15 min，冷却至室温，倒入离心管 3000 r/min 离心 10 min，取上清液于 490 nm 处测定吸收度。

（3）红外光谱法测定酸枣仁中磷脂类成分的含量：准确称取酸枣仁粉 10 g，置色谱柱中，以 Folch 试剂恒速提取，得渗滤液 500 mL。渗滤液在氮气流中减压回收溶剂，水浴温度不超过 50 ℃；残余物以 Folch 试剂溶解，加入 5 倍量石油醚，混匀离心除去不溶物。上清液在氮气流中减压浓缩，用氯仿溶解并定容 10 mL。移 3.0 mL 提取液于装有 5 g 硅胶 G 的层析柱中，先以 50 mL 丙酮洗去油脂，后用 40 mL Folch 试液和 20 mL 甲醇洗尽磷脂。合并洗脱液，于 40 ℃通氮气吹干，残余物用氯仿溶解并转移定容于 1 mL 量瓶中。用注射器吸取约 0.3 mL 置 KBr 液体池中，参比光路中放一同样厚度的 KBr 池，以氯仿液做对照。将波长调至 1500 cm^{-1}；光透过率调至 80%；响应：快速；狭缝程序：常规；以扫描时间 7 min，绘制 1500~1800 cm^{-1}波数区的红外光谱图。测定 1040~1090 cm^{-1}的吸收度。磷脂类成分在 0.6~4.9 mg 范围内呈线性关系。

（4）HPLC 测定酸枣仁中磷脂酰胆碱的含量：将生药低温干燥后粉碎过 40 目筛，取约 5 g，精密称定。加 Folch 试剂 70 mL，称重，超声提取 1 h，称重并补足原体积。离心，精密吸取上清液 40 mL，通氮气减压回收溶剂，残渣以氯仿溶解并定容约至 5 mL，加入 5 倍量石油醚，离心，上清液按上法回收溶剂，残余物用氯仿溶解并定容。色谱条件：正己烷–异丙醇–醋酸盐缓冲液（7.7∶8∶1，pH 5.6）为流动相；流量 1 mL/min，硅胶色谱柱，室温下分析，检测波长 206 nm，灵敏度 0.05AUFS。

【商品规格】 干燥成熟的种子呈扁圆形或扁椭圆形，饱满，表面深红色或紫褐色，有光泽。断面内仁浅黄色，富油性，气微，味淡。

一等：核壳不超过 2%，碎仁不超过 5%，无黑仁、杂质、虫蛀、霉变。

二等：较瘦瘦，核壳不超过 5%，碎仁不超过 10%。

【性味归经】 味甘、酸，性平。归心、肝、胆经。

【功能主治】 养心补肝，安神，敛汗生津。主治心悸失眠、体虚多汗等证，是治疗心肝血虚之心悸、失眠的要药。

【用法用量】 内服：煎汤，9~15 g；研末吞服，1.5~2 g。本品炒后质脆易碎，便于煎出有效成分，可增强疗效。

【使用注意】 凡有实邪郁火及患有滑泄症者慎服。

【化学成分】

1. 皂苷类 酸枣仁皂苷是酸枣仁的主要成分,为三萜类化合物,包括白桦脂酸,白桦脂醇,酸枣仁皂苷 A、B、B_1、D、E,其皂苷由皂苷元和糖、糖醛酸或其他有机酸组成。酸枣仁皂苷 A 已研究具有协同戊巴比妥钠助眠,对中枢神经系统海马诱发兴奋有抑制作用。

2. 脂肪酸类 酸枣仁含有约 32% 的脂肪油,油中含 12 种主要脂肪酸,油酸、亚油酸含量最高,分别为 49.1%、26.0%,另外还含有少量的月桂酸、棕榈油酸、二十二碳酸、豆蔻酸、十五碳酸、十六烯酸、硬脂酸、花生烯酸、花生酸、木焦油酸。油的可皂化部分中检出 41 种成分,鉴定了 24 种,大部分为脂肪酸类,即己酸甲酯、庚酸甲酯、辛酸甲酯、壬酸甲酯、2,4-癸二烯酸、癸酸甲酯、十一烷酸甲酯、2-丁基-辛醇-1、豆蔻酸甲酯、十五烷酸甲酯、棕榈酸甲酯、十七烷酸甲酯、9,12-亚油酸甲酯、9-硬脂酸甲酯、硬脂酸甲酯、9,12,15-十八碳三烯酸甲酯、11-花生酸甲酯、二十三烷酸甲酯、木蜡酸甲酯、二十五烷酸甲酯、二十六烷酸甲酯。

3. 生物碱类 酸枣仁中分离得到酸枣宁 B、酸枣宁 D、酸枣宁 F、酸枣宁 G、酸枣内宁、鼠李宁、鼠李叶素等复杂环肽类生物碱。

4. 黄酮类 从酸枣仁中分离、鉴定的黄酮类化合物均属于黄酮碳苷类,黄酮类化合物是酸枣仁的主要药效成分之一。

5. 其他 酸枣仁还含挥发油、糖分、蛋白质、维生素 C、阿魏酸、苦味质、黏液质、植物甾醇、甲硫氨酸、缬氨酸、苏氨酸等人体必需氨基酸,以及铁、锰、锌、硒、钼、铜、镍等人体必需的微量元素。

【药理作用】

1. 抗肿瘤 通过 MTT 法检测细胞活性,观察不同质量浓度酸枣仁皂苷 A(jujuboside,JuA)对体外培养人肝细胞 LO2 、肝星状细胞 HSC-T6 和人肝癌细胞 SMMC-7721 的增殖抑制作用。在无菌条件下,取对数生长期 LO2、HSC-T6 和 SMMC-7721 细胞,2.5 g/L 胰酶消化,调整细胞密度为 $1×10^4$/mL,每孔 100 μL 接种于 96 孔板中,置 37 ℃、体积分数为 $5\%CO_2$ 的饱和湿度培养箱中培养。待细胞贴壁后(过夜),加入每孔 100 μL 不同质量浓度的酸枣仁皂苷 A,使终质量浓度分别为 80、40、20、10 和 5μg/mL。实验同时设阴性对照组,阴性对照组加入等体积细胞培养液,每组设 6 个复孔,培养 24、48 和 72 h后,每孔加入新鲜配制的 5 g/L 的 MTT 溶液 10 μL,继续培养 4 h,轻轻吸弃上清,每孔加二甲基亚砜(DMSO)150 μL,水平摇晃混匀,酶标仪于 490 nm 波长处测定吸光度,计算 JuA 对 3 种细胞生长的抑制率。实验结果表明,酸枣仁皂苷 A 具有潜在的抗肝脏肿瘤细胞作用,而对 LO2 和 HSC-T6 不具有毒性作用。

酸枣仁油对荷 S180 小鼠的胸腺指数、脾指数和抑瘤率的影响:探讨酸枣仁油对 S180 肉瘤的抑制作用。选择生长 6~7 d 的健康传代 S180 腹水型肉瘤小鼠,颈椎脱臼处死后乙醇消毒腹部,在无菌条件下,抽取腹水(乳白色)入试管内。用生理盐水进行稀释,将试管冷冻保存。取稀释后的混悬液 2 滴于小试管内,加生理盐水 18 滴,台盼蓝 2 滴,混悬,用细胞计数器计数,使得用于接种的混悬液活细胞数不得低于 $1×10^7$/mL。取小鼠 50 只,雌雄各半,用稀释后的腹水混悬液在无菌条件下,于小鼠左腋皮下注射，每鼠注射 0.2 mL。整个操作应在 60 min 内完成。接种 24 h 后，将荷 S180 小鼠雌雄各半随机分为 5 组：模型组，大豆调和油灌胃；酸枣仁油大、中、小剂量组，分别灌胃给予 15%、6% 和 2.5% 的酸枣仁油溶液；体积均为 0.2 mL/10 g；阳性对照组，环磷酰胺（CTX）腹腔注射给药 20 mg/kg。以上各组每日给药 1 次。空白对照组，10 只正常小鼠，正常喂养。连续给药 14 d，每隔 1 d 称量体重。第 14 天给药后，禁食 24 h 颈椎脱臼处死小鼠，立即剥离取出瘤块，剔除其他组织后称重，计算肿瘤抑制率。另取小鼠胸腺和脾，称重，分别计算胸腺指数和脾指数。实验结果显示，酸枣仁油对荷 S180 小鼠的实体瘤的生长具有一定的抑制作用，并能明显升高 S180 致瘤小鼠脾指数和胸腺指数。

2. 镇静、催眠　酸枣仁皂苷 A 和皂苷 B 对正常雌果蝇睡眠的影响：选择 7 日龄雌果蝇作为实验研究对象，分为空白组（KA、KB）、给药组（A、B），每组 32 只。果蝇在基础培养基中饲养 5 d 后，第 6 天中午，先将果蝇饥饿 4 h，于第 6 天晚将给药组（A）分别移入含酸枣仁皂苷 A（2 mg/mL）的含药培养基的检测管中，将给药组（B）移入含酸枣仁皂苷 B（1 mg/mL）的含药培养基的检测管中，空白组移入不含药物的液体培养基检测管中，四组均于第 6 天晚进入果蝇活动监测系统，适应 12 h，从第 7 天上午 7：00 至第 8 天上午 7：00，记录果蝇的自主活动情况并计算 24 h 睡眠总时间。酸枣仁皂苷 A 和皂苷 B 对光照睡眠剥夺果蝇睡眠的影响：选择 7 日龄雌果蝇作为实验研究对象，分为空白组（KA、KB）、给药组（A、B）、模型组（KAL、KBL）、模型给药组（AL、BL），每组 32 只。果蝇在基础培养基中饲养 5 d 后，第 6 天中午，先将果蝇饥饿 4 h，于第 6 天晚将给药组（A）和睡眠剥夺给药组（AL）分别移入含酸枣仁皂苷 A（2 mg/mL）的含药培养基的检测管中，将给药组（B）和睡眠剥夺给药组（BL）分别移入含酸枣仁皂苷 B（1 mg/mL）的含药培养基的检测管中，空白组和睡眠剥夺组移入不含药物的液体培养基检测管中，同时睡眠剥夺组和给药组置于光照培养箱中适应 12 h，第 7 天上午 7：00 开始监测，监测第 7 天上午 7：00 至第 8 天上午 7：00 果蝇的自主活动情况，并计算睡眠总时间。实验结果显示，酸枣仁皂苷 A、B 对睡眠剥夺雌果蝇的睡眠有一定改善作用。酸枣仁皂苷 A 主要影响雌果蝇夜晚自主活动，皂苷 B 主要改善雌果蝇的白天睡眠。

取 SPF 级 Wistar 大鼠，雌雄各半，腹腔注射 PCPA（350 mg/kg），每日 1 次，连续 2 d。动物出现昼夜节律消失，白天也活动不停，表明模型复制成功。取造模成功大鼠 60 只，随机均分成模型组、阳性对照组（地西泮 1.05×10^3 mg/kg）及酸枣仁-五味子药对醇水双提物低（2.75 g 生药/kg）、中（5.50 g 生药/kg）、高（11.00 g 生药/kg）剂量组，另取未造模大鼠 12 只作为正常对照组。每日灌胃给药 1 次，连续 7 d。末次给药 1 h 后，将大鼠麻醉处死，迅速取出下丘脑，用 10% 福尔马林固定，常规取材、脱水、石蜡包埋。切片经 HE 染色，光镜下观察大鼠下丘脑组织形态学变化并摄片。采用 ELISA 法检测 γ-氨基丁酸（GABA）和谷氨酸（Glu），按试剂盒说明书上操作。采用柠檬酸钠缓冲液热抗原修复，S-P 法免疫组织化学染色，用 DAB/H_2O_2 显色，苏木精复染。具体操作按试剂盒说明书，用已知阳性切片作为阳性对照，用 PBS 代替一抗作为阴性对照。后将切片放入显微镜图像采集系统进行图像采集，并用 Image-pro Plus

Version 5.1 软件分析阳性细胞表达的积分光密度（IOD）。实验结果显示，酸枣仁-五味子药对具有较好的镇静催眠作用，其作用机制可能与调节下丘脑内氨基酸类神经递质的含量有关。

取大鼠用 350 mg/kg PCPA 对大鼠进行腹腔注射，每日 1 次，连续给药 2 d，动物出现昼夜节律消失，白天也活动不停，表明模型复制成功。取造模成功大鼠 40 只，随机均分成模型组，酸枣仁-五味子醇水双提物低（2.75 g 生药/kg）、中（5.50 g 生药/kg）、高剂量组（11.00 g 生药/kg），安定组（1.05×10⁻³ g/kg），另取未造模大鼠 8 只（等容量蒸馏水）作为正常组，每日灌胃给药 1 次，连续 7 d。末次给药 4 h 后，将大鼠麻醉处死，迅速取出大脑，用冰生理盐水洗净血液，置于冰冷的平皿上分离下丘脑。取下丘脑少许用冰冷蒸馏水冲洗后加入预冷的生理盐水，在冰水中制成 10% 的匀浆，4 ℃ 5000 r/min 离心 10 min，提取上清液，采用 ELISA 法进行 5-羟色胺（5-HT）、多巴胺（DA）、去甲肾上腺素（NE）、白介素-1β（IL-1β）含量的测定。实验结果显示，酸枣仁-五味子药对醇水双提物具有一定镇静催眠作用。

取昆明种小鼠 48 只，随机分为蒸馏水阴性对照组（A），黄酒阳性对照组（B），褪黑素水溶液组（取褪黑素 4 片，3 mg/片，加水定容到 50 mL，配制成 0.24 mg/mL 褪黑素水溶液，C），酸枣仁酒大（D）、小（E）剂量组（将酸枣仁皂苷乙醇提取物溶于黄酒配成 400、200 mg/kg 酸枣仁皂苷酒溶液），酸枣仁皂苷水煎液组（将酸枣仁皂苷浓缩水煎液配制成至相当于药粉浓度为 2 g/mL 的溶液，F），每组 8 只。实验组分别给予相应药品、阴性和阳性对照组给予等量的蒸馏水和等量的黄酒溶液，灌胃量为 0.2 mL/10 g。对小鼠自主活动的影响：各组每日上午 9：00~10：00 灌胃给药 1 次，连续 5 d，并在末次灌胃前禁食 24 h。末次给药 45 min 后，将小鼠置于纸箱内，使其适应 5 min 后，记录 5 min 内活动次数（测定小鼠走动时间及双前肢向上抬举次数）。如实验组小鼠走动时间和双上肢抬举次数减少并与阴性对照组有显著性差异，即判定该项试验结果为阳性。直接睡眠试验：各组每日上午 9：00~10：00 灌胃给药 1 次，连续 10 d，末次样品给药后观察小鼠的睡眠情况。睡眠以翻正反射消失为判断指标，当小鼠置于背卧位时，能立即翻正身位，如超过 60 s 不能翻正者，即认为翻正反射消失，进入睡眠，从翻正反射消失至翻正反射恢复的时间为小鼠睡眠时间，观察各组小鼠的睡眠发生率、入睡动物数及睡眠时间。如试验组入睡动物数及睡眠时间增加并与阴性对照组有显著性差异，即判定该项试验结果为阳性。延长戊巴比妥钠睡眠时间试验：在末次样品给药 20 min 后，各组小鼠按 50 mg/kg 剂量腹腔注射戊巴比妥钠，注射量为 0.2 mL/20 g。以小鼠的翻正反射消失为睡眠判断指标，观察小鼠对戊巴比妥钠诱导小鼠睡眠时间延长的影响。如实验组小鼠的睡眠时间比阴性对照组延长并有统计学意义，即判定该项试验结果为阳性。戊巴比妥钠阈下剂量催眠试验：在末次样品给药 20 min 后，各组小鼠按 45 mg/kg 剂量腹腔注射巴比妥钠。观察 30 min 内小鼠的睡眠情况，以翻正反射消失达 60 s 以上为入睡判断标准，记录各组的入睡的小鼠个数，计算入睡小鼠发生率。如实验组入睡小鼠发生率高于阴性对照组并有统计学意义，即判定该项试验结果为阳性。实验结果显示，酸枣仁皂苷具有镇静催眠作用。

直接睡眠实验：昆明种小鼠 40 只，雌雄各半，体重 20~25 g，随机分为 4 组。适应性喂养 3 d，于实验第 4 天给药。空白对照组：灌服蒸馏水 0.4 mL；阳性对照组：灌服地西泮 1 mg/kg；低剂量组：酸枣仁提取物 8 g/kg；高剂量组：酸枣仁提取物 16 g/kg。每日 1 次，连续给药 7 d。观察末次给药后 2 h 内各组小鼠入睡数。小鼠置于背卧位时，如超过 30~60 s 不能翻正者即为进入睡眠。失望行为影响实验：取昆明种小鼠 40 只，末次给药 60 min 后，用胶带将鼠尾在距尾尖 2 cm 处粘在台架边缘，使小鼠头向下悬挂。小鼠活动时不记录，出现不动时开动秒表，观察 6 min，记录后 4 min 内小鼠不动的时间。延长戊巴比妥钠小鼠睡眠时间实验：取昆明种小鼠 40 只，按照上述分组方法和给药剂量进行实验。末次给药 60 min 后，给各组小鼠腹腔注射戊巴比妥钠，以翻正反射消失为指标，观察受试药物能否延长戊巴比妥钠的睡眠时间。实验结果显示，酸枣仁提取物对小鼠具有一定的催眠作用。

3. 改善学习记忆 通过腹腔注射东莨菪碱（1.5 mg/kg）制作记忆获得障碍模型，第 12 天乙醇灌胃（35%，10 mL/kg）制作记忆再现障碍模型。采用避暗法和迷津法，观察酸枣仁黄酮与吡拉西坦对记忆障碍小鼠学习记忆能力的改善作用。取体质量（19.4±1.2）g，雌雄各半，随机分为正常组、模型组、吡拉西坦组（1.52 g/kg）和酸枣仁黄酮低（0.1 g/kg）、中（0.2 g/kg）、高（0.4 g/kg）剂量组，每组 12 只。各组均灌胃给药，容量为 20 mL/kg，正常组和模型组给予等容量生理盐水，每日 1 次，连续 12 d。于第 11 天给药后 1 h 开始训练。训练前 10 min，正常组腹腔注射等容量生理盐水，其余各组小鼠均腹腔注射氢溴酸东莨菪碱（1.5 mg/kg）造成动物记忆获得障碍模型和训练前 15 min 灌胃 35%乙醇（10 mL/kg）造成动物记忆再现障碍模型。迷津法：训练时先将小鼠放入起步区适应 2 min，然后通电（40 V），动物受到电击后直接逃至安全区为正确反应，逃至电击区为错误反应。如此训练 15 次，记录正确反应与错误反应次数。24 h 后进行测试，观察指标及方法同训练时。避暗法：训练时先将小鼠放入避暗箱明室内，小鼠进入暗室受到电击后逃至明室，此后会再次进入暗室。适应 3 min 后，将小鼠背向暗室放入明室，同时计时，小鼠进入暗室受到电击视为错误反应。训练 5 min，记录小鼠自放入明室至首次进入暗室的时间（潜伏期）、5 min 内错误次数及累加遭受电击的时间（错误反应时间）作为学习成绩。24 h 后进行测试，将小鼠背向暗室放入明室，同时计时，方法同训练时，记录上述指标作为记忆成绩。实验结果显示，酸枣仁黄酮能改善小鼠学习记忆能力。

采用改良多平台睡眠剥夺法（MMPM 法）进行 24 h 睡眠剥夺，之后分别进行水迷宫实验、避暗实验、跳台实验。观察其已获得的学习记忆能力的变化情况，探讨不同剂量酸枣仁加锌合剂对睡眠剥夺小鼠学习记忆能力的影响。取健康昆明种小鼠 80 只经筛选后（通过各项学习测试获得学习能力者），选出 50 只，雌性各半，体重 18~22 g，随机分成空白组（清水灌胃，正常喂养）、模型组（造睡眠剥夺模型，清水灌胃）、阳性组造睡眠剥夺模型、葡萄糖酸灌胃、低剂量组（造睡眠剥夺模型，酸枣仁加锌合剂灌胃，按人鼠比例换算 0.1 mL/10 g 给药）、高剂量组（造睡眠剥夺模型，酸枣仁加锌合剂灌胃，按人鼠比例换算 0.2 mL/10 g 给药），每组 10 只。灌胃时间为分组结束后、睡眠剥夺前，共给药 5 d，5 d 后开始进入 24 h 睡眠剥夺。采用 MMPM 法，在标准大鼠笼内倒入清水，水位平铺布满笼底，在笼底黏附 10 根直径 2 cm 的方形木框。每笼 10

只小鼠，当小鼠进入睡眠状态后会从木桩上掉落，因触水而达到觉醒，进而完成睡眠剥夺造模。水温控制在 22~23 ℃，每天持续日光灯照射，持续 24 h。①壁暗实验：利用鼠类的嗜暗习性而设计。记录反射建立过程中的主动回避反映指标来反映实验动物的学习、记忆能力的变化。5 min 内观察指标潜伏期。②跳台实验：在一个底面可以通电的反射箱内放置一个绝缘的跳台，当动物在训练中受到电击时，可以跳上跳台逃避电击，通过测试动物在平台上的潜伏期测试记忆，从而反映实验动物学习、记忆能力的变化。5 min 内观察潜伏期。③水迷宫实验（MWM）：主要用于测试实验动物对空间位置感和方向感（空间定位）的学习记忆能力。观察指标包括潜伏期、总距离、平均速度、朝向角。实验结果显示，酸枣仁加锌合剂可有效地改善睡眠剥夺状态，提高或维持小鼠的学习记忆能力。

4. 保护肾　取雄性 Wistar 大鼠 50 只，一次腹腔注射链脲佐菌素（STZ）60 mg/kg 制备糖尿病大鼠模型，正常对照组（NC 组，$n=6$）大鼠腹腔注射等容积的磷酸盐缓冲液。72 h 后取大鼠尾血，测空腹血糖。血糖值高于 16.7 mmol/L 并出现"三多一少"症状，即多饮、多尿、多食、体重减轻者纳入试验。成模大鼠按体重、血糖值随机分为糖尿病模型组（DM 组，$n=8$）及酸枣仁黄酮低（FL 组，$n=8$）、高剂量组（FH 组，$n=8$）。FL、FH 组大鼠于每天下午天黑前灌胃给予酸枣仁黄酮混悬液 [6.4、12.8 mg/（kg·d）]，连续 28 d。DM、NC 组大鼠灌胃给予等容积蒸馏水。每周称体重，并按体重调整给药量，保持垫料干燥，常规饲养。药物干预 28 d 后，采用代谢笼收集大鼠 24 h 尿标本。大鼠称重后，用浓度 10% 水合氯醛（3 mL/kg）麻醉，腹主动脉取血，4 ℃ 静置过夜，离心，分离血清，用于检测血生化指标。剖取双侧肾，去包膜，右肾称重后取部分皮质，冰盐水制成 10% 匀浆，用于检测肾组织氧化应激指标。左肾纵向对半剖开，置入浓度 10% 中性甲醛溶液中固定，乙醇梯度脱水，石蜡包埋，供形态学观察及 TUNEL 检测。实验结果显示，酸枣仁黄酮可通过抑制肾组织氧化应激及肾细胞凋亡而发挥肾保护作用。

5. 抗氧化　取 60 只 25~30 g 健康昆明种成年小鼠，常规饲养，自由饮水，适应环境 5 d 后，随机分成空白对照组（10 只）和实验组（50 只）。实验组动物用 D-半乳糖 100 mg/kg 腹腔注射造模，注射量为 0.1 mL/10 g，每日 1 次，连续造模 6 周，取血测丙二醛（MDA），按 MDA 水平随机分为 5 组：高、中、低 3 个剂量组分别以 500 mg/kg（高剂量组）、250 mg/kg（中剂量组）、100 mg/kg（低剂量组）的剂量，灌胃给予不同浓度的枣仁油溶液，每日 1 次，每次 0.4 mL；模型对照组给予同体积的生理盐水；阳性对照组按 5 mg/kg 的剂量，给予 0.4 mL 维生素 C 溶液。同时，各组均继续给予相同剂量的 D-半乳糖腹腔注射，连续进行 15 d。实验第 15 天，空腹过夜后处理小鼠取材，眼眶采血，低温离心分离血清（4 ℃，3000 r/min，10 min），−20 ℃ 保存，测定 MDA 含量及谷胱甘肽过氧化物酶（GSH-Px）活力。实验结果显示，酸枣仁油可以显著降低 D-半乳糖氧化模型小鼠血、肝脏中的 MDA 含量，显著提高 GSH-Px 活力，说明酸枣仁油具有较好的体内抗氧化作用。

6. 抗抑郁　取小鼠 60 只，随机分为 5 组，每组 12 只，分别为空白对照组、盐酸氯米帕明组及酸枣仁总皂苷低、中、高剂量组。盐酸氯米帕明剂量为 25 mg/kg；酸枣仁总皂苷粉末（含量为 53.75%）低、中、高剂量分别为 50、100、200 mg/kg；空白对照组灌服同体积的 2% 吐温 80 溶液，连续灌胃 7 d，每日 1 次。于末次给药后 1 h 进行小鼠强迫游泳实验，将单个小鼠放入水深 10 cm 烧杯（直径 13 cm，高 19.5 cm）中，水温（25±2）℃。观察 6 min，记录后 4 min 小鼠游泳的不动时间（指小鼠在水中停止挣扎，或显漂浮状态，仅有微小的肢体运动以保持头部浮在水面）。实验结束将小鼠放在取暖设备下，使小鼠皮毛干燥后，放回笼内。强迫游泳实验小鼠饲养 3 d，每日灌胃给药 1 次，末次给药后 1 h，将单个小鼠尾端（在距尾 2 cm 处）用胶布粘在木棒上部，使其呈倒挂状态，头部离台面 15 cm，中间以挡板隔离小鼠视线。小鼠为了克服不正常体位而挣扎活动，但活动一段时间出现间断性不动，显示绝望状态。观察 6 min，记录后 4 min 内小鼠不动时间为绝望时间。实验结果显示，酸枣仁总皂苷具有一定的抗抑郁作用。

小鼠悬尾和空场实验：取小鼠 50 只，随机分为 5 组，每组 10 只，分别为空白对照组、盐酸氯米帕明组及酸枣仁总生物碱低、中、高剂量组。盐酸氯米帕明剂量为 20 mg/kg；酸枣仁总生物碱低、中、高剂量分别为 5、10、20 mg/kg；空白对照组灌服同体积的生理盐水，连续灌胃 14 d。于末次给药后 1 h，将小鼠尾部 1~2 cm 处的部分贴在一水平木棍上，使动物呈倒挂状态，其头部离台面约 20 cm，悬挂两侧用板隔开动物视线。观察 6 min，并记录后 4 min 内小鼠的不动（小鼠在空中停止挣扎，或仅有细小的肢体运动）时间为失望时间。空场实验由一个圆形的基座组成（直径 80 cm、高 20 cm），基座底部半径 14、28、42 cm 处有 3 个同心圆，并被分为 42 个单位，不以墙壁隔开。将小鼠单独放入圆心区域使其自由探索，记录其 3 min 中内穿越、站立或修饰（两前肢离地 1 cm 以上）的次数。每只小鼠实验后应用清洁剂将装置清洁干净。每只小鼠只进行一次实验。拮抗利舍平诱导体温下降实验：小鼠 60 只，随机分为 6 组，每组 10 只，分别为空白对照组，利舍平模型组，酸枣仁总生物碱低、中、高剂量+利舍平组，盐酸氯米帕明+利舍平组，后 4 组给予盐酸氯米帕明剂量为 20 mg/kg；酸枣仁总生物碱低、中、高剂量分别为 5、10、20 mg/kg；空白对照组灌服同体积的生理盐水，连续灌胃 14 d。体温测定采用数字式电子体温计。事先用少许硅油涂擦电子体温计，使之润滑，将体温计探头轻轻插入小鼠肛门 1~2 cm，当温度显示稳定后记录读数，作为基础体温。之后灌胃给予相应药物，末次给药 1 h 后，除空白对照组外均腹腔注射利舍平 2.5 mg/kg，空白对照组注射等体积生理盐水，然后分别在 1、4 h 后测定体温，以体温降低值作为指标，进行统计分析。实验结果表明，酸枣仁总生物碱具有一定的抗小鼠实验性抑郁作用。

【毒理研究】

1. 一般毒性 小鼠腹腔注射酸枣仁水煎剂的 LD_{50} 为（14.3 ± 2.0）g/kg。酸枣仁油 15、30、60 mL/kg 给小鼠灌胃 1 次，酸枣仁油 10、20、40 mL/kg 给大鼠灌胃 1 次，酸枣仁油 10、20 mL/kg 给小鼠皮下注射，观察 7 d，未发现明显病变和差异。酸枣仁油 2、5、10 mL/kg 灌胃，连续 90 d，动物行为活动、大小粪便、毛发光泽、血液学检查、血液生化指标及各个脏器均未见异常。酸枣仁油每天给豚鼠背部完整或破损皮肤及兔眼睛、阴道局部应用，连续 7 d，皆未发现明显刺激反应；给豚鼠皮肤多次致敏接触及激发接触，皆未发现皮肤过敏反应。

2. 急性毒性　通过小鼠尾静脉注射不同剂量的酸枣仁醇提取物，连续观察 14 d，记录小鼠的急性毒性反应，并计算 LD_{50} 及 LD_{50} 95%可信限；小鼠灌胃给药，测定一次给予酸枣仁醇提取物的安全剂量。观察酸枣仁醇提取物的急性毒性反应。实验结果显示：静脉注射酸枣仁醇提取物后，部分小鼠出现中毒反应并死亡，测得 LD_{50} 为 27.5 g/kg，LD_{50} 95%可信限为 25.1~30.1 g/kg，死亡动物尸检，其主要脏器未见病理改变。14 d 后存活小鼠体重平均增加 20.4%，略高于生理盐水组（18.2%）。小鼠灌胃给药 340 g/kg（相当于成人一次用量的 326 倍）后，连续观察 14 d，小鼠全部存活，无明显毒性反应，小鼠体重平均增长 17.2%。

【临床应用】

1. 临床配伍

（1）虚劳虚烦，不得眠：酸枣仁二升，甘草一两，知母二两，茯苓二两，川芎二两。上五味，以水八升，煮酸枣仁得六升，纳诸药煮取三升，分温三服。（《金匮要略》酸枣仁汤）

（2）骨蒸，心烦不得眠卧：酸枣仁二两。以水二大盏半，研滤取汁，以米二合煮作粥，候临熟，入地黄汁一合，更微煮过，不计时候食之。（《太平圣惠方》酸枣仁粥）

（3）胆虚睡卧不安，心多惊悸：酸枣仁一两。炒熟令香，捣细罗为散。每服二钱，以竹叶汤调下，不拘时候。（《太平圣惠方》）

（4）心脏亏虚，神志不守，恐怖惊惕，常多恍惚，易于健忘，睡卧不宁，梦涉危险，一切心疾：酸枣仁（微炒，去皮）、人参各一两，辰砂（研细水飞）半两，乳香（以乳钵坐水盆中研）一分。上四味研末和匀，炼蜜丸如弹子大。每服一粒，温酒化下，枣汤亦得，空心临睡前服用。（《太平惠民和剂局方》宁志膏）

（5）胆风毒气，虚实不调，昏沉睡多：酸枣仁一钱（生用），全梃蜡茶二钱，以生姜汁涂炙，令微焦，捣罗为散。每服三钱，适量水煎煮。（《简要济众方》）

（6）睡中汗出：酸枣仁、人参、茯苓各等分。上为细末，每服二钱，米饮调下半盏。（《直指小儿方》）

（7）不射精症：酸枣仁 30 g，细茶末 60 g，共研细末。人参须 6 g，煎水送服药末，每次 6 g，每日 2 次。（《现代中药临床研讨》）

2. 现代临床

（1）失眠：选择 96 例患者，随机分为 2 组。治疗组 48 例，男 17 例，女 31 例；年龄 18~58 岁，平均（35.78 ± 5.56）岁；病程 1 个月~11 年，平均（1.93 ± 0.87）年；失眠程度：轻度 15 例，中度 20 例，重度 13 例；辨证分型：阴虚火旺 28 例，心脾两虚 12 例，心胆气虚 8 例。对照组 48 例，男 20 例，女 28 例；年龄 18~60 岁，平均（36.46 ± 6.27）岁；病程 3 个月~10 年，平均（2.13 ± 0.92）年；失眠程度：轻度 16 例，中度 21 例，重度 11 例；辨证分型：阴虚火旺 25 例，心脾两虚 13 例，心胆气虚 5 例。治疗方法：对照组予酸枣仁汤加减。药物组成：酸枣仁 15 g，茯神 12 g，知母 10 g，川芎 9 g，甘草 4 g。日 1 剂，水煎 2 次，取汁 400 mL，早、晚饭后各服用 200

mL。服药期间停用其他镇静安眠药物，忌浓茶、咖啡、辛辣刺激食物。治疗组在对照组治疗基础上加用电脑中频治疗仪，选取穴位：心俞、三阴交、神庭、内关（双侧）、申脉（双侧）、照海（双侧）为主穴，随症选用其他穴。局部常规消毒后，选用穴位中频电流每日1次。2组均7d为1个疗程，3个疗程后统计疗效。疗效标准根据《中药新药临床研究指导原则》进行疗效评定。治疗结果：治疗组48例，治愈28例，显效16例，有效11例，无效3例，总有效率93.84%；匹茨堡睡眠质量指数量表（PSQI）：治疗前13.80±2.90，治疗后4.20±2.17，对照组48例，治愈25例，显效5例，有效10例，无效8例，总有效率83.33%；PSQI：治疗前13.40±3.14，治疗后6.10±2.26。2组治疗后PSQI评分均较本组治疗前降低，且治疗组PSQI评分降低更明显。

临床主要表现：症见彻夜不寐，难以入睡，多梦易醒，头胀头昏，眩晕耳鸣，心烦急躁，思虑较多，视物模糊，或口干口渴，便秘，舌质暗红或舌红，舌苔少，脉细数。病例选择：采用随机数字表法将患者分为治疗组和对照组各30例。治疗组中男16例，女14例；年龄25~47岁，平均（36.15±9.03）岁；病程1~5年，平均（3.00±1.92）年。对照组中男13例，女17例；年龄26~48岁，平均（41.97±8.68）岁；病程1~5年，平均（3.00±1.85）年。治疗方法：治疗组予酸枣仁龙牡煎方治疗，处方：酸枣仁30g、龙骨（先煎）30g、牡蛎（先煎）30g、珍珠母30g、黄连片10g、牡丹皮10g、川芎10g、远志10g、合欢皮15g、夜交藤15g、北柴胡10g、郁金10g、知母10g、茯苓10g、甘草10g。每日1剂，水煎服，分下午、睡前两次服用。对照组予艾司唑仑片1mg，每晚1次，睡前30min口服。两组均治疗2周，治疗期间不合并使用其他安眠药、抗精神病药和抗抑郁药。治疗中注意睡眠宣教，消除患者对失眠的恐惧，避免情绪波动，鼓励患者进行适当的运动，改善体质，纠正不良睡眠习惯，睡前不饮用咖啡、酒、茶等刺激性饮料。疗效标准如下，临床痊愈：睡眠时间恢复正常或夜间睡眠时间在6h以上，睡眠深沉，醒后精力充沛；显效：睡眠明显好转，睡眠时间增加3h以上，睡眠深度增加；有效：临床症状减轻，睡眠时间较前增加不足3h；无效：治疗后失眠无明显改善，甚至加重。治疗结果：治疗组临床疗效总有效率为90.0%，明显高于对照组的73.33%。两组患者治疗后PSQI及睡眠状况自评量表（SRSS）评分均较治疗前明显降低，并且治疗组治疗后PSQI及SRSS评分低于对照组。两组治疗后睡眠效率较前明显上升，且治疗组睡眠率高于对照组。

（2）神经衰弱：200例患者中，男60例，女140例，年龄最大65岁，最小17岁，病程6个月以内120例，6个月至1年50例，1年以上30例。治疗方法：给予自制的酸枣仁丸口服治疗。药物组成：酸枣仁30g，茯神20g，党参10g，白术15g，白芍、当归、合欢皮各15g，夜交藤20g，陈皮、甘草各6g，龙骨、牡蛎各30g。制作成浓缩丸，每次服9粒（每9粒相当于原生药3.2g），每日3次，温开水送服。口服丸剂的同时，将原服的西药量递减1/3，10d为1个疗程。疗效标准如下，痊愈：患者睡眠正常，白天精力充沛，无任何不适；显效：睡眠明显改善，白天无不适感；有效：睡眠明显改善，白天有轻度不适；无效：需服抗焦虑药维持睡眠，白天明显不适，工作和学习效率低。治疗结果：经1个疗程治疗，痊愈70例，显效90例；经2个疗程治疗，痊愈146例，占73%，显效42例，占21%，有效8例，占4%，无效4例，占2%。

（3）甲状腺功能亢进症：选择甲状腺功能亢进症患者 100 例，按照随机平行分组法分为治疗组与对照组各 50 例。治疗组中，男 17 例，女 33 例；年龄 23～63（34.7±4.5）岁；病程 3 个月～7（3.5±1.4）年；病情分级：轻度者 17 例，中度者 21 例，重度者 12 例。对照组中，男 15 例，女 35 例；年龄 21～62（35.1±5.2）岁；病程 4 个月～5（3.3±1.2）年；病情分级：轻度者 13 例，中度者 24 例，重度者 13 例。治疗方法：对照组根据病情轻重给予甲巯咪唑 30～60 mg/d，分 3 次口服，维持量为 10～20 mg/d。治疗组给予中药酸枣仁汤合小柴胡汤治疗。处方：炒酸枣仁 30 g，知母 15 g，川芎 12 g，茯苓 15 g，黄芩 15 g，柴胡 25 g，半夏 10 g，党参 12 g，生姜 10 g，大枣 6 枚，炙甘草 6 g。加减法：手足震颤者，加钩藤 12 g，石决明 15 g，珍珠母 15 g；眼球突出者，加白蒺藜 10 g，茺蔚子 10 g，沙苑子 10 g；腰膝酸软者，加桑寄生 15 g，怀牛膝 15 g；女子经量稀少或闭经者，加熟地黄 15 g，枸杞子 15 g，益母草 12 g，泽兰叶 10 g；男子阳痿者，加山萸肉 12 g，枸杞子 12 g，桑葚子 10 g，何首乌 10 g；善食易饥者，加石斛 12 g，生石膏 15～30 g。上述药物水煎 300 mL 分早、晚 2 次服用，每日 1 剂。两组患者均连续治疗 8 周为 1 个疗程。疗效判定标准：将主要中医证候（心悸、恶热、汗多、烦躁易怒、消谷善饥）按照病情严重程度分别记为 0 分（无症状）、1 分（轻度，偶尔出现）、2 分（中度，频繁出现）、3 分（重度、持续存在）四个等级，得分越高表明病情越严重，反之则越轻。治疗结果：治疗 8 周后，两组主要中医证候及血清总三碘甲状腺原氨酸（TT_3）、血清总甲状腺素（TT_4）、游离三碘甲状腺原氨酸（FT_3）、游离甲状腺素（FT_4）、促甲状腺激素（TSH）水平均明显改善，且治疗组均优于对照组。

【不良反应】 中药酸枣仁治疗眩晕症时，患者症状改善良好、无特殊不适；当酸枣仁用量增至 90 g 时，少数患者则出现了冷汗淋漓、面白肢冷、心烦不适等症状，此种情况与酸枣仁宁心安神、益阴敛汗之功是相违背的。通过常规毒性实验和血液生化检查的方法，对酸枣仁油的毒理学进行了研究，发现该药对实验动物的眼、皮肤、阴道无刺激性及过敏性，对心、肝、脾、肺、肾、肾上腺、胸腺、睾丸、子宫、卵巢等器官无毒性作用。但酸枣仁油仅是其中一类化合物成分，酸枣仁的其他成分是否具有毒副反应尚未可知，故此方面的药理学研究尚待于进一步加强。

【综合利用】

1. 食疗

（1）酸枣仁粥：酸枣仁 10 g，生地黄 15 g，粳米 100 g。枣仁、地黄水煎取汁，入粳米煮粥食。本方以酸枣仁滋养安神，生地黄养阴清心，用于心阴不足、心烦发热、心悸失眠。

（2）枣仁人参粉：酸枣仁 20 g，人参 12 g，茯苓 30 g。共研为细末。每次 5～6 g，温水送服。亦可入粥中煮食。本方以酸枣仁敛汗，人参补益肺气，茯苓安神，用于体虚自汗、盗汗。因三者又能养心安神，故也可用于虚烦不眠。

2. 其他 中药酸枣仁自古以来以其宁心安神、益阴敛汗之功效而成为传统的镇静安神中药之一，在数千年的临床应用上疗效稳定可靠。随着现代药理实验的深入，不同类型化合物被分离出来，对这些单体进行药理活性研究已经成为现今该药物研究的热点之一，对于更清楚地阐明酸枣仁的药理作用机制及其作用的物质基础是很有意义的。以往对酸枣仁药理作用的研究多停留在镇静催眠作用方面，中医认为人体是一个有机整体，药物作用于全身各系统，发挥统一、综合的疗效亦是符合中医整体治疗观念的，因此对酸枣仁在其他疾病方面的应用也做了不少研究，如对酸枣仁在中风病、心血管病、认知功能改善及抗衰老等领域就有了相当多的认识。另外，由于中草药成分复杂，既往对其毒副反应的报道相对不足，故应继续加强对该药毒副反应等方面的研究，以期更好地指导临床，提高临床用药安全性和准确性。

■参考文献

[1] 曾碧映，李嘉滢，李新才，等. 中药酸枣仁研究现状 [J]. 湖南中医药大学学报，2012，32（12）：74-75.

[2] 于定荣，杨梓懿，李超，等. 酸枣仁两种炮制方法的对比研究 [J]. 陕西中医，2010，31（2）：219-220.

[3] 宋金泉，梁贞杰. 3种酸枣仁的炮制体会 [J]. 海峡药学，2008，20（9）：72-73.

[4] 国家药典委员会. 中华人民共和国药典：2010年版. 一部 [M]. 北京：中国医药科技出版社，2010.

[5] 曹琴，王凯伟. 中药酸枣仁的化学成分研究 [J]. 药学实践杂志，2009，27（3）：209-210，213.

[6] 张雪，丁长河，李和平. 酸枣仁的化学成分和药理作用研究进展 [J]. 食品工业科技，2009，30（3）：348-350.

[7] 彭善祥. 酸枣仁的化学成分及其药理活性的研究结果 [J]. 中国医药指南，2009，7（4）：46-47，21.

[8] 张军武，赵琦. 酸枣仁的生物学特征及化学成分研究进展 [J]. 中医学报，2013，28（4）：550-552.

[9] 徐吉敏，张世安，黄艳，等. MTT法研究酸枣仁皂苷A对肝细胞、肝星状细胞和肝癌细胞增殖的影响 [J]. 西北药学杂志，2013，28（3）：281-284.

[10] 杨波，张爱华，王萍，等. 基于果蝇模型的酸枣仁皂苷A、B治疗失眠症的实验研究 [J]. 中医药信息，2013，30（5）：55-57.

[11] 高家荣，季文博，姜辉，等. 酸枣仁-五味子药对醇水双提物对PCPA致失眠大鼠氨基酸类神经递质的影响 [J]. 中药材，2013，36（10）：1635-1639.

[12] 陈金锋，高家荣，季文博，等. 酸枣仁-五味子药对镇静催眠作用及机制研究 [J]. 中药药理与临床，2013，29（4）：128-131.

[13] 王红磊，汪芳安. 酸枣仁安神酒中酸枣仁皂苷改善小鼠睡眠作用的研究 [J]. 武汉工业学院学报，2011，30（2）：29-31，36.

[14] 王丽娟，张彦青，王勇，等. 酸枣仁黄酮对记忆障碍小鼠学习记忆能力的影响 [J]. 中国中医药信息杂志，2014，21（5）：53-55，60.

[15] 高群. 酸枣仁黄酮对糖尿病大鼠肾损伤的保护作用 [J]. 安徽农业科学，2013，41（6）：2355-2357.

[16] 崔锴，张红石，张茂云，等. 酸枣仁加锌合剂对睡眠剥夺小鼠学习记忆能力的影

响 [J]. 中国老年学杂志，2014，34（14）：3928-3929.

[17] 张红石，崔淼，张昕烨，等. 酸枣仁加锌合剂对睡眠剥夺小鼠综合学习记忆能力的影响 [J]. 长春中医药大学学报，2014，30（5）：782-784.

[18] 李培育. 酸枣仁提取物对小鼠镇静催眠作用的研究 [J]. 中国民康医学，2011，23（21）：2627，2630.

[19] 杜远东，胡锐，刘继平. 酸枣仁油对小鼠荷 S180 肉瘤的抑制作用 [J]. 现代中医药，2011，31（1）：53-55.

[20] 赵启铎，舒乐新，王颖，等. 酸枣仁总皂苷抗抑郁作用的实验研究 [J]. 中南药学，2011，9（7）：489-491.

[21] 朱铁梁，胡占嵩，李璐，等. 酸枣仁总生物碱抗抑郁作用的实验研究 [J]. 武警医学院学报，2009，18（5）：420-422，425.

[22] 黄世敬. 酸枣仁治疗抑郁症的研究与应用 [J]. 环球中医药，2013，6（9）：700-703.

[23] 霍秀贞，阮庆文，霍秀明. 酸枣仁方用于神经衰弱治疗效果分析 [J]. 哈尔滨医药，2013，33（6）：474-475.

[24] 程晓卫，张须学. 酸枣仁功用古今谈 [J]. 中医药管理杂志，2006，14（11）：66-68.

[25] 陆晖，陆艳玲. 中药酸枣仁在心脑血管病中的应用研究 [J]. 中西医结合心脑血管病杂志，2007，5（11）：1105-1106.

[26] 李乐军，宁倩，李玉梅，等. 酸枣仁龙牡煎方治疗阴虚气滞、内热扰心证失眠 60 例临床观察 [J]. 中医杂志，2014，55（17）：1481-1483.

[27] 刘俊峰，康秀丽. 自制酸枣仁丸治疗严重神经衰弱 200 例临床观察 [J]. 光明中医，2009，24（10）：1899.

[28] 郭景丽. 酸枣仁汤合小柴胡汤治疗甲状腺功能亢进症 50 例 [J]. 河南中医，2015，35（2）：234-236.

蝉　蜕

【道地沿革】　蝉蜕为常用中药，以蚱蝉之名始载于《神农本草经》，列为中品。蝉蜕的别名又称虫蜕、仙人衣、知了皮、枯蝉、蝉衣、蝉皮、唧唧猴皮、唧唧皮、唧了皮。《神农本草经》载有"蚱蝉"，谓："生杨柳上。"《新修本草》引《名医别录》云："蚱者，鸣蝉也。壳，一名蝉，又名伏。"并有主治病症的记载，这是蝉蜕入药的最早记录。《本草衍义》云："夏月身与声皆大者是，始终一般声，仍皆乘昏夜方出土中，升高处，背壳坼蝉出。"《本草纲目》载："夏月始鸣，大而色黑者，蚱蝉也。"

【来源】　本品为蝉科昆虫黑蚱 *Cryptotympana pustulata* Fabricius 的若虫羽化时脱落的皮壳。

【原动物、生态环境、适宜区】 黑蚱，体大色黑而有光泽；雄虫长 4.4~4.8 cm，翅展约 12.5 cm，雌虫稍短。复眼 1 对，大形，两复眼间有单眼 3 只，触角 1 对。口顺发达，刺吸式，唇基梳状，上唇宽短，下唇延长成管状，长达第 3 对足的基部。胸部发达，后胸腹板上有一显著的锥状突起，向后延伸。足 3 对，翅 2 对，膜质，黑褐色，半透明，基部染有黄绿色，翅静止时覆在背部如屋脊状。腹总值发 7 节，雄蝉腹部第 1 节间有特殊的发音器官，雌蝉同一部位有听器。黑蚱体长雄虫 38~41 mm，雌虫 39~42 mm；前翅长雄虫 51~52 mm，雌虫 50~54 mm。

黑蚱栖于杨、柳、榆、槐、枫杨等树上，分布于我国辽宁以南华北的大部分地区。全国大部分地区均产，主产于河南、山东、河北、江苏、四川、浙江等省。夏秋季节自地上或树上收集，除去泥沙，晒干。

【生物学特点】 蚱蝉生活史比较长，需要 12 年或 13 年才能完成一代。冬季以卵在树枝或以幼虫在土中越冬。越冬卵第二年春天孵化，孵化期半年以上。幼虫孵化后，潜入土中，吸食树木根部汁液，秋凉后则钻入深土中越冬，春暖后又向上迁移至树根附近活动，土中生活 12~13 年，待充分老熟后于 6~8 月从土中爬出，并爬行上树，用爪及前足的刺固着树皮上，然后羽化为成虫，其脱的皮称为蝉蜕。成虫羽化后，栖息于树木枝干上，雄虫自黎明前开始至傍晚后鸣叫，甚至月光明亮的夜间也不停地鸣叫。气温愈高，叫声愈响。成虫夜间有趋光性。经交配的雌虫于 7~8 月产卵于 4~7 mm 的树枝的木质部内。产卵时，头部朝下，先将产卵器插入枝条的组织中，造成爪状的"卵窝"，然后产卵于木质部内，卵窝密接，大部分单行，或直线排列，少数弯曲或螺旋状排列，每一卵窝产卵 6~8 粒，每根产卵枝条平均有卵 90 余粒，每头雌虫体内有卵 50~80 粒，成虫寿命 60~70 d。成虫羽化出土与温度和土壤湿度有密切关系。一般气温平均达到 22 ℃以上，土壤湿润、松软，成虫开始羽化。

虫源的收集：利用成虫有趋光性的特点，每年 6~7 月在树林或果园周围安置黑光灯，蚱蝉多向灯光扑来，在灯旁或集虫网中收集。利用若虫在羽化时有出土或爬上树干的特性，可于若虫出土时在地面或树干上收集若虫，集中羽化。虫卵：冬季或早春，收集未孵化的产卵枝条，作为人工养殖的虫源。

蚱蝉的养殖和开发利用技术工作做得较少，以前大量的工作主要集中于为害和防治方面。关于蚱蝉的人工饲养的温湿度、食料、滞育习性等还需要进行深入的研究。目前可采取模拟自然条件进行半人工饲养，主要方法有：用孔径不大于 10 mm 的网片建造网室，网室内种上蚱蝉喜食的杨树、柳树、槐树、苹果树、梨树等，将收集的产卵前的蚱蝉提前放于网室中，让其集中，或将收集的产卵枝条若虫放于网室集中饲养，利用自然温度，只要树木或果树生长良好，则不需提供饲料，网室地面土质松软度要适宜。

由于蚱蝉一个世代需要 12~13 年，周期比较长，费工费时，养殖成本可能会较高。对蚱蝉的生活规律还需进行深入研究，对人工饲养的温湿度、饲料等进行研究和开发，为开展人工饲养提供科学依据。蚱蝉若虫期的长期滞育问题需要解决，如若虫期变短或人为可以调控，必将提高人工养殖蚱蝉的经济效益。对蚱蝉的应用，目前可以以采收野外自然发生的若虫羽化期的虫源为主，这样既可充分开发利用蚱蝉，又可减少蚱蝉成虫为害森林和果树，起到变害为益的效果。

【采收加工】　在夏、秋季节可到蝉所栖息的树下附近地面收集，或树干上采集。收集后去净泥土、杂质，晒干备用。可用竹篓包装置高处保存，防止压碎和潮湿。

【炮制储藏】

1. 炮制　除去杂质，洗净，晒干。

2. 储藏　置于干燥处，防压。

【药材性状】　蝉蜕为黑蚱的若虫在羽化时所脱落的干燥外壳。呈椭圆形而弯曲，似蝉而中空，长约 3.5 cm，宽约 2 cm。黄棕色，半透明而有光泽，头部有 1 对突出的复眼，透明，触角丝状，多已脱落，额部先端突出，上唇宽短，下唇伸长成管状。胸部背面呈十字形裂开，裂口向内卷曲。背部两侧具 2 对小翅，前对较长，后对较短。腹面有足 3 对，前足粗壮，具齿，中足及后足细长，均被黄棕色细毛。腹部钝圆，至尾端共 9 节，体轻，薄壳质，易碎，气微，味淡。

【质量检测】

1. 总灰分测定　样品分别用粉碎机粉碎后过二号筛，称取约 4 g，置于恒重的坩埚中，指控温电炉上缓慢升温，并时时用钳子侧转坩埚至尽量灰化。冷却，分别加 10% 硝酸铵 2 mL，使残渣湿润，之后置水浴上蒸干，残渣先照前法置控温电炉，之后转至箱式电阻炉中，逐渐升温至 600 ℃，5 h 后置干燥器内冷却 45 min，立即称重。根据炽灼残渣重量，计算出总灰分。

2. 酸不溶性灰分检测　去上述灰分，在坩埚中注意加入 10 mL 盐酸，用表面皿覆盖坩埚，置水浴上加热 10 min，表面皿用热水 5 mL 冲洗，洗液并入坩埚中，用无灰滤纸滤过，坩埚内的残渣用蒸馏水洗于滤纸上，并洗涤至洗液不显氯化物反应为止，同残渣连同滤纸移至同一坩埚中。先置控温变阻器上灼烧，之后转移至箱式电阻炉内，逐渐升温至 600 ℃，5 h 后置干燥器内冷却 45 min，立即称重。根据残渣重量，计算出酸不溶性灰分。

【商品规格】　蝉蜕多产于野柳树下，以江苏南通、海门，上海崇明所产者个形圆大，壳厚个整，色红褐，光亮清净，质佳；清江产者稍次；安徽、山东产者壳较软，多被压扁，并略带泥土，质次。行销全国，出口的规格称"灯笼泡"。现行规格为统货。

蝉蜕商品分金蝉蜕和土蝉蜕，金蝉蜕按采收时间又分为头水花和二水花。头水花为 6 月下旬采集，壳厚带红光，每千克 5800～6400 只；二水花为 7 月中旬采集，壳厚色转黄，每千克 6400～7200 只。均以色红黄、体轻、完整、无泥沙者佳。

【性味归经】　味甘，性寒。归肺、肝经。

【功能主治】　具有疏风清热、明目退翳、透疹止痒、镇惊解痉、利咽消肿等功效。

【用法用量】　内服；煎汤，3～6 g，或单味研末冲服。一般病症用量宜小，止痉则需量大。

【使用注意】　《名医别录》有"主妇人生子不下"的记载，故孕妇当慎用。

【化学成分】　动物药化学成分复杂，大多为大分子化合物，分离分析难度较大；但其因具有生物活性强、临床疗效高、含量丰富等特点，又激励人们不断地去探索。

目前研究发现蝉蜕中含有大量的氨基酸类成分，其中游离氨基酸 12 种，水解氨基酸 17 种。相对含量以丙氨酸、脯氨酸和天冬氨酸等最高；丝氨酸、苏氨酸、谷氨酸、β-丙氨酸、酪氨酸和 γ-氨基丁酸次之；异亮氨酸、苯丙氨酸、亮氨酸较低；缬氨酸、鸟氨酸、甲硫氨酸等最低。2000 年，日本学者从蝉蜕中分离得到 2 个乙酰多巴胺二聚体成分：$(2R，3S)$ -2- $(3'，4'$-二羟苯基) -3-乙酰氨基-7- $(N$-乙酰基-2″-氨乙基) -1，4-哌氧环烷、$(2R，3S)$ -2- $(3'，4'$-二羟苯基) -3-乙酰氨基-6- $(N$-乙酰基-2″-氨乙基) -1，4-哌氧环烷；4 个酚类化合物单体：3，4-二羟基苯甲醛、3，4-二羟基苯甲酸、N-乙酰多巴胺和 2-氧-N-乙酰多巴胺。从蝉蜕中还分离得到 1 个新的乙酰多巴胺二聚体成分：$(2R，3S)$ -2- $(3'，4'$-二羟苯基) -3-乙酰氨基-7- $(N$-乙酰基-2″-氨乙烯基) -1，4-哌氧环烷，并对其抗氧和抗炎活性进行了研究。

蝉蜕中还含有大量蛋白质、甲壳素、可溶性钙及 24 种微量元素，铝的含量最高，其次是钙、铁、锌、锰。众所周知，微量元素中磷和镁对中枢神经系统有着重要的调节作用。因此，蝉蜕药理研究所表现出的镇静、抗惊厥作用可能与其所含的氨基酸和多种微量元素有关。从蝉蜕中提取的甲壳质和多聚糖，已经熔点和红外鉴定，并已进行工业化生产，在医药化妆品及食品工业广泛应用。

【药理作用】

1. 抗惊厥　蝉蜕醇提物和水提物对戊四氮（PTZ）致小鼠惊厥的影响：取小鼠 120 只，随机分为 8 组，每组 15 只。第 1 组腹腔注射生理盐水，第 2 组腹腔注射苯巴比妥钠 50 mg/kg，第 3、4、5 组分别应用蝉蜕醇提物 2、4、8 g/kg 腹腔注射，第 6、7、8 组分别应用蝉蜕水提物 2、4、8 g/kg 腹腔注射，各组注射容积均为 0.1 mL/10 g。给药 30 min 后，给小鼠 PTZ 100 mg/kg 腹腔注射诱发惊厥，观察 30 min，记录小鼠阵发性惊厥的发生率、发生惊厥的潜伏期、死亡时间和死亡率。阵挛性惊厥以小鼠前肢阵挛为指标，发生惊厥的潜伏期为从给 PTZ 开始到小鼠第一次出现阵挛性惊厥的时间，死亡时间从给 PTZ 开始到死亡的时间。蝉蜕醇提物的三个剂量组对小鼠的惊厥发生率均无影响，在 4、8 g/kg 时可明显延长小鼠发生惊厥的潜伏期，并延长惊厥小鼠的死亡时间，降低死亡率。蝉蜕水提物 4、8 g/kg 能显著降低小鼠惊厥发生率，但不如苯巴比妥钠的作用强；明显延长小鼠发生惊厥的潜伏期，并延长惊厥小鼠的死亡时间，降低死亡率，这些效应随着剂量的增强而增强，且均强于蝉蜕醇提物实验组，但弱于苯巴比妥钠实验组。蝉蜕醇提物和水提物均有抗惊厥作用，其中水提物的直接抑制作用显著（降低小鼠惊厥发生率），且抗惊厥作用强度明显强于醇提物。由于蝉蜕中脂溶性成分较少，且未见报道其脂溶性成分具有抗惊厥活性，而蝉蜕的水溶性成分较多，鉴于其水提物的抗惊厥作用明显强于醇提物，有理由推测其抗惊厥活性成分为水溶性成分，醇提物也是由于含有少量的水溶性活性成分而显示一定的抗惊厥作用。

2. 镇静、镇痛　蝉蜕醇提取物有显著的镇静作用，能显著减少正常小鼠自发活动，拮抗咖啡因的兴奋作用，与戊巴比妥类物有协同作用，增强戊巴比妥的催眠效力。蝉蜕煎剂能阻断猫颈上交感神经节的传导作用，对肾上腺素能受体和乙酰胆碱降压反应则无影响。小鼠扭体法测定结果证明，蝉蜕各部分均有明显的镇痛作用，其强度为蝉蜕整体>身>头足。

3. 镇咳、祛痰、平喘 蝉蜕水提物具有明显的镇咳、祛痰、平喘作用。其平喘作用机制并非通过直接舒张支气管平滑肌发挥作用，而是通过改善白介素-2、白介素-5含量，缓解慢性炎症，改变"微观血瘀"状态，进而缓解支气管平滑肌的痉挛。有学者认为蝉蜕对神经节有阻断作用，能降低反射反应和横纹肌的紧张度，有定惊和解痉作用。

蝉蜕水提液对氨水所致小鼠咳嗽潜伏时间和次数的影响：按小鼠体重、性别随机分成3组，每组10只，1组给予100%的蝉蜕水提液，2组给予0.2%磷酸可待因溶液，3组给予生理盐水，均按0.1 mL/10 g的计量进行腹腔注射，20 min后将小鼠装入氨水喷雾装置内。加27%~29%氨水3 mL，密闭喷雾5 s，观察小鼠出现咳嗽时间和咳嗽次数，观察时间均为2 min。

蝉蜕对豚鼠离体气管环平滑肌张力的影响：探讨蝉蜕的平喘作用机制。其方法是分别以1、5、10 g/mL三种不同浓度的蝉蜕提取物（CPE）作用于离体豚鼠气管环，观察气管环平滑肌张力的变化；同时观察中剂量蝉蜕提取物对磷酸组胺和乙酰甲胆碱诱发豚鼠支气管平滑肌收缩反应的影响。结果显示，蝉蜕提取物对离体豚鼠气管环的平滑肌张力无改变；对磷酸组胺和乙酰甲胆碱引起的豚鼠支气管平滑肌的收缩反应无拮抗作用。由此可见，蝉蜕的平喘作用机制并非通过直接舒张支气管平滑肌发挥作用，可能是通过神经-体液-免疫系统的整体调节作用实现的。

CPE对4%乙酰胆碱诱导豚鼠哮喘作用：CPE对4%乙酰胆碱诱导豚鼠哮喘模型未发现有平喘作用。CPE对2%乙酰胆碱和0.1%磷酸组胺等量混合液诱导豚鼠哮喘作用：高剂量组与对照组比较，豚鼠引喘潜伏期明显延长，具有明显的平喘效果。以不同浓度蝉蜕提取物喷雾作用于哮喘模型大鼠，观察其对大鼠支气管和肺组织形态学及血清中血栓烷 B_2（TXB_2）和6-酮-前列腺素 $F_{1\alpha}$（6-keto-$PGF_{1\alpha}$）的影响。模型组较正常组血清中 TXB_2、6-keto-$PGF_{1\alpha}$ 水平明显升高，与模型组相比较，蝉蜕组血清中 TXB_2 的含量明显降低，血清中6-keto-$PGF_{1\alpha}$ 也明显降低。结果显示，支气管、肺组织炎症细胞浸润明显减少，管腔内渗出物减少，基底膜增生减轻，细支气管黏膜上皮完整，无明显细胞水肿，充血；血清中 TXB_2 水平降低，而6-keto-$PGF_{1\alpha}$ 水平上调，TXB_2/6-keto-$PGF_{1\alpha}$ 比值显著性下降。由此可见，蝉蜕治疗支气管哮喘的机制在于缓解慢性炎症、改变微观血瘀状态，进而缓解支气管平滑肌的痉挛。

将48只大鼠随机分为5组：正常对照组、模型组、地塞米松组、蝉蜕水提物高剂量组、蝉蜕水提物低剂量组。除正常对照组外，其余各均采用卵清蛋白（OVA）敏化大鼠，建立迟发性哮喘反应（LAR）模型。自第14天喷雾激发前1 h，正常对照组和模型组分别灌服生理盐水1 mL/100 g，每日1次。地塞米松组腹腔注射0.165 mg/kg，每日1次；蝉蜕高、低剂量组每日分别灌服8、4 g/kg蝉蜕水提取物，至第28天。末次给药后1 h雾化吸入1% OVA溶液，激发哮喘。24 h内处死大鼠，断头取全血，每只2~3 mL，立即以3500 r/min离心5 min，分离血清，置于-20 ℃低温冰箱冻存待检。采用放射免疫法，参照试剂盒说明书测定IL-2及IL-5，断头取血后迅速剖取肺。取左侧肺中部分组织，用10%甲醛溶液固定1周。将组织块逐级乙醇脱水、透明、浸蜡、包埋、切片，用HE染色法，封片后在奥林巴斯光镜下观察支气管与肺组织的形态变化。

模型组与正常对照组血清中 IL-2、IL-5 水平比较明显升高。高剂量组与模型组相比，血清中 IL-2、IL-5 的含量均有明显降低。低剂量组与模型组相比，血清中 IL-2、IL-5 的含量也明显降低。由此可见，灌服蝉蜕提取物的敏化大鼠支气管及肺组织炎性表现得到明显改善，其机制可能在于血清中 IL-2 含量的降低，从而促进合成 IL-5 减弱；更重要的是 IL-5 的转录和释放减少，趋化到炎症部位嗜酸粒细胞、淋巴细胞等减少，减缓气管慢性炎症形成，降低气管高反应性，从而使支气管上皮损伤及基膜增厚等病理改变减轻，气管炎症改善。

4. 抗炎、解热 乙酰多巴胺二聚体具有抗炎和抗氧化活性的作用，从蝉蜕中就能分离得到，并且是蝉蜕提物中具有抑菌活性较强的物质，据此推断其具有消炎与抑菌作用。蝉蜕与连翘配伍，可以增强解热、抗炎等作用，并因此验证其在解热、抗炎、抗自由基损伤等方面的最佳配伍比例。取 80 只 SD 大鼠雌雄各半，随机分为蝉蜕组、连翘组、蝉蜕连翘 1：1 组、蝉蜕连翘 2：5 组、蝉蜕连翘 3：4 组、清开灵组、模型组、空白组，共 8 组，每组 10 只。除空白组外，其余各组大鼠于背部皮下注射 10% 的干酵母悬液 10 mL/kg，建立大鼠发热模型。分别将单味蝉蜕、单味连翘及二者相配伍的 1：1、2：5 和 3：4 比例水煎剂按 10 g/kg 灌胃，清开灵颗粒水溶液 1.875 g/kg 灌胃，观察其对发热大鼠体温、IL-1β 含量和 NO 含量的影响。结果显示，蝉蜕、连翘及其不同比例配伍的药对水煎剂均具有一定的降低大鼠体温的作用，蝉蜕连翘 1：1 组降低发热大鼠体温最显著；蝉蜕、连翘及其不同配伍比例的药对水煎剂均具有一定的降低发热大鼠血清中 IL-1β 含量的作用，蝉蜕连翘 1：1 组的作用最显著；蝉蜕、连翘及其不同配伍比例的药对水煎剂均具有一定的降低发热大鼠血清中 NO 含量的作用，蝉蜕连翘 1：1 组最显著。由此可见，蝉蜕与连翘配伍在解热、抗炎和抗自由基损伤等方面具有一定的协同增效作用，可以印证中医"相须"配伍的科学性。二者按 1：1 配伍，作用最佳。蝉蜕连翘配伍退热的机制之一可能是通过降低血清中 IL-1β 等促炎症细胞因子的含量，间接降低体温；通过降低 NO 等自由基的含量，来减少发热对机体的损伤。

对过期伤寒杆菌所致的发热兔和角叉菜胶致热大鼠，蝉蜕煎剂有显著的解热作用。

研究蝉蜕 95% 乙醇提取物（PC95%）的镇咳作用和对变应性接触性皮炎（ACD）的作用，为进一步开发蝉蜕的临床应用提供理论依据。方法：应用均匀设计 U5（53）安排实验，以提取率为考察指标，对蝉蜕提取物进行提取工艺优化；分别用黄嘌呤氧化酶法和电子自旋共振波谱法（ESR）测定蝉蜕提取物体外抗氧化活性；用浓氨水引咳法和柠檬酸引咳法分别制造小鼠和豚鼠咳嗽模型，以实验动物咳嗽潜伏期和 3 min 内咳嗽次数为观察指标，探究 PC95% 的镇咳作用；用 2，4-二硝基氟苯（DNFB）反复涂抹法制造大鼠 ACD 模型，通过测定大鼠病变耳肿胀度、血清及耳组织中相关免疫细胞因子的变化，综合评价 PC95% 对 ACD 的作用。结果显示，蝉蜕提取物的最佳提取工艺是选择回流提取法，以水为提取溶剂，提取前不浸泡，料液比为 1：20，回流提取 3 次，每次 3 h；不同提取工艺所得提取物中，PC95% 抗氧化活性最强。在动物实验中以 PC95% 为研究对象，PC95% 可显著延长实验动物咳嗽潜伏期和减少 3 min 内咳嗽次数；PC95% 能显著减轻大鼠病变耳组织肿胀度；PC95% 能显著抑制由 DNFB 诱导的 ACD 过敏介质释放和炎症的发生。由此可见，应用均匀设计 U5（53）安排实验获得蝉蜕提取物的最佳提取工艺，可为蝉蜕提取物工业化生产起指导作用；95%乙醇提取物体外抗氧化活性最强，该提取物有良好的镇咳作用，且能明显抑制由 DNFB 诱导的大鼠 ACD 过敏介质释放和炎症反应发生，减轻组织损伤，为进一步开发蝉蜕的临床应用提供了理论依据。

5. 免疫抑制、抗过敏 蝉蜕具有免疫抑制及抗过敏作用，研究表明蝉蜕提取物能抑制非特异性免疫，对Ⅳ型变态反应及机体细胞免疫功能也有明显抑制作用。取 ICR 小鼠，随机分为 4 组：实验组（口服蝉蜕液 2.5、5 g/kg）、空白对照组、阳性对照组。实验组分别口服蝉蜕液（水煎液 1 mL = 1 g 生药）2.5、5 g/kg，空白对照组给同体积生理盐水，每日 1 次，连续 10 d。阳性对照组于实验前 5 d 开始腹腔注射环磷酰胺 25 mg/kg，每日 1 次，连续 5 d。在末次给药后 24 h，摘除小鼠眼球，放血，处死，称胸腺、脾的重量。结果显示，蝉蜕液 5 g/kg 组明显减轻免疫器官胸腺和脾的重量。

取昆明远交系鼠，按上述实验方法分组、给药，连续用药 5 d。末次给药后 24 h，每鼠尾静脉注射印度墨汁 0.05 mL/10 g 体重，注射后 2、10 min 分别从眼眶后静脉丛取血 20 μL。溶于 2 mL 0.1%碳酸钠溶液中，静置 24 h 后，用分光光度计在波长 680 nm 外测光密度，并称取肝的重量，计算廓清指数 K 及吞噬指数 α。结果显示，蝉蜕液 2.5、5 kg 组 K 值均明显小于空白组，5 g/kg 组 α 值也明显小于空白组。

取 ICR 小鼠，按上述实验方法分组、给药，连续给药 8 d。于给药后 5 d，每鼠腹腔注射 0.5%淀粉生理盐水溶液 0.5 mL，以活化腹腔巨噬细胞，在末次给药后 24 h，将 2%鸡红细胞悬液 2.5 mL 注入小鼠腹腔，随即吸出所注入的鸡红细胞悬液及腹腔渗出液置小瓶中，按常规方法处理观察计算吞噬百分率和吞噬指数。结果显示，蝉蜕液 2.5、5 g/kg 组的吞噬百分率和吞噬指数均非常显著地小于空白组。

取昆明远交系小鼠，按上述实验方法分组、给药，连续给药 6 d。阳性组在抗原攻击前 30 min 每鼠腹腔注射异丙肾上腺素 10 mg/kg。给药 4 d，于小鼠两耳郭各注射 1 : 2 的抗血清 20 μL，48 h 后以 0.25 mL 天花粉伊文思蓝溶液尾静脉注射，30 min 后颈椎脱臼处死小鼠，剪下两耳，按常规处理，用分光光度计在波长 640 nm 处测定光密度。蝉蜕液 5 g/kg 组对小鼠耳异种 PCA（被动皮肤过敏试验）有明显抑制作用。蝉蜕能显著抑制二甲苯致小鼠耳郭肿胀，能显著提高小鼠网状内皮细胞吞噬能力和小鼠血清溶血素生成。

蝉蜕对大鼠颅骨骨膜肥大细胞脱颗粒反应的影响：阳性组于抗原攻击前 5 min 内尾静脉注射异丙肾上腺素 50 μg/kg。给药 4 d，将 1 : 40 的抗血清 0.1 mL 于大鼠颅顶皮下组织，24 h 后尾静脉注射 1 mL 天花粉伊文思蓝溶液，30 min 后处死大鼠，按常规制片观察，计算肥大细胞脱颗粒百分率。结果显示，蝉蜕液 2.5、5 g/kg 组均非常显著地降低大鼠颅骨骨膜肥大细胞脱颗粒的百分率。

蝉蜕对 2，4-二硝基氯苯（DNCB）所致小鼠耳Ⅳ型超敏反应的影响：按文献方法稍加改良，连续用药 10 d。实验时，每鼠用 7%DNCB 丙酮液 20 μL 背部致敏，9 d 后于小鼠右耳涂以 1%DNCB 甘油溶液 30 μL 攻击，16 h 后处死，按常规方法观察。结果 5 g/kg 组对 DNCB 所致的Ⅳ型超敏反应有明显的抑制作用。

蝉蜕提取物对活动期系统性红斑狼疮（SLE）患者淋巴细胞的作用：应用体外细胞

培养技术，以 500~4000 μg/mL 蝉蜕提取物作用于体外培养的活动期 SLE 患者淋巴细胞，同时设空白组，环磷酰胺（CTX）200 μg/mL 阳性对照组，共同温育 12、24、48、72 h 后，用 MTT 比色法计算细胞存活率，运用流式细胞仪分析细胞凋亡率，并检测 CD69 表达率。结果显示，500~4000 μg/mL 蝉蜕提取物可诱导活动期 SLE 患者淋巴细胞凋亡，随着蝉蜕提取物浓度增大和作用时间的延长，凋亡细胞增多，呈现剂量依赖效应；T 淋巴细胞 CD69 表达率，在 24 h 时达 39.1%±1.6%。由此可见，蝉蜕提取物有促进活动期 SLE 患者淋巴细胞活化后凋亡的作用。

6. 抗肿瘤　蝉蜕水提物对某些致癌基因有明显的抑制作用。在对蝉蜕提取物成分纯化后，发现其为高分子化合物，在体外细胞培养中其纯化物能够有效地抑制癌细胞生长，而且此种抑制具有选择性，在抑制肿瘤细胞生长的同时不影响正常细胞的生长。

7. 降脂、改善血流动力学　将 Wistar 大鼠随机分 5 组，其中高脂加蝉蜕水提液组采用高脂喂养，同时给予蝉蜕水提液灌胃，连续 9 d，末次给药后 1 h 取血检测血流动力学各项指标并进行统计学处理。结果显示，高脂喂养的大鼠血清总胆固醇及甘油三酯水平明显升高，全血和血浆黏度、体外血栓形成、红细胞聚集指数显著增加；蝉蜕水提液对正常大鼠的血流动力学无显著影响，对高脂喂养的大鼠能显著降低其全血和血浆黏度、体外血栓形成、红细胞聚集指数、血清甘油三酯及总胆固醇水平。由此可见，蝉蜕具有显著改善高脂血症病理状态下的血流动力学作用。

8. 保护肾脏　家兔予以静脉注射蝉蜕醇提物并观察其呼吸、血压，发现并无显著影响，且发现对家兔肝功能无明显影响。其醇提取物可致家兔血尿素氮下降、肌酐升高等肾功能下降表现，停药后逐步恢复正常，说明具有可逆性。临床中，尿蛋白增高者加入蝉蜕，并辅以宣肺利水药，可增强祛蛋白力，并能在一定程度上缩短疗程。

蝉蜕、僵蚕对模增生性肾炎（MsPGN）模型大鼠 24 h 尿蛋白的影响：按文献方法造模，第 5 周末，测定各组大鼠 24 h 尿蛋白定量，结果显示模型对照组及蝉蜕、僵蚕各剂量组均出现了明显的蛋白尿。给药 5 周后，模型对照组大鼠 24 h 尿蛋白显著增加，且增加幅度较大。与模型对照组比较，蝉蜕、僵蚕高剂量组尿蛋白明显降低，蝉蜕、僵蚕低剂量组尿蛋白与模型对照组相比无统计学差异。给药 8 周后，模型对照组大鼠 24 h 尿蛋白持续增加；与模型对照组比较，蝉蜕、僵蚕各剂量组均出现了显著性下降，且蝉蜕、僵蚕高剂量组优于蝉蜕、僵蚕低剂量组。

蝉蜕、僵蚕对模型大鼠肾病理变化的影响：HE 染色结果显示，正常对照组肾组织无明显异常改变，肾小球、肾小管间质和肾内小血管基本正常，未见系膜细胞与系膜基质增生，肾间质无水肿，无炎症细胞浸润；模型对照组大鼠部分肾小球毛细血管扩张充血，部分肾小球球囊出现扩张，囊壁增厚，系膜细胞及基质呈现中至重度弥漫性增生，肾间质出现明显水肿，局部可见炎症细胞浸润；蝉蜕、僵蚕高剂量组肾小球毛细血管轻度充血，局灶呈现节段性扩张，并且肾小球系膜细胞增多，基质出现轻度增生，毛细血管壁没有出现明显增厚的形态学改变，肾间质有一定的水肿，没有呈现出明显的炎症细胞浸润。

蝉蜕、僵蚕对模型大鼠肾组织诱导型一氧化氮合酶（iNOS）、内皮素-1（ET-1）的影响：iNOS 在肾组织的表达呈棕色颗粒，阳性表达部位主要在肾小管上皮细胞细胞质内，正常对照组肾组织中未见明显 iNOS 表达，模型组 iNOS 高表达，蝉蜕、僵蚕高低剂量组 iNOS 表达明显低于模型组。ET-1 阳性表达部位主要在肾小管，正常对照组大鼠肾组织中 ET-1 弥漫性表达，呈弱阳性，模型组大鼠强阳性表达，蝉蜕、僵蚕高低剂量组与模型组比较，表达明显减少。

从肾纤维化角度探讨肾络瘀阻证，发现血府逐瘀汤能降低血清中层粘连蛋白（LN）、Ⅳ型胶原（ColⅣ）、转化生长因子 β1（TGF-β1）等肾纤维化的指标。从祛风通络法入手能够解决肾病中风邪入里、风瘀合邪阻于肾络的问题。蝉蜕、僵蚕具有走窜搜剔、息风通络的特点，能将潜伏于内的风邪剔逐于外，也具有通经活络、搜剔余邪的作用。两药都作为常用药物出现在 MsPGN、慢性肾衰竭等多种肾脏病的临床治疗中，以蝉蜕为主的复方治疗慢性肾炎显示了较好的疗效，用僵蚕等虫类药治疗膜性肾病，认为其有通经入络祛邪之功。临床运用蝉蜕、僵蚕等虫类药治疗 IgA 肾病、小儿紫癜性肾炎取得较好临床效果。结果表明，模型对照组及各治疗组大鼠 24 h 尿蛋白定量显著高于正常对照组。给药 8 周后，模型对照组大鼠 24 h 尿蛋白持续增加，与之比较，各治疗组均出现明显下降，蝉蜕、僵蚕高剂量组优于蝉蜕、僵蚕低剂量组。提示大剂量蝉蜕、僵蚕有良好降低尿蛋白的作用。病理结果显示：模型对照组大鼠部分肾小球毛细血管扩张充血，系膜细胞及基质增生，肾间质水肿，局部炎症细胞浸润，符合 MsPGN 病理改变；蝉蜕、僵蚕高剂量组肾小球毛细血管轻度充血，局灶节段性扩张，系膜细胞、基质轻度增生，肾间质水肿和炎症细胞浸润不明显。提示蝉蜕、僵蚕能在一定程度上改善 MsPGN 模型大鼠肾脏的病理变化。实验表明蝉蜕、僵蚕两药均有降低血脂的作用。此外，蝉蜕组大鼠血白蛋白显著升高，说明蝉蜕升高血白蛋白的作用优于僵蚕。

蝉蜕水煎剂对未孕大鼠离体子宫平滑肌运动的影响：其方法是运用 BL-420 生物信号系统记录未孕大鼠离体子宫平滑肌条的活动，观察不同剂量蝉蜕水煎剂对子宫平滑肌自发活动的影响。结果显示，蝉蜕水煎剂对未孕大鼠离体子宫平滑肌有明显的兴奋作用，可增加其收缩波持续时间，增加收缩张力及子宫活动力，并呈量效关系。蝉蜕水煎剂的这一作用可被异搏定（维拉帕米，L 型电压依从性 Ca^{2+} 通道阻滞剂）完全阻断。由此可见，蝉蜕水煎剂在体外可增强子宫平滑肌的收缩，该作用可能是通过 L 型钙通道而发挥作用的。

9. 保护红细胞膜 蝉蜕醇提取物在一定程度上能够保护红细胞膜，稳定红细胞膜。蝉蜕注射液在体外试验时，不仅无溶血作用，还能够拮抗某些药物的溶血作用，由此可说明蝉蜕对稳定并保护红细胞膜有一定的作用。

10. 抗凝 蝉蜕提取物能调整 NO 功能，抑制血小板聚集，说明蝉蜕具有明显的抗凝作用。蝉蜕水提液对高脂饲养大鼠有一定的抗凝作用。

比较蝉蜕不同提取工艺抗凝与纤溶活性其方法是以凝血酶原时间（PT）试验、活化部分凝血活酶时间（APTT）试验、血小板聚集率和血凝-纤溶动态图为指标，比较蝉蜕仿生胃/胰酶解物、水提物、醇提物、水提醇沉物的抗凝与纤溶活性差异，综合评价各提取物抗凝纤溶活性。结果蝉蜕各提取物均不能延长家兔 PT 值，而仿生胃/胰酶解物和水提醇沉（渣）对于 APTT、血小板聚集率、血凝-纤溶表现出抗凝纤溶作用。

由此可见，蝉蜕仿生胃/胰酶解物和水提醇沉（渣）具有一定抗凝纤溶活性，具有后续研究价值。

通过优选蝉蜕抗凝纤溶活性组分的提取方法，分离纯化蝉蜕该活性组分，对其进行定性分析及稳定性研究，并考察抗凝活性组分对人脐静脉血管内皮细胞的保护作用，探索蝉蜕抗凝纤溶的物质基础。方法：以 PT、APTT、血小板聚集率和血凝–纤溶动态图为指标，比较蝉蜕仿生胃/胰酶解物、水提物、醇提物、水提醇沉物的抗凝与纤溶活性差异，综合评价各提取物抗凝纤溶活性。PT、APTT、TT（凝血酶时间）、FIB（纤维蛋白原）辅以 280 nm 蛋白质检测方法，通过葡聚糖凝胶 G-50、G-25、G-10 分离蝉蜕胃蛋白酶解物。以双缩脲反应进行蛋白质定性考察，以 HPLC 进行纯度考察，通过 MALDI-TOF-MS 质谱图分析所得活性组分的分子量范围；以 PT、APTT、TT 为指标考察 60 ℃真空干燥、-20 ℃冷冻干燥、-80 ℃冷冻干燥对活性组分稳定性的影响；以 APTT 为指标考察 pH 2~7 外环境对活性组分稳定性的影响。以细胞毒性试验，LDH 泄漏率，MDA、NO、SOD、GSH-Px 等含量为指标，考察分离所得抗凝活性组分对过氧化氢诱导损伤内皮细胞的保护作用。其结果是：部分凝血活酶时间（PTT）、血小板聚集率、血凝–纤溶三项指标显示，仿生胃/胰蛋白酶解物和水提醇沉（渣）均表现出显著的抗凝作用，但无延长 PT 效果，选择胃蛋白酶解物进行后续研究。经葡聚糖凝胶 G-50、G-25、G-10 分离蝉蜕胃蛋白酶解物，得到抗凝活性组分 F2-2-2。缩脲检测结果为紫褐色，表明 F2-2-2 为蛋白或多肽类物质，纯度以色谱峰面积计 76.06%，F2-2-2 分子量范围为 700~1500 Da，特征分子峰为 1216.29 Da。-80 ℃冷冻干燥法体外抗凝指标低于空白组，60 ℃真空干燥法和-20 ℃冷冻干燥法体外抗凝指标显著高于空白组，-20 ℃冷冻干燥法抗凝血药效接近浓缩液，为适合抗凝组分的干燥方法。当外环境 pH=2 时，F2-2-2 显著延长 APTT；pH≥3 时，有絮状不可逆沉淀析出，APTT 延长效果减弱；当 pH≥5 时，抗凝组分不能延长 APTT 值，并表现出促进凝血效果。F2-2-2 在 0.25~0.5 mg/mL 范围内预孵育人脐静脉血管内皮细胞 24~72 h，显示能显著改善过氧化氢损伤造成的 LDH 泄漏率增高，MDA 和 NO 释放增高、SOD 和 GSH-Px 抗氧化活性降低。当 F2-2-2 浓度>4 mg/mL，在 NO 和 GSH-Px 方面表现出加重氧化损伤现象，当浓度>20 mg/mL，细胞存活率小于 1%。由此可见，蝉蜕仿生酶解提取物与水提醇沉渣较其他提取物具有良好体外抗凝血效果，并从蝉蜕胃蛋白酶解物中分离纯化得到抗凝血多肽组分 F2-2-2，验证其对人脐静脉血管内皮细胞氧化损伤具有保护作用。从中药多靶向角度，揭示了蝉蜕多肽类组分治疗冠心病潜力，并以稳定性研究为其制剂奠定了基础。

11. 杀玉米螟幼虫 利用改良蝉蜕诱导培养基对球孢白僵菌进行诱导，以无蝉蜕 PDA 培养基作为对照，目的是比较蝉蜕诱导后球孢白僵菌菌株的生长速率、产孢量、孢子萌发率等多个生物学指标，以及二者对 3 龄亚洲玉米螟幼虫的毒力。经蝉蜕诱导的球孢白僵菌菌株的产孢量、孢子萌发率以及对玉米螟幼虫毒力都高于对照组，且差异显著，对玉米螟幼虫毒力处理组 LT_{50} 为 4.73 d，对照组需要 6.97 d。同时经蝉蜕诱导过的菌株开始产孢时间和胞外蛋白酶活性都优于对照组，胞外蛋白酶活性的变化范围是 $1.497×10^{-2}$~$3.538×10^{-2}$ IU/mL，但经诱导菌株的生长速率低于处理组。鉴于球孢白僵菌菌株经蝉蜕诱导后，其产孢量和孢子萌发率增加，并且能够增强对玉米螟幼虫毒力，可利用其进行球孢白僵菌菌种保存和改良。

在白僵菌继代培养过程中，随着继代次数的增多，会有多个生物性状发生改变，尤其是其毒力会明显下降，已经成为球孢白僵菌优良菌种保存和持续应用的瓶颈之一。研究表明，在穿透寄主体壁的过程中，球孢白僵菌会产生多种降解酶。降解昆虫的体表蛋白的同时，也表达用于降解昆虫体壁的主要组成成分几丁质的几丁质酶。球孢白僵菌几丁质酶活性与产孢量、孢子萌发率、球孢白僵菌毒力有密切的关系。继代培养对产孢量和毒力有很大的影响，球孢白僵菌继代培养过程中，毒力会明显下降，并且几丁质酶基因的表达量随着继代次数的增加而下降。说明几丁质酶的表达对球孢白僵菌毒力产生重要的影响。蝉蜕能够诱导球孢白僵菌凝乳弹性蛋白酶（Pr1）的活性提高，而 Pr1 主要作用是降解寄主表皮蛋白。蝉蜕主要成分之一为几丁质，通过在普通培养基中加入蝉蜕，对球孢白僵菌野生菌株进行诱导，结果表明，经蝉蜕诱导后，球孢白僵菌供试菌株在产孢量、孢子萌发率等生物学特性指标上都得到了提高。室内生物学测定结果也表明，经蝉蜕诱导后，菌株毒力得到增强，其原因可能是球孢白僵菌野生菌株的几丁质酶基因在几丁质底物的诱导下增强了表达，同时诱导了蛋白酶的活性增强，从而提高了对靶标害虫体表几丁质的分解能力，增强了其毒力。

【毒理研究】

1. 一般毒性　取动物 96 只，随机分组，分为对照组、蝉蜕低剂量组、蝉蜕高剂量组，每组雌雄各半并分笼饲养，按所列组别灌胃给药，连续 5 d 后雌雄合笼饲养，继续给药至第 20 天，于末次给药 30 min 后处死，剖取卵巢、睾丸、贮精囊等称重，计算睾丸指数、贮精囊指数、卵巢指数。结果表明，蝉蜕低高剂量组均可显著降低睾丸指数、贮精囊指数，蝉蜕低高剂量组可显著升高卵巢指数。

2. 急性毒性　给小鼠腹腔注射蝉蜕醇提物，观察给药后 24 h 内的死亡数，求得 LD_{50} 为（809±41.8）mg/kg 未见死亡，未见过敏反应，无溶血作用。蝉蜕注射液 1 mg/只尾静脉注射，观察 24 h，未见小鼠死亡。蝉蜕注射液（粗粉用 95% 乙醇提取得白色固体，注射液含醇提物 0.4%，相当于生药 0.16 g/mL），小鼠腹腔注射最大剂量 3.7 mL/10 g，相当醇提物 1480 mg，最小剂量 0.68 mL/10 g，相当醇提物 272 mg。观察给药后 24 h 内的死亡数，求得 LD_{50} 为（809±41.8）mg/kg。小鼠口服蝉蜕醇提物剂量达 8000 mg 未见死亡。如小鼠连续腹腔注射蝉蜕注射液 10 d，日剂量必须小于 LD_{50} 的 1/20 才能避免死亡；如日剂量达 LD_{50} 的 1/6 时，连续用药 7 d，可使小鼠全部死亡。蝉蜕各部分的急性毒理实验选取小鼠 39 只，随机分为 6 组，用各部分水煎醇沉制成的含 100% 和 200% 的各部分试液，每只鼠尾静脉慢速推注，观察 24 h，未见小鼠死亡。再将剂量增加 1 倍，仍无死亡，表明安全范围很大。

3. 特殊毒性　取动物 104 只，随机分组，分为对照组、蝉蜕低剂量组、蝉蜕高剂量组，每组雌雄各半并分笼饲养，按所列组别灌胃给药，连续 5 d 后雌雄合笼饲养，继续给药至第 20 天，于末次给药 30 min 后处死，剖取雌鼠子宫及胎仔并计算怀孕率、畸胎率。结果显示：对照组 9 例，怀孕率 88.89%，畸胎率 4.88%；蝉蜕低剂量组 20 例，怀孕率 40.00%，畸胎率 27.27%；蝉蜕高剂量组 22 例，怀孕率 50.09%，畸胎率

8.00%。结果表明，蝉蜕低高剂量组能显著降低怀孕率，升高畸胎率，且低剂量组尤为显著。

【临床应用】

1. 临床配伍

（1）风温初起，风热新感，冬温袭肺，咳嗽：薄荷一钱五分，蝉蜕一钱（去足、翅），前胡一钱五分，淡豆豉四钱，瓜蒌壳二钱，牛蒡子一钱五分。煎服。（《时病论》）

（2）肺气壅滞不利之咳嗽：蝉蜕（去土，微炒）、人参（去芦）、五味子各一两，陈皮、甘草（炙）各半两。共为细末。每服半钱，生姜汤下。（《小儿卫生总微论方》蝉壳汤）

（3）胃热吐食：用蝉蜕（去泥）五十个，滑石一两。共研为末，水半盏，调药一盏，去水用蜜一匙调下，不拘时候。（《普济方》引《卫王家宝》清膈散）

（4）感冒、咳嗽失音：蝉蜕一钱，牛蒡子三钱，甘草一钱，桔梗一钱五分。煎汤服。（《现代实用中药》）

（5）痘疮出不快：紫草、蝉蜕、木通、芍药、甘草（炙）各等分。每服两钱，水煎服。（《小儿痘疹方论》快透散）

（6）风气客皮肤瘙痒不已：蝉蜕、薄荷叶等分。为末。酒调一钱匕，日三服。（《姚僧坦集验方》）

（7）痘后发热发痒抓破：蝉蜕、地骨皮各一两。为末。每服二三匙，白酒服二三次。（《赤水玄珠》蝉花散）

（8）痫热盛发搐：蝉蜕（去土，炒）半两，人参（去芦）半两，黄芩一分，茯神一分，升麻一分，以上细末；牛黄一分（另研），天竺黄一钱（研），牡蛎一分（研）。上同匀细，每用半钱，煎荆芥、薄荷汤调服，无时。（《小儿卫生总微论方》蝉壳散）

（9）小儿天吊，头目仰视，痰塞内热：蝉蜕，以浆水煮一日，晒干为末，每服一字，冷水调下。（《卫生易简方》）

（10）儿噤风，初生口噤不乳：蝉蜕二七枚，全蝎二七枚。为末，入轻粉末少许，乳汁调灌。（《全幼心鉴》）

（11）小儿阴肿（多因坐地风袭，或为虫蚁所伤）：蝉蜕半两，煎水洗；仍服五苓散，即肿消痛止。（《世医得效方》）

（12）斑疮入眼或病后生翳障：蝉蜕（洗净，去土）、白菊花各等分。每服二钱，水一盏，入蜜少许煎，乳食后，服用适量。（《小儿痘疹方论》蝉菊散）

（13）内障：龙退（蛇皮）、蝉蜕、凤凰退（鸟花鸡卵壳）、人退（指甲）、佛蜕（蚕纸）。上等分，一处同烧作灰，研为细末。每服一钱，热猪肝吃，一日三次。（《眼科龙木论》五退散）

（14）疔疮：蝉蜕、白僵蚕各等分。上为末，醋调涂四围，留疮口，待根出稍长，然后拔根出，再用药涂疮。（《太平圣惠方》蝉蜕散）

（15）瘰疬：胡桃打开，掏出一半瓤，装满蝉蜕，外以黄土泥封妥，铁丝扎紧，置慢火上焙干，泥自脱落，再将胡桃研细面，用黄酒为引，开水冲服，每日早空心服一

个，连服一百日。（《河北中医药集锦》）

（16）聤耳出脓：蝉蜕半两（烧存性），麝香半钱（炒）。上为末，绵裹塞之，逼出恶物。（《海上方》）

2. 现代临床

（1）呼吸系统疾病：用于外感类疾病，如风热、风寒类感冒，咳嗽及风疹等症。蝉蜕常配合薄荷等用于治疗风热、恶寒及咳嗽；蝉蜕具有祛风止痒的功效，对风疹具有一定作用。蝉蜕方药治疗喉源性咳嗽42例，全部治愈。

（2）心脑血管疾病：蝉蜕水提液能有效降低其全血和血液黏稠度，以及降低甘油三酯及总胆固醇水平。通心络胶囊治疗冠心病不稳定型心绞痛（UAP），对缓解其发作取得较显著的临床效果。方由蝉蜕为主，辅以水蛭、土鳖虫、赤芍、人参等组成。蝉蜕配以白僵蚕、石菖蒲、远志、栀子、郁金治疗中风1例，并配合针灸治疗月余，获愈。

（3）泌尿系统疾病：蝉蜕具有抗炎、抗氧化等作用，可用于泌尿系统疾病的治疗。治疗肾炎30例，用蝉蜕、黄芪、金银花、牡丹皮、白茅根、益母草、茯苓、泽泻、车前子、地龙、甘草。肾阳不振、气化无力，加桂枝、附子；尿液由赤转清，去益母草加紫草；起病急病程短，加防风、麻黄。结果：经治15~37 d，痊愈28例，失访2例。治急性肾炎，每日用蝉蜕20~30 g，煎代茶饮5~7 d，对咽肿、发热、尿蛋白均有明显治疗效果，对尿中有红细胞者，可增加白茅根60 g煎与蝉蜕同饮，数日可取效。

（4）神经系统疾病：在辨证论治指导下用蝉蜕配以其他药物治疗神经系统疾病效果较好。对于各型癫痫，尤其是在外伤性癫痫早期治疗中，方中配以蝉蜕，都能获得意想不到的治疗效果。

（5）破伤风、小儿惊风、夜啼：蝉蜕祛外风，能治外感风热类疾病，又能定惊解痉熄内风，对破伤风所出现的内风如四肢抽搐等，可配僵蚕、防风及全蝎等。

（6）小儿高热、脑膜炎、喘咳等：蝉蜕既能疏散风热，又能祛风，对小儿高热、脑膜炎引起的一系列症状具有较好的治疗作用。在治疗喘咳发热、痰多时，用蝉蜕、杏仁、麻黄、金银花、连翘，1剂退热，5剂痊愈。

（7）皮肤科瘙痒症、荨麻疹、夏季皮炎：蝉蜕具有祛风的功效，对麻疹、瘙痒及荨麻疹等风邪引起的疾病具有一定疗效。用蝉蜕研末治疗风疹久不愈者，每天10 g，连续服用2 d即痊愈。蝉蜕糯米黄酒治疗复发性荨麻疹20例，睡前服，1~3 d即愈。用蝉蜕配以白鲜皮、鲜青蒿、参叶、五味子、黄柏、地肤子等药物治疗夏季皮炎35例，痊愈22例，显效4例，有效3例，无效6例。

（8）五官科疾病如耳聋、鼻炎、失音：蝉蜕配以菊花、葛根、赤芍、牡丹皮、栀子等药物治疗耳鸣耳聋伴眩晕者9例，2剂好转，7剂痊愈。蝉蜕辅以苍耳子、辛夷花、细辛、白芷等药物治疗双侧副鼻窦炎，并用蝉蜕与桔梗、苍耳子、细辛及葱汁合用治疗上颌窦炎，交替塞鼻孔10余天病愈。

（9）脱肛：用蝉蜕粉撒于肛脱出的黏膜处（先用1∶5000高锰酸钾液清洗）治疗脱肛15例，效果满意。

（10）胎盘不下：《名医别录》有蝉蜕治"妇人生子不"记载。用蝉蜕20只，加水碗半，煎至半碗，冲米酒 30 g 内服，治疗胎盘不下 10 例均愈。加味蝉蜕汤能促进产后子宫的复位和子宫内膜的修复，促进胎盘胎膜的排出，具有较好的疗效和一定的安全性。

（11）小儿风热犯肺型咳嗽变异性哮喘：按照儿童咳嗽变异性哮喘西医诊断标准及中医风热犯肺型标准，选择符合患儿 60 例，以 1：1 的比例随机分为观察组与对照组，各 30 例。治疗组使用蝉蜕散中药颗粒剂（蝉蜕、苍耳子、防风、桑叶、鱼腥草、菊花、桔梗、芦根、连翘、杏仁、甘草）治疗，疗程为 4 周。对照组使用盐酸丙卡特罗联合氯雷他定治疗，盐酸丙卡特罗治疗 2 周后停用，氯雷他定持续使用 4 周。显示治疗后两组咳嗽症状及中医证候积分均有显著下降；治疗 2 周后，对照组降低咳嗽症状积分较治疗组明显；疗程结束时，在中医证候积分及差值比较上治疗组降低较对照组显著。第 5 周治疗组 30 例中，显效 25 例，有效 5 例，无效 0 例，显效率 83.33%，总有效率 100%；对照组 30 例中，显效 11 例，有效 15 例，无效 4 例，显效率 36.67%，总有效率 86.67%。两组总有效率比较无显著性差异，治疗组显效率显著高于对照组；在对最大呼气流量（PEF）日间变异率的干预上，治疗组降低 PEF 日间变异率较对照组明显。复发情况方面，对两组治疗显效且 PEF 日间变异率可降低至 20% 以下者 4 周后随访，治疗组复发 6 例，对照组复发 17 例，对照组复发率显著高于治疗组。治疗组未见不良反应，对照组部分患儿出现不同程度的口干、腹痛、腹泻、恶心等胃肠道反应，少数患儿出现头痛、头晕等症状，停药后症状可缓解。结果显示，蝉蜕散对治疗小儿风热犯肺型的咳嗽变异性哮喘较西药治疗起效慢，但完成疗程后两者在咳嗽症状改善上无显著性差异，且蝉蜕散在改善中医证候积分、综合疗效及对 PEF 的干预上效果明显优于对照组。8 周后随访，治疗组复发例数明显少于对照组。由此说明，蝉蜕散治疗风热犯肺型咳嗽变异型哮喘有效，并可显著降低停止用药后复发情况。

【不良反应】　蝉蜕会导致受孕率下降，对于孕妇胎儿畸形率大大增加。

【综合利用】　蝉蜕具有比较高的药用价值，含大量甲壳质、蛋白质、L-缬氨酸、γ-氨基丁酸、酪氨酸、谷氨酸及腺苷三磷酸酶。蝉蜕对多种病症都有较好的功效，已被做成蝉蜕止咳冲剂等比较方便服用的药。蝉蜕有广阔的利用前景，有待我们进一步深入研究与开发。

■参考文献

[1] 刘振启，刘杰. 蝉蜕的由来与鉴别 [J]. 首都医药，2013，20（17）：42.

[2] 刘宪伟，近藤健儿，司马真央，等. 中国中药材市场流通的蝉蜕种类调查 [J]. 天然产物研究与开发，2013，25（3）：421-429.

[3] 杨璐，李国玉，王金辉. 蝉蜕化学成分和药理作用的研究现状 [J]. 农垦医学，2011，33（2）：184-186.

[4] 国家药典委员会. 中华人民共和国药典：2010 年版. 一部 [M]. 北京：中国医药科技出版社，2010.

[5] 张驰，杨届. 蝉蜕的药理作用及临床应用研究进展 [J]. 湖南中医杂志，2014，30（11）：194-195.

[6] 安磊. 蝉蜕的抗惊厥作用 [J]. 中国医药导报，2008，5（15）：35-36.

［7］ 李俊义．蝉蜕的临床应用和药理作用［J］．内蒙古中医药，2011，30（12）：89．

［8］ 王钰，田强强，陶刚，等．蝉蜕活性成分的提取及其抑菌活性的研究［J］．昆虫知识，2010，47（6）：1109-1112．

［9］ 文丹丹，王敏．蝉蜕及其配伍治疗哮喘的研究进展［J］．中国实验方剂学杂志，2012，18（3）：242-245．

［10］ 汪慧惠，包红，于俊生，等．蝉蜕、僵蚕对大鼠系膜增生性肾炎作用的实验研究（英文）［J］．现代生物医学进展，2012，12（15）：2814-2818．

［11］ 董少宁，王耀光．黄文政运用蝉蚕肾风汤经验初探［J］．辽宁中医杂志，2011，38（9）：1735-1736．

［12］ 杜雅静，汪慧惠，于英兰，等．蝉蜕、僵蚕治疗系膜增生性肾炎模型大鼠对肾组织 iNOS、ET 表达的影响［J］．中国中西医结合肾病杂志，2014，15（5）：429-431．

［13］ 陈希明．蝉蜕散治疗小儿风热犯肺型咳嗽变异性哮喘的临床研究［D］．广州：广州中医药大学，2014．

［14］ 徐树楠，王永梅，侯仙明，等．蝉蜕对豚鼠离体气管环的作用研究［J］．中药药理与临床，2008，24（2）：41-42．

［15］ 张美玉．蝉蜕抗支气管哮喘作用及其机制研究［D］．石家庄：河北医科大学，2007．

［16］ 王永梅，徐树楠，侯仙明，等．蝉蜕对哮喘大鼠模型支气管和肺组织形态学及血清中 IL-2、5 的影响［J］．中国中医基础医学杂志，2007，13（12）：948-949．

［17］ 郑梅，杨榆青，海青山，等．蝉蜕水煎剂对未孕大鼠离体子宫平滑肌作用的研究［J］．中华中医药学刊，2007，25（11）：2300-2301．

［18］ 马涛．蝉蜕与连翘配伍退热机理的实验研究［D］．乌鲁木齐：新疆医科大学，2013．

［19］ 曹唯仪．蝉蜕抗凝纤溶及细胞保护功能的物质基础研究［D］．北京：北京中医药大学，2014．

［20］ 关兵兵，王冰，刘艳微，等．蝉蜕诱导对球孢白僵菌生物学特性及其毒力影响的研究［J］．中国农学通报，2014，30（34）：51-55．

［21］ 邹升产．蝉蜕提取物诱导活动期 SLE 患者淋巴细胞凋亡的实验研究［D］．成都：成都中医药大学，2004．

［22］ 李进京．蝉蜕提取物提取工艺优化和药效学研究［D］．佳木斯：佳木斯大学，2009．

［23］ 曹唯仪，黄镇林，何亮颖，等．蝉蜕不同提取工艺抗凝与纤溶活性比较研究［J］．中医药信息，2012，29（6）：45-48．

［24］ 顾颖尔．加味蝉蜕汤治疗产后胎盘胎膜残留的临床研究［C］//中国中西医结合学会妇产科专业委员会.2010 全国中西医结合围绝经期专题学术会议论文集，2010．

［25］ 王蕾，刁娟娟，庞冲．肾脏疾病应用蝉蜕治疗研究［J］．辽宁中医药大学学报，2014，16（2）：161-162．

漏 芦

【道地沿革】 漏芦别名野兰、鬼油麻、狼头花等。我国现存最早的药物学专著《本草经》记载："一名野兰。"五代《日华子本草》记载："俗呼鬼油麻。"明代李时珍在《本草纲目》中对漏芦名称的来源做了记载，曰："屋之西北黑处谓之漏；凡物黑色谓之芦。此草秋后即黑，异于众草，故有漏芦之称。"唐代《新修本草》曰："俗中取根，名鹿骊根。"《滇南本草》曰："一名芦葱，又名萱草，又名宜男花。"现代本草著作《本草名考》记载漏芦的异名为野兰、荚蒿、鬼油麻，并解释其名称由来：漏，谓气臭；芦，指色黑。本品入秋后全株变为黑色，且根有一种特异的气味，因名漏芦。其记载与《本草纲目》基本相同。

【来源】 祁州漏芦：菊科植物祁州漏芦 *Rhaponticumuniflorrum* （L.） DC. 的干燥根。禹州漏芦：菊科蓝刺头属植物蓝刺头 *Echinopslatifolius Tausch* 或华东蓝刺头 *Echinopsgrijisii Hance* 的干燥根。

【原植物、生态环境、适宜区】

1. 祁州漏芦 多年生草本，高 30~100 cm。根状茎粗厚，主根圆柱形，直径 1~2 cm，上部密被残存叶柄。茎直立，不分枝，簇生或单生，有条纹，具白色绵毛或短毛。基生叶有长柄，叶柄长 6~20 cm，被厚绵毛；基生叶及下部茎叶全为椭圆形，长 12~25 cm，宽 5~10 cm，羽状全裂呈琴形，裂片常再羽状深裂或深裂，两面均被蛛丝状毛或粗糙毛茸；中部及上部叶较小，有短柄或无柄。头状花序，单生茎顶，直径约 5 cm；总苞宽钟状，基部凹；总苞片多层，具干膜质附片，外层短，卵形，中层附片宽，成掌状分裂，内层披针形，先端尖锐；花冠淡紫色，长约 2.5 cm，下部条形，上部稍扩张成圆筒形，先端 5 裂；雄蕊 5，花药聚合；子房下位，花柱伸出，柱头 2 裂，紫色。瘦果，倒圆锥形，长 5~6 mm，棕褐色，具四棱；冠毛刚毛状，花期 5~7 月，果期 6~8 月。多数生长于草原、林下、山地，喜温暖低湿气候，怕热雨，忌涝，地温 12 ℃左右开始返青出苗，适宜生长温度 18~22 ℃。

2. 禹州漏芦 多年生草本，高 50~150 cm。茎单生，上部分枝长或短，粗壮，全部茎枝被稠密的多细胞长节毛和稀疏的蛛丝状薄毛。基部和下部茎叶全形宽披针形，长 15~25 cm，宽 5~10 cm，羽状半裂，侧裂片 3~5 对，三角形或披针形，边缘刺齿，顶端针刺状渐尖，向上叶渐小，与基生叶及下部茎叶同形并等样分裂。全部叶质地薄，纸质，两面异色，上面绿色，被稠密短糙毛，下面灰白色，被薄蛛丝状绵毛，但沿中脉有多细胞长节毛。复头状花序单生茎枝顶端，直径 4~5.5 cm。头状花序长 2 cm。基毛长 1 cm，为总苞长度之半，白色，扁毛状，不等长。外层苞片稍长于基毛，长倒披针形，上部椭圆形扩大，褐色，外面被稍稠密的短糙毛及腺点，边缘有稍长的缘毛，顶端针芒状长渐尖，爪部下部有长达 4 mm 的长缘毛；中层苞片倒披针形或长椭圆形，长约 1.1 cm，边缘有长缘毛，外面有稠密的短糙毛；内层披针形，长 8 mm，外面被稠密的短糙毛，顶端芒齿裂或芒片裂，中间芒裂较长。全部苞片 14~18 个。小花淡蓝色或白色，花冠 5 深裂，裂片线形，花冠管无腺点或有稀疏腺点。瘦果倒圆锥状，长约 7 mm，被黄色的稠密顺向贴伏的长直毛，不遮盖冠毛。冠毛量杯状，高约 1.2 mm；冠毛膜片线形，边缘糙毛状，大部结合。花果期 8~9 月。其适应力强，耐干旱，耐瘠薄，耐寒，喜凉爽气候和排水良好的沙质土，忌炎热、湿涝，可粗放管理。

祁州漏芦主产于河北、山西、辽宁，此外河南、陕西、山东、吉林、黑龙江、内蒙古等地亦产。其中河南禹州所产漏芦又称禹州漏芦或蓝刺头。

【生物学特点】

1. 栽培技术

（1）选地整地：漏芦对土壤要求不十分严格，一般的土壤均适合生长，以沙质壤土为佳，低洼易涝、黏质土不宜种植。应选取向阳坡地，或者沙质壤土地。选好地后进行深翻 25~30 cm，每亩施入腐熟的农家肥 1500~2000 kg，撒匀，耙细，做成宽 1~1.2 cm、高 20~25 cm 的床，耙平床面。留作业道 30 cm。

（2）育苗：6 月下旬到野外收集成熟饱满的种子，采收后立即进行育苗。先将苗床浇透水，再将种子均匀地撒播于床面，每 4 cm² 播 1 粒种子，覆土 1~1.5 cm，搭遮阳棚 7~10 d 出苗，随时拔去杂草，适当浇水，促进生长。

（3）移栽：小苗出土后生长较快，10~20 d 长两片真叶，此时即可进行移栽。结合除草、松土先将床面耙一下。选择傍晚或阴天进行穴栽，每穴 1 株，株距 12~15 cm，行距 15 cm，两行之间相对交错栽植。浇足水，移栽成活率 95% 以上，留少部分做补苗用。

2. 田间管理　移栽定苗之后，除正常的除草、松土外，如果遇干旱还应及时浇水。当年不开花，第二年清明过后开始返青出苗，此时要在床面上撒一些过筛农家肥，以促进早期生长。在开花前再撒一些磷酸二氢钾，每亩 3~5 kg，提高开花结实率；或采用叶面喷肥方法，浓度 0.25%，10 d 喷一次，喷 2 次。种子成熟后及时采收，防止因连雨天造成发芽、发霉或腐烂。第三年是关键的一年，除重复上一年的管理工作外，选择粗壮植株留种，其余一律打去花顶，促进根系发达。8 月上旬再追磷、钾肥 1 次，提高其产量和药材质量。

3. 病虫害防治　根腐病为害根部，主要是由高温多雨积水造成的，因此要注意排水。如果已经发生根腐病，可用 800 倍代森锌液浇灌防治。虫害主要是蛴螬、蝼蛄咬食根部，用 40% 氧化乐果 1000~1200 倍液浇灌，或投放毒饵。

【采收加工】　漏芦生长 3 年（实际是 2 年）后可以采收。10 月中下旬待地上部分枯萎时，先将枯叶割下来，把根挖出，抖净或洗去泥土，除去残留叶柄，晒至六七成干时，扎成 1 kg 左右的小把，再晒干。或者趁鲜切成 2~3 mm 的片，再晒干或烘干即可入药。

【炮制储藏】

1. 炮制　拣净杂质，去毛，洗净，润透，切片晒干。

2. 储藏　置通风干燥处。

【药材性状】

1. 祁州漏芦 呈圆锥形或破裂成较大的块状，多扭曲，长 10～30 cm，中部直径 1～2 cm。外皮灰褐色或棕黑色，多纵沟及交叉的网状裂纹，时有浮皮，顶端常见灰白色丝状毛茸。质轻而脆，易折断，断面不整齐，有灰黄色菊花纹及裂隙，中心灰黑色或棕黑色。臭特异，味微苦。

2. 禹州漏芦 呈类圆柱形稍扭，长 10～25 cm，直径 0.5～1.5 cm。表面灰黄色或灰褐色，具纵皱纹，顶端有纤维状棕色硬毛。质硬，不易折断，断面皮部褐色，木部呈黄黑相间的放射状纹理。气微，味微涩。

以外皮灰黑色、条粗、质坚、不裂者为佳。

【质量检测】

1. 显微鉴别

(1) 祁州漏芦：根横切面表皮常已脱落，后生皮层为数层至 20 余层棕色细胞，壁稍厚，木化及木栓化。韧皮部较宽大，射线宽。形成层成环。木质部导管较多呈多股性排列，有时小型导管群将大型导管群分隔成数段，木射线常有径向裂隙。中央有时呈星状裂隙，其周围的细胞壁常木栓化。本品薄壁组中有油室分布，油室周围的分泌细胞内含黄棕色分泌物。根头非腺毛多细胞，木化，完整的长 0.5～4 mm，直径 20～30 μm，顶端细胞甚长，盘曲或折曲，基部处为 5～9 个短小类方形细胞；另有一种非腺毛基部扁平，上部有 7～8 个细胞，每一个细胞长 300～450 μm。

(2) 禹州漏芦：粉末棕黄色。韧皮纤维多成束，直径 20～42 μm，壁厚。细胞间隙有棕褐色树脂状物。木纤维细长，两端渐尖，直径 12～30 μm，壁较厚。具缘纹孔导管和网纹导管较多见，直径 20～120 μm。石细胞少见，类圆形、长方形或方形，直径 15～35 μm，层纹及孔沟明显，细胞间隙有棕褐色树脂状物。分泌管长条状，直径 26～60 μm，内含红棕色分泌物。

2. 理化鉴别

(1) 化学定性：取祁州漏芦醇溶液（1 g/mL），加 1% 三氯化铁试液 1 滴，产生黄棕色沉淀。

(2) 薄层色谱：取本品粉末 1 g，加甲醇 20 mL，超声处理 20 min，滤过，滤液蒸干，残渣加乙酸乙酯 1 mL 使溶解，作为供试品溶液。另取漏芦对照药材 1 g，同法制成对照药材溶液，照《中国药典》薄层色谱法试验，吸取上述两种溶液各 5 μL，分别点于同一硅胶 G 薄层板上，以环己烷-丁酮（4：1）为展开剂，展开，取出，晾干，置紫外光灯（365 nm）下检视。供试品色谱中，在与对照药材色谱相应的位置上，显相同的荧光斑点。

(3) 红外光谱：取本品的 50% 乙醇浸出物（5.0 mg/mL）、氯仿浸出物（5.0 mg/mL）、丙酮浸出物（1.0 mg/L）和粉末，均采用溴化钾压片法测定红外光谱，分别在 933 cm^{-1} 处有一明显的吸收峰；在 850～780 cm^{-1} 之间出现明显的裂分双峰；1516 cm^{-1} 处出现一明显的尖锐的吸收峰。

(4) 荧光鉴别：取祁州漏芦醇溶液 1 滴于滤纸上，在紫外光灯下观察，显亮蓝色荧光，再滴加三氯化铁试液 1 滴，呈黄绿色，荧光消失。

【性味归经】 苦，寒。归胃经。

【功能主治】 清热解毒，消肿排脓，下乳，通筋脉。治痈疽发背，乳房肿痛。乳汁不通，瘰疬恶疮，湿痹筋脉拘挛，骨节疼痛，热毒血痢，痔疮出血。

【用法用量】 内服，煎汤，3~12 g，鲜品30~60 g；或入丸、散。外用：煎水洗或研末调敷。

【使用注意】 气虚、疮疡平塌不起及孕妇忌服。

【化学成分】

1. 植物蜕皮激素和甾醇类 目前已从漏芦中分离得到牛膝甾酮、漏芦甾酮、土克甾酮、β-谷甾醇、胡萝卜苷、豆甾醇、蜕皮甾酮-3-O-β-D-葡萄糖苷、蜕皮甾酮-25-O-β-D-葡萄糖苷、异漏芦酮等。

2. 萜类 从祁州漏芦中分离得到的萜类化合物主要包括19个三萜类化合物、1个二萜和1个桉烷型倍半萜。三萜类化合物主要为五环三萜类，分别为17个熊果烷型和2个齐墩果烷型。如乌索酸、3-氧-19α-羟基乌索-12-烯-28酸、坡模醇酸等。

3. 黄酮类 从祁州漏芦的花中分离得到槲皮素、6-甲氧基山奈酚-3-O-β-D-吡喃半乳糖苷、芹菜素6，8-双碳-β-D-吡喃葡萄糖苷、夏至矢车菊内酯、儿茶素等黄酮类化合物。

4. 噻吩类 噻吩类化合物为祁州漏芦中主要的脂溶性成分，主要有牛蒡子酸、牛蒡子醛、牛蒡子醇-b、漏芦噻烯醇、氯化牛蒡子酮-b等。

5. 其他类 漏芦所含挥发油中还有链烃类化合物和倍半萜及其衍生物，另外尚含少量的脂肪醛、醇及苯酚类化合物，如β-荜澄茄烯、1-十三烯、正十二烷、顺石竹烯、正十七烷等。此外漏芦中含有胡萝卜苷、麦芽糖、β-谷甾醇等。

【药理作用】

1. 保肝 取健康Wistar大鼠96只，雌雄各半，体重180~200 g，随机分成4组，每组24只。胆总管结扎组（CBDL组）：24只，术前禁食12 h，采用氯胺酮麻醉，无菌操作下行上腹正中切口，长约1.5 cm，充分显露胆总管，用7/0丝线双重结扎胆总管，1/0丝线双层连续缝合腹壁切口。麻醉清醒6 h后自由进食、饮水。胆总管结扎加用腹腔注射漏芦组（CBDL-RU组）：手术操作同CBDL组，于术后第1天起，每日漏芦（RU）按0.1 g/kg剂量腹腔注射1次。手术对照组（sham组）：术中充分显露胆总管后，肝门区游离胰腺前段胆总管而不予结扎。围手术期处理同CBDL组。正常对照组（NC组）：无手术及麻醉操作。CBDL组、CBDL-RU组、NC组及sham组又根据胆总管结扎术后时间的不同分为术后3、7、14、21 d组，每组6只。实验过程CBDL组手术后7 d死亡1只，CBDL-RU组手术后20 d时死亡1只。以上各组大鼠分别在术后3、7、14、21 d处死，取出肝，40%甲醛溶液固定24 h，石蜡包埋做成4~5 mm的切片，常规HE染色；切取肝2 mm×1 mm×1 mm大小规则组织块，迅速置于2%戊二醛溶液固定24 h，常规电镜包埋、选材、超薄切片常规锇酸染色。结果显示，漏芦对梗阻性黄疸大鼠肝损伤的形态学有一定的改善作用。

取Wistar大鼠50只，随机分为正常组，模型组，大、小剂量给药组，阳性对照组5个组。给药组按10.5 g/kg剂量，阳性对照组按0.2 g/kg联苯双酯灌胃，正常组、模型组以等体积生理盐水灌胃，共 5 d。第 4 天，模型组和给药组按 0.5 g/kg 剂量腹腔注射 D-半乳糖，正常组腹腔注射等体积生理盐水。腹腔注射 24 h 后，摘眼球取血，分离血清。大鼠处死后，迅速取出肝，称取 1.0 g 放入置有冰冷的匀浆介质 [pH = 7.5，0.25 mol/L 蔗糖，0.005 mol/L 三（羟甲基）氨基甲烷（Tris-HC），10.001 mol/L 乙二胺乙酸（EDTA）] 的玻璃匀浆器中，在冰浴中制成 100 g/L 匀浆，在 2000 r/min 离心 10 min，取上清液，用低温超速离心机以 16 000 r/min 离心 20 min，取其沉淀部分，即为线粒体。再加入匀浆介质 2 mL 用超声波打碎线粒体膜性结构，制成线粒体悬浮液。用全自动生化分析仪检测血清丙氨酸转氨酶（ALT）、天冬氨酸转氨酶（AST）的活性，用比色分析法检测血清、线粒体超氧化物歧化酶（SOD）、谷胱甘肽过氧化物酶（GSH-Px）的活性及丙二醛（MDA）的含量。试验结果显示，漏芦水提物显著降低因 D-半乳糖所致急性肝损伤大鼠血清 ALT、AST 的升高；对急性肝损伤大鼠血清、线粒体 SOD、GSH-Px 的活性有明显的升高作用及降低 MDA 的含量。

取大鼠原代肝细胞培养 3~4 d，分为正常对照组、四氯化碳（CCl_4）损伤组及漏芦大、中、小剂量组。培养 24 h 以后，向漏芦大、中、小剂量组分别加质量浓度为 5、2.5、1 mg 生药/mL 的漏芦提取物，向其他组加等量 RPMI1640 培养液；培养 6 h，向 CCl_4 损伤组及漏芦大、中、小剂量组加入 50% CCl_4-DMSO 溶液（CCl_4 终浓度为 5 mmol/L），正常对照组加等量 RPMI1640 培养液。继续培养 6 h，收集各组培养上清液，分别检测 MDA、ALT、AST、SOD 和 GSH-Px。试验结果表明，漏芦提取物对 CCl_4 诱导的大鼠原代肝细胞损伤有保护作用。

取 Wistar 雄性大鼠 50 只，分为正常组、模型组、漏芦大小剂量组、秋水仙碱组。除正常组外，每组大鼠首次皮下注射 CCl_4 5.0 mL/kg，以后每周 2 次皮下注射 40% CCl_4 色拉油 3 mL/kg，共 6 周；造模的同时，给药组分别给予 0.5、0.25 g/kg 漏芦提取物，秋水仙碱组按 0.1 mg/kg 剂量灌胃。第 6 周，摘眼球取血，分离血清，用比色分析法测定 SOD、MDA 的含量。试验结果显示，漏芦给药组肝纤维化指标 SOD 活性明显高于模型组（$P<0.05$），血清 MDA 含量较模型组明显降低；漏芦提取物对四氯化碳致肝纤维化大鼠有一定的保护作用。

将小鼠随机分为正常对照组，模型对照组，祁州漏芦水提物（RUWE）高、低剂量组 [240、120 mg/(kg·d)]，联苯双酯（BFD）组 [阳性对照组，50 mg/(kg·d)]。RUWE 给药剂量为提取物计量，相当于 1.2 g/kg 生药，约为药典规定每日人服用剂量的 24 倍和 12 倍。每日灌胃 1 次，连续 7 d，正常对照组及模型对照组小鼠则灌胃等体积生理盐水。末次给药 1 h 后，除正常对照组腹腔注射等体积大豆油外，其余各组小鼠一次性腹腔注射给予 40 mg/kg CCl_4（体积分数为 0.5% 的 CCl_4 大豆油 5 mL/kg）。造模期间禁食，不禁水。常规方法制备肝匀浆和肝线粒体。肝组织用 50 mmol/L 磷酸盐缓冲盐水在冰浴中均质处理，在 4 ℃、600×g 离心 10 min，取上清为肝匀浆。肝匀浆在 10 000×g 离心 20 min，取沉淀悬浮于磷酸盐缓冲液中，用超声波处理，在 8 000×g 离心 20 min，即得线粒体液。按照各测试盒操作方法测定过氧化脂质（LOOH）、MDA、还原型谷胱甘肽（GSH）、过氧化氢酶（CAT）、GSH-Px、总超氧化物歧化酶（T-SOD）、锰-超氧化物歧化酶（Mn-SOD）、钠钾 ATP 酶、钙 ATP 酶及蛋白水平。按照各测试盒操作方法提取肝细胞 DNA，上琼脂糖凝胶电泳，检测肝细胞 DNA 损伤情况。结果表明，祁州漏芦水提物对四氯化碳致急性肝损伤具有保护作用，其机制可能与其降低肝组织氧化应激和 DNA 损伤有关。

2. 抗肿瘤 取对数生长期人乳癌细胞耐阿霉素株（MCF-7）、敏感细胞株（MCF-7/ADR）细胞，加入适量 0.25% 胰蛋白酶液消化，PBS 液洗涤 2 次，离心，吸弃上清液，用 DMEM 培养液（含 10% 胎牛血清，青、链霉素各 100 U/mL）配制成 2×10^5 mL 细胞悬液。试验分为：空白对照组内加 DMEM 200 μL；细胞对照组加入 MCF/7ADR 细胞 100 μL 及胎牛血清、二甲基亚砜（DMSO）共 200 μL；低（5 mg/mL）、中（10 mg/mL）、高（20 mg/mL）剂量漏芦（RU）组；中剂量 RU +ADM（5 mg/mL）组；盐酸阿霉素（ADM）组 5 mg/mL；维拉帕米（7 mg/mL）+ ADM 组；空白组只加 DMSO，作为调零孔组。各组接种细胞后置于 37 ℃、饱和湿度含 5%CO_2 细胞培养箱中无菌培养 24 h，细胞生长旺盛贴壁后，小心吸弃培养液，换成各种分组实验用药，以上实验共加样 4 板，加药后分别继续培养 24、48、72、96 h，培养结束前 4 h，每孔再加入 5 mg/mL 的噻唑蓝（MTT）20 μL 培养 4 h，小心吸弃各孔中上清液，加入 DMSO 200 μL，混匀静置 5 min，用酶标仪检测各孔吸光值，计算乳腺癌细胞在各实验条件、不同培养时间细胞存活率、死亡率及耐药逆转倍数。结果显示，漏芦抽提剂可明显增强 ADM 对乳腺癌耐药细胞株的杀伤作用，具有明显的耐药逆转作用。

常规方法复苏 H22 小鼠肝癌细胞，调细胞密度为 $2 \times 10^6 \sim 3 \times 10^6$/mL，取 0.2 mL 细胞悬液注射到雄性昆明小鼠腹腔内，连续传 2 代。无菌操作取第 2 代腹水，用无菌生理盐水稀释，调整细胞密度为 1×10^7/mL，取 0.2 mL 瘤细胞悬液接种到雄性昆明小鼠右腋窝皮下。接种第 2 天随机分成模型组，祁州漏芦水提物（RUWE）高、中、低剂量组和 5-氟尿嘧啶（5-FU）组，每组 10 只。RUWE 高、中、低剂量组分别按 400、200、100 mg/（kg·d）剂量灌胃给药，每日 1 次，共 10 次；5-FU 组按 25 mg/（kg·d）剂量隔日腹腔注射，共 5 次；模型组则以生理盐水替代药物灌胃。灌胃第 10 天停药，禁食不禁水 16 h 后，处死动物。另设正常组 10 只，每天生理盐水灌胃，共 10 d。分别称取荷瘤鼠体重、瘤质量、胸腺质量、脾质量，计算抑癌率、胸腺指数和脾指数。眼眶取血，分离血清，采用 ELISA 法检测血清肿瘤坏死因子-α（TNF-α）和白介素-2（IL-2），比色法检测血清总抗氧化能力（T-AOC）和 MDA 含量。结果显示，与模型组相比，RUWE 能显著减小移植瘤瘤重，提高抑瘤率，其 RUWE 高、中、低剂量组抑癌率分别为 38.05%、34.98%、26.95%。同时，明显升高荷瘤小鼠的脾指数，增高血清 IL-2 和降低 TNF-α，增高血清 T-AOC 和降低 MDA 水平。

3. 降血脂 取 80 只小鼠，按体重随机分为 8 组，每组 10 只，分别为空白组、模型组、辛伐他汀组、血脂康组、漏芦水提低剂量组、漏芦水提高剂量组、漏芦醇提低剂量组、漏芦醇提高剂量组，灌胃给药。空白组、模型组分别灌胃给予等体积（20 mL/kg）生理盐水。辛伐他汀组、血脂康组、漏芦低剂量组和漏芦高剂量组的剂量分别为 0.0014、1、1.5、13.5 g/kg。连续灌胃给药 14 d，末次给药后禁食 4 h，空白组小鼠腹腔注射生理盐水，其他组均腹腔注射蛋黄乳，注射体积均为 20 mL/kg。造模后继续禁食 20 h，摘眼球取血约 0.5 mL，血液在 3000 r/min 离心 10 min，分离得到血清。测定血清 TC、TG、LDL-C 和 HDL-C 的浓度。结果显示,漏芦水提液的降脂作用优于漏芦醇提液的作用。

4. 抗氧化 将家兔肝用冷生理盐水清洗,冰浴制成 10% 肝匀浆悬液,4 ℃ 保存备用。将肝匀浆悬液于 $3000 \times g$ 离心 20 min,沉淀洗 2 次,合并上清液,再于 $10\,000 \times g$ 离心 20 min,所得沉淀洗 2 次后,用 10 mmol/L Tris-HCl 缓冲液配成含蛋白质 1.25 g/L 的肝线粒体悬液,取肝匀浆悬浮液 1 mL,加入不同浓度漏芦醇提取物溶液 0.1 mL,混匀后于 37 ℃ 预热 10 min。按试剂盒操作方法测定 520 nm 处的吸光度,计算 T-AOC 单位数。取肝匀浆或肝线粒体悬浮液 1 mL 加入不同浓度漏芦醇提取物溶液 0.1 mL,混匀后于 37 ℃ 预热 10 min,分别加入 60 mmol/L H_2O_2 0.1 mL 或 6 mmol/L $FeSO_4$ 0.1 mL 或 6 mmol/L $FeSO_4$ 0.1 mL 和 60 mmol/L H_2O_2 40 μL,启动脂质过氧化反应。37 ℃ 孵育 1 h 后,加入 15% 三氯乙酸 1 mL 终止反应。最后加 0.67% 硫代巴比妥酸(TBA)1 mL,煮沸 15 min,冷却后离心,测上清液 532 nm 处的吸光度,计算 MDA 生成量和抑制率。结果表明,漏芦醇提物具有体外抗氧化作用。

将 SD 大鼠处死取出心脏,将心室肌剪成直径 <1 mm 的组织块,加入 50 倍体积的 0.5 g/L 胰蛋白酶,4 ℃ 冰箱内消化 24 h,将消化好的心肌细胞悬液分装于 12 孔培养板(4×10^5/孔),32 ℃、5% CO_2 培养箱内培养,每 48 h 换液 1 次。将心肌细胞分 5 组,病毒对照组及漏芦大、中、小剂量治疗组加入 0.1 mL/孔 10^3 TCID$_{50}$(半数组织培养感染剂量)柯萨奇 B_3 病毒生长液,正常对照组加等量生长液。培养箱中孵育 1 h 后弃上清液,分别加入正常或含 5、2.5、1 mg 生药/mL 的漏芦提取物的生长液,2 mL/孔,培养箱培养 7 h,分别收集细胞离心 10 min,取上清液,检测各组 MDA 水平及 SOD 活性,重复 3 次。试验结果表明,病毒对照组较正常对照组 MDA 增高,而 SOD 活性降低;祁州漏芦治疗组明显降低被感染细胞内 MDA 含量,升高 SOD 活性,且呈剂量依赖性。

5. 抗疲劳 取小鼠随机分为 4 组:对照组及漏芦大、中、小剂量组。大、中、小剂量组分别按 0.5、0.25、0.125 g/kg 剂量每日灌胃,连续 7 d,对照组以等体积生理盐水灌胃。每组 10 只小鼠,末次灌胃 24 h 后各组小鼠分别在温度 37 ℃、深 40 cm 的游泳池中游泳,45 min 后取出小鼠,摘眼球取血,通过比色分析法测定血清乳酸及肝糖原含量。试验结果显示,漏芦提取物具有一定的抗疲劳作用。

6. 抗衰老 将 50 只小鼠随机分为正常组、模型组、给药组、阳性对照组。各组动物在实验前禁食 12 h 进行实验,给药组分别灌服漏芦水提取物 12.0、6.0 g/(kg·d),阳性对照组灌服脑复康(吡拉西坦)0.4 g/kg 及等体积蒸馏水。除正常组外,给药组和模型组小鼠每天皮下注射 D-半乳糖 0.12 mg/kg,连续 40 d。第 41 天处死小鼠,迅速取出大脑,以 pH 7.4 的磷酸缓冲液冰浴中制成匀浆液后,2000 r/min 离心 10 min,取上清液,用比色分析法检测一氧化氮合酶(NOS)的活性及 NO、脂质过氧化物(LPO)的含量。试验结果显示,漏芦水提取物对 D-半乳糖致衰老小鼠具有抗衰老作用。

7. 增强机体免疫 将小鼠随机分为 4 组,每组 12 只,分别为漏芦多糖高、中、低剂量组及正常对照组。给药组剂量为 50、100、200 mg/kg,正常对照组为生理盐水。进行第一次免疫,注射 20% 绵羊红细胞(SRBC)抗原,剂量为每只鼠 0.2 mL,注射部位为腹股沟。注射抗原后的第 3 天开始灌胃给予漏芦多糖,正常对照组小鼠灌胃给予生理盐水，每只 0.5 mL，各组均每日 1 次，连续 7 d。第 8 天，进行第二次加强免疫（方法同第一次免疫），继续灌胃给药，1 周后，小鼠断头采血，分离血清。检测相应抗体生成水平和血清中白介素-2（IL-2）、干扰素-γ（IFN-γ）生成水平。试验结果表明，漏芦多糖对正常小鼠机体免疫有增强作用。

8. 抗炎 取小鼠随机分为 4 组：对照组及漏芦大、中、小剂量组。大、中、小剂量组分别按 0.5、0.25、0.125 g/kg 剂量每日灌胃，连续 7 d，对照组以等体积生理盐水灌胃。每组 10 只小鼠，末次灌胃 1 h 后在每只小鼠右耳均匀涂二甲苯 0.05 mL 致炎。30 min 后，小鼠颈椎脱臼处死，剪下耳壳，用直径 8 mm 打孔器取双侧对称处的耳片称重，以其重量差为肿胀指标。试验结果显示，漏芦提取物具有一定的抗炎作用。

9. 镇痛 取小鼠随机分为 4 组：对照组及漏芦大、中、小剂量组。大、中、小剂量组分别按 0.5、0.25、0.125 g/kg 剂量每日灌胃，连续 7 d，对照组以等体积生理盐水灌胃。每组 10 只小鼠，末次灌胃 30 min 后各组小鼠按每 10 g 体重分别腹腔注射 6 g/L 冰醋酸 0.11 mL，观察 15 min 内小鼠有无扭体反应出现。扭体反应的表现为腹部收缩、躯体扭曲、后肢伸展及蠕行等。试验结果显示，漏芦提取物具有一定的镇痛作用。

10. 保护肾 取健康雄性 SD 大鼠腹腔注射 10% 水合氯醛（3 mL/kg）麻醉后，取俯卧位，固定四肢，背部手术区常规备皮、消毒、铺巾，行左背部（以肋脊角为标志）垂直切口，充分暴露左侧肾，分离肾周脂肪囊，迅速切除左肾上下极，立即以吸收性明胶海绵压迫止血，复位肾，缝合各层组织。随后行右背部垂直切口，充分暴露肾脏，分离肾周脂肪囊，肾蒂手术缝线结扎后切除右侧肾。手术时注意分离、保留肾上腺并防止损伤。全部大鼠于术后 10 周以代谢笼留取 24 h 尿液，眶内静脉采血，测定 24 h 尿蛋白定量、血尿素氮、血肌酐。检测发现手术大鼠除 4 只死亡、1 只切口感染外全部造模成功。此后治疗组大鼠每日给予漏芦提取物（15 g/kg）灌胃，同时正常组和非治疗组给予等量生理盐水灌胃。术后 14 周全部大鼠以代谢笼留取 24 h 尿液，眶内静脉采血，测定 24 h 尿蛋白定量、血尿素氮及肌酐。手术组大鼠处死后取左侧残肾部分肾组织置于 10% 中性甲醛固定，备用于组织病理学及免疫组织化学测定；部分肾组织液氮保存用于 Western 印迹法检测蛋白表达。正常对照组大鼠取左侧肾脏，标本留取同手术组。试验结果显示，漏芦可降低慢性肾功能不全大鼠 24 h 尿蛋白、血尿素氮、肌酐水平，减轻肾组织硬化，抑制肾组织转化生长因子（TGF-β1）和结缔组织生长因子（CTGF）表达。

11. 耐缺氧 取小鼠随机分为 4 组：对照组及漏芦大、中、小剂量组。大、中、小剂量组分别按 0.5、0.25、0.125 g/kg 剂量每日灌胃，连续 7 d，对照组以等体积生理盐水灌胃。每组 10 只小鼠，末次灌胃 24 h 后将小鼠逐只放进盛有 20 g 钠石灰的 250 mL 密闭的广口瓶中，记录每只小鼠存活时间。试验结果显示，漏芦提取物具有一定的耐缺氧作用。

【毒理研究】 对离体兔耳表现为血管扩张。有内服漏芦 30 g 通乳引起严重中毒者，表现为服后 3 h 自觉头痛，喉部有紧迫感，短时阵发不定性单一肢体抽搐，精神萎靡，持续不能缓解。

【临床应用】

1. 临床配伍

（1）疽：漏芦、麻黄（去根节）、连翘、升麻、黄芩、白敛各一钱，甘草、枳壳各半钱。上为末，每服一钱，以水一小盏，煎至五分，去滓，量儿大小，不拘时候温服。（《婴童百问》连翘漏芦汤）

（2）乳妇气脉壅塞，乳汁不行，以及经络凝滞，乳内胀痛，留蓄邪毒，或作痈肿：漏芦二两半，瓜蒌（急火烧焦存性）十个，蛇蜕（炙）十条。上为细散，每服二钱，温酒调服，不拘时，良久，吃热羹汤助之。（《太平惠民和剂局方》漏芦散）

（3）瘰疬：漏芦、连翘、紫花地丁、贝母、金银花、甘草、夏枯草各等分。水煎服。（《本草汇言》）

（4）皮肤瘙痒，阴疹，风毒，疮疥：漏芦、荆芥、白鲜皮、浮萍、牛膝、当归、蕲蛇、枸杞子各一两，甘草六钱，苦参二两。浸酒蒸饮。（《本草汇言》）

（5）流行性腮腺炎：板蓝根 3 g，漏芦 4.5 g，牛蒡子 1.2 g，甘草 1.5 g。水煎服。（《新疆中草药手册》）

（6）历节风，筋脉拘挛，骨节疼痛：漏芦（去芦头麸炒）半两，地龙（去土炒）半两，上二味，捣罗为末。先用生姜二两取汁、蜜二两，同煎三五沸。入好酒五合，以瓷器盛。每用七分盏。调药末一钱半匕，温服不拘时。（《圣济总录》古圣散）

（7）小儿无辜疳痢，瘦弱，不欲饮食，以及腹内虫动作，多吐清水：漏芦、葳蕤、槟榔、枳壳（麸炒变黄去瓤）、秦艽（去苗）、川大黄（锉碎微炒）各一两，防风（去芦头）、独活、黄芩各半两，五加皮、赤芍药、黄芪（锉）各三分，乌蛇（酒浸去皮、骨，炙微黄）三两。上药，捣罗为末，炼蜜和捣三二百杵，圆如梧桐子大。每服不计时候，以温酒下三十圆。（《太平圣惠方》漏芦丸）

（8）冷劳泻痢及妇人产后带下诸疾：漏芦（去芦头）一两，艾叶（去梗炒）四两。上二味，捣罗为末，用米醋三升，入药末一半，先熬成膏，后入余药和丸如梧桐子大。每服三十丸，温米饮下，食前服用。（《圣济总录》漏芦丸）

（9）月经不调：漏芦（去芦头）、当归（切，焙）、红花子、枳壳（去瓤，麸炒）、白茯苓（去黑皮）、人参各半两。上六味，粗捣筛，每服三钱匕，水一盏，煎七分，去滓，温服，不计时。（《圣济总录》漏芦汤）

（10）白秃：五月收漏芦草，烧作灰，膏和使涂之，先用盐汤洗，再外敷。（《补缺肘后方》）

2. 现代临床

（1）原发性肝癌：治疗组 30 例中，男性 24 例，女性 6 例；年龄 20～29 岁 4 例，30～39 岁 9 例，40～49 岁 12 例，50～59 岁 3 例，60 岁以上 2 例；病程 3 个月以内 9 例，3～6 个月 6 例，6 个月～1 年 5 例，1～2 年 4 例，2～3 年 2 例，3 年以上 4 例，最短 1 周，最长 7 年；合并肝硬化 17 例；肝细胞癌 23 例，胆管细胞癌 3 例，混合型肝癌 1 例，未定型癌 3 例。对照组 30 例中，男性 27 例，女性 3 例；年龄 20～29 岁 6 例，30～39 岁 7 例，40～49 岁 9 例，50～59 岁 5 例，60 岁以上 3 例；病程 3 个月以内 10 例，3～6 个月 8 例，6 个月～1 年 3 例，1～2 年 4 例，2～3 年 2 例，3 年以上 3 例，最短 3 d，最长5年；合并肝硬化14例；肝细胞癌22例，胆管细胞癌3例，未定型癌5例。治疗方法：两组均可配合一般药物治疗，如普通输液、抗炎等。治疗组用复方漏芦汤［漏芦15g、半枝莲15g、薄荷10g、白花蛇舌草30g、猪苓30g、三棱10g、蚤休30g、薏苡仁30g、姜黄10g、八味散（冲服）10g］。每日1剂，分两次煎服，30d为1个疗程，共用1个疗程。对照组用复方斑蝥胶囊，3粒/次，每日2次，30d为1个疗程，共用1个疗程。疗效标准如下，完全缓解（CR）：病灶完全吸收；部分缓解（PR）：病灶缩小50%；稳定（SO）：病灶缩小不到50%或扩大不足25%；进展（PD）：病灶较治疗前扩大25%以上。前两者（CR+PR）为有效，后两者（SO+PD）为无效。治疗结果：治疗组30例中，完全缓解5例（占16.67%），部分缓解15例（占50.0%），稳定4例（占13.33%），进展6例（占20.0%），有效率为66.67%。对照组30例中，完全缓解0例，部分缓解5例（占16.67%），稳定11例（占36.66%），进展14例（占46.67%），有效率为16.67%。

（2）痤疮：临床主要表现为粉刺、丘疹、脓疱、结节、囊肿和瘢痕等。本组26例均为中医门诊患者，其中男性15例，占57.7%；女性11例，占42.3例；最小年龄17岁，最大年龄25岁；病程最短2个月，最长3年；病变在面部者18例，面部项胸部患者2例；属结节或囊肿型者1例，炎性丘疹型者3例，囊肿丘疹脓疱混合型2例；病变程度较轻者21例，较重者5例。治疗方法：26例患者均以漏芦甘草汤为基础方加减治疗。药物组成：漏芦50g，甘草10g；湿盛加苍术、佩兰，湿热蕴结成毒者加苦参、土茯苓，痰瘀互结者加川芎、白芥子，冲任失调者加当归、白芍，风热上扰加金银花、白芷、薄荷。便秘者加大黄、枳实，瘙痒甚者加大力子、白鲜皮、地肤子，上药水煎，每日1剂，7剂为1个疗程。一般为1~2个疗程，个别患者3个疗程。治疗结果：服药2个疗程判断疗效。痊愈，寻常型痤疮和脓疱型痤疮全部消退，无残留和新生痤疮出现，留有色素沉着瘢痕，疗效指数达100%。显效，痤疮消除80%~95%有效，痤疮消退65%以上，新生成痤疮少于5个，疗效指数20%~50%。26例患者，其中痊愈16例，占64%；显效7例，占38.4%；有效3例，占11.5%。总有效率100%。

【不良反应】　有报道口服含20g漏芦复方煎剂20min后，出现四肢瘙痒，随之全身瘙痒，面部及全身潮红，背部出现大面积皮疹，伴有烦热、心慌、气短、呼吸困难，同时伴有恶心、呕吐、腹部隐痛、腹泻。原方中除漏芦，煎服后无任何不良反应。故确认此为漏芦过敏反应。

【综合利用】　漏芦是一种重要的药用资源，具有巨大的临床应用价值和现代研究价值。随着中医药不断发展、创新及人们对中医药的青睐，该药有望开发成为治疗癌症、阿尔茨海默病、肝病和保健等的新药，人们应对其进行更广泛、更系统的研究，使之得以合理应用。

■参考文献

[1] 李喜凤，余云辉，邱天宝，等.禹州漏芦的本草考证 [J].时珍国医国药，2011，22（11）：2750-2751.

[2] 金文荣.华东蓝刺头化学成分及其生物活性研究 [D].杭州：浙江大学，2008.

[3] 汪毅，李铣，孟大利，等.蓝刺头化学成分的研究 [J].中草药，2006，37（2）：

189-190.

[4] 尹学哲，李天，汪霞．大豆皂醇抗脂质过氧化作用的研究 [J]．食品工业科技，2010，31（7）：143-145.

[5] 全吉华，金延华，尹学哲．漏芦醇提取物的体外抗氧化作用 [J]．中国实验方剂学杂志，2011，17（6）：197-199.

[6] 林冬岩，张学武．漏芦对梗阻性黄疸大鼠肝损伤的形态学研究 [J]．时珍国医国药，2006，17（2）：213-214.

[7] 张德伟，郑红光．漏芦对慢性肾功能不全大鼠保护机制的研究 [J]．中国老年学杂志，2009，29（11）：1357-1359.

[8] 金香子，蔡英兰．漏芦对衰老小鼠一氧化氮合酶、一氧化氮及过氧化脂质的影响 [J]．时珍国医国药，2006，17（5）：700-701.

[9] 李发胜，杨光，咸丰，等．漏芦多糖对小鼠激发态免疫功能的影响及其可能机制 [J]．中国中药杂志，2007，32（5）：433-435.

[10] 王媛，张春凤，杨中林．漏芦降脂作用的研究 [J]．中医药学报，2012，40（4）：24-26.

[11] 李勇，金明，全吉淑．漏芦水提取物抗脂质过氧化活性分析 [J]．中国公共卫生，2011，27（10）：1338-1339.

[12] 孙权，张学武，金香子．漏芦水提物对 D-半乳糖中毒大鼠急性肝损伤的保护作用 [J]．时珍国医国药，2006，17（5）：731-732.

[13] 宋伟．漏芦提取物对 CCl_4 诱导大鼠原代肝细胞损伤的保护作用及机制探讨 [J]．山东医药，2010，50（50）：27-28.

[14] 崔立敏，陈丽艳．漏芦提取物对四氯化碳致肝纤维化大鼠 SOD，MDA 及 α-平滑肌肌动蛋白表达的影响 [J]．时珍国医国药，2007，18（10）：2444-2445.

[15] 朴龙，张学武，金香子．漏芦提取物抗衰老作用的研究 [J]．时珍国医国药，2006，17（10）：1918-1919.

[16] 金爱花，许惠仙，刘文静，等．祁州漏芦对 H22 小鼠肝癌皮下移植瘤的抑瘤作用及其机制初探 [J]．中国实验方剂学杂志，2011，17（5）：165-167.

[17] 宋昊，赵文玺，王玉娇，等．祁州漏芦对四氯化碳所致肝脏氧化应激和 DNA 损伤的影响 [J]．中国药学杂志，2013，48（22）：1915-1918.

[18] 滕吉岭，蔡学文．祁州漏芦与禹州漏芦应分用 [J]．山东中医杂志，1999，18（3）：35-36.

[19] 王会仓，王秀明．复方漏芦汤治疗原发性肝癌 30 例临床观察 [J]．湖南中医杂志，2008，24（1）：26-27.

[20] 徐九思．漏芦甘草汤治疗痤疮 26 例临床观察 [J]．光明中医，2009，24（6）：1164-1165.

[21] 杨美珍，王晓琴，刘勇，等．祁州漏芦化学成分与药理活性研究 [J]．中成药，2015，37（3）：611-618.

[22] 包小妹，罗素琴．祁州漏芦化学成分和药理学研究进展 [J]．亚太传统医药，2011，7（9）：176-177.

薏苡仁

【道地沿革】 薏苡仁又称薏米、薏仁米、六谷子、药玉米等。薏苡在医书中的记载最早见于《素问·玉机真藏论》，《神农本草经》列为上品。陶弘景说："近道处处多有多生人家。"历代本草对薏苡的记述，与现今一致。《本草图经》云："生真定平泽及田野今所在有之。春生苗，茎高三、四尺；叶如黍；开红白花作穗子。五月、六月结实，青白色，形如珠子而稍长，故人呼为薏珠子。"李时珍说："薏苡，人多种之。二、三月宿根自生。叶如初生芭茅。五、六月抽茎开花结实。有两种：一种粘牙者，尖而壳薄，即薏苡也。其米白色如糯米，可作粥饭及磨面食，亦可同米酿酒。一种圆而壳厚坚硬者，即菩提子也，其米少，即粳也。"

薏苡仁主产于江苏、河北、福建、辽宁、河南等省。此外，四川、云南、湖北、湖南、广西、广东、江西、陕西、贵州等地亦有栽培，多自产自销，并有出口。

【来源】 本品为禾本科植物薏苡 *Coix lacryma-jobi* L. var. *mayuen*（Roman.）Stapf 的干燥成熟种仁。

【原植物、生态环境、适宜区】 薏苡属一年生草本，秆直立丛生，高 1~1.5 m，约有 10 节。叶鞘光滑，上部者短于节间；叶片线状披针形，长达 30 cm，宽 1.5~3 cm，叶舌质硬，长约 1 mm。总状花序，腋生成束，长 6~10 cm，直立或下垂，具总柄。雌小穗位于花序的下部，长 7~9 mm，外包以念珠状总苞，小穗和总苞等长，能育小穗，第一颖下部膜质，上部厚纸质，先端钝，具 10 数脉；第二颖船形，被包于第一颖内，先端厚纸质，渐尖。第一小花仅具外稃，较颖略短，先端质较厚而渐尖；第二稃稍短于第一外稃，具 3 脉；内稃与外稃相似而较小；雄蕊 3 枚，退化，微小；雌蕊具长花柱，柱头分离，伸出总苞；退化雌小穗 2 个，圆柱状，并列于能育小穗的一侧，顶部突出于总苞；雄小穗常 3 个着生于一节，其中一个无柄，长 6~7 mm，颖革质，第一颖扁平，两侧内折成脊，先端钝，具多条脉；第二颖船形，具多数脉；内含 2 小花，外稃和内稃都是薄膜质；每小花含雄蕊 3 个；有柄小穗和无柄小穗相似，但较小或更退化。果实成熟时，总苞坚硬具珐琅质，卵形或卵状球形，内包颖果；颖果，长约 5 mm。花、果期 7~10 月。

薏苡喜好温暖而稍潮湿的气候，怕干旱，如在抽穗期遇干旱后植株矮小，结实少而不饱满。对土壤要求不严，以向阳、肥沃的黏质壤土为宜，干旱无水源处不宜种植。

薏苡适应性强，分布广，分布于我国辽宁、河南、河北、陕西、江苏、安徽、江西、湖北、浙江、福建、台湾、广西、广东、四川、贵州、云南等地。其中贵州兴义、关岭、兴仁、紫云，福建浦城、莆田、南平，辽宁庄河，河北安国，以及云南、广西等地均适宜其生长，尤以福建浦城、莆田以及贵州兴义最为适宜。

【生物学特点】

1. 栽培技术 薏苡仁用种子繁殖，选择短秆、分蘖强、分枝多、结籽密、果实呈黑褐色、成熟期一致的丰产单株作采种母株，于果实成熟时，单采，单打，单收藏作种。播前选籽粒饱满而富有光泽的作种用。为预防黑穗病，播前将种子用 60 ℃温水浸种 10~20 min，捞出种子包好置于 5% 生石灰水中浸 1~2 d，注意不要损坏水面上的薄膜。取出以清水漂洗后播种，或用 1∶1∶100 的波尔多液浸种 24~72 h，于 3 月至 4 月穴播。

2. 田间管理 幼苗有 3~4 片真叶时间苗，每穴留苗 4~5 株。中耕除草一般 3 次。薏苡是需肥量较大、耐肥性较强的作物，生长前期应施氮肥提苗，后期应多施磷肥、钾肥，促进壮秆孕穗，田间水分管理以湿、干、水、湿、干相间的原则，即采用湿润育苗，干旱拔节，有水孕穗，湿润灌浆，干田收获。薏苡是异株花粉授精，辅助授粉是在盛花期以绳索等工具振动植株（上午 10~12 时），使花粉飞扬，可提高结实率。

3. 病虫害防治 病害有黑穗病，注意选种和种子处理，发现病株应立即拔除烧毁；还有叶枯病等为害。虫害有玉米螟、黏虫为害。

【采收加工】 薏苡的采收季节因地而异，南方为 8~9 月，北方为 9~10 月，当茎叶枯黄，有 80% 果实呈浅褐色或黄色时采收，不可过早或过晚。选取晴天割取全株。采收后，用打谷机脱粒，集中堆放 3~4 d 晒干，除去杂质，扬去空壳，筛净，然后碾去硬壳、果皮及种皮，再筛净，晒干。

【炮制储藏】

1. 炮制

（1）薏苡仁：取原药材，除去杂质。

（2）炒薏苡仁：取薏苡仁，置锅内，用文火加热，炒至黄色鼓起，取出放凉。

（3）麸炒薏苡仁：取麸皮，撒在热锅内，用中火加热至冒烟时，倒入净薏苡仁，炒至表面黄色鼓起时，取出，筛去麸皮，放凉。每 100 kg 薏苡仁，用麸皮 10 kg。

（4）土炒薏苡仁：取伏龙肝细粉置锅内，用文火炒热，放入净薏苡仁，拌炒至挂土色时，取出，筛去土粉，放凉。每 100 kg 薏苡仁，用伏龙肝粉 20 kg。

2. 储藏 置通风干燥处，防蛀。

【药材性状】 薏苡仁呈宽卵形或长椭圆形，长 4~8 mm，宽 3~6 mm。表面乳白色，光滑，偶有少许残存的黄褐色种皮。一端钝圆，另一端较宽而微凹，有一淡棕色点状种脐。背面圆凸，腹面有一条较宽而深的纵沟。质坚实，断面白色，粉性。气微，味微甜。以粒大、色白、饱满、无破碎者为佳。

【质量检测】

1. 显微鉴别 本品粉末淡类白色。主为淀粉粒，单粒类圆形或多面形，直径 2~20 mm，脐点星状，复粒少见，一般由 2~3 分粒组成。

2. 理化鉴别

（1）薄层色谱法：取本品粉末 1 g，加石油醚（60~90 ℃）10 mL，超声处理

30 min，滤过，滤液蒸干，残渣加石油醚（60～90 ℃）1 mL 使溶解，作为供试品溶液。另取薏苡仁对照药材 1 g，同法制成对照药材溶液。吸取上述两种溶液各 10 μL，分别点于同一硅胶 G 薄层板上，以石油醚（60～90 ℃）–乙酸乙酯–醋酸（10∶3∶0.1）为展开剂，展开，取出，晾干，置紫外灯（365 nm）下检视。供试品色谱中，在与对照药材色谱相对应的位置上，显相同颜色的斑点。

（2）HPLC：取薏苡仁油对照提取物、油酸甘油酯对照品，以乙腈–二氯甲烷（65∶35）为流动相，分别制成每 1 mL 含 1、0.14 mg 的溶液，作为对照提取物、对照品溶液。供试品溶液的制备：取本品粉末（过三号筛）约 0.6 g，精密称定，置具塞锥形瓶中，精密加入流动相 50 mL，称定重量，浸泡 2 h，超声处理（功率 300 W，频率 50 kHz）50 min，放冷，再称定重量，用流动相补足减失的重量，摇匀，滤过，取续滤液，即得。分别吸取供试品溶液、对照品溶液和上述对照提取物、对照品溶液各 10 μL，注入液相色谱仪。供试品色谱图中，应呈现与对照品色谱峰保留时间一致的色谱峰；并呈现与对照提取物色谱峰保留时间一致的 7 个主要色谱峰。

3. 含量测定　测定油酸甘油酯含量。

（1）HPLC：以十八烷基硅烷键合硅胶为填充剂，乙腈–二氯甲烷（65∶35）为流动相。理论板数按油酸甘油酯峰计算应不低于 5000。对照品溶液的制备：取油酸甘油酯对照品适量，精密称定，加流动相制成每 1 mL 含 0.14 mg 的溶液，即得。供试品溶液的制备：取本品粉末（过三号筛）约 0.6 g，精密称定，置具塞锥形瓶中，精密加入流动相 50 mL，称定重量，浸泡 2 h，超声处理（功率 300 W，频率 50 kHz）30 min，放冷，再称定重量，用流动相补足减失的重量，摇匀，滤过，取续滤液，即得。分别精密吸取对照品溶液 5、10 μL，供试品溶液 5～10 μL，注入液相色谱仪，测定，用外标两点法对数方程计算，即得。本品按干燥品计算，含油酸甘油酯（$C_{57}H_{104}O_6$）不得少于 0.50%。

（2）紫外–可见分光光度法：精密称取油酸甘油酯对照品 50.5 mg，置于 25 mL 的棕色容量瓶中，加入适量异丙醇使其溶解后并定容至刻度，即得 2.02 mg/mL 的对照品储备液。精密称取薏苡仁油 30.2 mg，置于 50 mL 的棕色容量瓶中，加异丙醇定容至刻度，即得 0.604 mg/mL 的样品储备液。

分别精密量取 1.0、2.0、3.0、4.0、5.0 mL 对照品储备液于 10 mL 棕色容量瓶中，加异丙醇至刻度，稀释成系列浓度为 0.202、0.404、0.606、0.808、1.01 mg/mL 的对照品标准溶液。移取各浓度标准溶液 1 mL 于棕色反应瓶中，依次加入 10% KOH 溶液 1 mL，50 ℃ 水浴中反应 15 min 后，冷却至室温，然后加入 0.5 mL 0.1 mol/L 的协同氯离子溶液、氧化试剂 1 mL 反应 10 min，反应结束后加入 5 mL 显色试剂在 50 ℃ 下反应 30 min，冷却至室温。另移取 1 mL 异丙醇于一同样的棕色反应瓶中按同样的过程处理作为参比溶液，于 350～500 nm 波长范围内进行紫外–可见光谱扫描，并在 412 nm 处测定吸光度。

【商品规格】　均为统货，不分等级。

【性味归经】　甘、淡，凉。归脾、胃、肺经。

【功能主治】　利水渗湿，健脾止泻，除痹，排脓，解毒散结。用于水肿，脚气，小便不利，脾虚泄泻，湿痹拘挛，肺痈，肠痈，赘疣，癌肿。

【用法用量】　内服：煎汤，10~30 g；或入丸、散，或浸酒，或煮粥做羹。

【注意事项】　本品力缓，宜多服久服。脾虚无湿、大便燥结者及孕妇慎服。

【化学成分】

1. 脂肪酸及脂类　包括薏苡仁酯、薏苡内酯、棕榈酸、硬脂酸、十八碳一烯酸、亚油酸、肉豆蔻酸及软脂酸酯、硬脂酸酯、棕榈酸酯等。

2. 甾醇类　包括阿魏酰豆甾醇、阿魏酰菜子甾醇、芸苔甾醇、α，β-谷甾醇及豆甾醇等。

3. 其他　木栓酮，羊齿烷，薏苡多糖 A、B、C，中性葡聚糖 1~7 及酸性多糖 CA-1、CA-2。还含有蛋白质 14%、脂肪 5%、碳水化合物 65%、粗纤维 3%、钙 0.07%、磷 0.242%、铁 0.001%，以及人体所需的亮氨酸、精氨酸、赖氨酸、酪氨酸等氨基酸及矿物质。

【药理作用】

1. 抗溃疡、促进胆汁分泌　薏苡仁 75% 醇提物 5、15 g/kg 灌胃，可抑制水浸应激性小鼠溃疡和盐酸性小鼠溃疡的形成，抑制番泻叶性小鼠腹泻；十二指肠注射 5、10 g 生药/kg 能缓慢促进大鼠胆汁分泌。

2. 抗肿瘤　薏苡仁乙醇提取物腹腔注射，能抑制艾氏腹水瘤细胞的增殖，显著延长小鼠的生存时间。薏苡仁的丙酮提取物对小鼠艾氏腹水瘤以及宫颈癌（U14）、腹水型肝癌（HCA）、S180 腹水瘤等均有明显的抑制作用，从其中分离出来的酸性成分能使腹水癌小鼠的存活期延长；丙酮提取物中的抗肿瘤成分为薏苡仁酯不饱和脂肪酸（亚油酸），为主要的抗肿瘤成分。

薏苡仁提取物（康莱特注射液）6.25、12.5、25 mL/kg 腹腔注射连续 10 d，具有明显的抑制 S180 瘤体内血管形成的作用，降低血管内皮生长因子（VEGF）、碱性成纤维细胞成长因子（bFGF）的表达可能是其抑制肿瘤血管形成的主要机制之一；10、20 μL/mL 可诱导人胰腺癌细胞系 PaTu-8988 凋亡，其作用呈剂量时间依赖性，透射电镜观察显示，凋亡早期主要是线粒体结构的改变，后期则出现典型的凋亡征象，如核固缩、染色质凝集靠近，核膜和凋亡小体形成；5、10、15 μL/mL 可抑制胃癌 BGC-823 细胞增殖，其增殖抑制效应呈剂量时间依赖性，细胞黏附、侵袭及迁移能力降低，CD44、CD133 mRNA 及蛋白水平的表达与薏苡仁酯浓度亦呈负相关；12.5 μL/kg 腹腔注射，连续 10 d，对小鼠 SGC-7901 胃癌模型能有效地抑制瘤体生长，抑制胃癌细胞的增殖和诱导该细胞的凋亡；0.2 mg/mL 具有明显提高人肾颗粒细胞癌细胞系（GRC-1）放射敏感性的作用，其作用机制是诱发 GRC-1 细胞凋亡，下调 GRC-1 细胞 Bcl-2 基因表达和上调增殖细胞核抗原（PCNA）基因表达；20 μL/mL 对人肝癌细胞增殖有抑制作用，可诱发细胞凋亡或上调 p53 基因表达，引起细胞坏死；20、40、60、80、100 μL/mL 可抑制肺鳞癌细胞的生长，但不是通过抑制肺鳞癌细胞端粒酶的活性而实现；100 μL/mL 对肾小球系膜细胞株的端粒酶表达有抑制作用，并可干预白介素-1（IL-1）刺激效应；10 μL/mL 对人宫颈癌海拉细胞的生长有明显的抑制作用，并诱导肿瘤细胞凋亡，在凋亡过程中，凋亡相关基因 Fas 转录水平增强而 FasL 转录水平降低；

5~40 μL/mL 作用 48 h 后明显抑制 Hep-2 细胞的增殖，并引起 Hep-2 细胞 DNA 损伤；10^{-7} ~ 10^{-4} mol/L 对人鼻咽癌细胞 CNE-2Z 的生长呈剂量依赖性抑制，ID_{50} 为 $10^{-4.950}$ mol/L 对 CNE-2Z 集落形成呈剂量依赖性抑制，ID_{50} 为 $10^{-4.909}$ mol/L 对 CNE-2Z 细胞的克隆形式呈剂量依赖性抑制，ID_{50} 为 $10^{-5.003}$ mol/L，小剂量、短时间使细胞阻滞于 S 期，大剂量、长时间则停留在 G_2/M 期；10^{-7} ~ 10^{-4} mol/kg 腹腔注射连续 7 d，可抑制裸鼠移植肿瘤生长，且具有量效关系，累积 ID_{50} 为 $10^{-3.710}$ mol/kg；10^{-6} ~ 10^{-4} mol/kg 腹腔注射连续 30 d，呈剂量依赖性抑制人鼻咽癌细胞 CNE-2Z 的转移，ID_{50} 为 $10^{-3.282}$ mol/kg；与接种部位"原发瘤"的缩小相一致，累积 ID_{50} 为 $10^{-3.387}$ mol/kg。

薏苡仁油 5.4 g/kg 对小鼠移植性 S180 肉瘤有明显的抑制作用，1.8、5.4 g/kg 对小鼠移植性 HAC 肝癌有明显的抑制作用，1.8 g/kg 可显著增加小鼠腹腔巨噬细胞吞噬鸡红细胞的吞噬率，5.4 g/kg 对小鼠自然杀伤细胞（NK 细胞）活性也有明显的增强作用。薏苡仁油 0.48、0.96、1.92 mg/mL 可明显促进人乳腺癌细胞系 MCF-7 细胞的凋亡，其凋亡可能与线粒体破坏有关。薏苡仁酯 125、250、500 mg/kg 能明显提高 S180A 小鼠、EAC 小鼠、L615 小鼠红细胞的免疫功能，可使红细胞 C3b 受体花环率（RBC-ICRR）和血清中红细胞 C3b 受体花环抑制率（RFER）升高而使红细胞免疫复合物花环率（RBC-ICRR）和红细胞 C3b 受体花环促进率（EFIR）下降，并能降低红细胞膜钠钾 ATP 酶活性。

薏苡仁的甲醇提取物在体内和体外均能诱导人肺癌 A549 细胞凋亡和细胞周期停滞，即减少细胞有丝分裂，阻止细胞增殖。

3. 降血糖 薏苡仁多糖 100、200 mg/kg 灌胃对正常小鼠无明显降血糖作用；腹腔注射 50、100 mg/kg 时，能降低正常小鼠、四氧嘧啶糖尿病模型小鼠和肾上腺素高血糖小鼠的血糖水平，且呈现一定的量效关系，对血清胰岛素无影响；腹腔注射 100 mg/kg，可预防四氧嘧啶引发的大鼠糖尿病，可抑制血糖值及糖耐量曲线下面积的升高，升高血超氧化物歧化酶（SOD）活性，对大鼠胰岛 B 细胞损伤具有明显的保护作用。薏苡仁多糖 50、100、200 mg/kg 腹腔注射，对链脲佐菌素静脉注射建立的实验性糖尿病大鼠，有恢复红细胞 C_{3b} 受体花环率（E-$C_{3b}RR$）水平，升高红细胞免疫复合物花环率（E-ICR），恢复 T 淋巴细胞亚群 CD3、CD4、CD8 水平的作用。薏苡仁多糖 50、100、200 mg/kg 静脉注射，连续给药 2 周，对小剂量链脲佐菌素静脉注射配合高热量饲料喂饲建立的实验性 2 型糖尿病大鼠，能够降低血清脂质过氧化物（LPO）水平，并能显著提高 2 型糖尿病大鼠红细胞与胰腺中 SOD 活性，并呈现一定的量效关系。薏苡仁多糖 25、50、100 mg/kg 腹腔注射能改善糖尿病大鼠糖耐量异常，增加肝糖原量和肝葡萄糖激酶活性，且呈现一定的量效关系；2 mg/kg 腹腔注射，连续 6 个月，可使 2 型糖尿病大鼠主动脉内皮素 1 mRNA 表达上调，诱导型一氧化氮合酶（iNOS）mRNA 有不同程度的下调。结果表明，薏苡仁多糖能抑制肝糖原分解和肌糖原酵解，并抑制糖异生作用，从而达到降低血糖的目的。

4. 兴奋免疫 薏苡仁水提液按 10、5、2.5 g/kg 连续灌胃 10 d，能显著拮抗环磷酰胺所致免疫功能低下小鼠的免疫器官重量减轻和白细胞数量减少，明显增加小鼠腹腔巨噬细胞的吞噬百分率及吞噬指数，显著增加血清溶血素含量，且能明显促进 T 淋巴细胞酯酶阳性率。薏苡仁多糖 0.2、0.4 g/kg 灌胃 7 d，可显著提高环磷酰胺致免疫低下小鼠腹腔巨噬细胞的吞噬百分率和吞噬指数，促进溶血素及溶血空斑形成，促进淋巴细胞转化。

5. 抗炎、镇痛 薏苡仁 75% 醇提物 5、15 g/kg 灌胃，可对抗二甲苯引起的小鼠耳郭肿胀和角叉菜胶引起的小鼠足跖肿胀，轻度抑制冰醋酸引起的小鼠腹腔毛细血管通透性增高，具有较弱的镇痛作用，表现为延长热痛刺激甩尾反应潜伏期。薏苡仁汤对大鼠蛋清性关节炎、棉球性肉芽肿及因二甲苯所致的小鼠耳壳肿胀等均有明显的抑制作用。

6. 抑制骨骼肌收缩 石油醚浸出的薏苡仁油，对蛙的骨骼肌及运动神经末梢，低浓度呈兴奋作用，高浓度呈麻痹作用。如注射于蛙的胸淋巴腔或腓肠肌内，能减少肌肉痉挛，并缩短其疲劳曲线；薏苡仁油及含 10~18 个碳原子的饱和脂肪酸均能阻止或降低电刺激蛙骨骼肌引起的收缩，且碳原子数越少，其作用越强。而不饱和脂肪酸（如油酸）对骨骼肌收缩无影响。

7. 其他 薏苡仁油可兴奋家兔离体小肠，大剂量则使之先兴奋后抑制；对家兔与豚鼠离体子宫，能增加其紧张度与收缩幅度；薏苡仁油及十二碳以上脂肪酸皮下注射能降低兔血清钙浓度。薏苡仁的丙酮提取液 0.003、0.05、0.8 g/皿，对直接致突变物 N-甲基-N'-硝基-N-亚硝基胍（MNNG）和间接致突变物苯并（a）芘 [B(a)P] 诱导的鼠伤寒沙门氏菌 TA98、TA100 引起的回变菌落数，随加入样品浓度增加而减少。薏苡仁多糖 166、333、1000 mg/kg 灌胃连续 30 d，能延长小鼠负重游泳时间，降低运动时小鼠血清尿素的产生，增加小鼠肝糖原的含量和减少血乳酸曲线下面积。

【毒理研究】

1. 急性毒性 薏苡仁油 1.00、2.15、4.64、10.00 g/kg 一次性灌胃大鼠、小鼠，均未出现明显中毒症状及死亡现象。薏苡仁多糖 20 g/kg 灌胃，24 h 内灌胃 3 次，在 14 d 的观察期内未见动物有任何中毒表现，无动物死亡，相当于人用量的 600 倍。

2. 特殊毒性 Ames 试验（污染物致突变性检测）、小鼠骨髓细胞微核试验、小鼠精子畸形试验结果均为阴性，提示薏苡仁油、薏苡仁多糖无致突变作用。

【临床应用】

1. 临床配伍

（1）风湿，一身尽痛，发热，日晡所剧：麻黄（去节，汤泡）半两，甘草（炙）一两，薏苡仁半两，杏仁十个（去皮尖，炒）。上锉麻豆大，每服四钱，水一盏半，煮八分，去滓温服，有微汗则需避风。（《金匮要略》麻黄杏仁薏苡甘草汤）

（2）乳岩：延胡索、薏苡仁各五钱。黄酒二盅，煎一盅。空心服，出汗即验。（《外科大成》乳岩方）

（3）筋脉拘挛，久风湿痹，下气：薏苡仁一升，捣为散。每服以水二升，煮两匙末做粥，空腹食之。（《食医心镜》）

（4）风湿痹气，肢体痿痹，腰脊酸疼：薏苡仁一斤，真桑寄生、当归身、川续断、苍术（米泔水浸炒）各四两。分作十六剂，水煎服。（《广济方研究》）

（5）水肿喘急：郁李仁二两。研，以水滤汁，煮薏苡仁饭，日二食之。（《独行

（6）肺痿咳嗽：薏苡仁十两。杵碎，以水三升，煎一升，入酒少许服之。（《本草纲目》）

（7）肺痈咳唾，心胸甲错：①以淳苦酒煮薏苡仁令浓，微温顿服之。肺若有血，当吐出愈。（《范汪方》）②若肺痈咯血，薏苡仁三合。捣烂，水二大盏，入酒少许，分二服。（《严氏济生方》）

（8）肠痈：薏苡仁一升，牡丹皮、桃仁各三两，瓜瓣仁二升。上四味，以水六升，煮取二升，分再服。（《千金要方》）若肠痈，其身甲错，腹皮急，按之濡如肿状，腹无积聚，身无热，脉数，此为肠内有痈脓：薏苡仁十分，附子二分，败酱五分。上三味，杵为末，取方寸匕，以水二升，煎减半，顿服，小便当下。（《金匮要略》薏苡附子败酱散）

（9）消渴饮水：薏苡仁煮粥饮，并煮粥食之。（《本草纲目》）

（10）黄病：薏苡仁捣汁，和酒服。（《鲟溪单方选》）

2. 现代临床

（1）非特异性溃疡性结肠炎：薏苡仁散治疗慢性非特异性溃疡性结肠炎 32 例。组成：薏苡仁（土炒）200 g、大黄 100 g、焦白术（土炒）150 g、芡实 100 g、鸡内金（沙炒）100 g、山药（蜜麸炒）100 g、枳壳（蜜麸炒）50 g、木香（清炒）20 g、粳米（炒焦）100 g、糯米（炒焦）100 g。将上药研粉后装瓶备用，饭前 0.5 h 用热水调成糊状吞服，每次 40 g，每日 3 次，治疗 20 d 为 1 个疗程，病情重者可连续 2～3 个疗程，疗程间休息 7 d。结果：痊愈 21 例，好转 7 例，无效 4 例；总有效率为 87.5%。

（2）慢性直肠炎：用薏苡附子败酱散加味治疗慢性直肠炎 45 例。组成：薏苡仁 20 g，制附子、败酱草、牡丹皮各 12 g，大黄 6 g，每日 1 剂，水煎早、晚服，21 d 为 1 个疗程。结果：痊愈 33 例，有效 9 例，无效 3 例；总有效率 93.3%。

（3）膝关节滑膜炎：用薏苡仁汤治疗膝关节滑膜炎 90 例。组成：薏苡仁 120 g，当归 15 g，苍术、防己、黄柏、泽泻、川牛膝各 10 g，随症加减。每日 1 剂，水煎服，局部绷带缠绕包扎，在肿消完前保持卧床休息。结果：治愈 79 例，显效 8 例，有效 2 例，无效 1 例；总有效率 98.9%。

（4）痛风性关节炎：用薏苡仁木瓜汤治疗痛风性关节炎急性发作 51 例。组成：生薏苡仁 60 g、土茯苓 30 g、虎杖 10 g、木瓜 15 g、威灵仙 10 g、牡丹皮 20 g、丹参 15 g、白术 10 g、甘草 6 g。每日 1 剂，水煎服。结果：治愈 42 例，好转 8 例，无效 1 例；总有效率 98.0%。另以薏苡仁粥作为痛风性关节炎患者的食疗方，也取得较好疗效。

（5）恶性肿瘤：薏苡仁提取液治疗晚期恶性肿瘤 64 例，其中男 45 例，女 19 例，平均年龄 56 岁（27～81 岁）。采用薏苡仁提取液，所有病例治疗除支持及对症处理外，未应用其他抗肿瘤药物。经治疗后，病程缓解率达 18.8%，半数病情稳定。

（6）慢性盆腔炎：用薏苡附子败酱散治疗慢性盆腔炎 50 例。组成：薏苡仁 50 g、炙附子 5 g、败酱草 20 g，随症加减。上药加冷水适量，浸泡 30 min，每日 1 剂，煎 30 min，取汁 200 mL，早晚分服，10 d 为 1 个疗程。结果：痊愈 42 例，好转 5 例，无效 3 例。

（7）阑尾周围脓肿：用薏苡附子败酱散治疗阑尾周围脓肿 50 例。组成：薏苡仁、败酱草、冬葵子、蒲公英各 30 g，制附子、桃仁、枳实、连翘、皂角刺、生大黄各 10 g，随症加减。每日 1 剂，水煎，分 2 次服用。结果：治愈 48 例，有效 1 例，无效 1 例；治愈率为 96%。

【综合利用】 薏苡仁的营养价值很高，被誉为“世界禾本科植物之王”。薏苡仁可用作粮食，易消化吸收，煮粥、做汤均可。夏秋季和冬瓜煮汤，既可佐餐食用，又能清暑利湿。由于薏苡仁营养丰富，对于久病体虚、病后恢复期患者，老人，产妇，儿童都是比较好的药用食物，可经常服用。不论用于滋补还是用于治病，作用都较为缓和，微寒而不伤胃，益脾而不滋腻。薏苡仁酯具有预防癌症作用，对防治胃癌和子宫癌有良好的疗效，同时对消化不良、慢性肠炎也有预防效果，工业上常用来提取淀粉及制成各种健脾消食的食品。此外，薏苡仁油提取物可用于化妆品的开发，它有营养头发，防脱发，使头发光泽、柔软的效能；含薏苡仁提取物的化妆品，对面部粉刺、疙瘩等有明显的疗效；薏苡仁提取物对紫外线有吸收作用，以低浓度的提取物配入化妆品中，即可以起到防晒的效果。

■参考文献

[1] 徐梓辉，周世文，黄林清．薏苡仁多糖的分离提取及其降血糖作用的研究［J］．第三军医大学学报，2000，22（6）：578-580．

[2] 张云霞，张丽微，孙晶波．薏苡仁醇提物的降糖作用研究［J］．中国中医药杂志，2007，5（8）：65-66．

[3] 傅维康．药食兼用薏苡仁［J］．家庭用药，2007（12）：50．

[4] 张芝兰．薏苡仁提取液治疗晚期癌症 64 例近期疗效观察［J］．肿瘤，2000，20（1）：79．

薄　荷

【道地沿革】 薄荷又称夜息香、鱼香菜、人丹草等。薄荷早在《丹方大全》一书中的鼻病方中多处提及，其后见于《唐本草》。苏颂曰：“薄荷处处有之。茎叶似荏而尖长，经冬根不死，夏秋采茎叶曝干。”李时珍谓：“薄荷，人多栽莳。二月宿根生苗。清明前后分之。方茎赤色，其叶对生，初时形长而头圆，及长则尖。吴、越、川、湖、苏州所莳者，茎小而气芳，江西者较粗，川蜀者更粗，入药以苏产为胜。”可知明代苏、赣、蜀已栽培薄荷。古今薄荷品种一致，迄今该三省仍为我国主要薄荷产地，河南也是其产区之一。

【来源】 本品为唇形科薄荷属植物薄荷 *Mentha haplocalyx* Briq. 的干燥地上部分。夏、秋二季茎叶茂盛或花开至三轮时，选晴天，分次采割，晒干或阴干。

【原植物、生态环境、适宜区】 多年生草本。茎直立，高 30~60 cm，下部数节具纤细的须根及水平匍匐根状茎，锐四棱形，具四槽，上部被倒向微柔毛，下部仅沿棱上被微柔毛，多分枝。叶片长圆状披针形，披针形，椭圆形或卵状披针形，稀长圆形，长 3~5（7）cm，宽 0.8~3 cm，先端锐尖，基部楔形至近圆形，边缘在基部以上疏生粗大的牙齿状锯齿，侧脉 5~6 对，与中肋在上而微凹陷下面显著，上面绿色；通常沿脉上密生微柔毛，余部疏生微柔毛，或除脉外余部近于无毛，上面淡绿色，叶柄长 2~10 mm，腹凹背凸，被微柔毛。轮伞花序腋生，轮廓球形，花时径约 18 mm，具梗或无梗，具梗时梗可长达 3 mm，被微柔毛；花梗纤细，长 2.5 mm，被微柔毛或近于无毛。花萼管状钟形，长约 2.5 mm，外被微柔毛及腺点，内面无毛，10 脉，不明显，萼齿 5，狭三角状钻形，先端锐尖，长 1 mm。花冠淡紫，长 4 mm，外面略被微柔毛，内面在喉部以下被微柔毛，冠檐 4 裂，上裂片先端 2 裂，较大，其余 3 裂片近等大，长圆形，先端钝。雄蕊 4，前对较长，长约 5 mm，均伸出于花冠之外，花丝丝状，无毛，花药卵圆形，2 室，室平行。花柱略超出雄蕊，先端近相等 2 浅裂，裂片钻形。花盘平顶。小坚果卵珠形，黄褐色，具小腺窝。花期 7~9 月，果期 10 月。

薄荷对环境条件适应能力较强，生于水旁潮湿地，海拔可高达 3500 m。对温度适应能力较强，其根茎宿存越冬，能耐−15 ℃低温。其生长最适宜温度为 25~30 ℃。气温低于 15 ℃时生长缓慢，高于 20 ℃时生长加快。在 20~30 ℃时，只要水肥适宜，温度越高生长越快。对土壤的要求不十分严格，除过沙、过黏、酸碱度过重以及低洼排水不良的土壤外，一般土壤均能种植，以沙质壤土、冲积土为好。土壤酸碱度以 pH 值为 6~7.5 为宜。广泛分布于北半球的温带地区。中国各地多有栽培，主产于河南、江苏、浙江、湖南等地，其中江苏太仓、安徽为传统道地产区，但栽培面积日益减少。

【生物学特点】

1. 栽培技术

（1）选地整地：对土壤要求不严，除了过酸和过碱的土壤外都能栽培。选择有排灌条件的，光照充足的塘边、屋边、水渠边等零散土地，土质肥沃，地势平坦为好。沙土，光照不足、干旱易积水的土地不宜栽种。种过薄荷的土地，因地下残留根影响产量，要休闲 3 年左右才能再种。整地、深翻地，施腐熟的堆肥、土杂肥和过磷酸钙、骨粉等做基肥，每公顷 37 500~45 000 kg，耙细，浅锄一遍，把肥料翻入土中，碎土，耙平做畦宽 200 cm。

（2）根茎繁殖：培育种根于 4 月下旬或 8 月下旬进行。在田间选择生长健壮、无病虫害的植株作母株，按株行距 20 cm×10 cm 种植。在初冬收割地上茎叶后，根茎留在原地作为种株。

（3）分株繁殖：薄荷幼苗高 15 cm 左右，应间苗、补苗，利用间出的幼苗分株移栽。

（4）扦插繁殖：5~6 月，将地上茎枝切成 10 cm 长的插条，在整好的苗床上，按行株距 15 cm 进行扦插育苗，待生根、发芽后移植到大田培育。

（5）移栽：薄荷在第二年早春尚未萌发之前移栽，早栽早发芽，生长期长，产量高。栽时挖起根茎，选择粗壮、节间短、无病害的根茎做种根，截成 7~10 cm 长的小段，然后在整好的畦面上按行距 25 cm，开 10 cm 深的沟。将种根按 10 cm 株距斜摆在沟内盖细土、踩实、浇水。

（6）摘心打顶：5月当植株旺盛生长时，要及时摘去顶芽，促进侧枝茎叶生长，有利于增产。

2. 田间管理

（1）查苗补栽：田间基本全苗后，应及时查苗，对缺苗或苗稀的点、片要进行补栽。

（2）中耕除草：全苗后，行间中耕除草，株间人工除草，以保墒、增（地）温、消灭杂草、促苗生长。封行前中耕除草2~3次。收割前拔净田间杂草，以防其他杂草的气味影响薄荷油的质量。

（3）适时追肥：在苗高10~15 cm时开沟追肥，每亩施尿素10 kg，封行后亩喷施5 mL喷施宝+磷酸二氢钾150 g+尿素150 g两次。

（4）科学浇水：薄荷前中期需水较多，特别是生长初期，根系尚未形成，需水较多，一般15 d左右浇一次水，从出苗到收割要浇4~5次水。封行后应适量轻浇，以免茎叶疯长，发生倒伏，造成下部叶片脱落，降低产量。收割前20~25 d停水。

3. 病虫害防治

（1）黑胫病：发生于苗期，症状是茎基部收缩凹陷、变黑、腐烂，植株倒伏、枯萎。防治上可在发病期间亩用70%的百菌清或40%多菌灵100~150 g，对水喷洒。

（2）锈病：5~7月易发，用25%粉锈宁1000~1500倍液叶片喷雾。

（3）斑枯病：5~10月发生，发病初期喷施65%的代森锌500倍液，每周1次即可控制。

（4）造桥虫：为害期在6月中旬左右、8月下旬左右。一般虫口密度达10头/m²，每亩可用敌杀死15~20 mL，喷洒1~2次，或用80%敌敌畏1000倍液喷洒。

【采收加工】　在江苏和浙江地区，每年可收割2次，华北地区1~2次。第一次（头刀）在6月下旬至7月上旬，当薄荷主茎10%~30%花蕾盛开时，开始收割，不得迟于7月中旬。第二次（二刀）在10月上旬开花前进行。收割时要齐地将上部茎叶割下，割下的薄荷立即摊开晾晒。

薄荷收割过早会降低其出油率，收割过晚则其中的呋喃含量增加，影响油的品质，而且影响第二次收割量。收割应在晴天的中午12时至下午2时进行，此时叶中含薄荷油、薄荷脑量最高。收割后摊晒2 d，注意翻晒，至七八成干时，扎成小把，悬挂起来阴干或晒干。薄荷干燥过程中应防止雨淋、夜露，否则易发霉变质。

【炮制储藏】

1. 炮制

（1）薄荷：除去老茎和杂质，略喷清水，稍润，切短段，及时低温干燥。

（2）蜜制薄荷：取炼蜜用适量开水稀释后，加入净薄荷拌匀，稍闷，置锅内，用文火炒至微黄，不粘手为度，取出放凉。薄荷每100 kg，用炼蜜35 kg。

（3）盐制薄荷：先将薄荷叶蒸至软润倾出，放通风处稍晾；再用甘草、桔梗、浙贝三味煎汤去渣，浸泡薄荷至透，另将盐炒热研细，投入薄荷内，待吸收均匀，即成。薄荷每100 kg，用盐200 kg、甘草25 kg、桔梗12 kg、浙贝12 kg。

2. 储藏　储于阴凉、干燥、避光的库内，应防受潮，以免霉烂、走失香味，且不应暴晒，久晒后发黄绿，气味也变淡薄。不应重压，防止叶片破碎，影响质量。

速冻和真空包装更有利于薄荷储存质量的稳定性，是一种较好的保存储藏方式。

【药材性状】 茎呈方圆柱形，有对生分枝，长 15~40 cm，直径 0.2~0.4 cm；表面紫棕色或淡绿色，棱角处具绒毛，节间长 2~5 cm；质脆，断面白色，髓部中空。叶对生，有短柄；叶生皱缩卷曲，完整者展平后呈宽披针形、长椭圆形或卵形，长 2~7 cm，宽 1~3 cm，上表面深绿色，下表面灰绿色，稀被茸毛，有凹陷点状腺鳞。轮伞花絮腋生，花萼钟状，先端 5 齿裂，花冠淡紫色，揉后有特殊的清凉香气，味辛凉。

以叶多，色深绿，气味浓者为佳。

【质量检测】

1. 显微鉴别

（1）叶横切面：上皮细胞呈方形，下表皮细胞细小扁平，均被角质层，有气孔；上下表皮凹陷处有腺鳞。栅栏组织通常为 1 列细胞。海绵组织为 4~5 列细胞。主脉上下表皮内方有厚角组织及薄壁组织。主脉维管束外韧型，木质部导管常 2~6 个排列成行，韧皮部细胞细小。表皮细胞、叶肉细胞、薄壁细胞及导管中有时含有橙皮苷结晶。

（2）薄荷茎横切面：切面呈四方形。表皮细胞 1 列，外被角质层，有扁平形腺鳞、单细胞头的腺毛和非腺毛。皮层为数列薄壁细胞，排列疏松。四角有明显的棱脊，向内有 10 数列厚角细胞。内皮层一列，凯氏点清晰可见。维管束于四角处较发达，与相邻两角间具数个小维管束。韧皮部狭窄；木质部于四角处较发达，由导管、木薄壁细胞及木纤维等组成；髓部由薄壁细胞组成。茎各部细胞内有时含有针簇状橙皮苷结晶。

（3）叶表面制片或粉末腺鳞的腺头呈扁圆球形，由 8 个分泌细胞排列成辐射状，直径约 90 μm，腺头外围有角质层，与分泌细胞的间隙处有浅黄色油质，腺柄单细胞，极短，四周表皮细胞作放射状排列。表皮细胞壁薄，呈微波状，上下表皮有直轴式气孔，以下表皮为多，小腺毛为单细胞头，单细胞柄。非腺毛由 1~8 个细胞组成，常略弯曲，壁厚，有疣状突起。

2. 理化鉴别

（1）颜色反应：取本品粉末少量，经微量升华得油状物，加硫酸 2 滴及香草醛结晶少量，初显黄色至橙黄色，再加水 1 滴，即变紫红色。

（2）薄层色谱：取本品粉末 0.5 g，加石油醚（60~90 ℃）5 mL，密塞，振摇数分钟，放置 30 min，滤过，滤液挥发至 1 mL 作为供试品溶液。另取薄荷脑对照品，加石油醚制成每 1 mL 含 2 mg 的溶液，作为对照品溶液。照《中国药典》薄层色谱法试验，吸取上述供试品溶液 10~20 μL、对照品溶液 10 μL，分别点于同一硅胶 G 薄层板上，以甲苯-醋酸乙酯（19∶1）为展开剂，展开，取出，晾干，喷以香草醛硫酸试液-乙醇（2∶8）的混合溶液，在 100 ℃ 加热至斑点显色清晰。供试品色谱中，在与对照品色谱相应的位置上，显相同颜色的斑点。

3. 含量测定

（1）测定挥发油的含量：取本品约 5 mm 的短段适量，每 100 g 供试品加水 600 mL，照《中国药典》挥发油测定法保持微沸 3 h 测定。本品含挥发油不得少于 0.8%（mL/g）。

（2）比色法测定薄荷醇的含量：取薄荷油 1 g，用二硫化碳稀释至 10 mL，取此溶液 1 mL 置于碱性硅胶柱，用含 10%二硫化碳的石油醚 20 mL 洗脱，薄荷醇黄原酸盐则用含 5%浓盐酸的甲醇洗脱，直到硅胶变为无色，洗脱液用甲醇稀释到 50 mL，取 10 mL 再稀释至 50 mL，取上述最后的稀释液 0.5 mL 与 0.1%对羟基苯甲醛的 85%磷酸溶液 10 mL混合，在 94~96 ℃加热 20 min，冷却后在波长 592 nm 处测吸收度，并以同样方法用薄荷醇对照品溶液制备的标准曲线计算样品含量。或者取薄荷油 25~30 mg，加试剂 0.5 mL，氧化 2 h，过量的三氧化铬用甲醇破坏，生成的薄荷酮用氯仿提取，按规定的薄荷酮方法定量。

【商品规格】 商品按产地分为苏薄荷、杭薄荷等；按季节分为头刀薄荷和二刀薄荷；按来源分为野生薄荷和栽培薄荷。一般均为统货。

【性味归经】 辛，凉。归肺、肝经。

【功能主治】 疏散风热，清利头目，利咽，透疹，疏肝行气。用于风热感冒，温病初起。风热头痛，目赤多泪，咽喉肿痛。麻疹不透，风疹瘙痒。肝郁气滞，胸闷胁痛。

【用法用量】 内服：煎汤，3~6 g，宜后下。薄荷叶长于发汗解表，薄荷梗偏于行气和中。

【使用注意】 薄荷芳香辛散，发汗耗气，故阴虚血燥，肝阳偏亢，表虚汗多者忌服。忌与鱼蟹同食。

【化学成分】

1. 挥发油类 新鲜叶含挥发油 1%~1.46%，干茎叶含 1.3%~2%。油中主成分为左旋薄荷醇，含量约 80%，其次为薄荷酮，含量为 8%~12%，还含有左旋薄荷酮、异薄荷酮、胡薄荷酮、乙酸癸酯、乙酸薄荷酯、苯甲酸甲酯、α-及 β-蒎烯、β-侧柏烯、3-戊醇、2-己醇、3-辛醇、右旋月桂烯、柠檬烯、桉叶素、α-松油醇等。

2. 黄酮类 黄酮类成分也是薄荷主要成分之一。薄荷含有异黄酮苷、异瑞福灵、木犀草素-7-葡萄糖苷、刺槐素-7-O-新橙皮糖苷、橙皮苷、香叶木素-7-O-葡萄糖苷、5，6，4′-三羟基-7，8-二甲基黄酮、5，6-二羟基-7，8，3′，4′-四甲氧基黄酮、5，3′-二羟基-6，7，8，4′-四甲氧基黄酮、5-羟基-6，7，3′，4′-四甲氧基黄酮、5，4′-二羟基-7-甲氧基黄酮、5，6-二羟基-7，8，4′-三甲氧基黄酮、5，4′-二羟基-6，7，8-三甲氧基黄酮。

3. 有机酸类 薄荷中也含有苯甲酸、反式桂皮酸、咖啡酸等有机酸类化合物。薄荷中的迷迭香酸的含量为 0.156%。

4. 氨基酸类 薄荷叶中还含有丰富的氨基酸，除了含有人体必需的缬氨酸、甲硫氨酸、苏氨酸、赖氨酸、亮氨酸、异亮氨酸和苯丙氨酸外，还含有丙氨酸、甘氨酸、天冬氨酸、谷氨酸、丝氨酸等非必需氨基酸。

5. 三萜及甾体类 薄荷中的三萜及甾体类化合物有齐墩果酸、β-谷甾醇、胡萝卜苷、熊果酸及醉鱼草苷。

6. 微量元素 薄荷尚含多种微量元素，以铝含量最高，其次为铁、钠、锌、镁、铜等，多数为人体必需，有害金属（铅、铬、镍）含量很低。

【药理作用】

1. 增强记忆学习能力 通过 Morris 水迷宫实验检测两组大鼠的学习记忆能力，研究薄荷醇吸嗅对大鼠学习记忆的影响。将大鼠随机分为洁净空气吸嗅组（对照组）和薄荷醇吸嗅组，每组 10 只。将 2 g 薄荷醇于 1000 mL 90 ℃ 以上热水中充分溶解，置于密闭染毒箱中后，上面放置带有许多小孔的薄塑料隔板，先让药物充分挥发弥漫整个实验盒内，再将薄荷醇吸嗅组动物置入染毒箱中的隔板上，盖上染毒箱盒盖，实验前吸嗅 1 d，其后连续 6 d，每次使大鼠持续吸嗅 1 h，每日 2 次，共进行 7 d。空白对照组仅吸嗅洁净空气。通过 Morris 水迷宫检测大鼠空间学习记忆能力，包括定位航行实验和空间探索实验。Morris 水迷宫实验完成后，每组取 4 只大鼠，用 4% 水合氯醛（10 mL/kg）麻醉，剪开胸前壁，纵行剪开心包，充分暴露心脏。在心尖偏左处左心室插管至升主动脉，用止血钳将针头与心脏夹住固定，剪开右心耳，使用一次性输液器快速滴入生理盐水约 100 mL，再滴入 4% 多聚甲醛 100 mL，迅速开颅取全脑。利用免疫组织化学染色法，观察对照组和薄荷醇吸嗅组海马中乙酰胆碱酯酶（AChE）和谷氨酸受体（GluR1）的表达情况。结果显示，薄荷醇吸嗅可改善大鼠的学习记忆能力。

2. 抗肿瘤 用 RT-PCR、免疫组织化学和 Western 印迹法检测 TRPM8 和 TRPA1 的表达；MTT 和划痕试验检测薄荷醇对前列腺癌 DU145 细胞的增殖和迁移能力的影响；流式细胞术检测 TRPM8 对 DU145 细胞周期和凋亡的影响。实验结果显示 RT-PCR、免疫组织化学和 Western 印迹法提示 TRPM8 在 DU145 细胞中高表达而 TRPA1 在 DU145 细胞中不表达；薄荷醇能诱导细胞周期阻滞于 G_0/G_1 期，与未经薄荷醇处理的细胞相比，经 100 μmol/L 薄荷醇处理的细胞培养 24、48 和 72 h 后，G_0/G_1 期细胞显著增加（49.12%±1.92% vs 61.71%±2.70%、77.65%±1.63%、71.81%±2.46 %），进而抑制细胞增殖，并抑制细胞迁移，流式细胞术检测显示薄荷醇并不引起细胞凋亡。表明 TRPM8 可能成为前列腺癌治疗的一个新靶点，对于高表达 TRPM8 的雄激素非依赖性前列腺癌针对 TRPM8 通道的药物治疗可能比 TRPM8 基因治疗更为实用。

3. 抗菌、抗病毒 采用滤纸片法对薄荷不同温度下的浸提液和精油的抗菌活性进行定性、定量测定，研究薄荷提取物的抗菌活性。取 37 ℃ 活化培养 24 h 的大肠杆菌、金黄色葡萄球菌、枯草芽孢杆菌的菌种斜面，用无菌生理盐水制成 $10^7 \sim 10^8$ CFU/mL 的菌悬液。滤纸片法测定薄荷的抗菌活性：将 2% 琼脂溶液和牛肉膏蛋白胨固体培养基进行高压蒸汽灭菌，并冷却至约 45 ℃。在无菌培养皿底倾注 10 mL 的琼脂溶液待冷却后备用；将 0.5 mL 供试菌悬液加入 250 mL 冷却至约 45 ℃ 的牛肉膏蛋白胨培养基中混合均匀，用灭菌移液管准确移取 15 mL 含供试菌的培养基倾注到带有冷却的琼脂表面的培养皿中。待平板凝固后，用无菌镊子夹取沾有一定量样液的 8 mm 和 16 mm 灭菌滤纸片贴于平板中心。每种样液做 3 组平行，于 37 ℃ 培养 18~24 h 后观察此滤纸片周围抑菌圈的大小，并测量其直径。薄荷精油最低抑菌浓度（MIC）的测定：采用二倍梯度稀释法配制浓度：取灭菌小试管 6 支，按照 1~6 编号，排列于试管架上。按照无菌操作，从第 1 管到第 6 管，分别加入 600 μL 的乙醇。用吸管吸取 200 μL 薄荷精油放入第 1 管，并反复吹匀；接着用移液枪从第 1 管吸出 600 μL 薄荷油的乙醇溶液放入第 2 管，同样吹匀后吸出 600 μL 放入第 3 管，依次逐管进行稀释。然后如上制作培养基平板，待平板凝固后，用无菌镊子夹取沾有一定量的上述浓度薄荷精油的 15 mm 的圆形滤纸片贴于平板中心，每个浓度梯度设置 3 组平行和 1 个空白对照，于 37 ℃ 培养 18~24 h 后观察此滤纸片周围抑菌圈的大小，并测量其直径。实验结果表明，薄荷对供试菌株均有抑制效果，精油的抑菌活性最强。薄荷精油对三种试验菌株的抑菌性：枯草芽孢杆菌>金黄色葡萄球菌>大肠杆菌；精油对枯草芽孢杆菌、金黄色葡萄球菌、大肠杆菌三株菌的最低抑菌浓度（MIC）分别为 60.0、30、20 μL/mL。

4. 抗氧化 采用 DPPH 法对各提取物进行自由基消除实验，研究薄荷提取物对自由基的消除能力。薄荷提取物的制备：取 50 g 薄荷粉于 1 L 圆底烧瓶中，按料液比 1∶10 分别加入水、三氯甲烷、乙酸乙酯、正丁醇，加热回流 4 h，过滤，提取 2 次，合并滤液，用旋转蒸发仪浓缩得浓缩液，冷冻干燥浓缩液，即得薄荷提取物。DPPH 自由基清除率的测定：精确称取 DPPH 自由基 12.9 mg，用于无水乙醇溶解并定容至 25 mL，配成浓度为 0.52 mg/mL 的 DPPH 标准储备溶液，低温避光保存。取 2 mL DPPH 溶液加入 2 mL 一定浓度的提取液中，充分混匀，30 min 后在波长 517 nm 处测定其吸光度，计算提取物对 DPPH 自由基的清除率。实验结果表明，不同薄荷提取物对自由基的消除能力有较大的差异。同一浓度不同溶剂的提取物，对自由基的消除能力顺序为正丁醇>乙酸乙酯>水>三氯甲烷；不同浓度同一溶剂的提取物，对自由基消除能力先是随着浓度的加大而增大，然后趋于平缓。

5. 抗早孕、抗着床、抑制子宫收缩 通过灌胃薄荷油，统计雌鼠的怀孕率，探讨薄荷油对雌性小鼠的抗生育作用。取健康雌性性成熟昆明种小鼠 80 只，随机分成 3 个试验组和 1 个对照组，每组 20 只。试验低、中、高剂量组雌鼠分别灌胃含薄荷油 0.135、0.270、0.540 g/（kg·d）的 0.5% 羧甲基纤维素钠（CMC）混悬液，每日 1 次，共计 19 d。对照组灌胃 0.5%CMC 溶液（15 mL/kg），每日 1 次，共计 19 d。连续给药 1 周后，将雌鼠分别与性成熟雄鼠按 2∶1 的比例合笼，每日清晨阴道涂片检查是否交配，发现精子后分笼饲养。雌鼠继续灌胃 19d，每周根据小鼠体质量调整给药量。于最后一次给药 30 min 后处死，统计各组的受孕率。同时，眼球采血，检测血清中总蛋白（TP）、白蛋白（ALB）、球蛋白（GLB）、白球比值（A/G）、丙氨酸转氨酶（ALT）、天冬氨酸转氨酶（AST）、尿素（BU）、肌酐（CRE）、总胆固醇（TC）和甘油三酯（TG）。用分析天平测脾和肾质量，计算其脏器系数。同时，采集抗生育效果最好剂量组小鼠的卵巢、子宫，用 4% 多聚甲醛固定，石蜡包埋、切片、HE 染色，光镜检测。薄荷油抗着床和抗早孕试验：性成熟雌性小鼠 60 只，随机分为对照、抗着床和抗早孕 3 组，每组 20 只。将 3 组雌鼠分别与正常性成熟雄鼠按 2∶1 比例混养。每日清晨阴道涂片检查是否交配，发现精子时记为妊娠 0 d。抗着床组小鼠妊娠 1~5 d 期间，灌胃 0.540 g/（kg·d）薄荷油混悬液（15 mL/kg），每日 1 次，共计 5 d；抗早孕组小鼠则于妊娠 6~9 d 给药，剂量方法同抗着床组。对照组灌胃等体积 0.5%CMC 溶液，其中 10 只于妊娠 1~5 d 给药，另外 10 只于 6~9 d 给药。停药后，抗早孕组以给药后阴道流血作为流产先兆。每组小鼠停药 4 d 后剖检一半（对照组 5 只），抗着床组在解剖镜下观察胚胎着床数，统计着床率。早孕组有胚胎植入痕迹，或胚胎从子宫壁剥落，或胚胎萎缩变性尚在吸收者，均视为抗早孕作用的表现。剩余小鼠继续饲养，2 周后剖解统计受孕率。薄荷油抗中期和晚期妊娠试验：性成熟雌性小鼠 60 只，随机分为对照、抗中孕和抗晚孕 3 组，每组 20 只。将 3 组雌鼠分别与正常性成熟雄鼠按 2：1 比例混养。每日清晨阴道涂片检查是否交配，发现精子时记为妊娠 0 d。抗中期妊娠组小鼠妊娠 10~14 d 期间，灌胃 0.540 g/（kg·d）薄荷油混悬液（15 mL/kg），每日 1 次，共计 5 d；抗晚孕组小鼠则于妊娠 15~19 d 给药，剂量方法同抗中孕组。对照组随机分为 2 组，每组 10 只，对应于抗中孕和抗晚孕组，相应的灌胃等体积 0.5%CMC 溶液。停药后，分别观察是否有流产现象，停药 4 d 后剖检，统计胎子数，观察和统计畸形胎儿或死胎数。实验结果表明，薄荷油具有明显的抗生育作用，并对妊娠各阶段有显著影响，对脾脏和肾脏无明显副作用。病理学观察结果显示，卵泡间质组织毛细血管充血，卵泡细胞发生灶性坏死，可见炎性细胞浸润。子宫肌层、固有层和黏膜层发生不同程度的充血、出血、水肿和炎症，严重者，可见固有层细胞发生坏死。这表明薄荷油对雌性小鼠的抗生育作用主要是通过破坏子宫和卵巢等生殖器官而实现的。

6. 抗炎 采用二甲苯致炎实验，研究薄荷油乳剂经皮给药对小鼠耳肿胀的保护作用。将 40 只雄性小白鼠适应性喂养 1 周后，随机分为正常对照组、阳性对照组、薄荷油乳剂高剂量组、薄荷油乳剂中剂量组、薄荷油乳剂低剂量组 5 组，每组 8 只。正常对照组耳部涂抹生理盐水，阳性对照组耳部涂抹石灰搽剂，每日 3 次；薄荷油乳剂高剂量组小白鼠两只耳朵正反面涂抹薄荷油乳剂，每日 3 次，薄荷油乳剂中剂量组两只耳朵正反面涂抹薄荷油乳剂，每日 2 次，薄荷油乳剂低剂量组两只耳朵正反面涂抹薄荷油乳剂，每日 1 次。均涂药 3 d。涂药 3 d 后，各组小鼠均于右耳正反两面均匀涂抹二甲苯 0.02 mL，左耳作为空白对照。待二甲苯完全在小白鼠耳部吸收无水样痕迹后，正常对照组在两只耳朵正反面涂抹一次生理盐水，阳性对照组耳部涂抹石灰搽剂，薄荷油乳剂高、中、低剂量组涂抹相应剂量薄荷油乳剂。致炎后 1 h，将各组动物颈椎脱臼处死，然后用直径 7 mm 打孔器在左右耳相对称部位打孔取耳片，用万分之一电子天平称重，记录其质量，计算肿胀度和肿胀率。实验结果显示，阳性对照组、薄荷油乳剂高剂量组、薄荷油乳剂中剂量组、薄荷油乳剂低剂量组较正常对照组肿胀度和肿胀率均有降低。表明石灰搽剂、薄荷油乳剂均具有一定的消炎效果。

采用右后足跖部皮下注射 10% 鸡蛋清生理盐水溶液建立大鼠炎症模型，探讨浓薄荷水的抗炎作用。所有大鼠随机分为 5 组，每组 8 只。对照组（Ⅰ组）：每 100 g 体重用 0.8 mL 生理盐水灌胃；浓薄荷水低剂量组（Ⅱ组）：薄荷脑 80 mg/kg 灌胃；浓薄荷水高剂量组（Ⅲ组）：薄荷脑 100 mg/kg 灌胃；布地奈德组（Ⅳ组）：1.6 mg/kg 灌胃；溶剂组（Ⅴ组）：以丙二醇及乙醇按 9：1 的比例混合，再加入等体积的生理盐水作为溶剂，0.8 mL/100 g 剂量灌胃。每日 1 次，连续 3 d。所有大鼠均在第 3 天灌胃后建立炎症模型，用 1 mL 注射器抽取 10% 鸡蛋清生理盐水溶液 0.1 mL 先自大鼠右后足跖中部皮下向上注入一部分溶液，将大鼠右后肢拉直，然后掉转针头向下注完剩余溶液，并记录注完时间。测量大鼠致炎前及致炎后 0.5、1、1.5、2.0、2.5 h 右后足跖体积，计算致炎后各时间点足跖肿胀度和肿胀率。实验结果显示，浓薄荷水具有明显的抗炎作用。

7. 促透作用 运用光镜、扫描电镜和透射电镜观测薄荷醇对大鼠皮肤角质层结构的变化，探讨薄荷醇经皮吸收促透作用的机制。将生理盐水–无水乙醇按 2 : 3 比例配成混合液作为溶剂。实验分为 4 组：空白组（不做任何处理）、溶剂组（涂上述混合液）、2% 薄荷醇组、2% 氮酮组。剃去大鼠背部的毛，自然恢复 1 d，分 4 个区域：空白区、溶剂区、薄荷醇区、氮酮区。每个区域均放置直径为 1 cm 的圆形滤纸，分别滴加相应的溶液，使滤纸完全润湿，用无菌敷贴膜密闭固定持续 8 h。实验完毕后，处死大鼠，立即取用药部位的皮肤。将皮肤切成 0.5 cm×1 cm 的长条状，浸于生理盐水中漂洗以去除血污，按常规方法固定、脱水、包埋、切片、脱蜡、复水、苏木精–伊红染色，于 20 倍光镜下观察。另将鼠皮浸于生理盐水中漂洗干净，用 2.5%（体积分数）戊二醛固定，磷酸缓冲液漂洗，放入 1%（体积分数）锇酸中后固定，不同体积浓度的乙醇脱水，CO_2 临界点干燥，将干燥后的皮肤样品置于离子溅射仪下，将金属粒子溅射到皮肤样品表面，形成一层金属膜。电镜下观测、拍照。再将皮肤样本用 2.5% 戊二醛固定，梯度乙醇脱水（由低到高），包埋，超薄切片，乙酸铀–柠檬酸铅染色，透射电镜观测皮肤组织超微结构的形态学改变。实验结果显示，薄荷醇组的表皮皱折明显增多，表皮间裂隙增宽，层与层间的间隙变得更大；角质层结构疏松，有孔穴样结构，排列紊乱，与表皮分离呈层状，脂质正常的板层状膜状结构大部分或全部消失，出现明显增厚的紊乱排列的中等致密凝絮块状结构。结果表明，薄荷醇影响了角质层的有序排列，使角质层间的空隙变大，结构疏松，皮肤通透性增加。

【毒理研究】　分别制备薄荷全组分、水提组分和挥发油，按照经典小鼠急性毒性试验方法，进行薄荷不同组分的小鼠急性毒性试验比较研究，试验数据用体重法计算半数致死剂量（LD_{50}）、最大耐受量（MTD）和最大给药量（MLD），连续观察 14 d，记录小鼠毒副反应情况。测得薄荷挥发油 LD_{50} 为 5.9777%，相当于 1.4895 mL/（kg·d），95% 的可信限为 5.4291%~6.5807%，相当于 1.3508~1.6407 mL/（kg·d）；水提组分 MTD 值按含生药量计算分别为 64.0 g/（kg·d），相当于临床 70 kg 的人每千克体重日用量的 746.7 倍；全组分 MLD 值按含生药量计算分别为 24.36 g/（kg·d），相当于临床 70 kg 的人每千克体重日用量的 284.2 倍。得出薄荷不同组分对小鼠急性毒性强度为薄荷挥发油>薄荷水提组分>薄荷全组分。

薄荷醇（天然品）的 LD_{50}，小鼠皮下注射为 5000~6000 mg/kg，大鼠皮下注射为 1000 mg/kg，猫口服或腹腔注射混悬液均为 800~1000 mg/kg。薄荷醇（合成品）的 LD_{50}，小鼠皮下注射为 1400~1600 mg/kg，猫口服或腹腔注射均为 1500~1600 mg/kg。同属植物圆叶薄荷精油和欧薄荷精油的 LD_{50} 分别为 641.6 mg/kg 和 437.4 mg/kg。在大鼠或小鼠饲料中加入消旋薄荷醇 $7500×10^{-6}$ 或 $4000×10^{-6}$，经 103 周的饲养，未发现有致癌作用。

【临床应用】

1. 临床配伍

（1）风热，痰多不利：薄荷末炼蜜丸，如芡子大，每噙含一丸。白砂糖和之亦可。（《简便单方》）

（2）眼弦赤烂：薄荷，以生姜汁浸一宿，晒干为末，每用一钱，沸汤泡洗。（《明目经验方》）

（3）瘰疬结成颗块，疼痛、穿溃，脓水不绝，不计远近：薄荷一束如碗大（阴干），皂荚十挺（长一尺二寸不蛀者，去黑皮，涂醋，炙令焦黄）。捣碎，以酒一斛，浸经三宿，焙干，捣罗为散，以烧饭和丸，如梧桐子大。每于食饭前服用，以黄芪汤下二十丸，小儿减半服之。（《太平圣惠方》薄荷丸）

（4）风气瘙痒：大薄荷、蝉蜕等分为末，每温酒调服一钱。（《永类钤方》）

（5）血痢：薄荷叶煎汤单服。（《普济方》）

（6）衄血不止：薄荷汁滴之。或以干者水煮，绵裹塞鼻。（《普济本事方》）

（7）蜂、蛇、蝎类蛋螫伤：薄荷按贴之。（《必效方》）

（8）火寄生疮如灸，火毒气入内，两股生疮，汁水淋漓：薄荷煎汁频涂。（《医说》）

（9）耳痛：鲜薄荷绞汁滴入。（《闽东本草》）

2. 现代临床

（1）鼻窦炎：选择 96 例患者，随机平均分为 2 组。对照组：男 28 例，女 20 例；年龄 16~57 岁，平均（34.5±4.8）岁。观察组：男 27 岁，女 21 例；年龄 14~60 岁，平均（33.8±5.1）岁。治疗方法：对照组术后给予 0.9% 氯化钠注射液 3 mL 雾化吸入。观察组采用美国泰利福医疗（Teleflex Medical）一次性雾化喷雾装置给予 1.67% 浓薄荷水 1 mL+ 0.9% 氯化钠注射液 3 mL 氧气加压雾化吸入，术后回病房立即吸入一次，每次 15 min；而后每隔 4 h 吸入一次。舒适度评价：就患者头痛、鼻腔胀痛、咽干痒痛、头昏、胸闷、气促、吞咽困难、溢泪、睡眠困难等不适症状，按照 0~4 分进行评分。>16 分为难以耐受，10~15 分为一般不适，<10 分为轻微不适。观察组中有 3 例患者因对薄荷水的刺激性难以接受，未能按计划进行治疗，予以剔除。实验结果：观察组 45 例，轻微不适 14 例，一般不适 20 例，难以耐受 11 例；对照组 48 例，轻微不适 2 例，一般不是 23 例，难以耐受 23 例。观察组患者头痛、鼻腔胀痛、咽干痒痛、头昏、胸闷、气促、吞咽困难、溢泪等舒适度均优于对照组。

（2）急性咽炎：患者临床主要表现为咽喉肿痛、咽喉部奇痒、异物感、声嘶、刺激性咳嗽。主要病理改变为咽黏膜充血、血管扩张使黏膜上皮及黏膜下水肿、肿胀并有白细胞浸润，黏膜下淋巴组织受累使淋巴滤泡肿大。病例选择：102 例，男 47 例，女 55 例。年龄 16~66 岁，平均 37 岁。病程最短 1 d，最长 10 d。随机分为两组：试验组和对照组，每组 51 例。试验组：薄荷水配方：蒸馏水 1000 mL、滑石粉 10 g、薄荷油 2 mL，过滤消毒装瓶备用。取薄荷水 20 mL、α-糜蛋白酶 4000 U、庆大霉素 16 万 U、地塞米松 5 mg，采用渐进调节雾化量，即从小雾量开始，待气道适应后再逐渐增加雾化量至每 20 min 15 mL，每次 20 min，每日 2 次，间隔 4~6 h。对照组：取 0.45%的生理盐水（蒸馏水与生理盐水各半），其他用药同试验组，给予雾化吸入治疗，方法同试验组。疗效标准如下，治愈：症状基本消失和阳性体征转阴；显效：症状和阳性体征明显减轻；好转：症状和阳性体征减轻；无效：症状和阳性体征无明显改变。治愈、显效和好转均为有效，计算有效率。治疗效果：试验组 51 例，治愈 48 例，显效 3 例，好转 2 例，无效 5 例，有效率 90.20%；对照组 51 例，治愈 28 例，显效 4 例，好转 7 例，无效 12 例，有效率 76.47%。试验组以消除咽部肿痛效果最明显。

（3）胸腰椎骨折术后便秘：选择 260 例患者随机分为治疗组 132 例与对照组 128 例。治疗组患者均给予口服薄荷水 10 mL，每日 3 次。对照组给予酚酞片 100 mg，睡前口服。治疗结果：治疗组 132 例，治愈 46 例，好转 72 例，无效 14 例，有效率 89.3%；症状评分：治疗前 4.3±0.6，治疗后 1.6±0.7；对照组 128 例，治愈 34 例，好转 68 例，无效 26 例，有效率 79.6%；症状评分：治疗前 4.2±0.7，治疗后 2.3±0.8。治疗组较对照组明显有效，总有效率为 89.3%。

（4）风热感冒：选择 90 例患者随机分为 2 组。对照组 30 例服用桑菊感冒片，男性 6 例，女性 24 例，男女比例 1：4；最小年龄 16 岁，最大年龄 70 岁；病情轻者 6 人，中者 22 人，重者 2 人。治疗组 60 例服用薄荷饮，男性 15 例，女性 45 例，男女比例 1：4；最小年龄 19 岁，最大年龄 73 岁；病情轻者 13 人，中者 41 人，重者 6 人。薄荷饮（个人经验方）：薄荷 15 g、黄芩 20 g、黄芪 30 g、牡丹皮 20 g。煎服法：每剂用清水 700 mL 煎至约 200 mL，去渣取汁，温服；隔 8 h 后翻渣再煮 1 次，每日服 2 次。桑菊感冒片（药物组成：桑叶、菊花、连翘、薄荷油、苦杏仁、桔梗、甘草、芦根），口服，一次 4~8 片，一日 2~3 次。治疗结果：薄荷饮治疗 60 例，有效率达 96.7%，明显优于对照组（83.4%）。

（5）人体蠕形螨：选择人体蠕形螨感染志愿者 82 人，随机分为两组。薄荷油治疗组 42 人，硫黄软膏对照组 40 人。治疗方法：治疗组使用 6.25% 薄荷油，对照组使用 10% 硫黄软膏。每晚洁面后将药物均匀涂擦于面部，连续使用 25 d。治疗期间，嘱受试者每日以开水烫洗脸盆、面巾，并注意观察有无不良反应。疗效考核：用药 25 d 后，以透明胶纸粘贴过夜法于光学显微镜下检测。检测结果：蠕形螨镜检阴性者为治愈、阳性者为未愈。治疗效果：薄荷油治疗组有效率 85.71%，硫黄软膏治疗组有效率 42.5%。

（6）小儿红痱：选择小儿红痱患者 120 例，随机分为治疗组和对照组。治疗组 68 例，男 36 例，女 32 例，年龄 1~13 岁，平均 8.5 岁。对照组 52 例，男 28 例，女 24 例，年龄 1.5~14 岁，平均 9 岁。患儿病程 2~7 d。红痱多发于额头、颈、胸、背部、臀部、腋窝、肘窝、四肢屈侧及腹股沟等处，排除其他皮肤病。治疗方法：治疗组先用温水将患儿皮肤擦洗干净，然后取鲜薄荷 15~30 g 捣烂成汁，取汁涂与患处，早、晚各 1 次，涂汁处皮肤略有清凉感，经 3~5 min 自然吸收，3 d 为 1 个疗程。对照组先用温水清洁患处皮肤，后涂小儿痱子粉，3 d 为 1 个疗程。两组治疗期间忌穿化纤类衣物，保持皮肤清洁和干燥，注意降温通风。疗效标准如下，显效：皮疹消退，症状消失，无新发疹；有效：皮疹大部分消退，症状改善，无新发皮疹；无效：仍不断有新发皮疹出现，症状无改善。临床疗效：治疗组 68 例中显效 49 例，有效 15 例，无效 4 例，显效率 72.06%，总有效率 94.12%；对照组 52 例中显效 24 例，有效 14 例，无效 14 例，显效率 46.15%，总有效率 73.07%。治疗组疗效优于对照组。

（7）老年阴囊慢性湿疹：56 例患者均为根据临床症状和体征经皮肤科确诊为阴囊慢性湿疹病例，分为 2 组，治疗组和对照组各 28 例。年龄 69~94 岁，平均年龄 78.6 岁；病程 1 个月~5 年。所有病例治疗前 1 周内均未内服抗组胺制剂和外用皮质类固醇激素。治疗前查阴囊局部皮肤真菌镜检均为阴性。治疗期间忌饮酒及食辛辣食物。药物和方法：治疗组药物为薄荷酚洗剂，每日 1 次，喷于患处。对照组药物为复方地塞米松软膏，每日 1 次，外涂。疗效标准：两组用药均以 2 周为 1 个疗程，连续观察 4 周，判定疗效。治愈：皮疹消退，可以留色素沉着，不痒；好转：皮疹和炎症明显消退，痒减轻；无效：皮疹无消退或加重，痒无减轻或加重。治疗结果：经过 4 周观察，治疗组治愈 6 例，好转 15 例，无效 7 例，有效率 75%；对照组治愈 8 例，好转 14 例，无效 6 例，有效率 78.57%。两组疗效非常相近。

【综合利用】 薄荷属植物的化学成分复杂，其中许多具有很强的生理和药理活性。国内外仅对其中少数成分进行过研究，化学成分及药理作用研究仍不深入，大部分植物尚未开发。因此，应对其进行深入研究，进一步阐明化学成分和药效的关系，不仅有助于指导临床用药，而且在活性追踪分离化学成分的过程中还可寻找活性部位及有效成分，对于新药开发十分必要。

另外，薄荷还可食用，主要食用部位为茎和叶，也可榨汁服用。在食用上，薄荷既可以用作调味剂，也可以用作香料，还可以配酒和冲茶。饮用薄荷能清新怡神，疏风散热，增进食欲，帮助消化。

■参考文献

[1] 国家药典委员会. 中华人民共和国药典：2010 年版. 一部 [M]. 北京：中国医药科技出版社，2010.

[2] 陈为民. 薄荷栽培及其加工 [J]. 口腔护理用品工业，2011，21（6）：45-46.

[3] 周荣，钟震洪. 薄荷在我国的研究进展 [J]. 广东农业科学，2010，37（9）：93-95.

[4] 楚遵雷. 薄荷的化学成分和临床药理作用 [J]. 齐鲁药事，2009，28（9）：545-546.

[5] 林彤，段金廒，钱大玮，等. 苏薄荷挥发性成分分析及其动态变化研究 [J]. 现代中药研究与实践，2006，20（4）：28-31.

[6] 张继东，王庆琪. 薄荷残渣中化学成分及抗炎作用 [J]. 山东医药工业，2000，10（3）：34-35.

[7] 张援虎，刘颖，胡峻，等. 薄荷中黄酮类成分的研究 [J]. 中草药，2006，37（4）：512-514.

[8] 李祥，邢文峰. 薄荷的化学成分及临床应用研究进展 [J]. 中南药学，2011，9（5）：362-365.

[9] 沈梅芳，李小萌，单琪媛. 薄荷化学成分与药理作用研究新进展 [J]. 中华中医药学刊，2012，30（7）：1484-1487.

[10] 刘莉茵，方文恒，陈君，等. 薄荷醇吸嗅对大鼠学习记忆及海马区乙酰胆碱酯酶及谷氨酸受体 1 表达的影响 [J]. 国际药学研究杂志，2012，39（3）：238-241，260.

[11] 王永志，王行环，杨中华，等. 薄荷醇抑制前列腺癌 DU145 细胞的增殖和迁移 [J]. 现代泌尿生殖肿瘤杂志，2012，4（5）：301-306.

[12] 康连森，邢晓轲，卫世乾. 薄荷提取物的抗菌活性研究 [J]. 南阳师范学院学报，

2013, 12 (6)：21-23.

[13] 庞锦伟, 胡广林, 张敬迎, 等. 薄荷提取物对自由基消除能力的研究 [J]. 时珍国医国药, 2014, 25 (1)：76-77.

[14] 易真珍, 舒扬, 赵建, 等. 薄荷油对雌性小鼠的抗生育作用 [J]. 中国兽医学报, 2014, 34 (8)：1380-1384.

[15] 苑如, 王喆, 宋小莉, 等. 薄荷油乳剂经皮给药对小鼠耳肿胀的保护作用 [J]. 山东中医杂志, 2014, 33 (4)：296-298.

[16] 王晖, 黄钊, 梁庆, 等. 促透剂薄荷醇对大鼠皮肤角质层超微结构的影响 [J]. 广东药学院学报, 2012, 28 (3)：303-306.

[17] 房海灵, 李维林, 任冰如, 等. 薄荷属植物的化学成分及药理学研究进展 [J]. 中国药业, 2010, 19 (10)：13-17.

[18] 李晓宇, 孙蓉. 薄荷不同组分对小鼠急性毒性实验比较研究 [J]. 中国药物警戒, 2012, 9 (2)：65-68.

[19] 吴论, 梅全喜, 钟希文, 等. 浓薄荷水对鸡蛋清致大鼠足跖肿胀影响的实验研究 [J]. 当代医学, 2010, 16 (21)：1-2.

[20] 王琼波, 余丽华, 李华丽. 薄荷水雾化吸入对鼻窦炎患者术后舒适度的影响 [J]. 中国当代医药, 2012, 19 (34)：103-104.

[21] 邱美英, 王桂英. 薄荷水雾化吸入治疗急性咽炎的疗效观察 [J]. 社区医学杂志, 2011, 9 (4)：29-30.

[22] 刘志强, 焦丽娜. 薄荷水治疗胸腰椎骨折术后便秘疗效观察 [J]. 中国中医骨伤科杂志, 2013, 21 (11)：51-52.

[23] 董名扬. 薄荷饮治疗风热感冒的临床研究 [J]. 当代医学, 2011, 17 (8)：153, 42.

[24] 李航, 韩文艳, 玉波腊, 等. 薄荷油外用治疗人体蠕形螨的疗效研究 [J]. 昆明医学院学报, 2011, 32 (7)：102-103.

[25] 桑雅清, 温慧萍, 何伟珍. 鲜薄荷外用治疗小儿红痱疗效观察 [J]. 浙江中西医结合杂志, 2014, 24 (6)：554-555.

[26] 马丽, 李兴才, 付红, 等. 自制薄荷酚洗剂治疗老年阴囊慢性湿疹疗效观察 [J]. 中国疗养医学, 2014, 23 (3)：286.

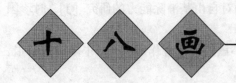

瞿 麦

【道地沿革】 瞿麦又称十样景花、竹节草花、山瞿麦、剪绒花等。《神农本草经》列为中品，载："味苦。寒。主关格，诸癃结，小便不通，出刺，决痈肿，明目去翳，破胎堕子，下闭血。一名巨句麦。生川谷。"《名医别录》曰："一名大菊，一名大兰。生大山。立秋采实，阴干。"陶弘景云：瞿麦今出近道。一茎生细叶，花红紫赤可爱，合子叶别取之。子颇似麦，故名瞿麦。《本草图经》载"瞿麦，今处处有之"。今之瞿麦全国大部分地区有分布，主产于河南、河北、辽宁、江苏等地。

【来源】 本品为石竹科植物瞿麦 Dianthus superbus L. 或石竹 Dianthus chinensis L. 的干燥地上部分。

【原植物、生态环境、适宜区】

1. 瞿麦 多年生草本，高达 1 m。茎丛生，直立，无毛，上部 2 歧分枝，节明显。叶互生，线形或线状披针形，长 1.5~9 cm，宽 1~4 mm，先端渐尖，基部成短鞘状包茎，全缘，两面均无毛。花单生或数朵集成稀疏歧式分枝的圆锥花序；花梗长达 4 cm；小苞片 4~6，排成 2~3 轮；花萼圆筒形，长达 4 cm，先端 5 裂，裂片披针形，边缘膜质，有细毛；花瓣 5，淡红色、白色或淡紫红色，先端深裂成细线状，基部有长爪；雄蕊 10；子房上位，1 室，花柱 2，细长。蒴果长圆形，包在宿存的萼内。花期 8~9 月，果期 9~11 月。生于山坡或林下。

2. 石竹 外形与上种相似，主要区别为苞片卵形，叶状披针形，开张，长为萼筒的 1/2，先端尾状渐尖；萼筒长 2~2.5 cm，裂片宽披针形；花瓣通常紫红色，先端浅裂成锯齿状。花期 4~6 月，果期 6~8 月。庭园多有栽培。

瞿麦主产于河南、河北、辽宁、湖北、江苏，湖南、浙江、山西、陕西、安徽、甘肃、青海、新疆、福建、云南、广西等地也产。

【生物学特点】 瞿麦耐寒性好，喜潮湿，忌干旱。种植瞿麦以疏松肥沃、排水良好的沙质壤土为宜。

1. 栽培技术

（1）种子繁殖：4~5 月播种，开浅沟条播，沟距 15~21 cm，沟深 1.5~3.0 cm，将种子均匀撒于沟内，覆土 0.6~0.9 cm，稍镇压，立即浇水。每 1 hm² 播种量 15~22.5 kg。

（2）分株繁殖：3~4 月将根挖出，分成 5~6 株一墩，随分随栽，按行距 24~30 cm

开沟，沟深 6 cm，每隔 6~10 cm 栽 1 墩，覆土将根周围压实，浇水。

2. 田间管理 中耕除草全年可进行 5~6 次，苗高 6~10 cm 可进行浅耕，以后每逢浇水或施肥时，均进行中耕除草。出苗后要保持足够墒情和肥力，并喷施新高脂膜保温、保墒、增肥效。遇干旱要及时浇水；雨季应及时排除田间积水，以防烂根。适时喷施壮茎灵使植物秆茎粗壮、植株茂盛。同时可提升抗灾害能力，减少农药化肥用量，降低残毒。在花蕾期喷洒花朵壮蒂灵，可促使花蕾强壮、花期延长。

3. 病虫害防治 瞿麦的病害有根腐病、黑穗病等，在拌种过程中就能有效防治。害虫主要有蚜虫、黏虫等，可用 2.5% 敌杀死乳油 10~15 mL，对水 50~60 kg 加新高脂膜喷雾防治。

防治黑粉病，可采用轮作，留无病种子作种。拔除病株，以防蔓延。防治根腐病，可选地势高燥地块或高畦种植，雨季注意开沟排水和在病株周围撒草木灰。

【采收加工】 瞿麦栽种后，可连续收割 5~6 年，每年可收割 1~2 次。收割应选晴天进行，第一次在盛花期采收，采收时应在离地面 3 cm 处割下，以利植株重新发芽生长，越冬前收割时可将其齐地面割下。收割后，应将其立即晒干或阴干，除去杂质，打捆包装储存。

【炮制储藏】

1. 炮制 拣净杂质，除去残根，洗净，闷润，切段，晒干。

2. 储藏 置通风干燥处。

【药材性状】

1. 瞿麦 植物瞿麦的干燥全草，长 30 cm 左右，茎直立，淡绿至黄绿色，光滑无毛，节部稍膨大。叶多数完整，对生，线形或线状披针形。花全长 3~4 cm，有淡黄色膜质的宿萼，萼筒长约为全花的 3/4；萼下小苞片淡黄色，约为萼筒的 1/4。花冠先端深裂成细线条，淡红或淡紫色。有时可见到蒴果，长圆形，外表皱缩，顶端开裂，种子褐色、扁平。茎中空，质脆易断。气微，味微甜。

2. 石竹瞿麦 植物石竹的干燥全草，与瞿麦相似，花全长约 3 cm，萼筒长约为全花的 1/2，萼下小苞片约为萼筒的 1/2，花冠先端浅裂呈锯齿状，棕紫色或棕黄色。

以上两种药材均以青绿色、干燥、无杂草、无根及花未开放者为佳。

【质量检测】

1. 显微鉴别 鉴别瞿麦和石竹的粉末特征。

（1）瞿麦：黄绿色或黄棕色纤维维多成束，直径 10~25（38）μm，孔沟不明显，胞腔狭窄。有的纤维外侧的细胞含草酸钙簇晶，形成晶纤维草酸钙簇晶较多，直径 7~85 μm。非腺毛有两种：一种 1~3 细胞，壁薄，直径 5~12 μm；另一种棍棒状，1~2 细胞，先端钝圆，直径 10~13 μm，表面有角质短条状纹理，叶上表皮细胞表面现类多角形，垂周壁连珠状增厚，表面有稀疏的角质条纹。气孔直轴式，也有不定式花粉粒圆球形，直径 31~75 μm，具散孔，孔数 10~17，表面有网状雕纹，茎髓部厚壁细胞类长方形，直径 37~93 mm，壁厚 3~8 μm，微木化，孔沟稀疏。

（2）石竹：黄绿色。纤维多成束，直径 8~22 μm，孔沟不明显，胞腔线形。有的外侧细胞中含草酸钙簇晶，形成晶纤维。草酸钙簇晶较多，直径（5）8~75 μm。非腺毛 1~11 个细胞，长可达 300 μm，直径 7~33 μm，有的胞腔内含黄棕色物质。花粉粒圆球形，直径 27~53 μm，具散孔，孔数 9~12（14），表面有网状雕纹。

2. 理化鉴别

（1）颜色反应：取本品粉末 0.5 g，加水 10 mL，水浴温热约 15 min，趁热滤过，滤液置试管中，用力振摇，产生持久性泡沫，10 min 内不消失。（检查皂苷）

（2）薄层色谱：取本品 5 g，70 ℃浸 2 h，滤过，滤液用正丁醇萃取，蒸干正丁醇后，刮取瓶壁上白色物溶于稀乙醇，为供试液。以蒎立醇为对照品制成对照品溶液。吸取二溶液点于硅胶 G 高效板上，氯仿-甲醇-水（6.5∶3∶0.5）展开后，碘熏 1 h，供试品色谱中与对照品色谱相应处，均显棕色斑点，溴甲酚紫硼酸盐缓冲液显色，黄色背景上有黄斑，次日见蓝色背景有黄色斑点。

【性味归经】　苦，寒。入心、小肠经。

【功能主治】　清热利水，破血通经。治小便不通，淋病，水肿，经闭，痈肿，目赤障翳，浸淫疮毒。

【用法用量】　内服：煎汤，9~15 g；或入丸、散。外用：研末调敷。

【注意事项】　脾、肾气虚及孕妇忌服。

【化学成分】

1. 瞿麦　鲜草含水分 77.3%、粗蛋白质 2.62%、无氮浸出物 13.18%、粗纤维4.95%、粗灰分 11.09%、磷酸 0.13%，还含有维生素 A 类，其含量按维生素 A 计算为0.3333%。此外尚含少量生物碱。瞿麦的主要成分均为黄酮和皂苷类，并含有少量生物碱及挥发油等。

2. 石竹　花含丁香油酚、苯乙醇、苯甲酸苄酯、水杨酸苄酯、水杨酸甲酯等。全草含皂苷、糖类、维生素，根含皂苷。

【药理作用】

1. 利尿　瞿麦对家兔、麻醉犬和不麻醉犬都有一定的利尿作用，瞿麦穗煎剂 2 g/kg灌胃，可使盐水潴留的家兔在 6 h 内尿量增加到 156.6%，氯化物增加到 268.2%。瞿麦茎穗煎剂的利尿作用与纯穗相似但稍弱，瞿麦煎剂使麻醉犬尿量增加 1~2.5 倍，不麻醉犬尿量增加 5~8 倍，瞿麦对钾排泄的影响大于钠，其利尿排钾可能与此有关。瞿麦均有利尿作用。

2. 抑菌　瞿麦的水和乙醇提取物对大肠杆菌、副伤寒沙门氏菌、金黄色葡萄球菌、枯草杆菌和变形杆菌均有抑制作用。瞿麦具有抗衣原体活性。瞿麦乙酸乙酯提取物还具有杀灭根结线虫的活性。

3. 抗氧化　瞿麦可以抑制脂质过氧化，瞿麦煎剂对大鼠肝匀浆脂质过氧化抑制作用比较明显。

4. 兴奋子宫　瞿麦中含有化合物 3,4-二羟基苯甲酸甲酯，其对大鼠的抗早孕作用很强。瞿麦的乙醇提取物可以兴奋麻醉兔的在体子宫，也可以兴奋大鼠的离体子宫肌条。瞿麦可以使在体和离体子宫均强力收缩、提高张力、增加频率，并且其兴奋子宫肌条的作用力度与瞿麦所用剂量成正比例关系，表现为使子宫肌条的收缩频率增加、节律性收缩产生得更持久，以至于少数的子宫肌条可呈现出强直性收缩的状态。瞿麦对大鼠离体子宫、兔在体子宫有兴奋作用。

5. 瞿麦的溶血作用 当瞿麦乙醇提取物的浓度较低（0.1%～10%）时，不会引起溶血反应；当瞿麦乙醇提取物的浓度达到100%时也只有很轻微的溶血反应。实验结果表明，瞿麦的溶血毒性较低。

6. 降糖 瞿麦总黄酮对大、小鼠糖尿病模型均有较好的降糖作用，可明显抑制肾上腺素致小鼠高血糖。可明显降低四氧嘧啶、链脲佐菌素致小鼠糖尿病模型的血糖、血脂水平，促进肝糖原的合成，减轻胰脏损伤。

7. 其他 瞿麦具有扩张血管、抑制心肌、兴奋肠管、降低血压、抑制肝炎病毒和止痛的作用。瞿麦的水提取物和低极性提取物均能抑制人 B 细胞免疫球蛋白的分泌。

【毒理研究】 无毒。在常规剂量内水煎服没有明显不适反应。长期服用或大剂量（30 g 以下）水煎服也没有明显副作用。

【临床应用】

1. 临床配伍

（1）小便赤涩或癃闭不通，以及热淋血淋：瞿麦、萹蓄、车前子、滑石、山栀子仁、甘草（炙）、木通、大黄（面裹煨，去面切焙）各一斤。上为散。每服二钱，水一盏，入灯心，煎至七分，去渣，食后临卧温服。小儿量力少少与之。（《太平惠民和剂局方》八正散）

（2）小便不利，有水气，其人苦渴：瓜蒌根二两，茯苓、山药各三两，附子（炮）一枚，瞿麦一两。上五味，末之，炼蜜丸梧子大，饮服三丸，日三服；不知，增至七八丸，以小便利、腹中温为知。（《金匮要略》瓜蒌瞿麦丸）

（3）鱼脐毒疮肿：瞿麦，和生油熟捣涂之。（《崔氏纂要方》）

（4）血妄行，九窍皆出，服药不住：生瞿麦拇指大一把（锉），大枣（去核）五枚，生姜一块（如拇指大），灯草如小指一大把，山栀子（去皮）三十枚，甘草（炙）半两。上六味，入瓷器中，水一大碗，煮至半碗，去滓服。（《圣济总录》南天竺饮）

（5）妇人经血不通：瞿麦、木通、大黄各二两。上为细末，酒一盏，煎至七分，食前温服。（《普济方》）

2. 现代临床

（1）尿路感染和结石：瞿麦和八正散是治疗肾盂肾炎和尿路感染的主要方药，急性和慢性都能使用，也可与抗生素一起使用。慢性尿路感染患者由于对抗生素耐药，变得很难治疗，而中药有较好的疗效。本品治疗尿路结石疼痛和尿血，是发挥了破瘀的功效。

（2）闭经：《本草纲目》记载，瞿麦"破胎堕子，下闭血"。在许多本草著作中都有该药破血的记载。由于归类在利水药中，其活血功效被忽视。药理研究也证实其有兴奋子宫、促进子宫收缩的作用，因此可用于闭经的患者。

（3）癌症：民间验方石竹是治疗食管癌的草药。药房没有石竹，只有瞿麦，二药是同科同属植物，在瞿麦饮片中也常混有石竹的全草。临床用瞿麦治疗消化系统肿瘤，是其破血功效的体现。对食管癌、贲门癌、胃癌梗阻可起开道进食的效果。

（4）糖尿病性水肿：瓜蒌瞿麦丸可减少尿蛋白排泄，降低血肌酐、尿素氮水平，对糖尿病肾病大鼠肾功能有一定保护作用。瓜蒌瞿麦丸还可减轻临床上糖尿病肾病患者的水肿情况，降低血脂及尿白蛋白排出量。

【不良反应】 本品能使月经提前，对于月经过多者不宜使用。

【综合利用】 瞿麦性寒味苦，归心、小肠、膀胱经，具有清热、利尿、破血痛经的功能。临床上主要用于泌尿生殖系统疾病的治疗，另有抗早孕的作用，也可用于避孕。瞿麦还可用作农药，能杀虫。但瞿麦作为传统中药，其成分、药理作用和临床应用都还有待于进一步研究，同时其规模化栽培技术也有待研究，其抗肝病毒方面可以作为今后研究的方向，以期在治疗肝病方面有所突破。

■参考文献

[1] 杨红文，胡彩艳，汤雯君，等．瞿麦、地榆、没药和紫花地丁的体外抑菌实验研究 [J]. 宜春学院学报，2010，32（12）：89-90.

[2] 李建军，涂裕英，佟菊贞，等．瞿麦等12味利水中药体外抗泌尿生殖道沙眼衣原体活性检测 [J]. 中国中药杂志，2000，25（10）：52-54.

[3] SLOTKIN W，EXPOSITO I LOPEZ，CASTILLO A，et al. Compounds isolated from Qu Mai（Dianthus superbus）inhibit IgE secretion by human B cells [J]. Journal of Allergy and Clinical Immunology，2009，125（2）：11.

[4] 裴桂兰，黄海琴，孙启光，等．瞿麦茶治疗囊肿 [J]. 中国民间疗法，2006，14（12）：61-62.

[5] 张建梅，马晓峰，张国骏，等．栝楼瞿麦丸方对糖尿病肾病大鼠肾脏结缔组织生长因子表达的影响 [J]. 陕西中医，2009，30（4）：494-496.

[6] 马晓峰，张建梅，周霞继，等．栝楼瞿麦丸对糖尿病肾病大鼠肾脏保护作用的实验研究 [J]. 天津中医药，2008，25（3）：220-222.

[7] 林越，张宁．经方治疗糖尿病肾病探析 [J]. 吉林中医药，2010，30（11）：991-992.

[8] 陈志刚．瓜蒌瞿麦丸治疗糖尿病肾病蛋白尿的临床观察 [J]. 长春中医药大学学报，2009，25（1）：92.

[9] 罗试计．瓜蒌瞿麦丸合氯沙坦对糖尿病肾病早期尿微量白蛋白影响的研究 [J]. 新中医，2007，39（4）：83-84.

缩 略 词

2，4-D	2，4-二氯苯氧乙酸	ESR	电子自旋共振波谱法
5-FU	5-氟尿嘧啶	ET-1	内皮素-1
5-HT	5-羟色胺	FBS	胎牛血清
5-LO	5-脂氧酶	FFA	游离脂肪酸
ACh	乙酰胆碱	FPG	空腹血糖
AChE	乙酰胆碱酯酶	GC-MS	气相色谱-质谱联用法
ADP	腺苷二磷酸	GGT	谷氨酰转移酶
ALB	白蛋白	GLU	空腹血糖
ALP	碱性磷酸酶	GSH	谷胱甘肽
ALT	丙氨酸转氨酶	GSH-Px	谷胱甘肽过氧化物酶
APTT	活化部分凝血活酶时间	GSP	糖化血清蛋白
AST	天冬氨酸转氨酶	HA	透明质酸
ATP	腺苷三磷酸	Hb	血红蛋白
BLA	血乳酸	HBeAg	乙型肝炎病毒e抗原
BUN	血尿素氮		（乙型肝炎e抗原）
cAMP	环腺苷酸	HBcAg	乙型肝炎核心抗原
Caspase	胱天蛋白酶	HBsAg	乙肝表面抗原
CAT	过氧化氢酶	HBV	乙型肝炎病毒
cGMP	环鸟苷酸	HCMV	人巨细胞病毒
Ch	胆固醇	HCT	血细胞比容
ChE	胆固醇酯，胆碱酯酶	HDL	高密度脂蛋白
ChAT	乙酰胆碱转移酶	HDL-C	高密度脂蛋白胆固醇
CPK	肌酸激酶	HIV	人类免疫缺陷病毒
CPK-MB	肌酸激酶同工酶	HK	己糖激酶
ConA	刀豆蛋白A	HL	肝脂酶
CTX	环磷酰胺	HPLC	高效液相色谱法
DAG	甘油二酯	HPLC-MS	高效液相色谱-质谱法
DPPH	1，1-二苯基-2-三硝基苯肼	HyP	肝组织羟脯氨酸
DPPH自由基	1，1-二苯基-2-苦苯肼自由基	IC_{50}	半数抑制浓度
		ID_{50}	半数感染量
ED_{50}	半数有效量	IFN	干扰素
ELISA法	酶联免疫吸附测定	Ig	免疫球蛋白

IgA	免疫球蛋白 A	NK	自然杀伤细胞
IgE	免疫球蛋白 E	NOS	一氧化氮合酶
IgG	免疫球蛋白 G	NS	生理盐水
IL	白介素	OB	成骨细胞
IL-1	白介素-1	OD	光密度
IL-2	白介素-2	PAF	血小板活化因子
iNOS	诱导型一氧化氮合酶	PBS	磷酸盐缓冲液
IP3	肌醇三磷酸	PGE	前列腺素 E
IRS	胰岛素受体底物	PGE_2	前列腺素 E_2
LC_{50}	半数致死浓度	PGI_2	前列环素
LD_{50}	半数致死剂量	PI3K	磷脂酰肌醇 3-激酶
LDH	乳酸脱氢酶	PLT	血小板
LDL	低密度脂蛋白	PTZ	戊四唑
LDL-C	低密度脂蛋白胆固醇	RP-HPLC	反相高效液相色谱法
LN	层粘连蛋白	RT-PCR	逆转录聚合酶链反应
LPL	脂蛋白脂酶	SDH	琥珀酸脱氢酶
LPO	脂质过氧化物	SIgA	分泌型免疫球蛋白 A
LPS	脂多糖	SOD	超氧化物歧化酶
LT	白三烯	STZ	链脲佐菌素
MBC	最低杀菌浓度	T-AOC	总抗氧化能力
MDA	丙二醛	TBIL	总胆红素
MDH	苹果酸脱氢酶	TC	总胆固醇
MIC	最低抑菌浓度	TC_{50}	半数中毒浓度
mRNA	信使核糖核酸	TD_{50}	半数中毒剂量
MTD	最大耐受量	TG	甘油三酯
MTT	四噻唑蓝法	TGF-β	转化生长因子 β
NAD	辅酶 Ⅰ，烟酰胺腺嘌呤二核苷酸	TNF	肿瘤坏死因子
		TT	凝血酶时间
NADP	辅酶 Ⅱ，烟酰胺腺嘌呤二核苷酸磷酸	TXA_2	血栓素 A_2
		TXB_2	血栓烷素 B_2
NADPH	还原型辅酶 Ⅱ，烟酰胺腺嘌呤二核苷磷酸	WBC	白细胞